主编简介

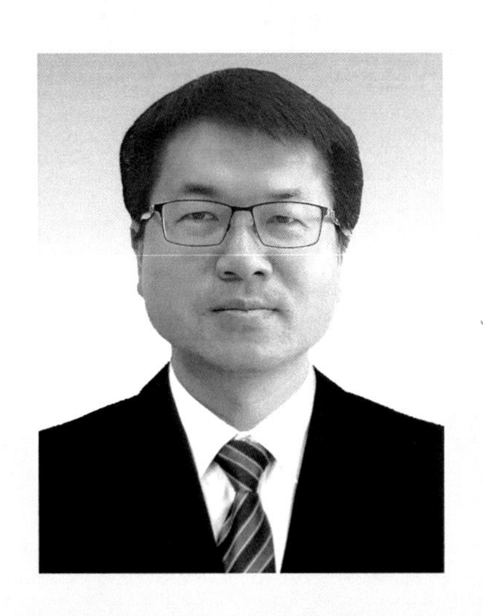

段宝忠，教授，博士生导师，云南省中青年学术带头人、云南省兴滇英才“青年拔尖人才”。现任全国标准化教育标准化工作委员会委员、云南省中药资源开发利用国际联合实验室副主任、“中华名优中药系列丛书”执行主编，《中草药》《食品研究与开发》杂志青年编委、国家自然科学基金评审专家等。

主持国家自然科学基金、云南省生物医药科技重大专项等课题20余项，主持建立“中国民族药大数据平台及DNA条形码云鉴定系统”；以第一或通讯作者发表论文130余篇，主编、副主编专著10余部，发现新物种1个，申请发明专利14项，选育中药材新品种7个，制定地方标准2个；先后获中国产学研合作创新成果奖二等奖、云南省科学技术进步奖一、二等奖各1项。长期致力于云南特色中药资源和产业创新研究。

中国彝药资源志

顾　问　陈士林

主　编　段宝忠　夏从龙

副主编　杨建波　周　萍　刘颖琳　张满常

编　委（按姓氏笔画排序）

王嘉乐　代国娜　朱泽梅　刘　熙　杨　伟

杨　丽　杨月娥　杨秋丽　吴长伟　张海珠

林　源　范　敏　尚明越　周忠瑜　郑加梅

黄林芳　梅之南　崔　萌　程　蕾　蒲婷婷

管　芹　廖彬彬

科　学　出　版　社

北　京

内 容 简 介

本书对彝族医药文献进行了系统的整理和修订，全面展示了近年来文献研究、整理的最新成果。全书以最新版《中国植物志》（英文版）、《中国动物志》、《矿物药》对彝医学所使用的动植物、矿物的基原进行了修订，以物种的拉丁学名统一了彝族药物的使用情况和进一步查阅的文献，涉及彝药物 1749 种，其中植物药 1526 种，动物药 207 种，矿物药 16 种。全书对每个药物的拉丁名、药材名、彝文音译、采集加工、药用部位、功能主治、用法用量、文献来源等进行了提纲式的归纳简介。

本书适用于与民族医药工作有关的科研、教学、生产和管理人员，可为其提供参考。同时，对国际传统药的交流和民族药的研发亦有帮助。

图书在版编目（CIP）数据

中国彝药资源志 / 段宝忠，夏从龙主编. -- 北京 : 科学出版社，2025. 3

ISBN 978-7-03-077332-6

Ⅰ. ①中… Ⅱ. ①段… ②夏… Ⅲ. ①彝药-中药资源-中药志-中国 Ⅳ. ①R291.7

中国国家版本馆 CIP 数据核字（2023）第 255619 号

责任编辑：郭海燕 孙 曼 / 责任校对：刘 芳

责任印制：徐晓晨 / 封面设计：陈 敬

科学出版社 出版

北京东黄城根北街 16 号

邮政编码：100717

http://www.sciencep.com

北京建宏印刷有限公司印刷

科学出版社发行 各地新华书店经销

*

2025 年 3 月第 一 版 开本：787×1092 1/16

2025 年 3 月第一次印刷 印张：38 插页：1

字数：1 073 000

定价：298.00 元

（如有印装质量问题，我社负责调换）

序　一

民族医药作为中国传统医药的重要组成部分，是打开中华文明宝库的钥匙，为中华民族的繁衍生息做出了巨大贡献，对世界文明进步产生了积极影响。在党和政府的关心和大力支持下，民族医药工作取得了很大进展。

彝族医药文化历史悠久，是彝族历史文化遗产的核心构成，凝聚着彝族先民独具特色、自成体系的自然观、宇宙观、生命观、生态观，以及保护生命、创造历史的文化智慧，是彝族人民长期与疾病作斗争的经验总结。彝族医药作为祖国医药学的重要组成部分，为彝族的繁衍生息和边疆各族人民的健康作出了巨大贡献，具有很高的研究、传承价值。然而，由于受自然环境、历史因素以及本草文献记载局限性等影响，长期以来对彝族药物资源的调查、整理和研究存在不足。许多宝贵的彝族药物资源和用药经验还有待于进一步系统发掘、整理和总结，众多彝族医药知识和研究成果分散于各种期刊或综合性民族医药文献中，迄今尚未出现记载较全面的彝族药物资源典籍，这在一定程度上制约了彝族医药的进一步研究、开发和传承。

令人欣喜的是，段宝忠教授团队历时多年，通过广泛调研、资料收集和研究，完成了《中国彝药资源志》的编著，即将付梓，在此谨表祝贺！该著作是一本较全面记述我国丰富的彝族药物专著，将丰富祖国民族医药学的宝库，为我国从事传统医药的研究者提供有价值的参考，对促进我国彝族医药的传承与发展，推动民族医药的进步与壮大，助推我国与南亚、东南亚国家民族医药的交流合作将发挥积极作用。

中国工程院院士
正高级工程师

2024 年 11 月

序　二

在漫长的历史长河中，彝族人民与自然共生共荣，形成了具有特色的医药技术，至今彝医药作为中华民族传统医药仍然为群众健康做出贡献。

欣闻大理大学倾力编撰《中国彝药资源志》，该书的出版具有重要的学术价值、文化意义与实践指导作用。《中国彝药资源志》汇聚了众多专家学者多年心血，对彝族使用的药用资源进行了全面系统的调查、整理和研究，详细介绍了彝药的起源、发展、分类、药性及应用等方面的内容，是彝族药物研究领域的重要成果，填补了我国彝药资源志书体系的空白，对促进彝药资源的保护与可持续利用，具有重要的现实意义。

段宝忠教授及其团队不辞辛劳、深入一线调研，为该书编撰出版做出了重要贡献，在此向专家学者们致敬！相信该书的出版发行，将有力推动彝族医药的进一步研究与应用，同时为民族医药领域的交流与合作搭建重要桥梁。

乐之为序。

中国民族医药学会会长
国家中医药管理局科技司原司长

2025 年 3 月 14 日

前　言

彝族医药是我国传统医药的重要组成部分。彝族先民在长期的生产、生活以及同疾病作斗争的实践中，积累了丰富的开发利用当地药物资源的知识和经验，形成了独具民族特色的医药经验、用法及其特有的药用品种，为中华民族的繁衍和社会进步作出了巨大的贡献，具有极高的研究和传承价值。然而，由于历史原因，彝药资源的调查、整理和研究一直存在不足，许多宝贵的彝族药物使用经验未能得到系统挖掘、整理和文字总结。这在很大程度上制约了彝族医药自身的进一步发展和推广。保护和充分利用这一民族文化资源，使之更好地为人类健康服务，已经成为当务之急。鉴于此，本书作者在收集整理前人研究成果的基础上，通过专业数据库的查询验证，构建了彝族药物资源信息数据库，并将其整理成书，以期为彝族药物资源的进一步开发和利用奠定基础。

本书引用了彝族医药著作30余部，期刊文献80余篇（期刊论文与学位论文编目信息重复，或同一药物多篇文献提及的二次以上文献仅统计1次）。共收录词条1749个，涵盖了目前彝医药中使用的药物总数，其中包括1526种植物药、207种动物药和16种矿物药。在编写过程中，本书在功能主治的描述上，原则上尊重原始文献，只在个别情况下对错误、缺乏科学依据或涉及迷信信仰的内容进行适度修改，力求保持其原始古朴和实用的特点。

本书历时5年完成，编写过程中得到了中国中医科学院中药研究所陈士林研究员的指导。研究生周忠瑜、廖彬彬、蒲婷婷、王嘉乐和程蕾等承担了大部分的校对工作。此外，还有许多友好单位和个人给予了大力帮助，不能一一列举，在此一并表示最诚挚的感谢。

感谢云南省重大科技专项（202002A100007）和云南省“兴滇英才支持计划”（YNWR-QNBJ- 2020251）项目的支持。

本书文献收集困难，时间紧迫，编者民族医药知识水平有限，书中不足之处在所难免，敬请广大专家、读者提出批评和建议，以便再版修订时提高。

编　者

2024年10月于大理

目　录

总　论

各　论

凡　例

1. 本书所称彝药系指彝族使用的传统药。

2. 本书每个物种收载的原则是要求符合 5 个条件：①具有正确的生物拉丁学名；②具有使用的药物名称；③具有确切的药用部位；④具有明确的功能主治和用法；⑤具有公开出版或刊登记载为彝族使用的药物文献支持（仅个别例外，如国家部颁标准或民族地区药检所、科研机构组织人员编著的未能公开出版的书籍）。

3. 本书按植物药、动物药、矿物药排序。植物药部分裸子植物采用郑万钧系统、被子植物按照哈钦松系统、蕨类植物按照秦仁昌系统对科名进行编码和分类。植物拉丁名修正主要参照《中国植物志》(http://www.iplant.cn/frps/)、*Flora of China*(http://www.efloras.org)、邱园植物名录数据库（http://www.theplantlist.org），菌类参考《中国真菌志》；动物药主要参考《中国动物志》和中国动物主题数据库（http://www.zoology.csdb.cn），同时参考《中国生物物种名录》(2023 年版)；矿物药主要参考《矿物药》。

4. 本书对有准确学名的物种，分别记载了药材名、彝文音译、来源、采集加工、功能主治、用法用量、文献来源等信息。对基原明确，但缺乏功效记载的物种，作为附录收载在文中。对没有准确学名的物种，在数据整合阶段予以剔除。

【药材名】对于音同字不同的一般保留一个。

【彝文音译】音译采用汉语近音字的方式进行标注，对于多个文献记载音同字不同的，一般保留一个。

【来源】前半段记载拉丁学名，统一使用接受名（accept name）。后半部分记载药用部位，全书对药用部位进行了修订或规范，如蕺菜在《彝药学》中记载为根，准确表述应为“根茎”等；心材不同于木材，也不同于含树脂的木材，种仁不是种子等科学的基本概念。

【采集加工】参照相关文献，做简要说明。

【功能主治】对记载相同的文献进行了整合编写，在著作后标注了药用部位，药用部位不同的文献以顿号分隔开。

【用法用量】参照相关文献整理编写。

【文献来源】记载了原始文献所记载的拉丁学名和页码，便于使用者查询原始出处。所有数据均来源于已正式出版的民族药志、研究论文或彝族医药相关部门及研究机构编纂的彝族药物学资料（仅个别例外，如国家部颁标准和民族地区药检所、科研机构组织人员编著的未能公开出版的书籍）。

5. 本书文中因篇幅原因，书名使用了简写，各简写对应名称如下：《中国彝族药学》-《中国彝药》、《彝族医药学》-《彝医药学》、《云南彝医药・云南彝药・下》-《彝医药・下》、《彝族验方》-《彝验方》、《彝药资源学》-《彝药资源》、《楚雄彝州本草》-《彝州本草》、

《彝植物药·续集》–《彝药续集》、《彝医植物药》–《彝植物药》、《彝族动物药》–《彝动物药》、《彝医动物药》–《彝医动物药》、《大理中药资源志》–《大理资志》、《元江彝族药》–《元彝药》、《彝族医药史》–《彝医药史》、《峩山彝族药》–《峩彝药》、《云南省中药材标准·第二册　彝族药》–《滇省标·二》、《云南省中药材标准·第四册 彝族药》–《滇省标·四》、《云南省中药材标准·第六册 彝族药》–《滇省标·六》、《云南民族药名录》–《滇药录》、《云南民族药志·第一卷》–《滇药志·一》、《云南民族药志·第二卷》–《滇药志·二》、《云南民族药志·第三卷》–《滇药志·三》、《云南民族药志·第四卷》–《滇药志·四》、《云南民族药志·第五卷》–《滇药志·五》、《云南省志医药志·卷七十》–《滇省志》、《中国民族药志要》–《志要》、《中国民族药辞典》–《辞典》、《中国民族药志·第一卷》–《民药志·一》、《中国民族药志·第二卷》–《民药志·二》、《中国民族药志·第三卷》–《民药志·三》、《中国民族药志·第四卷》–《民药志·四》。

6. 本书引用书籍止于 2023 年 5 月，其中除少数为已被前人引用的内部资料外，其他均为公开出版物。

7. 考虑到本书的性质和要求，本书未标注所收载药物的毒性及毒性分级等情况；也不再提示濒危的动植物物种及等级，请读者在使用时注意。

总论

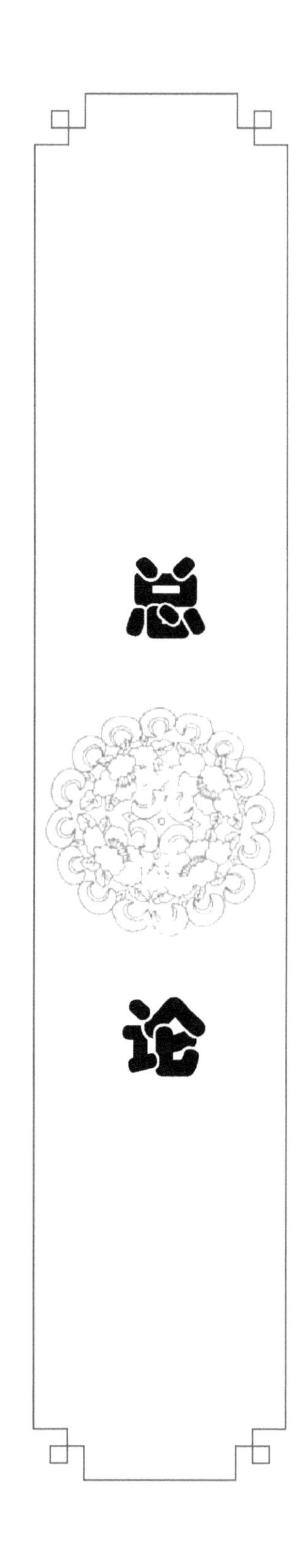

一、彝医药发展简史

彝医药学是中国传统医学不可或缺的一部分，它扎根于彝族先民与自然界长期作斗争、求生存、繁衍和发展的悠久历史，是中华民族的瑰宝。与其他民族医学一样，药物在彝族医学发展中扮演着至关重要的角色，彝医药学拥有数量庞大的药物资源，涵盖了动植物药和矿物药等多种类型，其中以植物药和动物药的应用最为广泛。彝医药学研究的范围包括植物、动物和矿物，尤其以植物为主要研究对象。这些药物在彝医理论的指导下，被用于临床实践，呈现出独特的应用特点和形式。彝族药物的起源、采集、加工、功能以及治疗应用等方面都具有明显的民族和地域特色，与彝族的生产方式、生活方式以及居住环境密切相关。

彝族人口约有 983 万人，主要分布在四个省份（云南、四川、贵州、广西）。其中，云南是彝族分布最为密集的地区，约有 507 万人，主要聚居于楚雄彝族自治州、红河哈尼族彝族自治州，以及峨山、宁蒗、石林等地。四川有大约 319 万人，其中凉山彝族自治州是全国最大的彝族聚居区，有约 300 万人。贵州有约 100 万人，主要分布在毕节、六盘水和安顺等地。广西壮族自治区有约 1 万彝族居民，主要分布在隆林和那坡两个县。此外，在全国其他地区也有少部分彝族分散居住。彝族聚居的这些地区主要位于中国的西南高原和东南沿海丘陵之间，地理环境多样，包括高山、深谷、丘陵、河谷等地貌，气候条件复杂多变。这些地区有海拔 3000m 以上的高寒山区，如滇东、黔西的乌蒙山地区以及四川的大凉山地区，气候寒冷；还有海拔 1000～2500m 的山区和半山区，如小凉山、哀牢山、无量山等，这些地区属于亚热带季风气候区；另外还有海拔 1000m 以下的丘陵和河谷地带，如金沙江、元江谷地等地，这里气候炎热，降水稀少。这种多样的地理环境和气候条件，为彝族聚居地区提供了丰富多样的动植物资源，为彝族先民认识和利用各种药物治疗疾病奠定了坚实的基础。

彝族的远古居民栖息于深山密林之中，与毒蛇猛兽为邻，过着艰苦的游牧生活。在与自然环境和各类疾病长期抗争的过程中，彝族的祖先逐渐积累了对人体生理、病理以及病因的初步认识，并逐渐积累了运用草药来预防和治疗疾病的经验，形成了一套独具特色的彝医药学体系。彝族学者刘尧汉先生曾记载了一个古老的民间传说：在很久以前，彝族的祖先在进行狩猎和放牧时，留意到家畜及野生动物常常受到寄生虫或皮肤病的困扰，这些动物会前往岩谷之间的地方打滚摩擦，似乎是在获取天然硫黄和火硝。于是，彝族的祖先采集了这些物质，并尝试用于治疗家畜的寄生虫和皮肤病。后来，当彝族人自己患上皮肤病时，他们也开始尝试使用硫黄和火硝的混合物来治疗，效果令人满意，这种治疗方法逐渐传承下来。这个古老的传说生动地描绘了彝族医药传统的渊源。

1. 哎哺原始时期至大理国时期

在彝族人民的传说中，远在天地形成之前，整个宇宙呈现出一片“太空空、大虚虚”的混沌景象。后来，由于“气”的发展和变化，清浊之气分化，清气上升为天，浊气下沉为地。人体与天地之体相似，同样由清浊二气演化而来，彝族用“哎哺”这一术语来指代这一过程，而哎哺后来成了彝族最早的氏族名称。哎哺谱系的历史可追溯至五百多代，按照每代约 20 年的计算，延续时间超过一万年。值得一提的是，在哎哺时期，彝族的祖先就已创造了天文学，并开始使用文字。在母系社会时期，彝族社会已经掌握了采集身边自生植物并将其用于内服、外敷或熏蒸等治疗疾病的技巧。古老的彝族英雄史诗《支格阿龙》中有记载：“毒蛇咬伤的，麝香拿来敷；蜂子蜇伤的，尔吾拿来敷。”支格阿龙是彝族神话传说中的一位创世英雄，在他与雷神的对话中，涉及多种疾病的治疗方法，其中包括多种药物，是目前已知的最古老的彝族药物疗法。彝族所使用的这些药物的名称也常被用作某个部落或部族的代称，甚至有的山岭也以药物命名，如“达罗波”、“达日波”和“舒祖波”

等，这些名称分别指代着黑色的阙山草、阙山草以及杉树繁茂的山地。这种以植物来命名地理特征的习惯，从母系社会一直延续至今，凉山地区迄今仍然存在以植物为名的地区，如勒乌（大黄）和尔吾（土香薷）等地名。

汉代《说文解字》载："菖蒲，益州生。"《图经本草》记载了彝医使用菖蒲的经验，如"蜀人用治心腹冷痛者，取一二寸捶碎，同吴茱萸煎汤，饮之良。黔、蜀、滇蛮人亦常将随行，卒患心痛嚼一二寸，热汤或酒送，亦效。其生蛮谷中者尤佳"。另外，《名医别录》中也有关于彝族先民生活地区药材的记录"麝香，无毒，生益州""犀角，生永昌（今云南保山）及益州"。

汉代以后，有关彝药治疗疾病的文献记载逐渐增多。据《大理古佚书钞》载："诸葛亮南征，将士于落马坡误食哑姑泉，将士三百余人失声喉痛，后遇孟获之兄孟节，孟以苦良皮、黑霸蒿、青茶、紫茎菊熬水服食，而肿消毒平。"这个案例可以视作西南地区彝医药治疗疾病的一个缩影。

晋代，彝药中的附子、犀角等已成为皇宫的贡品。东晋《华阳国志》载："堂螂县（今云南会泽、巧家等地），因山名也。出银、铅、铜、杂药，有堂螂附子；牧麻县（今云南省寻甸回族彝族自治县），山出好升麻；会无县（今四川会理）；……土地特产犀牛。"堂螂县和牧麻县等地自古以来都是彝族的聚居区。古代人们常常以地名来命名药材（如"堂螂附子"），或以药材名称来命名地名（如"牧麻县"），这足以证明在汉晋时期，这些地区的药材就已经享有盛誉。值得注意的是，封建时代的历史学家所称的"杂药"，显然指的是那些当时汉族人尚不了解或未纳入正式典籍的民族药物。

南诏时期，南诏政权与唐朝政治、经济和文化领域保持密切的交流。在此时期，彝汉医药交流频繁，一些彝族药物被纳入了唐代的汉医药书籍中，同时汉族医药也传入彝族地区，受到了彝族先民的欢迎和应用。如在唐开元时期（713～741 年），陈藏器编写的《本草拾遗》中提到了一种彝药，被描述为"独自草，有强烈毒性，涂抹箭镞上，中者即刻身亡"。

此外，据段成式所著的《酉阳杂俎》提到"南诏的石榴子颇大，果皮薄如藤纸，味道胜过洛中（即今天的河南）产的石榴"。这表明了当时彝族地区的石榴被汉族人采用，并被认为是上品。彝族传统上喜欢使用石榴的根、果皮等部位来治疗疾病，后来的《明代彝医书》中也记载了使用石榴皮入复方来治疗风疹的情况。

在大理国时期，彝族名医杜清源被尊为药王，他在彝族社群中享有崇高的声誉。他的孙子杜广整理并记录了《点苍药王神效篇》（后失传），其中详细记载了四类药物，包括草药、木材、昆虫和矿石等，共计 1400 多种，详细描述了它们的色形、药性、配方、注意事项、炼制丹药的方法等。这些记录都是在古代七百余年的南诏政权时期积累的验方经验。此外，宋代《淮城夜语》还记载了元宣和年间，在滇西一带，彝药如龙珠草、重楼、天南星、虎掌草、百毒消等在治疗外伤方面显现出良好的疗效。

此外，宋代的《岭外代答》记载："蛮马之来，他货亦至，蛮之所赍，麝香、胡羊、长鸣鸡、披毡、云南刀及诸药物。"这表明彝族药物的大量输出，彝汉之间的商品交换一直保持着持续的活跃状态。

2. 明清至民国时期

明代是彝医药古籍文献成书的重要时期，当时，朝廷通过屯军、屯民和屯商等措施，大量汉族人口迁入云南等西南地区。随着汉族人口的大量迁入，中原地区文化和技术，如精工造纸术和先进的医术，也随之传入，促进了彝族地区造纸业和医学的发展。同时，商人的流通和医患的互动也促使纸张在彝族地区普及，导致彝族民间改变了传统的书写习惯和材料，这是至今为止保存的彝医药纸书文献多为明清以来的重要因素之一。此外，部分汉族医生也迁入彝族地区，他们带来了书写和传抄医书的习惯，进一步促进了彝医与毕摩的发展。这一时期诞生了许多集彝医和中医理论于一身的医学大家，如云南嵩明人兰茂（1397～1476 年），他所著的《滇南本草》是一部著名的地方性本草，用汉文书写，收录了 507 种药物，该书汇集了许多分布于滇中和滇南一带的彝药，具有重要的临床参考价值。

于明代问世的《双柏彝医书》一书，又称《明代彝医书》，成书于明代嘉靖四十五年（1566 年）。尽管它并非专门的本草书籍，但其中所记载的彝族植物用药之丰富，是前所未有的。书中详细记载了植物的根、茎、叶、花、果、皮、全草、树脂及植物寄生的药材，达数百种之多，包括根及根茎类 66 种，叶类 17 种，皮类 12 种，果、籽类 19 种，全草类 34 种，茎木类 6 种，寄生、树脂、菌类 6 种。《双柏彝医书》总结了 16 世纪以前彝族人民的医药经验，迄今尚未发现有容纳如此丰富的彝族医药专门书籍。在此之前，彝族的医药经验分散于各种经书和史书中，记录零散而有限。然而，《双柏彝医书》在不到 5000 字的篇幅内详细描述了多种疾病的治疗药物和使用方法，这些疾病和药物均具有明显的民族性和地方性。这一时期，彝医开始广泛使用动物药，其中入药的部位包括皮、毛、骨、角、血和脏器等。

清代以后，许多典籍开始更为详细地记录了彝族药物的使用情况。《献药经》成书于清初，书中彝族动物药的比例高达 92.8%。《彝族治病药书》（公元 1664 年）发掘于今云南省江城哈尼族彝族自治县，该书收录了 384 种药物，其中包括动物药 79 种，植物药 290 种，矿物药 15 种。此外，彝文典籍《西南彝志》及《宇宙人文论》均成书于清康熙三年至雍正七年（公元 1664～1729 年）间，这些书籍涵盖宇宙万物的起源、历史、哲学、天文历法等内容，对彝医基础理论的研究具有重要意义。同时期的《启谷署》分为 5 门 28 类 260 方，该书的治疗方法和方药配伍合理，将彝药的治疗方法和配伍提升到一个全新的水平，具有较大的参考价值。

《造药治病书》成书于 16 世纪末，发掘于四川省凉山彝族自治州甘洛县。该书收录了 201 种药物，其中包括 60 种动物药、127 种植物药以及 14 种矿物药和其他药物。另有《娃娃生成书》，又名《小儿生成书》，创作于公元 1723～1736 年，专门介绍妇科和儿科生理知识。同时，还有《医病书》（公元 1731 年），其中包含 97 种药物，包括 25 种动物药，72 种植物药，以及 68 个方剂。而《医病好药书》（公元 1797 年）则在云南省禄劝彝族苗族自治县茂山乡被发掘，其中收录了 426 种彝药，包括 152 种动物药、269 种植物药以及 5 种矿物药，相较于《医病书》，该书内容更加丰富，范围也更加广泛，总计 317 个处方，进一步深入探讨了药物的多种作用和配伍关系。此外，《元阳彝医书》（公元 975 年）也值得一提，收载了 200 多种药物、68 个病名，以及一些简易的外科手术方法，它的发现为彝族医药史的研究提供了更有价值的史据，是彝族医药史研究的重大发展。《老五斗彝医书》成书于晚清，于 1987 年被发掘于今云南省新平彝族傣族自治县老五斗乡。该书收录 379 种药物，包括 123 种动物药、235 种植物药以及 21 种矿物药。《洼垤彝医书》成书于晚清，1986 年发掘于今云南省元江哈尼族彝族傣族自治县洼垤乡，其中收录了 336 种药物，包括 75 种动物药和 261 种植物药；《三马头彝医书》也成书于晚清，发掘于今云南省元江哈尼族彝族傣族自治县洼垤乡三马头，该书收录植物药 168 种，动物药 80 种，矿物药 15 种。这些彝族药物古籍的发掘和整理，体现了深厚的彝医药历史底蕴，为彝族医药的发展增添了辉煌篇章。

3. 新中国成立至今

自新中国成立以来，党和政府高度重视民族医药。20 世纪 70 年代，云南省、四川省等彝族主要分布区的医药卫生专业机构积极开展对古彝医药文献和彝药资源的系统调查、研究和整理工作；同时采集原动物、植物、矿物标本以进行鉴定工作，基本查清了常用彝药的资源种类，并在古代彝药本草整理方面取得了显著成果。

1970～1986 年期间，云南省楚雄彝族自治州对彝药资源进行数次大规模调查。楚雄州组织百余人的专业队伍进行彝族医药普查，共发掘彝医药古籍 28 册，包括著名的《双柏彝医书》，并采集鉴定各种药物标本 1013 种，同时筛选出基原清晰、临床常用、疗效确凿的 103 种彝药，编纂成《彝药志》。自 1984 年开始，楚雄彝族自治州相关单位历时 4 年，再次对全州的中草药资源进行了全面普查，结果显示，楚雄彝族自治州境内的各种药材资源包括 243 科 1381 种，其中有 560 种为彝族药材。在 20 世纪 80 年代初，云南省玉溪地区药检所与峨山药检所、元江药检所合作，展开了对彝族民间药物的调查工作，通过认真细致地调查、采集和鉴定，最终整理编纂成《峨山彝族药》和《元江彝族药》。《峨山彝族药》共收录了 23 种彝族药物，其中有 11 种产于峨山境内，广受当地彝族同胞喜用；而《元江彝族药》则收录了 50 种当地民间认可的彝族药物。此外，云南省药品检验所也通过调查整理研究，在 1983 年编制了《云南民族药名录》，其中收录了 276 种彝族药物，并整理了包括松橄榄、紫金标、云南翠雀花、云南獐牙菜、大花双参等著名彝药品种。

1979 年始，贺廷超和李耕冬等对四川省凉山彝族自治州的彝族动植物药进行了深入考察和研究。经过数年的调查、发掘和整理工作，他们分别编写并出版了《彝医动物药》和《彝植物药》，前者共收录 224 种彝医传统和民间使用的动物药材；后者包括了 106 种彝医使用的植物药材，涵盖了药用植物 53 科 151 种。同时，也前往四川、云南、贵州等彝族主要分布区进行了系统调查。他们不仅访问了百余名具有彝族医药知识和经验的老人，还研究了相关的文史资料。通过文字记录、照片拍摄和语音录制，整理并出版了《彝族医药史》。

随后，王正坤及周明康等学者深入哀牢山区的彝族村寨进行了实地考察和走访。他们挖掘了多部古代彝文医药典籍，并对这些典籍中记载的药物进行了标本采集、鉴定和整理。于 1991 年编写并出版了《哀牢本草》。关祥祖等学者对数部彝文医药典籍进行了综合整理，于 1993 年出版了《彝族医药学》。该书总结了彝医所使用的 1189 种药物，其中包括 871 种植物药、262 种动物药和 56 种矿物药。此外，王敏和朱琚元综合了彝医典籍和文献，于 1998 年编写并出版《楚雄彝州本草》，其中共收录 120 种楚雄地区彝族常用药物，每种药物都按照彝汉名称、基原、性味功效、用法用量、彝医用药经验、化学成分、药理、选方和典型案例等格式进行了详细整理。杨本雷和郑进于 2007 年出版了《云南彝医药》，其中记录了 417 种彝药。此外，彝医药专家张之道经过长达 60 年的研究，从采集的彝药标本中精选出了 400 种彝药。他依托彝汉辨析和彝医应用经验，以及实物药图的方式，编纂了《彝药本草》，该书详细介绍了彝药的名称、汉药名称、主治病症、用法用量、文献记载和来源、原植物以及识别特征等信息。另外，张志锋等学者在彝医药理论指导下，以中药资源学科为基础，利用本草学、植物分类学、植物化学、药理学等学科方法和手段，深入研究了彝药资源，最终出版了《彝药资源学》。这一工作为扩大药用资源、正本清源以及开发新的彝药奠定了基础。

综上，彝医药的发展凝聚了彝族智慧和文化，与彝族社会、文化和历史背景密切相关。尽管在现代医学标准下，彝医药仍存在一些缺陷和不足，但它具有独特的临床应用价值和广阔的开发潜力。

二、彝医药理论

彝医药理论是彝族文化及其哲学观的体现，是彝族先民历经数千年的实践积累和守正创新，形成的独特理论体系和诊疗方法。这一理论体系为人类健康事业发展作出了积极贡献，已被列入“国家级非物质文化遗产名录”。从历代彝医药文献来看，最具代表性的彝医理论著作包括《宇宙人文论》和《西南彝志》。根据《宇宙人文论》的记载：“天的周围三百六十度，人有骨头三百六十节，天有星辰八万四千颗，人有头发八万四千根。”从中可看出整体、辩证、唯物、求实是彝医药理论的核心思想和出发点。其内容体现在以下几个方面：

1. 以清浊论根本

彝医先贤认为，世界是物质的世界，一切事物都是自然本身的产物，都以清浊二气为基本元素。

《宇宙人文论》中载："万事万物的总根都是清浊二气，天地由它产生，哎哺由它产生""哎为父、为阳，哺为母、为阴，哎父与哺母相结合，又孕育了且、鲁、哼等儿子和舍、朵、哈等女儿，从而产生了千千万万的人类，并繁衍不息"。《西南彝志》中也有类似记载："千千的事物，万万的根子产生于清浊。"这种认知阐述了对物质世界的客观理解，即清浊二气产生了天地，天地相融产生了哎哺，哎哺又产生了且舍等，这一过程反映了物质的起源，并充分反映了物质世界持续运动和变化的发展过程。

彝医认为，在生理方面，人体的清浊二气与四季正常的气候变化规律相适应，呈现出"春生、夏长、秋收、冬藏及首、萌、长、遍、退、藏"的同步变化，这是人体与自然界相协调的表现。在病理上，受四季异常气候的影响，春秋季多"风、燥、温"毒致病，夏秋季多"暑、热、湿"毒致病，秋季多"燥、湿、风"毒致病，冬季多"寒、燥、风"毒致病，这是人体清浊二气亏虚或元气不足，导致免疫功能下降，容易受到四季毒邪的侵袭所引起的病变。此外，彝医还认为昼夜的阴阳交替以及人体的生、长、壮、老和已等变化，都是清浊二气运动变化的结果，是自然规律和发展过程的必然产物，彝医正是以此来指导人体的预防保健和治病用药。

2. 以五行八卦论脏腑

彝医认为五行即金、木、水、火、土五种基本元素，是构成宇宙万物至人体组织的五种基本元素，其源于清浊二气的相互作用。《天文志》载："哎哺根本定，清浊气变化，五行才产生，金木水火土，遍及地面上，一行居一地，各有其根本，五行中的木，主管天东方，五行中的金，主管天西方，五行中的火，主管天南方，五行中的水，主管天北方，五行中的土，主管宇宙中央。春生而夏长，秋收而冬藏，千千的事物，万万的根子，产生于清浊，土地的产生，生命的来源，都出自五行。五行中的水，就是人的血，金是人的骨，火是人的心，木是人的筋，土是人的肉。人身先产肾，肾与脾一对，壬与癸管肾，戊与己管脾，心显火之威，丙与丁管心，肝与肺属金，庚与辛来管。"《西南彝志》中也有类似的描述"天的五行是金、木、水、火、土，人的五行是心、肝、脾、肺、肾"，认为肺属金，肝属木，肾属水，心属火，胃肠脾胰属土。这种五行理论使人体的生理结构与自然界有机地联系在一起，将其视为一个整体，并成为诊断和治疗疾病的基础。这一理论在临床实践中具有重要意义，体现在以下两个方面：首先，阐明了五脏的生理功能，认为在生理上，肺、肝、心、脾、肾五脏分别有"肃杀、生发、炎热、厚重长养、寒凉"等生理特征；其次，根据五行之间的相生相克关系，彝医可以推断脏腑疾病的发展和转变，如胃、肠、脾、胰等土脏疾病会传至肾脏，导致土克水的病症，临床表现为食欲不振、腹泻、腰痛、尿量减少、水肿等症状。《宇宙人文论》认为"若是肾水往上泛滥，与心火不相容，就形成头痛发热"，这是水克火的病变。在治疗上，《启谷署》认为"心火足，则胃得其养"，这是火生土的治疗观点。这些五行理论的观点，对于理解脏腑病理变化和指导临床治疗具有重要意义。

此外，根据《宇宙人文论》的记载，哎哺的生成伴随着清浊二气的不断变化，形成了金、木、水、火、土五行，各自主宰东、南、西、北以及中央等方位，其中土元素位于宇宙的中央，这一过程孕育了万物和生命的诞生。随着哎哺的不断演变，宇宙的四方也发生了转变，八方形成了包括哎、哺、且、舍、鲁、朵、哼、哈在内的八个卦象，哎代表父位于南方，哺代表母位于北方，且代表子位于东方，舍代表女位于西方，宇宙的四角也产生了变化。

随着演变，东北由鲁子卦主管，西南由朵女卦主管，东南由哼子卦主管，西北由哈女卦主管，哺卦的演变导致了水的生成，北方成了大海，哎卦的演变导致了火的生成，南方的火位居高，且卦的演变导致了木的生成，东方形成了大片森林，舍卦的演变导致了金的生成，西方金源充沛。鲁卦变成高山，朵卦变成平地，哈卦的演变再次生成金，哼卦的演变再次生成木。人体与宇宙相类似，当宇宙形成八卦之后，哎哺卦象代表父母，也产生了人体的各个器官，而八卦中的且卦代表舌，舍卦代表命门，鲁卦代表肩膀，朵卦代表口腔，哼和哈卦分别代表人体的耳朵和眼睛。人体喉部以下的脏腑器官也是由八卦演变而来，哎卦演变生成大肠，哺卦演变生成小肠，且卦演变生成心脏，舍卦演变生成魂，鲁卦演变生成胃，朵卦演变生成肺，哼卦演变生成胆，哈卦演变生成肝。这一八卦配属理论在临床实践中具有重要意义：首先，它全面认识了脏腑组织的生理功能联系以及病理变化的影响；其次，基于八卦、脏腑、天干、地支的配属关系，可用于针灸治疗的定时穴位开放或经络穴位的选择，以及根据病情确定治疗时间或穴位组合，从而提高临床疗效；最后，它有助于推断人体不同时间段气血经络的流注位置和时间，为针灸治疗提供禁忌的重要参考。

3. 以二气六路论经络

彝医药理论包括多个层面，其中"二气六路学说"是彝医的独创之处，也是其理论的精髓所在。《西南彝志》中提到"人体的元气，根于脑，下注于气海，分成清气和浊气，然后又分成清气三条通路和浊气三条通路"；其中，"清气的三条通路包括：一条经过心脏，另一条通咽喉达七窍，第三条则经肺肝通肾脏；浊气的三条循环通路：一条从尾根出发，沿着头顶一直到鼻下，第二条始于肩胛并延伸至脑髓，最后一条穿越肾脏，经过腹腔并最终达到头顶"。清浊二气在人体内按照各自的循行路径，沿着清浊六路在身体内循环运行，贯穿全身，将人体的脏腑表层与深层、机体内部与外部相互联系，形成一个有机的整体。因此，只有当清浊二气的升降平衡协调、气血正常运行时，身体才能维持健康，充满生机；而一旦气血及二气的运行失衡，就可能导致疾病的发生。

此外，《宇宙人文论》中也提到"人体的气，从生门下来，经过大肠与胃，注到脐眼下面。从这里起，清气三条路：第一条到心脏，第二条从脐底通过胃以至整个消化道，第三条起于脐底，经肺而入肾。浊气三条路，也都起源于脐底：第一条经肾入腹腔上达头顶，第二条上经肩胛骨到脑髓中，第三条经尾门，从尾根，上达头顶。以上清、浊二气共六条不断巡回于人体之中"。由此可见，彝医的"二气六路学说"基于脏腑与体表之间的整体关系，为针灸取穴、推拿按摩、体表穴位的火罐疗法、药物敷贴等外部治疗方法提供了理论基础。这一理论在预防、治疗、保健和康复等方面都具有重要作用和意义。

4. 以毒邪论病因

"毒邪"理论在彝医病因和病机阐述中具有重要的基础地位。在疾病的发展过程中，彝医深刻认识到邪气在致病过程中的作用。《宇宙人文论》载："眼看不见，是浊气感染；耳听不明，是秽气充塞；口讲不清，是邪气梗阻。"彝医认为"毒邪"引发疾病有两个主要途径，一是各种外部因素导致的毒邪，这些因素是导致人体出现外感寒热等病变以及某些传染病的根本原因；此外，还包括食物中毒，药物中毒，大气、水源、环境污染，以及周围物理、化学的致病因素，都可归类为外部毒邪。二是各种内部因素引发的毒邪，包括某一系统的脏器功能失调，导致内部毒邪的生成，或是某一系统的清浊之气不足，使元气亏虚，从而产生毒邪。常见的内因毒邪主要包括寒、热、燥、湿之毒以及癌瘤毒邪、瘀毒等内生之毒，其中湿毒还包括水、湿、痰、饮等病理产物。

在"毒邪"的治疗过程中，以"清者浊之，浊者清之"和"急则治其标，缓则治其本，标本兼治"为治疗原则。彝医根据毒邪病因，采用不同的治疗方法，但总体来说，这些方法可以归结为解毒、排毒和化毒三个方面。

解毒方法是"毒邪"理论中的首要治疗方法。广义来说，它涵盖一系列治疗"毒"的方法，包括解表、清热、消肿、活血、止血、祛瘀、杀寒、催吐、泻下、利胆、利尿等，这些方法的目的是祛除过多的元素并治疗清气过盛引发的疾病。狭义来说，解毒是指祛除因毒邪引起的病症，仅指解毒一法。

排毒方法指通过药物促使人体将"毒邪"排出，可以通过吐、泄、利尿和发汗等方式实现。排毒方法包括利尿排毒、利水排毒、催吐排毒、泻下排毒和发汗排毒。

化毒方法用于处理机体脏腑功能失调、内生毒邪或清浊之气不足导致元气亏虚的疾病。这些方法包括养血化毒、补肺化毒、益气化毒、健脾化毒等。

总的来说，彝医药理论是彝族先贤的伟大创造，是中华民族古代科学的珍贵遗产。清浊二气、五行八卦、二气六路和毒邪理论构成了彝医药理论的主线和核心，具有鲜明的民族特色。

三、彝药资源与品种

彝药是彝族先民在长期与自然界和疾病作斗争的过程中，总结出的治疗疾病的经验，它既有药物本身的物质基础，又有丰富的应用经验，因此具有非常珍贵的价值。根据文献资料的整理和分析，历代彝族积累了1749种不同的药物资源，其中包括1526种植物药、207种动物药以及16种矿物药。需要指出的是，彝族所使用的药物品种和用法因其居住地区的独特自然条件而异，与传统中药和其他民族的药物存在差异，这反映了彝药的地域特性、文化背景、可塑性以及多样性。

1. 彝医药用植物资源

（1）彝医药用植物种类及组成特点

彝药药用植物类型、科属分析结果表明，其中包括真菌类8科11属14种，苔藓类3科3属3种，蕨类植物17科36属70种，裸子植物6科8属18种，被子植物140科700属1421种。

在科级水平上，有5个科含有50种以上的植物，分别是菊科（Asteraceae，130种）、豆科（Fabaceae，91种）、唇形科（Lamiaceae，77种）、蔷薇科（Rosaceae，63种）和毛茛科（Ranunculaceae，51种），这5个科占彝药所含科数的2.87%，而数量占彝医药用植物总数的27.00%。此外，含有30～39个植物种类的科也有3个，包括伞形科（Apiaceae，38种）、兰科（Orchidaceae，32种）和禾本科（Gramineae，30种），占彝医药用植物总数的6.55%。此外，含有20～29种植物种类的单科有12个，如茜草科（Rubiaceae，28种）、蓼科（Polygonaceae，27种）、葫芦科（Cucurbitaceae，24种）、茄科（Solanaceae，24种）等，共含271个物种，占彝医药用植物总数的17.76%。还有各自含有10～19种、6～9种和2～5种植物种类的科分别有20、23和66个，占总科数的比例分别为11.49%、13.22%和37.93%。这些科所含植物种类分别占总种类的18.48%、10.29%和13.96%。

在属级水平上，彝植物药中物种数最多的属是铁线莲属（*Clematis*，13种），随后为香薷属（*Elsholtzia*，11种）、蒿属（*Artemisia*，10种）、茄属（*Solanum*，10种）、珍珠菜属（*Lysimachia*，10种）和龙胆属（*Gentiana*，10种）等单属种数大于等于10种的属。这些属主要分布在亚热带和温带地区，与彝族居住地区存在明显的地域关联。此外，有717个属含有1～5种植物，占总属数的94.59%。这些属中包含了1221种植物，占总物种数的80.01%。其中，有440个属仅含1种植物，突显彝医药用植物的多样性。

（2）彝药植物的生活型特征

彝医药用植物的生活型，包括草本类（包括草质藤本、草本至亚灌木）、灌木类（包括木质藤本、半灌木、灌木或小乔木）、乔木类和其他类。其中草本类药用植物最为丰富，总计923种，占总种类的60.48%；灌木类包含425种，占总种类的27.85%；而乔木类则有141种，占总种类的9.24%。

（3）彝药植物的地理分布格局

根据《中国植物志》、*Flora of China* 和《中国生物物种名录》的记录，彝医所使用的药用植物在地理分布上主要集中在热带和亚热带地区，尤其是云南、贵州、四川等彝族主要聚集地区。这些地区的药用植物物种数量均超过900种，其中以云南省的种类最为丰富。值得注意的是，一些彝医药用植物并未分布在彝族主要聚集地区，如东北蛇葡萄 *Ampelopsis glandulosa* var. *brevipedunculata*

（Maximowicz）Momiyama，苏铁 *Cycas revoluta* Thunb.，人参 *Panax ginseng* C. A. Meyer 等。这种现象可能与彝族主要分散居住和彝汉大规模混居的地理格局有关。古籍记载“蜀汉入彝地，彝地通驿道”，“各处商人云集，挟重资而谋和者，不可胜数”，表明了彝族与其他民族之间的商贸和文化交流。此外，《名医别录》中提到“麝香，无毒，生益州”、“犀角，生永昌及益州”，这些地区当时也是彝族主要聚居地，暗示了彝族先民在医药方面与其他民族进行了交流。随着这种交流的深入，彝族所使用的药物也受到了其他民族医药的影响，并在彝族自身的药理理论指导下逐渐形成了特色。

（4）彝医濒危药用植物科属结构分布

随着彝药市场的扩展和工业化生产，对原料药的需求量逐年增加，在经济利益的驱动下，一些药用植物已经濒临灭绝。根据统计，在 1526 种彝医使用的药用植物中，有 134 种已被列入各种名录以受到保护，这些植物分属于 55 科 101 属。其中，被列入濒危植物名录较多的科包括兰科（Orchidaceae，17 种）、百合科（Liliaceae，9 种）、毛茛科（Ranunculaceae，8 种）、杜鹃科（Cuculidae，6 种）和伞形科（Apiaceae，6 种）等。同时，有多种受保护物种的属也包括石斛属（*Dendrobium*，5 种）、重楼属（*Paris*，4 种）、乌头属（*Aconitum*，3 种）、鬼臼属（*Dysosma*，3 种）以及人参属（*Panax*，3 种）等。

（5）彝医药用植物特有种及其分布

植物特有种是指由于地质历史变迁或特定环境因素的制约，其分布面积局限于特定地区的植物物种。这些物种直接反映了特定地区植物区系的起源、演化、迁移和灭绝的历史进程。研究表明，在彝医药用植物中，我国特有分布的有 313 种，分属 77 科 209 属，其中有 31 种仅在国内云南地区有分布记载。

从科的分布来看，特有种中毛茛科（Ranunculaceae，23 种）、菊科（Asteraceae，20 种）和唇形科（Lamiaceae，19 种）较为常见。在属的分布方面，特有物种数大于 4 种的属包括珍珠菜属（*Lysimachia*，7 种）、铁线莲属（*Clematis*，6 种）、獐牙菜属（*Swertia*，6 种）、乌头属（*Aconitum*，5 种）等。此外，有 143 个属仅包含 1 个物种，占特有种总属数量的 68.75%。

2. 彝医药用动物资源

（1）彝医药用动物资源多样性

动物药是彝医药不可或缺的一部分，其应用可追溯到 3000 多年前。早在文献中就有使用麝香治疗疾病的记载。彝医使用的动物药有 207 种，分属于 91 科 159 属。其中，鹿科（Cervidae）动物种类最为丰富，共有 10 种。其次是牛科（Bovidae，9 种）、雉科（Phasianidae，8 种）、鲤科（Cyprinidae，7 种）等。有研究表明，与《本草纲目》相比，彝族医书中所记载的动物药种类更为丰富，这表明彝医已经形成了独具特色的动物药药用经验。这一现象既与彝族分布地区的山水交错、森林茂密以及丰富的动植物多样性密切相关，又得益于彝族先民在狩猎和家禽牲畜饲养方面的熟练技能，逐渐积累了动物药用于临床实践的丰富经验，这也是彝医动物药使用频繁的原因之一。

（2）彝医动物药濒危状况

在彝医药用动物中，有 50 种动物被列入各种名录保护。其中，46 种动物被纳入《国家重点保护野生动物名录》，占彝医药用动物的 23.00%，包括国家一级保护动物 20 种，二级保护动物 26 种；此外，32 种被列入《濒危野生动植物种国际贸易公约》，包括一级 11 种，二级 21 种；有 48 种被世界自然保护联盟（IUCN）濒危物种红色名录（IUCN Red List）收录，其中 3 种极危，7 种濒危，6 种近危，12 种易危，20 种无危。此外，还有 35 种动物被列为《中国珍稀濒危动物》。

3. 彝药矿物资源

彝医学中记载矿物药的信息较分散，无矿物药专册出版。统计显示，彝医使用的矿物药有 16 种，分别是白矾、金、朱砂、百草霜、石膏、寒水石、孔雀石、食盐、芒硝、龙骨、铅、黄丹、铜、雄黄、滑石和伏龙肝。

4. 彝药的利用特点

（1）彝药的药用部位

在彝医药物的使用中，植物药材中，根及根茎类入药频次最高，占总频次的 31.13%，其次为全草类和叶类，分别占总频次的 26.32%和 12.74%，三者累计占 70.19%；其他药用部位入药比例则低于 10.00%。可见，根及根茎、全草、叶是彝医最主要的药物来源。而在动物药材中，主要的来源部位包括全体、肉、血、甲壳、肝脏、胆等。至于矿物药材，则以天然单质或化合物、矿物加工品以及动物骨骼等形式入药。

（2）彝药的主治疾病

参照《国际疾病分类标准编码 ICD-10》（international classification of diseases，ICD）彝药主治疾病统计结果显示，除病症、体征和临床与实验室所见，不可归类于他处者外，植物药中主治疾病最多的是消化系统疾病，其次是损伤、中毒和外因的某些其他后果、泌尿生殖系统疾病、某些传染病和寄生虫病以及循环系统疾病等。动物药以治疗消化系统疾病为主，其次是传染病和寄生虫病、损伤和皮肤、骨骼肌肉、循环和妊娠等疾病。矿物药则主要为治疗损伤和皮肤病。彝医药在治疗消化系统疾病方面的广泛应用可能与彝族的饮食习惯有关，他们常常食用腌制、熏制以及含酒精的食品，这可能导致患消化系统疾病的概率较高。

（3）彝医药使用方法

彝医药对于植物药的应用主要以煎汤法最为常见，其次是贴法，之后是粉末和浸泡法等。相较之下，动物药主要以贴剂形式使用，次之是浸泡剂，其中以酒浸剂最为常见。而矿物药则主要采用贴剂的方式应用。彝医的药物使用方法可大致归纳为以下几种类别：

粉末：包括研粉服（水、酒、蜂蜜、猪油、米汤等调服）、研末撒、研末调涂、研粉敷、研粉搽。

煎汤：包括水煎服、煎水搽、煎水洗、煎水含漱。

嚼食：包括生吃、生嚼、咀嚼。

贴剂：包括贴敷、膏贴、包敷、捣烂后外敷。

熏蒸：包括煮沸液熏洗。

汁剂：包括磨汁服用、捣汁服用、捣汁涂搽。

煮食：包括炖猪蹄、炖鸡、炖肉后服用。

浸泡：包括泡酒、用酒浸泡服用、开水泡饮、用酒浸泡后搽抹。

其他：包括滴耳、鼻腔滴用、塞鼻、点烟燃吸、火盐涮、蒸熟鸡蛋服用、榨油涂抹等。

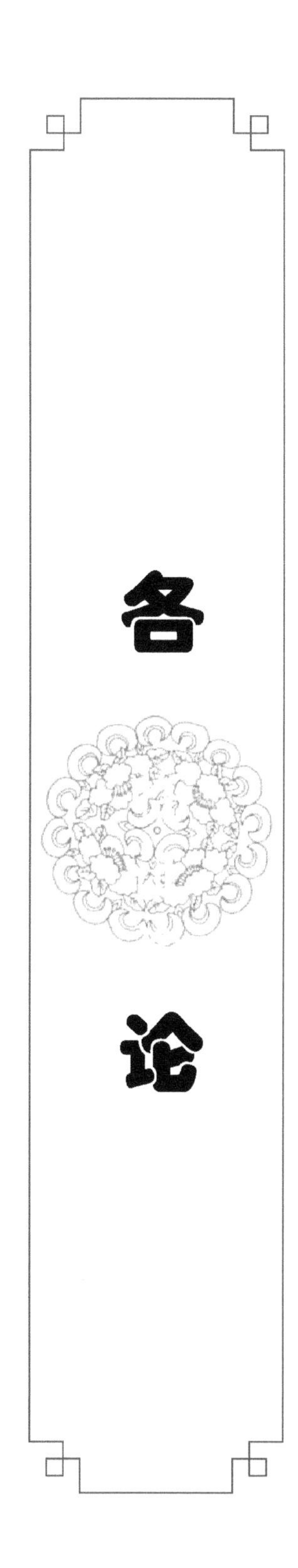

各论

植物药

菌类

麦角菌科

1 冬虫夏草

【药材名】虫草、冬虫夏草。

【彝文音译】味尼、木库补迭（四川凉山）、塞可补迭。

【来源】麦角菌科真菌冬虫夏草菌 *Cordyceps sinensis* (Berk.) Sacc.，以全体入药。

【采集加工】夏初子座出土、孢子未发散时挖取，晒至六七成干，除去似纤维状的附着物及杂质，晒干或低温干燥。

【功能主治】

1）《彝医药学》：用于气短乏力、久病体虚、消瘦久咳、婚久不孕。

2）《彝动物药》：治体弱无力、虚瘦、血瘀腹痛、咳嗽、睡不好、不思饮食、怕冷、面黄、手足关节疼痛。

3）《彝医动物药》：用于体虚身弱、怕冷、咳嗽、胸闷、腰膝酸软、瘀血作痛。

【用法用量】适量，泡酒服。

【文献来源】*Cordyceps sinensis* (Berk.) Sacc. 彝医动物药：97. 1986. 彝动物药：127. 1986. 彝医药学：615. 1993.

2 凉山虫草

【药材名】虫草。

【彝文音译】味尼。

【来源】麦角菌科真菌凉山虫草 *Cordyceps liangshanensis* M. Zang D. Q. Liu ＆ R. Y. Fu，以全体入药。

【采集加工】冬季采收，晒干。

【功能主治】《彝医动物药》：治体弱无力、虚瘦、血瘀腹痛、咳嗽、睡不好、不思饮食、怕冷、面黄、手足关节疼痛。

【用法用量】5～10g，水煎服；或与鸡、鸭炖食。

【文献来源】*Cordyceps liangshanensis* Zang Liu et Hu Sp. nov. 彝医动物药：97. 1986.

3 小蝉草

【药材名】蝉花、黄虫草。

【彝文音译】泥布拾。
【来源】麦角菌科真菌小蝉草 *Cordyceps sobolifera* (Hill.) Berk. & Br.，以全体入药。
【采集加工】夏季采收，除去泥土，晒干。
【功能主治】
1）《彝药本草》：解痉、散风热、退翳障、透疹。治近视眼、老视眼、喑哑。
2）《彝验方》：用于声音嘶哑。
【用法用量】适量，断碎，沸水冲泡，1 日 1 剂，频饮。
【文献来源】*Cordyceps sobolifera* (Hill.) Berk. & Br. 彝药本草：18. 2018. 彝验方：128. 2007.

肉 座 菌 科

4　竹生肉球菌

【药材名】竹菌。
【彝文音译】墨格拍。
【来源】肉座菌科真菌竹生肉球菌 *Engleromyces goetzi* P. Hern.，以子实体入药。
【采集加工】全年均可采，晒干后药用。
【功能主治】《彝药本草》：消炎解毒。用于咽喉炎、扁桃体炎、食管癌。
【用法用量】10～20g，水煎服。
【文献来源】*Engleromyces goetzi* Hern 彝药本草：197. 2018.

5　竹小肉座菌

【药材名】竹小肉座菌、竹生小肉座菌、竹红菌。
【彝文音译】码恩、码呆、mabop。
【来源】肉座菌科真菌竹小肉座菌 *Hypocrella bambusae* (B. et Br.) Sacc.，以子实体入药。
【采集加工】夏、秋季采收，晒干备用。
【功能主治】
1）《志要》《辞典》《民药志・四》：治疮痈初起、红肿热痛。
2）《民药志・四》：清热解毒、散痈肿。
【用法用量】10～20g，水煎服。
【文献来源】*Hypocrella bambusae* (B. et Br.) Sacc. 志要：339. 2005. 辞典：434. 2016. 民药志・四：258. 2007.

木 耳 科

6　黑木耳

【药材名】木耳。
【彝文音译】姆讷、槌栗树木耳、呢么中诺。
【来源】木耳科真菌黑木耳 *Auricularia auricula* (L.) Underw.，以子实体入药。
【采集加工】夏、秋季采收，晒干备用。
【功能主治】
1）《哀牢本草》《滇药志・一》：补气润肺、益血止血。

2）《志要》《辞典》《哀牢本草》《滇药志·一》：用于气虚血亏、体寒肢冷、肺虚咳嗽、咯血吐血、鼻衄崩漏、痔疮出血。

3）《辞典》《中国彝药》：用于哮喘、清洗肠胃、发热恶寒、肠风下血。

4）《中国彝药》：润肺止咳、养血补气、止血、降压。

【用法用量】10～20g，水煎服；或炖肉吃；或烧炭存性研末服。

【文献来源】*Auricularia auricula* (L. ex Hook.) Underw 哀牢本草：39. 1991. 志要：82. 2005. 辞典：101. 2016. 中国彝药：253. 2004. 滇药志·一：60. 2008.

7　皱木耳

【药材名】皱木耳。

【彝文音译】姆讷。

【来源】木耳科真菌皱木耳 *Auricularia delicata* (Mont.) Henn.，以子实体入药。

【采集加工】夏、秋季采收，晒干备用。

【功能主治】《辞典》：用于哮喘、清洗肠胃、肠风下血。

【用法用量】适量，水煎服。

【文献来源】*Auricularia delicata* (Franch.) P. Henn. 辞典：471. 2016. ——*Laschia delicata* Mont. 辞典：471. 2016.

多孔菌科

8　紫芝

【药材名】灵芝、紫灵芝、紫芝。

【彝文音译】呢么中诺、诺色姆。

【来源】多孔菌科真菌紫芝 *Ganoderma japonicum* (Fr.) Sawada，以子实体入药。

【采集加工】夏季采收，晒干备用。

【功能主治】

1）《哀牢本草》：化湿解毒、散寒止痛。

2）《彝药学》：补气血、安心神、健胃、活血止痛、解毒。

3）《辞典》《志要》《哀牢本草》：用于睾丸肿痛、前列腺炎。

【用法用量】15～50g，水煎服；或泡酒服。外用：舂粉外敷。

【文献来源】*Ganoderma japonicum* (Fr.) Lloyd 哀牢本草：63. 1991. ——*Ganoderma japonicum* sensu Teng. 志要：284. 2005. 彝药学：60. 2016——*Ganoderma sinense* Zhao. Xu et Zhang 辞典：368. 2016.

9　灵芝

【药材名】赤芝、灵芝。

【彝文音译】历芷姆、檗嘜特固惹、穆诺（hmupnuop）、诺色姆、槌栗树木耳、呢么中诺。

【来源】多孔菌科真菌灵芝 *Ganoderma lucidum* (Curtis) P. Karst.，以子实体入药。

【采集加工】夏季采收，晒干备用。

【功能主治】

1）《辞典》《中国彝药》《滇药志·三》：用于睾丸肿痛、刀伤、醉酒不省人事、头风痛。

2）《民药志·四》：化湿解毒、散寒止痛。用于睾丸肿痛、前列腺炎。

3）《中国彝药》《彝药学》：补气血、安心神、健胃、活血止痛。

4）《彝药学》：解毒。

【用法用量】15～50g，水煎服；或泡酒服。外用：舂粉外敷。

【文献来源】*Ganoderma lucidum* (Leyss. ex Fr.) Karst. 辞典：367. 2016. 民药志・四：274. 2007. 滇药志・三：206. 2010. 中国彝药：227. 2004. 彝药学：60. 2016.

10 茯苓

【药材名】茯苓。

【彝文音译】涛铺。

【来源】多孔菌科真菌茯苓 *Poria cocos* Schw. Wolf，以菌核入药。

【采集加工】夏、秋季采收，挖出后除去泥沙，堆置“发汗”后，摊开晾至表面干燥，再“发汗”，反复数次至出现皱纹、内部水分大部散失后，阴干。

【功能主治】

1）《哀牢本草》：利水渗湿、健脾宁神。

2）《滇药志・四》《哀牢本草》《辞典》《志要》：用于水肿尿少、脾虚泄泻、心神不宁、四肢厥冷。

3）《辞典》《中国彝药》《滇药志・四》：治痰饮咳逆、遗精、淋浊、久病体弱、产后泻痢或泄泻、小儿寒泻、夜盲症、腹痛、胃脘痛、呕吐、醉酒不省人事、感冒咳嗽、消化不良。

4）《中国彝药》《滇药志・四》《彝药学》：健胃渗湿、顺气止痛、明目、醒酒、止咳化痰。

5）《志要》：用于脾虚湿盛、小便不利、水肿、痰饮咳逆、泄泻、遗精、淋浊。

【用法用量】20～30g，水煎服；或入丸、散剂。

【文献来源】*Poria cocos* Schw. Wolf 哀牢本草：82. 1991. 滇药志・四：296. 2009. 辞典：656. 2016. 中国彝药：225. 2004. 彝药学：53. 2016. 志要：486. 2005.

裂褶菌科

11 裂褶菌

【药材名】白参菌。

【彝文音译】松塞姆。

【来源】裂褶菌科真菌裂褶菌 *Schizophyllum commune* Fr.，以子实体入药。

【采集加工】夏季采收，洗净，晒干。

【功能主治】《滇药志・五》：用于野生菌中毒。

【用法用量】10～15g，开水泡饮。

【文献来源】*Schizophyllum commune* Fr. 滇药志・五：111. 2012.

离褶伞科

12 鸡枞

【药材名】鸡枞、鸡地枞。

【来源】离褶伞科真菌鸡枞 *Termitomyces albuminosus* (Berk.) R. Heim，以子实体入药。

【采集加工】夏季采收，洗净，晒干。

【功能主治】

1）《哀牢本草》：托里排脓、拔毒生新。

2）《辞典》《哀牢本草》：用于疮痒肿毒、创伤疼痛、竹木异物残留皮内。

【用法用量】适量，捣烂敷患处。

【文献来源】*Collybia albuminosa* (Berk.) petch 哀牢本草：62. 1991. ——*Termitomyces albuminosus* (Berk.) Heim. 辞典：814. 2016.

蘑 菇 科

13　多形马勃

【药材名】多形马勃、马勃。

【来源】蘑菇科真菌多形马勃 *Lycoperdon polymorphum* Vittad.，以子实体入药。

【采集加工】夏、秋季采收，除去泥沙，阴干备用。

【功能主治】

1）《辞典》《哀牢本草》：治菌类中毒、创伤出血、疮疡疔疮、瘀肿疼痛。

2）《哀牢本草》：解毒、收敛、止血、止痛。

【用法用量】10～20g，开水泡服。

【文献来源】*Lycoperdon polymorphum* Vittad. 辞典：503. 2016. 哀牢本草：35. 1991.

丛 梗 孢 科

14　球孢白僵菌

【药材名】僵蚕。

【来源】丛梗孢科真菌球孢白僵菌 *Beauveria bassiana* (Balsamo) Vuillemin，以子实体入药。

【采集加工】春、秋季采收，将感染白僵菌病死的蚕干燥。

【功能主治】《彝医药学》：治产后风湿。

【用法用量】适量，水煎服。

【文献来源】*Beauveria bassiana* 彝医药学：426. 1993.

苔 藓 类

地 钱 科

15　地钱

【药材名】地钱、石藓。

【来源】地钱科植物地钱 *Marchantia polymorpha* L.，以全草入药。

【采集加工】四季可采，洗净，鲜用或晒干。

【功能主治】

1）《辞典》《哀牢本草》《滇药志・四》：治肝胆湿热、肺痨虚热、阴虚火旺、神恍失眠、痈疽疮疖、水火烫伤、产程不顺、临盆无力。

2）《彝医药学》《滇药志・四》：用于牛皮癣、不孕症、难产、性交惊悸。

3）《彝医药学》：用于不出头疮。

4）《哀牢本草》《滇药志・四》：清热解毒、镇静安神。

【用法用量】15～25g，水煎服。外用：捣烂敷。

【文献来源】*Marchantia polymorpha* L. 辞典：521. 2016. 滇药志·四：183. 2009. 彝医药学：659. 1993. 哀牢本草：47. 1991.

真 藓 科

16 大叶藓

【药材名】回心草。

【彝文音译】尼朋诗、依布拉。

【来源】真藓科植物大叶藓 *Rhodobryum roseum* (Hedw.) Limpr.，以全草入药。

【采集加工】全年可采，洗净，除去杂质，鲜用或晒干。

【功能主治】

1）《彝医药学》：用于心慌。

2）《中国彝药》：养心安神、补肾。用于心慌、心脏病、眼目干涩、头晕、失眠。

3）《彝药本草》：镇静、壮阳。用于阴虚烦渴、老年半夜口干、慢性口腔溃疡。

【用法用量】10～20g，水煎服。

【文献来源】*Rhodobryum roseum* Limpr. 中国彝药：236. 2004. 彝药本草：62. 2018. 彝医药学：626. 1993.

泥炭藓科

17 细叶泥炭藓

【药材名】满天星。

【来源】泥炭藓科植物细叶泥炭藓 *Sphagnum teres* (Schimp.) Ångström，以全草入药。

【采集加工】全年可采，阴干。

【功能主治】《彝医药学》：用于生疮。

【用法用量】适量，泡汁搽。

【文献来源】*Sphagnum teres* Angstr. 彝医药学：590. 1993.

蕨 类

石 松 科

18 扁枝石松

【药材名】地刷子石松、过江龙、地刷子。

【彝文音译】依者阿、阿扭罗吉、阿钮剥毕。

【来源】石松科植物扁枝石松 *Diphasiastrum complanatum* (L.) Holub，以全草入药。

【采集加工】四季可采，洗净切段晒干备用。

【功能主治】

1）《志要》《彝药续集》：治筋骨疼痛、全身肌肉痛、跌打损伤、劳伤。

2）《安徽农学通报》《志要》：治湿痹麻木不仁，筋骨疼痛、瘫痪、跌打损伤。

3）《中国民族医药杂志》：祛风散寒，舒筋活血，通经，消炎。用于风湿痹痛，月经不调，跌打损伤，烧烫伤。

4）《彝州本草》：用于骨折、淋病。

【用法用量】7.5～9g，水煎服；或泡酒服。外用：适量煎水洗；或鲜品捣敷。

【文献来源】*Diphasiastrum complanatum* (L.) Holub 志要：226. 2005. 安徽农学通报. 26（16）：45-49. 2020. 中国民族医药杂志. 24（8）：29-34. 2018. ——*Lycopodium complanatum* L. 彝州本草：79. 1998. 彝药续集：195. 1992.

19 长柄石杉

【药材名】千层塔。

【来源】石松科植物长柄石杉 *Huperzia javanica* (Sw.) Fraser-Jenk.，以孢子入药。

【采集加工】夏季采收，晒干。

【功能主治】《彝药资源》：清热解毒、除湿、收敛止血、破积、退热、固肾益气、生肌、消肿。治肺炎、肺痈、劳伤吐血、痔疮便血、白带异常、跌打损伤、肿毒、鼻孔作痒、烫烧伤、虫疾、劳伤、气血积滞、带下、无名肿痛、肺热吐血、脓肿、溃烂、创伤久不愈合、胸闷。

【用法用量】9～15g，水煎服。外用：鲜品适量，捣烂敷。

【文献来源】*Lycopodium serratum* Thunb. 彝药资源：104. 2021.

20 藤石松

【药材名】藤石松、舒筋草、牵筋草、伸筋草。

【彝文音译】补锅此、代诺勒。

【来源】石松科植物藤石松 *Lycopodiastrum casuarinoides* (Spring) Holub ex Dixit，以全草入药。

【采集加工】全年可采，洗净，晒干。

【功能主治】

1）《辞典》《哀牢本草》：治发热不退、虚热盗汗、筋骨疼痛、月经不调。

2）《中国民族医药杂志》：祛风活血、消肿止痛。用于风湿性关节痛、腰腿痛、跌打损伤、疮疡肿毒、烧烫伤。

3）《哀牢本草》：退虚热、祛风湿。

4）《彝药本草》：祛风除湿。用于四肢麻木、肾结石、膀胱结石。

【用法用量】10～20g，水煎服。

【文献来源】*Lycopodiastrum casuarinoides* (Spring) Holub 辞典：503. 2016. 中国民族医药杂志. 24（8）：29-34. 2018. ——*Lycopodium casuarinoides* Spring 哀牢本草：90. 1991. 彝药本草：114. 2018.

21 多穗石松

【药材名】多穗石松。

【来源】石松科植物多穗石松 *Lycopodium annotinum* L.，以全草入药。

【采集加工】夏季采收，洗净，晒干。

【功能主治】《辞典》：用于筋骨疼痛、全身肌肉痛、跌打损伤、劳伤。

【用法用量】5～10g，大剂量可用至 30g，水煎服；或泡酒服。

【文献来源】*Lycopodium annotinum* L. 辞典：503. 2016.

22 东北石松

【药材名】伸筋草、石松。

【彝文音译】纳莫习呷。

【来源】石松科植物东北石松 *Lycopodium clavatum* L.，以全草入药。

【采集加工】夏季采收，洗净，晒干。

【功能主治】

1）《彝医药学》：治小腿痉挛、胃脘痛。

2）《彝药续集》：治脚转筋、风湿性关节疼痛、严重风湿、手脚麻木无感。

【用法用量】适量，水煎服。外用 20g，煎水洗。

【文献来源】*Lycopodium clavatum* L. 彝医药学：629. 1993. 彝药续集：193. 1992.

23 石松

【药材名】伸筋草、过山龙、石松。

【彝文音译】纳姆喜古、纳莫习呷、赊兴牛。

【来源】石松科植物石松 *Lycopodium japonicum* Thunb. ex Murray，以全草入药。

【采集加工】夏季采收，洗净，切段，鲜用或晒干。

【功能主治】

1）《中国民族医药杂志》：祛风散寒、通经活络、调经。用于风寒湿痹，四肢麻木，跌打损伤，月经不调，外伤出血。

2）《彝医药・下》《中国彝药》《滇药志・四》：舒筋活血、除湿止痛、止咳。用于小腿痉挛、胃脘痛。

3）《辞典》：治脚转筋、风湿疼痛、手脚麻木、筋骨不舒、肝炎、黄疸、痢疾、水肿、肺痨咳嗽、跌打损伤。

【用法用量】10～20g，水煎服；或泡酒服。外用适量，捣烂敷；或煎水洗。

【文献来源】*Lycopodium japonicum* Thunb. 中国民族医药杂志. 24（8）：29-34. 2018. 彝医药・下：455. 2007. 辞典：504. 2016. 中国彝药：501. 2004. 滇药志・四：157. 2009.

卷柏科

24 细叶卷柏

【药材名】柏枝蕨菜、地柏枝。

【彝文音译】戍克喇。

【来源】卷柏科植物细叶卷柏 *Selaginella labordei* Hieron. ex Christ，以全草入药。

【采集加工】全年均可采收，鲜用或晒干。

【功能主治】

1）《哀牢本草》：清热利湿、泻肺平喘。用于肺痈痰阻、肺痨咯血、肝胆湿热、肠痈痢疾、月经不调、小儿惊风。

2）《中国民族医药杂志》：清热利湿、消炎退热、止血、止喘。用于伤风鼻塞、肝炎、胆囊炎、小儿高热惊厥、哮喘、浮肿、小儿疳积、口腔炎、鼻衄、月经过多、外伤出血、毒蛇咬伤、烧烫伤。

【用法用量】5～10g，水煎服。

【文献来源】*Selaginella labordei* Hieron 哀牢本草：87. 1991. 中国民族医药杂志. 24（8）：29-34. 2018.

25 江南卷柏

【药材名】岩柏枝、柏枝蕨菜、江南卷柏。

【彝文音译】许客拉、疾背桥。

【来源】卷柏科植物江南卷柏 *Selaginella moellendorffii* Hieron.，以全草入药。

【采集加工】夏、秋季采收，晒干备用。

【功能主治】

1）《中国民族医药杂志》：清热利尿，活血消肿。用于急性传染性肝炎、胸胁腰部挫伤、全身浮肿、血小板减少。

2）《滇药志·三》《滇省志》：用于痔疮出血、烧烫伤。

3）《滇省志》《滇药录》：清热利湿、止血。

4）《滇药录》《滇药志·三》《滇省志》：用于急性黄疸型肝炎、肺结核、咯血、吐血。

【用法用量】15～60g，水煎服。

【文献来源】*Selaginella moellendorffii* Hieron. 中国民族医药杂志. 24（8）：29-34. 2018. 滇药志·三：261. 2010. 滇省志：422. 1995. 滇药录：298. 1983.

26 垫状卷柏

【药材名】石莲花、垫状卷柏、卷柏、一把抓。

【彝文音译】此低甲、咯玛聂宿、六维、此苏莫、罗马列苏。

【来源】卷柏科植物垫状卷柏 *Selaginella pulvinata* (Hook. et Grev.) Maxim.，以全草入药。

【采集加工】全年均可采收，除去须根和泥沙，晒干。

【功能主治】

1）《彝医药·下》《滇药志·一》《哀牢本草》：用于难产。

2）《中国民族医药杂志》：通经散血、止血生肌、活血祛瘀、消炎退热。用于闭经、子宫出血、胃肠出血、尿血、外伤出血、跌打损伤、骨折、小儿高热惊风。

3）《滇药录》：消肿止痛。用于跌打损伤。

4）《彝药学》《彝医药·下》：活血通经、除湿止痛、健脾和胃、顺气消食。

5）《滇省志》《滇药志·一》《彝药续集》：用于月经不调。

6）《滇药志·一》：用于跌打损伤、血崩、白带异常、肺出血、便血、痔疮、崩漏、闭经、腹胀水肿。

7）《彝药续集》：治尿黄、尿血、尿痛、外伤出血、胃肠出血、胃溃疡、十二指肠溃疡、哮喘、吐血、痛经、跌打损伤、烧烫伤、小儿发热、高热不退。

8）《哀牢本草》：破血止血、祛痰通经。用于吐血、便血、尿血、月经过多、外伤出血、闭经、癥瘕、哮喘、小儿高热、跌打损伤、烧烫伤、产程无力、胎盘滞留。

【用法用量】5～15g，水煎服。外用适量，研末调敷。

【文献来源】*Selaginella pulvinata* (Hook. et Grev.) Maxim. 彝医药·下：370. 2007. 中国民族医药杂志. 24（8）：29-34. 2018. 滇药录：299. 1983. 彝药学：89. 2016. 滇省志：422. 1995. 滇药志·一：235. 2008. 彝药续集：197. 1992. ——*Selaginella tamariscina* (Beauv.) Spr. var. *pulvinata* (Hook. et Grev.) Alston 哀牢本草：17. 1991.

27 卷柏

【药材名】卷柏、石莲花。

【彝文音译】此低甲、罗马列苏。

【来源】卷柏科植物卷柏 *Selaginella tamariscina* (P. Beauv.) Spring，以全草入药。

【采集加工】全年均可采收，去根洗净，晒干；或炒炭用。

【功能主治】

1）《哀牢本草》：活血化瘀、通经催产。用于癥瘕、痞块、跌仆瘀肿、月经不调、经闭、痛经、产程无力、胎盘滞留。

2）《彝药学》《中国彝药》《彝医药・下》：活血通经、除湿止痛、健脾和胃、顺气消食。

3）《中国彝药》《彝医药・下》《彝医药学》：用于月经不调，闭经，难产，风湿性关节炎，四肢关节疼痛、屈伸不利、阴雨天疼痛加剧，睾丸肿痛，消化不良，腹胀，纳呆，呕吐，泄泻。

4）《彝药续集》：用于尿黄、尿血、尿痛、外伤出血、胃肠出血、胃溃疡、十二指肠溃疡、哮喘、吐血、月经不调、痛经、跌打损伤、烧烫伤、小儿发热、高热不退。

【用法用量】5～15g，水煎服。外用适量，研末调敷。

【文献来源】*Selaginella tamariscina* (Beauv.) Spring 哀牢本草：81. 1991. 彝医药学：630. 1993. 彝药学：89. 2016. 中国彝药：401. 2004. 彝药续集：197. 1992. 彝医药・下：370. 2007.

28　翠云草

【药材名】翠云阴、地柏叶。

【彝文音译】戊克拉。

【来源】卷柏科植物翠云草 *Selaginella uncinata* (Desv.) Spring，以全草入药。

【采集加工】全年可采，鲜用或晒干。

【功能主治】

1）《哀牢本草》：清热解毒、利湿导滞。用于潮热烦闷、咳嗽咯血、肝胆湿热、肠痈痢疾、痔瘘肿痛、胎盘滞留。

2）《中国民族医药杂志》：清热解毒、利湿通络、化痰止咳、止血。用于黄疸、痢疾、高热惊厥、胆囊炎、水肿、泄泻、吐血、便血、风湿性关节痛、乳痈、烧烫伤。

【用法用量】5～15g，水煎服。

【文献来源】*Selaginella uncinata* (Desv.) Spring 哀牢本草：115. 1991. 中国民族医药杂志. 24（8）：29-34. 2018.

木　贼　科

29　木贼

【药材名】木贼、笔管草、木贼根。

【彝文音译】图日、图翁、吾莫克作。

【来源】木贼科植物木贼 *Equisetum hyemale* L.，以全草、根入药。

【采集加工】夏、秋季采收，晒干备用。

【功能主治】

1）《辞典》《彝植物药》：用于“光拉”（小便涩痛）、“列别”（尿路炎症）、食积不化、发热、视物昏花。

2）《志要》《辞典》：用于尿路感染所致之脓尿、血尿，眼生翳膜，流感，食积，急性黄疸型肝炎。

3）《彝医药学》：治赤痢、产后水泻不止、腰酸腰痛。

【用法用量】30g，水煎服。

【文献来源】*Equisetum hyemale* (L.) C. Boerner 辞典：322. 2016. 志要：326. 2005. 彝医药学：550，610. 1993. 彝植物药：182. 1990.

30 笔管草

【药材名】木贼草、笔管草。

【彝文音译】莴莫克作、芨赞。

【来源】木贼科植物笔管草 *Equisetum ramosissimum* subsp. *debile* (Roxb. ex Vauch.) Hauke，以全草、根入药。

【采集加工】秋季采收，洗净，鲜用或晒干。

【功能主治】

1）《哀牢本草》（根）：清热利湿、疏肝明目。用于直肠下血、脱肛。

2）《辞典》《志要》《哀牢本草》：用于目赤肿痛、翳状胬肉、肝胆湿热、腹泻红痢、浊淋带下、婚久不孕。

3）《中国民族医药杂志》：疏风止泪、退翳、清热利尿、祛痰止咳。用于目赤肿痛、角膜薄翳、肝炎、咳嗽、支气管炎、尿路感染、小便热涩疼痛、尿路结石。

4）《彝药学》《中国彝药》：清热、明目、活血、利湿、止泻。

5）《辞典》《中国彝药》：用于尿路感染、眼翳、感冒、食积、视物昏花、跌打损伤、产后水泻不止、腰酸背痛。

【用法用量】鲜品，15～30g，水煎服。

【文献来源】*Equisetum debile* Roxb. 哀牢本草：40. 1991. ——*Equisetum ramosissimum* Desf. subsp. *debile* (Roxb. ex Vauch.) Hauke 辞典：323. 2016. 中国民族医药杂志. 24（8）：29-34. 2018. ——*Hippochaete debilis* (Roxb.) Ching 中国彝药：164. 2004. 志要：325. 2005. 彝药学：36. 2016. 辞典：419. 2016.

瓶尔小草科

31 绒毛阴地蕨

【药材名】独蕨萁、一朵云、肺心草、绒毛阴地蕨、云南阴地蕨、绒毛假阴地蕨。

【彝文音译】胆启麻瑟、科雾希波泽、堵所儒、达巴奴、多塔虫、多舍。

【来源】瓶尔小草科植物绒毛阴地蕨 *Botrychium lanuginosum* Wall. ex Hook. & Grev.，以全草、根入药。

【采集加工】夏、秋季采收，洗净，晒半干搓直扎捆再晒干；或鲜用。

【功能主治】

1）《中国民族医药杂志》《哀牢本草》：清热解毒，止咳平喘。用于虚劳咳嗽、病后声哑、疮疡肿毒、虫蛇咬伤。

2）《哀牢本草》（根）：用于月经不调、痛经。

3）《大理资志》：用于肺结核咳嗽、肺脓肿、哮喘、急性肾炎水肿、神经衰弱。

4）《滇药录》《辞典》：治扁桃体炎、咽喉炎。

5）《辞典》：用于虚劳咳嗽、病后声哑。

6）《中国彝药》：清火解毒、止咳平喘。

7）《辞典》《中国彝药》：用于毒蛇咬伤、疮疡肿毒、蜜蜂中毒、肺结核、小儿惊风、气血虚弱。

【用法用量】9～15g，水煎服；或入散剂。外用：鲜品适量，捣烂敷；或研末撒。

【文献来源】*Botrychium lanuginosum* Wall. 中国民族医药杂志. 24（8）：29-34. 2018. 哀牢本草：

17. 1991. 大理资志：64. 1991. 辞典：128. 2016. ——*Botrychium yunnanense* Ching 滇药录：45. 1983. 辞典：129. 2016. ——*Botrypus lanuginosus* (Wall.) Holub 辞典：129. 2016. 中国彝药：309. 2004.

32 阴地蕨

【药材名】肺心草、蕨叶一枝蒿、阴地蕨。

【彝文音译】科雾希波泽、堵所儒、达巴奴、自诺、科基、也可喜底、都噢介（云南楚雄）。

【来源】瓶尔小草科植物阴地蕨 *Botrychium ternatum* (Thunb.) SW.，以全草入药。

【采集加工】夏、秋季采收，洗净，晒半干搓直扎捆再晒干；或鲜用。

【功能主治】

1）《大理资志》：用于狂犬咬伤、毒蛇咬伤、疮痈。

2）《彝药本草》：清热解毒、止咳化痰、滋补强壮。用于肺结核、肺气肿、肺癌、小儿肺炎。

3）《民药志·二》《辞典》：用于咽喉炎、扁桃体炎。

4）《中国民族医药杂志》：清热解毒、平肝息风、止咳、止血、明目去翳。用于小儿高热惊搐、肺热咳嗽、咯血、百日咳、癫狂、痢疾、疮疡肿毒、瘰疬、毒蛇咬伤、目赤火眼、目生翳障。

【用法用量】10～15g，水煎服。

【文献来源】*Botrychium ternatum* (Thunb.) SW. 大理资志：64. 1991. 彝药本草：79. 2018. 民药志·二：244. 1990. 辞典：129. 2016. ——*Sceptridium ternatum* (Thunb.) Lyon. 辞典：129. 2016. 中国民族医药杂志. 24（8）：29-34. 2018.

33 钝头瓶尔小草

【药材名】钝头瓶尔小草。

【彝文音译】婆资能拜。

【来源】瓶尔小草科植物钝头瓶尔小草 *Ophioglossum petiolatum* Hook.，以全草、根入药。

【采集加工】春、夏季采集，洗净，阴干或鲜用。

【功能主治】

1）《辞典》：全草：治风湿性关节炎、毒蛇咬伤。根：治跌打损伤、疮痈肿痛。

2）《志要》：全草：用于风湿性关节炎、小儿肺炎、高热喘咳、口渴、扁桃体炎、咽喉炎、关节肿痛、毒蛇咬伤。根：用于跌打损伤、疮痈肿痛。

【用法用量】15～30g，水煎服。外用：鲜品适量，捣烂敷；或煎水洗；或研末调敷。

【文献来源】*Ophioglossum petiolatum* Hook. 辞典：565. 2016. 志要：426. 2005.

34 心叶瓶尔小草

【药材名】一支箭。

【来源】瓶尔小草科植物心叶瓶尔小草 *Ophioglossum reticulatum* L.，以全草入药。

【采集加工】春、夏季采挖全草，洗净泥沙，阴干或鲜用。

【功能主治】《彝医药学》：治关节部位疮疡、局部红肿、疼痛、溃烂、活动不便。

【用法用量】外用：适量，捣烂敷。

【文献来源】*Ophioglossum pedunculosum* Desv. 彝医药学：607. 1993.

35 狭叶瓶尔小草

【药材名】一支箭。

【彝文音译】逋海撅。

【来源】瓶尔小草科植物狭叶瓶尔小草 *Ophioglossum thermale* Kom.，以全草入药。
【采集加工】夏、秋季采收，洗净，晒干。
【功能主治】《中国民族医药杂志》：清热解毒，活血化瘀。用于跌打损伤。
【用法用量】适量，水煎服。外用：适量，捣烂敷。
【文献来源】*Ophioglossum thermale* Kom. 中国民族医药杂志. 24（8）：29-34. 2018.

36 瓶尔小草

【药材名】瓶尔小草、瓶儿小草、蛇须草。
【彝文音译】筛扣特那比、日启底。
【来源】瓶尔小草科植物瓶尔小草 *Ophioglossum vulgatum* L.，以全草、根入药。
【采集加工】夏末秋初采收，洗净，晒干。
【功能主治】
1）《志要》《辞典》《滇药录》：治跌打损伤、疮疖肿痛。
2）《滇药录》：消炎解毒、接骨散瘀。
3）《中国民族医药杂志》：清热解毒，消肿止痛。用于小儿肺炎、脘腹胀痛、毒蛇咬伤、疔疮肿毒、急性结膜炎、角膜云翳、睑缘炎。
4）《彝医药学》：治毒蛇咬伤、豹子咬伤。
【用法用量】10～15g，水煎服；或研末，3g。外用：鲜品适量，捣烂敷。
【文献来源】*Ophioglossum vulgatum* L. 志要：426. 2005. 滇药录：208. 1983. 辞典：566. 2016. 中国民族医药杂志. 24（8）：29-34. 2018. 彝医药学：644. 1993.

37 紫萁

【药材名】紫萁、紫萁贯众。
【彝文音译】比子。
【来源】瓶尔小草科植物紫萁 *Osmunda japonica* Thunb.，以根茎入药。
【采集加工】春、秋季采收，晒干。
【功能主治】
1）《辞典》《志要》：治腹中蛔虫作痛、感冒、流行性脑脊髓膜炎、胆道蛔虫病。
2）《彝植物药》《辞典》《民药志・四》：用于腹痛（有虫）、心气痛、伤风。
3）《志要》：用于牛腹中有虫作痛、气痛、伤风。
4）《中国民族医药杂志》：清热解毒、利湿散瘀、止血。用于痢疾、崩漏、白带异常。
【用法用量】适量，水煎服。
【文献来源】*Osmunda japonica* Thunb. 彝植物药：184. 1990. 辞典：573. 2016. 民药志・四：678. 2007. 志要：432. 2005. 中国民族医药杂志. 24（8）：29-34. 2018.

海金沙科

38 海金沙

【药材名】海金沙、海金沙草。
【彝文音译】海儿傻逋此、阿都若朵背和、肚娃鸡（云南楚雄）、罗别习若（思茅）。
【来源】海金沙科植物海金沙 *Lygodium japonicum* (Thunb.) Sw.，以全草、孢子入药。
【采集加工】秋季采收，晒干。

【功能主治】

1)《辞典》：治虚热烦闷、淋证、水肿、尿道灼痛、尿路结石、小便不利、尿路感染。

2)《哀牢本草》《滇药志·二》《民药志·四》：清热除湿、利水通淋。用于虚热烦闷、砂石热淋、尿道灼痛、小便不利。

3)《彝药本草》：舒筋活络、清热、利尿、消肿。用于肝、胆、肾结石。

4)《彝医药学》：用于膀胱结石。

5)《滇药录》：清热解毒、祛湿利尿、通淋。用于尿路结石、尿路感染。

6)《滇药志·二》《滇药录》《辞典》：治肾炎水肿、黄疸型肝炎、乳腺炎、肺炎、无名肿毒。

【用法用量】10～20g，水煎服。

【文献来源】*Lygodium japonicum* (Thunb.) Sw. 辞典：506. 2016. 哀牢本草：91. 1991. 彝药本草：49. 2018. 彝医药学：601. 1993. 滇药录：182. 1983. 滇药志·二：301. 2009. 民药志·四：503. 2007.

蚌壳蕨科

39 金毛狗

【药材名】金毛狗脊、狗脊根。

【彝文音译】七鸡丹。

【来源】蚌壳蕨科植物金毛狗 *Cibotium barometz* (L.) J. Sm.，以根茎、茸毛入药。

【采集加工】全年可采，秋季较佳。根茎，洗净，切片，蒸后晒干或炒至微黄备用；茸毛干燥后用或研粉。

【功能主治】

1)《彝医药学》：治四肢麻木、酸软无力。

2)《哀牢本草》：清热除湿、祛风止痒。

3)《滇药志·一》《辞典》《哀牢本草》：用于半身不遂、口眼㖞斜、白浊遗精、风疹瘙痒。

【用法用量】5～10g，水煎服。

【文献来源】*Cibotium barometz* (L.) J. Sm. 彝医药学：492. 1993. 哀牢本草：73. 1991. 滇药志·一：218. 2008. 辞典：189. 2016.

碗蕨科

40 细毛碗蕨

【药材名】细毛蕨萁。

【彝文音译】胆气阿。

【来源】碗蕨科植物细毛碗蕨 *Dennstaedtia hirsuta* (Swartz) Mettenius ex Miquel，以全株入药。

【采集加工】夏季采收，洗净，晒干。

【功能主治】《中国民族医药杂志》：祛风除湿，通经活血。用于风湿痹痛，筋骨劳伤疼痛。

【用法用量】适量，水煎服。

【文献来源】*Dennstaedtia pilosella* (HK.) Ching 中国民族医药杂志. 24（8）：29-34. 2018.

41 蕨

【药材名】蕨、大蕨萁。

【彝文音译】朵背聂、担诺。

【来源】碗蕨科植物蕨 *Pteridium aquilinum* var. *latiusculum* (Desv.) Underw. ex A. Heller，以全株入药。

【采集加工】春季采集，沸水烫过，鲜用或晒干。

【功能主治】

1）《辞典》《志要》：用于血痢。

2）《中国民族医药杂志》：清热利湿、消肿、安神。用于发热、痢疾、湿热黄疸、高血压、头昏失眠、风湿性关节炎、白带异常、痔疮、脱肛。

【用法用量】9～15g，水煎服；或炒肉吃；或炖肉吃。

【文献来源】*Pteridium aquilinum* (L.) Kuhn subsp. *latiusculum* (Desv.) Hultén 辞典：675. 2016. —— *Pteridium aquilinum* (L.) Kuhn var. *latiusculum* (Desv.) Underw. ex Heller. 志要：498. 2005. 中国民族医药杂志. 24（8）：29-34. 2018.

42　毛轴蕨

【药材名】蕨根、毛蕨、毛轴蕨、龙爪菜。

【彝文音译】担契瓦夫、挪波。

【来源】碗蕨科植物毛轴蕨 *Pteridium revolutum* (Bl.) Nakai，以根茎、叶入药。

【采集加工】夏、秋季采收，洗净，鲜用或晒干。

【功能主治】

1）《哀牢本草》《滇药志・五》：清热利湿、止泻止痢。用于肠胃湿热、泄泻赤痢。

2）《志要》《辞典》：治湿热痢疾、小便不利、妇女湿热带下、便秘。

3）《中国民族医药杂志》：祛风除湿，解热利尿，驱虫。用于风湿性关节痛、淋证、脱肛、疮毒、蛔虫病。

【用法用量】10～15g，水煎服。

【文献来源】*Pteridium revolutum* (Bl.) Nakai 哀牢本草：117. 1991. 志要：498. 2005. 辞典：675. 2016. 中国民族医药杂志. 24（8）：29-34. 2018. 滇药志・五：105. 2012.

凤尾蕨科

43　团羽铁线蕨

【药材名】翅柄铁线蕨。

【彝文音译】窝聂逋。

【来源】凤尾蕨科植物团羽铁线蕨 *Adiantum capillus-junonis* Rupr.，以全株入药。

【采集加工】全年可采，鲜用或晒干。

【功能主治】《中国民族医药杂志》：清热解毒、利尿、止咳。用于小便不利、血淋、痢疾、咳嗽、瘰疬、毒蛇咬伤、烫烧伤。

【用法用量】15～30g，水煎服。外用：鲜品适量，捣烂敷。

【文献来源】*Adiantum capillus-junonis* Rupr. 中国民族医药杂志. 24（8）：29-34. 2018.

44　铁线蕨

【药材名】猪鬃草、铁线蕨。

【彝文音译】我聂逋、万金诗、洛玛乌列、猪毛七、息火说。

【来源】凤尾蕨科植物铁线蕨 *Adiantum capillus-veneris* L.，以全株入药。

【采集加工】夏、秋季采收，切段，鲜用或晒干。

【功能主治】

1)《中国民族医药杂志》：清热解毒，利湿消肿，利尿通淋。用于痢疾、瘰疬、肺热咳嗽、肝炎、淋证、毒蛇咬伤、跌打损伤。

2)《辞典》《志要》：治无名肿毒、烧烫伤、咯血、吐血、瘰疬、咳喘、胃痛、疟疾、猝死。

3)《哀牢本草》《滇药志·一》：清热除湿、通淋排石、利水通乳。

4)《辞典》《志要》《哀牢本草》《滇药志·一》：用于痰阻呛咳、胃肠湿热、肾石淋浊、崩漏带下、泌乳不畅、乳房胀痛。

5)《彝药学》：止咳、抗疟、清热解毒、利水消肿。

6)《彝医药学》：治急性支气管哮喘。

7)《中国彝药》《彝医药·下》：止咳、抗疟、清热解毒、利水消肿。用于哮喘、疟疾、产后乳汁不通、乳痈、热淋、尿痛、尿急、睾丸炎。

8)《彝药续集》：用于无名肿毒、烧烫伤、咯血、吐血、淋巴结结核、咳喘。

【用法用量】15～30g，水煎服；或泡酒服。

【文献来源】*Adiantum capillus-veneris* L. 中国民族医药杂志. 24(8)：29-34. 2018. 辞典：21. 2016. 哀牢本草：106. 1991. 彝药学：95. 2016. 彝医药学：591. 1993. 滇药志·一：324. 2008. 彝医药·下：411. 2007. 志要：17. 2005. 中国彝药：449. 2004. 彝药续集：200. 1992. ——*Adiantum yunnanense* Franch 彝医药学：591. 1993.

45 白背铁线蕨

【药材名】猪鬃草、白背铁线蕨、猪鬃刚。

【彝文音译】洛玛乌列、诺妈窝捏、万金诗。

【来源】凤尾蕨科植物白背铁线蕨 *Adiantum davidii* Franch.，以全株入药。

【采集加工】夏、秋季采收，切段，鲜用或晒干。

【功能主治】

1)《彝医药学》：治急性支气管哮喘。

2)《彝医药·下》：用于产后乳汁不通、乳痈。

3)《彝药学》《彝医药·下》：止咳、抗疟、清火解毒、利水消肿。

4)《辞典》：治痰阻呛咳、胃肠湿热、肾石淋浊、崩漏带下、泌乳不畅、乳房胀痛、哮喘、热淋、尿痛、尿急、睾丸炎。

5)《志要》《辞典》：用于瘰疬、胃痛、疟疾、猝死。

6)《彝药续集》《志要》《辞典》：治无名肿毒、烧烫伤、咯血、吐血、咳喘。

7)《中国民族医药杂志》：清热解毒，利水通淋。用于痢疾、尿路感染、血淋、乳糜尿、睾丸炎、乳腺炎。

【用法用量】10～30g，水煎服。

【文献来源】*Adiantum davidii* Franch. 彝医药学：591. 1993. 彝医药·下：411. 2007. 彝药学：95. 2016. 辞典：21. 2016. 志要：18. 2005. 彝药续集：199. 1992. 中国民族医药杂志. 24 (8)：29-34. 2018.

46 半月形铁线蕨

【药材名】猪鬃草、半月形铁线藤、半月形铁线蕨、黑龙丝。

【彝文音译】洛玛乌列、日纠逋喜。

【来源】凤尾蕨科植物半月形铁线蕨 *Adiantum philippense* L. Sp.，以全株入药。

【采集加工】全年均可采收，鲜用或晒干。

【功能主治】

1）《彝医药学》：治急性支气管哮喘。

2）《辞典》《志要》：治瘰疬、胃痛、疟疾、猝死。

3）《彝药续集》《辞典》《志要》：治无名肿毒、烧烫伤、咯血、吐血、咳喘。

4）《中国民族医药杂志》：清肺止咳，利水通淋，消痈下乳。用于肺热咳嗽、小便淋痛、乳痈肿痛、乳汁不下。

【用法用量】适量，水煎服。外用：鲜品舂捣，敷伤处；或干品为末，调清油搽。

【文献来源】*Adiantum philippense* L. 彝医药学：591. 1993. 辞典：22. 2016. 志要：18. 2005. 彝药续集：200. 1992. 中国民族医药杂志. 24（8）：29-34. 2018.

47　云南铁角蕨

【药材名】猪鬃草。

【来源】凤尾蕨科植物云南铁角蕨 *Asplenium exiguum* Beddome，以全株入药。

【采集加工】秋季采收，晒干切段备用。

【功能主治】《彝医药学》：治急性支气管哮喘。

【用法用量】适量，水煎服。

【文献来源】*Asplenium yunnanense* Franch 彝医药学：591. 1993.

48　书带蕨

【药材名】书带蕨。

【彝文音译】阿久逋此。

【来源】凤尾蕨科植物书带蕨 *Haplopteris flexuosa* (Fée) E. H. Crane，以全株入药。

【采集加工】夏、秋季采收，洗净，鲜用或晒干。

【功能主治】《中国民族医药杂志》：清热息风，舒筋活络。用于膀胱湿热、小便短赤、尿涩刺痛，小儿惊风。

【用法用量】9～15g，水煎服。

【文献来源】*Vittaria flexuosa* Fée 中国民族医药杂志. 24（8）：29-34. 2018.

49　黑足金粉蕨

【药材名】金粉蕨、黑足金粉蕨。

【彝文音译】达日。

【来源】凤尾蕨科植物黑足金粉蕨 *Onychium cryptogrammoides* Christ，以全草、孢子入药。

【采集加工】夏、秋季采收，洗净，切段晒干。

【功能主治】

1）《中国彝药》：清热解毒、发表止痛、止血。用于伤口出血。

2）《辞典》《中国彝药》：治乳汁不通、火眼赤痛、胁痛、烧烫伤、外伤出血、感冒，解木薯中毒。

3）《中国民族医药杂志》：利水消肿、止血敛伤、解毒。用于农药、木薯中毒，外伤出血，水肿。

【用法用量】15～20g，水煎服。外用：全草研粉，香油调敷；或用孢子粉撒敷。

【文献来源】*Onychium contiguum* Hope 中国彝药：151. 2004. 辞典：564. 2016. 中国民族医药

杂志. 24（8）：29-34. 2018.

50 野雉尾金粉蕨

【药材名】金粉蕨、野鸡尾、小野鸡尾。

【彝文音译】达日、胆劲。

【来源】凤尾蕨科植物野雉尾金粉蕨 *Onychium japonicum* (Thunb.) Kze.，以全株入药。

【采集加工】四季可采，晒干，鲜用尤佳。

【功能主治】

1）《志要》《辞典》：治乳汁不通、火眼、肝痛、烧烫伤、外伤流血。

2）《中国民族医药杂志》：清热解毒、止血、利湿。用于风热感冒、咳嗽、咽痛、泄泻、痢疾、小便淋痛、湿热黄疸、吐血、咯血、便血、疮毒、跌打损伤、毒蛇咬伤、烧烫伤。

【用法用量】适量，水煎服。

【文献来源】*Onychium japonicum* (Thunb.) Kze. 志要：425. 2005. 辞典：564. 2016. 中国民族医药杂志. 24（8）：29-34. 2018.

51 栗柄金粉蕨

【药材名】栗柄金粉蕨。

【彝文音译】达日。

【来源】凤尾蕨科植物栗柄金粉蕨 *Onychium japonicum* var. *lucidum* (Don) Christ，以全株入药。

【采集加工】夏季采集，采后晒干。

【功能主治】《辞典》：治乳汁不通、火眼赤痛、胁痛、烧烫伤、外伤流血、感冒、木薯中毒。

【用法用量】适量，水煎服。外用：研粉，加水调敷患处。

【文献来源】*Onychium japonicum* var. *lucidum* (D. Don) Christ 辞典：565. 2016.

52 蚀盖金粉蕨

【药材名】狭叶金粉蕨、蚀盖金粉蕨。

【彝文音译】达日。

【来源】凤尾蕨科植物蚀盖金粉蕨 *Onychium tenuifrons* Ching，以全株入药。

【采集加工】夏季采集，采后晒干。

【功能主治】

1）《彝植物药》《辞典》《志要》：治乳汁不通、火眼、肝痛、烧烫伤、外伤流血。

2）《中国民族医药杂志》：清热解毒、消炎。用于感冒、跌打肿痛、木薯中毒。

【用法用量】50～100g，水煎服。外用：适量，研粉敷患处。

【文献来源】*Onychium tenuifrons* Ching 彝植物药：185. 1990. 辞典：565. 2016. 志要：426. 2005. 中国民族医药杂志. 24（8）：29-34. 2018.

53 金毛裸蕨

【药材名】猫耳朵草。

【来源】凤尾蕨科植物金毛裸蕨 *Paraceterach vestita* (Hook.) R. M. Tryon，以全株、根茎入药。

【采集加工】全年采收，洗净，鲜用或晒干。

【功能主治】《彝医药学》：治中耳炎流脓。

【用法用量】外用：30g，捣烂挤水滴耳。

【文献来源】*Gymnopteris vestita* (Wall.) Underw. 彝医药学：607. 1993.

54 指叶凤尾蕨

【药材名】金鸡尾、金鸡脚、指叶凤尾蕨。
【彝文音译】逋哈瀑薯。
【来源】凤尾蕨科植物指叶凤尾蕨 *Pteris dactylina* Hook.，以全株入药。
【采集加工】四季可采，洗净，晒干。
【功能主治】
1）《彝医药学》：用于便秘、腹泻。
2）《哀牢本草》：清热解毒、息风定惊。
3）《志要》《辞典》：用于肠炎、痢疾、腮腺炎、淋巴结结核、白带异常。
4）《中国民族医药杂志》：清热利湿，解毒。
5）《哀牢本草》《志要》《辞典》：用于湿热下注、尿闭水肿、狂犬咬伤、小儿惊风。
【用法用量】20～30g，水煎服。
【文献来源】*Pteris dactylina* Hook. 彝医药学：613. 1993. 哀牢本草：69. 1991. 辞典：676. 2016. 志要：498. 2005. 中国民族医药杂志. 24（8）：29-34. 2018.

55 井栏边草

【药材名】凤尾草根、凤尾草。
【彝文音译】佛俄逋。
【来源】凤尾蕨科植物井栏边草 *Pteris multifida* Poir.，以全草、根入药。
【采集加工】四季可采，洗净，鲜用或晒干。
【功能主治】
1）《彝医药学》：治血痢、腹部水肿、胎死腹中。
2）《中国民族医药杂志》：清热利湿、解毒止痢、凉血止血。用于痢疾、肠胃炎、肝炎、尿路感染、感冒发热、咽喉肿痛、白带异常、崩漏、农药中毒。外用于外伤出血、烧烫伤。
【用法用量】适量，水煎服。外用：适量。
【文献来源】*Pteris multifida* Poir. 彝医药学：558，619. 1993. 中国民族医药杂志. 24（8）：29-34. 2018.

56 半边旗

【药材名】半边旗。
【彝文音译】吾托必。
【来源】凤尾蕨科植物半边旗 *Pteris semipinnata* L. Sp.，以全株入药。
【采集加工】全年可采，洗净，晒干。
【功能主治】
1）《滇药志·三》《志要》《辞典》：用于腹泻呕吐、肠炎、痢疾。
2）《志要》《辞典》：用于黄疸型肝炎、肠炎、结膜炎、跌打肿痛、湿疹、外伤出血。
【用法用量】15～30g，水煎服。外用：适量。
【文献来源】*Pteris semipinnata* L. 滇药志·三：135. 2010. 辞典：676. 2016. 志要：499. 2005.

57 蜈蚣凤尾蕨

【药材名】蜈蚣草。

【来源】凤尾蕨科植物蜈蚣凤尾蕨 *Pteris vittata* L.，以全株入药。
【采集加工】全年可采，洗净，鲜用或晒干。
【功能主治】《彝医药学》：治因外伤而致骨折筋伤、皮肤瘙痒。
【用法用量】适量：泡酒服。外用：捣碎包患处。
【文献来源】*Pteris vittata* L. 彝医药学：594. 1993.

58　西南凤尾蕨

【药材名】西南凤尾蕨、独蕨、大蕨菜、三叉凤尾蕨。
【彝文音译】罗别呕儿、担俄跛。
【来源】凤尾蕨科植物西南凤尾蕨 *Pteris wallichiana* Agardh，以根、叶入药。
【采集加工】全年可采，洗净，鲜用或晒干。
【功能主治】
1）《滇省志》《滇药录》《彝彝药》：行气消食、软坚散结。
2）《辞典》《志要》：叶：治小儿高热惊风。
3）《滇省志》、《滇药录》、《彝彝药》、《辞典》（根）、《志要》（根）：治腹部包块、产后腹痛、恶露不尽、胃脘腹痛、肝气郁结。
4）《中国民族医药杂志》：清热止痢，定惊，止血。用于痢疾、小儿惊风、外伤出血。
【用法用量】15～30g，水煎服。外用：适量。
【文献来源】*Pteris wallichiana* Agardh 滇省志：427. 1995. 彝彝药：28. 辞典：677. 2016. 志要：499. 2005. 中国民族医药杂志. 24（8）：29-34. 2018. 滇药录：262. 1983.

蹄盖蕨科

59　菜蕨

【药材名】甜蕨菜根、甜蕨菜。
【来源】蹄盖蕨科植物菜蕨 *Diplazium esculentum* (Retz.) Sm.，以全草、根入药。
【采集加工】秋、冬季采收，洗净，晒干。
【功能主治】
1）《彝医药学》：治急性肝炎。
2）《哀牢本草》：清热、凉血、利胆。用于肝胆湿热、皮肤黄染、皮下出血、胸胁胀痛。
【用法用量】20～30g，水煎服，白酒为引。
【文献来源】*Callipteris esculenta* (Retz) J. Sm. 彝医药学：563. 1993. 哀牢本草：105. 1991.

肿足蕨科

60　杯盖阴石蕨

【药材名】半圆盖阴石蕨。
【彝文音译】咪申丝。
【来源】肿足蕨科植物杯盖阴石蕨 *Davallia platylepis* Baker，以全株入药。
【采集加工】秋季采收，洗净，鲜用或晒干。
【功能主治】《志要》《辞典》：治尿路感染、黄疸、便秘、肠梗阻。

【用法用量】适量，水煎服。
【文献来源】*Humata platylepis* (Baker) Ching 辞典：425-426. 2016. 志要：332. 2005.

61　圆盖阴石蕨

【药材名】阴石蕨、圆盖阴石蕨。
【彝文音译】它漏瞅杯。
【来源】肿足蕨科植物圆盖阴石蕨 *Humata tyermanni* Moore，以根茎入药。
【采集加工】全年可采，洗净，鲜用或晒干。
【功能主治】《民药志·一》《志要》《辞典》：用于风湿、肾炎、跌打损伤、骨折。
【用法用量】15g，水煎服。外用：鲜品捣敷；或干粉调敷。
【文献来源】*Humata tyermanni* Moore 民药志·一：230. 1984. 志要：332. 2005. 辞典：426. 2016.

金星蕨科

62　粗茎鳞毛蕨

【药材名】贯众。
【来源】金星蕨科植物粗茎鳞毛蕨 *Dryopteris crassirhizoma* Nakai，以根茎、叶入药。
【采集加工】春、秋季采收，洗净，晒干。
【功能主治】《彝医药学》：治霍乱、寒热不定。
【用法用量】4.5～9.0g，水煎服。
【文献来源】*Dryopteris crassirhizoma* Nakai 彝医药学：469. 1993.

铁角蕨科

63　华中铁角蕨

【药材名】地柏枝。
【彝文音译】胆蚩阿苡。
【来源】铁角蕨科植物华中铁角蕨 *Asplenium sarelii* Hook.，以全株入药。
【采集加工】四季可采，洗净，鲜用或晒干。
【功能主治】《中国民族医药杂志》：清热解毒、止血、散瘀生肌、利湿。用于黄疸、流行性感冒、咳嗽、肠胃出血、白喉、刀伤出血、烧烫伤。
【用法用量】50～100g，水煎服。外用：适量，煎水洗；或捣烂敷。
【文献来源】*Asplenium sarelii* Hook. 中国民族医药杂志. 24（8）：29-34. 2018.

鳞毛蕨科

64　刺齿贯众

【药材名】贯众、刺齿贯众。
【彝文音译】布子、乌卯耶。
【来源】鳞毛蕨科植物刺齿贯众 *Cyrtomium caryotideum* (Wall. ex Hook. et Grev.) Presl，以根茎入药。
【采集加工】全年均可采收，洗净，切片，鲜用或晒干。

【功能主治】

1）《中国彝药》《辞典》：用于霍乱、寒热不定、带下、水肿、淋病、脚气。

2）《彝医药·下》：用于霍乱、寒热不定、儿童蛔虫病。

3）《彝药学》《中国彝药》《彝医药·下》：清热解毒、凉血止血、利水消肿、杀虫。

4）《彝植物药》《中国彝药》《辞典》《彝医药·下》：治伤风、月经不调。

5）《中国民族医药杂志》：清热解毒、活血散瘀、利水。用于颈淋巴结结核、疮毒、水肿、崩漏、跌打损伤。

【用法用量】10～30g，水煎服。外用：适量，煎水洗。

【文献来源】*Cyrtomium caryotideum* (Wall.) Presl 中国彝药：332. 2004. 彝医药·下：306. 2007. 彝药学：70. 2016. 彝植物药：187. 1990. 辞典：264. 2016. 中国民族医药杂志. 24（8）：29-34. 2018.

65 黑鳞耳蕨

【药材名】黑鳞耳蕨、黑鳞大耳蕨。

【彝文音译】布俄玛。

【来源】鳞毛蕨科植物黑鳞耳蕨 *Polystichum makinoi* (Tagawa) Tagawa，以根茎入药。

【采集加工】四季可采收，鲜用或晒干。

【功能主治】

1）《辞典》：治心口痛、胃脘痛、虫病、消瘦、干疮、蛔虫作痛。

2）《志要》：用于蛔虫作痛、牲畜有虫而干瘦、干疮。

3）《中国民族医药杂志》：清热解毒。用于痈肿疮疖，泄泻痢疾。

4）《彝植物药》：治心口痛、牲畜腹中有虫、消瘦、干疮。

【用法用量】适量，水煎服。外用：舂烂外敷；或晒干为末，撒溃脓处；或干品熬水洗。

【文献来源】*Polystichum makinoi* (Tagawa) Tagawa 辞典：654. 2016. 志要：485. 2005. 中国民族医药杂志. 24（8）：29-34. 2018. 彝植物药：188. 1990.

肾 蕨 科

66 肾蕨

【药材名】肾蕨、天鹅抱蛋。

【彝文音译】董哩、滋克西。

【来源】肾蕨科植物肾蕨 *Nephrolepis cordifolia* (L.) C. Presl，以全草、根茎、叶、果实入药。

【采集加工】夏、秋季采收，洗净，晒干备用。

【功能主治】

1）《滇药志·二》《彝医药·下》《中国彝药》：解毒消肿、清火利湿、通淋止咳。

2）《彝医药·下》、《辞典》（全草、根茎、叶）、《中国彝药》：用于水火烫伤、支气管炎、百日咳、瘰疬、口腔溃疡等。

3）《中国民族医药杂志》：清热利湿、宣肺止咳、软坚消积。用于感冒发热、咳嗽、肺结核咯血、痢疾、急性肠炎、小儿疳积、中毒性消化不良、尿路感染、乳腺炎、淋巴结炎。

4）《彝药本草》：清热解毒、除湿利尿、润肺止咳、软坚消积。用于潮热盗汗、阴虚夜咳。

【用法用量】6～15g，水煎服，鲜品30～60g。外用：适量，捣烂敷。

【文献来源】*Nephrolepis auriculata* (L.) Trimen 滇药志·二：212. 2009. 彝医药·下：298. 2007. 辞典：556. 2016. 中国彝药：322. 2004. 中国民族医药杂志. 24（8）：29-34. 2018.

水龙骨科

67 节肢蕨

【药材名】节肢蕨。

【彝文音译】都边金。

【来源】水龙骨科植物节肢蕨 *Arthromeris lehmannii* (Mett.) Ching，以根茎入药。

【采集加工】夏季采收，洗净，晒干。

【功能主治】《辞典》《志要》《滇药录》：用于食积、腹胀、大便不通。

【用法用量】适量，水煎服。

【文献来源】*Arthromeris lehmannii* (Mett.) Ching 辞典：88. 2016. 志要：70. 2005. 滇药录：30. 1983.

68 多羽节肢蕨

【药材名】钻地蜈蚣、搜山虎、多羽节肢蕨、地蜈蚣。

【彝文音译】本硕罗、我背诺。

【来源】水龙骨科植物多羽节肢蕨 *Arthromeris mairei* (Brause) Ching，以根茎入药。

【采集加工】秋、冬季采收，洗净，切片，晒干。

【功能主治】

1）《滇药志·五》《中国彝药》《彝医药·下》：泻下通便、活血止痛、消食。

2）《辞典》《滇药志·五》《中国彝药》《彝医药·下》：用于肠路有火、大便干结、腹胀腹痛、习惯性便秘、跌打损伤、肿痛。

3）《中国民族医药杂志》：止痛、利尿。用于骨折、目赤、小便不利、淋浊。

4）《中药材》《中国民族医药杂志》：活络、消积滞、通便、降火。用于食积胃痛、腹胀、便秘、风湿筋骨疼痛、坐骨神经痛、头痛、牙痛等。

【用法用量】5～10g，水煎服；或研末服，1～2g；或配方泡酒服。外用：鲜品适量，捣烂敷；或研末调敷。

【文献来源】*Arthromeris mairei* (Brause) Ching 滇药志·五：279. 2012. 中国彝药：610. 2004. 辞典：88. 2016. 彝医药·下：547. 2007. 中国民族医药杂志. 24（8）：29-34. 2018. 中药材. 43（4）：915-919. 2020.

69 川滇槲蕨

【药材名】云南槲蕨、川滇槲蕨、骨碎补。

【彝文音译】黑得、嘟活诺。

【来源】水龙骨科植物川滇槲蕨 *Drynaria delavayi* Christ，以根茎入药。

【采集加工】全年均可采收，洗净，晒干。

【功能主治】

1）《彝植物药》《辞典》：治骨折、风湿疼痛、跌打损伤。

2）《彝药本草》：补肝肾、强筋骨、止痛、杀虫。治虚火牙痛、阴疮肿毒。

【用法用量】20～30g，水煎服。外用：适量，外敷。

【文献来源】*Drynaria delavayi* Christ 彝植物药：189. 1990. 辞典：298. 2016. 彝药本草：47. 2018.

70　槲蕨

【药材名】骨碎补、槲蕨、大血耗子。

【彝文音译】姑恩铺、挖必止。

【来源】水龙骨科植物槲蕨 *Drynaria roosii* Nakaike，以根茎入药。

【采集加工】全年可采，洗净，晒干。

【功能主治】

1）《哀牢本草》：清湿热、疗蛇伤。

2）《彝验方》：用于脱肛。

3）《志要》《哀牢本草》《滇药志·三》《辞典》：用于痈疮疔疖、毒蛇咬伤。

4）《滇药志·三》《彝医药学》：治产后久泻、五更泻。

5）《彝医药学》：治毒蛇咬伤。

6）《中国民族医药杂志》：补肾、壮骨、祛风湿、强筋骨、活血止痛。用于肾虚久泻、腰痛、风湿性关节痛、牙痛、耳鸣、跌打损伤、骨折。

【用法用量】5～10g，水煎服。外用：适量。

【文献来源】*Drynaria fortunei* (Kunze) J. Sm. 哀牢本草：86. 1991. 辞典：299. 2016. 彝验方：174. 2007. 志要：235. 2005. 滇药志·三：389. 2010. 彝医药学：512. 1993. 中国民族医药杂志：24（8）：29-34. 2018.

71　日本水龙骨

【药材名】水龙骨。

【彝文音译】鲁蒂。

【来源】水龙骨科植物日本水龙骨 *Goniophlebium niponicum* (Mett.) Yea C. Liu，W. L. Chiou & M. Kato，以根茎入药。

【采集加工】全年可采，洗净，晒干。

【功能主治】《中国民族医药杂志》：清热利湿、消肿止痛、止咳、活血。用于痢疾、淋浊、风湿痹痛、腹痛、关节痛、肠炎、小儿高热、目赤肿痛、跌打损伤。

【用法用量】9～15g，水煎服。

【文献来源】*Polypodiodes niponica* (Mett.) Ching 中国民族医药杂志. 24（8）：29-34. 2018.

72　江南星蕨

【药材名】旋鸡尾。

【彝文音译】瓦食沐把。

【来源】水龙骨科植物江南星蕨 *Lepisorus fortunei* (T. Moore) C. M. Kuo，以全草、根茎入药。

【采集加工】全年可采。

【功能主治】《中国民族医药杂志》：清热解毒、祛风利湿、活血止血。用于小便不利、跌打损伤、风湿性关节痛、痔疮出血、瘰疬、疔毒痈肿、毒蛇咬伤等。

【用法用量】9～15g，水煎服。外用：适量，研末调敷。

【文献来源】*Microsorum fortunei* (T. Moore) Ching 中国民族医药杂志. 24（8）：29-34. 2018.

73　瓦韦

【药材名】瓦韦、瓦苇。

【彝文音译】洛玛古呷、好青。

【来源】水龙骨科植物瓦韦 *Lepisorus thunbergianus* (Kaulf.) Ching，以全草入药。

【采集加工】夏、秋季采收，洗净，鲜用或晒干。

【功能主治】

1）《彝植物药》《辞典》《彝医药·下》《中国彝药》：治水肿、腹泻、外伤出血。

2）《彝医药·下》《中国彝药》：渗湿利水、凉血止血、清火解毒。

3）《中国民族医药杂志》：清热解毒、利水消肿、止血、止咳。用于尿路感染、肾炎、痢疾、肝炎、结膜炎、口腔炎、肺热咳嗽、百日咳、血尿。

【用法用量】9～15g，水煎服。外用：适量，捣烂敷；或煅灰存性研末撒。

【文献来源】*Lepisorus thunbergianus* (Kaulf.) Ching 彝植物药：190. 1990. 彝医药·下：561. 2007. 辞典：478. 2016. 中国彝药：627. 2004. 中国民族医药杂志. 24（8）：29-34. 2018.

74　羽裂星蕨

【药材名】羽裂星蕨。

【来源】水龙骨科植物羽裂星蕨 *Microsorum insigne* (Bl.) Copel.，以全株入药。

【采集加工】全年可采，洗净，晒干。

【功能主治】《辞典》《志要》：治风湿性关节痛、跌打损伤。

【用法用量】外用：适量，捣烂敷。

【文献来源】*Microsorum insigne* (Bl.) Copel. 辞典：533. 2016. 志要：406. 2005.

75　瘤蕨

【药材名】密网蕨、瘤蕨。

【彝文音译】斯洛补。

【来源】水龙骨科植物瘤蕨 *Microsorum scolopendria* (Burm.) Copel.，以全草入药。

【采集加工】全年均可采收，洗净，晒干。

【功能主治】《辞典》《志要》《彝植物药》：治跌打损伤、外伤出血、烧烫伤、尿道刺痛。

【用法用量】干品，泡酒服。外用：鲜品捣烂敷。

【文献来源】*Phymatodes scolopendria* (Burm. f.) Ching 彝植物药：192. 1990. ——*Phymatosorus scolopendria* (Burm.) Pic. Serm. 志要：459. 2005. 辞典：615. 2016.

76　扇蕨

【药材名】扇蕨、野蕨菜。

【彝文音译】野补矢古、讨秋妥。

【来源】水龙骨科植物扇蕨 *Neocheiropteris palmatopedata* (Baker) Christ，以全草、根入药。

【采集加工】全年均可采收，洗净，晒干。

【功能主治】

1）《哀牢本草》《滇药志·二》：清热、利湿、消积。

2）《彝医药·下》《中国彝药》：消食导滞、理气通便、清热利湿。

3）《哀牢本草》、《滇药志·二》、《志要》（全草）、《辞典》（全草）：用于高热不退、咽喉肿痛、热积便秘。

4）《彝植物药》《志要》《辞典》：全草：治肝痛、伤食、走长路脚痛。

5）《彝医药·下》、《中国彝药》、《辞典》（根）：用于伤食、肝硬化、肝炎、脚痛、便秘、痢疾。

【用法用量】5～15g，水煎服；或研末服 2～4g。

【文献来源】*Neocheiropteris palmatopedata* (Baker) Christ 哀牢本草：105. 1991. 彝医药·下：395. 2007. 中国彝药：430. 2004. 志要：420. 2005. 滇药志·二：304. 2009. 彝植物药：191. 1990. 辞典：554. 2016.

77 华北石韦

【药材名】西南石韦、石韦、裸茎石韦。

【彝文音译】罗清。

【来源】水龙骨科植物华北石韦 *Pyrrosia davidii* (Baker) Ching，以全草入药。

【采集加工】全年均可采收，洗净，晒干。

【功能主治】

1）《辞典》《中国彝药》《滇药志·五》《彝医药·下》：治乳痈、胃痛、尿道炎、刀伤出血。

2）《辞典》《中国彝药》《滇药志·五》：治毒蛇咬伤、劳伤咳嗽。

3）《中国民族医药杂志》：利尿通淋、清肺化痰、凉血止血。用于淋证、水肿、小便不利、痰热咳嗽、咯血、吐血、衄血、崩漏、外伤出血。

4）《彝药学》《中国彝药》《滇药志·五》《彝医药·下》：解毒排脓、清火化痰、凉血止血、利水通淋。

5）《辞典》：治淋病、尿血、尿道结石、肾炎、崩漏、痢疾、肺热咳嗽、慢性支气管炎。

【用法用量】10～30g，水煎服；或研末入散剂。外用：适量，研末涂敷。

【文献来源】*Pyrrosia gralla* (Gies.) Ching 彝医药·下：301. 2007. 辞典：684. 2016. 中国彝药：326. 2004. 中国民族医药杂志. 24（8）：29-34. 2018. 彝药学：68. 2016. 滇药志·五：124. 2012. ——*Pyrrosia nudicaulis* Ching 辞典：684. 2016.

78 石韦

【药材名】石韦。

【彝文音译】木堵罗里此、罗清。

【来源】水龙骨科植物石韦 *Pyrrosia lingua* (Thunb.) Farw.，以全草、叶入药。

【采集加工】全年均可采收，洗净，晒干。

【功能主治】

1）《彝医药学》《滇药志·四》：治毒蛇咬伤。

2）《彝医药·下》《滇药志·四》：用于乳痈、胃痛、尿道炎、刀伤出血。

3）《彝药学》《彝医药·下》《滇药志·四》：解毒排脓、清火化痰、凉血止血、利水通淋。

4）《彝验方》：用于哮喘。

5）《辞典》（全草）：治支气管哮喘、急慢性肾盂肾炎。

6）《滇药志·四》：用于劳伤咳嗽。

7）《彝植物药》、《辞典》（全草）：治烧烫伤、尿道刺痛。

8）《中国民族医药杂志》：利尿通淋、清热止血、化痰止咳。用于热淋、石淋、血淋、小便淋痛、吐血、崩漏、肺热咳嗽、胃炎、慢性支气管炎、尿道结石、外伤出血。

【用法用量】10～30g，水煎服；或研末入散剂。外用：适量，研末涂敷。

【文献来源】*Pyrrosia lingua* (Thunb.) Farw. 彝医药学：613. 1993. 彝医药·下：301. 2007. 彝药学：68. 2016. 彝验方：28. 2007. 辞典：684. 2016. 滇药志·四：153. 2009. 彝植物药：193. 1990. 中国民族医药杂志. 24（8）：29-34. 2018.

79　有柄石韦

【药材名】石苇、有柄石韦、石韦。

【彝文音译】啊海纳簸、罗清。

【来源】水龙骨科植物有柄石韦 *Pyrrosia petiolosa* (Christ) Ching，以全草入药。

【采集加工】全年均可采收，晒干。

【功能主治】

1)《彝医药・下》《辞典》：治乳痈、胃痛、尿道炎、刀伤出血。

2)《彝药学》《彝医药・下》：解毒排脓、清火化痰、凉血止血、利水通淋。

3)《辞典》：治毒蛇咬伤、劳伤咳嗽。

4)《中国民族医药杂志》：利尿通淋、清热止血。用于热淋、血淋、石淋、小便淋痛、吐血、衄血、尿血、崩漏、肺热咳嗽。

【用法用量】10～30g，水煎服；或研末入散剂。外用：适量，研末涂敷。

【文献来源】*Pyrrosia petiolosa* (Christ) Ching 彝医药・下：301. 2007. 彝药学：68. 2016. 辞典：685. 2016. 中国民族医药杂志. 24（8）：29-34. 2018.

80　庐山石韦

【药材名】庐山石韦、石韦。

【彝文音译】罗清。

【来源】水龙骨科植物庐山石韦 *Pyrrosia sheareri* (Baker) Ching，以全草入药。

【采集加工】全年均可采收，晒干。

【功能主治】

1)《彝医药・下》《辞典》：治乳痈、胃痛、尿道炎、刀伤出血。

2)《滇药志・二》《彝药学》《彝医药・下》：解毒排脓、清热化痰、凉血止血。

3)《辞典》(全草)：治毒蛇咬伤、劳伤咳嗽。

4)《中国民族医药杂志》：利尿通淋，清热止血。用于热淋、石淋、小便淋痛、吐血、衄血、尿血、崩漏、肺热咳嗽、腹泻、跌打损伤。

【用法用量】10～30g，水煎服；或研末入散剂。外用：适量，研末涂敷。

【文献来源】*Pyrrosia sheareri* (Baker) Ching 彝医药・下：301. 2007. 彝药学：68. 2016. 滇药志・二：184. 2009. 辞典：685. 2016. 中国民族医药杂志. 24（8）：29-34. 2018.

81　紫柄假瘤蕨

【药材名】女金芦。

【彝文音译】乃奢德。

【来源】水龙骨科植物紫柄假瘤蕨 *Selliguea crenatopinnata* (C. B. Clarke) S. G. Lu，以全草入药。

【采集加工】全年可采，洗净，晒干。

【功能主治】《滇省标・六》：清热解毒、消食、利水、舒筋活络。用于咽喉疼痛、食积不化、热淋、水肿、腰痛、瘰疬、跌打损伤。

【用法用量】10～20g，水煎服。外用：适量。

【文献来源】*Phymatopteris crenatopinnata* (Clarke) Pic. Serm. 滇省标・六：17. 2010.

82 大果假瘤蕨

【药材名】金星凤尾草、大果假瘤蕨。

【彝文音译】尼啰妥。

【来源】水龙骨科植物大果假瘤蕨 *Selliguea griffithiana* (Hook.) Fraser-Jenkins，以全草入药。

【采集加工】全年均可采收，洗净，鲜用或切段晒干。

【功能主治】

1)《中国彝药》：清热凉血、利尿、活血止痛、解毒消肿。

2)《辞典》《中国彝药》：治小便淋沥、便秘、腹胀、风火眼痛、眼目昏蒙不明、跌打损伤、红赤畏光、小便赤涩不爽。

【用法用量】10～20g，水煎服；或泡酒服。外用：适量，煎水熏洗；或捣敷。

【文献来源】*Phymatopsis griffithiana* (Hook.) J. Sm. 中国彝药：160. 2004. ——*Phymatopteris griffithiana* (Hook.) Pic. Serm. 辞典：614. 2016.

83 金鸡脚假瘤蕨

【药材名】金鸡脚假瘤蕨、阉鸡尾。

【彝文音译】放达超、瓦赊苜靶。

【来源】水龙骨科植物金鸡脚假瘤蕨 *Selliguea hastata* (Thunb.) Fraser-Jenkins，以全草入药。

【采集加工】全年均可采收，洗净鲜用或晒干。

【功能主治】

1)《辞典》：治尿道炎，膀胱炎，肾结石之尿痛、尿血、尿少。

2)《中国民族医药杂志》：清热解毒、祛风镇惊、利湿通淋。用于小儿惊风、外感热病、肺热咳嗽、咽喉肿痛、痈肿疮毒、蛇虫咬伤、水火烫伤、痢疾、泄泻、小便淋浊。

【用法用量】15～30g，水煎服。外用：研末撒；或鲜品捣敷。

【文献来源】*Phymatopteris hastata* (Thunb.) Pic. Serm. 辞典：614. 2016. 中国民族医药杂志. 24（8）：29-34. 2018.

84 陕西假瘤蕨

【药材名】密网蕨、陕西假瘤蕨。

【彝文音译】放达超。

【来源】水龙骨科植物陕西假瘤蕨 *Selliguea senanensis* (Maximowicz) S. G. Lu，以全草入药。

【采集加工】夏、秋季采收，洗净，晒干或切碎晒干。

【功能主治】

1)《中国彝药》《彝医药・下》：清热解毒、利尿、活血止血。

2)《辞典》《中国彝药》《彝医药・下》：治尿道炎，膀胱炎，肾结石之尿痛、尿血、尿少，烧烫伤，跌打损伤，外伤出血。

【用法用量】15～30g，水煎服；或泡酒服。外用：鲜品适量，捣烂敷；或晒干研粉调敷。

【文献来源】*Phymatopsis shensiensis* (Christ) Ching 中国彝药：630. 2004. 彝医药・下：564. 2007. 辞典：614. 2016.

85 三出假瘤蕨

【药材名】七星草、三出假瘤蕨。

【彝文音译】赊因诗、赊因期。

【来源】水龙骨科植物三出假瘤蕨 *Selliguea trisecta* (Baker) Fraser-Jenkins，以全草入药。

【采集加工】全年均可采收，洗净，鲜用或切段晒干。

【功能主治】

1)《中国彝药》《彝医药·下》：利尿通淋、祛风除湿、活血止痛、清热解毒。

2)《辞典》《中国彝药》《彝医药·下》：治慢性肾炎水肿、小便短赤、淋浊、风湿痹痛、跌打损伤、腹泻、水肿、刀伤出血。

3)《中国民族医药杂志》：清热解毒，利尿通淋。用于淋证、水肿、尿浊、带下、咽痛、中暑、痈疮肿毒。

【用法用量】30～60g，水煎服；或绞汁服。外用：鲜品适量，捣烂敷。

【文献来源】*Phymatopsis trisecta* (Bak.) Ching 中国彝药：624. 2004. 彝医药·下：559. 2007. 辞典：614. 2016. 中国民族医药杂志. 24（8）：29-34. 2018.

蘋　　科

86　蘋

【药材名】细牙菜根、细牙菜、苹、四瓣草。

【彝文音译】沂傻沃。

【来源】蘋科植物蘋 *Marsilea quadrifolia* L.，以全株、根入药。

【采集加工】四季可采，洗净，鲜用或晒干。

【功能主治】

1)《哀牢本草》：清热解毒、去腐生肌。

2)《彝医药学》《滇药志·三》：治臁疮腿、肺炎。

3)《滇药志·三》：用于结膜炎、乙型肝炎、肾盂肾炎、糖尿病、鼻衄、吐血、尿血、血崩、乳腺炎。

4)《辞典》(全株)：治乳腺炎、犬或蛇咬伤、痈疮。

5)《中国民族医药杂志》：清热、利水、解毒、止血。用于风热目赤、肾炎、肝炎、疟疾、消渴、吐血、衄血、热淋、尿血、痈疮、瘰疬。

6)《哀牢本草》、《滇药志·三》、《辞典》(根)：用于久治不愈的顽固性下肢溃疡。

【用法用量】40g，水煎服。

【文献来源】*Marsilea quadrifolia* L. 哀牢本草：78. 1991. 彝医药学：673. 1993. 滇药志·三：253. 2010. 辞典：522. 2016. 中国民族医药杂志. 24（8）：29-34. 2018.

槐叶蘋科

87　满江红

【药材名】红浮薸。

【彝文音译】沂惹扭乌问你。

【来源】槐叶蘋科植物满江红 *Azolla imbricata* (Roxb.) Nakai，以全草入药。

【采集加工】夏、秋季采收，鲜用或晒干。

【功能主治】《中国民族医药杂志》：祛风除湿、解表透疹。用于麻疹不透、风湿性关节痛、荨麻疹、皮肤瘙痒、水肿。

【用法用量】50～150g，水煎服。外用：适量，煎水洗。

【文献来源】*Azolla imbricata* (Roxb.) Nakai 中国民族医药杂志. 24（8）：29-34. 2018.

裸 子 植 物

苏 铁 科

88 篦齿苏铁

【药材名】篦齿苏铁、蓖齿苏铁。

【彝文音译】啰荜。

【来源】苏铁科植物篦齿苏铁 *Cycas pectinata* Buch. -Ham.，以茎入药。

【采集加工】四季可采，晒干。

【功能主治】《滇药录》《滇药志・一》《辞典》《志要》：治妇科虚寒、温热、白带异常、红崩。

【用法用量】15～25g，水煎服。

【文献来源】*Cycas pectinata* Griff. 滇药录：91. 1983. 滇药志・一：395. 2008. 辞典：254. 2016. 志要：201. 2005.

89 苏铁

【药材名】苏铁、苏铁蕨。

【彝文音译】哼锡。

【来源】苏铁科植物苏铁 *Cycas revoluta* Thunb.，以全株、根、茎、叶、花、孢子入药。

【采集加工】适时采收各部位，鲜用或晒干。

【功能主治】

1）《滇药志・五》《彝医药・下》《中国彝药》：活血通经、清火平肝、祛风除湿。

2）《彝医药・下》（孢子）：用于刀伤出血。

3）《辞典》（全株）《滇药志・五》、《彝医药・下》、《中国彝药》：治月经不调、崩漏，止血生肌。

【用法用量】10～20g，水煎服；或研末 1～1.5g。外用：适量，研末调敷。

【文献来源】*Cycas revoluta* Thunb. 滇药志・五：178. 2012. 彝医药・下：373. 2007. 辞典：255. 2016. 中国彝药：405. 2004.

松 科

90 华山松

【药材名】华山松。

【彝文音译】特玛。

【来源】松科植物华山松 *Pinus armandii* Franch.，以种子入药。

【采集加工】在球果未裂开前采集，球果晒干后脱粒，除去杂物，分离出种子。

【功能主治】《辞典》《志要》《彝药续集》：治哮喘、扁桃体炎。

【用法用量】适量，水煎服。

【文献来源】*Pinus armandii* Franch. 辞典：621. 2016. 彝药续集：1. 1992. 志要：462. 2005.

91　思茅松（变种）

【药材名】松内皮、卡西亚松。

【彝文音译】涛克其。

【来源】松科植物思茅松（变种）*Pinus kesiya* Royle ex Gordon，以树皮、树枝入药。

【采集加工】夏、秋季采收，鲜用或晒干。

【功能主治】

1）《中国彝药》《彝医药·下》：除湿解毒、活血止血、敛疮生肌。用于接触性皮炎、九子疡（颈淋巴结结核）、闭经、鼻衄。

2）《辞典》：树皮：治接触性皮炎、闭经、鼻衄。树枝：治外伤小便带血、跌打损伤、外感风寒、颈项脓疮、尿路感染、尿频、尿痛。

【用法用量】10～30g，水煎服；或泡酒服。

【文献来源】*Pinus kesiya* Royle ex Gordon var. *langbianensis* (A. Chev.) Gaussen ex Bui 中国彝药：390. 2004. 彝医药·下：360. 2007. 辞典：621. 2016.

92　马尾松

【药材名】青松毛、松内皮、马尾松。

【彝文音译】涛克其。

【来源】松科植物马尾松 *Pinus massoniana* Lamb.，以叶、树内皮入药。

【采集加工】树内皮全年均可采剥，采剥后削去外粗皮，取内白皮；叶全年可采，晒干。

【功能主治】

1）《彝医药学》：治子宫脱垂、感冒咳嗽。

2）《彝医药·下》：除湿解毒，活血止血，敛疮生肌。用于接触性皮炎。

3）《辞典》（树内皮）：治接触性皮炎、闭经、鼻衄。

【用法用量】10～30g，水煎服；或泡酒服。

【文献来源】*Pinus massoniana* Lamb. 彝医药学：686. 1993. 彝医药·下：360. 2007. 辞典：622. 2016.

93　油松

【药材名】松果。

【来源】松科植物油松 *Pinus tabuliformis* Carr.，以果实入药。

【采集加工】成熟时采收，晒干或阴干。

【功能主治】《彝医药学》：治哮喘、痈疮、声音嘶哑。

【用法用量】10g，水煎服。

【文献来源】*Pinus tabulaeformis* Carr. 彝医药学：740. 1993.

94　云南松

【药材名】松笔头、松树尖、云南松、松树寄生、松杉阴阳树根。

【彝文音译】涛扭、塔茸、他日、特玛。

【来源】松科植物云南松 *Pinus yunnanensis* Franch.，以根、根皮、枝尖、明子、松香、松毛、松节、松针、松笔头、寄生、花粉、种子入药。

【采集加工】适时采收各部位，鲜用或晒干。

【功能主治】

1）《彝医药学》：治风寒感冒、皮肤红肿包块、损伤、劳伤病、颈项生疮、外伤小便带血、跌打损伤、性交惊悸得疾。

2）《哀牢本草》：养阴清热、活血止痛。用于肺痨虚热、湿热浊淋、跌打损伤、瘀血肿痛。根皮：用于漆树过敏。明子：用于癫痫。松香：托脓、拔毒、燥湿。松毛：祛风除湿、杀虫止痒。松灵芝：治野生菌类中毒、消化性溃疡。

3）《滇药录》：消炎解毒。治肾炎。

4）《滇药志·二》：活血消肿、清热解毒、祛风除湿。用于肾炎、小便白浊。

5）《滇省志》（松笔头）：活血解毒、涩精。用于风湿性关节痛，骨折，便浊，膏淋，解木薯、钩吻中毒。

6）《彝医药·下》《中国彝药》：活血消肿、清热解毒、祛风除湿。用于外伤小便带血、跌打损伤、外感风寒、颈项脓疮、尿路感染、尿频、尿痛。

7）《辞典》（寄生）：用于产后风湿、不孕症、风湿痹痛、四肢麻木、关节红肿疼痛。枝尖端：治便血、跌打损伤、外感风寒、颈项脓疮、尿路感染、尿频、尿痛。

8）《志要》《辞典》：种子：治哮喘、扁桃体炎。松节：治风湿性关节痛、腰腿痛、转筋挛急、鹤膝风、跌打肿痛。花粉：治胃及十二指肠溃疡、中耳炎、鼻炎、外伤出血、湿疹、皮肤溃疡。松针：治流行性感冒、风湿性关节炎、夜盲症、高血压、神经衰弱。松香：治痈疥疮疡、湿疹、外伤出血、烧烫伤。根、根皮：治筋骨疼痛、劳伤吐血。松笔头：治风湿性关节痛，骨折，便浊，膏淋，解木薯、钩吻中毒。寄生：用于消炎解毒、肾炎。

9）《中国彝医》：舒筋活血、清热解毒。用于风湿痹痛、四肢麻木、关节红肿疼痛、肺结核、产后风湿、不孕症。

10）《彝药续集》：治扁桃体炎。

【用法用量】10～30g，水煎服；或泡酒服。

【文献来源】*Pinus yunnanensis* Franch. 彝医药学：564，702. 1993. 哀牢本草：77. 1991. 滇药录：231. 1983. 滇药志·二：58. 2009. 滇省志：445. 1995. 彝医药·下：499. 2007. 辞典：623. 2016. 志要：464. 2005. 中国彝医：78. 1994. 中国彝药：555. 2004. 彝药续集：2. 1992.

柏　科

95　杉木

【药材名】杉木。

【彝文音译】苏波、摁锡、沙树。

【来源】柏科植物杉木 *Cunninghamia lanceolata* (Lamb.) Hook.，以根皮、叶、果实、心材、树枝、树皮入药。

【采集加工】四季可采，鲜用或晒干。

【功能主治】

1）《彝植物药》：敛疮拔脓、止痒消肿、燥湿解毒。用于痔疮、漆疮、烧烫伤。

2）《彝医药·下》、《中国彝药》、《滇药志·三》、《辞典》（心材、树枝、树皮、叶）：用于漆疮、感冒咳嗽、烧烫伤、痔疮、小儿疳积、腹胀、骨折。

3）《彝医药·下》《中国彝药》：解毒除湿、发表清热、顺气消疳、活血止痛。

【用法用量】15～30g，水煎服。外用：适量，煎水熏洗；或煅灰存性，研末调敷。

【文献来源】*Cunninghamia lanceolata* (Lamb.) Hook. 彝植物药：1. 1990. 滇药志·三：178. 2010.

彝医药·下：518. 2007. 辞典：248. 2016. 中国彝药：579. 2004.

96　刺柏

【药材名】刺柏。
【来源】柏科植物刺柏 *Juniperus formosana* Hayata，以树脂入药。
【采集加工】盛花期至初果期，分次由茎上部往下斜割，收集渗出的乳状树脂，阴干。
【功能主治】《辞典》：治肝胆湿热、全身黄染。
【用法用量】外用：烧熏。
【文献来源】*Juniperus formosana* Hayata 辞典：458. 2016.

97　侧柏

【药材名】柏树花、柏子仁、侧柏叶、侧柏。
【来源】柏科植物侧柏 *Platycladus orientalis* (L.) Franco，以叶、花、种仁、树脂入药。
【采集加工】适时采收各部位，鲜用或晒干。
【功能主治】
1）《彝医药学》：治老人发热、恶寒、感冒引起的头晕、吐血、舌根生疮。
2）《滇药志·三》：用于感冒引起的头昏、吐血、鼻衄、黄疸型肝炎、原因不明发热。
【用法用量】外用：烧熏。
【文献来源】*Biota orientalis* (L.) Endl 彝医药学：678，703，724. 1993. 滇药志·三：230. 2010.

罗汉松科

98　罗汉松

【药材名】罗汉松树根、罗汉松。
【彝文音译】起来刚钩。
【来源】罗汉松科植物罗汉松 *Podocarpus macrophyllus* (Thunb.) Sweet，以根、根皮、枝叶入药。
【采集加工】四季可采，洗净，晒干备用。
【功能主治】
1）《哀牢本草》：养阴清热，活血生肌。根：用于肺虚劳热，跌仆损伤。树尖：醒醉酒，解酒毒。用于醉酒狂躁或醉酒后昏迷不醒。
2）《滇药志·二》：用于心胃气痛、血虚面色萎黄。根皮：用于跌打损伤、癣。枝叶：用于吐血、咯血、醒酒，解酒毒。
【用法用量】20～30g，水煎服。
【文献来源】*Podocarpus macrophyllus* (Thunb.) D. Don 哀牢本草：81. 1991. 滇药志·二：217. 2009.

红豆杉科

99　红豆杉

【药材名】红豆杉。
【彝文音译】hopdopshutmaxma。
【来源】红豆杉科植物红豆杉 *Taxus wallichiana* var. *chinensis* (Pilger) Florin，以种子入药。

【采集加工】春、夏、秋季采收，晒干。
【功能主治】《民药志·四》：用于消食驱虫。
【用法用量】9～18g，炒热，水煎服。
【文献来源】*Taxus chinensis* (Pilger) Rehd. 民药志·四：220. 2007.

100　西藏红豆杉

【药材名】西藏红豆杉、云南红豆杉。
【彝文音译】戈诺哄豆梳（yyp nuo hopdopshut）。
【来源】红豆杉科植物西藏红豆杉 *Taxus wallichiana* Zucc.，以种子入药。
【采集加工】秋季种子成熟时采收，晒干。
【功能主治】《辞典》《民药志·四》：用于消食驱虫。
【用法用量】6～15g，水煎服；或炒熟食。
【文献来源】*Taxus wallichiana* Zucc. 辞典：812. 2016. 民药志·四：138. 2007.

麻　黄　科

101　木贼麻黄

【药材名】麻黄。
【来源】麻黄科植物木贼麻黄 *Ephedra equisetina* Bunge，以草质茎入药。
【采集加工】秋季采割绿色的草质茎，晒干。
【功能主治】《彝医药学》：治风湿性关节炎。
【用法用量】适量，研末服；或酒、蜜熬服。
【文献来源】*Ephedra equisetina* Bunge 彝医药学：586. 1993.

102　山岭麻黄

【药材名】矮麻黄。
【来源】麻黄科植物山岭麻黄 *Ephedra gerardiana* Wall.，以草质茎入药。
【采集加工】秋季采割绿色的草质茎，晒干。
【功能主治】《彝医药学》：治风湿性关节炎。
【用法用量】适量，研末服；或酒、蜜熬服。
【文献来源】*Ephedra gerardiana* Wall. 彝医药学：586. 1993.

103　中麻黄

【药材名】中麻黄。
【来源】麻黄科植物中麻黄 *Ephedra intermedia* Schrenk ex Mey.，以草质茎入药。
【采集加工】秋季采割绿色的草质茎，晒干。
【功能主治】《彝医药学》：用于风湿性关节炎。
【用法用量】适量，研末服；或酒、蜜熬服。
【文献来源】*Ephedra intermedia* Schrenk et Mey. 彝医药学：586. 1993.

104　丽江麻黄

【药材名】丽江麻黄。

【来源】麻黄科植物丽江麻黄 *Ephedra likiangensis* Florin，以草质茎入药。
【采集加工】秋季采割绿色的草质茎，晒干。
【功能主治】《彝医药学》：用于风湿性关节炎。
【用法用量】适量，研末服；或酒、蜜熬服。
【文献来源】*Ephedra likiangensis* 彝医药学：586. 1993.

105　草麻黄

【药材名】草麻黄。
【来源】麻黄科植物草麻黄 *Ephedra sinica* Stapf，以草质茎入药。
【采集加工】秋季采割绿色的草质茎，晒干。
【功能主治】《彝医药学》：用于风湿性关节炎。
【用法用量】适量，研末服；或酒、蜜熬服。
【文献来源】*Ephedra sinica* Stapf 彝医药学：586. 1993.

被子植物

木兰科

106　山玉兰

【药材名】土厚朴叶、山厚朴、山玉兰、山玉兰花。
【彝文音译】告录姑、柴增帕维。
【来源】木兰科植物山玉兰 *Magnolia delavayi* Franch.，以叶、树皮、花蕾入药。
【采集加工】适时采收各部位，鲜用或晒干。
【功能主治】
1）《彝医药学》：治大便秘结、羊胡子疮。
2）《彝药学》《滇药志・二》《彝医药・下》《中国彝药》：顺气散寒、健脾利湿、清热解毒。
3）《滇省标・四》：理气和胃、行气消食、止咳化痰。用于脘腹胀满、大便秘结、止咳多痰。
4）《辞典》《彝医药・下》《中国彝药》：治胃脘疼痛、大便秘结、肺炎、赤痢、腹痛。
【用法用量】6～15g，水煎服。
【文献来源】*Magnolia delavayi* Franch. 彝医药学：685. 1993. 彝药学：80. 2016. 滇药志・二：31. 2009. 滇省标・四：15. 2008. 彝医药・下：336. 2007. 辞典：513. 2016. 中国彝药：362. 2004.

107　厚朴

【药材名】厚朴。
【彝文音译】拍泽。
【来源】木兰科植物厚朴 *Magnolia officinalis* Rehd. & E. H. Wilson，以根皮、树皮、果实、种子入药。
【采集加工】4～6 月剥取，根皮直接阴干；树皮置沸水中微煮后，堆置阴湿处，“发汗”至内表面变紫褐色或棕褐色时，蒸软取出，卷成筒状，晒干。果实、种子成熟时采收。
【功能主治】
1）《滇省志》：用于胃脘疼痛。

2）《滇药志・二》《辞典》：树皮：用于腹痛胀满、反胃呕逆、宿食不消、湿滞泄痢。果实、种子：用于消食。花蕾：用于胸膈胀闷。

【用法用量】3～9g，水煎服。

【文献来源】*Magnolia officinalis* Rehd. et Wils. 滇省志：451. 1995. 滇药志・二：247. 2009. 辞典：514. 2016.

108 云南含笑

【药材名】皮袋香、皮带香、云南含笑。

【彝文音译】德赫咖历、矮希杉、得黑嘎力。

【来源】木兰科植物云南含笑 *Michelia yunnanensis* Franch. ex Finet et Gagnep.，以根、花蕾、果实入药。

【采集加工】夏、秋季采收，晒干。

【功能主治】

1）《滇省志》：花蕾：清热消炎；用于咽喉炎、鼻炎、结膜炎、鼻渊。果实：用于中耳炎。根：收敛止血；用于崩漏。

2）《滇药录》：疏风解表、除湿辟秽、清热消炎。用于风热感冒、头目昏花、头痛。

3）《辞典》《志要》：花蕾：治风热感冒、头目昏花、头痛、咽喉炎、鼻炎、结膜炎、鼻渊。果实：治中耳炎。根：治崩漏。

【用法用量】3～6g，水煎服。

【文献来源】*Michelia yunnanensis* Franch. 滇省志：452. 1995. ——*Michelia yunnanensis* Franch. ex Finet et Gagnep. 滇药录：195. 1983. 辞典：532. 2016. 志要：405. 2005.

五味子科

109 野八角

【药材名】野八角。

【来源】五味子科植物野八角 *Illicium simonsii* Maxim.，以果实入药。

【采集加工】秋、冬季果实由绿变黄时采摘，置沸水中略烫后干燥或直接干燥。

【功能主治】《彝药资源》：杀虫生肌、行气止痛。用于疥疮、胃寒作吐、膀胱疝气、胸前胀痛等。

【用法用量】1.5～2.5g，水煎服。外用：适量，煎水洗。

【文献来源】*Illicium simonsii* Maxim. 彝药资源：102. 2021.

110 八角

【药材名】八角。

【来源】五味子科植物八角 *Illicium verum* Hook. f.，以果实入药。

【采集加工】秋、冬季果实由绿变黄时采摘，置沸水中略烫后干燥或直接干燥。

【功能主治】《滇药志・五》：抑菌、提升白细胞水平、促进肠胃蠕动、解腹痛、祛痰。

【用法用量】适量，水煎服。

【文献来源】*Illicium verum* Hook. f. 滇药志・五：6. 2012.

111 狭叶南五味子

【药材名】狭叶南五味子。

【来源】五味子科植物狭叶南五味子 *Kadsura angustifolia* A. C. Sm.，以全株入药。

【采集加工】夏、秋季采收，洗净，晒干。

【功能主治】《辞典》：治风湿病、跌打损伤、骨折、外伤出血。

【用法用量】适量，水煎服。

【文献来源】*Kadsura angustifolia* A. C. Sm. 辞典：461. 2016.

112　南五味子

【药材名】南五味子、南五味子根、五香血藤。

【彝文音译】娘又争（云南楚雄）、苏合（云南漾濞）、鹅倍景、酥盒、俄培牛。

【来源】五味子科植物南五味子 *Kadsura longipedunculata* Finet et Gagnep.，以全株、根、根皮、藤茎入药。

【采集加工】夏、秋季采收，洗净，晒干。

【功能主治】

1）《滇药录》：活血理气、祛风除湿、活络止痛、消肿。用于风湿疼痛、跌打损伤、接骨、消化性溃疡、肠胃炎、中暑腹痛、月经不调。

2）《彝医药·下》《中国彝药》：活血通络、祛风除湿、顺气止痛。

3）《民药志·一》：祛风活络、消炎止痛。

4）《滇省志》、《民药志·一》、《辞典》（全株）：用于跌打损伤、风湿性关节炎、胃痛、肠胃炎、中暑腹痛、月经不调、小儿消化不良。

5）《滇省标·四》：舒筋活血、温经止痛。用于肝肾虚弱、腰膝酸软、风湿疼痛、跌打损伤、痛经、月经不调、脘腹冷痛。

6）《辞典》（根、根皮）、《彝医药·下》、《中国彝药》：治骨折、跌打损伤、风湿筋痹痛、胃痛、月经不调、痛经。

【用法用量】20～30g，水煎服。外用：鲜品适量，捣烂敷。

【文献来源】*Kadsura longipedunculata* Finet et Gagnep. 滇药录：165. 1983. 彝医药·下：355. 2007. 民药志·一：383. 1984. 滇省志：454. 1995. 中国彝药：383. 2004. 滇省标·四：21. 2008. 辞典：462. 2016.

113　五味子

【药材名】五味子。

【来源】五味子科植物五味子 *Schisandra chinensis* (Turcz.) Baill.，以果实入药。

【采集加工】秋季果实成熟时采摘，除去果梗及杂质，晒干或蒸后晒干。

【功能主治】《彝医药学》：用于肾亏早泄、阳痿。

【用法用量】适量，水煎服。

【文献来源】*Schisandra chinensis* (Turcz.) Baill. 彝医药学：766. 1993.

114　合蕊五味子

【药材名】黄龙藤、藤透骨香、满山香、小血藤。

【彝文音译】削省牛。

【来源】五味子科植物合蕊五味子 *Schisandra propinqua* (Wall.) Baill.，以全株、藤茎、根、叶入药。

【采集加工】夏、秋季采收，除去杂质，鲜用或晒干。

【功能主治】

1）《中国中药杂志》：清热解毒、活血消肿。用于流感、痈肿疮毒、毒蛇咬伤、风湿麻木、跌打损伤、月经不调。

2）《哀牢本草》：全株：除湿化浊，健脾理气；用于食滞气胀，肠鸣腹泻，湿重汗闭，浑身酸痛。藤茎：祛风除湿，活血消肿；用于风湿痹痛、骨折瘀肿、月经不调。

3）《中国现代中药》：舒筋活血、消肿止痛。用于骨折、慢性肠胃炎、风湿性关节炎、痛经、外伤出血等。

4）《彝医药·下》《中国彝药》：活血消肿、祛风解毒、止咳平喘、安神。用于手足骨折、痈疖、淋巴结炎、毒蛇咬伤、慢性喘咳、头昏、失眠、多梦。

【用法用量】30～50g，水煎服；或配伍泡酒；或入散剂服。

【文献来源】*Kadsura propinqua* Wall. 中国中药杂志. 43（15）：3216-3222. 2018. ——*Schisandra propinqua* (Wall.) Baill. 哀牢本草：119. 1991. 中国现代中药. 20（6）：702-704. 2018. 中国中药杂志. 43（15）：3216-3222. 2018. 彝医药·下：476. 2007. 中国彝药：529. 2004.

115 中间五味子

【药材名】满山香、黄龙藤、中间近缘五味子。

【彝文音译】软藤。

【来源】五味子科植物中间五味子 *Schisandra propinqua* subsp. *intermedia* (A. C. Sm.) R. M. K. Saunders，以根、茎、果实入药。

【采集加工】夏、秋季采收，除去杂质，鲜用或晒干。

【功能主治】

1）《中国中药杂志》：舒筋活络、散瘀消肿、理气止痛、止血、接骨、祛寒、清热解毒、活血消肿。果实：滋补、镇静、收敛、健胃、镇咳；用于外伤出血、骨折、无名肿毒、风湿性关节炎、闭经、胃痛、肺癌、鼻咽癌、胃癌、子宫癌、神经衰弱、疲劳过度、心肌无力、遗精、流感、痈肿疮毒、毒蛇咬伤、风湿麻木、跌打损伤、月经不调。

2）《滇药录》《中药材》：舒筋活血、消肿止痛。用于骨折、慢性肠炎、风湿性关节炎、痛经、外伤出血。

【用法用量】9～15g，水煎服。外用：研粉撒敷；或鲜品捣敷。

【文献来源】*Schisandra propinqua* (Wall.) Baill . var. *intermedia* A. C. Sm. 中国中药杂志. 43（15）：3216-3222. 2018. 滇药录：293. 1983. 中药材. 12（8）：14-16. 1989.

116 铁箍散

【药材名】五香血藤、小血藤、铁箍散、满山香。

【彝文音译】软藤、削省牛、洛窝。

【来源】五味子科植物铁箍散 *Schisandra propinqua* subsp. *sinensis* (Oliver) R. M. K. Saunders，以根、根皮、叶、藤茎、树皮、果实入药。

【采集加工】秋季采收，鲜用或晒干。

【功能主治】

1）《滇省志》：根皮、藤茎：祛风活血、消肿止痛；用于风湿麻木、跌打损伤、劳伤吐血、胃痛、月经不调。叶：用于毒蛇咬伤、外伤出血。

2）《彝药学》：活血消肿、祛风解毒、止咳平喘、安神。

3）《彝药续集》：治腰痛、骨折、月经不调、跌伤出血、毒蛇咬伤、失眠、神经衰弱。

4）《中国中药杂志》：舒筋活络、散瘀消肿、理气止痛、止血、接骨、祛寒、活血、祛风、解毒。用于风湿麻木、筋骨疼痛、跌打损伤、劳伤吐血、闭经、腹胀、痈肿疮毒。果实：滋补、镇静、收敛、健胃、镇咳；用于外伤出血、骨折、无名肿毒、风湿性关节炎、闭经、胃痛、感冒、毒蛇咬伤、肺癌、鼻咽癌、胃癌、子宫癌、神经衰弱、疲劳过度、心肌无力、遗精等症。

【用法用量】30～50g，水煎服，亦可泡酒；或入散剂服。

【文献来源】*Schisandra propinqua* (Wall.) Bail . subsp. *sinensis* (Oliv.) R. M. K. Saunders 滇省志：455. 1995. ——*Schisandra propinqua* (Wall.) Baill . var. *sinensis* Oliv. 彝药学：121. 2016. 彝药续集：34. 1992. 中国中药杂志. 43（15）：3216-3222. 2018.

117　球蕊五味子

【药材名】满山香。

【彝文音译】豪松罗则。

【来源】五味子科植物球蕊五味子 *Schisandra sphaerandra* Stapf，以全株入药。

【采集加工】全年可采，晒干。

【功能主治】《滇省志》：舒筋活络、除湿止痛。用于风湿性关节炎、痢疾、胸腹胀、胃脘痛。

【用法用量】适量，水煎服。

【文献来源】*Schisandra sphaerandra* Stapf 滇省志：455. 1995.

番荔枝科

118　黑风藤

【药材名】多花瓜馥木、大力气。

【来源】番荔枝科植物黑风藤 *Fissistigma polyanthum* (Hook. f. et Thoms.) Merr.，以全株入药。

【采集加工】全年可采，洗净，晒干。

【功能主治】

1）《辞典》《志要》《哀牢本草》：用于风寒湿痹、关节肿痛、跌打损伤、筋肉胀痛、经血不和、闭经痛经。

2）《哀牢本草》：祛风湿、通经络、调经血。

【用法用量】5～10g，水煎服。

【文献来源】*Fissistigma polyanthum* (Hook. f. et Thoms.) Merr. 辞典：356. 2016. 志要：278. 2005. 哀牢本草：22. 1991.

樟　科

119　无根藤

【药材名】无根藤。

【来源】樟科植物无根藤 *Cassytha filiformis* L.，以全草入药。

【采集加工】全年可采，洗净，晒干或阴干，亦可鲜用。

【功能主治】《彝医药学》：用于小便失禁、烂头疮、眼目昏花。

【用法用量】适量，水煎服。

【文献来源】*Cassytha filiformis* L. 彝医药学：622. 1993.

120 猴樟

【药材名】猴樟。

【来源】樟科植物猴樟 *Cinnamomum bodinieri* Lévl.，以根、叶、果实入药。

【采集加工】夏、秋季采收、洗净，晒干备用；叶多鲜用。

【功能主治】《辞典》：根：用于“海拉”（胃病）、“图体”（荨麻疹）、“觉”（瘫痪）、骨折、伤处发热、红肿、跌打伤痛、腹内肿块。叶：用于烧烫伤。果实：用于胃痛。

【用法用量】适量，水煎服；或泡酒服。

【文献来源】*Cinnamomum bodinieri* Lévl. 辞典：192. 2016.

121 樟

【药材名】樟、樟木、樟木树根。

【彝文音译】妹能赛、斯莫索、莫捻骚。

【来源】樟科植物樟 *Cinnamomum camphora* (L.) Presl，以根、根皮、木材、树皮、枝、叶、果实、树脂入药。

【采集加工】适时采集各部位，鲜用或晒干。

【功能主治】

1）《滇药录》、《滇药志・五》（果实）、《辞典》（果实）：用于胃腹冷痛、食滞、腹胀、肠胃炎。

2）《中国彝药》、《滇药志・五》、《辞典》（果实、木材、树皮）：用于胃痛、消化不良、腹胀腹泻、跌打损伤、中暑、慢性小腿溃疡。

3）《彝药学》《中国彝药》《滇药志・五》：健脾和胃、消食顺气、消肿止痛。

4）《滇省志》：木材：祛风湿、行气血、利关节；用于心腹胀痛、脚气、痛风、疥癣、跌打损伤。根：理气活血；治上吐下泻、心腹胀痛、跌打损伤、疥癣瘙痒。果实：温中散寒；用于心腹冷痛、反复呕吐。叶：祛风除湿、止痛、杀虫；用于风湿痹痛、跌打损伤、疥癣。树皮：行气止痛、祛风湿；用于吐泻、胃痛、风湿痹痛、脚气、疥癣、跌打损伤。根、枝、树脂：通窍辟秽、温中止痛、利湿杀虫；用于寒湿吐泻、胃腹疼痛、疥癣、龋齿。

5）《彝医药学》：用于腹部水肿。

【用法用量】9～15g，水煎服。外用：适量，研粉撒敷。

【文献来源】*Cinnamomum camphora* (L.) Presl 滇药录：65. 1983. 滇药志・五：380. 2012. 辞典：192. 2016. 彝药学：44. 2016. 中国彝药：182. 2004. 滇省志：458. 1995. 彝医药学：569. 1993. ——*Laurus camphora* L. 辞典：192. 2016.

122 肉桂

【药材名】肉桂。

【彝文音译】rupgopsyr。

【来源】樟科植物肉桂 *Cinnamomum cassia* Presl，以树皮、嫩枝、果实入药。

【采集加工】适时采收各部位，鲜用或晒干。

【功能主治】

1）《民药志・四》：树皮：引火归元入心、散寒、暖胃、止痛、止泻。嫩枝：发汗解肌、通经活络。

2）《滇药志・一》：用于臌胀。

【用法用量】2.5g，水煎服。

【文献来源】*Cinnamomum cassia* Presl 民药志・四：233. 2007. 滇药志・一：136. 2008.

123 云南樟

【药材名】云南樟、香樟树皮。

【来源】樟科植物云南樟 *Cinnamomum glanduliferum* (Wall.) Nees，以树皮入药。

【采集加工】四季可采，鲜用或晒干。

【功能主治】

1）《辞典》《哀牢本草》：用于胃寒疼痛、腹冷水泻。

2）《哀牢本草》：温中散寒、止泻止痛。

【用法用量】10～20g，水煎服。

【文献来源】*Cinnamomum glanduliferum* (Wall.) Nees 辞典：194. 2016. 哀牢本草：85. 1991.

124 油樟

【药材名】油樟。

【彝文音译】斯莫索、莫色、斯斯力拔。

【来源】樟科植物油樟 *Cinnamomum longipaniculatum* (Gamble) N. Chao ex H. W. Li，以根、根皮、叶、果实、树皮入药。

【采集加工】夏季采果，其余部位全年可采，鲜用或晒干。

【功能主治】

1）《彝植物药》：用于胃痛，骨折，伤处发热、红肿，烧烫伤，跌打伤痛，腹内肿块，“叉拉”（中暑）。

2）《辞典》：根：用于“海拉”（胃病），“图体”（荨麻疹），“觉”（瘫痪），骨折，伤处发热、红肿，跌打伤痛，腹内肿块。叶：用于烧烫伤。果实：用于胃痛。

【用法用量】适量，水煎服；或泡酒服。

【文献来源】*Cinnamomum longipaniculatum* (Gamble) N. Chao ex H. W. Li 彝植物药：41. 1990. 辞典：194. 2016.

125 黄樟

【药材名】樟木根。

【彝文音译】莫捻骚节。

【来源】樟科植物黄樟 *Cinnamomum parthenoxylon* (Jack) Meisner in A. Candolle Prodr.，以根入药。

【采集加工】冬季采收，洗净，晒干。

【功能主治】《滇省标・二》：温中散寒、燥湿运脾、行气止痛。用于食积不化、脘腹胀满、冷痛、风寒感冒、头身疼痛。

【用法用量】5～20g，水煎服。

【文献来源】*Cinnamomum parthenoxylon* (Jack) Nees 滇省标・二：101. 2007.

126 柴桂

【药材名】三条筋。

【来源】樟科植物柴桂 *Cinnamomum tamala* (Buch. -Ham.) Th，以树皮入药。

【采集加工】全年可采，洗净，晒干。

【功能主治】《彝验方》：用于烧伤。

【用法用量】外用：撒敷于创面，1日2次，早晚各1次。
【文献来源】*Cinnamomum tamala* (Buch. -Ham.) T. Nees & Eberm. 彝验方：161. 2007.

127 香叶树

【药材名】香面树寄生、香叶树。
【彝文音译】香培思。
【来源】樟科植物香叶树 *Lindera communis* Hemsl.，以寄生、根入药。
【采集加工】全年可采，洗净，晒干。
【功能主治】
1）《哀牢本草》《滇药志·四》：清热解毒、散瘀消肿、止泻止痢。
2）《辞典》《哀牢本草》《滇药志·四》：治暑热燥火、高热不退、泄泻赤痢、腹痛便血、跌打肿痛、四肢骨折。
3）《滇药志·四》：用于风邪染疾、起疹瘙痒。
【用法用量】10～15g，水煎服；或研细蒸鸡蛋吃。
【文献来源】*Lindera communis* Hemsl. 哀牢本草：84. 1991. 辞典：488. 2016. 滇药志·四：316. 2009.

128 山胡椒

【药材名】牛筋条、牛筋树果。
【来源】樟科植物山胡椒 *Lindera glauca* (Sieb. et Zucc.) Bl.，以根、叶、果实入药。
【采集加工】根四季可采，切片，晒干，叶夏、秋季采，果实秋季采。
【功能主治】《彝医药学》：用于跌打损伤、小便失禁。
【用法用量】适量，水煎服。
【文献来源】*Lindera glauca* (Sieb. et Zucc.) Bl. 彝医药学：623. 1993. 彝医药学：771. 1993.

129 川钓樟

【药材名】三根筋。
【来源】樟科植物川钓樟 *Lindera pulcherrima* var. *hemsleyana* (Diels) H. B. Cui，以叶入药。
【采集加工】全年可采，洗净，晒干。
【功能主治】《彝验方》：用于感冒。
【用法用量】适量，水煎服；或火盐涮，1日1剂，3次分服。
【文献来源】*Lindera gambleana* Allen 彝验方：9. 2007.

130 山鸡椒

【药材名】山鸡椒、木姜子、荜澄茄。
【彝文音译】则沙、西沙搜、斯沙（大姚）。
【来源】樟科植物山鸡椒 *Litsea cubeba* (Lour.) Pers.，以根、茎、叶、茎皮、果实入药。
【采集加工】夏、秋季采收，晒干。
【功能主治】
1）《辞典》：果实：治风寒头痛、胃脘冷痛、水臌食积、腹臌气胀、胃痛、小儿惊风。根：治风寒感冒、风湿痹痛、胃痛。果实、茎皮：治消化不良、腹胀腹痛、中暑、中水毒吐泻。
2）《滇省志》：根：祛风散寒、行气止痛；用于预防流感、感冒、头痛、胃痛、四肢麻木、腰腿疼痛、跌打损伤、风湿痹痛。果实：温中散寒、理气止痛；用于胃寒呕逆、脘腹冷痛、寒疝腹痛、小便浑浊。叶：外用于痈疥肿痛、乳腺炎、虫蛇咬伤、外伤出血。茎皮、果实：解暑、健脾利湿、理气止痛；用于中暑、消化不良、腹胀、腹泻、呕吐。

3）《哀牢本草》：祛风散寒、理气止痛。用于风寒头痛、胃脘冷痛、水臌食积、腹臌气胀。

4）《滇药录》：温中散寒。用于腹腔疼痛、小儿驱虫。

5）《滇药志・五》：解暑、健脾利湿、消食理气、祛风除湿。用于中暑、消化不良、腹胀、腹泻、呕吐、胃肠型感冒、肠胃炎、肝炎、食欲减退，预防中毒吐泻之症。

6）《中国彝医》：祛风散寒、行气止痛、驱水气、解暑、健脾利湿。治风寒感冒、风湿麻痹、胃痛。

【用法用量】15～25g，水煎服，小儿减半。

【文献来源】*Litsea cubeba* (Lour.) Pers. 辞典：492. 2016. 滇省志：462. 1995. 哀牢本草：39. 1991. 滇药录：177. 1983. 滇药志・五：54. 2012. 中国彝医：74. 1994.

131　毛叶木姜子

【药材名】清香木姜子、清香木樟子、木姜子、清香木标子。

【彝文音译】事羧、锡草。

【来源】樟科植物毛叶木姜子 *Litsea mollis* Hemsl.，以全草、根、茎、茎皮、花、果实入药。

【采集加工】夏、秋季采收，洗净，晒干。

【功能主治】

1）《滇药录》：消食理气。用于肠胃炎、肝炎、食欲减退。

2）《彝州本草》：用于食欲减退、消化不良、风湿痹痛、胃痛、跌打损伤、水泻腹痛、风寒感冒、头痛、牙痛、外伤瘀肿、慢性腰腿痛、四肢麻木、痈疮、小儿包皮炎、外伤出血、毒蛇咬伤。

3）《彝医药・下》《中国彝药》：健脾消食、燥湿止痒、顺气止痛、活血通络。

4）《辞典》（全草）、《彝医药・下》、《中国彝药》：治食欲减退、消化不良、腹胀腹痛、吐泻、中暑、胃痛、跌打损伤、水泻腹痛。

5）《中国彝医》《彝药志》：健脾利湿、祛风行气。用于消化不良、腹胀腹痛、吐泻、中暑。

【用法用量】5～10g，水煎服；研粉，1～1.5g。外用：适量，捣烂敷；或研粉调敷。

【文献来源】*Litsea euosma* W. W. Smith. 滇药录：177. 1983. 彝州本草：177. 1998. 彝医药・下：390. 2007. 辞典：493. 2016. 中国彝医：51. 1994. 彝药志：36. 1983. 中国彝药：424. 2004.

132　木姜子

【药材名】木姜子。

【来源】樟科植物木姜子 *Litsea pungens* Hemsl.，以果实入药。

【采集加工】秋季采收，晒干。

【功能主治】《彝医药学》：用于因饮冷水而腹痛、胃肠型感冒。

【用法用量】适量，水煎服。

【文献来源】*Litsea pungens* Hemsl. 彝医药学：766. 1993.

133　豺皮樟

【药材名】豺皮黄内樟、豺皮樟。

【彝文音译】皮柏多。

【来源】樟科植物豺皮樟 *Litsea rotundifolia* var. *oblongifolia* (Nees) Allen，以叶入药。

【采集加工】全年可采，洗净阴干。

【功能主治】

1）《滇药录》：用于周身疼痛。

2）《辞典》《滇药录》：治风寒感冒。

【用法用量】25g，水煎服。

【文献来源】*Actinodaphne chinensis* Nees 滇药录：6. 1983. ——*Litsea rotundifolia* Hemsl. var. *oblongifolia* (Nees) C. K. Allen 辞典：493. 2016.

134 红叶木姜子

【药材名】木姜子、滇木姜子、红叶木姜子。

【彝文音译】锡草、木库。

【来源】樟科植物红叶木姜子 *Litsea rubescens* Lec.，以根、茎、果实、花、皮入药。

【采集加工】适时采集各部位，鲜用或晒干。

【功能主治】

1）《彝医药·下》：健脾消食、燥湿止痒、顺气止痛、活血通络。用于食欲减退、瘫痪、风丹（荨麻疹）。

2）《彝植物药》《彝医药·下》：用于跌打损伤、腹胀痛、消化不良、消瘦、吐泻、中暑。

3）《辞典》（根、茎、皮、花、果实）：治“海拉”（胃部疾病）、“图体”（荨麻疹）、“觉”（瘫痪）、跌打损伤、胸腹痛、吐泻、中暑。

【用法用量】5～10g，水煎服；研粉，1～1. 5g。外用：适量，捣烂敷；或研粉调敷。

【文献来源】*Litsea rubescens* Lec. 彝医药·下：390. 2007. 彝植物药：43. 1990. 辞典：493. 2016.

135 钝叶木姜子

【药材名】钝叶木姜子、木姜子。

【彝文音译】锡草。

【来源】樟科植物钝叶木姜子 *Litsea veitchiana* Gamble，以全株、果实入药。

【采集加工】适时采集各部位，鲜用或晒干。

【功能主治】

1）《辞典》（果实、全株）、《彝医药·下》：治食欲减退、消化不良、胃痛、胃胀、腹胀痛、吐泻、中暑、跌打损伤、风丹（荨麻疹）。

2）《彝医药·下》：健脾消食，燥湿止痒，顺气止痛，活血通络。

【用法用量】5～10g，水煎服；研粉服，1～1.5g。外用：适量，捣烂敷；或研粉调敷。

【文献来源】*Litsea veitchiana* Gamble 辞典：493. 2016. 彝医药·下：390. 2007.

136 长毛润楠

【药材名】白苏木、福氏楠木、长毛楠。

【彝文音译】西哈尼突。

【来源】樟科植物长毛润楠 *Machilus forrestii* (W. W. Sm.) L. Li， J. Li & H. W. Li，以叶、皮、茎入药。

【采集加工】全年可采，夏季易剥皮，去杂质，阴干备用。

【功能主治】

1）《峩彝药》《滇药录》《滇省志》：舒筋活血、祛瘀止痛。

2）《峩彝药》《滇药录》《滇省志》《辞典》《志要》：治风湿麻木、跌打损伤。

【用法用量】适量，水煎服。

【文献来源】*Phoebe forrestii* W. W. Sm. 峩彝药：16. 滇药录：226. 1983. 滇省志：464. 1995. 辞典：609. 2016. 志要：455. 2005.

137　滇新樟

【药材名】滇新樟、新樟、野白桂、白桂、三股筋。

【彝文音译】年骚图、白乐基。

【来源】樟科植物滇新樟 *Neocinnamomum caudatum* (Nees) Merr.，以根、叶、根皮、树皮、茎皮入药。

【采集加工】夏、秋季采收，鲜用或切碎晒干。

【功能主治】

1)《辞典》：茎皮：治腹胀、腹痛、胃脘寒痛、消化不良、虚寒泄泻、肠鸣腹胀、风湿麻木、跌打损伤、肢体厥冷。根、树皮、根皮：治嗝食、风湿骨痛、跌打骨折。

2)《滇药志・五》《中国彝药》：散寒止痛、活血、除湿止痒、温中散寒、理气止痛。用于腹痛、腹胀、风湿痹痛、跌打损伤、骨折、湿疹、疥疮。

3)《峩彝药》《滇药录》：温中散寒、理气止痛。用于腹胀腹痛、胃脘寒痛、消化不良。

4)《哀牢本草》：活血化瘀、接骨续筋、祛风止痛。

5)《哀牢本草》、《辞典》(叶)：治瘀血肿痛、关节拘挛、半身不遂、外感风寒、胃脘冷痛、腹胀气胀、经行腹痛。

【用法用量】10～25g，水煎服。外用：鲜品适量，捣烂敷；或煎水洗。

【文献来源】*Cinnamomum caudatum* Nee 辞典：554. 2016. ——*Cinnamomum delavayi* (Lec.) Liou 辞典：554. 2016. ——*Neocinnamomum caudatum* (Nees) Merr. 滇药志・五：369. 2012. 辞典：554. 2016. 中国彝药：192. 2004. ——*Neocinnamomum yunnanense* H. Liou、辞典：554. 2016. 峩彝药：14. 滇药录：204. 1983. 哀牢本草：20. 1991.

138　新樟

【药材名】新樟、柴桂花、柴油桂、柴桂皮。

【来源】樟科植物新樟 *Neocinnamomum delavayi* (Lec.) Liou，以叶、枝、茎皮、花入药。

【采集加工】夏、秋季采收，晒干备用。

【功能主治】

1)《辞典》、《哀牢本草》(茎皮)：治胃脘冷痛、虚寒泄泻、肠鸣腹胀、风湿麻木、跌打损伤、肢体厥冷。

2)《彝医药学》：用于哮喘咳嗽不止、小儿腹积痞块。

3)《哀牢本草》：温脾和胃、疏肝理气、舒筋活血。

【用法用量】5～10g，水煎服；或泡酒服。

【文献来源】*Neocinnamomum delavayi* (Lec.) Liou 辞典：554. 2016. 彝医药学：653，707. 1993. 哀牢本草：97. 1991.

莲叶桐科

139　心叶青藤

【药材名】心叶青藤。

【彝文音译】鸭脆谷、布妈鸡。
【来源】莲叶桐科植物心叶青藤 *Illigera cordata* Dunn，以根、茎入药。
【采集加工】全年均可采集，去杂质，晒干。
【功能主治】
1）《滇药录》：祛风除湿、温补。用于妇科病、风湿类疾病。
2）《辞典》《志要》：根、茎：治跌打损伤、风湿痹痛。根：治急性肠胃炎。
【用法用量】150～200g，炖肉服。
【文献来源】*Illigera cordata* Dunn 滇药录：157. 1983. 辞典：438. 2016. 志要：342. 2005.

140 多毛青藤

【药材名】多毛叶青藤、多毛青藤、多毛心叶青藤。
【彝文音译】布妈鸡。
【来源】莲叶桐科植物多毛青藤 *Illigera cordata* var. *mollissima* (W. W. Sm.) Kubitzki，以根入药。
【采集加工】夏、秋季采收，鲜用或晒干。
【功能主治】
1）《志要》《辞典》《滇省志》：治急性肠胃炎、皮肤过敏。
2）《滇药录》：止吐、止泻、燥热。用于急性肠胃炎。
【用法用量】适量，水煎服。外用：适量，捣烂敷。
【文献来源】*Illigera cordata* var. *mollissima* (W. W. Sm.) Kubitzki 志要：342. 2005. 辞典：438. 2016. 滇省志：465. 1995. ——*Illigera mollissima* W. W. Sm. 滇药录：157. 1983.

141 大花青藤

【药材名】大花青藤。
【来源】莲叶桐科植物大花青藤 *Illigera grandiflora* W. W. Sm. et J. F. Jeff.，以根、藤茎入药。
【采集加工】夏、秋季采收，鲜用或晒干。
【功能主治】《志要》《辞典》：治跌打损伤、骨折。
【用法用量】外用：适量，捣烂敷。
【文献来源】*Illigera grandiflora* W. W. Sm. et J. F. Jeff. 志要：342. 2005. 辞典：438. 2016.

142 蒙自青藤

【药材名】蒙自青藤。
【来源】莲叶桐科植物蒙自青藤 *Illigera henryi* W. W. Sm.，以根、藤茎入药。
【采集加工】夏、秋季采收，鲜用或晒干。
【功能主治】《志要》：治风湿性关节痛。
【用法用量】外用：适量，捣烂敷。
【文献来源】*Illigera henryi* W. W. Sm. 志要：342. 2005.

143 小花青藤

【药材名】小花青藤。
【来源】莲叶桐科植物小花青藤 *Illigera parviflora* Dunn，以根、藤茎入药。
【采集加工】夏、秋季采收，鲜用或晒干。
【功能主治】《志要》：治风湿痹痛、小儿麻痹后遗症。

【用法用量】10～15g，水煎服；或泡酒服。

【文献来源】*Illigera parviflora* Dunn 志要：342. 2005.

144 锈毛青藤

【药材名】锈毛青藤。

【来源】莲叶桐科植物锈毛青藤 *Illigera rhodantha* var. *dunniana* (Lévl.) Kubitzki，以根、藤茎、叶入药。

【采集加工】全年皆可采收，洗净，晒干。

【功能主治】《辞典》《志要》：根、藤：治风湿痹痛。叶：治脚气浮肿。

【用法用量】10～15g，水煎服；或泡酒服。

【文献来源】*Illigera rhodantha* var. *dunniana* (Lévl.) Kubitzki 志要：342. 2005. 辞典：438. 2016.

肉豆蔻科

145 肉豆蔻

【药材名】肉豆蔻。

【来源】肉豆蔻科植物肉豆蔻 *Myristica fragrans* Houtt.，以种仁入药。

【采集加工】4～6 月份及 11～12 月份各采一次。早晨摘取成熟果实，剖开果皮，剥去假种皮，再敲脱壳状的种皮，取出种仁用石灰浸 1 天后，缓火焙干。

【功能主治】《彝医药学》：用于小儿寒泄、泄泻。

【用法用量】1.5～6g，水煎服，或入丸、散剂。

【文献来源】*Myristica fragrans* Houtt. 彝医药学：751. 1993.

毛茛科

146 宾川乌头

【药材名】宾川乌头、白草乌。

【彝文音译】堵婆、堵滋。

【来源】毛茛科植物宾川乌头 *Aconitum duclouxii* H. Lév.，以块根入药。

【采集加工】秋季采收，洗净，晒干备用。

【功能主治】

1）《志要》《辞典》：用于骨折、跌打损伤、瘀肿疼痛、止痛。

2）《大理资志》《志要》《辞典》：用于风湿痹痛、类风湿关节炎。

【用法用量】适量磨汁外搽。

【文献来源】*Aconitum duclouxii* H. Lév. 辞典：10. 2016. 志要：9. 2005. 大理资志：77. 1991.

147 西南乌头

【药材名】紫乌头、黑草乌、西南乌头。

【彝文音译】都拉、阿滋比堵箭、多资、摸荷堵。

【来源】毛茛科植物西南乌头 *Aconitum episcopale* H. Lév.，以块根入药。

【采集加工】秋季采收，洗净，晒干。

【功能主治】

1）《彝植物药》《辞典》《志要》：用于乌头中毒、醉酒、鸦片中毒、外伤出血、跌打骨痛。

2）《滇药志·四》《彝医药学》：用于哮喘、乌头中毒、醉酒、鸦片中毒。

3）《志要》：用于类风湿关节炎、风寒湿痹、陈旧性骨折疼痛、顽癣、黄癣、跌打损伤隐痛、寒湿阻滞经络、筋骨关节反复不愈。

4）《时珍国医国药》：用于解毒、解酒。

【用法用量】适量，泡酒服，并外搽痛处。

【文献来源】*Aconitum episcopale* H. Lév. 彝植物药：32. 1990. 滇药志·四：401. 2009. 辞典：10. 2016. 志要：9. 2005. 彝医药学：566. 1993. 时珍国医国药.（9）：2108-2109. 2008.

148　膝瓣乌头

【药材名】大草乌、膝瓣乌头。

【彝文音译】万剁。

【来源】毛茛科植物膝瓣乌头 *Aconitum geniculatum* Fletcher et Lauener，以块根入药。

【采集加工】秋、冬季采收，去残基、须根，置沸水中煮 4 小时，或用石灰水浸泡 7～10 天，清水漂 3 天，每日换水 2 次，切片，晒干备用。

【功能主治】

1）《彝医药·下》：活血止痛，祛风散寒，解毒消肿，敛疮杀虫。

2）《辞典》《彝医药·下》：用于骨痛、骨折肿痛、风湿痛、关节肿胀、外伤出血、干疮、脓疱疮、癞疮、刀枪伤肿痛、瘫痪。

【用法用量】制草乌，6～9g，水煎服；或泡酒服。外用：适量，研粉调搽；或泡酒擦。

【文献来源】*Aconitum geniculatum* Fletcher et Lauener 彝医药·下：464. 2007. 辞典：11. 2016.

149　北乌头

【药材名】北乌头。

【彝文音译】都拉。

【来源】毛茛科植物北乌头 *Aconitum kusnezoffii* Rehder，以块根入药。

【采集加工】秋季采收，去泥土及杂质，晒干或阴干。

【功能主治】《彝药资源》：活血调经、解毒、益脾胃、补血、止咳、止痛。用于风湿，跌打损伤，癫狂，感冒，解乌头毒、鸦片毒，醉酒。

【用法用量】3～6g，水煎服；或入丸、散剂。外用：适量，研末调敷。

【文献来源】*Aconitum kusnezoffii* Rehder. 彝药资源：91. 2021.

150　凉山乌头

【药材名】凉山乌头。

【彝文音译】哈都、都什、都节、都日、都格、麻哈都、哈都阿格。

【来源】毛茛科植物凉山乌头 *Aconitum liangshanicum* W. T. Wang，以块根入药。

【采集加工】秋季采挖块根，洗净，晒干。

【功能主治】

1）《彝植物药》：治牛、马、羊创口生蛆，脓疱疮。

2）《志要》：用于风湿、瘫痪、疮毒、肿痛、骨折、刀枪出血、枪伤等伤痛之疾。

3）《彝药资源》《彝植物药》：用于风湿痛、干疮、肿痛、全身麻木、手指骨折、外伤出血、骨折肿痛、癞疮。

【用法用量】外用：泡酒擦痛处。

【文献来源】*Aconitum liangshanicum* W. T. Wang 彝植物药：34. 1990. 志要：10. 2005. 彝药资源：100. 2021.

151　花莛乌头

【药材名】花莛乌头。

【彝文音译】紫玛。

【来源】毛茛科植物花莛乌头 *Aconitum scaposum* Franch.，以块根入药。

【采集加工】夏、秋季采收，去茎叶，洗净，鲜用或晒干。

【功能主治】《彝药资源》：治咳喘、化痰、劳伤、月经不调、跌打损伤、无名肿毒。

【用法用量】3～6g，水煎服。外用：浸酒涂搽。

【文献来源】*Aconitum scaposum* Franch. 彝药资源：102. 2021.

152　玉龙乌头

【药材名】玉龙乌头。

【彝文音译】摸荷堵。

【来源】毛茛科植物玉龙乌头 *Aconitum stapfianum* Hand. -Mazz.，以块根入药。

【采集加工】夏、秋季采收，去茎叶，洗净，鲜用或晒干。

【功能主治】《辞典》：治类风湿关节炎、风寒湿痹、陈旧性骨折疼痛、顽癣、黄癣、跌打损伤隐痛、寒湿阻滞经络、筋骨关节慢性疼痛。

【用法用量】外用：10～20g，泡酒外搽，切忌内服。

【文献来源】*Aconitum stapfianum* Hand. -Mazz. 辞典：13. 2016.

153　黄草乌

【药材名】黄草乌、草乌、弩箭药、大草乌。

【彝文音译】喏毒、万剁、蓝督拉。

【来源】毛茛科植物黄草乌 *Aconitum vilmorinianum* Kom.，以块根入药。

【采集加工】秋、冬季采收，去残基、须根，置沸水中煮 4 小时，或用石灰水浸泡 7～10 天，清水漂 3 天，每日换水 2 次，切片，晒干备用。

【功能主治】

1）《时珍国医国药》：用于麻醉止痛。

2）《哀牢本草》：温中散寒、回阳通脉、祛风止痛、搜风化痰。用于心血瘀阻、痰湿积滞、久喘久咳、胃寒疼痛、风寒湿痹、身寒体冷、关节肿痛。

3）《彝药本草》：祛风散寒、除湿止痛。用于跌打瘀血肿痛，颈椎、腰椎骨质增生。

4）《滇药志・三》：用于心血瘀阻、痰湿瘀积、久喘久咳、胃寒腹痛、风寒湿痹、身体寒冷、关节肿痛、手脚骨折、扭伤脱臼、骨痛、外伤出血、刀枪伤肿、骨折肿痛、瘫痪、风湿寒痛、脓疱疮、癞疮。

5）《中国彝药》《彝医药・下》：活血止痛、祛风散寒、解毒消肿、敛疮杀虫。

6）《辞典》《中国彝药》《彝医药・下》：用于骨痛、关节肿胀、外伤出血、刀枪伤肿、骨折肿痛、瘫痪、风湿疼痛、干疮、脓疱疮、癞疮。

7）《志要》：用于骨折。

8）《辞典》《时珍国医国药》：祛风除湿、舒筋活血、止血消肿、接骨止痛、敛疮杀虫。

【用法用量】外用：10～20g，泡酒外搽，切忌内服。

【文献来源】*Aconitum vilmorinianum* Kom. 辞典：14. 2016. 哀牢本草：82. 1991. 彝药本草：98. 2018. 滇药志・三：324. 2010. 彝医药・下：464. 2007. 志要：12. 2005. 中国彝药：515. 2004. 时珍国医国药.（9）：2141-2142. 2008.

154 乌头

【药材名】野附子、乌头、附子。

【彝文音译】嘎草乌。

【来源】毛茛科植物乌头 *Aconitum carmichaelii* Debeaux，以子根、母根入药。

【采集加工】秋初采挖根部，洗净，晒干备用。

【功能主治】

1）《彝药本草》：回阳救逆、温中止痛、散寒燥湿。用于风湿瘫痪、四肢麻木、半身不遂。

2）《滇药志・五》《彝医药学》：用于阳痿、破伤风、阴疽、乳腺癌、风湿性关节炎、秃疮、牛皮癣、跌打损伤、皮下瘙痒、关节痛、扭伤、脱臼、阴盛阳虚、夜间病加剧、哮喘。

【用法用量】10～20g，与猪肉炖 12 小时后服用。

【文献来源】*Aconitum carmichaelii* Debeaux 彝药本草：173. 2018. 滇药志・五：83. 2012. 彝医药学：534，545. 1993.

155 升麻

【药材名】升麻。

【彝文音译】七鸡丹、施玛、戚饥没。

【来源】毛茛科植物升麻 *Actaea cimicifuga* L.，以根茎入药。

【采集加工】秋季采收，除去泥沙，晒至须根干时，燎去或除去须根，晒干。

【功能主治】

1）《辞典》《滇药志・一》《滇药录》：治高热、伤风感冒、头痛。

2）《滇省志》：升阳、发汗、透疹、解毒。用于头痛寒热、咽痛、口疮、斑疹不透、久泻、久痢、脱肛。

【用法用量】5～10g，泡酒服。

【文献来源】*Cimicifuga foetida* L. 滇药录：65. 1983. 滇药志・一：84. 2008. 滇省志：473. 1995. 辞典：191. 2016.

156 兴安升麻

【药材名】升麻。

【来源】毛茛科植物兴安升麻 *Actaea dahurica* (Turcz. ex Fisch. & C. A. Mey.) Franch.，以根茎入药。

【采集加工】秋季采收，除去泥沙，晒至须根干时，燎去或除去须根，晒干。

【功能主治】《彝医药学》：治小便不通、痄腮、红肿疼痛、睾丸肿痛。

【用法用量】5～10g，泡酒服。

【文献来源】*Cimicifuga dahurica* (Turcz) Maxim 彝医药学：511. 1993.

157 打破碗花花

【药材名】打破碗花花、打破碗花、野棉花。

【彝文音译】乌拔特维、唯噜开巴拉、阿觉沙补、色拍坡。

【来源】毛茛科植物打破碗花花 *Anemone hupehensis* Lem.，以全草、根、叶、嫩尖、花入药。

【采集加工】夏、秋季采收，鲜用或晒干。

【功能主治】

1）《滇省标·六》：消食杀虫、解毒消肿。用于食积、虫积、胃痛、疮疡、瘰疬。

2）《辞典》：花：治冻疮。根、全草：治冻疮、肠溃疡、外伤出血。

3）《中国彝药》：拔毒敛疮、活血消肿、止泻止痛、杀虫。

4）《彝植物药》、《志要》、《中国彝药》、《辞典》（根、叶、嫩尖）：用于干疮、毒疮、漆疮、冻疮、腹中虫痛、外伤出血。

5）《志要》、《中国彝药》、《辞典》（根、叶、嫩尖）：用于肠溃疡、打伤、腹有死血、食积不化、肝炎、肝区疼痛、长期腹泻、小儿腹泻、打胎。

6）《彝医药史》：根：用于肠溃疡、打伤、腹有死血；根、叶：下气、杀虫；用于小儿寸白虫、蛔虫犯胃、疳积。

7）《彝药本草》：清热除湿、活血祛瘀。用于疮疡肿毒、皮肤瘙痒、咳嗽痰多、小儿疳积。

【用法用量】3～9g，水煎服；或研末服；或泡酒服。外用：适量，煎水洗；或捣敷；或鲜叶捣烂取汁涂。

【文献来源】*Anemone hupehensis* Lem. 滇省标·六：39. 2010. 辞典：54. 2016. 中国彝药：299. 2004. 彝植物药：37. 1990. 志要：42. 2005. 彝医药史：164. 1990. 彝药本草：175. 2018.

158 草玉梅

【药材名】草玉梅、虎掌草。

【彝文音译】痨利矢、唉母列施、罗浪诗、日恶补此、阿肚遮、哈都罗火、拉莫西勾、啊堵咪滋。

【来源】毛茛科植物草玉梅 *Anemone rivularis* Buch. -Ham.，以全草、根、叶入药。

【采集加工】夏季采全草，秋季挖根。根去外皮切片，晒干备用，叶、全草鲜用。

【功能主治】

1）《辞典》：全草、根、叶：治牙痛、头痛、鼻炎、风湿痛、断指、骨疮、无名肿毒、疟疾、伤食。全草：治妇女泌乳不足、心慌头昏、纳差、消瘦、寒热不调、四季感冒、胃中湿热留滞、疟疾、肠胃不和、腹胀气胀、喉蛾（急性扁桃体炎）、痄腮、痈疽疮疡。根、全草：治疟疾、胃痛、无名肿毒。

2）《彝医药学》：用于腹痛腹泻、药物中毒、不孕症。

3）《彝药学》《中国彝药》：顺气止痛、利湿止泻、解毒、消肿。

4）《中国彝药》：用于腹痛腹泻、药物中毒、胃痛、腮腺炎、乳蛾、风湿痛、牙痛、肝炎、胆囊炎。

5）《彝验方》：用于骨髓炎、白浊、阴道炎。

6）《滇药志·一》：清热利湿、消肿止痛、活血散瘀、解毒退热、消食截疟。

7）《滇省标·二》：清热解毒、止咳祛痰、利湿消黄、消痞散结。用于咽喉肿痛、咳嗽痰多、湿热黄疸、胃痛、泄泻、牙痛、痄腮、瘰疬、痈疽肿毒。

8）《彝州本草》《滇药志·一》：用于咽喉肿痛、扁桃体炎、慢性肝炎、风湿疼痛、跌打损伤、痈疽肿毒、风火牙痛、胆囊炎、膀胱炎、疟疾、痢疾、肿瘤、胃痛、闭经、血尿、淋证、偏头痛、毒蛇咬伤。

9）《彝药续集》：用于牙痛、头痛、风湿性关节痛、跌打损伤、鼻炎、断指、骨髓炎、疟疾、无名肿毒、伤食。

10）《哀牢本草》：消肿止痛、健脾理气。用于肠胃不和、腹胀气胀、喉蛾、痄腮、痈疽疮疡。

11）《志要》：用于寒热不调、四季感冒、胃中湿热留滞、疟疾、牙痛、头痛、鼻炎、风湿痛、断指、骨疮、无名肿毒、伤食。根、全草：治疟疾、胃痛、无名肿毒。全草：治肠胃不和、腹胀气胀、喉蛾、痄腮、痈疽疮疡。

12）《大理资志》：用于止咳、风湿性关节炎、跌打损伤、哮喘、胃中湿热、牙痛、小儿疳积、痢疾、肾性水肿、子宫下垂、产后腹痛。

【用法用量】10～20g，水煎服，或泡酒服。外用：鲜品适量，捣烂敷。

【文献来源】*Anemone rivularis* Buch. -Ham. 辞典：55. 2016. 彝医药学：630. 1993. 彝药学：33. 2016. 彝验方：149，240，248. 2007. 滇药志・一：208. 2008. 滇省标・二：63. 2007. 彝州本草：141. 1998. 彝药续集：32. 1992. 中国彝药：136. 2004. 哀牢本草：77. 1991. 志要：43. 2005. 大理资志：79. 1991.

159　小花草玉梅

【药材名】虎掌草、小花草玉梅。

【彝文音译】罗浪诗。

【来源】毛茛科植物小花草玉梅 *Anemone rivularis* var. *floreminore* Maxim.，以根入药。

【采集加工】全年均可采收，鲜用或切片，晒干。

【功能主治】

1）《彝药学》：顺气止痛、利湿止泻、解毒、消肿。

2）《辞典》：治腹痛腹泻、药物中毒、胃痛、腮腺炎、乳蛾、风湿痛、牙痛、肝炎。

【用法用量】10～20g，水煎服；或泡酒服。外用：鲜品适量，捣烂敷。

【文献来源】*Anemone rivularis* Buch. -Ham. ex DC. var. *floreminore* Maxim. 彝药学：33. 2016. 辞典：55. 2016.

160　秋牡丹

【药材名】打破碗花。

【来源】毛茛科植物秋牡丹 *Anemone scabiosa* H. Lév. & Vant.，以全草、根入药。

【采集加工】夏季花期前采收全草，秋季采根，晒干。

【功能主治】《彝医药学》：治因情绪不好，不思饮食而患病、腹中寸白虫。

【用法用量】适量，配鸡蛋煨服。

【文献来源】*Anemone hupehcnsis* Lemone var. *japonica* (Thunb.) Bowels et Stearn 彝医药学：483. 1993.

161　大火草

【药材名】打破碗花。

【来源】毛茛科植物大火草 *Anemone tomentosa* (Maxim.) Pei，以根、叶入药。

【采集加工】春、秋季挖取根，晒干。

【功能主治】《彝医药史》：根：治肠溃疡、打伤、腹有死血。根、叶：下气、杀虫；治小儿寸白虫、蛔虫犯胃、疳积。

【用法用量】3～9g，水煎服；或研粉服。外用：适量，捣烂敷。

【文献来源】*Anemone tomentosa* (Maxim.) 彝医药史：164. 1990.

162 野棉花

【药材名】野棉花、打破碗花、野棉花根。

【彝文音译】阿堵沙波、阿觉阿补、松罗告。

【来源】毛茛科植物野棉花 *Anemone vitifolia* Buch. -Ham.，以全草、叶、根入药。

【采集加工】全年均可采集，洗净，切片，晒干。

【功能主治】

1）《彝药资源》、《志要》、《哀牢本草》（根）、《辞典》（根）：治风湿痹痛、胃肠出血、肛肠脱垂、产后腹痛、蛔厥作痛。

2）《大理资志》（根）：消积止痛、舒筋如治胃痛、食积、跌打损伤。

3）《中国彝药》《彝医药・下》：祛风、散瘀、利湿、消食、驱虫。用于风湿痹痛、跌打损伤、蛔虫病、疟疾、胃痛、咳嗽、腹痛、腹泻、全身及关节疼痛、中风。

4）《彝医药史》：根：治肠溃疡、打伤、腹有死血。根、叶：下气、杀虫。用于小儿寸白虫、蛔虫犯胃、疳积。

5）《滇药志・一》：消食、止痛、舒筋。用于中风、风湿痹痛、胃肠出血、肛肠脱垂、癃闭、产后腹痛、蛔虫作痛、跌打损伤。

6）《志要》：治胃痛、食积、跌打损伤。

7）《彝医药学》《彝医药・下》《中国彝药》：膈食腹痛、嗳气吞酸、干噎食臭、不思饮食、疮疡久溃不愈、癃闭、浑身酸痛。

8）《哀牢本草》：清热解毒、祛风除湿、收敛止血、散瘀消肿、驱蛔。用于风湿痹痛、肠胃出血、肛肠脱垂、产后腹痛。

【用法用量】10～15g，水煎服；或入散剂；或泡酒服。外用：鲜品适量，捣烂敷。

【文献来源】*Anemone vitifolia* Buch. -Ham. 辞典：56. 2016. 彝药资源：62. 2021. 志要：44. 2005. 中国彝药：479. 2004. 彝医药史：164. 1990. 滇药志・一：312. 2008. 彝医药・下：437. 2007. 大理资志：81. 1991. 彝医药学：542. 1993. 哀牢本草：102. 1991.

163 驴蹄草

【药材名】马蹄草。

【来源】毛茛科植物驴蹄草 *Caltha palustris* L.，以全草入药。

【采集加工】夏、秋季采收，晒干。

【功能主治】《微量元素与健康研究》：利尿通淋、清热除湿、解暑、消风散气、活血。用于消化不良、胃痛、腹胀腹痛、肾炎、尿路感染、感冒咳嗽、支气管炎。

【用法用量】9～15g，水煎服；或泡酒服。外用：适量，捣烂敷；或拌酒糟，烘热外敷；或煎水洗。

【文献来源】*Caltha palustris* L. 微量元素与健康研究. 27（6）：20-21. 2010.

164 甘川铁线莲

【药材名】甘川铁线莲。

【彝文音译】你么慌是。

【来源】毛茛科植物甘川铁线莲 *Clematis akebioides* (Maxim.) Veitch，以全株入药。

【采集加工】全年可采，洗净，鲜用或晒干。

【功能主治】《辞典》：治心慌、心血虚、心悸。

【用法用量】9～15g，水煎服。

【文献来源】*Clematis akebioides* (Maxim.) Hort. ex Veitch. 辞典：204. 2016. ——*Clematis glauca* Willd. var. *akebioides* (Maximm) Rehdd. et Wils. 辞典：204. 2016.

165 钝齿铁线莲

【药材名】鱼屋利、钝齿铁线莲、鱼屋里、细木通。

【彝文音译】依抗齐撵、依抗齐。

【来源】毛茛科植物钝齿铁线莲 *Clematis apiifolia* var. *argentilucida* (H. Lév. & Vant.) W. T. Wang，以全株、藤茎入药。

【采集加工】秋季采收，洗净，鲜用或切段晒干。

【功能主治】

1）《滇省标·二》：清热利尿、行气通淋。用于膀胱湿热、尿急尿痛、淋漓不尽、牙龈肿痛。

2）《辞典》（全株）、《彝州本草》、《安徽农学通报》：治急慢性膀胱炎、尿道炎、小便闭塞。

3）《彝医药·下》、《中国彝药》、《辞典》（藤茎）：治急慢性膀胱炎、尿道炎、牙痛。

4）《彝医药·下》《中国彝药》：利尿清热、止痛消肿。

5）《辞典》（全株）、《中国彝医》：治急性肾小球肾炎、急性膀胱炎、尿道炎、腹部下肢浮肿。

6）《中国彝医》：通淋利尿、除湿消肿。

【用法用量】10～20g，水煎服；或绞汁服。外用：鲜品适量，煎水洗；或捣烂敷。

【文献来源】*Clematis apiifolia* DC. var. *obtusidentata* Rehd. et Wils. 滇省标·二：69. 2007. 安徽农学通报. 26(16)：45-49. 2020. 辞典：205. 2016. 中国彝药：613. 2004. 彝医药·下：549. 2007. ——*Clematis obtusidentata* (Rehder & Wilson) H. Eichler 辞典：208. 2016. 中国彝医：79. 1994. 彝州本草：98. 1998.

166 小木通

【药材名】粗糠花根、川木通、小木通。

【彝文音译】儿钩阶、二勾于。

【来源】毛茛科植物小木通 *Clematis armandii* Franch.，以全株、根、藤茎入药。

【采集加工】夏、秋季采收，晒干备用。

【功能主治】

1）《彝医药学》：治疥疮。

2）《彝医药学》：治汗多、小便疼痛（系尿路感染）。

3）《哀牢本草》：清热解毒。用于疮疡肿毒。

4）《辞典》《滇药录》《滇药志·三》：治鼻窦炎、宫颈炎、鼻甲炎、各种局部炎症。

5）《滇药志·三》：用于尿路感染、肾炎水肿、淋病、闭经、乳汁不通、月经不调、汗多、小便疼痛。

【用法用量】15～30g，水煎服并冲洗患处。

【文献来源】*Clematis armandii* Franch. 彝医药学：547，562. 1993. 哀牢本草：107. 1991. 滇药录：70. 1983. 滇药志·三：48. 2010. 辞典：205. 2016.

167 威灵仙

【药材名】威灵仙。

【来源】毛茛科植物威灵仙 *Clematis chinensis* Osbeck，以根、叶入药。

【采集加工】夏、秋季采收，晒干。
【功能主治】《彝医药学》：治绣球风。
【用法用量】适量，水煎服。
【文献来源】*Clematis chinensis* Osbeck 彝医药学：536. 1993.

168　平坝铁线莲

【药材名】平坝铁线莲、柳叶见血飞、柳叶见血飞根。
【来源】毛茛科植物平坝铁线莲 *Clematis clarkeana* Lévl. et Vant.，以全株、根入药。
【采集加工】夏、秋季采收，洗净，晒干。
【功能主治】
1）《哀牢本草》《辞典》：治咽喉肿痛、风湿痹痛、跌打损伤、脚气水肿。
2）《哀牢本草》：活血化瘀、祛风除湿。
3）《彝医药学》：治风湿性腰痛、晕厥。
【用法用量】10～15g，水煎服。
【文献来源】*Clematis clarkeana* Lévl. et Vant. 辞典：206. 2016. 哀牢本草：90. 1991. 彝医药学：563. 1993.

169　滑叶藤

【药材名】簇花铁线莲、山金银、滑叶藤。
【彝文音译】达鲜金、打街君。
【来源】毛茛科植物滑叶藤 *Clematis fasciculiflora* Franch.，以全株、根、皮、叶入药。
【采集加工】适时采收各部位，鲜用或晒干。
【功能主治】
1）《滇药录》、《辞典》（全株）：用于尿路感染、尿道结石。
2）《滇省志》《辞典》：根、皮、叶：行气活血、祛风除湿。用于气滞腹胀、风湿筋骨痛、跌打损伤、乳痈。
【用法用量】适量，水煎服。
【文献来源】*Clematis fasciculiflora* Franch. 滇药录：71. 1983. 滇省志：475. 1995. 辞典：206. 2016.

170　山木通

【药材名】山木通、心慌藤。
【彝文音译】基奔牛。
【来源】毛茛科植物山木通 *Clematis finetiana* Lévl. et Vant.，以根、茎、叶入药。
【采集加工】全年均可采，鲜用或晒干。
【功能主治】
1）《中国彝药》《彝医药・下》：清热利尿、解毒止痛。
2）《安徽农学通报》：治心慌、心悸、乳汁短少、浮肿。
3）《辞典》（根、茎、叶）、《中国彝药》、《彝医药・下》：治尿道结石、感冒鼻塞、胃痛、乳汁不通、乳蛾、咽喉痛、跌打损伤。
【用法用量】15～30g，水煎服，鲜品，60g。外用：鲜品适量，捣烂敷；或塞鼻。
【文献来源】*Clematis finetiana* Lévl. et Vant. 彝医药・下：555. 2007. 中国彝药：619. 2004. 安徽农学通报. 26（16）：45-49. 2020. 辞典：206. 2016.

171　毛蕊铁线莲

【药材名】绣球藤、毛蕊铁线莲。

【彝文音译】赛度牛。

【来源】毛茛科植物毛蕊铁线莲 *Clematis lasiandra* Maxim.，以藤茎入药。

【采集加工】秋季采收，鲜用或晒干。

【功能主治】

1）《中国彝药》《彝医药・下》：舒筋活络、清热利尿、理气消食。

2）《辞典》《中国彝药》《彝医药・下》：治汗多、小便疼痛、妇人乳汁不通、膈食、胃胀、膀胱湿热、小便不通。

【用法用量】5～15g，水煎服。外用：鲜品适量，煎水洗。

【文献来源】*Clematis lasiandra* Maxim. 彝医药・下：441. 2007. 辞典：207. 2016. 中国彝药：484. 2004.

172　钝萼铁线莲

【药材名】小蓑衣莲、心慌藤、小果木通、细木通、钝萼铁线莲。

【彝文音译】你么慌是、尼租牛、能牛诗。

【来源】毛茛科植物钝萼铁线莲 *Clematis peterae* Hand. -Mazz.，以全株、根、藤茎入药。

【采集加工】秋季采收，洗净，鲜用或切段晒干。

【功能主治】

1）《滇药录》：治心慌、心血虚、心悸。

2）《中国彝医》：通经下乳、利水消肿、健脾补虚。

3）《彝州本草》《滇药志・四》：用于心慌、心悸、乳汁短少、浮肿、头晕。

4）《滇省志》《辞典》：藤茎：用于心慌、心悸失眠、消瘦。

5）《滇省标・二》：宁心安神、利水消肿、祛风止痒。用于心悸怔忡、水肿、小便不利、瘀血停滞、皮肤瘙痒。

6）《中国彝药》《彝医药・下》《滇药志・四》：利水消肿、和络止痛、祛风清热。用于尿路感染、水肿、风热痒疹、头痛、跌打损伤、瘀滞疼痛、风湿疼痛、风湿肿痛。

7）《辞典》：根：治心悸。根、藤茎：治乳汁短少、浮肿。藤茎、叶：治尿路感染、水肿、跌打损伤、风热痒疹。

8）《滇药志・四》：镇静安神、通经下乳、利水消肿。

9）《彝药志》：通经下乳、利水消肿。用于心慌、心悸。

10）《彝药资源》（全株）：清热、利尿、止痛。治湿热淋病、小便不通、水肿、膀胱炎、肾盂肾炎、脚气水肿、闭经、头痛、风湿性关节炎。

【用法用量】15～20g，水煎服；或炖肉吃。外用：鲜品适量，捣烂敷。

【文献来源】*Clematis gouriana* Roxb. var. *finetii* Rehd. et Wils. 滇药录：71. 1983. ——*Clematis peterae* Hand. -Mazz. 中国彝医：47. 1994. 彝州本草：44. 1998. 滇省志：476. 1995. 滇省标・二：29. 2007. 彝医药・下：558. 2007. 辞典：208. 2016. 中国彝药：623. 2004. 滇药志・四：96. 2009. 彝药志：132. 1983. 彝药资源：75. 2021.

173　五叶铁线莲

【药材名】柳叶见血飞根。

【来源】毛茛科植物五叶铁线莲 *Clematis quinquefoliolata* Hutch.，以根入药。

【采集加工】四季可采，洗净，晒干。

【功能主治】《彝医药学》：治因外伤致骨折筋伤。

【用法用量】10～15g，水煎服；或泡酒服。外用：适量。

【文献来源】*Clematis quinquefoliolata* Hutch. 彝医药学：576. 1993.

174　毛茛铁线莲

【药材名】灯笼花、绣球木通、毛茛状铁线莲、绣球藤、毛茛铁线莲。

【彝文音译】落莫戈尔基、火那衣。

【来源】毛茛科植物毛茛铁线莲 *Clematis ranunculoides* Franch.，以全株入药。

【采集加工】去净泥土，切段阴干备用。

【功能主治】

1）《滇省志》《峩彝药》《辞典》《滇药志・五》：用于小儿疳积、角膜云翳、青光眼。

2）《彝药本草》：治肾结石、尿道结石、肾炎水肿、下部生疮、肾囊风痒。

3）《滇药录》《辞典》《滇药志・五》：治手足麻木。

4）《滇药志・五》《滇省志》《峩彝药》：疏肝散翳、健脾和胃。

【用法用量】10～15g，水煎服。

【文献来源】*Clematis ranunculoides* Franch. 峩彝药：18. 彝药本草：154. 2018. 滇药录：72. 1983. 滇药志・五：297. 2012. 滇省志：477. 1995. 辞典：208. 2016.

175　盾叶铁线莲

【药材名】滑叶木通。

【来源】毛茛科植物盾叶铁线莲 *Clematis smilacifolia* var. *peltata* (W. T. Wang) W. T. Wang，以全株、根、叶入药。

【采集加工】全年均可采集，洗净，晒干。

【功能主治】

1）《元彝药》：用于感冒、闭经、痛经、风寒湿痹、跌打损伤、风疹。

2）《彝验方》：用于皮肤瘙痒。

【用法用量】适量，水煎服。外用：鲜品，煎水洗，1 日 1～2 次。

【文献来源】*Clematis loureiriana* DC. var. *peltata* W. T. Wang 元彝药：72. 1994. 彝验方：185. 2007.

176　菝葜叶铁线莲

【药材名】滑叶木通。

【彝文音译】鹿逼枝。

【来源】毛茛科植物菝葜叶铁线莲 *Clematis smilacifolia* Wallich，以全草入药。

【采集加工】全年可采，洗净，晒干。

【功能主治】《彝药本草》：利尿、消炎、解表、退热。用于鼻膜炎、鼻窦炎、鼻息肉、鼻咽癌、通经活络。

【用法用量】20～30g，水煎服。外用：适量，研粉，温水调成膏状，塞鼻。

【文献来源】*Clematis loureiriana* DC. var. *subpeltata* (Wall.) Hand. -Mazz. 彝药本草：59. 2018.

177 黄连

【药材名】黄连。
【彝文音译】bbuddutsyxke。
【来源】毛茛科植物黄连 *Coptis chinensis* Franch.，以根茎入药。
【采集加工】秋季采收，除去须根和泥沙，干燥，撞去残留须根。
【功能主治】
1）《彝医药学》：治小儿腹积、痞块、消瘦、不欲食、风水疔疮、烫伤、呕吐、恶心、新生儿破伤风、赤白痢疾、腹痛、蛔虫病、梅毒。
2）《民药志・四》：泻火燥湿、解毒杀虫。
【用法用量】2～5g，水煎服。外用：适量。
【文献来源】*Coptis chinensis* Franch. 彝医药学：520. 1993. 民药志・四：559. 2007.

178 云南黄连

【药材名】黄连。
【来源】毛茛科植物云南黄连 *Coptis teeta* Wall.，以根茎、根皮、茎皮入药。
【采集加工】秋季采收，除去须根及泥沙，干燥，剪去残留须根。
【功能主治】《彝医药史》：茎皮、根皮：治全身生小疮（舂烂外敷）。根茎：清热、除湿、消痞块、止痢、清热、明目；用于心腹疼痛、阴肿。
【用法用量】2～5g，水煎服。外用：适量。
【文献来源】*Coptis teetoides* C. Y. Cheng Mss. 彝医药史：164. 1990.

179 滇川翠雀花

【药材名】小草乌、滇川翠雀花、鸡足草乌、细草乌。
【彝文音译】昂期浪鸡脚手、罗高。
【来源】毛茛科植物滇川翠雀花 *Delphinium delavayi* Franch.，以根入药。
【采集加工】夏、秋季采收，放于热灰中炮制后，洗净去皮，切片，晒干。
【功能主治】
1）《彝医药学》：用于小儿疳积、火烟呛咳所致咳嗽不停。
2）《滇省志》：用于小儿急惊风、小儿肺炎。
3）《滇省标・六》：除湿散寒、通络止痛。用于寒湿痹痛、胃痛、跌打损伤。
4）《辞典》：治风湿疼痛、跌打损伤、小儿急惊风、高热昏迷。
5）《彝药志》《中国彝医》：止痛定惊、祛风除湿。用于关节炎、胃痛、风湿疼痛、小儿急惊风。
【用法用量】0.1～0.3g，研末调服；或泡酒服。
【文献来源】*Delphinium delavayi* Franch. 彝医药学：503. 1993. 滇省志：479. 1995. 滇省标・六：23. 2010. 辞典：272. 2016. 中国彝医：65. 1994. 彝药志：118. 1983.

180 裂瓣翠雀

【药材名】裂瓣翠雀、小草乌。
【彝文音译】黑若每里薄、木须答。
【来源】毛茛科植物裂瓣翠雀 *Delphinium grandiflorum* var. *mosoynense* (Franch.) Huth，以全草、根入药。

【采集加工】秋季采收，放入石灰水中浸泡1～2天取出，洗净石灰，切片，晒干。

【功能主治】

1)《辞典》《志要》：用于风湿性关节痛、跌打损伤、胃痛、小儿疳积、小儿肺炎、小儿腹泻腹胀。

2)《彝药本草》：散瘀消肿、止痛。治小儿肺炎、腹痛、关节痛。

【用法用量】1～2g，研末兑水服。

【文献来源】*Delphinium grandiflorum* L. var. *mosoyninse* (Franch.) Huth 志要：214. 2005. 辞典：272. 2016. ——*Delphinium mosoynense* Franch. 彝药本草：143. 2018.

181 云南翠雀花

【药材名】云南翠雀花、小草乌、矮槐。

【彝文音译】喏嘟西哩、耶剁。

【来源】毛茛科植物云南翠雀花 *Delphinium yunnanense* Franch.，以根入药。

【采集加工】夏、秋季采收，漂洗，切段晒干。

【功能主治】

1)《滇药录》《峩彝药》《滇省志》：治胃痛、气管炎、肺结核。

2)《滇药志·一》：化痰止咳。用于气管炎、肺结核。

3)《峩彝药》《滇省志》：温中止痛、化痰止咳。

4)《辞典》《中国彝药》《彝医药·下》：用于高热咳喘、手足痉挛、小儿肺炎、咳嗽咯痰、急惊风、小儿疳积。

5)《中国彝药》《彝医药·下》：止咳平喘、祛风定惊、杀虫止痒、止痛。用于鼻翼煽动、昏迷、高热昏迷、火烟呛咳所致咳嗽不停。

6)《哀牢本草》《滇药志·一》：散瘀通络、祛风除湿、散寒止痛。

7)《志要》《辞典》：治气管炎、肺结核、风湿性关节痛、盗汗。

8)《哀牢本草》《滇药志·一》《志要》《辞典》：用于风寒湿痹、胃寒疼痛、跌打损伤、瘀积肿痛。

【用法用量】10～15g，水煎服。

【文献来源】*Delphinium yunnanense* Franch. 滇药录：97. 1983. 滇药志·一：56. 2008. 滇省志：480. 1995. 辞典：273. 2016. 彝医药·下：410. 2007. 中国彝药：448. 2004. 哀牢本草：32. 1991. 志要：215. 2005. 峩彝药：46.

182 牡丹

【药材名】红牡丹花。

【来源】毛茛科植物牡丹 *Paeonia suffruticosa* Andr.，以花入药。

【采集加工】夏季采花，鲜用或晒干。

【功能主治】《彝医药学》：治产后流血不止。

【用法用量】10g，水煎服。

【文献来源】*Paeonia suffruticosa* Andr. 彝医药学：720. 1993.

183 芍药

【药材名】白芍、野赤芍。

【彝文音译】色七补足。

【来源】毛茛科植物芍药 *Paeonia lactiflora* Pall.，以根入药。

【采集加工】夏、秋季采挖，洗净，置沸水中煮后除去外皮或去皮后再煮，晒干。
【功能主治】
1）《彝医药学》：用于泄泻、湿疥疮、产后肿胀、麻疹、乳结核、淋巴结结核。
2）《彝药本草》：凉血活血、消肿止痛。治男人虚劳、闭经、干血痨。
3）《滇药志·二》：用于心脏病、肺结核、泄泻、湿疥疮、产后肿胀。
【用法用量】20～30g，水煎服。
【文献来源】*Paeonia lactiflora* Pall. 彝医药学：529. 1993. 彝药本草：171. 2018. 滇药志·二：103. 2009.

184 白头翁

【药材名】白头翁。
【来源】毛茛科植物白头翁 *Pulsatilla chinensis* (Bge.) Regel，以根、茎入药。
【采集加工】春、秋季采收，洗净、晒干。
【功能主治】《彝医药学》：治带状疱疹、疼痛瘙痒、痨病、尿路感染。
【用法用量】9～15g，水煎服。
【文献来源】*Pulsatilla chinensis* (Bge.) Regel 彝医药学：509. 1993.

185 禺毛茛

【药材名】水芹菜、禺毛茛。
【彝文音译】依睛哦。
【来源】毛茛科植物禺毛茛 *Ranunculus cantoniensis* DC.，以全草入药。
【采集加工】春末夏初，采收全草，洗净，晒干。
【功能主治】《滇药志·四》《辞典》《哀牢本草》：解蜜蜂毒。
【用法用量】鲜品 50g，水煎服。
【文献来源】*Ranunculus cantoniensis* DC. 哀牢本草：44. 1991. 辞典：689. 2016. 滇药志·四：309. 2009.

186 茴茴蒜

【药材名】糯虎掌。
【来源】毛茛科植物茴茴蒜 *Ranunculus chinensis* Bunge，以全草入药。
【采集加工】夏季采收、鲜用或晒干。
【功能主治】《彝验方》：用于角膜云翳。
【用法用量】外用：适量，煎水熏洗，1 日 2～3 次。
【文献来源】*Ranunculus chinensis* Bunge 彝验方：108. 2007.

187 毛茛

【药材名】毛茛。
【彝文音译】叶补裸果。
【来源】毛茛科植物毛茛 *Ranunculus japonicus* Thunb.，以全草入药。
【采集加工】夏、秋季采收，切段，鲜用或晒干。
【功能主治】
1）《辞典》：治慢性血吸虫病、关节扭伤、胃病。

2）《彝药续集》《辞典》：治风寒感冒、头痛、咳嗽、风湿性关节痛。
【用法用量】适量，水煎服；或泡酒服。
【文献来源】*Ranunculus japonicus* Thunb. 辞典：690. 2016. 彝药续集：30. 1992.

188 猫爪草

【药材名】猫爪草、小毛茛。
【彝文音译】阿耐施。
【来源】毛茛科植物猫爪草 *Ranunculus ternatus* Thunb.，以块根入药。
【采集加工】春季采收，除去须根和泥沙，晒干。
【功能主治】《辞典》《彝州本草》：用于肺结核、淋巴结结核、淋巴结炎、疟疾、咽喉炎。
【用法用量】25～50g，水煎服。外用：研末包患处。
【文献来源】*Ranunculus ternatus* Thunb. 彝州本草：190. 1998. 辞典：691. 2016.

189 云南毛茛

【药材名】云南毛茛。
【彝文音译】棕色小黄花草、补木难诺齐、莱葛逋。
【来源】毛茛科植物云南毛茛 *Ranunculus yunnanensis* Franch.，以全草入药。
【采集加工】全年均可采，鲜用。
【功能主治】
1）《滇省志》《滇药志·二》《滇药录》：清热解毒、消炎止痛。
2）《滇省志》《滇药志·二》《滇药录》《辞典》：治各种疮疖痈肿、咽喉炎、扁桃体炎、肠溃疡、肝痛。
【用法用量】5～10g，水煎服。
【文献来源】*Ranunculus yunnanensis* Franch. 滇药录：268. 1983. 滇药志·二：56. 2009. 滇省志：483. 1995. 辞典：691. 2016.

190 直梗高山唐松草

【药材名】直梗高山唐松草、惊风草。
【彝文音译】色特米鹿吉、姆能诗。
【来源】毛茛科植物直梗高山唐松草 *Thalictrum alpinum* var. *elatum* Ulbr.，以全株、根入药。
【采集加工】夏、秋季采收，洗净，晒干，切碎备用。
【功能主治】
1）《滇省志》《中药材》：清热解毒、凉血止血。用于赤痢、崩漏、痔疮出血。
2）《滇药录》：清热、凉血止血。用于子宫大出血、痞积、崩漏、气管炎。
3）《中国彝药》：清热解毒、凉血止血、清肝消积。
4）《辞典》（全株）、《中国彝药》：用于小儿惊风、发热咳嗽、痢疾、痔疮出血、崩漏。
5）《志要》《辞典》：根：治子宫大出血、痞积、崩漏、气管炎；全株：治赤痢、漏证、外痔出血。
6）《辞典》（全株）：治痞积。
7）《中国彝医》：清肝消积、清热解毒、凉血止血、镇惊。用于小儿高热惊风、痞积。
8）《彝药志》：清热解毒、凉血止血。用于小儿肺炎、惊风、痞积、痔疮出血。
【用法用量】10～20g，水煎服。

【文献来源】*Thalictrum alpinum* L. var. *elatum* Ulbr. 滇省志：483. 1995. 滇药录：325. 1983. 中国彝药：121. 2004. 志要：602. 2005. 辞典：818. 2016. ——*Thalictrum esquirolii* H. Lév. & Vaniot 志要：603. 2005. 辞典：818. 2016. 中国彝医：50. 1994. 彝药志：13. 1983. 中药材. 12(8)：14-16. 1989.

191　高原唐松草

【药材名】高原唐松草。

【来源】毛茛科植物高原唐松草 *Thalictrum cultratum* Wall.，以根、叶入药。

【采集加工】秋季采收，洗净，晒干。

【功能主治】《辞典》：治眼疾、腹泻、烧伤、喉疾、小儿热病、干疮。

【用法用量】适量，水煎服。

【文献来源】*Thalictrum cultratum* Wall. 辞典：818. 2016.

192　滇川唐松草

【药材名】马尾黄连、滇川唐松草。

【彝文音译】姆前考。

【来源】毛茛科植物滇川唐松草 *Thalictrum finetii* Boiv.，以根、根茎、叶入药。

【采集加工】秋后或春初采收，抖去泥沙，晒至八成干，搓去外层棕色栓皮，再晒干。

【功能主治】

1)《彝药学》：清火燥湿、解毒止痒。

2)《辞典》：治小儿发热、头痛、腹痛、腹泻、眼病、喉痛、烧伤、干疮、羊胡子疮。

【用法用量】3～15g，水煎服；或研末服。外用：适量；鲜品捣敷；或煎水洗；或干品研末撒；或制成软膏外敷。

【文献来源】*Thalictrum finetii* Boiv. 彝药学：21. 2016. 辞典：819. 2016.

193　多叶唐松草

【药材名】马尾黄连、多叶唐松草、瓣瓣草。

【彝文音译】姆前考。

【来源】毛茛科植物多叶唐松草 *Thalictrum foliolosum* DC.，以全草、根、根茎入药。

【采集加工】秋后或春初采收，除去杂质，搓去外皮，晒干。

【功能主治】

1)《哀牢本草》《滇药志・四》：泻火解毒、除虚热、通阳气。用于高热不退、虚劳骨蒸、腹胀气胀、痢疾腹泻、眼耳红肿、痈疮疔疖。

2)《滇省标・二》：泻火解毒、燥湿止痒。用于咽喉肿痛、赤白痢疾、腹痛腹泻、风火眼疾、耳漏流脓、湿疹疮疡。

3)《志要》《辞典》：根：治高热不退、骨蒸劳热、腹胀气胀、痢疾腹泻、眼耳红肿、痈疮疔疖。根、根茎：治肠炎、痢疾、黄疸、目赤肿痛。

4)《彝医药学》：治腹泻。

【用法用量】5～10g，水煎服。

【文献来源】*Thalictrum foliolosum* DC. 哀牢本草：35. 1991. 滇省标・二：19. 2007. 辞典：819. 2016. 志要：604. 2005. 滇药志・四：195. 2009. 彝医药学：643. 1993.

194 金丝马尾连

【药材名】马尾黄连、金丝马尾连。

【彝文音译】姆前考。

【来源】毛茛科植物金丝马尾连 *Thalictrum glandulosissimum* (Finet et Gagnep.) W. T. Wang et S. H. Wang，以根茎入药。

【采集加工】秋后或春初采收，除去杂质，搓去外皮，晒干。

【功能主治】

1）《辞典》《中国彝药》：用于小儿发热、头痛、腹痛、眼疾、喉疾、烧伤、腹泻、干疮、羊胡子疮（口角湿疹）。

2）《彝药学》《辞典》《中国彝药》：清火燥湿、解毒止痒。

【用法用量】3～15g，水煎服；或研末服。外用：鲜品适量，捣烂敷；或煎水洗；或干品研末撒；或制成软膏外敷。

【文献来源】*Thalictrum glandulosissimum* (Finet et Gagnep.) W. T. Wang et S. H. Wang 中国彝药：87. 2004. 彝药学：21. 2016. 辞典：819. 2016.

195 多枝唐松草

【药材名】多枝唐松草。

【来源】毛茛科植物多枝唐松草 *Thalictrum ramosum* Boiv.，以根、叶入药。

【采集加工】夏、秋季采收，洗净，晒干备用。

【功能主治】《辞典》：治眼疾、腹泻、烧伤、喉疾、小儿热病及干疮。

【用法用量】适量，水煎服。

【文献来源】*Thalictrum ramosum* Boiv. 辞典：820. 2016.

196 毛发唐松草

【药材名】毛发唐松草。

【彝文音译】鲁补苏、木吾补苏、达古契斯惹。

【来源】毛茛科植物毛发唐松草 *Thalictrum trichopus* Franch.，以根、叶入药。

【采集加工】秋季采收，洗净，晒干。

【功能主治】

1）《彝植物药》：治头痛、腹痛。

2）《志要》《辞典》《彝植物药》：治眼疾、腹泻、烧伤、喉疾、小儿热病、干疮。

【用法用量】适量，水煎服。

【文献来源】*Thalictrum trichopus* Franch. 彝植物药：39. 1990. 辞典：821. 2016. 志要：605. 2005.

睡 莲 科

197 芡

【药材名】芡实粉。

【来源】睡莲科植物芡 *Euryale ferox* Salisb. ex DC.，以种仁入药。

【采集加工】秋末冬初采成熟果实，取出种子，洗净，再除去硬壳（外种皮），晒干。

【功能主治】《彝医药学》：治白带过多、小便浑浊。

【用法用量】500g，去壳炒焦，煨服。
【文献来源】*Euryale ferox* Solisb 彝医药学：744. 1993.

198 莲

【药材名】莲、藕、莲子、藕叶、藕根、莲藕。
【彝文音译】姨咪哥。
【来源】睡莲科植物莲 *Nelumbo nucifera* Gaertn.，以根茎、叶、花、果实、种子入药。
【采集加工】适时采收各部位，鲜用或晒干。
【功能主治】
1）《志要》、《辞典》（根茎）：用于肺痨虚热、小便不利。
2）《彝医药学》：治胃溃疡、咳嗽、气喘、癃闭、疟疾、白带年久不愈、蛇头疔。
3）《滇药志·一》《哀牢本草》：根茎：清热、凉血、利尿；用于肺痨虚热、小便不利。叶：清热解痉，平肝利胆。
4）《彝医药史》：叶：用于恶指。根茎：用于尿闭。根茎、叶、花、种子：清心解热、止血、清痰、止呕，治头闷疼、虚火头晕、血逆昏迷。
【用法用量】30～40g，水煎服。
【文献来源】*Nelumbium nuciferum* Gaertn. 辞典：553. 2016. 志要：419. 2005. ——*Nelumbo nucifera* Gaertn. 彝医药学：504，693，759. 1993. 哀牢本草：118. 1991. 彝医药史：157. 1990. 滇药志·一：266. 2008.

小 檗 科

199 刺红珠

【药材名】三颗针根。
【来源】小檗科植物刺红珠 *Berberis dictyophylla* Franch.，以根入药。
【采集加工】全年可采，洗净，鲜用或晒干。
【功能主治】《彝验方》：用于痔疮出血。
【用法用量】适量，水煎服。
【文献来源】*Berberis dictyophylla* Franch. var. *epruinosa* Schneid. 彝验方：169. 2007.

200 豪猪刺

【药材名】三颗针、小檗、豪猪刺。
【彝文音译】昂达则。
【来源】小檗科植物豪猪刺 *Berberis julianae* Schneid.，以根茎、根皮入药。
【采集加工】春、秋季采收，除去须根，洗净，切片，烤干或于太阳下晒干。
【功能主治】
1）《辞典》《中国彝药》：清热解毒、利湿、止痛。用于高热昏迷、眼睛红肿疼痛、疟疾、月经淋漓不尽、口鼻溃烂疼痛、腹痛、热性病、痢疾、腹泻、生疮、痈肿丹毒、风火牙痛、刀伤疼痛。
2）《彝医药学》：治眼睛红肿、口鼻溃烂疼痛。
【用法用量】6～9g，水煎服。外用：适量；或研末调敷；或用鲜根皮捣敷。
【文献来源】*Berberis julianae* Schneid. 中国彝药：72. 2004. 彝医药学：626. 1993. 辞典：112. 2016.

201 昆明小檗

【药材名】刺黄连。

【来源】小檗科植物昆明小檗 *Berberis kunmingensis* C. Y. Wu ex S. Y. Bao，以根入药。

【采集加工】春、秋季采收，洗净，晒干。

【功能主治】《彝医药史》：用于乳痈、月经不调、红崩、白带异常、疟疾、肠实热、小便不利、热淋痛、牙龈肿痛、咽喉肿痛、小儿乳蛾、痄腮、火眼。

【用法用量】适量，水煎服。外用：捣敷或研末调敷。

【文献来源】*Berberis kunmingensis* C. Y. Wu 彝医药史：155. 1990.

202 细叶小檗

【药材名】三颗针。

【来源】小檗科植物细叶小檗 *Berberis poiretii* Schneid.，以根入药。

【采集加工】春、秋季采收，去掉地上部分，须根及泥土，刮去外皮粗皮，晒干备用。

【功能主治】《彝医药学》：治眼睛红肿疼痛、月经淋漓不尽、疟疾、高热昏迷、口鼻溃烂疼痛。

【用法用量】适量，水煎服。外用：60g，煎水洗眼睛。

【文献来源】*Berberis poiretii* Schneid. 彝医药学：538. 1993.

203 粉叶小檗

【药材名】刺黄连。

【来源】小檗科植物粉叶小檗 *Berberis pruinosa* Franch.，以根入药。

【采集加工】春、秋季采收，洗净，晒干。

【功能主治】《彝医药史》：用于乳痈、月经不调、红崩、白带异常、疟疾、泻胃、肠实热、小便不利、热淋痛、牙龈肿痛、咽喉肿痛、小儿乳蛾、痄腮、火眼。

【用法用量】适量，水煎服。外用：捣敷；或研末调敷。

【文献来源】*Berberis pruinosa* Franch. 彝医药史：155. 1990.

204 金花小檗

【药材名】刺黄连、刺黄连根、小三颗针、金花小檗、小黄连刺。

【彝文音译】路赛幕。

【来源】小檗科植物金花小檗 *Berberis wilsoniae* Hemsl.，以根、茎枝入药。

【采集加工】全年可采，切片，晒干。

【功能主治】

1）《彝医药史》（根）：用于乳痈、月经不调、红崩、白带异常、疟疾、泻胃、肠实热、小便不利、热淋痛、牙龈肿痛、咽喉肿痛、小儿乳蛾、痄腮、火眼。

2）《滇药志・一》《哀牢本草》：清热凉血、截疟止痢。

3）《滇省志》：清热解毒、消炎、止痢。

4）《彝验方》：用于结膜炎。

5）《志要》、《滇省志》、《辞典》（根）：用于痢疾、急性肠炎、扁桃体炎、疮痈肿痛、小儿白口疮、结膜炎。

6）《滇药志・一》、《哀牢本草》、《辞典》（根）：目赤肿痛、迎风流泪、口舌生疮、牙龈肿痛、疟疾、痢疾、乳痈、肺脓肿。

【用法用量】5～10g，水煎服；或煎水过滤后洗眼。

【文献来源】*Berberis wilsonae* Hemsl. 彝医药史：155. 1990. 哀牢本草：76. 1991. 滇药志・一：37. 2008. 滇省志：488. 1995. 彝验方：105. 2007. 志要：91. 2005. 辞典：113. 2016.

205　川八角莲

【药材名】八角莲、川八角莲。

【彝文音译】乃培。

【来源】小檗科植物川八角莲 *Dysosma delavayi* (Franch.) Hu，以根茎入药。

【采集加工】秋、冬季采收，洗净泥沙，鲜用或晒干。

【功能主治】

1）《滇药志・二》：清热解毒、化痰散结、活血止痛。

2）《辞典》：用于九子疡（颈淋巴结结核）、疮痈、毒蛇咬伤、咳嗽痰多、脱肛。

【用法用量】3～10g，水煎服；或入丸、散剂。外用：适量，磨汁；或浸醋、酒涂搽，鲜品，捣烂敷；或研末调敷。

【文献来源】*Dysosma veitchii* (Hemsl. & E. H. Wils.) Fu ex Ying 滇药志・二：1. 2009. 辞典：302. 2016.

206　六角莲

【药材名】八角莲。

【彝文音译】黑那七。

【来源】小檗科植物六角莲 *Dysosma pleiantha* (Hance) Woodson，以全草入药。

【采集加工】秋季采收，洗净，鲜用或晒干。

【功能主治】《彝药本草》：清热解毒、活血化瘀。用于肿瘤、无名肿毒。

【用法用量】10～20g，水煎服。

【文献来源】*Dysosma pleiantha* (Hance) Woodson 彝药本草：1. 2018.

207　八角莲

【药材名】八角莲、八角连。

【彝文音译】亥利之、乃培。

【来源】小檗科植物八角莲 *Dysosma versipellis* (Hance) M. Cheng ex Ying，以根茎入药。

【采集加工】全年均可采收，秋末为佳，洗净泥沙，晒干或烘干备用，忌受潮，亦可鲜用。

【功能主治】

1）《辞典》《中国彝药》：用于九子疡（颈淋巴结结核）、痈疮、毒蛇咬伤、咳嗽痰多、脱肛。

2）《志要》：用于胃痛。

3）《中国彝药》：清热解毒、化痰散结、活血止痛。

【用法用量】3～10g，水煎服；或磨汁服；或入丸、散剂。外用：适量，磨汁或浸醋、酒涂搽；鲜品，捣烂敷或研末调敷。

【文献来源】*Dysosma versipellis* (Hance) M. Cheng ex Ying 辞典：302. 2016. 志要：238. 2005. 中国彝药：307. 2004. ——*Podophyllum versipelle* Hance 辞典：302. 2016.

208　三枝九叶草

【药材名】淫羊藿。

【来源】小檗科植物三枝九叶草 *Epimedium sagittatum* (Sieb. et Zucc.) Maxim.，以全草入药。
【采集加工】夏、秋季采收，除去粗梗及杂质，晒干或阴干。
【功能主治】《彝医药学》：治肾亏早泄、遗精。
【用法用量】3～9g，水煎服。
【文献来源】*Epimedium sagittatum* (Sieb. et Zucc.) Maxim. 彝医药学：641. 1993.

209　阔叶十大功劳

【药材名】阔叶十八功劳、十大功劳、功劳木。
【彝文音译】寒则、虽沙（广西隆林）。
【来源】小檗科植物阔叶十大功劳 *Mahonia bealei* (Fort.) Carr.，以全株、根、茎、茎皮入药。
【采集加工】全年均可采收，鲜用或晒干。
【功能主治】
1）《辞典》（根、茎、全株）：治感冒发热、肠炎、痢疾。
2）《彝药学》：清热、燥湿、解毒。
3）《民药志·一》、《辞典》（茎）：用于急性结膜炎、沙眼。
【用法用量】5～10g，水煎服。外用：适量，煎水洗；或捣烂敷；或研末调敷。
【文献来源】*Mahonia bealei* (Fort.) Carr. 辞典：515. 2016. 彝药学：29. 2016. 民药志·一：165. 1984.

210　长柱十大功劳

【药材名】十大功劳、大黄连。
【彝文音译】布绍祖。
【来源】小檗科植物长柱十大功劳 *Mahonia duclouxiana* Gagnep.，以根、茎皮入药。
【采集加工】秋、冬季采收，晒干或烘干。
【功能主治】
1）《哀牢本草》：养阴、清热、解毒。用于咽喉肿痛、口舌糜烂、齿龈肿痛、肝胆湿热、痢疾腹泻、疮疡肿痛。茎皮：用于目赤肿痛、羞明流泪。
2）《滇省志》：用于惊厥。
【用法用量】5～10g，水煎服。
【文献来源】*Mahonia mairei* Takeda 哀牢本草：18. 1991. 滇省志：489. 1995.

211　十大功劳

【药材名】狭叶十大功劳、十大功劳。
【彝文音译】虽沙。
【来源】小檗科植物十大功劳 *Mahonia fortunei* (Lindl.) Fedde，以全草、根、茎、叶、果实入药。
【采集加工】全年可采，洗净，晒干。
【功能主治】
1）《辞典》：用于急性结膜炎、沙眼。
2）《彝医药学》《滇药志·四》：治风邪染疾全身无力、胆囊炎、惊厥、两目上窜、四肢抽搐、发热面赤。
【用法用量】25g，水煎服。
【文献来源】*Mahonia fortunei* (Lindl.) Fedde 辞典：515. 2016. 滇药志·四：9. 2009. 彝医药学：

474. 1993.

212 台湾十大功劳

【药材名】十大功劳、台湾十大功劳。

【彝文音译】寒则。

【来源】小檗科植物台湾十大功劳 *Mahonia japonica* (Thunb.) DC.，以根、茎、叶、茎皮入药。

【采集加工】全年可采，洗净，晒干。

【功能主治】

1）《彝药学》：清热、燥湿、解毒。

2）《中国彝药》、《辞典》（根、叶、茎、茎皮）：用于惊厥、风邪染疾、全身无力、肠炎、痢疾、胆囊炎、两目上窜、四肢抽搐、发热面赤、水火烫伤、湿疹、急性结膜炎。

【用法用量】5～10g，水煎服。外用：适量，煎水洗；或捣烂敷；或研末调敷。

【文献来源】*Mahonia japonica* (Thunb.) DC. 彝药学：29. 2016. 辞典：516. 2016. 中国彝药：126. 2004.

木 通 科

213 三叶木通

【药材名】三叶木通。

【彝文音译】海诺铺牛。

【来源】木通科植物三叶木通 *Akebia trifoliata* (Thunb.) Koidz.，以木质茎入药。

【采集加工】秋季采收，切片阴干或晒干。

【功能主治】

1）《辞典》《中国彝药》《彝医药・下》：用于风湿病、头痛、疝气痛、白带过多。

2）《中国彝药》《彝医药・下》：祛风除湿止痛、活血通脉清热。

【用法用量】10～20g，水煎服；或泡酒服。

【文献来源】*Akebia trifoliata* (Thunb.) Koidz. 辞典：31. 2016. 彝医药・下：452. 2007. 中国彝药：498. 2004.

214 白木通

【药材名】白木通、青木香。

【彝文音译】欧扫每、区扫美。

【来源】木通科植物白木通 *Akebia trifoliata* subsp. *australis* (Diels) T. Shimizu，以全株、根、茎、果实入药。

【采集加工】秋季采收，阴干。

【功能主治】

1）《滇省志》：根：清热利尿、通经活络、通乳；用于咽喉痛、尿路感染、水肿、闭经、乳汁不下、风湿性关节痛。果实：疏肝理气、活血止痛、利尿、杀虫；用于脘腹胀痛、经闭、痛经、小便不利、蛇虫咬伤。

2）《哀牢本草》：温中和胃、理气止痛。

3）《滇药录》：用于关节炎、骨髓炎、利尿。果实：通乳。

4）《哀牢本草》、《志要》、《辞典》（茎、根）：用于胃寒疼痛、肠鸣腹泻。

【用法用量】5～10g，水煎服。

【文献来源】*Akebia trifoliata* (Thunb.) Koidz. var. *australis* (Diels) Rehd. 滇省志：490. 1995. 哀牢本草：70. 1991. 滇药录：11. 1983. 辞典：31. 2016. 志要：24. 2005.

215　五月瓜藤

【药材名】五月瓜藤、五风藤、五叶瓜藤。

【彝文音译】柱巴、兰疤。

【来源】木通科植物五月瓜藤 *Holboellia angustifolia* Wall.，以根、藤茎、果实入药。

【采集加工】秋季采集，洗净，晒干。

【功能主治】

1）《滇药志・一》、《辞典》、《志要》（根、藤茎）：用于风湿梅毒、疔疮、胃痛、脚气浮肿、乳汁不通、小便不利、风湿痹痛、跌打损伤。

2）《滇药录》：治风湿梅毒、疔疮。

3）《滇省志》（果实）：用于肾虚腰痛、疝气。

【用法用量】15～25g，水煎服；或泡酒服。

【文献来源】*Holboellia angustifolia* Wall. 滇药志・一：71. 2008. 志要：327. 2005. 辞典：421. 2016. ——*Holboellia fargesii* Reaub. 滇药录：151. 1983. 滇省志：491. 1995.

216　八月瓜

【药材名】八月瓜根。

【来源】木通科植物八月瓜 *Holboellia latifolia* Wall.，以根入药。

【采集加工】夏、秋季采收，晒干备用。

【功能主治】《彝医药学》：治胃痛。

【用法用量】适量，水煎服。

【文献来源】*Holboellia latifolia* Wall. 彝医药学：571. 1993.

217　大血藤

【药材名】红藤、红滕。

【彝文音译】乃牛。

【来源】木通科植物大血藤 *Sargentodoxa cuneata* (Oliv.) Rehd. et Wils.，以藤茎入药。

【采集加工】夏、秋季采收，洗净，切片鲜用或晒干。

【功能主治】

1）《彝医药・下》《中国彝药》：用于气滞腹痛、闭经、腹痛、风湿筋骨疼痛。

2）《彝药学》《彝医药・下》《中国彝药》：活血止痛、解毒消肿、祛风除湿。

【用法用量】9～15g，水煎服；或泡酒服。外用：鲜品适量，捣烂敷。

【文献来源】*Sargentodoxa cuneata* (Oliv.) Rehd. et Wils. 中国彝药：377. 2004. 彝药学：83. 2016. 彝医药・下：349. 2007.

防　己　科

218　木防己

【药材名】木防己。

【彝文音译】尼锡削。

【来源】防己科植物木防己 *Cocculus orbiculatus* (L.) DC.，以根入药。

【采集加工】春、秋季采收，洗净，切段晒干。

【功能主治】

1）《中国彝药》《彝医药·下》：祛风除湿、活血舒筋、健胃消积、解毒消肿。

2）《辞典》《中国彝药》《彝医药·下》：治风湿疼痛、跌打损伤、产后身痛、胃痛、食积。

【用法用量】10～15g，水煎服。外用：煎水熏洗。

【文献来源】*Cocculus orbiculatus* (L.) DC. 彝医药·下：434. 2007. 辞典：214. 2016. 中国彝药：476. 2004.

219 假黄藤

【药材名】藤黄连。

【来源】防己科植物假黄藤 *Fibraurea tinctoria* Lour.，以根、茎入药。

【采集加工】全年可采，洗净，晒干。

【功能主治】《彝医药学》：治阴疽、乳腺癌、痈疽溃疡。

【用法用量】适量，水煎服。

【文献来源】*Fibraurea tinctoria* 彝医药学：547. 1993.

220 一文钱

【药材名】山乌龟、地不容、一文钱。

【彝文音译】耐努若、必伍告。

【来源】防己科植物一文钱 *Stephania delavayi* Diels，以全草、根、叶入药。

【采集加工】秋、冬季采收，晒干。

【功能主治】

1）《哀牢本草》：清热止痛、祛风止痒。用于风湿性关节炎、急慢性肠胃炎、暑湿伤身、头重身困、风疹瘙痒。

2）《彝医药学》：用于胎死腹中、腹痛腹泻、腹中有包块、肾虚腰痛、消化不良、腹胀不适、小儿咳嗽、痰黄、咽痛。

3）《滇药志·一》《哀牢本草》：祛风除湿、理气止痛。用于食滞气胀、胃脘冷痛、湿热下注、关节红肿、腰膝酸痛。

4）《滇省志》：用于风疹。

5）《中国彝药》：清热解毒、顺气止痛、续筋接骨。用于痈疮肿毒、水火烫伤、胃脘疼痛、跌打损伤。

6）《彝医药学》：用于风疹，荨麻疹，风邪染疾，皮肤出现疹子或风团块、瘙痒。

【用法用量】2～5g，水煎服；或研粉服，1g。外用：鲜品适量，捣烂敷或干品泡酒、醋外搽。

【文献来源】*Stephania delavayi* Diels 哀牢本草：27. 1991. 彝医药学：506. 1993. 滇药志·一：22. 2008. 滇省志：493. 1995. 中国彝药：103. 2004. ——*Stephania graciliflora* Yamamoto 哀牢本草：17. 1991. 彝医药学：505. 1993.

221 地不容

【药材名】地不容。

【彝文音译】申拍、yipwopgiep、益乌挤（云南宜良）。

【来源】防己科植物地不容 *Stephania epigaea* Lo，以块根入药。

【采集加工】四季可采，以秋季采为佳，去皮切片，晒干，研粉备用。

【功能主治】

1）《滇省志》《滇药志·四》：用于胃脘胀痛。

2）《民药志·三》：用于胃痛、腹痛、跌打疼痛。

3）《彝药资源》：清热解毒、顺气止痛、续筋接骨。用于痈疮肿痛、水火烫伤、跌打损伤。

【用法用量】3～10g，水煎服。外用：鲜品适量，捣碎敷患处。

【文献来源】*Stephania epigaea* Lo 滇省志：494. 1995. 民药志·三：185. 2000. 滇药志·四：181. 2009. 彝药资源：73. 2021.

222 青牛胆

【药材名】金钱吊葫芦、青牛胆、山茨菇、山慈姑、山慈姑根。

【彝文音译】本米告。

【来源】防己科植物青牛胆 *Tinospora sagittata* (Oliv.) Gagnep.，以块根入药。

【采集加工】夏、秋季采收，烘干或晒干备用。

【功能主治】

1）《彝医药学》：治腹痛。

2）《辞典》《志要》《哀牢本草》：治肺痈痰阻、肺热咳嗽、咽喉肿痛、痈疡疔疖。

3）《彝药学》《中国彝药》：清热解毒、活血消肿、顺气止痛。

4）《辞典》《中国彝药》：用于乳蛾、痢疾、疮痈肿毒、腰背扭伤、肚子气胀寒胀。

5）《中国彝药》：用于化脓性扁桃体炎。

6）《彝验方》：用于咽喉炎。

7）《哀牢本草》：清热解毒、豁痰利咽。用于消食散结、理气止痛、食积不化、脘腹满闷、呃逆反酸。

【用法用量】5～15g，水煎服；或研粉服，1～3g。外用：磨汁外搽。

【文献来源】*Tinospora sagittata* (Oliv.) Gagnep. 彝医药学：580. 1993. 辞典：826. 2016. 彝药学：63. 2016. 志要：610. 2005. 中国彝药：271. 2004. 彝验方：126. 2007. 哀牢本草：28. 1991.

223 云南青牛胆

【药材名】云南青牛胆。

【彝文音译】此白勒莫。

【来源】防己科植物云南青牛胆 *Tinospora sagittata* var. *yunnanensis* (S. Y. Hu) Lo，以块根入药。

【采集加工】秋季挖根，除去须根和茎，洗净，晒干。

【功能主治】

1）《滇省志》：清热解毒、消炎止痛。

2）《辞典》：用于胃痛、细菌性痢疾、淋巴结结核；外用治毒蛇咬伤。

3）《滇省志》《志要》《辞典》：治肠胃炎、咽喉炎、口腔炎、扁桃体炎、腮腺炎、痈疖肿毒、毒蛇咬伤。

【用法用量】适量，水煎服。外用：适量。

【文献来源】*Tinospora sagittata* (Oliv.) Gagnep. var. *yunnanensis* (S. Y. Hu) H. S. Lo 滇省志：495. 1995. 志要：610. 2005. 辞典：826. 2016.

224 中华青牛胆

【药材名】掉皮藤。

【彝文音译】基脱齐。

【来源】防己科植物中华青牛胆 *Tinospora sinensis* (Lour.) Merr.，以藤茎入药。

【采集加工】全年可采，洗净，晒干。

【功能主治】《彝药本草》：舒筋活血、祛风除湿。用于类风湿关节炎。

【用法用量】50～100g，泡酒 2000 mL，每天振摇 2 次，半个月后，每天早晚各服 2 次，每次 10～20 mL。外用：适量，外搽。

【文献来源】*Tinospora sinensis* (Lour.) Merr. 彝药本草：37. 2018.

马兜铃科

225 西藏马兜铃

【药材名】西藏马兜铃、土木香、云南马兜铃。

【彝文音译】罗马格。

【来源】马兜铃科植物西藏马兜铃 *Aristolochia griffithii* Hook. f. et Thoms. ex Duch.，以根入药。

【采集加工】夏、秋季采收，洗净，晒干。

【功能主治】

1）《辞典》《志要》《哀牢本草》：治胸腹痞满、肠胃不和、呃逆反酸、腹痛泄泻。

2）《哀牢本草》：理气健胃、升清降浊。

3）《滇药录》《志要》：治急性肠胃炎、高血压、跌打肿痛。

4）《志要》：用于疟疾、中暑腹泻、伤暑低热无汗、灭蚊。

【用法用量】25～40g，水煎服。

【文献来源】*Aristolochia griffithii* Hook. f. et Thoms. ex Duch. 辞典：79. 2016. ——*Aristolochia yunnanensis* Franch. 哀牢本草：21. 1991. 滇药录：28. 1983. 志要：63. 2005.

226 淮通

【药材名】穆坪马兜铃、淮通、宝兴马兜铃。

【彝文音译】布什都扎。

【来源】马兜铃科植物淮通 *Aristolochia moupinensis* Franch.，以根、茎入药。

【采集加工】春、秋季采集，鲜用或晒干。

【功能主治】《彝植物药》、《志要》、《辞典》（根、茎）：治心口痛、冷气痛、腹胀、风湿病、干疮。

【用法用量】适量，水煎服。外用：捣烂，敷贴患处；或熬水洗浴。

【文献来源】*Aristolochia moupinensis* Franch. 彝植物药：12. 1990. 辞典：79. 2016. 志要：62. 2005.

227 粉质花马兜铃

【药材名】细尖马兜铃、粉花马兜铃。

【彝文音译】布什都黑此。

【来源】马兜铃科植物粉质花马兜铃 *Aristolochia transsecta* (Chatterjee) C. Y. Wu ex S. M. Hwang，以根、茎、叶入药。

【采集加工】春、秋季采集，洗净，晒干。

【功能主治】《辞典》、《志要》、《彝植物药》（根、茎、叶）：治毒蛇咬伤、咳嗽、心口痛、喘疾、风湿痛、疯犬咬伤、跌打损伤。

【用法用量】适量，水煎服。外用：捣烂敷。

【文献来源】*Aristolochia transsecta* (Chatterjee) C. Y. Wu ex S. M. Hwang 彝植物药：14. 1990. 志要：63. 2005. 辞典：80. 2016.

228　杜衡

【药材名】土细辛。

【来源】马兜铃科植物杜衡 *Asarum forbesii* Maxim.，以全草入药。

【采集加工】春、夏季采收，洗净，晒干。

【功能主治】《彝医药学》：治不育、心口痛、疟疾。

【用法用量】1.5～6g，水煎服；或研末服；或泡酒服。外用：研末吹鼻；或鲜品捣敷。

【文献来源】*Asarum forbesii* Maxim. 彝医药学：600. 1993.

229　细辛

【药材名】细辛。

【来源】马兜铃科植物细辛 *Asarum heterotropoides* Fr. Schmidt，以全株入药。

【采集加工】夏、秋季采收除去泥沙，阴干。

【功能主治】《彝医药学》：治口眼裂、风湿性关节炎、霍乱。

【用法用量】1.5～9g，水煎服；1～3g，研末。外用：适量。

【文献来源】*Asarum heterotropoides* F. Schm. var. *mandshuricum* (Maxim) Ritag 彝医药学：632. 1993.

胡　椒　科

230　豺绿

【药材名】豆瓣绦、豆瓣绿、豆瓣如意。

【彝文音译】狗板绦寒、苟焦驴。

【来源】胡椒科植物豆瓣绿 *Peperomia tetraphylla* (Forst. F.) Hook. et Arnott，以全株入药。

【采集加工】全年可采，鲜用或晒干。

【功能主治】

1）《滇药录》：辛凉解表、舒筋活络。用于跌打损伤、接骨、风寒感冒。

2）《辞典》、《志要》（全株）：治风湿痹痛、痢疾、中暑、劳伤咳嗽、哮喘、乳腺炎、跌打损伤。

【用法用量】6～15g，水煎服。外用：适量，外敷。

【文献来源】*Peperomia reflexa* (L. f.) A. Dietr. 滇药录：223. 1983. ——*Peperomia tetraphylla* (Forst. F) Hook. et Arn. 志要：451. 2005. 辞典：601. 2016.

231　蒌叶

【药材名】芦子叶、芦子、篓叶。

【来源】胡椒科植物蒌叶 *Piper betle* L.，以根、茎、叶、果穗入药。

【采集加工】适时采收各部位，鲜用或晒干。

【功能主治】

1）《彝医药学》：治骨折、风湿性关节炎。

2）《哀牢本草》：温中止痛、消食散结。用于胃脘冷痛、呕吐泄泻、呃逆反酸、食少纳差。根：止泻止呕。

3）《滇药志·三》：用于风湿性关节炎、手脚骨折有内伤者。果穗：温中止痛。根：止泻止呕。

4）《志要》、《辞典》（叶）：治风湿性关节炎、心慌、头痛、尿血、尿痛。

【用法用量】5～10g，水煎服。

【文献来源】*Piper betle* L. 彝医药学：686. 1993. 哀牢本草：65. 1991. 滇药志·三：187. 2010. 辞典：624. 2016. 志要：465. 2005.

232 苎叶蒟

【药材名】麻疙瘩。

【来源】胡椒科植物苎叶蒟 *Piper boehmeriifolium* (Miquel) C. DC.，以根入药。

【采集加工】秋、冬季采收，洗净，切片，晒干。

【功能主治】《哀牢本草》：祛风除湿、散瘀消肿。用于风寒湿痹、关节肿痛、跌仆损伤、瘀血肿胀。

【用法用量】10～15g，水煎服。

【文献来源】*Piper boehmeriaefolium* Wall. 哀牢本草：107. 1991.

233 光茎胡椒

【药材名】野芦子。

【来源】胡椒科植物光茎胡椒 *Piper boehmeriifolium* var. *glabricaule* (C. DC.) M. G. Gilbert & N. H. Xia，以根、果穗、藤入药。

【采集加工】秋末至次春采收，晒干。

【功能主治】《哀牢本草》：健脾理气、止泻止吐。用于食积不化、水臌气胀、呕吐腹泻、胃脘冷痛。

【用法用量】10～15g，水煎服。

【文献来源】*Piper glabricaule* C. DC. 哀牢本草：102. 1991.

234 山蒟

【药材名】藤香树根、爬岩香、山蒟。

【彝文音译】寒诺那此。

【来源】胡椒科植物山蒟 *Piper hancei* Maxim.，以全草、根、茎、叶入药。

【采集加工】四季可采，切碎，阴干备用。

【功能主治】

1）《彝医药学》：治疟疾。

2）《彝州本草》：用于风寒湿痹、关节不利、腰膝疼痛、手足麻痹、风寒感冒、牙痛、跌打损伤、毒蛇咬伤、蜈蚣咬伤、胃痛、腹胀痛、腹寒痛、产后腹痛、月经不调、痛经、外伤出血、烫伤、疮毒、乳腺炎、预防中暑、咳嗽气喘、消化不良、四肢麻木疼痛。

3）《志要》、《辞典》（全草）：治风湿性关节疼痛、劳伤腰痛。

4）《彝药志》：清热解毒、凉血止血。用于小儿肺炎、惊风、疳积、痔疮出血。

【用法用量】10～25g，水煎服，鲜品 50～100g；或泡酒服。外用：煎水洗或捣敷。

【文献来源】*Piper hancei* Maxim. 彝医药学：665. 1993. 彝州本草：120. 1998. 辞典：624. 2016. 志要：465. 2005. 彝药志：177. 1983.

235　胡椒

【药材名】胡椒。

【彝文音译】则罗、写则、沙泽。

【来源】胡椒科植物胡椒 *Piper nigrum* L.，以果实入药。

【采集加工】当果穗基部的果实开始变红采收，晒干或烘干。

【功能主治】

1）《彝医药学》：治体虚羸瘦、血痢、脾胃虚寒、体瘦兼虚弱、便秘腹泻。

2）《滇药志·四》《哀牢本草》：温中散寒、健脾理气、活血调经、止泻止痢。用于脾虚泄泻、呕吐腹痛、经血不和、体虚羸弱、赤白痢疾、疮疡肿毒。

3）《彝植物药》《志要》《辞典》：治伤风、体弱身黄、无头疮、乳痈、醉酒、久病体衰、肠溃疡、体虚耳鸣。

4）《滇省志》《志要》《辞典》：用于心口痛、膈食。

5）《志要》《辞典》：解食物中毒。

6）《滇药志·四》《彝医药学》：用于久病体弱、肠痈所致体虚耳鸣、疟疾、寒疝、乳痈未溃、小儿疳积、肾炎水肿、全身关节肌肉酸痛、手脚骨折、胃脘痛。

【用法用量】1～2g，水煎服。

【文献来源】*Piper nigrum* L. 彝医药学：751. 1993. 哀牢本草：84. 1991. 彝植物药：4，5. 1990. 滇省志：500. 1995. 辞典：625. 2016. 志要：466. 2005. 滇药志·四：287. 2009.

236　假蒟

【药材名】鸽蒟、假蒟。

【彝文音译】阿申和若、比巴哦。

【来源】胡椒科植物假蒟 *Piper sarmentosum* Roxb.，以全株入药。

【采集加工】全年均可采收，洗净，鲜用或阴干。

【功能主治】

1）《滇省志》：温中散寒、活络止痛、解毒消肿。

2）《滇省志》、《辞典》、《志要》、《滇药志·四》（全株）：治跌打损伤、风湿痹痛、喘咳、感冒、胃痛、腹胀痛、月经不调、痛经、毒蛇或蜈蚣咬伤、外伤出血、烫伤、疮毒、乳腺炎。

【用法用量】9～15g，水煎服。外用：适量，捣烂敷。

【文献来源】*Piper sarmentosum* Roxb. 滇省志：500. 1995. 辞典：626. 2016. 志要：467. 2005. 滇药志·四：382. 2009.

237　石南藤

【药材名】石楠藤、石南藤、爬岩香。

【彝文音译】骚起帕。

【来源】胡椒科植物石南藤 *Piper wallichii* (Miq.) Hand. -Mazz.，以全株、叶入药。

【采集加工】夏、秋季采收，晒干后，扎成小把；或采后切段晒干。

【功能主治】

1）《彝药学》《中国彝药》：顺气止痛、祛风湿、强腰膝、止咳喘、补肾。

2）《中国彝药》、《辞典》（叶、全株）：治疝气小腹痛、胃痛、感冒咳嗽、风湿疼痛、痛经、劳伤虚损、风湿痹痛。

3）《安徽农学通报》：用于风寒湿痹，关节不利、腰膝疼痛、手足麻痹、腹寒痛。

【用法用量】15～20g，水煎服；或泡酒服。外用：鲜品适量，捣烂敷；或炒热敷；浸酒外搽。

【文献来源】*Piper wallichii* (Miq.) Hand. -Mazz. 彝药学：42. 2016. 中国彝药：189. 2004. 辞典：627. 2016. 安徽农学通报. 26（16）：45-49. 2020.

三 白 草 科

238 蕺菜

【药材名】鱼腥草、臭菜尖、蕺菜。

【彝文音译】贝乃诗、查此阿、字乌、壁虱草。

【来源】三白草科植物蕺菜 *Houttuynia cordata* Thunb.，以全株、根茎、枝尖、叶入药。

【采集加工】夏、秋季采收根及全草，洗净，鲜用或切段晒干。

【功能主治】

1）《彝药学》《中国彝药》：清热解毒、排脓消痈、利尿通淋、止咳。

2）《彝医药学》：治肝炎、昏厥、风疹。

3）《哀牢本草》、《滇药志・二》（枝尖）：清热解毒、利水通淋、托里排脓。用于肺痈、肠痈、血痢、热淋、疮毒。

4）《彝州本草》：治细菌性肺炎、慢性支气管炎、小儿腹泻、子宫颈糜烂。

5）《辞典》、《志要》（根茎）、《彝植物药》：治大疮、胃痛、咳嗽、食积、饮食不化、腹胀、风疹、痒疹。

6）《彝医药史》（全株）：用于风疹、肺痈咳嗽、大肠热毒、痔疮、吐血。

7）《辞典》（全株）、《志要》（全株）、《滇药志・二》、《彝州本草》：用于肺炎、肺脓肿、热痢、疟疾、水肿、淋证、白带异常、痈肿、痔疮、脱肛、湿疹、秃疮、疥癣、癌症、尿路感染。

8）《滇省志》：用于昏厥不省人事。

9）《辞典》（根、全草）、《中国彝药》：治肝病、昏厥、风疹、肺炎、耳疾、乳腺炎、前列腺炎、膀胱炎、痔疮、小儿腹泻、胃痛、食积腹胀、咳嗽、疮疡。

10）《辞典》《志要》：根茎：治疮毒、肺炎、肺脓肿、慢性支气管炎、百日咳、化脓性关节炎、慢性宫颈炎、疱疹，预防钩端螺旋体病。全株：治昏厥不省人事。枝尖：治肺痈、肠痈、血痢、热淋、疮毒。

11）《中国彝药》：用于疮疡肿毒。

12）《安徽农学通报》：用于肺炎、痈肿、痔疮、脱肛、湿疹、秃疮、疥癣。

【用法用量】15～30g，水煎服，鲜品加倍。外用：鲜品适量，捣烂敷；或煎水熏洗。

【文献来源】*Houttuynia cordata* Thunb. 彝药学：34. 2016. 彝医药学：471，558. 1993. 哀牢本草：92. 1991. 彝州本草：129. 1998. 彝植物药：2. 1990. 彝医药史：162. 1990. 滇药志・二：229. 2009. 滇省志：501. 1995. 辞典：423-424. 2016. 志要：329. 2005. 中国彝药：129. 2004. 安徽农学通报. 26（16）：45-49. 2020.

金 粟 兰 科

239 全缘金粟兰

【药材名】全缘金粟兰、四块瓦、四块瓦根。

【彝文音译】资主片、好哩派、泥匹挨。

【来源】金粟兰科植物全缘金粟兰 *Chloranthus holostegius* (Hand. -Mazz.) Pei et Shan，以全草、根、叶入药。

【采集加工】适时采收各部位，鲜用或晒干。

【功能主治】

1）《辞典》（根）、《哀牢本草》：用于跌打损伤、四肢骨折、腹胀气胀、胃脘冷痛、风寒湿痹、关节肿痛、痈疮疔疖、久婚不孕。

2）《辞典》（根、全草）、《彝医药·下》、《中国彝药》：用于风湿痹痛、接骨、牙痛、恶寒、小儿疳积、肺虚咳痰。

3）《彝药学》《彝医药·下》《中国彝药》：祛风除湿、接骨消肿、散寒止痛、补养肺肾。

4）《哀牢本草》：活血祛瘀、理气止痛、祛风除湿、暖宫助孕。全草：温中散寒、散瘀止痛；用于气滞食膈、肠鸣腹胀、腹泻绞痛。

5）《彝药本草》：祛风除湿、舒筋活血、止痛。用于风湿疼痛、关节肿痛、疮疡肿毒、皮肤瘙痒、肿瘤。

6）《滇省志》：叶：用于膈食。全草：用于疟疾。

7）《滇省标·二》：祛风散寒、消肿止痛。用于风寒感冒、头身疼痛、胃脘疼痛、风湿痹证、跌打损伤、少腹疼痛、赤白带下。

【用法用量】6～9g，水煎服；或入丸、散剂。外用：适量，捣烂敷。

【文献来源】*Chloranthus holostegius* (Hand. -Mazz.) Pei et Shan　辞典：186. 2016. 彝医药·下：443. 2007. 彝药学：110. 2016. 哀牢本草：50. 1991. 彝药本草：125. 2018. 滇省志：502. 1995. 中国彝药：487. 2004. 滇省标·二：43. 2007.

240　草珊瑚

【药材名】肿节风。

【彝文音译】七耳勒拍。

【来源】金粟兰科植物草珊瑚 *Sarcandra glabra* (Thunb.) Nakai，以全草入药。

【采集加工】夏、秋季采收，除去杂质，晒干。

【功能主治】《彝药本草》：清热解毒、通经接骨。用于类风湿关节炎、手足关节肿大变形。

【用法用量】30～50g，水煎服。外用：煎水洗。

【文献来源】*Sarcandra glabra* (Thunb.) Nakai　彝药本草：194. 2018.

241　海南草珊瑚

【药材名】海南草珊瑚、山羊耳。

【彝文音译】汝无糯鸡、迟诺巴。

【来源】金粟兰科植物海南草珊瑚 *Sarcandra glabra* subsp. *brachystachys* (Bl.) Verdc.，以全草入药。

【采集加工】秋末采收，洗净，晒干。

【功能主治】

1）《中国民族民间医药》：活血散瘀、祛风止痛。用于跌打损伤、骨折、瘀阻肿痛、风湿痹痛、肢体麻木等症。

2）《彝医药·下》《中国彝药》：祛风止痛、活血散瘀。用于风湿性腰痛、负重挫伤腰部、风湿性关节炎。

3）《滇省志》：舒筋活络、祛瘀止痛。用于风湿性关节炎、劳伤腰痛。

4）《彝药志》：清热解毒、活血祛瘀、接骨止痛、通利关节。治流感、乙型脑炎、麻疹、肺炎、痢疾、风湿性关节炎、疮疡肿毒。

【用法用量】干品100g，泡酒服。外用：涂搽。

【文献来源】*Sarcandra hainanensis* (Pei) Swamy et Bailey 中国民族民间医药. 25（6）：1-3. 2016. 中国彝药：506. 2004. 彝医药·下：458. 2007. 滇省志：502. 1995. 彝药志：82. 1983.

罂 粟 科

242 角状黄堇

【药材名】岩黄连。

【彝文音译】瓦都、瓦资莫瓷。

【来源】罂粟科植物角状黄堇 *Corydalis cornuta* Royle Illustr. Bot. Himal.，以全草入药。

【采集加工】全年可采，鲜用或切碎，晒干备用。

【功能主治】

1）《中国彝医》：清热解毒、利湿止痛、止血。

2）《中国彝医》《彝州本草》：用于火眼、眼生翳膜、痔疮出血及赤痢、腹痛。

3）《彝州本草》：用于腮腺炎、咽喉炎、牙痛、胆囊炎、肝炎、牙龈红肿、高热、小儿肺炎。

【用法用量】15～20g，水煎服。外用：研细末撒敷；或调敷患处。

【文献来源】*Corydalis thalictrifolia* Franch. 中国彝医 ：81. 1994. 彝州本草：145. 1998.

243 紫堇

【药材名】乳苦草、紫堇、蝎子草。

【彝文音译】苯之多七、乃纳路傲。

【来源】罂粟科植物紫堇 *Corydalis edulis* Maxim.，以根、全草入药。

【采集加工】夏季采收，除去杂质、洗净，阴干或鲜用。

【功能主治】

1）《彝州本草》、《中国彝医》、《辞典》（根）：用于缺乳、咽喉炎、中暑腹痛、肺结核咯血、脱肛、疮疡肿毒、化脓性中耳炎、毒蛇咬伤。

2）《中国彝药》《彝医药·下》：清热解毒、消肿止痛、收涩。治腹泻、风火牙痛、口舌生疮。

3）《中国彝药》、《彝医药·下》、《辞典》（根、全草）：治腮腺炎、咽喉炎、牙痛、胆囊炎、肝炎、跌打损伤、刀伤、腹痛、痢疾、痈肿丹毒、口舌生疮。

4）《中国彝医》：清热解暑、消肿排脓。

【用法用量】10～15g，水煎服；研末服，1～2g。外用：适量，研粉撒敷或鲜品，捣烂敷。

【文献来源】*Corydalis edulis* Maxim. 彝州本草：115. 1998. 彝医药·下：309. 2007. 辞典：230. 2016. 中国彝医：67. 1994. 中国彝药：335. 2004.

244 赛北紫堇

【药材名】塞北紫堇、赛北紫堇。

【彝文音译】瓦都。

【来源】罂粟科植物赛北紫堇 *Corydalis impatiens* (Pall.) Fisch.，以全草入药。

【采集加工】夏、秋季采收，洗净，鲜用或晒干。

【功能主治】《彝植物药》《辞典》：治腹痛、各种热性病、痢疾、腹泻、生疮、痈肿丹毒、风火牙痛、外伤疼痛。

【用法用量】适量，水煎服。外用：研粉撒敷，或鲜品适量，捣烂敷。

【文献来源】*Corydalis impatiens* (Pall.) Fisch. 辞典：230. 2016. 彝植物药：45. 1990.

245 石生黄堇

【药材名】岩黄连。

【彝文音译】瓦资莫瓷、放且卡、瓦都。

【来源】罂粟科植物石生黄堇 *Corydalis saxicola* Bunting，以全草入药。

【采集加工】秋后采收，除去杂质，洗净，鲜用或切段晒干。

【功能主治】

1)《辞典》：治跌打损伤、肝炎、外伤出血、火眼、眼生翳膜、痔疮出血及赤痢、腹痛、腮腺炎、咽喉炎、牙痛、胆囊炎、口舌生疮、急性腹痛、肠炎。

2)《中国彝药》：清热解毒、活血止痛、止血、止痢、消炎、收口。用于腮腺炎、咽喉炎、牙痛、胆囊炎、肝炎、跌打损伤、外伤出血、口舌生疮、急性腹痛、痢疾、肠炎。

【用法用量】10～20g，水煎服；或鲜品嚼服。外用：干品适量，研粉调敷；或撒敷；或用鲜品取汁外搽。

【文献来源】*Corydalis saxicola* Bunting 辞典：232. 2016. 中国彝药：278. 2004.

246 金钩如意草

【药材名】大理紫堇、金钩如意草。

【彝文音译】苤之多七、苤户多七。

【来源】罂粟科植物金钩如意草 *Corydalis taliensis* Franch.，以全草、根入药。

【采集加工】6～7 月采收。

【功能主治】

1)《中国药学杂志》：治风湿痹痛、肝炎、牙痛、肾炎、结膜炎等。

2)《滇药录》、《辞典》、《滇药志・四》(根、全草)：用于咽喉痛、催乳。

【用法用量】9～15g，水煎服。

【文献来源】*Corydalis taliensis* Franch. 中国药学杂志.(1)：39-41. 1986. 滇药录：80. 1983. 辞典：233. 2016. 滇药志・四：270. 2009.

247 紫金龙

【药材名】紫金龙、豌豆七、藤铃儿草、麻咀。

【彝文音译】乌给女、松农牛、农毒高叠若、豌豆跌打(云南江城)。

【来源】罂粟科植物紫金龙 *Dactylicapnos scandens* (D. Don) Hutch.，以根入药。

【采集加工】秋季采根，洗净，切片，晒干备用。

【功能主治】

1)《彝州本草》《辞典》《志要》《滇药志・五》：用于跌打损伤、内伤出血、妇女血崩、高血压、红白带、肠胃炎、痧证。

2)《彝药本草》：消炎、镇痛、止血、降压。用于内外伤疼痛、癌痛、神经痛。

3)《滇药录》《民药志・一》：用于跌打损伤、外伤出血、止痛。

4)《滇药志・五》：清热解毒、活血止血、理气止痛、散瘀消肿、镇痛降压、散寒止痛。用于腹痛、风火牙痛、慢性胃痛、肠胃炎、偏头痛、腰痛、脐周痛、外伤出血。

5）《滇省志》：用于脐周痛、跌打损伤、外伤出血。

6）《辞典》《中国彝药》：治腹痛、风火牙痛、慢性胃痛、腰痛、白带过多、血崩。

7）《滇药志・五》《哀牢本草》《辞典》《志要》：用于胸胁闷满、胃脘隐痛、肠鸣腹泻。

8）《中国彝药》：散寒止痛、清热、止血止痛。用于偏头痛、跌打损伤、骨折。

9）《大理资志》：用于牙痛、神经性头痛、胃痛。

10）《彝药志》：清热解毒、活血止血、镇痛降压、理气止痛、消炎解热。治跌打损伤、高血压。

11）《彝药学》：散寒止痛、清热、止血。

12）《哀牢本草》：理气止痛、散瘀消肿。用于跌打损伤。

13）《辞典》《志要》：用于脐周痛、牙痛、偏头痛、肠胃炎。

【用法用量】1～1. 5g，水煎服；研粉服，0. 5g。外用：研细粉，撒敷。

【文献来源】*Dactylicapnos scandens* (D. Don) Hutch. 彝州本草：198. 1998. 彝药本草：200. 2018. 滇药录：94. 1983. 滇药志・五：383. 2012. 滇省志：507. 1995. 辞典：266. 2016. 民药志・一：507. 1984. 中国彝药：183. 2004. 大理资志：83. 1991. 彝药志：175. 1983. 彝药学：39. 2016. 哀牢本草：106. 1991. 志要：209. 2005.

248　扭果紫金龙

【药材名】扭果紫金龙、大藤铃儿草、紫金龙。

【彝文音译】土思夺、吐丝朵。

【来源】罂粟科植物扭果紫金龙 *Dactylicapnos torulosa* (Hook. f. et Thoms.) Hutch.，以全株、茎、叶、藤茎入药。

【采集加工】秋季采收，洗净，切片，晒干。

【功能主治】

1）《滇省志》：清热消肿。外用于毒蛇咬伤、骨髓炎、无名肿毒。

2）《志要》《辞典》《滇药志・一》《滇药录》：驱蛔虫。

【用法用量】有毒，忌内服。外用：60～500g，用酒炒热，敷患处，冷后再敷，反复 3 次。

【文献来源】*Dactylicapnos torulosa* (Hook. f. et Thoms.) Hutch. 滇省志：507. 1995. 滇药录：95. 1983. 滇药志・一：344. 2008. 辞典：266. 2016. 志要：209. 2005.

249　黄药

【药材名】大花荷包牡丹。

【来源】罂粟科植物黄药 *Ichtyoselmis macrantha* (Oliv.) Lidén .，以全草入药。

【采集加工】秋季采收，洗净，晒干。

【功能主治】《志要》《辞典》：治支气管炎、肺气肿。

【用法用量】适量，水煎服。

【文献来源】*Dicentra macrantha* Oliv. 辞典：280. 2016. 志要：220. 2005.

250　野罂粟

【药材名】野罂粟。

【彝文音译】栽栽。

【来源】罂粟科植物野罂粟 *Papaver nudicaule* L.，以全草入药。

【采集加工】夏、秋季采收，晒干备用。

【功能主治】

1）《彝医药学》：黄沙走疸。

2）《彝药本草》：敛肺、固涩、镇痛。治内外伤疼痛、神经痛、久咳不止。

【用法用量】20～30g，水煎服。

【文献来源】*Papaver nudicaule* L. 彝医药学：725. 1993. 彝药本草：177. 2018.

251　罂粟

【药材名】罂粟壳、罂粟。

【彝文音译】叶丕、然也则、阿芙蓉、底野迦。

【来源】罂粟科植物罂粟 *Papaver somniferum* L.，以果实、种子入药。

【采集加工】适时采集各部位，鲜用或晒干。

【功能主治】

1）《彝医药学》：治便秘。

2）《彝植物药》：治“略拉”、生疮、肿痛、腹泻、“海拉”。

3）《滇药志·三》《滇省志》：种子：用于反胃、腹痛、泻痢、脱肛。果实：用于久咳不止、久泻久痢、脱肛、胸腹诸痛。

4）《志要》（果实）：治目痛、胃痛、生疮、疮肿疼痛、腹泻。

【用法用量】捣烂，兑水服；或少量含于口内咀嚼吞下。

【文献来源】*Papaver somniferum* L. 彝医药学：727. 1993. 彝植物药：47. 1990. 滇药志·三：383. 2010. 滇省志：504. 1995. 志要：442. 2005.

252　金罂粟

【药材名】血三七。

【彝文音译】陪诺。

【来源】罂粟科植物金罂粟 *Stylophorum lasiocarpum* (Oliv.) Fedde，以全草入药。

【采集加工】秋季采集，晒干。

【功能主治】《彝药本草》：活血调经、散瘀止痛。用于跌打损伤、瘀血肿痛、关节红肿疼痛。

【用法用量】30～50g，泡酒 1000 ml，每天振摇 2 次，7 天后服用，每次服 10～20 ml。外用：适量外搽。

【文献来源】*Stylophorum lasiocarpum* (Oliv.) Fedde 彝药本草：159. 2018.

山柑科

253　黑叶山柑

【药材名】刺蓬树。

【来源】山柑科植物黑叶山柑 *Capparis sabiifolia* J. D. Hook. & Thoms.，以全草、根、茎皮、叶入药。

【采集加工】秋季采收，晒干。

【功能主治】《元彝药》：用于肾炎、肾结石、胃病（胃炎、胃溃疡）、目赤肿痛、风疹。

【用法用量】适量，水煎服。

【文献来源】*Capparis sabiaefolia* Hk. f. et Th. 元彝药：38. 1994.

254　鱼木

【药材名】树头菜、鱼木。
【来源】山柑科植物鱼木 *Crateva religiosa* G. Forst.，以枝入药。
【采集加工】秋季采收，晒干。
【功能主治】《哀牢本草》《辞典》：透疹止痒。用于皮疹不透、奇痒难忍。
【用法用量】适量，泡酒服。
【文献来源】*Crateva religiosa* G. Forst. 哀牢本草：89. 1991. 辞典：238. 2016.

255　树头菜

【药材名】树头菜。
【彝文音译】绍祖则。
【来源】山柑科植物树头菜 *Crateva unilocularis* Buch. -Ham.，以枝叶、根入药。
【采集加工】秋季采收，鲜用或晒干。
【功能主治】《滇省志》：枝叶：促进子宫收缩，堕胎。根：祛风止痒。用于风疹。
【用法用量】6～9g，水煎服。外用：适量，捣烂敷；或煎水洗。
【文献来源】*Crateva unilocularis* Buch. -Ham. 滇省志：509. 1995.

白花菜科

256　野香橼花

【药材名】青刺尖。
【来源】白花菜科植物野香橼花 *Capparis bodinieri* Lév.，以根、叶、皮入药。
【采集加工】秋季采集，洗净，鲜用或晒干。
【功能主治】《彝医药学》：治烂头疮。
【用法用量】15～30g，水煎服。外用：鲜品适量，捣烂敷。
【文献来源】*Capparis bodinieri* Lév. 彝医药学：665. 1993.

十字花科

257　芥菜

【药材名】青菜、青菜籽、苦菜花。
【彝文音译】哦尼。
【来源】十字花科植物芥菜 *Brassica juncea* (L.) Czern.，以叶、花、种子入药。
【采集加工】夏、秋季采收，鲜用或晒干。
【功能主治】
1）《滇药志·四》《彝医药学》：治躯干或四肢脓疮、小儿惊风。
2）《哀牢本草》《滇药志·四》：清热除烦、润肠益胃、消食解酒。用于高热惊厥、肺热咳嗽、宿食内积、小便短赤、子宫脱垂、醉酒狂躁。
3）《彝医药史》：种子：治小儿惊风。叶：凉血热、益脾胃、发腹中诸积、利小便、治妇人乳结红肿疼痛。
【用法用量】50～100g，水煎服。

【文献来源】*Brassica integrifolia* (West.) O. E. Sch. 滇药志·四：244. 2009. 哀牢本草：71. 1991. 彝医药史：160. 1990. 彝医药学：719，774. 1993.

258 蔓菁

【药材名】油菜。

【彝文音译】菜油。

【来源】十字花科植物蔓菁 *Brassica rapa* L.，以种子入药。

【采集加工】冬季及次年春季间采收，鲜用或晒干。

【功能主治】《滇药志·三》：用于蛔虫病、烫伤、中耳炎、牛皮癣、癫痫、局部外伤出血、草乌中毒。

【用法用量】3～9g，水煎服；或研末。外用：适量，研末调敷。

【文献来源】*Brassica campestris* L. 滇药志·三：245. 2010.

259 荠

【药材名】荠菜、鸽子苦菜、荠、鸡鸡菜。

【彝文音译】格糯取、更诺起。

【来源】十字花科植物荠 *Capsella bursa-pastoris* (L.) Medic.，以全株入药。

【采集加工】夏、秋季采收，除去泥沙、枯叶，晒干。

【功能主治】

1)《彝药资源》：用于预防荨麻疹、产后出血、出血性眼病、高血压、慢性尿路感染、婴幼儿腹泻、痢疾、水肿、淋病、乳糜尿、吐血、便血、血崩、月经过多、目赤肿疼等。

2)《哀牢本草》《滇药志·五》：健脾胜湿、解毒消肿、利水止血。

3)《滇省志》：平肝利尿、清肺止咳。用于肺热咳嗽、乳糜尿、吐血、便血、目赤疼痛、水肿。

4)《辞典》《滇药志·五》：用于肺热咳嗽、吐血、水肿、内外痔。

5)《滇药录》《民药志·三》：用于内外痔。

6)《彝医药学》：治肺炎。

7)《哀牢本草》《辞典》《滇药志·五》：用于目赤肿痛、痢疾肠痈、吐血便血、水肿腹满、白浊湿淋、经血过多。

【用法用量】10～15g，水煎服。

【文献来源】*Capsella bursa-pastoris* (L.) Medic. 彝药资源：118. 2021. 哀牢本草：108. 1991. 滇省志：511. 1995. 辞典：158. 2016. 民药志·三：334. 2000. 滇药录：55. 1983. 滇药志·五：249. 2012. 彝医药学：674. 1993.

260 菘蓝

【药材名】板蓝根。

【来源】十字花科植物菘蓝 *Isatis tinctoria* L.，以叶入药。

【采集加工】夏、秋季采收，鲜用。

【功能主治】《滇药志·五》：用于黄水疮、小儿疳积、小儿腹积痞块。

【用法用量】15g，水煎服。

【文献来源】*Isatis indigotica* Fortune 滇药志·五：202. 2012.

261　萝卜

【药材名】萝卜叶、莱菔子、红萝卜、萝卜。

【彝文音译】阿莫泽。

【来源】十字花科植物萝卜 *Raphanus sativus* L.，以根、叶、种子入药。

【采集加工】夏季果实成熟时采割植株，晒干，搓出种子，除去杂质，再晒干。

【功能主治】

1）《彝医药学》：治外感风寒、烟火呛伤。

2）《彝医药学》：治臌胀、积滞、小儿风邪感染。

3）《哀牢本草》：用于痰湿阻滞、食积腹胀、胃脘疼痛、尿闭水肿。

4）《哀牢本草》：根：消积滞，化热痰，行气宽中，疏肝解郁。叶：化痰止咳，解热镇痛。种子：解小儿热邪。

5）《哀牢本草》（根）、《滇药志・三》：宽中行气、消积化痰。

6）《哀牢本草》（根）、《滇药志・三》、《辞典》：用于食积痞满、湿热头痛、痰饮气促、肝气郁积、消渴体虚、痢疾。

【用法用量】30～90g，水煎服。

【文献来源】*Raphanus sativus* L. 彝医药学：696，758. 1993. 哀牢本草：57，97. 1991. 滇药志・三：314. 2010. 辞典：691. 2016.

堇　菜　科

262　圆叶小堇菜

【药材名】圆叶黄堇菜、小黄花。

【彝文音译】尾申。

【来源】堇菜科植物圆叶小堇菜 *Viola biflora* var. *rockiana* (W. Becker) Y. S. Chen，以全草入药。

【采集加工】夏季采收，洗净，晒干。

【功能主治】

1）《滇省志》：清热利湿、疏肝利胆。用于急慢性胆囊炎。

2）《志要》《辞典》：治急慢性胆囊炎、肝炎、妇女气滞血瘀、久婚不孕。

3）《哀牢本草》：理气、活血、助孕。用于妇女气滞血瘀、久婚不孕。

4）《彝医药学》：治痨病。

【用法用量】10～15g，水煎服。

【文献来源】*Viola rockiana* W. Beck. 滇省志：515. 1995. 辞典：865. 2016. 志要：641. 2005. 哀牢本草：33. 1991. 彝医药学：719. 1993.

263　灰叶堇菜

【药材名】灰叶堇菜、黄花细辛、黄花草。

【彝文音译】赊齐宗、娃碌塞、威儒（南华）、踏板（路南）、威筛（南华）。

【来源】堇菜科植物灰叶堇菜 *Viola delavayi* Franch.，以全草、根入药。

【采集加工】秋末采收，洗净切碎，晒干备用。

【功能主治】

1）《辞典》《志要》：全草：治小儿惊风、腹痛。

2）《滇药录》：祛风除湿、散瘀止痛、活血化瘀、消炎止痛。

3）《滇药志・五》：用于气虚头晕、小儿麻痹后遗症、小儿疳积、跌打损伤、口腔炎。

4）《滇药志・五》《中国彝药》《彝医药・下》：除湿、温经通络、镇惊。用于风湿性关节炎、小儿高热惊风、喘咳、小儿腹痛。

5）《志要》（全草）、《滇药录》：治风湿性关节炎、跌打损伤、小儿腹痛、口腔炎。

6）《彝药志》：治风湿性关节炎、气虚头晕、小儿麻痹后遗症、小儿疳积、小儿急惊风、小儿腹痛。

【用法用量】 5～15g，水煎服；或泡酒服；或入散剂服。

【文献来源】 *Viola delavayi* Franch. 辞典：864. 2016. 滇药录：355. 1983. 滇药志・五：128. 2012. 彝医药・下：427. 2007. 志要：640. 2005. 中国彝药：468. 2004. 彝药志：106. 1983.

264　如意草

【药材名】 如意草。

【彝文音译】 红三百棒、白三百棒（昭通）。

【来源】 堇菜科植物如意草 *Viola hamiltoniana* D. Don，以全株入药。

【采集加工】 秋季采收，洗净，晒干。

【功能主治】《志要》《辞典》：治开放性骨折、外伤出血。

【用法用量】 9～15g，水煎服；鲜品 15～30g。外用：适量，捣烂敷。

【文献来源】 *Viola hamiltoniana* D. Don 辞典：864. 2016. 志要：641. 2005.

265　长萼堇菜

【药材名】 毛堇菜、长萼堇菜。

【彝文音译】 舍契勒底。

【来源】 堇菜科植物长萼堇菜 *Viola inconspicua* Bl.，以全株入药。

【采集加工】 夏、秋季采收，鲜用或晒干。

【功能主治】

1）《彝植物药》：用于止血、刀伤、铁器伤、咳嗽、有臭痰、小儿疳积、消瘦。

2）《辞典》《志要》：治小儿消瘦、痰咳。

3）《彝植物药》《辞典》《志要》：治乌头中毒、刀伤出血、青蛇咬伤、跌打损伤、无名肿毒。

【用法用量】 捣烂；或嚼烂，敷贴于患处。

【文献来源】 *Viola confusa* Champ. ex Benth. 志要：640. 2005. 彝植物药：78. 1990. 辞典：864. 2016. ——*Viola inconspicua* Bl. 辞典：864. 2016.

266　紫花地丁

【药材名】 紫花地丁、紫菜地丁。

【彝文音译】 啪熊拿起。

【来源】 堇菜科植物紫花地丁 *Viola philippica* Cav.，以全草入药。

【采集加工】 夏、秋季采收，洗净，晒干。

【功能主治】《彝医药学》《滇药志・一》：用于各种疔疮、乳痈、风疹、骨髓炎、跌打损伤、受寒周身疼痛。

【用法用量】 25g，水煎服。

【文献来源】 *Viola yedoensis* Makino 滇药志・一：342. 2008. 彝医药学：581. 1993.

远 志 科

267 荷包山桂花

【药材名】鸡根、荷包山桂花、黄花远志。

【彝文音译】阿依若资、擦补倮、呀节、依海莫湿、依海莫涩（云南楚雄）。

【来源】远志科植物荷包山桂花 *Polygala arillata* Buch. -Ham. ex D. Don，以根、茎入药。

【采集加工】秋、冬季采收，洗净，切片，鲜用或晒干。

【功能主治】

1）《安徽农学通报》《彝州本草》《滇药志・二》：用于肺结核、肝炎、肺炎、尿路感染、风湿疼痛。

2）《辞典》（根）、《志要》（根）、《滇药录》、《滇省志》、《民药志・一》：用于产后虚弱、月经不调、肝炎、尿路感染、产后腹痛、上呼吸道感染、肺炎、肺脓肿。

3）《彝药学》《中国彝药》：补虚健胃、清热解毒、祛痰除湿。

4）《中国彝药》：用于产后虚弱、月经不调、子宫脱垂、白带清稀量多、肝炎。

5）《彝药本草》：补气活血、安神益智、祛风除湿。用于肺结核、肝炎、妇女干血痨。

6）《滇药录》《滇省志》《民药志・一》：补气活血、祛风除湿、清热解毒。

7）《滇省标・二》：益气养阴、补肾健脾、祛风除湿。用于病后体虚、产后虚弱、乳汁不足、带下、月经不调、久咳不止、肺痨、夜尿频数、失眠、风湿疼痛。

8）《辞典》（根）、《中国彝药》：治病后体弱、腰膝酸软、低血压、头晕、肾炎、肝病。

9）《辞典》（根）、《志要》（根）、《滇药录》：治跌打损伤、虚劳、肺结核、肺热咳嗽、牙痛。

10）《滇药志・二》：补气活血、祛风利湿、补虚消肿、调经健胃。用于肺痨、病后体虚、神经衰弱、妇女腰痛、虚斑、风湿麻木、失眠、肝脓肿、产后血亏、小儿克山病。

11）《彝州本草》：用于克山病、白带异常、子宫脱垂。

12）《彝州本草》《滇药志・二》：用于产后虚弱、月经不调、上呼吸道感染、肺脓肿、跌打损伤、水肿、胃痛、腰痛、小儿惊风、急性肾炎、急慢性肠胃炎、百日咳、大肠下血、小儿疳积、早期乳腺炎、风湿性心脏病。

【用法用量】25～50g，水煎服，鲜品加倍，亦可炖肉服。

【文献来源】*Polygala arillata* Buch. -Ham. ex D. Don 安徽农学通报. 26（16）：45-49. 2020. 民药志・一：303. 1984. 彝药学：47. 2016. 中国彝药：201. 2004. 彝药本草：66. 2018. 滇药录：240. 1983. 滇省志：516. 1995. 滇省标・二：59. 2007. 辞典：638. 2016. 志要：475. 2005. 滇药志・二：188. 2009. 彝州本草：94. 1998.

268 黄花倒水莲

【药材名】黄花倒水莲。

【彝文音译】huophuoddapshupliepshyr。

【来源】远志科植物黄花倒水莲 *Polygala fallax* Hemsl.，以全草、根入药。

【采集加工】全年可采，洗净，晒干。

【功能主治】

1）《哀牢本草》：全草：健脾利湿，补气益血。用于食积不化，胃脘冷痛，气血两虚，腰酸腿痛，白浊湿淋，子宫脱垂。根：消炎利疸；用于肝胆湿热，皮肤黄染，胁肋胀疼。

2）《彝医药学》：急性肝炎。

【用法用量】15～30g，水煎服。

【文献来源】*Polygala aureocauda* Dunn 哀牢本草：99. 1991. 彝医药学：550. 1993.

269　瓜子金

【药材名】瓜子金、瓜子金根。

【彝文音译】鸡爪争。

【来源】远志科植物瓜子金 *Polygala japonica* Houtt.，以全草、根入药。

【采集加工】秋季采收，洗净，切片或切段晒干。

【功能主治】

1）《哀牢本草》：温胃和中、消食化积。用于寒湿内结、胃脘冷痛、气胀腹胀、食欲不佳。

2）《彝验方》：用于面神经麻痹。

3）《中国彝药》《彝医药・下》：祛痰止咳、活血止血、解毒消肿、止痛。

4）《辞典》（根、全草）、《中国彝药》、《彝医药・下》：治咳嗽痰多、疔疮肿毒、毒蛇咬伤、胃痛、小儿疳积。

【用法用量】6～15g，水煎服，鲜品30～60g；或研末服；或泡酒服。外用：适量，捣烂敷；或研末调敷。

【文献来源】*Polygala japonica* Houtt. 哀牢本草：53. 1991. 彝验方：96. 2007. 彝医药・下：416. 2007. 辞典：640. 2016. 中国彝药：457. 2004.

270　苦远志

【药材名】紫花地丁、蓝花地丁、苦远志。

【彝文音译】自火底逋。

【来源】远志科植物苦远志 *Polygala sibirica* var. *megalopha* Franch.，以全草、根入药。

【采集加工】秋季采集，洗净，晒干。

【功能主治】

1）《民药志・四》《哀牢本草》：清热毒、除风痒。用于湿疹溃烂、斑疹瘙痒。

2）《彝验方》：用于牙疼。

3）《彝医药史》（全草）：破血、消肿。用于风疹发痒、疮毒、痈疽肿毒、癞疮、疥癣、痔疮、肿毒恶疮、小儿走马牙疳。

4）《辞典》（全草）：治湿疹、溃烂、斑疹瘙痒。

【用法用量】2g，碾磨成细粉，米汤送服，1日2次。

【文献来源】*Polygala sibirica* L. var. *megalopha* Franch. 哀牢本草：110. 1991. 彝验方：121. 2007. 彝医药史：166. 1990. 辞典：641. 2016. 民药志・四：356. 2007.

271　合叶草

【药材名】排钱金不换、和合草、合叶草。

【彝文音译】树巴兹、怒巴资。

【来源】远志科植物合叶草 *Polygala subopposita* S. K. Chen，以全株入药。

【采集加工】夏、秋季采收，切段晒干。

【功能主治】

1）《滇省志》《滇药录》：活血化瘀、祛风除湿。用于痛经、月经不调、四肢麻木、风湿痹痛。

2）《辞典》《志要》：治月经不调、四肢麻木、风湿痹痛。

【用法用量】15～25g，水煎服。
【文献来源】*Polygala subopposita* S. K. Chen 滇省志：518. 1995. 滇药录：244. 1983. 辞典：641. 2016. 志要：477. 2005.

272 小扁豆

【药材名】猪大肠、小扁豆。
【彝文音译】吴乌模。
【来源】远志科植物小扁豆 *Polygala tatarinowii* Regel，以根、全草入药。
【采集加工】秋季采收，洗净，切片，晒干备用。
【功能主治】
1）《彝州本草》：用于神经衰弱、跌打劳伤、风湿痹痛。
2）《滇药录》：活血祛风。用于腰腿痛。
3）《辞典》（根）、《中国彝医》、《彝药志》、《彝州本草》：治失眠、心悸、健忘、痰多咳嗽、支气管炎。
4）《中国彝医》《彝药志》：安神益智、解郁化痰。
5）《志要》、《辞典》（根）、《滇省志》：治跌打损伤、风湿痹痛。
【用法用量】10～20g，水煎服。外用：捣敷；或研粉包敷。
【文献来源】*Polygala tatarinowii* Regel 彝州本草：186. 1998. 滇药录：244. 1983. 滇省志：518. 1995. 辞典：641. 2016. 中国彝医：60. 1994. 彝药志：24. 1983. 志要：477. 2005.

景 天 科

273 落地生根

【药材名】打不死。
【来源】景天科植物落地生根 *Bryophyllum pinnatum* (L. f.) Oken，以全草入药。
【采集加工】全年可采，鲜用。
【功能主治】《彝医药学》：治跌打损伤。
【用法用量】外用：适量，捣烂敷；或绞汁滴耳。
【文献来源】*Bryophyllum pinnatum* (L.) Kurz. 彝医药学：673. 1993.

274 瓦松

【药材名】瓦松。
【来源】景天科植物瓦松 *Orostachys fimbriata* (Turcz.) A. Berger，以全草入药。
【采集加工】夏、秋季采收，用开水烫后晒干。
【功能主治】《彝医药学》：治黄疸、眼及全身皮肤发黄、肝炎、肝区疼痛、厌油腻、乏力。
【用法用量】10g，水煎服。
【文献来源】*Orostachys fimbriatus* (Turcz.) Berg. 彝医药学：617. 1993.

275 云南红景天

【药材名】豆瓣七、豌豆七、菱叶红景天、云南红景天、蚕豆七。
【彝文音译】海腮奶、戏诺配、木都什补、姆堵使逋、涩补足。
【来源】景天科植物云南红景天 *Rhodiola yunnanensis* (Franch.) S. H. Fu，以全株、根茎入药。

【采集加工】秋季采收，切碎、鲜用或晒干。

【功能主治】

1)《中药材》：舒筋活络，活血化瘀，消肿止痛。用于跌打骨折、劳伤。

2)《彝州本草》、《滇药志·一》、《辞典》(全株)：用于跌打骨伤、劳伤、痢疾、腹泻、咽喉炎、风湿疼痛。

3)《滇省志》：舒筋活络、祛瘀消肿。用于跌打骨折、劳伤、风湿痹痛。

4)《辞典》(根茎、全株)：治痢疾、腹泻、风湿骨痛、跌打损伤、骨折、劳伤。

5)《彝医药·下》《中国彝药》：活血止痛、止血、安神。用于跌打损伤、劳伤、风湿痹痛。

6)《彝药续集》：用于坠岩跌伤、流血、骨折、风湿痛、外伤出血、跌打骨折、劳伤、咽喉炎、痢疾。

7)《彝药志》：活血祛瘀、消肿止痛、止泻痢。用于咽喉炎、痢疾、风湿疼痛、跌打损伤。

8)《滇药志·一》：活血祛瘀、消肿止痛、强筋、壮骨、止泻。

9)《彝药本草》：消炎消肿、续接筋骨。用于肠溃疡、胃溃疡、慢性消化道炎症。

【用法用量】10～20g，水煎服；或泡酒服。外用：鲜品适量，捣烂敷。

【文献来源】*Rhodiola henryi* (Diels) S. H. Fu 中药材. 12 (8)：14-16. 1989. 彝州本草：101. 1998. 滇省志：520. 1995. 辞典：700. 2016. 中国彝药：521. 2004. 彝药续集：41. 1992. 彝药志：184. 1983. 彝医药·下：471. 2007. ——*Rhodiola yunnanensis* (Franch.) S. H. Fu 彝药续集：40. 1992. 滇药志·一：51. 2008. ——*Sedum valerianoides* Diels 彝药本草：14. 2018.

276　费菜

【药材名】费菜。

【来源】景天科植物费菜 *Sedum aizoon* L.，以全草、根入药。

【采集加工】夏、秋季采收，鲜用或晒干。

【功能主治】《彝药资源》：活血止血、润肺止咳、消肿止痛。用于肺痨咳嗽、咯血、外伤出血、跌打损伤。

【用法用量】100g，泡酒服。

【文献来源】*Sedum aizoon* L. 彝药资源：127. 2021.

277　佛甲草

【药材名】佛甲草、瓦花。

【彝文音译】浪腮诗、六鸡苦七。

【来源】景天科植物佛甲草 *Sedum lineare* Thunb.，以全株、叶入药。

【采集加工】夏、秋两季采，洗净，放开水中稍烫，捞起，晒干或烘干，鲜用随采。

【功能主治】

1)《中国彝药》：清热解毒、利湿、止血。用于咽喉疼痛、疮疡、湿疹、急性黄疸型肝炎、外伤出血。

2)《滇省志》：用于水火烫伤。

3)《彝药志》《滇药志·一》：清热解毒。治咽喉炎、肝炎，外治疮疡肿毒、水火烫伤。

4)《彝药志》：消肿止血。

5)《安徽农学通报》：治咽喉炎、扁桃体炎、口腔糜烂、便血、小儿疳积等。

6)《滇药志·一》：消肿止痛。

【用法用量】9～15g，水煎服；鲜品20～30g，或绞汁服。外用：鲜品适量，捣烂敷；或绞汁含漱、点眼。

【文献来源】*Sedum lineare* Thunb. 滇药志·一：174. 2008. 滇省志：520. 1995. 中国彝药：102. 2004. 彝药志：182. 1983. 安徽农学通报. 26（16）：45-49. 2020.

278 多茎景天

【药材名】多茎景天、瓦花。

【彝文音译】牛片维、六鸡苦七。

【来源】景天科植物多茎景天 *Sedum multicaule* Wall. ex Lindl.，以全草、根入药。

【采集加工】夏、秋季采收，鲜用或晒干。

【功能主治】

1）《彝州本草》：用于脱肛、痈疮肿毒。

2）《滇药录》：消炎止痛、收敛生肌。用于水火烫伤。

3）《滇药志·五》：清热解毒、止血、降血压、祛风湿、消疳。

4）《彝州本草》《滇药志·五》：用于咽喉炎、扁桃体炎、口腔糜烂、风热头昏、视物模糊、高血压、风湿性关节痛、便血、小儿疳积、水火烫伤、湿疹、疮毒、跌打损伤。

【用法用量】鲜品 20～25g，水煎服。外用：鲜品适量，煎水洗；或捣敷。

【文献来源】*Sedum multicaule* Wall. 彝州本草：45. 1998. 滇药录：298. 1983. 滇药志·五：58. 2012.

279 山景天

【药材名】小景天。

【来源】景天科植物山景天 *Sedum oreades* (Decne.) Hamet，以全草入药。

【采集加工】全年可采，多鲜用。

【功能主治】《元彝药》：用于失眠、多梦、贫血、月经不调、白带过多。

【用法用量】适量，水煎服。

【文献来源】*Sedum oreades* (FROD.) K. T. Fu 元彝药：10. 1994.

280 垂盆草

【药材名】垂盆草。

【彝文音译】lurgasi、尔嘎色。

【来源】景天科植物垂盆草 *Sedum sarmentosum* Houtt.，以全草入药。

【采集加工】夏、秋季采收，鲜用或晒干。

【功能主治】

1）《民药志·四》：治痔疮、牙痛、风疹发痒、疮疖溃烂。

2）《彝药续集》：治痔疮、牙疼、荨麻疹、疮疖溃烂、无名肿青。

【用法用量】外用：煎水洗；或捣烂敷；或捣烂调酒外敷。

【文献来源】*Sedum sarmentosum* Bunge 民药志·四：286. 2007. 彝药续集：38. 1992.

281 密叶石莲

【药材名】小石莲菜。

【来源】景天科植物密叶石莲 *Sinocrassula densirosulata* (Praeg.) Berger，以全草入药。

【采集加工】全年可采，鲜用或晒干。

【功能主治】《元彝药》：用于小儿疳积、中耳炎、水火烫伤。
【用法用量】适量，水煎服。外用：适量，煎水洗；或鲜品捣碎，绞汁滴。
【文献来源】*Sinocrassula densirosulata* Berger 元彝药：14. 1994.

282　石莲

【药材名】瓦指甲。
【来源】景天科植物石莲 *Sinocrassula indica* (Decne.) Berger，以全株入药。
【采集加工】全年可采，鲜用或晒干。
【功能主治】《彝验方》：用于角膜云翳。
【用法用量】切碎，用猪肝炖至熟透，服食，1 日 1 剂，连续服食数剂。
【文献来源】*Sinocrassula indica* (Decne.) Berger 彝验方：109. 2007.

虎耳草科

283　落新妇

【药材名】落新妇。
【彝文音译】吉尼补、火烧药。
【来源】虎耳草科植物落新妇 *Astilbe chinensis* (Maxim.) Franch. et Savat.，以根茎、全草入药。
【采集加工】秋季采收，鲜用或晒干。
【功能主治】《辞典》《志要》《彝药续集》：用于跌打损伤、腹泻、腹痛、烧烫伤、感冒、风湿性关节痛。
【用法用量】泡酒，内服外搽。
【文献来源】*Astilbe chinensis* (Maxim.) Franch. et Savat. 志要：78. 2005. 彝药续集：44. 1992. 辞典：97. 2016. ——*Astilbe davidii* (Franch.) Henry 辞典：97. 2016.

284　大落新妇

【药材名】假细升麻。
【来源】虎耳草科植物大落新妇 *Astilbe grandis* Stapf ex Wils.，以根茎入药。
【采集加工】秋季采收。
【功能主治】《元彝药》：用于痢疾、痛经、小儿发表透疹。
【用法用量】15g，水煎服。
【文献来源】*Astilbe grandis* Stapf ex Wils. 元彝药：68. 1994.

285　溪畔落新妇

【药材名】野高粱、红升麻根、溪畔落新妇、溪畔红升麻。
【彝文音译】资豪能。
【来源】虎耳草科植物溪畔落新妇 *Astilbe rivularis* Buch. -Ham. ex D. Don，以全草、根茎、茎、果穗入药。
【采集加工】秋、冬季采收，洗净，晒干。
【功能主治】
1）《彝医药学》：治背腹疔。
2）《哀牢本草》：活血化瘀、升阳举陷。果穗：清热解毒、散瘀消肿；用于胃肠痈疡、腹背疔疮、跌打瘀肿、关节肿痛。

3）《志要》《滇药志·四》《哀牢本草》：用于跌打损伤、瘀血肿痛、子宫脱垂、久婚不孕。

4）《滇省志》《志要》：用于不孕症。

5）《滇药志·四》：根茎：清热解毒、透疹止泻、活血化瘀、升阳举陷。

【用法用量】10～15g，水煎服。外用：研末醋调敷。

【文献来源】*Astilbe rivularis* Buch. -Ham. ex D. Don 彝医药学：600. 1993. 哀牢本草：56. 1991. 志要：78. 2005. 滇省志：521. 1995. 滇药志·四：428. 2009.

286 多花落新妇

【药材名】多花落新妇。

【彝文音译】资豪能。

【来源】虎耳草科植物多花落新妇 *Astilbe rivularis* var. *myriantha* (Diels) J. T. Pan，以根茎入药。

【采集加工】春、秋季采收，去须根，切片，晒干。

【功能主治】《辞典》：用于不孕症、跌打损伤、瘀血肿痛、子宫脱垂、久婚不孕。

【用法用量】适量，水煎服。

【文献来源】*Astilbe rivularis* Buch. - Ham. ex D. Don var. *myriantha* (Diels) J. T. Pan 辞典：97. 2016.

287 岩白菜

【药材名】岩白菜。

【彝文音译】止粗七、筛儒才、大红袍、爬岩七、达果。

【来源】虎耳草科植物岩白菜 *Bergenia purpurascens* (Hook. f. et Thoms.) Engl.，以全草、根茎入药。

【采集加工】全年可采，洗净，晒干备用。

【功能主治】

1）《彝药本草》：清热解毒、止血调经、舒筋活血。用于咳嗽、哮喘、肠炎腹痛。

2）《大理资志》：祛痰止咳、平喘。用于跌打损伤、劳伤、风湿痛、胃痛、咳嗽、外伤出血。

3）《志要》《辞典》：用于非菌痢性肠道感染、急性细菌性痢疾、慢性支气管炎、肺结核。

4）《彝药续集》《志要》《辞典》：用于腹痛、腹泻、肠炎下血、便血、外伤出血、跌打损伤、虚弱、胃痛、骨折、咳喘、吐血。

【用法用量】15～20g，水煎服；或生用。外用：适量，包敷。

【文献来源】*Bergenia purpurascens* (Hook. f. Thoms.) var. *delavayi* (Franch.) Engl. et Srmsck. 彝药本草：162. 2018. ——*Bergenia purpurascens* (Hook. f. et Thoms.) Engl. 大理资志：86. 1991. 辞典：114. 2016. 志要：92. 2005. 彝药续集：46. 1992. ——*Bergenia purpurascens* f. delavayi (Franch.) Hand. -Mazz. 辞典：114. 2016.

288 猫眼草

【药材名】猫眼一枝蒿。

【来源】虎耳草科植物猫眼草 *Chrysosplenium grayanum* Maxim.，以全草入药。

【采集加工】夏、秋季采收，晒干。

【功能主治】《彝医药学》：治无名肿毒。

【用法用量】适量，捣烂敷。

【文献来源】*Chrysosplenium grayanum* Maxim. 彝医药学：644. 1993.

289 常山

【药材名】常山、大常山。
【彝文音译】杰尼莫。
【来源】虎耳草科植物常山 *Dichroa febrifuga* Lour.，以全草、根、茎、叶入药。
【采集加工】根秋季采收，除去须根，洗净，晒干。全草、茎、叶夏季采集，晒干。
【功能主治】
1）《彝医药学》：治疟疾、稻田皮炎。
2）《哀牢本草》：止咳豁痰、清热除风。
3）《滇药志·二》（茎、叶、根）、《辞典》（茎、叶）、《哀牢本草》、《志要》：用于痰湿阻滞、胸胁胀满、皮肤过敏、奇痒难忍。
4）《滇省志》、《滇药志·二》（茎、叶、根）：用于疟疾。
【用法用量】适量，水煎服。外用：适量。
【文献来源】*Dichroa febrifuga* Lour. 彝医药学：520，658. 1993. 哀牢本草：26. 1991. 滇药志·二：324. 2009. 滇省志：600. 1995. 辞典：281. 2016. 志要：221. 2005.

290 羽叶鬼灯檠

【药材名】岩陀。
【彝文音译】乃超。
【来源】虎耳草科植物羽叶鬼灯檠 *Rodgersia pinnata* Franch.，以根茎入药。
【采集加工】夏季采收，洗净，切片，鲜用或晒干。
【功能主治】
1）《彝药学》《彝医药·下》：收敛止痛、活血调经、祛风除湿。
2）《彝医药·下》：用于腹泻、痢疾、胃痛、外伤出血。
【用法用量】15～30g，水煎服；或泡酒服。外用：适量，研末撒；或调敷。
【文献来源】*Rodgersia pinnata* Franch. 彝药学：136. 2016. 彝医药·下：531. 2007.

291 西南鬼灯檠

【药材名】红姜、岩陀、西南鬼灯檠。
【彝文音译】诺诺齐、乃超、如闭赖、破施、赫贝。
【来源】虎耳草科植物西南鬼灯檠 *Rodgersia sambucifolia* Hemsl.，以根茎入药。
【采集加工】夏季采收，洗净，切片，鲜用或晒干。
【功能主治】
1）《彝药本草》：消炎、收敛、祛风湿、止痛。用于溃疡性肠胃炎、慢性支气管炎、细菌性痢疾。
2）《彝药学》《滇药志·二》《中国彝药》《彝医药·下》：收敛止痛、活血调经、祛风除湿。
3）《滇药录》：治风湿腰胀、胃痛、月经不调。
4）《滇药志·二》：用于崩漏、尿血、淋沥涩痛。
5）《中国彝药》《彝医药·下》：用于腹泻、痢疾、胃痛、外伤出血、跌打损伤、风湿疼痛、痛经、月经不调、劳伤、筋骨疼痛。
6）《大理资志》：用于四季感冒、肠炎、痢疾、月经不调。
7）《彝药续集》：用于腹泻、痢疾、外伤出血、伤食腹胀。

【用法用量】15～30g，水煎服；或泡酒服。外用：适量，研末撒敷；或调敷。

【文献来源】*Rodgersia sambucifolia* Hemsl. 彝药本草：55. 2018. 彝药学：136. 2016. 滇药录：276. 1983. 滇药志 · 二：214. 2009. 彝医药 · 下：531. 2007. 中国彝药：593. 2004. 大理资志：87. 1991. 彝药续集：42. 1992.

292 芽生虎耳草

【药材名】假梭罗茶、止吐草。

【彝文音译】干赞在单。

【来源】虎耳草科植物芽生虎耳草 *Saxifraga gemmipara* Franch.，以全草入药。

【采集加工】四季可采，但以花期前后采集为佳，鲜用或晒干。

【功能主治】

1）《元彝药》：用于肾盂肾炎、膀胱炎、尿路炎、湿热下注、脾虚泄泻。

2）《中药材》：治呕吐、感冒咳嗽。

【用法用量】100g，水煎服，白酒为引，1 日 3 次内服，连服 3 剂。

【文献来源】*Saxifraga gemmipara* Franch. 元彝药：70. 1994. 中药材. 12（8）：14-16. 1989.

293 红毛虎耳草

【药材名】红毛虎耳草。

【彝文音译】私此、罗诺诗。

【来源】虎耳草科植物红毛虎耳草 *Saxifraga rufescens* Balf. f.，以全草入药。

【采集加工】全年可采，洗净，切碎鲜用或晒干。

【功能主治】

1）《中国彝药》：清热解毒、化痒止痛、平喘止咳。

2）《彝植物药》《中国彝药》：治烧烫伤、荨麻疹、耳痛、黄水疮、痄腮、喘病。

【用法用量】9～15g，水煎服。外用：鲜品适量，捣烂取汁外敷；或研末调敷。

【文献来源】*Saxifraga rufescens* Balf. f. 彝植物药：51. 1990. 中国彝药：84. 2004.

294 钻地风

【药材名】小齿钻地风。

【来源】虎耳草科植物钻地风 *Schizophragma integrifolium* Oliv.，以根入药。

【采集加工】全年可采，挖取根部，剥取根皮，晒干。

【功能主治】《中国化学会第四届有机化学学术会议论文集（下册）》：祛风湿、止痛、祛风活血。用于痢疾、黄水疮。

【用法用量】9～15g，水煎服；或泡酒服。

【文献来源】*Schizophragma integrifolium* f. denticutatum (Rehd.) Chun 中国化学会第四届有机化学学术会议论文集（下册）. 372. 2005.

茅膏菜科

295 茅膏菜

【药材名】苍蝇网、光萼茅膏菜、茅膏菜、苍蝇网果根、苍蝇网根。

【彝文音译】毫姆笨、阿多笨、格若哟、痛摸堵失、波痈、赫尼补。

【来源】茅膏菜科植物茅膏菜 *Drosera peltata* Sm.，以全草、球茎入药。

【采集加工】夏、秋季采收，鲜用或晒干。

【功能主治】

1）《中国彝药》《彝医药・下》：消食化积，祛风止痛，活血，敛疮止痒。用于消化不良、小儿惊风、小儿疳积、睾丸肿大。

2）《民药志・一》《辞典》：全草：用于消化不良、小儿疳积、睾丸肿大、食积、水火烫伤、牙痛。

3）《民药志・一》（全草）、《滇省志》：用于淋证、尿涩。

4）《哀牢本草》：消食化积、活血行气。用于食积不化、水膈呃逆、胸腹痞满、睾丸肿痛。

5）《彝医药学》：治消化不良。

6）《彝药本草》：祛风利湿、拔脓生肌、消食、截疟。治小儿疳积、头痛、关节痛。

7）《志要》（全草）：用于水火烫伤、牙痛。球茎：用于淋证、尿涩、食积、惊厥、跌打损伤。

8）《辞典》《志要》：球茎：用于食积不化、劳伤、腹泻、风湿痛、九子疡（颈淋巴结结核）、水膈呃逆、胸腹痞满、睾丸肿痛。

9）《民药志・一》（全草）、《辞典》（全草）、《彝植物药》：用于惊厥、跌打损伤、劳伤、腹泻、风湿病、九子疡（颈淋巴结结核）、淋证、尿涩。

10）《辞典》（全草、球茎）、《志要》（球茎）、《民药志・一》（球茎）、《彝植物药》：用于小儿惊风、肺炎、感冒。

【用法用量】适量，水煎服；或泡酒服。外用：鲜品适量，捣烂敷。

【文献来源】*Drosera peltata* Sm. ex Willd. var. *glabrata* Y. Z. Ruan 彝医药・下：397. 2007. ——*Drosera peltata* Sm. ex Willd. var. *multisepala* Y. Z. Ruan 彝医药・下：397. 2007. 滇省志：524. 1995. 中国彝药：433. 2004. ——*Drosera peltata* Sm. var. *lunata* (Buch. -Ham.) C. B. Clarke 哀牢本草：60. 1991. 彝医药学：570. 1993. 彝药本草：15. 2018. 志要：233. 2005. 民药志・一：323. 1984. 彝植物药：49. 1990. ——*Drosera peltata* Sm. 辞典：297. 2016.

石 竹 科

296 荷莲豆草

【药材名】荷莲豆草、小狗脊、小野豌豆。

【来源】石竹科植物荷莲豆草 *Drymaria cordata* (L.) Willd. ex Schult.，以全草、根入药。

【采集加工】夏、秋季采收，洗净，鲜用或晒干。

【功能主治】

1）《彝医药学》：治疥疮。

2）《辞典》《志要》《哀牢本草》《滇药志・四》：用于肠痈胃热、疖癣疮疡。

3）《哀牢本草》《滇药志・四》：消痈散结、化瘀除秽。

【用法用量】10～15g，泡酒服。

【文献来源】*Drymaria cordata* (L.) Willd. ex Schult. 志要：234. 2005. 辞典：298. 2016. ——*Drymaria diandra* Bl. 彝医药学：579. 1993. 哀牢本草：31. 1991. 滇药志・四：100. 2009.

297 金铁锁

【药材名】金铁锁、独钉子、独定子。

【彝文音译】赊贤卓、史卓、提期齐飞。

【来源】石竹科植物金铁锁 *Psammosilene tunicoides* W. C. Wu et C. Y. Wu，以根入药。

【采集加工】秋后或春初发芽前采收，洗净，切片，晒干。

【功能主治】

1）《中国彝药》《彝医药·下》：用于跌打损伤、风湿疼痛、外伤出血、蛔虫病。

2）《志要》《辞典》《彝药续集》：治跌打损伤、风湿病、外伤出血、胃痛、下肢瘫痪、手足麻木、骨折、咳嗽。

3）《大理资志》：用于跌打损伤、风湿痹痛、白喉、妇人腰痛、陈旧性伤口溃疡不愈。

4）《滇省标·二》：活血通络、散瘀止痛、去腐生肌。用于跌打损伤、刀枪伤、筋骨疼痛、头面疼痛、心胃气痛、风湿痹痛、疮疡肿毒。

5）《彝药本草》：止血止痛、活血祛瘀、祛风湿。治风湿性关节痛、跌打瘀血疼痛。

6）《彝药学》《中国彝药》《彝医药·下》：活血止痛、除湿止痛、消痈排脓、杀虫。

【用法用量】1～2g，水煎服；或研粉服，0.3～0.5g；或泡酒服。外用：适量，刮去皮，研粉撒敷。

【文献来源】*Psammosilene tunicoides* W. C. Wu et C. Y. Wu 彝医药·下：474. 2007. 辞典：672. 2016. 大理资志：76. 1991. 滇省标·二：65. 2007. 彝药本草：38. 2018. 彝药学：120. 2016. 中国彝药：526. 2004. 志要：496. 2005. 彝药续集：26. 1992.

298 漆姑草

【药材名】珍珠草。

【彝文音译】尼姆酿。

【来源】石竹科植物漆姑草 *Sagina japonica* (Sw.) Ohwi，以全草入药。

【采集加工】夏季采收，洗净，鲜用或晒干。

【功能主治】《中国彝药》：清热解毒、杀虫止痒、止咳、润肠、定惊。用于小儿惊厥、漆疮、毒蛇咬伤、咳嗽、大便不爽。

【用法用量】20～30g，水煎服。外用：鲜品适量，捣烂敷。

【文献来源】*Sagina japonica* (Sw.) Ohwi 中国彝药：314. 2004.

299 掌脉蝇子草

【药材名】青骨藤、瓦草。

【彝文音译】挤衣格诺、俄罗吾。

【来源】石竹科植物掌脉蝇子草 *Silene asclepiadea* Franch.，以根入药。

【采集加工】夏、秋季采收，洗净，鲜用或晒干。

【功能主治】

1）《彝药本草》：镇痛、止血、清热、利水、通窍。用于风寒闭肺、久咳不愈、寒凝筋络、周身疼痛。

2）《彝药续集》：治头屑瘙痒、骨折、咳嗽、风湿疼痛。

3）《哀牢本草》：解热镇痛、利水通淋。用于肺热痰壅、气促咳喘、肝胆湿热、全身黄染、食积腹痛、创伤疼痛、小便不利、砂石热淋。

【用法用量】10～20g，水煎服。

【文献来源】*Melandrium viscidulum* (Franch.) Hand. -Mazz. var. *szechuanense* (Will) Hand. -Mazz. 彝药本草：104. 2018. 彝药续集：28. 1992. 哀牢本草：41. 1991.

300 狗筋蔓

【药材名】狗筋蔓、小被单草、白牛膝。

【彝文音译】卡厚丝、尼图静。

【来源】石竹科植物狗筋蔓 *Silene baccifera* (L.) Roth，以全草、根入药。

【采集加工】夏季采集，洗净，鲜用或晒干。

【功能主治】

1）《滇药志・一》：接骨生肌、祛瘀止痛、利水消肿、催产。

2）《辞典》（全草）、《彝州本草》、《滇药志・一》：治骨折、跌打损伤、风湿性关节痛、疝气、水肿、难产、死胎不下、肺结核。

3）《安徽农学通报》：治跌打损伤、风湿性关节痛。

4）《彝州本草》：用于黄疸、乳痈、刀口伤、疮毒疖肿、瘰疬、筋骨疼痛、乳房包块。

5）《滇省标・六》：活血化瘀、消肿止痛、益气养血。用于风湿痹痛、产后气血两虚、疮疡、瘰疬、跌打损伤、骨折。

【用法用量】10～25g，泡酒服。外用：鲜品适量，捣烂敷。

【文献来源】*Cucubalus baccifer* L. 滇药志・一：227. 2008. 辞典：245. 2016. 安徽农学通报. 26（16）：45-49. 2020. 彝州本草：17. 1998. ——*Silene baccifera* (L.) Roth 滇省标・六：43. 2010.

301 纺锤根蝇子草

【药材名】九子参。

【彝文音译】该资该母、纠之生、面皱挂、之即摩嘎、呆思厚、忧扣兹。

【来源】石竹科植物纺锤根蝇子草 *Silene napuligera* Franch.，以全草入药。

【采集加工】夏、秋季采收，洗净，鲜用或晒干。

【功能主治】《滇省志》：用于癫痫、水肿、闭经。

【用法用量】15～30g。水煎服。

【文献来源】*Silene napuligera* Franch. 滇省志：5. 1995.

302 黏萼蝇子草

【药材名】瓦草。

【彝文音译】搞炭诗咳嗽吃。

【来源】石竹科植物黏萼蝇子草 *Silene viscidula* Franch.，以根入药。

【采集加工】秋季采收，洗净，晒干。

【功能主治】《滇省标・二》：疏风解表、降逆止咳、利水消黄、止痛。用于气促咳喘、咳嗽痰多、湿热发黄、胃痛、食积腹痛、小便不利、砂石热淋、风湿痹痛、疮疖肿痛、外伤疼痛。

【用法用量】3～9g，水煎服。

【文献来源】*Silene viscidula* Franch. 滇省标・二：37. 2007.

303 鹅肠菜

【药材名】牛繁缕、被单草。

【彝文音译】额叠申细若、色柏。

【来源】石竹科植物鹅肠菜 *Stellaria aquatica* (L.) Scop.，以全株入药。

【采集加工】冬末春初采收，晒干。

【功能主治】

1）《志要》《辞典》《滇省志》：治大叶性肺炎、高血压、牙痛、痢疾、月经不调、疥疮。

2）《滇省志》：清热解毒、活血消肿。

3）《彝药本草》：清热、舒筋。用于肾虚齿根松动、牙龈萎缩、跌打筋骨损伤。

【用法用量】15～30g，水煎服。外用：鲜品适量，捣烂敷。

【文献来源】*Malachium aquaticum* (L.) Fries 辞典：516. 2016. 滇省志：526. 1995. ——*Myosoton aquaticum* (L.) Moench 志要：416. 2005. ——*Stellaria aquatica* (L.) Scop. 彝药本草：12. 2018.

304 银柴胡

【药材名】银柴胡。

【彝文音译】木起诺。

【来源】石竹科植物银柴胡 *Stellaria dichotoma* var. *lanceolata* Bge.，以全草、叶入药。

【采集加工】春、夏季采收，晒干备用。

【功能主治】《彝药本草》：清热凉血。治阴虚夜热、潮热盗汗、寒火不清、小儿食积发热。

【用法用量】10～20g，水煎服。外用：研末，水调敷。

【文献来源】*Stellaria dichotoma* L. var. *lanceolata* Bge. 彝药本草：187. 2018.

305 箐姑草

【药材名】被单草。

【来源】石竹科植物箐姑草 *Stellaria vestita* Kurz.，以全草入药。

【采集加工】夏、秋季开花时采收，洗净，晒干。

【功能主治】《彝医药学》：治外伤骨折、筋骨扭伤。

【用法用量】100～150g，水煎服。外用：适量。

【文献来源】*Stellaria saxatilis* Buch-Ham. 彝医药学：650. 1993.

306 千针万线草

【药材名】千针万线草、千针万线草根。

【彝文音译】差莫诺拉七、菊恩诗。

【来源】石竹科植物千针万线草 *Stellaria yunnanensis* Franch.，以全草、根入药。

【采集加工】秋季采收，洗净切段晒干备用。

【功能主治】

1）《哀牢本草》：健脾、养肝、益肾。用于头晕、心慌、耳鸣、眼花、潮热、遗精、闭经、乳痈、带浊、疳积。

2）《彝药本草》：接骨、调经、补肾。用于泌乳不足、赤白带下、月经不调、妇科慢性炎症。

3）《彝医药学》：治膈食、消化不良。

4）《滇省标·二》：益气养血、健脾益肾。用于气血虚弱、精神委顿、头晕心慌、腰膝酸软、遗精早泄、月经不调。

5）《中国彝药》：补养肝肾、健脾消食。用于身体虚弱、头晕眼花、耳鸣心悸、妇人更年期综合征。

6）《彝医药学》《中国彝药》：用于肾虚腰痛、腰膝酸软、阳痿遗精、月经不调。

【用法用量】20～50g，水煎服；或炖鸡肉吃。

【文献来源】*Stellaria yunnanensis* Franch. 哀牢本草：29. 1991. 彝药本草：102. 2018. 彝医药学：

566，574. 1993. 滇省标・二：7. 2007. 中国彝药：195. 2004.

307　麦蓝菜

【药材名】王不留行。

【来源】石竹科植物麦蓝菜 *Vaccaria hispanica* (Mill.) Rauschert，以种子入药。

【采集加工】夏季果实成熟、果皮尚未开裂时采收，晒干，打下种子，除去杂质，再晒干。

【功能主治】《彝医药学》：治头痛、四肢及肋间痛、乳汁缺乏、经常腹痛、跌打损伤、瘀血内阻。

【用法用量】30g，水煎服。

【文献来源】*Vaccaria segetalis* (Neck.) Garcke 彝医药学：748. 1993.

马齿苋科

308　马齿苋

【药材名】马齿苋。

【彝文音译】姆省傲、燕捻西。

【来源】马齿苋科植物马齿苋 *Portulaca oleracea* L.，以全草入药。

【采集加工】夏、秋季采收，晒干或烘干，亦可鲜用。

【功能主治】

1）《哀牢本草》：清热解毒、止痢止血。用于肺痈疮疡、尿道灼热、血淋带下、痔瘘出血、乳痈、瘰疬、毒蛇咬伤。

2）《彝药学》《中国彝药》《彝医药・下》：清热解毒、止咳止痢、除湿通淋。

3）《彝医药学》《民药志・二》：治骨折。

4）《中国彝药》《彝医药・下》：用于无名肿毒、湿疹、手脚骨折、痢疾、肠炎腹泻、百日咳。

5）《辞典》：治久痢不止、恶疮、扁桃体炎、小便尿血、寒湿痛痹。

6）《志要》《哀牢本草》：用于泄泻痢疾、骨折瘀肿。

7）《辞典》《志要》：治痢疾、骨折、肺痈肠痈、尿道灼热、血淋带下、痔瘘出血、乳痈、瘰疬、毒蛇咬伤、肠炎、百日咳、肺结核、痈疖。

【用法用量】10～15g，水煎服，鲜品30～60g；或绞汁。外用：鲜品适量，捣烂敷；煅灰存性，研末调敷；或煎水洗。

【文献来源】*Portulaca oleracea* L. 哀牢本草：35. 1991. 彝药学：69. 2016. 彝医药学：608. 1993. 彝医药・下：305. 2007. 辞典：656. 2016. 民药志・二：64. 1990. 志要：487. 2005. 中国彝药：330. 2004.

309　土人参

【药材名】土人参。

【彝文音译】搞色、搞色瓦参。

【来源】马齿苋科植物土人参 *Talinum paniculatum* (Jacq.) Gaertn.，以根入药。

【采集加工】夏、秋季采收，洗净，晒干备用。

【功能主治】

1）《辞典》《中国彝药》：治老年多尿、小儿遗尿、产后体弱、脾虚劳倦、肺虚咳嗽、盗汗自汗、疮疡肿毒。

2）《滇药志·三》《中国彝药》：补气润肺、止咳、止汗、解毒敛疮。

3）《滇省标·六》：补中益气、养阴润肺、生津止渴。用于病后虚弱、神疲乏力、头晕心悸、产后体虚、月经不调、肺热燥咳、自汗盗汗、小儿遗尿。

【用法用量】30～60g，水煎服。外用：鲜品适量，捣烂敷。

【文献来源】*Talinum paniculatum* (Jacq.) Gaertn. 辞典：808. 2016. 滇药志·三：16. 2010. 滇省标·六：9. 2010. 中国彝药：212. 2004. ——*Talinum patens* (L.) Willd. 辞典：808. 2016.

蓼　科

310　金线草（原变种）

【药材名】金线草。

【来源】蓼科植物金线草 *Antenoron filiforme* var. *filiforme*，以全草、根入药。

【采集加工】秋季采收，洗净，晒干备用。

【功能主治】《彝医药学》：治发热。

【用法用量】20g，水煎服。

【文献来源】*Antenoron filiforme* (Thunb.) Roberty & Vautier var. *filiformis* 彝医药学：618. 1993.

311　草血竭

【药材名】草血竭、弓腰劳。

【彝文音译】多都莫、尼契、维莫兵拉。

【来源】蓼科植物草血竭 *Bistorta paleacea* (Wall. ex Hook. f.) Yonekura et H. Ohashi，以根茎入药。

【采集加工】秋季采收，洗净，晒干。

【功能主治】

1）《彝医药学》：治风湿性关节炎、遇冷关节疼痛、屈伸不利、食积、腹胀、腹痛、消化不良。

2）《彝医药史》：用于腹有死血、胃弱胃疼、腹泻、宿食痞块、浮肿、瘀血、咳嗽、癥瘕积聚、跌打损伤。

3）《哀牢本草》：破瘀、调经、止血、消食。用于跌打损伤、瘀血肿痛、闭经、痛经、食积胃痛。

4）《彝药学》《中国彝药》《彝医药·下》：活血止血、顺气消积、解毒敛疮、固涩止泻。

5）《志要》《彝植物药》：用于腹泻、食积、口腔溃疡、外伤出血、腹痛、打伤、腹有死血、胃积痛。

6）《滇省志》《中国彝药》《彝医药·下》《辞典》《志要》：用于腹泻、风湿性关节炎。

7）《中国彝药》《彝医药·下》：用于遇冷关节疼痛、伸屈不利、跌打损伤、外伤出血、瘀滞疼痛、闭经、肺痨咳嗽、咯血、痢疾、食积、口腔溃疡、腹痛。

8）《辞典》：治食积胃痛、外伤出血、口腔溃疡、胃脘疼痛、腹有死血、癥瘕、闭经、跌打损伤、月经不调、浮肿、十二指肠溃疡、慢性胃炎、风湿病、肺痨咳嗽、咯血、小儿疳积。

9）《滇省标·二》：行气活血、止痛止泻。用于气滞食积、胃脘疼痛、泄泻痢疾、骨节疼痛、屈伸不利、闭经、痛经、疮疡肿毒、外伤出血。

10）《滇药志·一》：用于胃脘积滞、腹胀、消化不良、风湿性关节炎。

11）《志要》：治食滞胃痛、癥瘕、闭经、跌打损伤、外伤出血。

【用法用量】10～20g，水煎服；或研末，1.5～3g；或泡酒服。外用：适量，研末调敷。

【文献来源】*Polygonum paleaceum* Wall. 彝医药学：492. 1993. 彝医药史：154. 1990. 哀牢本草：83. 1991. 彝药学：152. 2016. 彝植物药：22. 1990. 滇省志：534. 1995. 彝医药·下：570. 2007. 辞

典：650. 2016. 中国彝药：638. 2004. ——*Polygonum paleaceum* Wall. ex Hook. f. 滇省标•二：75. 2007. 滇药志•一：248. 2008. 志要：483. 2005.

312　金荞麦

【药材名】金荞麦、野荞麦、野荞根、野荠。

【彝文音译】木朱麻各茶利、告果告景、才子哼噜、mgebbo、额及俄、泽兰妮、额罗莫。

【来源】蓼科植物金荞麦 *Fagopyrum dibotrys* (D. Don) Hara，以全草、根茎、叶、果实入药。

【采集加工】秋、冬季采集，洗净，晒干。

【功能主治】

1)《彝药本草》：清热解毒、活血散瘀、健脾利湿、通淋利尿。用于慢性肝炎、慢性肾炎、肺结核、肠溃疡、胃溃疡、慢性妇科炎症、疮疡肿毒。

2)《彝医药学》：用于赤白痢疾、胃脘痛、跌打损伤、毒蛇咬伤。

3)《彝医药•下》《中国彝药》：活血止痛、解毒散结、理气消食、祛风除湿。用于腹痛、赤白痢、跌打损伤。

4)《辞典》：全草、根茎：用于痛经、闭经、痢疾、腰腿劳伤痛、咽喉肿痛、肝炎、肺炎、脓胸、白带异常、乳痈、淋巴结结核。全草：用于月经不调、血瘀腹痛、跌打瘀肿、瘀血所致的肌肉关节疼痛。根茎：用于淋巴结肿大、淋巴结结核、经行腹痛、跌打损伤、膈食、腹泻、肝痛。

5)《志要》：全草：治月经不调、血瘀腹痛、跌打瘀肿。全草、根茎：治经行腹痛、闭经、风湿病、瘀血所致的肌肉关节疼痛、瘿病。

6)《民药志•四》：清热解毒、软坚化积、消食理气、调经活血、散瘀止痛。

7)《中国彝药》：消食、理气、止泻、化积、清热解毒。

8)《中国彝医》《彝药志》：祛风除湿、健脾利水、消食行气、清热解毒、活血散瘀。用于胃痛、消化不良、痢疾、腰腿劳伤痛、咽喉肿痛、肝炎、肺炎、脓胸、痛经、闭经、白带异常、乳痈、淋巴结结核。

9)《彝医药史》：根茎：治毒蛇咬伤。根茎、果实：治淋浊、杨梅疮、红崩、白带异常、毒疮红肿。

10)《哀牢本草》：用于毒蛇咬伤、腹腔肿瘤。

11)《彝植物药》《彝医药•下》《中国彝药》：用于风湿痹痛、膈食、腹泻、胃痛、肝痛、闭经、痛经、痈肿、疮毒、毒蛇咬伤。

12)《滇省志》：散瘀止痛、活血调经。用于经行腹痛、闭经、肌肉关节痛、风湿病。

13)《彝州本草》：用于食积、腹泻、胃痛、乳痈、风湿性关节痛、跌打损伤、痢疾、肝炎、月经不调、淋证、咽喉肿痛、支气管哮喘、黄疸、消化不良、淋巴结结核、乳腺炎、痈疖肿毒。

14)《辞典》(全草、根茎)、《民药志•四》：用于消化不良、胃痛、肠炎、经行腹痛、闭经、风湿病、痈肿、疮毒。

15)《辞典》《志要》：根茎：治食积、泻痢、肝癌、胃痛、闭经、痛经、风湿病、风湿痹痛、痈肿、疮毒、毒蛇咬伤。

16)《彝植物药》：治“布里莫里觉”(淋巴结结核)。

【用法用量】20～50g，水煎服，或泡酒服。外用：鲜品适量，捣烂敷；或干品研末调敷。

【文献来源】*Fagopyrum cymosum* (Trev.) Meissn. 彝药本草：70. 2018. 彝医药学：473. 1993. ——*Fagopyrum dibotrys* (D. Don) Hara 彝医药学：694. 1993. 彝医药•下：366. 2007. 辞典：346. 2016. 志要：267. 2005. 民药志•四：338. 2007. 中国彝药：398. 2004. ——*Polygonum cymosum* Trev. 中国彝医：49. 1994. 辞典：346. 2016. 彝医药史：156. 1990. 哀牢本草：104. 1991. 彝植物药：18，19. 1990.

滇省志：532. 1995. 彝药志：7. 1983. 彝州本草：182. 1998.

313 荞麦

【药材名】甜荞、荞麦、甜荞麦。

【彝文音译】额齐、三角麦。

【来源】蓼科植物荞麦 *Fagopyrum esculentum* Moench，以叶、种子、果实入药。

【采集加工】秋季采收，晒干。

【功能主治】

1）《哀牢本草》：下气宽胸、健胃消积。用于胸胁胀满、食滞胃痛、泄泻痢疾、疹发不透。

2）《滇药志·三》：用于胸胁胀满、食滞胃痛、泄泻痢疾、疹发不透。外用于过敏性皮炎。

3）《志要》《辞典》：种子：用于骨折、水肿、疮毒、外伤出血、虚汗、发痧。果实：用于胸胁胀满、食滞胃痛、泄泻痢疾、疹发不透。

4）《彝植物药》：骨折、水肿、外伤出血、疮毒、身弱、出冷汗、出痧。

【用法用量】30～40g，水煎服。

【文献来源】*Fagopyrum esculentum* Moench 哀牢本草：105. 1991. 滇药志·三：336. 2010. 辞典：347. 2016. 志要：268. 2005. ——*Polygonum fagopyrum* L. 彝植物药：20. 1990.

314 苦荞麦

【药材名】苦荞、苦荞麦。

【彝文音译】果卡、额罗莫、额可。

【来源】蓼科植物苦荞麦 *Fagopyrum tataricum* (L.) Gaertn.，以根、果实、种子入药。

【采集加工】秋季采收，洗净，鲜用或切片，晒干。

【功能主治】

1）《彝药资源》：益气力、续精神、利耳目、降气宽肠健胃。用于降血压、降血糖、降血脂、改善微循环。

2）《辞典》（根、种子）、《中国彝药》：用于小儿发热、牙痛、胃痛、肚腹绞痛、产后腹痛、骨折、头痛、腹泻、食积、便秘、肾病水肿。

3）《中国彝药》：清火解毒、活血止痛、健胃消食、利水消肿。

4）《志要》、《彝植物药》、《辞典》（种子）：用于小儿热病、腹泻、骨折、牙痛、胃痛、肚腹绞痛、头痛、食积、便秘。

5）《哀牢本草》：清热凉血、利胆退黄。用于肝胆湿热、皮肤黄染、泻痢白浊、痈疮肿毒。

【用法用量】20～50g，水煎服；或烙饼服。外用：适量，研粉水调敷。

【文献来源】*Fagopyrum tataricum* (L.) Gaertn. 彝药资源：65. 2021. 辞典：347. 2016. 中国彝药：152. 2004. 彝植物药：24. 1990. 志要：485. 2005. ——*Polygonum tataricum* L. 哀牢本草：74. 1991.

315 木藤蓼

【药材名】木藤蓼。

【彝文音译】吐货参。

【来源】蓼科植物木藤蓼 *Fallopia aubertii* (L. Henry) Holub，以块根入药。

【采集加工】全年可采，洗净，晒干。

【功能主治】

1）《辞典》《志要》：治肝炎、痢疾、哮喘、崩漏、消化不良、跌打损伤、外伤出血。

2）《滇药录》《辞典》《志要》：治肠胃炎、止血。

【用法用量】3～9g，水煎服。外用：适量。

【文献来源】*Fallopia aubertii* (L. Henry) Holub 志要：269. 2005. 辞典：347. 2016. ——*Polygonum aubertii* L. Henry 辞典：347. 2016. 滇药录：245. 1983.

316 齿叶蓼

【药材名】大红药。

【彝文音译】念岩期。

【来源】蓼科植物齿叶蓼 *Fallopia denticulata* (C. C. Huang) Holub，以块根入药。

【采集加工】秋季采收，洗净，切片，晒干备用。

【功能主治】《彝州本草》：用于慢性肝炎、哮喘、痢疾、消化不良、内伤及外伤出血、疥疮初起、跌打损伤、胃疼。

【用法用量】10～15g，水煎服；或泡酒服。

【文献来源】*Polygonum denticulatum* Huang 彝州本草：24. 1998.

317 抱茎蓼

【药材名】抱茎蓼。

【彝文音译】勒古补、九中造。

【来源】蓼科植物抱茎蓼 *Persicaria amplexicaulis* (D. Don) Ronse Decr.，以根茎入药。

【采集加工】秋季采收，洗净，去粗皮，鲜用或晒干。

【功能主治】

1）《志要》《辞典》：治崩漏、痛经、胃痛、泻痢、跌打损伤、外伤疼痛，外用止血。

2）《彝药续集》《志要》：治泻痢、跌打伤痛。

【用法用量】适量，水煎服；或泡酒服，并外搽；或炖肉吃。

【文献来源】*Polygonum amplexicaule* D. Don 辞典：644. 2016. 志要：479. 2005. 彝药续集：23. 1992.

318 毛蓼

【药材名】毛蓼。

【彝文音译】黑申阿。

【来源】蓼科植物毛蓼 *Persicaria barbata* (L.) H. Hara，以全草、根入药。

【采集加工】夏、秋季采收，鲜用或晒干。

【功能主治】

1）《彝医药学》：治发热。

2）《志要》《辞典》：治痈肿疽瘘、瘰疬。

【用法用量】9g，水煎服。

【文献来源】*Polygonum barbatum* L. 彝医药学：612. 1993. 辞典：645. 2016. 志要：479. 2005.

319 头花蓼

【药材名】头花蓼、小红草。

【彝文音译】罗列。

【来源】蓼科植物头花蓼 *Persicaria capitata* (Buch. -Ham. ex D. Don) H. Gross，以全草入药。

【采集加工】全年可采，鲜用或晒干。
【功能主治】
1)《志要》《彝药续集》《辞典》：治小儿干疮。
2)《彝医药学》：治产后腹痛。
【用法用量】适量，水煎服。外用：鲜品适量，捣烂敷涂；或熬水洗。
【文献来源】*Polygonum capitatum* Buch. -Ham. ex D. Don 辞典：645. 2016. 彝药续集：24. 1992. 志要：479. 2005. 彝医药学：666. 1993.

320 水蓼

【药材名】黑辣廖、大叶蓼、辣蓼、水蓼。
【彝文音译】扎配诺、苡洌逋、辣矢、机拍、黑申聂莫、哼呢哑波。
【来源】蓼科植物水蓼 *Persicaria hydropiper* (L.) Delarbre，以全草、根入药。
【采集加工】秋末采收，晒干备用。
【功能主治】
1)《彝医药学》：治发热。
2)《彝药本草》：止泻止痢、利湿消肿。用于食积腹痛、消化不良、外感风寒、胃寒腹痛、食积不化、腹痛泄泻。
3)《辞典》(全草)：治风湿性关节痛、寒湿性关节痛。
4)《民药志·四》《大理资志》：用于风湿性关节痛。
5)《辞典》《志要》：用于感冒。
6)《大理资志》：用于收缩子宫、止血。
【用法用量】20～30g，水煎服。
【文献来源】*Polygonum hydropiper* L. 彝医药学：650. 1993. 彝药本草：31. 2018. 辞典：648. 2016. 民药志·四：104. 2007. 志要：481. 2005. 大理资志：70. 1991.

321 扛板归

【药材名】杠板归、贯叶蓼。
【彝文音译】母衣说、蛇倒退、犁头刺。
【来源】蓼科植物扛板归 *Persicaria perfoliata* (L.) H. Gross，以全草入药。
【采集加工】秋季采收，洗净，鲜用或晒干。
【功能主治】
1)《志要》《辞典》：治瘰疬、泻痢、火眼、疮肿、百日咳、湿疹。
2)《彝药续集》：治疥疮、湿疹、颈淋巴结肿大、眼红肿疼痛、疮毒痈肿。
3)《志要》《辞典》《彝药续集》：治毒蛇咬伤、干疮、百日咳、痔疮、肝痛。
【用法用量】适量，水煎服。外用：煎水趁热熏洗。
【文献来源】*Polygonum perfoliatum* L. 辞典：651. 2016. 志要：483. 2005. 彝药续集：21. 1992.

322 赤胫散

【药材名】缺腰叶蓼、九龙盘、中华赤胫散、赤胫散。
【彝文音译】唯削姆、金拖火。
【来源】蓼科植物赤胫散 *Persicaria runcinata* var. *sinensis* (Hemsl.) Bo Li，以全株入药。
【采集加工】夏、秋采收，扎把鲜用或晒干。

【功能主治】

1）《滇省志》：清热解毒、祛瘀消肿。用于乳腺炎、月经不调。外用于痈疖肿毒。

2）《彝医药・下》：活血舒筋，清热解毒。用于妇女干血痨、面黄肌瘦、跌打损伤肿痛、水火烫伤。

3）《辞典》《志要》：调经、散血、止痨。治乳腺炎、月经不调、痈疖肿毒、跌打损伤、腹泻、胃痛、头晕、小便不通。

【用法用量】9～15g，水煎服，鲜品加倍；或泡酒服。外用：鲜品适量，捣烂敷；或研末调敷；或煎水熏洗。

【文献来源】*Polygonum runcinatum* Buch. -Ham. ex D. Don var. *sinense* Hemsl. 滇省志：535. 1995. 彝医药・下：362. 2007. 志要：484. 2005. 辞典：652. 2016.

323 珠芽蓼

【药材名】珠芽拳参、珠芽蓼。

【彝文音译】吉玛。

【来源】蓼科植物珠芽蓼 *Persicaria vivipara* (L.) Ronse Decr.，以根、果实入药。

【采集加工】秋季采收，洗净，晒干备用。

【功能主治】

1）《彝药续集》、《辞典》、《志要》（根、果）：用于干疮、吐血。

2）《彝药续集》：治湿疹、疥疮、癣。

【用法用量】9g，水煎服。

【文献来源】*Polygonum viviparum* L. 辞典：653. 2016. 志要：485. 2005. 彝药续集：19. 1992.

324 何首乌

【药材名】何首乌。

【彝文音译】姆醒罗。

【来源】蓼科植物何首乌 *Pleuropterus multiflorus* (Thunb.) Nakai，以块根、藤茎入药。

【采集加工】秋、冬季采收，晒干备用。

【功能主治】

1）《志要》：治贫血、体弱。

2）《彝医药史》：块根：治裙边疮；块根、藤茎：涩精坚肾、消痰毒；用于疥疮顽癣、瘙痒、截疟、赤白便浊。

3）《辞典》（块根）：治肾虚腰痛、胃寒不适、风湿性关节炎、肺炎、咳嗽、小儿饮食不化、疮疡、四肢屈伸不利、发热、咯铁锈色痰、嗳气腹胀、贫血、体弱。

4）《哀牢本草》：软坚散结、润肠通便、镇静安神、乌须明目。

5）《哀牢本草》《滇药志・四》：用于胃脘冷痛、肠燥便秘、失眠健忘、须发早白、疣痣瘰疬、风疹瘙痒。

6）《彝药学》《滇药志・四》：祛风止痛、润肠通便、解毒、止咳。

7）《滇药志・四》：补肾养血、软坚散结、镇静安神、乌须明目。用于肾虚腰痛、风湿性关节痛、肺炎、咳嗽、小儿饮食不化、脓疱疮、子宫脱垂。

8）《中国彝药》：补肾养血、祛风止痛、润肠通便、解毒、止咳。用于肾虚腰痛、胃寒不适、喜暖喜按、风湿性关节炎遇冷剧痛、四肢屈伸不利、肺炎、咳嗽、发热、咯铁锈色痰、小儿饮食不化、嗳气腹胀、脓疱疮。

9）《彝医药学》：用于风湿性关节炎遇冷剧痛、四肢屈伸不利、小儿饮食不化，嗳气腹胀、脓疱疮、子宫脱垂、胃寒不适、喜暖喜按、肺炎、咳嗽、发热、咯铁锈色痰。

【用法用量】10～20g，水煎服；或熬膏；或泡酒服；或入丸、散剂。外用：适量，煎水洗；或研末撒敷；或调搽。

【文献来源】*Fallopia multiflora* (Thunb.) Harald. 志要：269. 2005. ——*Polygonum multiflorum* Thunb. 彝医药史：157. 1990. 辞典：649. 2016. 哀牢本草：66. 1991. 彝药学：56. 2016. 滇药志·四：234. 2009. 中国彝药：241. 2004. 彝医药学：487. 1993.

325 匐枝蓼

【药材名】竹叶舒筋、红藤蓼。

【彝文音译】阿扭鲁各。

【来源】蓼科植物匐枝蓼 *Polygonum emodi* Meisn.，以全草、根茎、茎入药。

【采集加工】夏、秋采收，洗净，晒干。

【功能主治】

1）《彝药续集》：手脚风湿痛、筋骨痛、月经不调、咽喉肿痛。

2）《志要》《辞典》：治风湿性关节疼痛、月经不调、伤风感冒、麻疹、咽喉肿痛。

【用法用量】适量，泡酒服。

【文献来源】*Polygonum emodi* Meisn. 辞典：648. 2016. 志要：481. 2005. 彝药续集：17. 1992.

326 红蓼

【药材名】水红花子、红蓼、荭草。

【彝文音译】矣唯勒、一串红。

【来源】蓼科植物红蓼 *Polygonum orientale* L.，以全草、果实入药。

【采集加工】果实秋季采收，晒干。全草随采随用。

【功能主治】

1）《中国彝药》《彝医药·下》《滇药志·四》：活血消积、健脾利湿、解毒止痒。

2）《中国彝药》《彝医药·下》《滇药志·四》《辞典》：腹内痞块、痢疾、肠炎、湿疹、皮肤瘙痒。

3）《彝药资源》（全草）：祛风除湿、清热解毒、活血、截疟。治风湿痹痛、痢疾、腹泻、吐泻转筋、水肿、脚气、痈疮疔疖、蛇虫咬伤、小儿疳积疝气、跌打损伤。

【用法用量】15～30g，熬膏服；或泡酒服。外用：适量，熬膏；或捣烂敷。

【文献来源】*Polygonum orientale* L. 彝医药·下：382. 2007. 辞典：650. 2016. 中国彝药：414. 2004. 滇药志·四：140. 2009. 彝药资源：103. 2021.

327 羽叶蓼

【药材名】花蝴蝶、赤胫散、九龙盘、散血丹、羽叶蓼。

【彝文音译】哈则、戈录戈、唯削姆、金拖火（云南峨山）、泽兰（云南楚雄）。

【来源】蓼科植物羽叶蓼 *Polygonum runcinatum* Buch. -Ham. ex D. Don，以根茎入药。

【采集加工】秋末采收，洗净切段，阴干备用。

【功能主治】

1）《滇药志·五》《滇药录》《滇省志》《峩彝药》：清热解毒、祛瘀消肿。用于乳腺炎、痈疖肿毒、痢疾、月经不调、跌打损伤。

2)《彝药续集》：用于腹泻、月经不调、胃痛、头晕、小便不通。

3)《彝药本草》：清热、解毒、消肿。用于疮疡肿毒、子宫功能性出血、崩漏、盆腔炎及其他妇科炎症。

4)《滇药录》：活血消炎。用于调经、散血、止痨。

5)《中国彝药》《彝医药·下》：活血舒筋、清火解毒。

6)《辞典》《中国彝药》《彝医药·下》：治妇女干血痨、面黄肌瘦、跌打损伤肿痛、腰肌劳损、风湿痛、水火烫伤。

【用法用量】9～15g，水煎服，鲜品加倍；或泡酒服。外用：鲜品适量，捣烂敷；或研末调敷；或煎水熏洗。

【文献来源】*Polygonum runcinatum* Buch. -Ham. ex D. Don 峩彝药：26. 彝药续集：20. 1992. 滇省志：535. 1995. 彝药本草：74. 2018. 滇药录：249. 1983. 滇药志·五：344. 2012. 彝医药·下：362. 2007. 辞典：652. 2016. 中国彝药：393. 2004.

328　毛脉首乌

【药材名】红药子、毛脉蓼。

【彝文音译】乃齐猛。

【来源】蓼科植物毛脉首乌 *Reynoutria ciliinervis* (Nakai) Moldenke，以块根入药。

【采集加工】全年均可采收，洗净，切片鲜用或晒干。

【功能主治】

1)《滇省标·二》：活血止痛、止血、止痢。用于泄泻、痢疾、腹痛、吐血、下血、产后腹痛、崩漏、跌打损伤。

2)《中国彝药》《彝医药·下》：活血止血、行气止痛。

3)《辞典》《中国彝药》《彝医药·下》：治月经不调、崩漏、跌打损伤、产后腹痛、腹泻。

【用法用量】3～5g，水煎服。外用：适量，研粉敷。

【文献来源】*Fallopia multiflora* (Thunb.) Harald. var. *ciliinerve* (Nakai) A. J. Li 滇省标·二：49. 2007. ——*Polygonum ciliinerve* (Nakai) Ohwi 彝医药·下：380. 2007. 中国彝药：412. 2004. ——*Polygonum multiflorum* Thunb. var. *ciliinerve* (Nakai) Steward 辞典：650. 2016.

329　虎杖

【药材名】虎杖、虎杖根、虎杖叶。

【彝文音译】几初、苗笛哩、些咩和、迭补木节。

【来源】蓼科植物虎杖 *Reynoutria japonica* Houtt.，以全株、根、根茎、叶入药。

【采集加工】夏、秋季采收，洗净，晒干。

【功能主治】

1)《江苏农业科学》：治肝病、黄疸。

2)《哀牢本草》：清热解毒、活血散瘀；用于热盛谵妄、痰湿阻滞、闭经、痛经、瘀血肿胀。叶：祛风除湿、止泻止痢，用于风寒湿痹、泄泻痢疾。

3)《彝验方》：用于高血压。

4)《彝药学》：清热利湿、解毒、止血止痛、活血通络。

5)《辞典》《志要》：治血痢、肝癌。

6)《辞典》(根、根茎)、《中国彝药》、《彝医药学》：治风邪染疾全身无力、消化不良、腹胀、瘟病、腹痛腹泻、痢疾。

7）《彝植物药》：用于外伤化脓、肝痛。

8）《彝药学》：治便绿屎。

9）《辞典》（根）、《志要》（根）、《彝植物药》、《中国彝药》：用于跌打损伤、月经不调、尿血、吐血、鼻衄、牙痛、身痛、烧烫伤、热咳、腹痛。

10）《中国彝药》：清热利湿、解毒、止泻止痛、活血通络。用于小儿风邪染疾、肝炎胁痛、崩漏、产后腹痛、痢疾、跌打损伤、出血症。

【用法用量】10～20g，水煎服；或加量泡酒服。外用：鲜品适量，捣烂敷；或煎水泡洗。

【文献来源】*Polygonum cuspidatum* Sieb. et Zucc. 江苏农业科学. 48（7）：214-216. 2020. 哀牢本草：76. 1991. 彝验方：21. 2007. 彝药学：30. 2016. 志要：480. 2005. 彝医药学：480，696. 1993. 辞典：647. 2016. 彝植物药：16. 1990. ——*Reynoutria japonica* Houtt. 中国彝药：131. 2004.

330 药用大黄

【药材名】大黄、药用大黄。

【彝文音译】冻巴、勒乌。

【来源】蓼科植物药用大黄 *Rheum officinale* Baill.，以根及根茎入药。

【采集加工】夏、秋季采收，刮去树皮，切段，晒干或烘干。

【功能主治】

1）《彝药学》：泻火凉血、攻积祛瘀、活血解毒。

2）《彝植物药》：用于烧烫伤、止血。

3）《辞典》《彝植物药》：治胎盘不下、疟疾、消暑防病、冻伤、腹泻、跌打损伤、止血。

4）《中草药》：泻下攻积、清热泻火、凉血解毒。治目赤咽痛，胃肠湿热、消暑、目涩眼肿、喉咙疼痛。

5）《辞典》（根）：治胎盘不下、疟疾、烧烫伤、出血、冻伤、跌打损伤、肠胃实热积滞、便秘腹痛、火热亢盛、瘀血阻滞。

【用法用量】10～15g，水煎服。外用：研末，油调搽；或撒患处。

【文献来源】*Rheum officinale* Baill. 彝药学：24. 2016. 彝植物药：28. 1990. 辞典：698. 2016. 中草药. 50（9）：2074-2080. 2019.

331 掌叶大黄

【药材名】大黄、掌叶大黄。

【彝文音译】冻巴、君木杂、勒乌。

【来源】蓼科植物掌叶大黄 *Rheum palmatum* L.，以根及根茎入药。

【采集加工】夏、秋季采收，刮去树皮，切段晒干或烘干。

【功能主治】

1）《滇药志·四》：治疟疾。

2）《彝医药学》：治烫伤、黄水疮、小便浑浊、蛔虫病、风邪染疾全身无力。

3）《辞典》（根茎）、《滇药志·四》、《中国彝药》：治火重、烧烫伤、出血、跌打损伤、胎盘不下、腹泻、风邪染疾、冻伤、疟疾、蛔虫病、中暑。

4）《滇药志·四》《彝药学》《中国彝药》：泻火凉血、攻积祛瘀、活血解毒。

5）《中草药》：泻下攻积、清热泻火、凉血解毒。治目赤咽痛，胃肠湿热、目涩眼肿、喉咙疼痛，消暑。

【用法用量】10～15g，水煎服。外用：研末，油调搽；或撒患处。

【文献来源】*Rheum palmatum* L. 彝医药学：500. 1993. 彝药学：24. 2016. 辞典：698. 2016. 中国彝药：98. 2004. 滇药志·四：368. 2009. 中草药. 50（9）：2074-2080. 2019.

332 鸡爪大黄

【药材名】鸡爪大黄。
【来源】蓼科植物鸡爪大黄 *Rheum tanguticum* Maxim. ex Regel，以根及根茎入药。
【采集加工】夏、秋季采收，刮去树皮，切段晒干或烘干。
【功能主治】《中草药》：清血热，败火毒。用于目涩眼肿、喉咙疼痛。
【用法用量】3～30g，水煎服。
【文献来源】*Rheum tanguticum* Maxim. ex Baff. 中草药. 50（9）：2074-2080. 2019.

333 戟叶酸模

【药材名】戟叶酸模、太阳草、土麻黄。
【彝文音译】窝津津、娃梯格来、窝斋斋。
【来源】蓼科植物戟叶酸模 *Rumex hastatus* D. Don，以全草、根入药。
【采集加工】夏、秋季采收，洗净，晾干或鲜用。
【功能主治】
1）《时珍国医国药》：发汗止咳、祛风除湿、止血。用于感冒、头痛、风湿性关节痛、咳嗽、跌打损伤、崩漏。
2）《滇药录》：祛风除湿、舒筋活络。用于风湿性关节炎。
3）《滇药志·五》：祛风除湿、舒筋活络。用于四肢关节肿痛、风湿痹痛、脓疱疮、漆疮。
4）《滇省标·四》：发汗解表、宣肺止咳、利水消肿。用于风寒感冒、咳嗽、风湿痹痛、小便不利、水肿、漆疮。
5）《彝药志》《中国彝医》：发汗解表、宣肺止咳。治风寒感冒、四肢关节肿痛、风湿痹痛。
6）《中国彝药》：发表止咳、祛风除湿、止血。用于感冒、水肿、风湿性关节炎、下肢疼痛、行动艰难。
【用法用量】20～30g，水煎服。外用：适量，煎水熏洗。
【文献来源】*Rumex hastatus* D. Don 时珍国医国药. 24（3）：545-547. 2013. 滇药录：282. 1983. 滇药志·五：57. 2012. 滇省标·四：5. 2008. 中国彝医：58. 1994. 中国彝药：48. 2004. 彝药志：65. 1983.

334 化血莲

【药材名】土大黄。
【来源】蓼科植物化血莲 *Rumex madaio* Makino，以根、叶入药。
【采集加工】秋季挖根，洗净，切片，鲜用或晒干。叶随用随采。
【功能主治】《安徽农学通报》：用于大便燥结、秃疮、疥癣、急性肝炎、痔疮出血。
【用法用量】适量，水煎服。
【文献来源】*Rumex madaio* Makino 安徽农学通报. 26（16）：45-49. 2020.

335 尼泊尔酸模

【药材名】土大黄、羊蹄根、尼泊尔酸模、酸模根。
【彝文音译】阿培阿鸡、帕切曲、阿渣帕契、迟柏景、阿勒勒来比、咪斯府。

【来源】蓼科植物尼泊尔酸模 *Rumex nepalensis* Spreng.，以根、叶入药。
【采集加工】秋季采收，洗净，鲜用或晒干。
【功能主治】
1）《彝州本草》《滇药志·三》：用于大便燥结、淋浊、黄疸、肠风、功能性子宫出血、秃疮、疥癣、痈疡肿毒、急性肝炎、痢疾、痔疮出血、跌打损伤、腮腺炎、神经性皮炎、烧伤、外伤出血、肺痨咯血、肝胆湿热、热结肠阻、风邪染疾全身无力。
2）《哀牢本草》：清热解毒、润肠通便。用于风邪犯肺、肺痨咯血、肝胆湿热、热结肠阻。
3）《彝药本草》：清热解毒、活血祛瘀、消食导滞。用于胃热食积、大便秘结、皮肤疥癣。
4）《彝植物药》《中国彝药》：用于野兽抓伤、腹泻、烧烫伤、牙痛、生疮。
5）《滇药志·三》：用于肺痈、皮炎、湿疹、疥癣、肿毒初起、疮疡、脚肿烂、小儿清水疮、烫伤、人畜中毒。
6）《中国彝药》：清热解毒、凉血止血。用于肺结核咯血、急性肝炎、痢疾、便秘、崩漏、痔疮出血。
7）《大理资志》：用于婴儿湿疹、产妇乳头溃烂、大肠湿热下血、暴发火眼、癣疮、牲畜大便秘结不通。
【用法用量】10～20g，水煎服；或研粉服，2g。外用：鲜品适量，捣烂敷；磨汁涂；或煎水泡洗。
【文献来源】*Rumex nepalensis* Spreng. 彝州本草：27. 1998. 哀牢本草：20. 1991. 彝药本草：170. 2018. 彝植物药：26. 1990. 滇药志·三：18. 2010. 中国彝药：268. 2004. 大理资志：72. 1991.

336 钝叶酸模

【药材名】土大黄。
【彝文音译】斯派诗。
【来源】蓼科植物钝叶酸模 *Rumex obtusifolius* L.，以根入药。
【采集加工】夏、秋季采收，除去泥土及杂质，洗净，切片，晾干或鲜用。
【功能主治】《中国彝药》《彝医药·下》：清热解毒、凉血止血、活血消肿、通便、杀虫。用于牛皮癣、手癣、皮肤湿疹、肺结核咯血、咽喉痛。
【用法用量】10～15g，水煎服。外用：适量，捣烂敷；或磨汁涂。
【文献来源】*Rumex obtusifolius* L. 彝医药·下：506. 2007. 中国彝药：564. 2004.

商 陆 科

337 商陆

【药材名】山萝卜、商陆。
【彝文音译】勒傲猛、诺卧芷、衣竹园。
【来源】商陆科植物商陆 *Phytolacca acinosa* Roxb.，以根、叶入药。
【采集加工】秋季至次春采收，除去须根和泥沙，晒干或阴干。
【功能主治】
1）《中国彝药》《彝医药·下》：逐水消肿、通利二便、解毒散结。
2）《辞典》（根）、《中国彝药》、《彝医药·下》：治浮肿、毒蛇咬伤、久痢、虚汗。
3）《民药志·四》：泄水消肿。用于浮肿。
4）《彝药本草》：清热解毒、利水消肿。治肝硬化腹水、肾炎水肿、疮疡肿毒。
5）《大理资志》：用于老年慢性水肿、下肢水肿、喘咳性浮肿、小儿发热不退、子宫糜烂。

【用法用量】3～10g，水煎服，或入散剂。外用：适量，捣烂敷。

【文献来源】*Phytolacca acinosa* Roxb. 彝医药·下：559. 2007. 辞典：616. 2016. 民药志·四：606. 2007. 中国彝药：625. 2004. 彝药本草：112. 2018. 大理资志：74. 1991.

338 垂序商陆

【药材名】山萝卜、垂序商陆。

【彝文音译】勒傲猛。

【来源】商陆科植物垂序商陆 *Phytolacca americana* L.，以根入药。

【采集加工】秋季至次春采收，除去须根和泥沙，切成块或片，晒干或阴干。

【功能主治】

1）《中国彝药》：逐水消肿、通利二便、解毒散结。

2）《辞典》《中国彝药》：治水肿、毒蛇咬伤、久痢、虚汗。

【用法用量】3～10g，水煎服；或入散剂。外用：适量，捣烂敷。内服宜醋制；或久蒸后用。外用宜生品。

【文献来源】*Phytolacca americana* L. 中国彝药：625. 2004. 辞典：616. 2016.

苋 科

339 土牛膝

【药材名】土牛膝、野牛膝根、粗毛牛膝。

【彝文音译】念尼静、尼那节栽、红牛习、日拱甲。

【来源】苋科植物土牛膝 *Achyranthes aspera* L.，以全草、根、茎入药。

【采集加工】全年可采，洗净，鲜用或晒干。

【功能主治】

1）《滇药志·二》《哀牢本草》：活血散瘀、除湿利尿。用于月经不调、经行腹痛、白浊湿淋、胎盘滞留。

2）《彝州本草》：用于咯血、鼻衄、尿血、淋证、尿路感染、月经不调、感冒发热、跌打损伤、痢疾、疟疾、肾炎水肿、风湿性关节炎、腰腿痛、关节劳伤、风湿筋骨疼。

3）《志要》《滇药录》：治风湿性关节炎。

4）《辞典》《志要》：治淋证、月经不调。根：用于经行腹痛、白浊湿淋、胎盘滞留。

5）《大理资志》：用于风湿痹痛、产后血瘀腹痛、无名肿毒、过敏性荨麻疹。

6）《彝药学》《彝医药·下》：活血祛瘀、清热解毒、除湿止痛。

7）《彝医药·下》：用于外伤肿痛、劳伤腰痛、咽喉肿痛、疮肿、月经不调、竹木刺入肉、无头疮。

【用法用量】15～25g，水煎服。外用：鲜品适量，捣烂敷。

【文献来源】*Achyranthes aspera* L. 滇药志·二：13. 2009. 哀牢本草：101. 1991. 彝州本草：188. 1998. 滇药录：3. 1983. 志要：6. 2005. 大理资志：74. 1991. 彝药学：85. 2016. 辞典：7. 2016. 彝医药·下：358. 2007.

340 钝叶土牛膝

【药材名】土牛膝、钝叶土牛膝。

【彝文音译】念尼静。

【来源】苋科植物钝叶土牛膝 *Achyranthes aspera* var. *indica* L.，以根、根茎入药。

【采集加工】全年均可采收，除去茎叶，洗净，鲜用或晒干。

【功能主治】

1）《彝医药·下》《彝药学》：活血祛瘀，清热解毒，除湿止痛。

2）《彝医药·下》：用于外伤肿痛、劳伤腰痛、咽喉肿痛、疮肿、月经不调、竹木刺入肉、无头疮。

3）《辞典》（根及根茎）：治外伤肿痛、胎儿不下、胎衣不下、月经不调、咽喉肿痛、疮肿、竹木刺入肉、无头疮。

【用法用量】20～25g，水煎服。外用：鲜品适量，捣烂敷。

【文献来源】*Achyranthes aspera* var. *indica* L. 彝医药·下：358. 2007. 彝药学：85. 2016. 辞典：8. 2016.

341　牛膝

【药材名】土牛膝、牛膝。

【彝文音译】勒补、阿列色色、叶莫古子、念尼静、若摆诺。

【来源】苋科植物牛膝 *Achyranthes bidentata* Blume，以全草、根、皮、叶入药。

【采集加工】全年可采，洗净，鲜用或晒干。

【功能主治】

1）《彝医药学》：用于血瘀疼痛、皮下组织损伤、中风、腰部疼痛、风湿腰疼、体虚无力、消瘦、指甲白、腹内生疮、肾虚腰痛、急性肝炎。

2）《辞典》（根、全草）、《志要》、《彝植物药》、《中国彝药》、《彝医药·下》：治无头疮、外伤肿痛、劳伤腰痛、咽喉肿痛、胎儿不下、胎衣不下、疮肿、月经不调、竹木刺入肉。

3）《辞典》（根、全草）、《志要》、《滇药录》：治风湿性关节炎、肺结核。

4）《彝药学》《中国彝药》《彝医药·下》：活血祛瘀、清热解毒、除湿止痛。

5）《滇药志·一》：用于肺结核。

6）《彝医药史》（根）：破瘀、堕胎、散结、攻瘰。用于疮发不断、腰膝酸麻、痈疽、疥癞、血风疮、鼻渊、筋骨疼痛。

【用法用量】20～25g，水煎服。外用：鲜品适量，捣烂敷。

【文献来源】*Achyranthes bidentata* Blume 彝医药学：471. 1993. 彝植物药：30. 1990. 辞典：8. 2016. 彝药学：85. 2016. 滇药录：4. 1983. 滇药志·一：78. 2008. 彝医药·下：358. 2007. 志要：7. 2005. 中国彝药：388. 2004. 彝医药史：153. 1990. 彝医药学：535. 1993.

342　柳叶牛膝

【药材名】土牛膝。

【彝文音译】念尼静。

【来源】苋科植物柳叶牛膝 *Achyranthes longifolia* (Makino) Makino，以根入药。

【采集加工】全年均可采收，除去茎叶，洗净，鲜用或晒干。

【功能主治】

1）《彝医药·下》：用于外伤肿痛、劳伤腰痛、咽喉肿痛、疮肿、月经不调、竹木刺入肉、无头疮。

2）《彝药学》《彝医药·下》：活血祛瘀、清热解毒、除湿止痛。

【用法用量】20～25g，水煎服。外用：鲜品适量，捣烂敷。

【文献来源】*Achyranthes longifolia* (Makino) Makino 彝医药·下：358. 2007. 彝药学：85. 2016.

343　白花苋

【药材名】白花苋、白牛膝根、烂脚蒿。

【彝文音译】本闭瑙井。

【来源】苋科植物白花苋 *Aerva sanguinolenta* (L.) Bl.，以根、全草入药。

【采集加工】全年可采，洗净，晒干。

【功能主治】

1）《志要》、《辞典》（根）、《滇药志·五》、《哀牢本草》：治湿热黄疸、风热咳嗽、赤白痢疾、月事不和、跌打损伤、风湿痹痛。

2）《滇药志·五》《哀牢本草》：散瘀、除湿、利胆、调经、止咳、止痢。

3）《彝验方》：用于脚气。

【用法用量】15～25g，水煎服。

【文献来源】*Aerva sanguinolenta* (L.) Bl. 辞典：24. 2016. 哀牢本草：48. 1991. 彝验方：163. 2007. 滇药志·五：108. 2012. 志要：20. 2005.

344　绿穗苋

【药材名】野苋菜。

【来源】苋科植物绿穗苋 *Amaranthus hybridus* L.，以全草入药。

【采集加工】全年可采，洗净，晒干。

【功能主治】《元彝药》：用于痹痛、四肢麻木。

【用法用量】适量，水煎服。

【文献来源】*Amaranthus hybridus* L. 元彝药：54. 1994.

345　千穗谷

【药材名】千穗谷。

【彝文音译】撒地。

【来源】苋科植物千穗谷 *Amaranthus hypochondriacus* L.，以全草入药。

【采集加工】夏、秋季采收，除去杂质，晒干。

【功能主治】《彝药续集》《志要》：用于风疹、伤食、腹泻、疥疮。

【用法用量】适量，水煎服。外用：捣烂敷。

【文献来源】*Amaranthus hypochondriacus* L. 志要：34. 2005. 彝药续集：25. 1992.

346　苋

【药材名】旱菜根、苋。

【来源】苋科植物苋 *Amaranthus tricolor* L.，以根入药。

【采集加工】春、夏季采收，洗净，晒干。

【功能主治】

1）《哀牢本草》：镇静止痛、除湿止痒。

2）《志要》《辞典》《哀牢本草》：治跌打损伤、瘀血肿痛、湿热下注、崩漏带下、阴肿痔瘘、皮肤奇痒。

【用法用量】20～50g，水煎服。

【文献来源】*Amaranthus tricolor* L. 哀牢本草：64. 1991. 辞典：45. 2016. 志要：35. 2005.

347　地肤

【药材名】铁扫把花、地肤子、地肤子根、地肤。

【来源】苋科植物地肤 *Bassia scoparia* (L.) A. J. Scott，以根、花入药。

【采集加工】适时采收各部位，鲜用或晒干。

【功能主治】

1）《彝医药学》：治产后流血不止。

2）《彝医药学》：治癃闭、小便淋漓不尽、小便不通。

3）《滇药志・二》《哀牢本草》：清热解毒、利尿通淋。

4）《辞典》《滇药志・二》《哀牢本草》：治赤白痢疾、便溏腹痛、小便短赤、砂石热淋。

【用法用量】15～30g，水煎服。

【文献来源】*Kochia scoparia* (L.) Schrad. 彝医药学：716，734. 1993. 哀牢本草：54. 1991. 滇药志・二：123. 2009. 辞典：464. 2016.

348　甜菜

【药材名】莙荙菜、红牛皮菜、厚皮菜。

【来源】苋科植物甜菜 *Beta vulgaris* L.，以全草入药。

【采集加工】夏、秋季采收，晒干备用。

【功能主治】

1）《志要》《辞典》《滇药志・二》：用于腰背扭伤、湿热下痢、闭经、浊淋、痈疽疮疖。

2）《滇药志・二》《哀牢本草》：清热解毒、活血破瘀。

【用法用量】15～30g，水煎服。外用：捣烂敷。

【文献来源】*Beta vulgaris* L. var. *cicla* L. 辞典：115. 2016. 哀牢本草：56. 1991. 滇药志・二：150. 2009. 志要：93. 2005.

349　青葙

【药材名】青葙子。

【来源】苋科植物青葙 *Celosia argentea* L.，以种子入药。

【采集加工】春、冬季采集，洗净，晒干。

【功能主治】《彝验方》：用于角膜云翳。

【用法用量】9～15g，水煎服。

【文献来源】*Celosia argentea* L. 彝验方：108. 2007.

350　鸡冠花

【药材名】鸡冠花。

【彝文音译】耶喷唯、高安消、百鸟朝王。

【来源】苋科植物鸡冠花 *Celosia cristata* L.，以全草、花序入药。

【采集加工】夏、秋季采收，把花序连部分茎秆割下，捆成小把晒干或晾干后，剪去茎秆即成，或挖取全草，除去杂质，切段，鲜用或晒干。

【功能主治】

1）《中国彝药》《彝医药・下》：收敛止泻、凉血止血、调经止带、止痒。

2）《辞典》《中国彝药》《彝医药·下》：用于赤白带下、遗精、荨麻疹、皮肤瘙痒、结膜炎、月经过多、痔疮出血。

3）《滇药志·一》：无功能记载。

【用法用量】9～15g，水煎服。外用：适量，煎水熏洗；或研末调敷。

【文献来源】*Celosia cristata* L. 滇药志·一：186. 2008. 彝医药·下：528. 2007. 辞典：173. 2016. 中国彝药：589. 2004.

351 川牛膝

【药材名】川牛膝、牛膝藤。

【彝文音译】贝高股。

【来源】苋科植物川牛膝 *Cyathula officinalis* Kuan，以茎入药。

【采集加工】秋、冬季采收，晒干。

【功能主治】

1）《哀牢本草》《滇药志·四》：清热利湿、活血化瘀。

2）《辞典》《哀牢本草》《滇药志·四》：治跌打损伤、风湿骨痛、手足拘挛、湿热下注、淋痛血尿、癥瘕、瘰疬、阳痿、失溺、闭经、痛经。

【用法用量】5～10g，水煎服。

【文献来源】*Cyathula officinalis* Kuan 滇药志·四：79. 2009. 哀牢本草：41. 1991. 辞典：254. 2016.

352 土荆芥

【药材名】土荆芥。

【彝文音译】鼻尼色、图精芥。

【来源】苋科植物土荆芥 *Dysphania ambrosioides* (L.) Mosyakin & Clemants，以全草入药。

【采集加工】秋季采收，阴干或鲜用。

【功能主治】

1）《安徽农学通报》：用于外感风寒、皮肤湿疹、虫蛇咬伤。

2）《彝州本草》《滇药志·五》：用于脱肛、子宫脱垂、闭经、瘙痒、外感风寒、小儿麻疹后期身痒、毒蛇咬伤。

3）《滇药志·五》：祛风、杀虫、通经、止痒、解表、止痛。用于钩虫病、蛔虫病、蛲虫病、痛经、皮肤湿疹、创伤出血、头虱、蚊虫咬伤。

4）《辞典》《彝州本草》：用于外感风寒、皮肤风湿痹痛、钩虫病、蛔虫病、痛经、闭经、皮肤湿疹、虫蛇咬伤。

【用法用量】5～9g，水煎服，鲜品 15～25g；或入丸、散剂。外用：煎水洗；或捣敷。凡患神经衰弱者、心脏病者、孕妇等忌用。

【文献来源】*Chenopodium ambrosioides* L. 安徽农学通报. 26（16）：45-49. 2020. 彝州本草：22. 1998. 滇药志·五：11. 2012. 辞典：183. 2016.

落 葵 科

353 落葵

【药材名】落葵、藤三七。

【来源】落葵科植物落葵 *Basella alba* L.，以藤、珠芽入药。

【采集加工】四季可采，鲜用或晒干。

【功能主治】

1）《志要》《辞典》《哀牢本草》：用于食积气滞、胃寒疼痛、腹胀气臌、便溏腹泻。

2）《哀牢本草》：温中和胃、化湿理气。

【用法用量】15～20g，水煎服。

【文献来源】*Basella alba* L. 辞典：105. 2016. 哀牢本草：118. 1991. 志要：84. 2005.

牻牛儿苗科

354 牻牛儿苗

【药材名】五叶草、牻牛儿苗。

【彝文音译】鹅起诗。

【来源】牻牛儿苗科植物牻牛儿苗 *Erodium stephanianum* Willd.，以全草入药。

【采集加工】夏、秋采收，洗净，晒干。

【功能主治】

1）《彝药学》《彝医药·下》：止泻、止血、止痛、止咳、解毒、祛风除湿、活血舒筋。

2）《辞典》：用于刀伤出血、打伤、腹有死血、虫蛇咬伤、疯犬咬伤。

3）《彝医药·下》《辞典》：用于腹泻、喘咳、风湿痹痛、哺乳妇女血气痛。

【用法用量】10～30g，水煎服；或泡酒服；或熬膏服。外用：适量，捣烂加酒炒热外敷；或制成软膏涂敷。

【文献来源】*Erodium stephanianum* Willd. 彝药学：143. 2016. 辞典：329. 2016. 彝医药·下：537. 2007.

355 尼泊尔老鹳草

【药材名】五叶草、老鹳草、滇老鹳草、尼泊尔老鹳草。

【彝文音译】鹅起诗、阿及瓦列。

【来源】牻牛儿苗科植物尼泊尔老鹳草 *Geranium nepalense* Sweet，以全草、根入药。

【采集加工】夏、秋季采收，洗净，晒干。

【功能主治】

1）《彝药学》《彝医药·下》：止泻、止血、止痛、止咳、解毒、祛风除湿、活血舒筋。

2）《彝植物药》：用于刀伤出血、疯犬咬伤、虫蛇咬伤、打伤、腹有死血。

3）《滇省标·二》：活血解毒、止泻止血、利尿通淋。用于咽痛、咳嗽、风火牙痛、腹泻、风湿痹痛、跌打损伤、小便不利、崩漏下血、疮疡肿痛、虫蛇咬伤。

4）《辞典》：全草：用于疯犬或蛇虫咬伤、风湿痹痛、跌打损伤、腹有死血。根、全草：用于风湿疼痛、哺乳妇女血气病。

5）《辞典》（根、全草）、《志要》、《中国彝医》：治风湿、咳嗽、刀枪伤出血、疯犬咬伤、蛇虫咬伤、腹内瘀血。

6）《中国彝医》：清热解毒、祛风活血、止痛、止咳、止血、止泻。

7）《彝医药·下》《彝植物药》：用于腹泻、止咳、风湿痹痛、哺乳妇女血气痛。

【用法用量】10～30g，水煎服；或泡酒服；或熬膏服。外用：适量，捣烂加酒炒热外敷；或制成软膏涂敷。

【文献来源】*Geranium nepalense* Sweet 彝药学：143. 2016. 彝植物药：61，62. 1990. 滇省标·二：

97. 2007. 辞典：381. 2016. 志要：295. 2005. 中国彝医：63. 1994. 彝医药・下：537. 2007.

356 紫地榆

【药材名】地榆、赤地榆、紫地榆。

【彝文音译】万骚昌兹诗、五匹风、左纪齐。

【来源】牻牛儿苗科植物紫地榆 *Geranium strictipes* R. Knuth，以根入药。

【采集加工】秋末采收，除去须根，洗净，切片鲜用或晒干。

【功能主治】

1）《彝医药学》：治烫伤、吐血、血崩、跌打损伤、瘀血内停、风邪染疾所致急性风湿、胰腺炎。

2）《哀牢本草》：活血化瘀、消肿止痛。用于清热、止血、消食、涩肠、跌打损伤、瘀血肿痛、胃肠热结、痛经、闭经。

3）《彝医药史》：用于打伤、腹有死血、面寒、背寒、肚腰痛、大肠下血、赤白痢疾、肠胃积热。

4）《滇省标・六》：清热止血、收敛止泻。用于胃脘疼痛、便血、腹泻、痢疾、月经不调、崩漏、产后出血、鼻衄、痔疮出血、创伤出血、水火烫伤。

5）《辞典》《彝医药・下》《中国彝药》：用于刀伤、哺乳妇女血气痛、跌打损伤、风邪等疾病所致急性风湿、腹痛、喘咳、疯犬咬伤、虫蛇咬伤。

6）《彝医药・下》《中国彝药》：凉血止血、清热解毒、祛风除湿、行瘀止痛。用于瘀血内停、腹泻。

7）《志要》《哀牢本草》《辞典》：治食积胀满、水膈呃逆、肠痈痢疾、痔瘘出血、月经过多、金疮出血。

【用法用量】9～15g，水煎服；或泡酒服。外用：鲜品适量，捣烂敷；或研末调敷。

【文献来源】*Geranium strictipes* R. Knuth 彝医药学：517. 1993. 哀牢本草：55. 1991. 彝医药史：154. 1990. 滇省标・六：89. 2010. 辞典：382. 2016. 中国彝药：643. 2004. 彝医药・下：575. 2007. 志要：296. 2005.

357 老鹳草

【药材名】五叶草、老鹳草。

【彝文音译】鹅起诗。

【来源】牻牛儿苗科植物老鹳草 *Geranium wilfordii* Maxim.，以全草入药。

【采集加工】夏、秋季采收，洗净，晒干。

【功能主治】

1）《中国彝药》《彝医药・下》《彝药学》：止泻、止血、止痛、止咳、解毒、祛风除湿、活血舒筋。

2）《中国彝药》《辞典》《彝医药・下》：用于腹泻、止咳、风湿痹痛、腹有死血、哺乳妇女血气痛、虫蛇咬伤、疯犬咬伤、刀伤出血、打伤。

【用法用量】10～30g，水煎服；或泡酒服；或熬膏服。外用：适量，捣烂加酒炒热外敷；或制成软膏涂敷。

【文献来源】*Geranium wilfordii* Maxim. 彝药学：143. 2016. 彝医药・下：537. 2007. 辞典：382. 2016. 中国彝药：599. 2004.

酢浆草科

358 感应草

【药材名】感应草、分枝感应草。

【彝文音译】陆恶考。

【来源】酢浆草科植物感应草 *Biophytum sensitivum* (L.) DC.，以全草入药。

【采集加工】夏、秋季采收，洗净，切段，鲜用或晒干。

【功能主治】《志要》《滇药录》《辞典》：用于堕胎。

【用法用量】20～50g，水煎服。

【文献来源】*Biophytum sensitivum* (L.) DC. 辞典：118. 2016. 滇药录：39. 1983. 志要：96. 2005.

359 酢浆草

【药材名】酸浆草、酸浆草根、酸芡草。

【彝文音译】阿尼百巫基、斋都诗、阿渣俄吉、维塞肉白、夏莫斋嘟、汉妇酸菜。

【来源】酢浆草科植物酢浆草 *Oxalis corniculata* L.，以全草、根入药。

【采集加工】夏、秋季采收，洗净，晒干。鲜品随采随用。

【功能主治】

1）《彝医药学》：用于受寒腹痛、感冒、肉食积滞。

2）《哀牢本草》《滇药志・一》：清热利湿、散瘀消肿、舒筋止痛。用于瘀血肿痛、痔瘘肛裂、肛肠脱垂、痈疡疔疽、筋伤骨痛、内伤体痛。根：用于形寒体冷、四肢厥冷。

3）《中国彝药》《彝医药・下》：消食和胃、活血消肿、解毒止痢。用于受寒腹痛、肝炎、黄疸、感冒、咳嗽、喉干痛、赤白痢疾。

4）《辞典》（全草）、《中国彝药》、《彝医药・下》：治肉食积滞、跌打损伤、烫伤。

5）《志要》《辞典》：治风寒感冒、月经不调、痔疮出血、牙痛、腰痛、骨折、热结大肠、冷寒身痛、腿疮溃烂。全草：用于瘀血肿痛、痔瘘肛裂、肛肠脱垂、痈疡疔疽。

6）《大理资志》：用于舒筋止痛、跌打损伤、劳伤、筋骨痛、内伤、体痛。

7）《彝药续集》：用于伤风感冒、月经不调、痔疮出血、牙痛、腰痛、骨折。

8）《彝医药史》：根：用于热结大肠、大便不通、冷寒身痛、食肉膈食、腿疮溃烂、耳内生疮久不愈。全草：治久泻滑肠、赤白痢疾、休息痢。

9）《滇省标・四》：利水止泻、消食和胃、活血止痛。用于肝胆湿热、水泻、饮食积滞、膀胱湿热、砂石热淋、风湿痹痛、跌打损伤、瘀血肿痛。

【用法用量】10～20g，水煎服，鲜品加倍。外用：适量，煎水洗；或鲜品捣敷。

【文献来源】*Oxalis corniculata* L. 哀牢本草：115. 1991. 彝医药学：560. 1993. 滇药志・一：333. 2008. 彝医药・下：389. 2007. 辞典：575. 2016. 志要：433. 2005. 中国彝药：422. 2004. 大理资志：91. 1991. 彝药续集：68. 1992. 彝医药史：151. 1990. 滇省标・四：93. 2008.

360 山酢浆草

【药材名】山酢浆草、红雀草、四瓣草。

【彝文音译】拾泥丫。

【来源】酢浆草科植物山酢浆草 *Oxalis griffithii* Edgeworth & J. D. Hook.，以全草入药。

【采集加工】夏、秋季采收，晒干。

【功能主治】

1）《彝医药学》《滇药志·四》：用于肝区疼痛、厌食。

2）《彝药本草》：止血止痛、舒筋活络。用于外伤肿痛、胃出血、皮下出血、尿血、便血。

【用法用量】2～3g，研末兑水服，每天2次。

【文献来源】*Oxalis griffithii* Edgew. & Hook. f. 滇药志·四：77. 2009. 彝药本草：57. 2018. 彝医药学：657. 1993.

凤仙花科

361　凤仙花

【药材名】凤仙花。

【彝文音译】列豪薄、矢炎波噜。

【来源】凤仙花科植物凤仙花 *Impatiens balsamina* L.，以全株、根、花、种子入药。

【采集加工】夏、秋季采收，洗净，鲜用或晒干。

【功能主治】

1）《彝医药学》：用于妊娠腹痛、性交惊悸得疾。

2）《滇药志·一》《哀牢本草》：活血通经、软坚散结。用于跌打损伤、瘀血肿痛、癥瘕积聚、闭经、痛经、久婚不孕、临盆难产、手癣疮毒、蛇虫咬伤。

3）《滇省志》：花：活血通经、祛风除湿、止痛。用于腰胁疼痛、经闭腹痛、鹅掌风、灰指甲、小儿脓耳、风湿性关节炎、痈疽疔疮。全株：祛风活络、消肿止痛、跌打损伤；用于毒蛇咬伤、疔疮、风湿性关节痛。种子：破血、消积软坚；用于肿块积聚、闭经、噎膈、骨鲠在喉。

4）《大理资志》：用于退热镇惊、小儿发热、惊风。

5）《彝验方》：用于哮喘。

【用法用量】有小毒。6～9g，水煎服，或捣烂敷；或煎水洗。

【文献来源】*Impatiens balsamina* L. 彝医药学：717. 1993. 哀牢本草：43. 1991. 滇药志·一：89. 2008. 滇省志：546. 1995. 大理资志：95. 1991. 彝验方：28. 2007.

362　水金凤

【药材名】水金凤。

【来源】凤仙花科植物水金凤 *Impatiens noli-tangere* L.，以全草、根入药。

【采集加工】春、秋季采集，洗净，鲜用或晒干。

【功能主治】《彝医药学》：治疔疮、毒蛇咬伤。

【用法用量】外用：适量，煎水洗；或鲜品捣敷。

【文献来源】*Impatiens noli-tangere* L. 彝医药学：620. 1993.

363　滇水金凤

【药材名】金凤花根、水金凤、滇水金凤。

【彝文音译】矣奢基、水晶风、矣色噜。

【来源】凤仙花科植物滇水金凤 *Impatiens uliginosa* Franch.，以全草、根入药。

【采集加工】夏、秋季采收，洗净，鲜用或晒干。

【功能主治】

1）《哀牢本草》：活血化瘀、消食化积。用于水膈食积、痞块瘀肿。

2)《彝医药史》：根：用于腿疮溃烂、食积。全草：用于湿热、筋骨疼痛、疥癞、癣疮。

3)《滇省标·四》：清热解毒、舒筋活血、化骨软坚。用于月经不调、痛经、闭经、风湿痹痛、疮疡肿毒、皮肤瘙痒、鱼刺卡喉、骨鲠。

4)《中国彝药》《彝医药·下》：解毒活血、清热除湿、止痛止痒。

5)《辞典》(全草)、《中国彝药》、《彝医药·下》：治疗疮、大腿生疮化脓、毒蛇咬伤、牙痛。

【用法用量】9～15g，水煎服。外用：适量，煎水洗；或鲜品捣敷。

【文献来源】*Impatiens uliginosa* Franch. 哀牢本草：69. 1991. 彝医药史：153. 1990. 滇省标·四：31. 2008. 彝医药·下：513. 2007. 辞典：440. 2016. 中国彝药：572. 2004.

千屈菜科

364 圆叶节节菜

【药材名】水指甲、红杆草、圆叶节节菜、小红杆、水苋菜。

【彝文音译】依洛色、绍赤薄、王摆诺哆。

【来源】千屈菜科植物圆叶节节菜 *Rotala rotundifolia* (Buch. -Ham. ex Roxb.) Koehne，以全株入药。

【采集加工】夏、秋季采收，洗净，鲜用或晒干。

【功能主治】

1)《中国药房》：清热、利尿、消肿、解毒。用于热痢、肺热咳嗽、水臌、淋证、月经不调、痛经、痔疮、牙龈肿痛、痈肿疮毒、急性肝炎。

2)《彝医药学》：治肺炎。

3)《滇省志》：清热解毒、活血调经。用于牙龈肿痛、痢疾、月经不调、痛经、闭经、鼻衄、痔疮、痈疮。

4)《滇药志·一》《哀牢本草》：清热解毒、利尿通便、消肿止血。用于咽喉肿痛、风火牙痛、热痢湿淋、水肿、闭经、小儿疳积、大便秘结、产后血崩、痈疮痔瘘。

5)《彝验方》：用于产后出血不止。

6)《彝医药学》：治背痛。

【用法用量】10～15g，水煎服。外用：捣烂敷；或绞汁涂搽。

【文献来源】*Rotala rotundifolia* (Buch. -Ham. ex Roxb.) Koehne 中国药房. 25 (23)：2152-2154. 2014. 彝医药学：519，668. 1993. 滇省志：547. 1995. 哀牢本草：30. 1991. 彝验方：259. 2007. 滇药志·一：272. 2008.

365 虾子花

【药材名】虾子花、虾花。

【彝文音译】布败维能。

【来源】千屈菜科植物虾子花 *Woodfordia fruticosa* (L.) Kurz，以全草、根、叶、花入药。

【采集加工】秋季采花，晒干备用。

【功能主治】

1)《彝医药学》：治蜈蚣咬伤、血痢。

2)《滇药志·四》《哀牢本草》：疏肝解郁、清利胆汁。

3)《滇省志》《辞典》《志要》：治蜈蚣咬伤。

4)《滇药志·四》《志要》：花：治痞块、闭经、月经不调。叶：治角膜云翳。根：治咯血、血崩、鼻衄。全草：治肝胆湿热、全身黄染。

5）《辞典》（全草）、《滇药志·四》、《哀牢本草》：治肝胆湿热、全身黄染。

【用法用量】15～20g，水煎服。外用：捣烂敷。

【文献来源】*Woodfordia fruticosa* (L.) Kurz 彝医药学：717. 1993. 滇药志·四：307. 2009. 哀牢本草：88. 1991. 滇省志：547. 1995. 志要：647. 2005. 辞典：874. 2016.

石榴科

366 石榴

【药材名】石榴树叶、石榴皮、石榴、石榴树根皮、安石榴、石榴石寄生。

【彝文音译】细里根、气撒孟、也那、泗蘖、yyrhnat、耶那则日。

【来源】石榴科植物石榴 *Punica granatum* L.，以全株、根、根皮、树脂、叶、果皮、茎皮、果实、果汁、寄生、花入药。

【采集加工】适时采收各部位，鲜用或晒干。

【功能主治】

1）《彝医药学》：治骨折。

2）《哀牢本草》：收敛、止泻、驱虫。根：祛风除湿、温经通阳。用于骨蒸劳热、体寒肢冷、风寒湿痹、骨节疼痛、腹泻痢疾、前列腺炎、阴道炎及外阴疾病。叶：祛风止痒、除湿透疹。树脂：用于腹泻痢疾。

3）《彝药学》《中国彝药》《彝医药·下》：收敛止泻、止血、驱虫。

4）《彝医药史》：果汁：用于耳内疼。果实：用于腹泻。叶：用于骨折。果皮：用于风疹块。根皮、茎皮、叶、果实：用于日久水泻、久痢脓血、产后痢、化虫积、跌打损伤、咽喉肿痛、齿龈出血、退胆热、明目、洗疮痘。

5）《滇药录》：清热、止咳、舒筋活络。用于跌打损伤、咳嗽。

6）《滇药志·五》：全株：清热、止渴、舒筋活络；用于跌打损伤、咳嗽。果皮：收敛、止泻、驱虫。

7）《滇省志》：用于血痢。

8）《中国彝药》《彝医药·下》：用于崩漏、带下、乳糜尿、鼻衄、腹中有寸白虫。

9）《辞典》：果皮、叶：治久泻、便血、滑精、脱肛、血崩带下、虫积腹痛。叶：治痘风疮、风癞、跌打损伤。花：治鼻衄、中耳炎、创伤出血。果实：治筋骨疼痛、四肢无力、痢疾、蛔虫病、咽喉疼痛、齿龈出血。茎皮：治血痢、乳糜尿、鼻衄。全株：治跌打损伤、咳嗽。根皮：治崩漏、带下。

10）《滇药志·五》（果皮）、《辞典》（果皮）、《民药志·四》、《哀牢本草》：用于鼻衄、便血、梦遗滑精、虫积泻痢、带浊崩漏。

11）《中国彝医》：用于疮疡肿毒。

12）《滇药志·五》（寄生）、《中国彝医》：清热解毒、收敛止泻。用于腹泻不止、赤白带下、咽喉肿痛。

【用法用量】5～15g，水煎服；或入丸、散剂。外用：适量，煎水熏洗，研末撒或调敷。

【文献来源】*Punica granatum* L. 彝医药学：541，683. 1993. 哀牢本草：46. 1991. 彝药学：139. 2016. 彝医药史：158. 1990. 滇药录：263. 1983. 滇药志·五：101. 2012. 滇省志：547. 1995. 彝医药·下：529. 2007. 辞典：680. 2016. 民药志·四：171. 2007. 中国彝医：79. 1994. 中国彝药：590. 2004.

柳叶菜科

367 柳兰

【药材名】糯芋。
【来源】柳叶菜科植物柳兰 *Chamerion angustifolium* (Linnaeus) Holub，以根茎入药。
【采集加工】秋季采集，洗净，晒干。
【功能主治】《彝验方》：治鸡眼。
【用法用量】外用：鲜品捣敷；或干品研末，酒调敷。
【文献来源】*Chamaenerion angustifolium* (L.) Scop. 彝验方：164. 2007.

368 柳叶菜

【药材名】小通经、柳叶菜。
【彝文音译】依嘎。
【来源】柳叶菜科植物柳叶菜 *Epilobium hirsutum* L.，以根入药。
【采集加工】秋季采根，洗净，切段晒干。
【功能主治】
1）《滇药志・一》《哀牢本草》：清热解毒、理气宽中、活血祛瘀。
2）《志要》《辞典》《滇药志・一》《哀牢本草》：用于寒湿内积、食积饱满、胃脘疼痛、闭经、痛经。
【用法用量】5～10g，水煎服。外用：捣烂敷。
【文献来源】*Epilobium hirsutum* L. 哀牢本草：32. 1991. 滇药志・一：239. 2008. 辞典：320. 2016. 志要：251. 2005.

369 丁香蓼

【药材名】丁香草、丁香蓼。
【来源】柳叶菜科植物丁香蓼 *Ludwigia prostrata* Roxb.，以全草入药。
【采集加工】夏、秋季采集，洗净，晒干。
【功能主治】《滇药志・五》《彝医药学》：用于铁器刺入肉中。
【用法用量】30g，水煎服。外用：适量，捣烂敷。
【文献来源】*Ludwigia prostrata* Roxb. 彝医药学：648. 1993. 滇药志・五：3. 2012.

锁阳科

370 锁阳

【药材名】地毛球、锁阳。
【来源】锁阳科植物锁阳 *Cynomorium songaricum* Rupr.，以肉质茎入药。
【采集加工】春季采收，除去花序，切段晒干。
【功能主治】《彝医药学》：治诸疮、阳痿。
【用法用量】5～15g，水煎服；或入丸、散剂。
【文献来源】*Cynomorium songaricum* Rupr. 彝医药学：553，579. 1993.

瑞 香 科

371 土沉香

【药材名】土沉香、白木香、沉香、紫金龙。
【彝文音译】理娃资姓。
【来源】瑞香科植物土沉香 *Aquilaria sinensis* (Lour.) Spreng.，以根、树皮、含树脂心材入药。
【采集加工】全年可采、切碎，阴干备用。
【功能主治】
1）《彝州本草》：用于胃痛、呕吐、便秘、百日咳、支气管炎、痢疾里急后重、大肠气滞、虚闭不行、肋间神经痛。
2）《辞典》《志要》《中国彝医》：治胸腹胀痛、呕吐呃逆、气逆喘促、胃炎。
3）《中国彝医》：温中止痛、降逆理气。
4）《滇药志·一》：温中、理气、止痛、暖胃、降气。用于胸腹胀痛、呕吐呃逆、气逆喘促、痢疾、大肠气滞、虚闭不行。
5）《彝药志》：温中、理气、止痛。用于腹痛、腹胀。
6）《安徽农学通报》：用于胸腹胀痛，呕吐。
7）《彝医药学》：治腹痛。
【用法用量】适量，水煎服。
【文献来源】*Aquilaria sinensis* (Lour.) Spreng. 彝州本草：39. 1998. 志要：50. 2005. 中国彝医：84. 1994. 滇药志·一：179. 2008. 辞典：64. 2016. 彝药志：173. 1983. 安徽农学通报. 26（16）：45-49. 2020. 彝医药学：476. 1993.

372 尖瓣瑞香

【药材名】桂花岩陀、尖瓣瑞香。
【彝文音译】告启匹。
【来源】瑞香科植物尖瓣瑞香 *Daphne acutiloba* Rehd.，以根、茎入药。
【采集加工】秋季采收，洗净，晒干。
【功能主治】
1）《中国彝药》《彝医药·下》：活络接骨、祛风除湿、消食顺气。
2）《辞典》（根、茎）、《中国彝药》、《彝医药·下》：治骨折、风湿性关节痛、跌打损伤、膈食、胃痛、便秘。
【用法用量】5g，水煎服；研粉服，2g；或泡酒服。外用：鲜品适量，捣烂敷，干品研细，酒调敷。
【文献来源】*Daphne acutiloba* Rehd. 彝医药·下：495. 2007. 辞典：267. 2016. 中国彝药：551. 2004.

373 滇瑞香

【药材名】桂花矮陀、桂花矮陀陀、滇瑞香、短瓣瑞香。
【彝文音译】阿罗把罗基、俄诺色啊。
【来源】瑞香科植物滇瑞香 *Daphne feddei* Lévl.，以全株入药。
【采集加工】全年可采，鲜用或晒干。

【功能主治】

1）《彝州本草》：用于引产、胃痛、食积、便秘。

2）《哀牢本草》：用于跌打损伤。

3）《滇药录》《辞典》《彝州本草》《滇药志·一》《志要》：治跌打损伤、风湿性关节痛、半身不遂。

4）《辞典》：治引产、骨折。

5）《彝药志》：祛风除湿、止痛、破血软坚、行瘀止痛。

6）《滇省志》《滇药志·一》《志要》：破血软坚、散瘀止痛。用于引产。

7）《滇药志·一》《哀牢本草》：舒筋活络、健脾理气。

8）《志要》：用于胃脘冷痛、肠鸣腹泻、骨折。

9）《哀牢本草》《辞典》《滇药志·一》：治风湿痹痛、胃脘冷痛、肠鸣腹泻。

【用法用量】9～12g，水煎服；或晒干研粉，1.5～3g，甜酒汁浸泡后送服。

【文献来源】*Daphne feddei* Lévl. 彝州本草：162. 1998. 哀牢本草：95. 1991. 滇药录：96. 1983. 辞典：268. 2016. 彝药志：226. 1983. 滇省志：550. 1995. 滇药志·一：376. 2008. 志要：211. 2005.

374　毛花瑞香

【药材名】毛花瑞香、毛管花瑞香、山皮条根。

【彝文音译】丕妹。

【来源】瑞香科植物毛花瑞香 *Eriosolena composita* (L. f.) Van Tiegh.，以根皮、茎皮、根入药。

【采集加工】全年可采挖，洗净，晒干。

【功能主治】

1）《辞典》《志要》《滇药录》：用于脑膜炎、口腔炎、肠胃炎、妇科炎症。

2）《彝验方》：用于刀伤。

【用法用量】25～50g，水煎服。

【文献来源】*Eriosolena composita* (L. f.) Van Tiegh. 辞典：329. 2016. 志要：256. 2005. —— *Eriosolena involucrata* (Wall.) Tiegh. 辞典：329. 2016. 滇药录：119. 1983. 彝验方：158. 2007.

375　狼毒

【药材名】一把香、瑞香狼毒。

【彝文音译】依嘎栽、大将军。

【来源】瑞香科植物狼毒 *Stellera chamaejasme* L.，以根入药。

【采集加工】秋季采收，洗净，晒干。

【功能主治】

1）《彝药本草》：利水消肿、散瘀、止血。用于肝硬化腹水。

2）《彝医药史》：利水道、下气、消水肿、吐痰涎。用于惊厥痉挛、蛔虫病、胃积、痰积、虫积。

【用法用量】1～3g，水煎服；或入丸、散剂。

【文献来源】*Stellera chamaejasme* L. 彝药本草：181. 2018. 彝医药史：150. 1990.

376　一把香

【药材名】一把香、山皮条、矮陀陀。

【彝文音译】犹哂、怒赊乌。

【来源】瑞香科植物一把香 *Wikstroemia dolichantha* Diels，以根、枝叶入药。

【采集加工】夏、秋季采收，洗净，晒干。

【功能主治】

1）《彝医药学》：治刀伤流血。

2）《滇药录》：续接筋骨、止血消肿。用于外伤出血、关节脱臼、骨折。

3）《滇省志》：宽中理气、通经活络。用于面寒胀痛、胃脘满闷、气滞腹痛、五心潮热、跌打损伤、骨折。

4）《中国彝药》《彝医药・下》：散瘀止血、宽中顺气、清火解毒。用于跌打损伤、刀伤流血、乳腺炎、腮腺炎。

5）《志要》《辞典》：枝叶：治外伤出血、关节脱臼、骨折。根：治面寒胀痛、胃脘满闷、气滞腹胀、阴虚潮热、风湿病、跌打损伤、骨折。

【用法用量】有小毒。5～10g，水煎服；或泡酒服。外用：鲜品适量，捣烂敷。

【文献来源】*Wikstroemia dolichantha* Diels 彝医药学：571. 1993. 滇药录：359. 1983. 滇省志：551. 1995. 彝医药・下：366. 2007. 辞典：873. 2016. 志要：646. 2005. 中国彝药：397. 2004.

紫茉莉科

377　紫茉莉

【药材名】丁香花、紫茉莉、白花细辛、紫茉莉根。

【彝文音译】拜黑、庆把唯、此额突、姆庆维、夜晚花。

【来源】紫茉莉科植物紫茉莉 *Mirabilis jalapa* L.，以全株、根、茎、果实入药。

【采集加工】适时采收各部位，鲜用或晒干。

【功能主治】

1）《滇药志・一》《哀牢本草》：清热解毒、利湿消肿、活血调经。用于口舌生疮、湿热下注、关节肿痛、乳痈疔疮、白浊湿淋、月经不调、跌打损伤、瘀血肿痛。根：用于子宫脱垂。茎：清热利湿、活血调经、消肿止痛。果实：活血祛瘀、散结消肿；用于妇女月事不和、经血不调、面部斑痣、疔疥疮疡。

2）《中国彝药》《彝医药・下》：活血、解毒、益气、清火利湿。用于乳腺炎、带下、妇女月事不和、经血不调、面部斑痣、白带异常、疔疥疮疡、水肿、淋证、小便不利、老年青光眼。

3）《中国彝医》《志要》《辞典》：根：治浮肿、小便不利、胸腹胀痛、跌打损伤、疮肿。

4）《中国彝医》：利水、散结消肿、活血祛瘀、理气止痛。

5）《彝药资源》《志要》《辞典》：根：治消化系统癌症。全株：治口舌生疮、湿热下注、关节肿痛、乳痈疔疮、白浊湿淋、月经不调、跌打损伤、瘀血肿痛。

6）《滇省标・四》：清热利湿、活血消肿。用于乳痈、赤白带下、月经不调、热淋、痈疮肿毒。

7）《滇药志・一》（茎）、《哀牢本草》（茎）、《中国彝药》、《彝医药・下》：用于风湿痹痛、跌打损伤、月经不调、子宫脱垂、宫颈糜烂、乳痈湿疹、尿路感染、前列腺炎。

【用法用量】水煎服，15～20g，鲜品30～60g。外用：鲜品适量，捣烂敷。

【文献来源】*Mirabilis jalapa* L. 哀牢本草：18. 1991. 滇药志・一：347. 2008. 彝医药・下：376. 2007. 辞典：537. 2016. 志要：407. 2005. 中国彝医：71. 1994. 中国彝药：409. 2004. 彝药资源：117. 2021. 滇省标・四：91. 2008.

山龙眼科

378 深绿山龙眼

【药材名】面果子树、豆腐渣果树皮、母猪果、深绿山龙眼。

【彝文音译】米太勒、勒拍戛。

【来源】山龙眼科植物深绿山龙眼 *Helicia nilagirica* Bedd.，以根、茎皮入药。

【采集加工】全年可采，洗净，切片，晒干备用。

【功能主治】

1）《彝州本草》：用于消化不良、肠炎、痢疾、食物中毒、毒蕈中毒、农药"六六六"中毒。

2）《彝药志》：收敛解毒。用于肠炎泻痢、食物中毒、毒覃中毒、农药"六六六"中毒。

3）《哀牢本草》《滇药志·二》：祛风除湿、化瘀消肿。用于风寒湿痹、关节肿痛、皮肤瘀血、肢体酸软。

4）《滇药志·二》：收敛止泻、解毒、活血。用于鼻衄、毒蕈中毒。

5）《滇省志》：解毒止血。用于鼻衄、毒蕈中毒。

6）《中国彝药》《彝医药·下》：收敛止泻、解毒、活血、止痛。用于食物中毒、毒蕈中毒。

7）《辞典》：治毒蕈中毒。

8）《中国彝药》《彝医药·下》《辞典》：用于肠炎泻痢、腹泻、农药中毒、跌打损伤、骨痛。

9）《志要》《辞典》：茎皮：治风寒湿痹、关节肿痛、皮肤瘀血、肢体酸软、鼻衄、毒蕈中毒。根：治消化不良、肠炎、痢疾、食物中毒。

【用法用量】30～80g，水煎服。外用：适量。

【文献来源】*Helicia erratica* Hook. f. 彝州本草：151. 1998. 彝药志：94. 1983. ——*Helicia nilagirica* Bedd. 哀牢本草：67. 1991. 滇药志·二：121. 2009. 滇省志：553. 1995. 彝医药·下：542. 2007. 辞典：409. 2016. 志要：318. 2005. 中国彝药：605. 2004.

五桠果科

379 五桠果

【药材名】五桠果。

【彝文音译】涩叶树皮。

【来源】五桠果科植物五桠果 *Dillenia indica* L.，以树皮入药。

【采集加工】夏、秋季剥取树皮，晒干备用。

【功能主治】《滇药志·三》：治鼻衄。

【用法用量】20g，水煎服。

【文献来源】*Dillenia indica* L. 滇药志·三：76. 2010.

马桑科

380 马桑

【药材名】马桑、野马桑、水马桑根、小马桑枝、小马桑叶。

【彝文音译】枝锡、蛤蟆树、枝锡醋碳树、知席掰、基斯。

【来源】马桑科植物马桑 *Coriaria nepalensis* Wall.，以全草、根、茎、叶、枝、皮、根皮入药。
【采集加工】适时采收各部位，鲜用或晒干。
【功能主治】

1）《辞典》：叶、根：治头癣、刀伤、跌打损伤、风湿疼痛、湿疹。全草：治跌打损伤、骨折肿痛、风湿麻木、手足拘挛、水火烫伤、皮肤瘙痒。叶：治疮疡肿毒。

2）《滇省标·四》：杀虫止痒、镇静、止痛。用于疥癞疮癣、皮肤瘙痒、癫狂、风湿痹痛。

3）《彝医药学》：治刀伤。

4）《哀牢本草》：行气破瘀、续接骨筋、祛风镇痛、除湿止痒。用于跌打损伤、骨折肿痛、风湿麻木、手足拘挛、水火烫伤、皮肤瘙痒。枝：托里排脓、化腐生新。治痈疡疮疖。

5）《彝医药学》：治跌打损伤。

6）《彝医药学》：治子宫脱垂、跌打损伤、疔疮。

7）《滇药录》：治骨折。

8）《中国彝药》《彝医药·下》：清热解毒、杀虫、祛风除湿。用于头癣、疮疡肿毒、刀伤、跌打损伤、风湿疼痛、湿疹。

9）《彝药续集》：治癫痫、骨折、干疮（湿疹、疥疮、癣、烧烫伤、下身生疮、杨梅疮）、羊瘟。

【用法用量】5～10g，水煎服。外用：适量，捣烂敷。

【文献来源】*Coriaria nepalensis* Wall. 辞典：227. 2016. 滇省标·四：83. 2008. ——*Coriaria sinica* Maxim 彝医药学：609. 1993. 哀牢本草：44. 1991. 彝医药学：667，668. 1993. 滇药录：80. 1983. 彝医药·下：502. 2007. 中国彝药：559. 2004. 彝药续集：4. 1992.

海桐花科

381　短萼海桐

【药材名】臭皮、短萼海桐、短薄海桐。
【彝文音译】浪莫争、拇指叉叉、丕妹。
【来源】海桐花科植物短萼海桐 *Pittosporum brevicalyx* (Oliv.) Gagnep.，以树皮、叶、果实入药。
【采集加工】全年可采，晒干。
【功能主治】

1）《滇省标·四》：清热解毒、祛风除湿。用于疮疡疥癣、皮肤瘙痒、风湿痹痛。

2）《志要》《辞典》《滇药志·四》《滇省志》：治气管炎、高血压、口腔炎、扁桃体炎、咽峡炎、风湿瘫痪、半身不遂。

【用法用量】9～15g，水煎服。外用：适量。

【文献来源】*Pittosporum brevicalyx* (Oliv.) Gagnep. 滇省标·四：73. 2008. 辞典：628. 2016. 志要：468. 2005. 滇药志·四：405. 2009. 滇省志：554. 1995.

382　牛耳枫叶海桐

【药材名】山青皮、大叶海桐。
【彝文音译】丕妹。
【来源】海桐花科植物牛耳枫叶海桐 *Pittosporum daphniphylloides* Hayata，以树皮、果实入药。
【采集加工】春季采剥树皮，秋季采收果实，切碎，晒干。
【功能主治】

1）《中国彝医》《彝药志》：清热解毒、祛风除湿。治跌打损伤、风湿瘫痪、半身不遂、高血压、痢疾、崩漏。

2）《彝药志》：用于气管炎、白口疮（口腔炎）。

3）《志要》《中国彝药》：治气管炎、高血压、口腔炎、风湿瘫痪、半身不遂。

4）《中国彝药》：清热解毒、祛风除湿、活血通络。用于扁桃体炎、咽峡炎。

【用法用量】30～50g，水煎服；或泡酒服。

【文献来源】*Pittosporum daphniphylloides* Hayata 中国彝医：64. 1994. 彝药志：56. 1983. 志要：468. 2005. 中国彝药：171. 2004.

383 大叶海桐

【药材名】大叶海桐。

【彝文音译】丕妹。

【来源】海桐花科植物大叶海桐 *Pittosporum daphniphylloides* var. *adaphniphylloides* (H. H. Hu & F. T. Wang) W. T. Wang，以树皮、果实入药。

【采集加工】树皮夏、秋季采收，剥取，晒干；果实成熟时采摘，晒干。

【功能主治】《辞典》：治高血压、口腔炎、气管炎、风湿瘫痪、半身不遂、咽喉炎、扁桃体炎。

【用法用量】9～15g，水煎服；或泡酒服。外用：适量，捣烂敷；或研末调敷；或煎水洗；或浸酒搽。

【文献来源】*Pittosporum adaphniphylloides* Hu et Wang 辞典：628. 2016.

384 异叶海桐

【药材名】异叶海桐。

【彝文音译】吃都呕都血、丕娘、杰娘。

【来源】海桐花科植物异叶海桐 *Pittosporum heterophyllum* Franch.，以根皮、树皮、茎皮、叶入药。

【采集加工】适时采收各部位，鲜用或晒干。

【功能主治】

1）《滇药录》（叶）：治跌打损伤。

2）《志要》《辞典》《滇药录》：治肺热咳嗽、痢疾、风湿疼痛、跌打损伤、蛔虫病。

【用法用量】9～15g，水煎服。

【文献来源】*Pittosporum heterophyllum* Franch. 滇药录：235. 1983. 辞典：629. 2016. 志要：469. 2005.

385 羊脆木

【药材名】羊脆骨树。

【来源】海桐花科植物羊脆木 *Pittosporum kerrii* Craib，以全株入药。

【采集加工】全年可采，晒干备用。

【功能主治】《彝医药学》：治疟疾。

【用法用量】10～15g，水煎服。

【文献来源】*Pittosporum kerrii* Craib 彝医药学：663. 1993.

西番莲科

386 圆叶西番莲

【药材名】斑母、圆叶西番莲。
【彝文音译】若督莫劳巴。
【来源】西番莲科植物圆叶西番莲 *Passiflora henryi* Hemsl.，以全株入药。
【采集加工】夏、秋季采收，鲜用或晒干。
【功能主治】
1）《哀牢本草》：补肺益气、清热解毒、利尿通淋、活血调经。用于肺虚咳嗽、小便不利、月经不调、子宫脱垂。
2）《中国彝医》《滇省志》：清热利湿、解毒消肿。
3）《辞典》：用于风寒感冒、风湿痹痛。
4）《志要》《辞典》：治胃痛、月经不调、肺结核、支气管炎、痢疾、神经症。
5）《中国彝医》《滇省志》《辞典》《志要》：用于肾炎、膀胱炎、脱肛、疝气、脓疮溃疡。
【用法用量】10～25g，水煎服。外用：煎水洗。
【文献来源】*Passiflora henryi* Hemsl. 哀牢本草：108. 1991. 滇省志：558. 1995. 辞典：594. 2016. 志要：446. 2005. 中国彝医：74. 1994.

387 镰叶西番莲

【药材名】半截叶。
【彝文音译】黑布拾。
【来源】西番莲科植物镰叶西番莲 *Passiflora wilsonii* Hemsl.，以根入药。
【采集加工】全年可采，晒干。
【功能主治】《彝药本草》：止血、消炎、生肌。治肠溃疡、胃溃疡、瘀血作痛，燥湿。
【用法用量】20～30g，水煎服。
【文献来源】*Passiflora wilsonii* Hemsl. 彝药本草：11. 2018.

葫芦科

388 冬瓜

【药材名】冬瓜子。
【来源】葫芦科植物冬瓜 *Benincasa hispida* (Thunb.) Cogn.，以种子入药。
【采集加工】夏末秋初，果实成熟时采摘。
【功能主治】《彝医药学》：治蛔虫病。
【用法用量】鲜品适量，水煎服。
【文献来源】*Benincasa hispida* (Thunb.) Cogn. 彝医药学：750. 1993.

389 黄瓜

【药材名】黄瓜。
【彝文音译】绍姐赤。
【来源】葫芦科植物黄瓜 *Cucumis sativus* L.，以果实入药。

【采集加工】7～8 月采果实，鲜用。

【功能主治】

1）《滇药志·四》《哀牢本草》：清热解毒、消肿止痒。

2）《辞典》《滇药志·四》《哀牢本草》：用于暴发火眼、目赤肿痛、喉蛾咽肿、口舌糜烂、心热烦渴、皮肤过敏。

【用法用量】鲜品适量，水煎服。

【文献来源】*Cucumis sativus* L. 哀牢本草：99. 1991. 辞典：246. 2016. 滇药志·四：352. 2009.

390 南瓜

【药材名】南瓜、南瓜子。

【彝文音译】列呷、阿拍高、阿拍、阿普诗。

【来源】葫芦科植物南瓜 *Cucurbita moschata* (Duch. ex Lam.) Duch. ex Poir.，以叶、果实、瓜瓤、种子入药。

【采集加工】秋、冬季采集，洗净，晒干。

【功能主治】

1）《彝植物药》：治刀枪伤、竹木刺入肉、烧烫伤、癞疮久不愈、目痛、牙痛、虫蛇咬伤。

2）《辞典》（果实）、《哀牢本草》：用于肠寄生虫病、慢性骨髓炎。

3）《辞典》：瓜瓤：用于骨折、外伤出血、拔毒、枪伤、创伤出血、接骨止血。种子：治绦虫。

4）《中国彝医》：用于杀虫、拔毒。种子：治绦虫。瓜瓤：用于拔毒、枪伤、创伤出血、接骨止血。

5）《滇药志·四》：用于蛔虫病、慢性骨髓炎、骨折、外伤出血。外用于接骨止血、拔毒、枪伤。

6）《彝医药学》：治蛔虫病、腹中有寸白虫、枪伤、骨髓炎。

【用法用量】100～200g，研粉调服。外用：适量。

【文献来源】*Cucurbita moschata* (Duch.) Poir. 彝植物药：119. 1990. 哀牢本草：86. 1991. 辞典：246. 2016. 中国彝医：49. 1994. 滇药志·四：290. 2009. 彝医药学：754. 1993.

391 扶芳藤

【药材名】绿皮杜仲。

【彝文音译】扎赔。

【来源】葫芦科植物扶芳藤 *Euonymus fortunei* (Turcz.) Hand. -Mazz.，以根皮、枝叶入药。

【采集加工】全年可采，切段晒干。

【功能主治】《彝药本草》：舒筋活络、止血生肌、接骨。治筋骨损伤、乳腺炎。

【用法用量】30～50g，水煎服。

【文献来源】*Euonymus fortunei* (Turcz.) Hand. -Mazz. 彝药本草：84. 2018.

392 冬青卫矛

【药材名】调经草、冬青卫矛。

【彝文音译】厚白可本施。

【来源】葫芦科植物冬青卫矛 *Euonymus japonicus* Thunb.，以根入药。

【采集加工】全年可采。洗净、切片、晒干。

【功能主治】

1）《彝州本草》《志要》《辞典》《滇药志·四》：用于月经不调、痛经。

2）《滇药志·四》：活血调经、化瘀消肿。

【用法用量】9～15g，水煎服。

【文献来源】*Euonymus japonicus* Thunb. 彝州本草：161. 1998. 辞典：334. 2016. 志要：260. 2005. 滇药志·四：349. 2009.

393　丽江卫矛

【药材名】金丝杜仲、线叶卫矛。

【来源】葫芦科植物丽江卫矛 *Euonymus lichiangensis* W. W. Sm.，以茎皮、根皮入药。

【采集加工】全年可采，洗净，晒干。

【功能主治】

1）《哀牢本草》：温中行气、健脾和胃。

2）《志要》《辞典》《哀牢本草》：用于脾胃不和、食积不化、胃寒疼痛、腹胀痞满。

【用法用量】10～15g，水煎服。

【文献来源】*Euonymus linearifolius* Franch. 哀牢本草：69. 1991. 辞典：335. 2016. 志要：260. 2005.

394　染用卫矛

【药材名】金丝杜仲。

【彝文音译】改起。

【来源】葫芦科植物染用卫矛 *Euonymus tingens* Wall.，以根茎入药。

【采集加工】全年可采，洗净，晒干。

【功能主治】《滇药志·一》：治肾虚腰痛。

【用法用量】适量，水煎服。

【文献来源】*Euonymus tingens* Wall. 滇药志·一：220. 2008.

395　云南卫矛

【药材名】金丝杜仲、土杜仲、云南卫矛。

【彝文音译】赊其景。

【来源】葫芦科植物云南卫矛 *Euonymus yunnanensis* Franch.，以枝、叶、茎入药。

【采集加工】夏、秋季采收，鲜用或晒干。

【功能主治】

1）《滇省标·六》：祛风除湿、活血通络。用于风湿痹痛、腰腿疼痛、跌打损伤、骨折、乳痈。

2）《中国彝药》《彝医药·下》《滇药志·四》：接骨止血、活血通络、祛风除湿。

3）《辞典》《中国彝药》《彝医药·下》：用于跌打损伤、刀伤出血、月经不调、闭经、风湿性腰痛、骨折。

4）《滇药志·四》：用于肾虚腰痛、跌打损伤、骨折、月经不调、闭经、风湿性腰痛。

【用法用量】5～9g，水煎服；或泡酒服。外用：适量，研末外撒；或调敷。

【文献来源】*Euonymus yunnanensis* Franch. 滇省标·六：63. 2010. 彝医药·下：479. 2007. 辞典：335. 2016. 中国彝药：533. 2004. 滇药志·四：119. 2009.

396 绞股蓝

【药材名】绞股蓝。

【彝文音译】戏帕卡基。

【来源】葫芦科植物绞股蓝 *Gynostemma pentaphyllum* (Thunb.) Makino，以全草入药。

【采集加工】夏、秋季采收，洗净，晒干。

【功能主治】

1）《中国彝药》《辞典》：用于头晕、胸闷、萎缩性胃炎、慢性支气管炎、咳嗽、咯痰。

2）《中国彝药》：养血补气、顺气止痛、化痰止咳。

【用法用量】15～30g，水煎服；研末3～6g；或泡茶饮。外用：适量，捣烂涂搽。

【文献来源】*Gynostemma pentaphyllum* (Thunb.) Makino 辞典：399. 2016. 中国彝药：206. 2004.

397 罗锅底

【药材名】罗锅底。

【彝文音译】嘎举纳此、页并朴、避蛇雷。

【来源】葫芦科植物罗锅底 *Hemsleya macrosperma* C. Y. Wu ex C. Y. Wu et C. L. Chen，以块根入药。

【采集加工】秋末春初，挖取块根，洗净，晒干或微火烘干。

【功能主治】

1）《辞典》《志要》：用于急性细菌性痢疾、肺结核、慢性支气管炎、烧伤、冠状动脉粥样硬化。

2）《彝药本草》：清热解毒、消炎、镇痛。治胃癌、直肠癌、消化性溃疡、肠炎痢疾、食积腹痛。

3）《彝药续集》《辞典》《志要》：咽喉肿痛、牙痛、肺病、胃痛、烧烫伤、痈肿疮疡、泻痢。

【用法用量】1～2g，研末兑水服。

【文献来源】*Hemsleya macrosperma* C. Y. Wu 志要：322. 2005. 彝药本草：85. 2018. 辞典：414. 2016. 彝药续集：142. 1992.

398 葫芦

【药材名】小葫芦、葫芦。

【彝文音译】阿拍考。

【来源】葫芦科植物葫芦 *Lagenaria siceraria* (Molina) Standl.，以果实入药。

【采集加工】立冬前后，摘下果实，剖开，晒干。

【功能主治】

1）《哀牢本草》《滇药志・二》：利水通淋、止泻止痢。用于腹胀、黄疸、水肿、浊淋、腹泻、赤痢。

2）《辞典》：用于黄疸、水肿、消渴、癃闭。外用于恶疮疥癣、腹胀、浊淋、腹泻、赤痢。

3）《彝医药学》：治斑秃。

【用法用量】15～30g，水煎服；或煅灰存性研末，开水兑服。

【文献来源】*Lagenaria siceraria* (Molina) Standl. 哀牢本草：33. 1991. 滇药志・二：360. 2009. 辞典：466. 2016. 彝医药学：729. 1993. ——*Lagenaria vulgaris* Ser. 辞典：466. 2016.

399 广东丝瓜

【药材名】广东丝瓜。

【彝文音译】白若和。
【来源】葫芦科植物广东丝瓜 *Luffa acutangula* (L.) Roxb.，以根入药。
【采集加工】夏、秋季采收，晒干。
【功能主治】《辞典》：治癫痫、枪伤。
【用法用量】适量，水煎服；或煅灰存性研末。外用：绞汁涂；或研末调敷。
【文献来源】*Luffa acutangula* (L.) Roxb. 辞典：501. 2016.

400　丝瓜

【药材名】丝瓜、野丝瓜根藤。
【彝文音译】白若和。
【来源】葫芦科植物丝瓜 *Luffa cylindrica* (L.) M. Roem.，以根、叶、花、皮、藤茎、果实入药。
【采集加工】秋末采收，鲜用或晒干。
【功能主治】
1）《滇药志・二》《滇省志》《中国彝医》：清热化痰、凉血解毒。用于癫痫、枪伤。
2）《中国彝医》、《辞典》（藤茎、根）：治咳嗽痰多、疮疡肿痛、跌打损伤。
3）《辞典》（根）：治癫痫、枪伤、跌打损伤、咳嗽痰多。
4）《彝医药史》：根：治食积不化。根、叶、花、果实：补肾补精、乌须黑发。叶：治绞肠痧。皮：用于疮痈。果实：解热、凉血、通经、下乳汁、利肠胃、清胎毒。花：清热、消痰、止咳。
【用法用量】50～100g，水煎服。
【文献来源】*Luffa cylindrica* (L.) M. Roem. 滇省志：560. 1995. 滇药志・二：119. 2009. 中国彝医：75. 1994. 辞典：501. 2016. 彝医药史：157. 1990.

401　苦瓜

【药材名】苦瓜。
【彝文音译】斯克、锦荔枝、窝铺卡。
【来源】葫芦科植物苦瓜 *Momordica charantia* L.，以根、茎、叶、果实、瓜瓤入药。
【采集加工】夏、秋季采摘，洗净，晒干。
【功能主治】
1）《彝植物药》：治蛇虫咬伤、肿痛、腹泻、牙痛、疮肿、肠溃疡、热疮。
2）《辞典》：根：治肠溃疡、牙痛。瓜瓤、叶：治蛇虫咬伤、肿痛、疮肿。茎、叶：治腹泻，外用治热疮。
3）《中国彝药》：解毒凉血、清热利湿、生津解暑。用于蛇虫咬伤、腹泻、疮肿、痔疮出血、热疮、湿疹、泻痢、疮毒、牙痛。
【用法用量】10～20g，水煎服。外用：鲜品适量，捣烂敷。
【文献来源】*Momordica charantia* L. 彝植物药：123. 1990. 辞典：537. 2016. 中国彝药：284. 2004.

402　木鳖子

【药材名】木鳖子、木鳖。
【彝文音译】窝铺卡。
【来源】葫芦科植物木鳖子 *Momordica cochinchinensis* (Lour.) Spreng.，以根、茎、叶、果实入药。
【采集加工】夏、秋季采摘，洗净，晒干。

【功能主治】

1）《彝医药学》：治痔疮、臁疮。

2）《辞典》：治眼痛、胃气痛、烦热口渴、中暑发热、痢疾。

【用法用量】5g，煎水熏洗。

【文献来源】*Momordica cochinchinensis* (Lour.) Spreng. 彝医药学：766. 1993. 辞典：538. 2016.

403 茅瓜

【药材名】天地黄瓜、天花粉、茅瓜。

【彝文音译】国噻衣嘎、阿黑齐、姆铺。

【来源】葫芦科植物茅瓜 *Solena amplexicaulis* (Lam.) Gandhi，以块根、茎、叶、果实入药。

【采集加工】全年可采，洗净，刮去粗皮，切片，鲜用或晒干。

【功能主治】

1）《哀牢本草》：散瘀消肿、软坚散结。用于湿寒内结、湿热下注、痣疣肉瘤、疮疡疔疖。

2）《彝药本草》：清热除湿、拔毒生肌。治肺结核、咳吐脓血、疝气偏坠。

3）《彝植物药》：治水肿、疮痒发红、头晕、疝痛、肠溃疡。

4）《中国彝药》：清热利湿、解毒消痈、活血止血。用于口腔炎、乳蛾、骨折、疮疡肿毒、外伤出血、头晕、疝气、痔疮、肠风下血、水肿、湿疹、疮痒。

【用法用量】5～15g，水煎服；或加量炖肉吃。外用：鲜品捣敷；或煎水洗。

【文献来源】*Melothria heterophylla* (Lour.) Cogn. 哀牢本草：37. 1991. 彝药本草：128. 2018. 彝植物药：121. 1990. ——*Solena heterophylla* Lour. 中国彝药：138. 2004.

404 川赤爬

【药材名】川赤匏、川赤爬。

【彝文音译】阿及阿黑。

【来源】葫芦科植物川赤爬 *Thladiantha davidii* Franch.，以根、果实入药。

【采集加工】夏、秋季采收，洗净，晒干。

【功能主治】

1）《彝植物药》《辞典》：用于热病、尿黄、口渴。

2）《彝植物药》《志要》《辞典》：治产后气虚、骨折、热病伤阴、头晕、疮肿、热咳。

【用法用量】适量，水煎服。

【文献来源】*Thladiantha davidii* Franch. 彝植物药：125. 1990. 辞典：822. 2016. 志要：607. 2005.

405 异叶赤爬

【药材名】五叶赤爬。

【彝文音译】查乌色。

【来源】葫芦科植物异叶赤爬 *Thladiantha hookeri* C. B. Clarke，以块根入药。

【采集加工】秋季采收，洗净，切片，晒干备用。

【功能主治】

1）《峨彝药》：清热解毒、镇痛、消肿。

2）《滇省志》《志要》：清热解毒、止痛。用于胃炎、痢疾、疔疮痈肿。

3）《志要》《辞典》：治感冒咳嗽、乳汁不下。

4）《峨彝药》《辞典》：治痢疾、疔疮痈肿、胃炎、胃溃疡。

【用法用量】15～30g，水煎服。

【文献来源】*Thladiantha hookeri* C. B. Clarke var. *palmatifolia* Clakrav. f. quiqu-efoliata CliakraN. 哉彝药：20. ——*Thladiantha hookeri* C. B. Clarke var. *pentadactyla* (Cogn.) A. M. Lu et Z. Y. Zhang. 滇省志：562. 1995. 志要：607. 2005. 辞典：823. 2016.

406 南赤瓟

【药材名】南赤瓟。

【彝文音译】瓜蒌、苦瓜龙、猫儿爪。

【来源】葫芦科植物南赤瓟 *Thladiantha nudiflora* Hemsl. ex Forbes et Hemsl.，以块根、果实入药。

【采集加工】根秋季采收，鲜用或切片，晒干。果实成熟时采集，切片，晒干。

【功能主治】

1）《辞典》：果实、块根：治产后气虚、骨折、热病伤阴、头晕、疮肿、热咳。块根：治妇女产后气虚、热病、尿黄、口渴、头晕。

2）《志要》：用于产后气虚、骨折、热病伤阴、头晕、疮肿、热咳。

【用法用量】3～9g。水煎服。外用：鲜品适量，捣烂敷。

【文献来源】*Thladiantha nudiflora* Hemsl. 辞典：823. 2016. ——*Thladiantha nudiflora* Hemsl. ex Forbes et Hemsl. 志要：607. 2005.

407 长毛赤瓟

【药材名】罗锅底。

【彝文音译】阿博乃。

【来源】葫芦科植物长毛赤瓟 *Thladiantha villosula* Cogn.，以块根入药。

【采集加工】夏、秋季采收，洗净，晒干。

【功能主治】《滇药志・一》：清热养阴、接骨生肌、敛疮消肿、止咳补肺。用于妇女产后气虚、热病伤阴、骨折、头晕、疮肿、热咳。

【用法用量】3～6g，水煎服。外用：捣烂敷。

【文献来源】*Thladiantha villosula* Cogn. 滇药志・一：217. 2008.

408 栝楼

【药材名】栝蒌、瓜蒌、天花粉、栝楼。

【彝文音译】荒拉色、老鼠拉冬瓜（云南文山）、尼能莫绍拜。

【来源】葫芦科植物栝楼 *Trichosanthes kirilowii* Maxim.，以根、果实、果皮、种子、种仁入药。

【采集加工】适时采集各部位，鲜用或晒干。

【功能主治】

1）《彝医药学》：用于吹乳。

2）《彝药学》《中国彝药》《彝医药・下》：活血通乳、清火化痰、宽胸散结、润燥滑肠。

3）《滇药志・五》：根：生津止渴、降火润燥、排脓消肿。用于昏厥不省人事、寒热往来、热病烦渴、肺燥咯血、消渴浊淋、疔疽痈疡、痔瘘。果实：活血通乳、清火化痰、宽胸散结。

4）《中国彝药》、《彝医药・下》、《滇药志・五》（果实）：用于手脚骨折重症、便秘、乳结核、乳汁缺乏、吹乳。

5）《辞典》《志要》：果实：治肺热咳嗽、心绞痛、便秘、消渴、黄疸、痈肿。果皮：治痰热咳嗽、咽痛、胸痛、吐血、消渴、便秘、痈疮肿毒。根：治热病口渴、黄疸、痈肿疮毒、肺燥咯血、痔瘘、昏厥不省人事、寒热往来、热病烦渴、消渴浊淋、疔疽痈疡、肺热咳嗽、津伤口渴、疮痈疖肿。种子：治肺热咳嗽、便秘。

6)《志要》：果实：治肺热咳嗽、胸闷、心绞痛、便秘、乳腺炎。果皮：治痰热咳嗽、咽痛、胸痛、吐血、衄血。

7)《哀牢本草》：生津止渴、降火润燥、排脓消肿。用于寒热往来、热病烦渴、肺燥咯血、消渴浊淋、疔疽痈疡、痔瘘。

8)《彝医药学》：用于乳结核、乳汁缺乏、昏厥、便秘、腹泻。

【用法用量】9～15g，水煎服；或入丸、散剂。外用：适量，捣烂敷。

【文献来源】*Trichosanthes kirilowii* Maxim. 彝医药学：495，768. 1993. 彝药学：91. 2016. 滇药志·五：45. 2012. 彝医药·下：383. 2007. 辞典：834. 2016. 志要：617. 2005. 中国彝药：416. 2004. 哀牢本草：38. 1991.

409　中华栝楼

【药材名】双边栝楼、瓜蒌。

【彝文音译】荒拉色。

【来源】葫芦科植物中华栝楼 *Trichosanthes rosthornii* Harms，以根、果实、种子入药。

【采集加工】秋、冬季采挖根，洗净，除去外皮，切段或纵剖成瓣，晒干。秋季采摘成熟果实，剖开，取出种子，洗净，晒干。

【功能主治】

1)《辞典》(果实、根)：治手脚骨折重症、乳结核、乳汁缺乏、吹乳、便秘。

2)《彝医药·下》《彝药学》：活血通乳、清火化痰、宽胸散结、润燥滑肠。

3)《彝医药·下》：用于手脚骨折重症、便秘。

4)《彝医药史》：根：治骨折。果实、种子：化痰、止咳、解渴、止烦。

【用法用量】9～15g，水煎服；或入丸、散剂。外用：适量，捣烂敷。

【文献来源】*Trichosanthes japonica* (Miq.) Kitam. 辞典：835. 2016. ——*Trichosanthes rosthornii* Harms 彝药学：91. 2016. 辞典：835. 2016. 彝医药·下：383. 2007. ——*Trichosanthes uniflora* Hao 彝医药史：157. 1990.

410　三尖栝楼

【药材名】大苞栝楼、三尖栝楼。

【来源】葫芦科植物三尖栝楼 *Trichosanthes tricuspidata* Lour.，以根、果实、果皮、种仁入药。

【采集加工】适时采集各部位，洗净，晒干。

【功能主治】《辞典》《志要》：果实：治肺热咳嗽、胸闷、心绞痛、便秘、乳腺炎。种仁：治肺热咳嗽、便秘、痈肿、乳少。根：治肺热咳嗽、津伤口渴、糖尿病、疮痈疖肿。果皮：治痰热咳嗽、咽痛、胸痛、吐血、衄血。

【用法用量】9～15g，水煎服；或入丸、散剂。外用：适量，捣烂敷。

【文献来源】*Trichosanthes bracteata* (Lam.) Voigt 志要：617. 2005. 辞典：835. 2016. ——*Trichosanthes tricuspidata* Lour. 辞典：835. 2016.

411　马㼎儿

【药材名】马㼎儿。

【来源】葫芦科植物马㼎儿 *Zehneria japonica* (Thunb.) H. Y. Liu，以根入药。

【采集加工】全年可采，洗净，晒干。

【功能主治】《辞典》《志要》：治咽喉肿痛、口舌生疮、风火牙痛、乳痈疔疮、寒湿痹痛、骨蒸头痛、瘀血肿痛、头癞股癣。

【用法用量】9～15g，水煎服。

【文献来源】*Melothria indica* Lour. 志要：403. 2005. ——*Melothria japonica* (Thunb.) Maxim. 辞典：882. 2016. ——*Zehneria indica* (Lour.) Keraudren 辞典：882. 2016.

秋海棠科

412　花叶秋海棠

【药材名】山海棠。

【来源】秋海棠科植物花叶秋海棠 *Begonia cathayana* Hemsl.，以全草入药。

【采集加工】全年均可采，鲜用或晒干。

【功能主治】《安徽农学通报》：治痛经，胃痛，小儿吐泻，跌打损伤。

【用法用量】3～9g，水煎服。外用：鲜品适量，捣烂敷。

【文献来源】*Begonia cathayana* Hemsl. 安徽农学通报. 26（16）：45-49. 2020.

413　独牛

【药材名】独牛、一口血。

【彝文音译】绒毛秋海棠。

【来源】秋海棠科植物独牛 *Begonia henryi* Hemsl.，以全草入药。

【采集加工】秋后采收，洗净，鲜用或晒干。

【功能主治】《志要》《辞典》：用于月经不调、骨折。

【用法用量】9～15g，水煎服。外用：鲜品适量，捣烂敷。

【文献来源】*Begonia delavayi* Gagnep. 辞典：108. 2016. ——*Begonia henryi* Hemsl. 辞典：108. 2016. 志要：87. 2005.

414　云南秋海棠

【药材名】云南秋海棠、山海棠。

【彝文音译】白楷黑唐、杀莫幻针、楷黑唐。

【来源】秋海棠科植物云南秋海棠 *Begonia modestiflora* Kurz.，以全草、根、果实入药。

【采集加工】全草、果实均秋季采收，晒干备用。根四季可采，洗净，切片，晒干。

【功能主治】

1）《辞典》（全草）、《志要》、《滇药志·四》：用于月经不调、痛经、白带过多、妊娠浮肿、胃痛、小儿吐泻、跌打损伤、大肠下血、便后出血。

2）《滇药志·四》：调和气血、调经润肤、行气止痛、活血祛瘀。

3）《彝州本草》：用于月经不调、痛经、白带过多、妊娠浮肿、胃痛、小儿吐泻、跌打损伤、胃酸多、更年期月经紊乱、吐血、小儿白尿、疝气、小儿口腔炎、骨折。

【用法用量】5～15g，水煎服。外用：捣烂敷。

【文献来源】*Begonia modestiflora* Kurz. 辞典：108. 2016. ——*Begonia yunnanensis* H. Lév. 辞典：108. 2016. 志要：88. 2005. 滇药志·四：121. 2009. 彝州本草：36. 1998.

415 掌裂叶秋海棠

【药材名】掌裂叶秋海棠。

【彝文音译】巴也吉日、红毛七。

【来源】秋海棠科植物掌裂叶秋海棠 *Begonia pedatifida* lévl.，以全草、根入药。

【采集加工】秋、冬季采收，洗净，晒干。

【功能主治】《志要》《彝药续集》《辞典》：用于胃痛、小儿疝痛、风疹、外伤出血。

【用法用量】适量，水煎服。外用：捣烂敷。

【文献来源】*Begonia pedatifida* Lévl. 辞典：109. 2016. 彝药续集：90. 1992. 志要：88. 2005.

仙人掌科

416 仙人掌

【药材名】仙人掌。

【彝文音译】纳巴、鹅尼农帕、窝尼瑙包帕、水牛耳朵叶。

【来源】仙人掌科植物仙人掌 *Opuntia dillenii* (Ker Gawl.) Haw.，以根、茎入药。

【采集加工】多用鲜品，随用随采。

【功能主治】

1）《志要》（茎）：治冻伤、早期急性乳腺炎、腮腺炎，胃及十二指肠溃疡。

2）《彝医药・下》《中国彝药》：解毒消肿、补气活血、祛风清热、凉血止血。用于头尾分不清的大疮、脱肛、腮腺炎。

3）《彝药续集》、《辞典》（茎）、《志要》（茎）：用于烧烫伤、腹泻、乳疮、痄腮、颈淋巴结结核。

4）《辞典》（根、茎）：治大疮、中毒、脱肛、鹅掌风。

5）《中国彝药》：用于食老母猪肉中毒、秃疮、鹅掌风。

6）《滇省标・四》：清热解毒、消肿散结。用于肺热咳嗽、发热不退、痄腮、乳痈、疮疡肿痛、烧烫伤。

【用法用量】10～30g，水煎服；3～6g，烘干研末。外用：鲜品适量，捣烂敷。

【文献来源】*Opuntia dillenii* (Ker Gawl.) Haw. 志要：428. 2005. 彝医药・下：299. 2007. 彝药续集：91. 1992. 辞典：568. 2016. 中国彝药：323. 2004. ——*Opuntia stricta* (Haw.) Haw. var. *dillenii* (Ker Gawl.) Benson. 滇省标・四：35. 2008.

417 梨果仙人掌

【药材名】绿仙人掌。

【彝文音译】鹅尼农帕。

【来源】仙人掌科植物梨果仙人掌 *Opuntia ficus-indica* (L.) Mill.，以根、茎入药。

【采集加工】四季可采，鲜用或切片，晒干。

【功能主治】《辞典》：茎：治烧烫伤、腹泻、乳疮、痄腮、瘰疬。根、茎：治大疮、中毒、脱肛、鹅掌风。

【用法用量】适量，水煎服。

【文献来源】*Opuntia vulgaris* Mill. 辞典：568. 2016.

418　单刺仙人掌

【药材名】仙人掌、单刺仙人掌。

【彝文音译】斯妮啊坝、鹅尼农帕。

【来源】仙人掌科植物单刺仙人掌 *Opuntia monacantha* (Willd.) Haw.，以全株、茎入药。

【采集加工】四季可采，鲜用。

【功能主治】

1）《滇药志・二》（茎）：解毒消肿、补气活血、祛风清火、凉血止血。

2）《辞典》《志要》《滇药志・二》《哀牢本草》：茎：用于咳嗽喉痛、胃气不和、痢疾便血、脱肛、子宫脱垂、疔疮痈疖、水火烫伤、蛇虫咬伤。

3）《大理资志》：消痈散结、止痛。

4）《哀牢本草》：清热解毒、行气活血、消食散结。用于胸腹胀满、气胀泄泻、进食过量引起的急性胃扩张。

【用法用量】10～30g，水煎服；或焙干研末，3～6g。外用：鲜品适量，捣烂敷。

【文献来源】*Opuntia monacantha* (Willd.) Haw. 滇药志・二：101. 2009. 志要：428. 2005. 辞典：568. 2016. 大理资志：97. 1991. 哀牢本草：51. 1991.

山　茶　科

419　山茶

【药材名】山茶花。

【来源】山茶科植物山茶 *Camellia japonica* L.，以花入药。

【采集加工】春、冬季采集，晒干备用。

【功能主治】《彝医药学》：治胰腺炎。

【用法用量】水煎服，5～10g；或研末。外用：适量，研末，麻油调搽。

【文献来源】*Camellia japonica* L. 彝医药学：711. 1993.

420　西南红山茶

【药材名】野山茶花。

【彝文音译】志莫啡。

【来源】山茶科植物西南红山茶 *Camellia pitardii* Coh. St.，以花入药。

【采集加工】春、夏季开花时采摘，鲜用或阴干。

【功能主治】

1）《彝药学》：活血止血、敛疮生津、止泻。

2）《彝医药・下》《中国彝药》：活血止血、敛疮生肌、止泻。用于月经过多、崩漏、痢疾、肠风下血、左胁腰疼痛。

【用法用量】10～20g，水煎服；研末服，2～3g。

【文献来源】*Camellia pitardii* Coh. St. 彝药学：158. 2016. 中国彝药：633. 2004. 彝医药・下：567. 2007.

421　滇山茶

【药材名】红花茶花。

【来源】山茶科植物滇山茶 *Camellia reticulata* Lindl.，以花、寄生入药。

【采集加工】春、冬季采集，晒干。

【功能主治】《哀牢本草》：清热、止血、止痢、调经、固里；用于鼻衄吐血、直肠下血、湿热下注、子宫脱垂、脱肛、产后腹痛、月经不调。寄生：固精涩肠、凉血止泻；用于梦遗滑精、泄泻下血。

【用法用量】5～10g，水煎服。

【文献来源】*Camellia pitardii* Coh. var. *yunnanica* Sealy 哀牢本草：55. 1991.

422 怒江红山茶

【药材名】红山茶花。

【彝文音译】智猛维、见露果花。

【来源】山茶科植物怒江红山茶 *Camellia saluenensis* Stapf ex Bean，以花入药。

【采集加工】春季采集，晒干。

【功能主治】《滇省标·四》：养血活血、收敛止泻。用于月经不调、痛经、崩漏、腹泻、痢疾、痔疮出血。

【用法用量】10～15g，水煎服。

【文献来源】*Camellia saluenensis* Stapf ex Bean 滇省标·四：51. 2008.

423 茶

【药材名】茶叶、茶。

【彝文音译】弄帕。

【来源】山茶科植物茶 *Camellia sinensis* (L.) O. Ktze.，以叶入药。

【采集加工】春、夏季可采。

【功能主治】

1）《中国彝药》：清头目、除烦渴、消食和胃、化痰、利尿、祛湿、杀虫。

2）《哀牢本草》：消食化痰、祛风止痛。用于水膈食滞、脏腑湿热、风湿痹痛、心热烦渴。

3）《彝医药史》：下气消食、祛痰除热。用于尿闭、腹泻，解烦渴、大头瘟、时疫。

4）《彝医药学》《中国彝药》：用于癃闭、醉酒后头晕目眩、蛔虫病、腹痛腹泻、胰腺炎、急性风湿病、便秘。

【用法用量】30g，开水泡服。

【文献来源】*Camellia sinensis* (L.) O. Ktze. 中国彝药：122. 2004. 哀牢本草：89. 1991. 彝医药史：159. 1990. 彝医药学：677. 1993.

424 普洱茶

【药材名】普洱茶。

【彝文音译】呢都起、弄帕。

【来源】山茶科植物普洱茶 *Camellia sinensis* var. *assamica* (J. W. Masters) Kitamura，以叶入药。

【采集加工】清明前后枝端初发嫩叶时采摘，晒干。

【功能主治】《滇药志·二》：消食化痰、祛风止痛。用于水膈食滞、脏腑湿热、风湿痹痛、心热烦渴。

【用法用量】5～10g，水煎服。

【文献来源】*Camellia sinensis* (L.) Kuntze var. *assamica* (Masters.) Kitam. 滇药志·二：377. 2009.

425 南洋木荷

【药材名】毛木树皮。

【来源】山茶科植物南洋木荷 *Schima noronhae* Reinw. ex Bl. Bijdr.，以茎皮、树梢入药。

【采集加工】全年可采摘，洗净，晒干。

【功能主治】《哀牢本草》：托里排脓、拔毒生肌；用于痈疡疔疖。树梢：缩溺固肠、止痢止泻；用于尿频尿急、泄泻痢疾。

【用法用量】适量：水煎服。外用：捣烂敷。

【文献来源】*Schima noronhae* Reinw. ex Blume 哀牢本草：42. 1991.

猕 猴 桃 科

426 硬齿猕猴桃

【药材名】硬齿猕猴桃、山羊桃。

【彝文音译】阿扭史士、困母年年。

【来源】猕猴桃科植物硬齿猕猴桃 *Actinidia callosa* Lindl.，以根、根皮、树皮入药。

【采集加工】全年可采摘，洗净，鲜用或晒干。

【功能主治】《志要》《彝药续集》《辞典》：用于骨折、外伤出血、肝硬化、咽喉肿块、疯犬咬伤、刀枪伤。

【用法用量】15～60g，水煎服。外用：适量，捣烂敷。

【文献来源】*Actinidia callosa* Lindl. 辞典：16. 2016. 志要：15. 2005. 彝药续集：84. 1992.

桃 金 娘 科

427 蓝桉

【药材名】桉树枝、蓝桉。

【彝文音译】哦卓么诺、哦唑。

【来源】桃金娘科植物蓝桉 *Eucalyptus globulus* Labill.，以叶、果实、枝入药。

【采集加工】秋季采收，鲜用或晒干。

【功能主治】《滇药志・二》《彝医药学》：治疟疾。

【用法用量】适量，水煎服。

【文献来源】*Eucalyptus globulus* Labill. 彝医药学：655. 1993. 滇药志・二：385. 2009.

428 丁香蒲桃

【药材名】红丁香根、丁香。

【来源】桃金娘科植物丁香蒲桃 *Syzygium aromaticum* (L.) Merr. & L. M. Perry，以根入药。

【采集加工】秋、冬季采集，洗净，晒干。

【功能主治】

1）《彝验方》：用于产后出血不止、产后少量缠绵出血者。

2）《彝医药学》：胃溃疡、痧证。

【用法用量】适量，碾磨成细粉，用瘦猪肉蒸至熟透，服食。

【文献来源】*Syzygium aromaticum* (L.) Merr. et Perry 彝验方：259. 2007. 彝医药学：765. 1993.

野牡丹科

429　金锦香

【药材名】小朝天罐、金锦香。

【来源】野牡丹科植物金锦香 *Osbeckia chinensis* L. ex Walp.，以全株入药。

【采集加工】夏、秋季采收，鲜用或晒干。

【功能主治】

1）《哀牢本草》：清热解毒、收敛止血。

2）《志要》《辞典》《哀牢本草》：治肠痈腹痛、泄泻痢疾、生漆中毒、外伤出血、蛇虫咬伤、痈疡肿毒。

【用法用量】15～30g，水煎服。外用：捣烂敷。

【文献来源】*Osbeckia chinensis* L. 哀牢本草：33. 1991. 辞典：572. 2016. 志要：431. 2005.

430　宽叶金锦香

【药材名】宽叶金锦香、狭叶金锦香。

【彝文音译】刨种。

【来源】野牡丹科植物宽叶金锦香 *Osbeckia chinensis* var. *angustifolia* (D. Don) C. Y. Wu et C. Chen，以全株入药。

【采集加工】夏、秋季采收，洗净，晒干。

【功能主治】

1）《滇省志》《辞典》《志要》《滇药录》：用于肾炎、细菌性痢疾、疮疡肿毒。

2）《滇药录》：清热凉血、解毒消肿。

【用法用量】9～15g，水煎服。

【文献来源】*Osbeckia chinensis* L. var. *angustifolia* (D. Don) C. Y. Wu et C. Chen 滇省志：572. 1995. 志要：431. 2005. 滇药录：211. 1983. 辞典：572. 2016.

431　星毛金锦香

【药材名】朝天罐根、假朝天罐、朝天罐。

【彝文音译】嘿布西锅、支笨诗。

【来源】野牡丹科植物星毛金锦香 *Osbeckia crinita* Benth. ex C. B. Clarke，以全草、根、果实入药。

【采集加工】夏、秋季采收，洗净，鲜用或晒干。

【功能主治】

1）《彝医药学》：治脱肛。

2）《滇药志・一》、《哀牢本草》、《志要》（根）、《辞典》（根）：用于虚劳咳嗽、筋肉拘挛、下肢酸软、小便失禁、带浊恶臭、肛肠脱垂。

3）《彝药本草》：清热解毒、祛风除湿。治腹痛、腹泻、赤白痢疾。

4）《滇药志・一》《哀牢本草》：补虚益肾、收敛止血。

5）《中国彝药》《彝医药・下》：收涩止痢、清热解毒、活血止痛、止咳。用于脱肛、风湿疼痛、赤白痢疾。

6）《辞典》：治赤白痢疾。

7）《民药志・一》：用于肾炎、痢疾、疮疖。

【用法用量】10～20g，水煎服；或泡酒服。外用：鲜品，捣烂敷。

【文献来源】*Osbeckia crinita* Benth. 彝医药学：563. 1993. 志要：431. 2005. 彝药本草：19. 2018. —— *Osbeckia crinita* Benth. ex C. B. Clarke 哀牢本草：113. 1991. 彝医药・下：531. 2007. 辞典：572. 2016. 民药志・一：491. 1984. 中国彝药：592. 2004. 滇药志・一：320. 2008.

使君子科

432 使君子

【药材名】使君子。

【来源】使君子科植物使君子 *Quisqualis indica* L.，以果实入药。

【采集加工】秋季果皮变紫黑色时采收，除去杂质，晒干。

【功能主治】《彝医药学》：治蛔虫病。

【用法用量】20g，水煎服。

【文献来源】*Quisqualis indica* L. 彝医药学：729. 1993.

433 诃子

【药材名】诃子。

【来源】使君子科植物诃子 *Terminalia chebula* Retz.，以果实入药。

【采集加工】秋、冬季采收，除去杂质，晒干。

【功能主治】《彝医药学》：用于泄泻。

【用法用量】3～6g，水煎服；或入丸、散剂。

【文献来源】*Terminalia chebula* Retz. 彝医药学：745. 1993. ——*Terminalia chebula* Retz var. *gangetica* Roxb 彝医药学：745. 1993.

金丝桃科

434 挺茎遍地金

【药材名】遍地生。

【彝文音译】阿可诺。

【来源】金丝桃科植物挺茎遍地金 *Hypericum elodeoides* Choisy，以全草入药。

【采集加工】夏、秋季采收，洗净，晒干。

【功能主治】《彝药本草》：用于脾胃虚弱、食积不化、腹痛、腹泻、日久水泻、久痢赤白。

【用法用量】20～30g，水煎服。

【文献来源】*Hypericum elodeoides* Choisy 彝药本草：13. 2018.

435 西南金丝梅

【药材名】西南金丝桃。

【彝文音译】衣枝、衣枝塔基、耻及。

【来源】金丝桃科植物西南金丝梅 *Hypericum henryi* Lévl. et Van.，以全草、根、叶、花、果实入药。

【采集加工】全年可采，洗净，鲜用或晒干。

【功能主治】

1）《辞典》（茎叶）：治风湿疼痛、关节不利、疮疡肿毒、肝气不舒。

2）《志要》《辞典》：全草：治风热感冒、牙痛鼻衄、腹痛泄泻、赤白痢疾、烦热腹臌、月经不调、疮疡肿毒、倒经、肝炎、尿路感染、结石、小儿肺炎、肾炎、口腔炎、睾丸炎、蛔虫病。叶：治倒经。根、叶、花、果实：治烧烫伤、乳疮、咽喉肿痛、咽痛、跌打损伤、骨折。

【用法用量】9～15g，水煎服。

【文献来源】*Hypericum henryi* Lévl. et Van. 辞典：431. 2016. 志要：337. 2005.

436　地耳草

【药材名】地耳草、田基黄。

【彝文音译】小兵打。

【来源】金丝桃科植物地耳草 *Hypericum japonicum* Thunb. ex Murray，以全草入药。

【采集加工】春、夏季采收，鲜用或晒干。

【功能主治】

1）《哀牢本草》《滇药志·四》：清热利湿、散瘀止痛。

2）《辞典》《志要》《哀牢本草》《滇药志·四》：治目赤肿痛、口舌糜烂、肝胆湿热、肠痈腹痛、蛇虫咬伤、水火烫伤。

3）《彝验方》：用于结膜炎。

【用法用量】15～30g，水煎服。外用：适量。

【文献来源】*Hypericum japonicum* Thunb. ex Murray 哀牢本草：30. 1991. 辞典：431-432. 2016. 彝验方：106. 2007. 志要：337. 2005. 滇药志·四：163. 2009.

437　金丝梅

【药材名】金绦桃、金丝桃、土连翘、栽秧花、金丝梅、栽秧花果。

【彝文音译】齐拉诺起、衣枝湣基、咪嘎唯、撒白、耻及。

【来源】金丝桃科植物金丝梅 *Hypericum patulum* Thunb. ex Murray，以全株、根、茎、叶、花、果实入药。

【采集加工】夏、秋季采收，阴干或晒干。

【功能主治】

1）《滇药录》《志要》：治急慢性肺炎、痢疾、上呼吸道感染、妇女血崩、倒经、小儿疳积。

2）《哀牢本草》：清热解毒、破血散瘀、收敛止泻。用于风热感冒、咽喉肿痛、牙痛、鼻衄、腹痛泄泻、赤白痢疾、月经不调、疮疡肿毒、烦热腹臌。

3）《彝州本草》：用于感冒、倒经、肝炎、尿路感染、结石、小儿肺炎、肾炎、口腔炎、睾丸炎、不出头疮、驱蛔虫、产后瘀阻、骨折扭伤、瘀血作痛、金疮出血、刀枪伤、毒蛇咬伤、疯犬咬伤。

4）《彝药本草》：清热解毒、祛风除湿、凉血止血、杀虫、止痒。治慢性支气管炎、支气管哮喘、急慢性肺炎。

5）《彝医药史》（全株）：治疮疡、小便不利、诸淋、筋骨痛、气痛、疝气、风热、咽喉疼痛、内外乳蛾、牙龈肿痛、乳结。

6）《辞典》：全株：治感冒、慢性肝炎、妇人经期感冒、经逆、鼻衄、疮疡、湿疹、膀胱炎、急慢性肝炎、痢疾、上呼吸道感染、妇女血崩、倒经、小儿疳积。茎、叶：治倒经、风湿疼痛、关节不利、疮疡肿毒、肝炎、肝气不舒、感冒、疝气、肾偏坠、肾肿大、咳嗽、扁桃体炎。

7）《彝药续集》：治烧烫伤、乳疮、咽喉肿痛、肝痛、跌打损伤、劳伤、骨折。

8）《彝药志》：清热解毒、舒筋活络、疏肝、止血。用于妇女调经。

9）《彝验方》：用于湿疹。

10）《中国彝药》：清热利湿、解毒、疏肝通络、活血止痛。用于感冒、慢性肝炎、经期感冒、经逆、鼻衄。

【用法用量】15～50g，水煎服。外用：捣烂敷。

【文献来源】*Hypericum atulum* Thumb. 滇药录：155. 1983. 志要：336. 2005. ——*Hypericum patulum* Thunb. ex Murray 哀牢本草：21. 1991. 彝州本草：166. 1998. 彝药本草：189. 2018. 彝医药史：163. 1990. 辞典：432. 2016. 彝药续集：86. 1992. 彝药志：230. 1983. 彝验方：188. 2007. 中国彝药：112. 2004.

438　匙萼金丝桃

【药材名】芒种花、匙萼金丝桃、土连翘。

【彝文音译】兵申得此维、衣枝塔基、郭果、耻尽、该堵比何、池子、欺哩粗。

【来源】金丝桃科植物匙萼金丝桃 *Hypericum uralum* Buch. -Ham. ex D. Don，以全株、根、茎、叶、枝入药。

【采集加工】夏、秋季采收，阴干或晒干。

【功能主治】

1）《滇省志》：凉血止血、引血归经；用于倒经、经期发热、鼻衄不止。叶：用于感冒发热。根：用于月经不调。

2）《辞典》（全株、茎、叶）、《民药志・四》：治风热感冒、咽喉肿痛、牙痛、鼻衄、腹痛泄泻、赤白痢疾、疮疡肿毒。

3）《民药志・四》：凉血止血、引血归经、清热解毒、破血行瘀、收敛止血。用于月经不调、倒经。

4）《志要》《辞典》：全株：治四季感冒、蛇虫咬伤、尿道炎、膀胱炎、淋证。叶：治倒经、经期发热、鼻衄不止、治感冒发热。根：治月经不调。

5）《大理资志》：用于四季感冒、蛇虫咬伤、尿道炎、膀胱炎、淋证。

【用法用量】5～10g，水煎服。

【文献来源】*Hypericum uralum* Buch. -Ham. ex D. Don 滇省志：576. 1995. 辞典：433-434. 2016. 民药志・四：599. 2007. 志要：338. 2005. 大理资志：96. 1991.

439　遍地金

【药材名】滇金丝桃、遍地金。

【彝文音译】史吾补、田基黄。

【来源】金丝桃科植物遍地金 *Hypericum wightianum* Wall. ex Wight et Arn.，以全草入药。

【采集加工】夏、秋季采收，洗净，晒干。

【功能主治】《辞典》《志要》《彝药续集》：治肝痛、毒蛇咬伤、外伤出血、鼻疮、腹胀、女人腹痛（产后腹痛、痛经）、小儿伤食、咽喉肿痛、癫痫。

【用法用量】适量，水煎服；或研末，兑酒服。

【文献来源】*Hypericum delavayi* Franch. 彝药续集：88. 1992. ——*Hypericum wightianum* Wall. ex Wight et Arn. 志要：338. 2005. 辞典：434. 2016.

锦 葵 科

440 黄蜀葵

【药材名】黄蜀葵。
【彝文音译】野棉花（云南元阳）、啪拿起。
【来源】锦葵科植物黄蜀葵 *Abelmoschus manihot* (L.) Medik.，以根、根皮、花入药。
【采集加工】夏、秋季采收，洗净，晒干。
【功能主治】
1）《滇药录》：拔毒、排脓、消肿、补血、兴奋、生肌。治乳腺炎、冻烂肿疮。
2）《志要》《滇药志・一》：用于疮疖。
3）《辞典》：根、花：治毒蛇咬伤。根皮：治脓疱疮、疮疖。
4）《滇省志》：拔毒排脓。用于疮疖。
【用法用量】适量，水煎服。外用：适量，捣烂敷。
【文献来源】*Abelmoschus manihot* (L.) Medik. 滇药录：1. 1983. 滇药志・一：300. 2008. 辞典：1. 2016. 志要：1. 2005. 滇省志：582. 1995.

441 黄葵

【药材名】黄葵。
【彝文音译】野棉花（云南元阳）。
【来源】锦葵科植物黄葵 *Abelmoschus moschatus* Medik.，以根、花入药。
【采集加工】夏、秋采收，洗净，晒干。
【功能主治】《民药志・二》《志要》：用于毒蛇咬伤。
【用法用量】15～25g，水煎服。外用：适量，敷患处。
【文献来源】*Abelmoschus moschatus* (L.) Medik. 志要：1. 2005. 民药志・二：461. 1990.

442 圆锥苘麻

【药材名】磨盘草。
【来源】锦葵科植物圆锥苘麻 *Abutilon paniculatum* Hand. -Mazz.，以叶入药。
【采集加工】全年可采，鲜用或晒干。
【功能主治】《彝验方》：用于中耳炎。
【用法用量】适量，绞汁，滴耳，1 日 2 次，每次 1～2 滴。
【文献来源】*Abutilon paniculatum* Hand. -Mazz. 彝验方：112. 2007.

443 木棉

【药材名】木棉、攀枝花树皮。
【彝文音译】兰锡起。
【来源】锦葵科植物木棉 *Bombax ceiba* L.，以花、树皮、树干、茎皮、寄生入药。
【采集加工】全年可采，鲜用或晒干。
【功能主治】
1）《辞典》：茎皮：用于湿热鼻衄、胃肠痈疡、腰膝酸痛、跌仆损伤。花：用于老年咳喘、慢性支气管炎。树皮：用于鼻衄、胃痛、腹泻、痢疾。

2）《彝医药·下》《中国彝药》：清肺止咳、活血凉血、固涩止痛。用于老年喘咳、慢性支气管炎、鼻衄、胃痛、腹泻、痢疾。

3）《哀牢本草》：树干、茎皮：清热利湿、消肿止血；用于湿热鼻衄、胃肠痈疡、腰膝酸软、跌仆损伤。寄生：养阴清热、宣散风热；用于寒热往来、虚热不退。

【用法用量】15～30g，水煎服。外用：鲜品适量，捣烂；或研末调敷。

【文献来源】*Bombax ceiba* L. 辞典：394. 2016. ——*Bombax malabaricum* DC. 辞典：394. 2016. 彝医药·下：403. 2007. 中国彝药：439. 2004. ——*Gossampinus malabarica* (DC.) Merr. 哀牢本草：119. 1991. 辞典：394. 2016.

444　火绳树

【药材名】接骨丹。

【来源】锦葵科植物火绳树 *Eriolaena spectabilis* (DC.) Planchon ex Mast.，以根皮入药。

【采集加工】全年可采，鲜用或晒干。

【功能主治】《彝医药学》：用于外伤骨折。

【用法用量】外用：适量，捣烂敷；或研粉调敷。

【文献来源】*Eriolaena malvacea* (Levl) Hand. -Mazz 彝医药学：597. 1993.

445　云南梧桐

【药材名】云南梧桐叶、云南梧桐。

【彝文音译】维唆、雏唉。

【来源】锦葵科植物云南梧桐 *Firmiana major* (W. W. Sm.) Hand. -Mazz.，以叶、根皮入药。

【采集加工】夏、秋季采收，洗净，晒干。

【功能主治】

1）《彝验方》：用于高血压。

2）《志要》《辞典》《滇药录》：治子宫脱垂。

【用法用量】50～100g，水煎服。

【文献来源】*Firmiana major* (W. W. Sm.) Hand. -Mazz. 彝验方：22. 2007. 滇药录：129. 1983. 辞典：356. 2016. 志要：277. 2005.

446　长序山芝麻

【药材名】野芝麻。

【彝文音译】涩诺那齐。

【来源】锦葵科植物长序山芝麻 *Helicteres elongata* Wall.，以全草、根入药。

【采集加工】全年可采，洗净，晒干。

【功能主治】《彝药本草》：清热解毒、截疟。用于肝脾大、小儿高热不退。

【用法用量】20～30g，水煎服。

【文献来源】*Helicteres elongata* Wall. 彝药本草：178. 2018.

447　美丽芙蓉

【药材名】野槿麻。

【来源】锦葵科植物美丽芙蓉 *Hibiscus indicus* (Burm. f.) Hochr.，以根入药。

【采集加工】秋季采收，洗净，晒干。

【功能主治】《彝验方》：用于血尿。

【用法用量】适量，水煎服，1 日 1 剂，3 次分服。

【文献来源】*Hibiscus indicus* (Burm. f.) HK. 彝验方：72. 2007.

448　木芙蓉

【药材名】芙蓉花、木芙蓉。

【彝文音译】黑布渣、改诺起、哩讨唯、拒霜。

【来源】锦葵科植物木芙蓉 *Hibiscus mutabilis* L.，以根、叶、花入药。

【采集加工】适时采收各部位，鲜用或晒干。

【功能主治】

1）《彝医药学》《滇药志・一》：用于无名肿毒。

2）《彝药本草》：清肺、凉血、散热、消肿。用于直肠癌、子宫肌瘤、卵巢肿瘤、痔疮出血、皮肤生黄水、疮毒溃烂不收口。

3）《辞典》：根：治肺火咳嗽、跌打损伤。花、叶：治痄腮。花：治无名肿毒。

4）《中国彝药》：清热解毒、消肿止痛、止咳止血。用于肺火咳嗽、痄腮、无名肿毒、跌打损伤。

【用法用量】50～100g，水煎服。外用：适量，研末香油调搽患处。

【文献来源】*Hibiscus mutabilis* L. 彝医药学：709. 1993. 彝药本草：93. 2018. 滇药志・一：62. 2008. 辞典：417. 2016. 中国彝药：94. 2004.

449　野葵

【药材名】冬葵、土黄芪、冬苋菜、芪菜巴巴叶。

【彝文音译】阿娜帕、思熬包包爬、阿意、拉纪宗维。

【来源】锦葵科植物野葵 *Malva verticillata* L.，以全草、根、茎、叶、花、果实、种子入药。

【采集加工】全年可采，鲜用或晒干。

【功能主治】

1）《彝医药学》：用于胎衣不下。

2）《彝植物药》：用于胎盘不下、胎儿不下、催胎、疮毒溃烂久不收口、咽喉肿痛、无名肿毒。

3）《滇药志・二》：补虚、清热解毒、利水、止血接骨、消肿下乳、排脓生肌、补气敛汗。

4）《辞典》：全草：用于咽喉肿痛、黄疸、难产、打胎、胎盘不下、尿路感染、疮毒溃烂久不收口。叶、根：用于胎儿不下、催胎。叶、花：治咽喉肿痛。根：治无名肿毒。

5）《中国彝药》：补虚、清热解毒、利水。用于头晕、失眠、出虚汗、咽喉肿痛、疮毒溃烂久不收口、黄疸、难产。

6）《大理资志》：用于气虚、淋证、二便不通、水肿。

7）《彝州本草》：用于气虚脱肛、贫血、水肿、月经不调、气虚浮肿、骨折、疮疡。

8）《滇药志・二》、《辞典》（全草）、《彝州本草》：治血尿、血崩、自汗、盗汗、头晕、失眠、子宫脱垂、乳汁不下。

9）《民药志・三》：活血祛瘀、消炎利尿。用于堕胎、尿路感染、外伤。

10）《滇省标・四》：益气健脾、托脓生肌。用于乏力自汗、痈疮托脓、疮疡溃烂久不收口、产后胞衣不下、通乳。

【用法用量】9～15g，水煎服，鲜品 30～60g。外用：适量，研末调敷；或鲜品捣敷。

【文献来源】*Malva verticillata* L. 彝医药学：699. 1993. 彝植物药：77. 1990. 滇药志・二：18.

2009. 辞典：519. 2016. 中国彝药：250. 2004. 大理资志：96. 1991. 彝州本草：99. 1998. 民药志·三：175. 2000. 滇省标·四：7. 2008.

450 冬葵

【药材名】芪菜巴巴叶。

【来源】锦葵科植物冬葵 *Malva verticillata* var. *crispa* Linnaeus，以全草入药。

【采集加工】夏、秋季采挖，洗净，切碎，晒干。

【功能主治】《安徽农学通报》：治血尿、血崩、盗汗、头晕、失眠。

【用法用量】40～50g，水煎服；或泡酒服。

【文献来源】*Malva crispa* L. 安徽农学通报. 26（16）：45-49. 2020. 0

451 拔毒散

【药材名】拔毒散、滇王不留行、王不留行、拔脓叶。

【彝文音译】喏支齐、惰志齐、迷吃是。

【来源】锦葵科植物拔毒散 *Sida szechuensis* Matsuda，以全草、根、叶入药。

【采集加工】夏、秋季采收，除去杂质，晒干。

【功能主治】

1）《哀牢本草》《滇药志·一》：清热、催乳、拔毒、生肌；用于口舌生疮、肠痈痢疾、乳痈胀痛、乳汁不畅、水火烫伤、疮疡肿毒。根：温里通阳；用于形寒肢冷、食欲不振。

2）《彝医药史》：根：用于体虚身黄、腹痛、冷寒身痛、猝然昏死、独骨疮、打伤、腹中瘀血。叶：用于乳汁不通、乳痛乳结红肿、诸疮肿毒、小儿尿血、血淋、皮肤瘙痒。

3）《滇药志·一》：活血散瘀、接骨。

4）《滇省标·六》：清热解毒、活血通经、消肿、通乳。用于疮疡肿毒、乳痈、闭经、产后乳汁不通、胸胁胀痛、跌打损伤、骨折。

5）《中国彝医》：活血散瘀、行血通经、下乳消肿、拔毒、接骨。治跌打损伤、瘀肿、闭经、乳汁不通、乳腺炎、睾丸炎、骨髓炎破溃流脓久不愈合。

6）《中国彝药》：用于跌打损伤、瘀血内停、经常腹痛、乳汁缺乏。

7）《彝药志》：活血散瘀、拔毒、接骨、通乳。用于骨髓炎破溃流脓。

8）《滇省志》：外用于骨髓炎破溃流黄水久不愈合。

9）《彝医药学》：治枪伤。

10）《彝药资源》《中国彝药》：拔毒、活血、利湿、下乳、止痛。用于骨髓炎破溃流脓久不愈合、四肢及肋间痛、头痛。

【用法用量】9～15g，水煎服。外用：鲜品适量，捣烂敷。

【文献来源】*Sida szechuensis* Matsuda 哀牢本草：68. 1991. 彝医药史：152. 1990. 滇药志·一：206. 2008. 滇省标·六：97. 2010. 中国彝医：75. 1994. 中国彝药：293. 2004. 彝药志：238. 1983. 滇省志：587. 1995. 彝医药学：689. 1993. 彝药资源：97. 2021.

452 华椴

【药材名】华椴。

【彝文音译】补鲁威。

【来源】锦葵科植物华椴 *Tilia chinensis* Maxim.，以根、果实、叶入药。

【采集加工】秋季采收，洗净，晒干。

【功能主治】《辞典》《志要》：根：治跌打损伤、风湿疼痛、四肢麻木、妇女虚寒腹痛、带下；外用治跌打损伤。果实、叶：用于劳伤腰痛、风湿骨节疼痛。

【用法用量】15～20g，水煎服；或研末，1.5～3g。

【文献来源】*Tilia chinensis* Maxim. 辞典：826. 2016. 志要：609. 2005.

453 椴树

【药材名】千层皮、椴树、叶蝶花。

【彝文音译】补鲁威。

【来源】锦葵科植物椴树 *Tilia tuan* Szyszyl.，以根、叶、果实入药。

【采集加工】夏、秋季采收，晒干备用。

【功能主治】

1）《中国彝医》：祛风除湿、活血散瘀、消肿止痛。治跌打损伤、风湿痹痛、四肢麻木、妇女虚寒腹痛、白带异常。

2）《辞典》：果实、叶：治劳伤腰痛。根、叶、果实：治跌打损伤、风湿骨痛、四肢麻木、妇女虚寒腹痛、白带异常。

3）《志要》：根：治妇女虚寒腹痛、白带异常、跌打损伤、风湿麻木。果实、叶：治劳伤腰痛、风湿性骨节疼痛。

4）《彝药志》：祛风除湿、活血散瘀、止痛消肿。治跌打损伤、风湿痹痛、四肢麻木。

【用法用量】30～50g，水煎服；或泡酒服。

【文献来源】*Tilia tuan* Szyszyl. 中国彝医：70. 1994. 辞典：825. 2016. 志要：609. 2005. 彝药志：70. 1983.

454 地桃花

【药材名】大杨梅树皮、地桃花、肖梵天花。

【彝文音译】土格诺、么多哟。

【来源】锦葵科植物地桃花 *Urena lobata* L.，以全草、根、叶、果实、茎皮入药。

【采集加工】适时采收各部位，鲜用或晒干。

【功能主治】

1）《哀牢本草》：清热解毒、利水渗湿；用于蛇虫咬伤、无名肿毒、口舌糜烂。枝叶：用于跌打损伤、瘀血肿痛、皮疹瘙痒。树根：祛风除湿、清热凉血、活血消肿、固精托里；用于咽喉肿痛、浑身酸痛、衄血便血、肠痈血痢、风痒斑疹、尿滞带腥、脱肛、子宫脱垂、皮燥阴痒。

2）《彝药本草》：祛风除湿、消肿排脓。用于下痢脓血、慢性肠炎。

3）《滇药志·五》：清热解毒、利水渗湿、祛风除湿、清热凉血、活血消肿、固精托里。用于毒蛇咬伤、无名肿毒、口舌糜烂、咽喉肿痛、浑身酸痛、衄血便血、肠痈血痢、风痒斑疹、尿浊带腥、脱肛、子宫脱垂、皮燥阴痒。

4）《辞典》：全株：治跌打损伤、感冒发热、支气管炎、急性扁桃体炎、风湿痹痛、慢性肾炎、肠炎、痢疾、白带异常、胎漏、吐血、痈肿、外伤出血、腹泻、口渴咽干、肺热咳嗽、尿路感染、毒蛇咬伤、妇女阴部瘙痒。根皮：治腹泻、痢疾。叶：治痢疾。根、叶、全株：治风湿性关节炎、感冒、疟疾、肠炎、乳腺炎、偏头痛、痢疾、小儿消化不良、白带异常、子宫脱垂、儿童小便白色。

5）《志要》、《辞典》（茎皮）：用于蛇虫咬伤、无名肿毒、口舌糜烂。

【用法用量】10～20g，水煎服。外用：研细末调敷；或捣烂敷。

【文献来源】*Urena lobata* L. 哀牢本草：24. 1991. 彝药本草：36. 2018. 滇药志·五：118. 2012.

辞典：846. 2016. 志要：626. 2005.

大 戟 科

455　日本五月茶

【药材名】酸汤叶。
【来源】大戟科植物日本五月茶 *Antidesma japonicum* Sieb. et Zucc.，以根入药。
【采集加工】全年可采，洗净，晒干。
【功能主治】
1）《彝验方》：用于感冒、口干舌燥、小便短赤。
2）《元彝药》：用于风湿性关节痛、风热感冒。
【用法用量】0. 3g，研粉，白酒送服。
【文献来源】*Antidesma japonicum* Sieb. et Zucc. 彝验方：9. 2007. 元彝药：78. 1994.

456　棒柄花

【药材名】大树三台、短柄棒柄花、棒柄花。
【彝文音译】拜奶那知。
【来源】大戟科植物棒柄花 *Cleidion brevipetiolatum* pax et Hoffm.，以树皮入药。
【采集加工】全年可采，洗净，晒干。
【功能主治】
1）《彝验方》：用于口腔炎、臁疮腿。
2）《滇药录》：用于膀胱炎、尿道炎。
3）《滇药志・四》、《辞典》（树皮）：用于感冒、急性黄疸型肝炎、疟疾、尿道炎、膀胱炎、脱肛、子宫脱垂、月经过多、产后流血、疝气、便秘。
【用法用量】30g，泡开水服。
【文献来源】*Cleidion brevipetiolatum* Pax & K. Hoffm. 彝验方：117，152. 2007. 滇药录：70. 1983. 滇药志・四：389. 2009. 辞典：204. 2016.

457　巴豆

【药材名】巴豆。
【来源】大戟科植物巴豆 *Croton tiglium* L.，以根、叶、果实入药。
【采集加工】秋季果实成熟时采收，晒干。根、叶全年可采，根切片，叶晒干备用。
【功能主治】《彝医药学》：治牛皮癣、肝气痛。
【用法用量】5～15g，水煎服。外用：适量，煎水洗。
【文献来源】*Croton tiglium* L. 彝医药学：749. 1993.

458　火殃簕

【药材名】四楞金刚、火殃勒、金刚钻寄生、金刚钻。
【彝文音译】每日冲、摆衣奇弱、额柯清。
【来源】大戟科植物火殃簕 *Euphorbia antiquorum* L.，以全株、根、茎、叶、寄生、乳汁入药。
【采集加工】全年均可采收，去皮、刺，鲜用或切片，晒干。

【功能主治】

1）《彝验方》：用于包茎。

2）《哀牢本草》：拔毒消肿、润肠通便；用于头疮、腹胀、便秘、赤痢。乳汁：用于阴茎包皮过长、催产、小儿腹泻。根：治痢疾、腹痛。寄生：治热毒内结、高热不退、昏迷不醒、谵妄抽搐。

3）《滇药志·三》：用于高热惊厥、水气腹胀、血瘀、腹痛、腹泻、呕吐、急性肠胃炎、疮毒头癣、肾水肿、便秘、牙痛、赤痢、风邪染疾、阴茎包皮过长、头疖、昏厥、催产、红斑狼疮、淋证、肠风下血、结石（输卵管或膀胱结石）。

4）《辞典》（寄生）：用于水肿、尿路结石、水气腹胀、血瘀、疮毒头癣、高热惊厥、腹痛、腹泻、呕吐、牙痛、赤痢、昏厥、淋证、肠风下血。

5）《中国彝医》：消炎止痛、利水散瘀、解毒祛风、清热利湿。治高热惊厥、腹痛、腹泻、呕吐、牙痛、赤痢、昏厥、淋证、肠风下血。

6）《彝药志》、《中国彝医》、《辞典》（全株）：用于水气腹胀、血瘀、疮毒头癣、水肿、尿路结石。

7）《彝医药史》：根：用于肠溃疡、体虚耳鸣、癞疮。寄生：治冷寒腹痛、经常腹痛、尿闭、肠溃疡、体虚耳鸣。茎、叶、乳汁：用于丹毒、腹胀、水气、血肿、通大小便、食积痞块。

8）《志要》《辞典》：全株：治肾水肿、输尿管膀胱结石、高热惊厥、头疮、腹胀、便秘、赤痢。寄生：治肾水肿、尿路结石。

【用法用量】1～3g，水煎服；或入丸剂。外用：适量，剖开焙热贴；或取汁涂。

【文献来源】*Euphorbia antiquorum* L. 彝验方：212. 2007. 哀牢本草：51. 1991. 滇药志·三：234. 2010. 辞典：337. 2016. 中国彝医：69. 1994. 彝药志：141. 1983. 彝医药史：157. 1990. 志要：262. 2005.

459　飞扬草

【药材名】飞扬草。

【彝文音译】基托。

【来源】大戟科植物飞扬草 *Euphorbia hirta* L.，以全草入药。

【采集加工】夏、秋季采集，洗净，晒干。

【功能主治】《彝药本草》：清热解毒、收敛止痒。用于皮肤瘙痒、疮疖溃烂久不收口。

【用法用量】外用：50～100g，煎水洗，或研末调香油外敷。

【文献来源】*Euphorbia hirta* L. 彝药本草：44. 2018.

460　湖北大戟

【药材名】九股筋、九股牛根、湖北大戟、九股牛。

【来源】大戟科植物湖北大戟 *Euphorbia hylonoma* Hand. -Mazz.，以根入药。

【采集加工】秋季采挖。

【功能主治】

1）《彝医药学》：用于湿疹、鼻衄。

2）《哀牢本草》：散瘀消肿、凉血止血、导泻逐水。

3）《志要》《辞典》《哀牢本草》：用于跌打损伤、刀斧砍伤、湿热、鼻衄、大便秘结。

4）《彝医药学》：用于药物中毒。

【用法用量】10～20g，水煎服。

【文献来源】*Euphorbia hylonoma* Hand. -Mazz. 彝医药学：566，571. 1993. 哀牢本草：20. 1991. 辞典：339. 2016. 志要：263. 2005.

461　大狼毒

【药材名】大狼毒。

【彝文音译】格枝糯、乌吐。

【来源】大戟科植物大狼毒 *Euphorbia jolkinii* Boiss.，以根入药。

【采集加工】秋、冬季挖根，洗净，切片，晒干备用。

【功能主治】

1）《辞典》《彝医药学》《中国彝药》《彝医药·下》：用于牛皮癣、秃疮、干疥、绣球风。

2）《彝医药·下》：杀虫止痒、化瘀止血。

【用法用量】有大毒，忌内服。外用：适量，研末醋调外敷；或泡酒擦。

【文献来源】*Euphorbia jolkinii* Boiss. 辞典：339. 2016. ——*Euphorbia nematocypha* Hand. -Mazz. 彝医药·下：516. 2007. 中国彝药：576. 2004. 彝医药学：518. 1993.

462　甘遂

【药材名】甘遂。

【来源】大戟科植物甘遂 *Euphorbia kansui* T. N. Liou ex S. B. Ho，以根入药。

【采集加工】春初或秋末采收，剥去外皮，晒干。

【功能主治】《彝医药学》：用于牛皮癣。

【用法用量】0.5～1.5g，水煎服。外用：适量，鲜用。

【文献来源】*Euphorbia kansui* Liou mss 彝医药学：495. 1993.

463　续随子

【药材名】千金子、打鼓子、续随子。

【彝文音译】敲罗色。

【来源】大戟科植物续随子 *Euphorbia lathyris* L.，以种子入药。

【采集加工】秋季果实变黑褐色时采收，脱粒，晒干。

【功能主治】

1）《彝医药·下》《中国彝药》：攻下消积、逐水退肿、活血破瘀、解毒杀虫。用于便结腹痛。

2）《彝医药·下》《中国彝药》《辞典》：用于食积腹胀、闭经、蛇虫咬伤。

【用法用量】1～2g，水煎服，或入丸、散剂，或研粉去油服。外用：适量，捣烂敷；或研末醋调搽。

【文献来源】*Euphorbia lathyris* L. 彝医药·下：545. 2007. 辞典：339. 2016. 中国彝药：608. 2004.

464　霸王鞭

【药材名】园金刚。

【来源】大戟科植物霸王鞭 *Euphorbia royleana* Boiss.，以茎入药。

【采集加工】随时可采，洗净，晒干。

【功能主治】《彝医药学》：治红斑疮。

【用法用量】外用：适量。

【文献来源】*Euphorbia royleana* Boiss. 彝医药学：661. 1993.

465　钩腺大戟

【药材名】大狼毒、钩腺大戟。

【彝文音译】哦尾。

【来源】大戟科植物钩腺大戟 *Euphorbia sieboldiana* Morr. et Decne.，以全株、根入药。

【采集加工】秋末采收，洗净，切片，用淘米水浸泡 2 天后，晒干研粉备用。

【功能主治】《峩彝药》《辞典》：止痛、止血、催吐、泻下。用于胃寒气痛、跌打损伤、疮疖、灭蛆虫。

【用法用量】0.5～1g，研粉，开水送服。外用：研粉调香油外搽；或捣烂敷。

【文献来源】*Euphorbia luticola* Hand. -Mazz. 峩彝药：8. ——*Euphorbia sieboldiana* C. Morren & Decne. 辞典：340. 2016.

466　云南土沉香

【药材名】小桃树、草治香、云南土沉香、刮金板、青丝柳、刮筋板。

【彝文音译】金妮、姆聘拥。

【来源】大戟科植物云南土沉香 *Excoecaria acerifolia* Didr.，以全株入药。

【采集加工】秋季采收，切碎，晒干。

【功能主治】

1）《彝州本草》：用于黄疸型肝炎、小儿疳积、风寒咳嗽、风湿痹痛、疯犬咬伤、食物中毒、闭经。

2）《滇药录》：治牙痛、结膜炎。

3）《辞典》《彝州本草》《彝医药・下》《中国彝药》：用于膈食、便秘、腹胀、风火牙痛、草乌中毒。

4）《志要》《辞典》《彝州本草》：治牙痛、结膜炎、食积、腹胀腹痛、不思饮食、视网膜炎、黄疸、疟疾、咳嗽。

5）《彝药志》：治气滞血瘀、食积臌胀、黄疸、牙痛、结膜炎。

6）《安徽农学通报》：治牙痛、结膜炎、食积、咳嗽等。

7）《滇省志》：消炎止痛、理气消食。用于腹胀腹痛、不思饮食、视网膜炎。

8）《彝医药・下》《中国彝药》：消食、顺气、解毒、活血。用于癥瘕、臌胀。

9）《滇药志・二》：消肿止痛、理气消食、活血解毒。用于牙痛、结膜炎、腹胀腹痛、不思饮食、食积。

【用法用量】15～25g，水煎服。外用：煎水洗。

【文献来源】*Excoecaria acerifolia* Didr. 彝州本草：32. 1998. 滇药录：125. 1983. 辞典：345. 2016. 志要：267. 2005. 彝药志：130. 1983. 安徽农学通报. 26（16）：45-49. 2020. 滇省志：595. 1995. 彝医药・下：395. 2007. 中国彝药：429. 2004. 滇药志・二：219. 2009. ——*Excoecaria acerifolia* var. *genuina* Müll. Arg. 辞典：345. 2016.

467　红背桂

【药材名】绿背桂花、红背桂花、毒箭木。

【彝文音译】芒木和。

【来源】大戟科植物红背桂 *Excoecaria cochinchinensis* Lour.，以全株、根、叶入药。

【采集加工】全年均可采集，洗净，鲜用或晒干。

【功能主治】

1）《滇省志》：叶：活血祛瘀、通便；用于破伤风、腹胀便秘。根：用于跌打损伤。

2）《志要》《哀牢本草》《辞典》：治风湿痹痛、跌打损伤、四肢骨折、瘀血肿痛。

3）《哀牢本草》：祛风除湿、续接筋骨。

4）《辞典》：用于破伤风、便秘、腹胀。

【用法用量】有大毒，忌内服。外用：适量，捣烂敷。

【文献来源】*Excoecaria cochinchinensis* Lour. var. *viridis* (Pax et Hoffm.) Merr. 滇省志：595. 1995. 志要：267. 2005. 哀牢本草：89. 1991. 辞典：345. 2016.

468 绿背桂花

【药材名】绿背桂花。

【彝文音译】芒木和。

【来源】大戟科植物绿背桂花 *Excoecaria cochinchinensis* var. *formosana* (Hayata) Hurus.，以全株入药。

【采集加工】全年可采，洗净，鲜用或晒干。

【功能主治】《志要》：治破伤风、便秘、腹胀。外用于跌打损伤。

【用法用量】5～20g，水煎服。外用：适量，捣烂敷。

【文献来源】*Excoecaria formosana* (Hayata) Hayata 志要：267. 2005.

469 毛果算盘子

【药材名】毛果算盘子。

【彝文音译】诺盖诺、姆且猛毛串果。

【来源】大戟科植物毛果算盘子 *Glochidion eriocarpum* Champ. ex Benth.，以全草、根、带叶茎枝入药。

【采集加工】夏、秋季采收，晒干。

【功能主治】

1）《彝药本草》：解毒、利湿止痒。用于急慢性肝炎、肝脾大。

2）《滇药志·二》《哀牢本草》：清热解毒、利湿止痒。

3）《滇省标·六》：清热解毒、收敛止血、祛风除湿。用于赤白下痢、脱肛、湿疹疮疡、风疹块、漆疮、皮肤瘙痒、风湿痹痛、外伤出血。

4）《辞典》《志要》《滇药志·二》《哀牢本草》：全草：用于生漆中毒、皮炎湿疹。根：用于肠炎、痢疾、脱肛。

5）《彝医药学》：治风疹。

【用法用量】10～15g，水煎服。外用：捣烂敷；或煎水熏洗。

【文献来源】*Glochidion eriocarpum* Champ. ex Benth. 哀牢本草：42. 1991. 彝药本草：89. 2018. 滇药志·二：77. 2009. 滇省标·六：37. 2010. 辞典：388. 2016. 志要：300. 2005. 彝医药学：730. 1993.

470 艾胶算盘子

【药材名】梭帕舍。

【来源】大戟科植物艾胶算盘子 *Glochidion lanceolarium* (Roxb.) Voigt，以根、叶入药。

【采集加工】根：全年可采，切片，晒干；叶：夏、秋季采收，晒干。

【功能主治】《元彝药》：用于头痛、高热不退、急性膀胱炎、慢性肠炎。

【用法用量】15～30g，水煎服。
【文献来源】*Glochidion macrophyllum* Benth. in Hook. 元彝药：62. 1994.

471　麻风树

【药材名】麻疯树。
【彝文音译】麻烘罕。
【来源】大戟科植物麻风树 *Jatropha curcas* L.，以根、叶、果实、树皮、心材入药。
【采集加工】四季可采，多鲜用。
【功能主治】《辞典》：根：治便秘、不思饮食、产后虚弱、恶露淋漓、肾衰、浮肿。树皮、叶：用于大便秘结、产后虚弱、恶露不止、不思饮食、骨折、跌打损伤、癣疥顽疮、脚癣、湿疹；外用于跌打瘀肿、外伤出血。根、树皮、心材：用于水肿、大便秘结、腹痛腹胀、产后恶露不尽、跌打损伤、外伤出血。心材：治水肿、六淋证（尿黄、尿血、血尿、脓尿、石尿、白尿）。果实、叶：治跌打损伤、浮肿、外伤出血、便秘。
【用法用量】适量，水煎服。外用：适量，捣烂敷；或捣烂绞汁搽。
【文献来源】*Jatropha curcas* L. 辞典：455. 2016.

472　木薯

【药材名】木薯。
【来源】大戟科植物木薯 *Manihot esculenta* Crantz，以根入药。
【采集加工】秋、冬季采集，洗净，切片，晒干。
【功能主治】《彝验方》：用于口腔炎。
【用法用量】外用：取适量置瓦片上焙黄，研细粉，用水调匀，涂于溃疡面，1日多次。
【文献来源】*Manihot esculenta* Crantz 彝验方：118. 2007.

473　叶轮木

【药材名】叶轮木。
【来源】大戟科植物叶轮木 *Ostodes paniculata* Bl.，以根、果实入药。
【采集加工】夏、秋季采收，鲜用或晒干。
【功能主治】《元彝药》：用于胃寒疼痛、淋巴结炎。
【用法用量】15g，水煎服。
【文献来源】*Ostodes paniculata* Bl. 元彝药：26. 1994.

474　余甘子

【药材名】橄榄叶、橄榄、余甘子、滇橄榄、余甘。
【彝文音译】瓦斯呷、阿冲、嘎拉、阿驰涉。
【来源】大戟科植物余甘子 Phyllanthus emblica L.，以根、叶、果实、枝、树皮、树脂、茎皮入药。
【采集加工】果实：夏、秋季采收，晒干。其余部位在生长期随时可采，鲜用。
【功能主治】
1）《彝医药学》：用于脓疮未成熟期。
2）《哀牢本草》：果实：清解表邪、疏散风寒；用于外感风寒、感冒咳嗽。树脂：用于带状疱疹、黄水疮。寄生：用于咽喉肿痛、口舌溃烂。
3）《彝植物药》：治臁疮、心烦、头昏、夏日中暑、醉酒、冻伤、癫痫、咽喉肿痛、蜈蚣咬伤，预防伤风。

4）《滇药志・二》：清热解毒、生津止咳、利湿。

5）《哀牢本草》《滇药志・二》：叶：清热解毒、消肿止痛；用于痈疮肿毒。树皮：健脾消食、温中理气；用于食积不化、胃脘胀疼、胸腹胀满、呃逆反酸。根：补肝肾、益精髓、防衰老、解酒毒；用于形体羸弱、未老先衰、倦怠乏力、酒类中毒。

6）《辞典》：枝、根：治体弱、有风不散、小便不通。树皮：治咽喉肿痛、蜈蚣咬伤、臁疮。果实：治心烦、头晕、伤风。

7）《民药志・一》：消炎。用于扁桃体炎、咽喉炎。

8）《志要》《辞典》：果实、根、枝、茎皮：治体虚着风、烦渴、中暑、咽喉肿痛、臁疮、冻伤、杨梅疮、尿闭、醉酒、老人咳喘、小儿口疮、癫痫、扁桃体炎、咽喉炎、蜈蚣咬伤。

9）《中国彝药》《彝植物药》：用于杨梅疮、小儿口疮、老人喘咳、体弱、有风不散、小便不通、风湿。

10）《大理资志》：清热生津、健胃消炎。用于胃热食积，津少便秘。

11）《彝医药史》：根、枝：治体虚有风、杨梅疮、尿闭。枝：治臁疮。果实：生津止渴、利痰、解鱼毒；治大头瘟、湿热春温、酒积滞。

【用法用量】适量，水煎服。外用：适量。

【文献来源】*Phyllanthus emblica* L. 彝医药学：680. 1993. 哀牢本草：116. 1991. 彝植物药：69. 1990. 滇药志・二：393. 2009. 辞典：611. 2016. 民药志・一：286. 1984. 志要：456. 2005. 中国彝药：303. 2004. 大理资志：94. 1991. 彝医药史：151. 1990.

475　蓖麻

【药材名】蓖麻叶、大麻叶、蓖麻。

【彝文音译】期多猛。

【来源】大戟科植物蓖麻 *Ricinus communis* L.，以根、叶、枝尖、种子入药。

【采集加工】夏、秋季采收，鲜用或晒干。

【功能主治】

1）《彝医药学》：治疮面溃烂不收口、癫痫。

2）《哀牢本草》：叶：解漆毒、疗骨折。用于生漆过敏、四肢骨折。枝尖：通窍、消积、退肿；用于神志不清、抽搐痉挛、食积不化、脓肿。

3）《中国彝药》：拔毒消肿、祛风湿。用于痈肿疮毒、痔疮、疮面溃烂不收口、癫痫、难产。

4）《滇药志・四》：解漆毒、通窍、消积、退肿。用于咽喉痛、骨折、神志不清、抽搐痉挛、食积不化、脓肿。

【用法用量】3～4g，水煎服。外用：鲜品适量，捣烂敷；或干品研粉，蛋清调敷。

【文献来源】*Ricinus communis* L. 彝医药学：698. 1993. 哀牢本草：113. 1991. 中国彝药：310. 2004. 滇药志・四：408. 2009.

476　油桐

【药材名】桐油树果仔、油桐。

【来源】大戟科植物油桐 *Vernicia fordii* (Hemsl.) Airy Shaw，以果实入药。

【采集加工】冬季采摘，晒干备用。

【功能主治】

1）《哀牢本草》：利水渗湿、消积化痰。

2）《志要》《辞典》《哀牢本草》：治肺热痰壅、食积腹胀、瘰疬、疥癣。

【用法用量】1～3 枚，舂细，开水送服。

【文献来源】*Aleurites fordii* Hemsl. 哀牢本草：96. 1991. 志要：26. 2005. ——*Vernicia fordii* (Hemsl.) Airy Shaw 辞典：858. 2016.

交让木科

477　牛耳枫

【药材名】牛耳枫。

【彝文音译】丕妹。

【来源】交让木科植物牛耳枫 *Daphniphyllum calycinum* Benth.，以树皮、果实入药。

【采集加工】适时采收各部位，鲜用或晒干。

【功能主治】《辞典》《志要》：治跌打损伤、痢疾、崩漏、风湿瘫痪、半身不遂、高血压。

【用法用量】20～30g，水煎服。外用：适量，捣烂敷；或煎水洗。

【文献来源】*Daphniphyllum calycinum* Benth. 辞典：269. 2016. 志要：211. 2005.

蔷薇科

478　龙芽草

【药材名】仙鹤草、龙牙草、龙芽草、黄龙尾。

【彝文音译】厄什呷玛、阿皮毛拉突和、赊鲁猫。

【来源】蔷薇科植物龙芽草 *Agrimonia pilosa* Ledeb.，以全草、根入药。

【采集加工】夏、秋季采收，洗净，晒干。

【功能主治】

1）《彝医药学》：用于痈疽化脓不出口、难产、药物中毒、因腹痛腹泻后出现腹胀、跌打损伤、手脚骨折、黄水疮。

2）《安徽农学通报》：用于吐血、尿血，止泻。

3）《彝植物药》：治腹痛、小儿腹泻。

4）《志要》（全草）：治各种出血症、腹泻。

5）《彝药学》《中国彝药》《彝医药·下》：解毒止痒、收敛止血、调经止带、祛风除湿。

6）《中国彝药》、《彝医药·下》、《彝医药学》、《辞典》（全草）：用于疮疡、皮肤瘙痒、腹泻、腹痛、膈食、痢疾、解草乌中毒、风湿性关节痛、水肿、月经不止、汗多、吐血、腹泻带血、外伤瘀血、颈部生疮。

【用法用量】10～50g，水煎服；或泡酒服。外用：适量，捣烂敷；或配方泡酒外搽。

【文献来源】*Agrimonia pilosa* Ledeb. 彝医药学：634. 1993. 安徽农学通报. 26（16）：45-49. 2020. 彝植物药：53. 1990. 辞典：26. 2016. 志要：21. 2005. ——*Agrimonia pilosa* Ledeb. var. *japonica* (Miq.) Nakai 彝药学：141. 2016. 彝医药·下：533. 2007. 中国彝药：595. 2004.

479　黄龙尾

【药材名】黄龙尾、仙鹤草、龙芽草。

【彝文音译】阿皮毛拉突和、厄什呷玛、涩补。

【来源】蔷薇科植物黄龙尾 *Agrimonia pilosa* var. *nepalensis* (D. Don) Nakai，以全株入药。

【采集加工】四季可采，洗净，鲜用或晒干。

【功能主治】

1）《滇省志》：用于腹泻。

2）《哀牢本草》：祛风止痛、收敛止血。用于风湿痹痛、肌紧体困、咯血、吐血、尿血便血、外伤出血、子宫出血、月经不调、肠痈、痢疾。

3）《彝州本草》：用于吐血、咯血、衄血、尿血、胃及十二指肠溃疡出血、崩漏、止泻、止痒、各种出血症、偏头痛、肠炎腹泻、赤白痢疾、高热不退、咳嗽、小儿疳积、眼目障翳、妇人闭经、暑热腹痛、膈食、消化不良、皮肤瘙痒、疮痒、滴虫性阴道炎。

4）《彝药本草》：收敛止血。用于劳伤乏力、气血虚弱、肺虚咳嗽、糖尿病。

【用法用量】10～15g，水煎服。

【文献来源】*Agrimonia pilosa* Ledeb. var. *nepalensis* (D. Don) Nakai. 滇省志：602. 1995. 哀牢本草：51. 1991. ——*Agrimonia zeylanica* Moon 彝州本草：66. 1998. 彝药本草：140. 2018.

480 桃

【药材名】桃、桃树叶、桃花、桃仁、桃叶、桃树脂。

【彝文音译】阿尾则日、撒苏锡、斯俄、撒纹帕。

【来源】蔷薇科植物桃 *Amygdalus persica* L.，以全株、叶、果实、花、种子、树皮、寄生、树脂入药。

【采集加工】适时采收各部位，鲜用或晒干。

【功能主治】

1）《志要》：治疮疖脓肿、蛔虫作痛、腹胀、浮肿、妇女干瘦、牙痛、疟疾、风疹、咳嗽诸症、妇科附件炎、不孕症。叶：用于湿热尿闭、肾病水肿。

2）《哀牢本草》《滇药志·二》：叶：祛风除湿，利水消肿；用于湿热尿闭，肾病水肿。树皮：用于鼻衄。寄生：用于久婚不孕。

3）《彝医药史》：叶：用于隔日疟、生疮日久。叶、果实、种子：通经、润肠、下积、破血杀虫；用于血痢、烫伤、黄水疮、风痹骨蒸、肝疟寒热。

4）《辞典》：树皮、果核：治风疹、荨麻疹、鼻衄、月经不调、崩漏、脾胃虚、饮食失调、泄泻、乏力。树胶：治妇女干瘦病、咳嗽。叶、花、树脂：治疮疖脓肿、蛔虫作痛、腹胀、浮肿、妇女干瘦、牙痛、疟疾、风疹、咳嗽。叶：治湿热尿闭、肾病水肿、干疮、长期生疮。寄生：治妇科附件炎、不孕症。

5）《彝医药学》：用于蛔虫病、间日疟、肾炎水肿、损伤气绝、产后腹部肿胀、风水疔疮、小便疼痛、消化不良、大汗后饮冷水得病。

6）《彝植物药》：用于小儿腹中有虫作痛、疖子疮、干疮、腹胀、浮肿、妇女干瘦病、牙痛、疟疾、风疹发痒、咳嗽、隔日疟、长期生疮。

7）《彝验方》：用于糖尿病。

8）《中国彝药》：清热解毒、祛风止痛、燥湿杀虫、敛疮止痒。用于时常生疮、隔日疟、水肿、蛔虫病、疖子疮、干疮、牙痛、风疹发痒。

【用法用量】3～10g，水煎服；或泡服。外用：煎水洗；或捣敷；或外搽。

【文献来源】*Amygdalus persica* L. 志要：39. 2005. ——*Prunus persica* (L.) Batsch 哀牢本草：93. 1991. 彝医药史：158. 1990. 彝医药学：677，733，706. 1993. 滇药志·二：272. 2009. 辞典：670. 2016. 彝植物药：57. 1990. 彝验方：76. 2007. ——*Prunus persica* L. 中国彝药：118. 2004.

481　西南委陵菜

【药材名】西南委陵菜。

【来源】蔷薇科植物西南委陵菜 *Argentina lineata* (Trevir.) Soják，以根入药。

【采集加工】夏、秋季采收，除去泥沙，晒干。

【功能主治】《辞典》：治五脏湿热、风湿痹痛、创伤出血、肌肉撕裂、肠炎、痢疾、鼻衄、咯血、上呼吸道及消化道出血、肺结核咯血、消化不良、白带异常。

【用法用量】9～15g，水煎服。外用：鲜品适量，煎水洗；或捣烂敷。

【文献来源】*Potentilla lineata* Wall. ex Hook. 辞典：661. 2016.

482　贴梗海棠

【药材名】贴梗海棠、酸木瓜、木瓜。

【彝文音译】色笨、期来诺。

【来源】蔷薇科植物贴梗海棠 *Chaenomeles speciosa* (Sweet) Nakai，以果实入药。

【采集加工】夏、秋季，外皮呈青黄色时采收，用铜刀切成两瓣，不去籽，晒干。

【功能主治】

1）《辞典》：用于头眩、吐泻转筋、脚气、腰膝疼痛、胸腹胀满、荨麻疹。

2）《彝医药史》：治独骨疮、舌疮、风疹、黄水疮、痈疽初起、头癣、筋骨疼痛、痰火、脚软。

3）《哀牢本草》《滇药志・一》：用于头癣。

4）《彝药学》《中国彝药》《彝医药・下》：舒筋活络、和胃化湿、顺气止泻。

5）《中国彝药》《彝医药・下》《辞典》：用于风湿筋骨痛、腰腿酸胀不适、足肿、痢疾。

【用法用量】5～20g，水煎服；或入丸、散剂。外用：适量，煎水熏洗。

【文献来源】*Chaenomeles lagenaria* (Loisel.) Koidz. 辞典：181. 2016. 彝医药史：161. 1990. —— *Chaenomeles speciosa* (Sweet) Nakai 哀牢本草：114. 1991. 彝药学：108. 2016. 滇药志・一：58. 2008. 辞典：181. 2016. 中国彝药：482. 2004. 彝医药・下：439. 2007.

483　野山楂

【药材名】山楂、云南山楂、野山楂。

【彝文音译】萨伍。

【来源】蔷薇科植物野山楂 *Crataegus cuneata* Sieb. et Zucc.，以根、果实、种子入药。

【采集加工】适时采收各部位，鲜用或晒干。

【功能主治】

1）《中国彝药》《彝医药・下》：健脾消食、除湿止痒、活血化瘀。

2）《辞典》（果实、根）、《中国彝药》、《彝医药・下》：治肉食不消化、小儿腹积痞块、痢疾、风湿疼痛、水肿、湿疹、黄水疮。种子：治湿疹、黄水疮。

【用法用量】果实 10～30g，根 20～30g，水煎服；或研末吞服。外用：煎水洗。

【文献来源】*Crataegus cuneata* Sieb. et Zucc. 中国彝药：426. 2004. 辞典：237. 2016. 彝医药・下：392. 2007.

484　山里红

【药材名】山楂。

【来源】蔷薇科植物山里红 *Crataegus pinnatifida* var. *major* N. E. Br.，以果实入药。

【采集加工】夏、秋季采收，晒干。
【功能主治】《彝医药学》：用于产后泄泻痢疾、小儿腹积痞块、赤白痢疾。
【用法用量】9～15g，水煎服，或研粉服。
【文献来源】*Crataegus pinnatifida* Bge. var. *major* N. E. Br. 彝医药学：736. 1993.

485 云南山楂

【药材名】野山楂、山楂、云南山楂。
【彝文音译】黑布喳、萨伍。
【来源】蔷薇科植物云南山楂 *Crataegus scabrifolia* (Franch.) Rehd.，以根、果实入药。
【采集加工】秋末采收，晒干或鲜用。
【功能主治】
1）《彝医药·下》：健脾消食、除湿止痒、活血化瘀。用于湿疹、黄水疮。
2）《哀牢本草》《滇药志·一》：健胃消食、行气破瘀、止泻止痢。
3）《哀牢本草》、《滇药志·一》、《辞典》（果实）：用于痰湿阻滞、脾虚气弱、食积不化、腹满胀痛、泄泻赤痢、筋骨疼痛。
4）《辞典》（果实、根）：治肉食不消化、小儿腹积痞块、痢疾、风湿疼痛、水肿、湿疹、黄水疮。
【用法用量】10～30g，水煎服；或研末吞服。外用：煎水洗。
【文献来源】*Crataegus scabrifolia* (Franch.) Rehd. 彝医药·下：392. 2007. 哀牢本草：29. 1991. 滇药志·一：49. 2008. 辞典：237. 2016.

486 金露梅

【药材名】金露梅。
【来源】蔷薇科植物金露梅 *Dasiphora fruticosa* (L.) Rydb.，以叶入药。
【采集加工】夏季采叶，晒干。
【功能主治】《辞典》《志要》：治暑热眩晕、两目不清、胃气不和、食滞、月经不调。
【用法用量】10～15g，水煎服；或长期代茶饮用。
【文献来源】*Potentilla fruticosa* L. 辞典：660. 2016. 志要：490. 2005.

487 牛筋条

【药材名】牛筋条。
【彝文音译】啊卡麻思思坡。
【来源】蔷薇科植物牛筋条 *Dichotomanthes tristaniicarpa* Kurz，以根、叶、果实入药。
【采集加工】适时采收各部位，鲜用或晒干。
【功能主治】《滇省志》：清热解毒、止咳、止血。用于感冒咳嗽、咽喉肿痛、鼻衄。
【用法用量】25～50g，水煎服；或泡酒服。外用：适量，捣烂敷；或研粉麻油调敷；或煎水洗。
【文献来源】*Dichotomanthes tristaniicarpa* Kurz 滇省志：603. 1995.

488 云南移依

【药材名】多依、云南移、移依果、酸楂。
【彝文音译】绍不、楚补、撒奔。
【来源】蔷薇科植物云南移依 *Docynia delavayi* (Franch.) Schneid.，以根、果实、树皮入药。

【采集加工】适时采收各部位，鲜用或晒干。

【功能主治】

1）《彝医药学》《中国彝药》《辞典》《滇药志・五》：治疟疾、鼻衄、躯干四肢脓疱疮、鼻腔溃疡、痈疽化脓、出血不止。

2）《志要》（果实）、《滇省志》：用于疟疾。

3）《滇药志・五》：清热解毒、凉血收涩、续接筋骨、舒筋和血、健脾燥湿、疏肝止痛、消暑解毒。用于赤痢、跌打损伤、风湿痹痛、肝气郁结、脾虚泄泻、鼻衄、小便频数、暑热烦渴、疮痒肿毒。

4）《滇省标・四》：舒筋活络、消食健胃、收涩止痢。用于风湿、筋骨疼痛、食积不化、腹泻、痢疾。

5）《辞典》（果实、根）：治“此莫拉”（肺病）。

6）《中国彝药》：清热解毒、凉血收涩、续筋接骨、抗疟。

7）《中国彝药》《辞典》《滇药志・五》：用于生大疮、边缘烂开、流黄水、烧烫伤、腹泻、骨折、刀枪伤。

8）《彝植物药》：用于鼻疮溃烂、生大疮、边缘烂开、流黄水、出血不止、骨折、枪刀伤、食积、烧烫伤、“此莫拉”（肺病）。

9）《哀牢本草》：舒筋活血、健脾燥湿、疏肝止痛、消暑解毒。

10）《辞典》（果实）、《志要》、《哀牢本草》：用于跌打损伤、风湿痹痛、肝气郁结、脾虚泄泻、疟疾、鼻衄、小便频数、暑热烦渴、疮痒肿痛。

【用法用量】适量，水煎服。外用：鲜品适量，捣敷；或熬膏外敷；或煎水洗。

【文献来源】*Docynia delavayi* (Franch.) Schneid. 彝医药学：769. 1993. 滇省志：603. 1995. 滇药志・五：49. 2012. 滇省标・四：69. 2008. 辞典：291. 2016. 中国彝药：287. 2004. 彝植物药：55. 1990. 哀牢本草：95. 1991. 志要：229. 2005.

489 蛇莓

【药材名】蛇莓、龙吐珠、蛇咬草。

【彝文音译】舍利次、合丁欢、赊扪诗。

【来源】蔷薇科植物蛇莓 *Duchesnea indica* (Andr.) Focke，以全株入药。

【采集加工】四季可采，洗净切碎，鲜用或晒干。

【功能主治】

1）《哀牢本草》：清热解毒、凉血消肿。用于蜈蚣咬伤、肢体潮红、皮肤瘙痒、痈疽疔疮。

2）《滇省标・四》：清热凉血、活血消肿。用于外感热病、疮痈肿毒、蛇虫咬伤、月经不调。

3）《志要》《辞典》《滇省志》《中国彝药》《滇药志・四》《彝州本草》：外用于蛇虫咬伤、腮腺炎、乳痈、疮疖。

4）《志要》《辞典》：用于蜈蚣咬伤、肢体潮红、皮肤瘙痒、痈疽疔疮、月经不调、血崩、腮腺炎。

5）《中国彝药》：清热解毒、活血消肿、消食导滞。用于风疹。

6）《中国彝医》《滇药志・四》：清热解毒、活血散瘀、祛风除湿、收敛止血。

7）《滇药录》：治毒蛇咬伤。

8）《辞典》《中国彝医》《滇药志・四》《彝州本草》：用于湿痹、恶疮、惊风、细菌性痢疾、心腹邪气、结膜炎、带状疱疹、湿疹、风疹。

9）《滇药志・四》《彝州本草》：用于淋巴结结核、瘘管、癌症、月经不调、血崩。

10）《彝州本草》：用于恶疮、惊风、细菌性痢疾、结膜炎、发热、带状疱疹、湿疹、咽喉肿痛、缩阴、乳蛾、急性黄疸、痢疾、小儿高热惊厥、跌打损伤、骨折、脓疱疮、皮肤溃烂、烧烫伤、头癣。

11）《彝药志》：清热解毒、散瘀消肿。用于感冒发热、咳嗽、小儿高热惊风、喉咙肿痛、白喉、黄疸型肝炎、细菌性痢疾、月经过多、腮腺炎、毒蛇咬伤、结膜炎、疔疮肿毒、带状疱疹、湿疹、癌症、杀灭孑孓、蝇蛆。

12）《彝医药学》：治蜈蚣咬伤、风疹。

【用法用量】15～25g，水煎服，鲜品50～100g；或绞汁服。外用：捣敷；或研末撒。

【文献来源】*Duchesnea indica* (Andr.) Focke 哀牢本草：101. 1991. 滇省标·四：81. 2008. 滇省志：604. 1995. 志要：236. 2005. 中国彝药：283. 2004. 中国彝医：61. 1994. 滇药录：110. 1983. 辞典：300. 2016. 滇药志·四：373. 2009. 彝州本草：184. 1998. 彝药志：32. 1983. 彝医药学：591. 1993.

490 枇杷

【药材名】枇杷叶、枇杷。

【彝文音译】辟把启、芝母兔。

【来源】蔷薇科植物枇杷 *Eriobotrya japonica* (Thunb.) Lindl.，以叶、树皮入药。

【采集加工】四季可采，叶采后晒干去毛切丝；或剥取树皮，晒干；干用或蜜炙用。

【功能主治】

1）《滇药志·二》：用于感冒咳嗽、哮喘。

2）《彝医药学》、《民药志·四》、《辞典》（叶）：用于肺痨咳嗽。

3）《民药志·四》：润肺止咳、降气化痰。

4）《志要》、《辞典》（树皮）：用于小儿百日咳、支气管炎。

【用法用量】6～9g，水煎服；或蜜炙服。

【文献来源】*Eriobotrya japonica* (Thunb.) Lindl. 彝医药学：681. 1993. 滇药志·二：197. 2009. 辞典：327. 2016. 民药志·四：365. 2007. 志要：255. 2005.

491 草莓

【药材名】草莓。

【彝文音译】泽米米、泽洛。

【来源】蔷薇科植物草莓 *Fragaria ananassa* (Duchesne ex Weston) Duchesne ex Rozier，以全草、根、果实入药。

【采集加工】夏、秋季采收，洗净，阴干备用。

【功能主治】

1）《哀牢本草》、《志要》、《辞典》（果实）：治湿热痧疹、风疹奇痒、皮肤潮红。

2）《彝药续集》、《志要》、《辞典》（全草、根）：治伤风感冒、毒蛇咬伤、支气管炎、咽喉肿痛、肺病、火烧伤、腹泻、嘴唇生疮。

3）《哀牢本草》：清热除湿、脱敏止痒。

【用法用量】30～40g，水煎服。

【文献来源】*Fragaria ananassa* Duch 志要：280. 2005. 辞典：360. 2016. 彝药续集：54. 1992. 哀牢本草：83. 1991.

492　西南草莓

【药材名】白泡根、西南草莓。

【来源】蔷薇科植物西南草莓 *Fragaria moupinensis* (Franch.) Card.，以根入药。

【采集加工】夏、秋季采收，除去杂质，洗净，晒干。

【功能主治】

1）《哀牢本草》：清热解毒、散结消肿。

2）《志要》《辞典》《哀牢本草》：治癥瘕痞块、痈疡疔疮。

【用法用量】10～20g，水煎服。

【文献来源】*Fragaria moupinensis* (Franch.) Card. 哀牢本草：49. 1991. 志要：281. 2005. 辞典：360. 2016.

493　黄毛草莓

【药材名】白泡果。

【来源】蔷薇科植物黄毛草莓 *Fragaria nilgerrensis* Schltdl. ex J. Gay，以全草、根、果实入药。

【采集加工】夏、秋季采收，洗净，阴干或鲜用。

【功能主治】《彝医药学》：治关节痛。

【用法用量】15～25g，水煎服。外用：捣烂敷。

【文献来源】*Fragaria nilgerrensis* Schltr 彝医药学：770. 1993.

494　粉叶黄毛草莓

【药材名】白敛莓。

【来源】蔷薇科植物粉叶黄毛草莓 *Fragaria nilgerrensis* var. *mairei* (H. L,v.) Hand. -Mazz.，以全草、根入药。

【采集加工】夏、秋季采收，洗净，阴干或鲜用。

【功能主治】《彝医药史》：根：治惊厥、疮发不断。全草：治肺咳、筋骨疼痛、血风疮。清痰解热。

【用法用量】15～25g，水煎服。外用：捣烂敷。

【文献来源】*Fragaria nilgerrensis* Sohlechtend var. *mairei* (H. Lév.) H. M. 彝医药史：165. 1990.

495　东方草莓

【药材名】假红泡。

【来源】蔷薇科植物东方草莓 *Fragaria orientalis* Lozinsk.，以全草入药。

【采集加工】夏、秋季采集，洗净切段阴干。

【功能主治】《元彝药》：用于腹泻，毒蛇、蜈蚣咬伤，野蜂蜇伤，酒精中毒。

【用法用量】适量，水煎服，红糖为引。

【文献来源】*Fragaria orientalis* Lozinsk. 元彝药：64. 1994.

496　路边青

【药材名】见肿消、五气朝阳草、蓝布正、路边青、水杨梅。

【彝文音译】矣色阿、额什阿玛。

【来源】蔷薇科植物路边青 *Geum aleppicum* Jacq.，以全草、根入药。

【采集加工】夏季采收，鲜用或晒干。

【功能主治】

1）《彝验方》：用于肥胖。

2）《彝药学》《中国彝药》：补虚安神、止咳润肺、活血止痛、调经止带。

3）《滇药志·一》：祛风镇痛、润肺止咳。用于慢性支气管炎。

4）《辞典》《中国彝药》：用于肾虚腰痛、妇女干血痨、慢性支气管炎、咳嗽、骨折。

5）《志要》《辞典》《彝药续集》：治胃病、泻痢、肿毒、月经不调、阳虚头昏、风湿性关节疼痛。

【用法用量】10～15g，水煎服。外用：鲜品适量，捣烂敷；或煎水洗。

【文献来源】*Geum aleppicum* Jacq. 彝验方：82. 2007. 彝药学：50. 2016. 滇药志·一：362. 2008. 辞典：384. 2016. 志要：297. 2005. 中国彝药：209. 2004. 彝药续集：62. 1992. ——*Geum strictum* var. *bipinnatum* Batalin 辞典：384. 2016.

497　日本路边青

【药材名】水杨梅。

【彝文音译】阿努其它彪。

【来源】蔷薇科植物日本路边青 *Geum japonicum* Thunb.，以全草、根入药。

【采集加工】夏、秋季采收，洗净，晒干。

【功能主治】

1）《彝医药学》：治骨折。

2）《志要》：治虚劳咳嗽、肺痨声嘶、头晕目眩、虚寒腹痛、阳痿遗精、月经不调、头痛。

【用法用量】10～20g，水煎服；或鲜品绞汁服。外用：捣烂敷。

【文献来源】*Geum japonicum* Thunb. 彝医药学：737. 1993. 志要：298. 2005.

498　柔毛路边青

【药材名】五气朝阳草、水杨梅、柔毛路边青、回阳草。

【彝文音译】阿也手落井、哦咪斋、阿努其它彪。

【来源】蔷薇科植物柔毛路边青 *Geum japonicum* var. *chinense* F. Bolle，以全草入药。

【采集加工】夏、秋季采收，洗净，晒干。

【功能主治】

1）《滇省标·二》：益气补血、健脾、养阴、止咳化痰、安神定志。用于心悸失眠、腰膝酸痛、咳嗽、气喘、纳呆食少、产后体虚、带下、干血痨。

2）《滇药录》：治慢性支气管炎、气喘、咳嗽。

3）《彝药本草》：滋阴补肾、平肝明目、消炎止痛。用于头晕、神衰体虚、月经不调、崩漏带下、慢性肝炎、慢性支气管炎。

4）《志要》《辞典》：治顽固性头痛、慢性支气管炎。

5）《中国彝医》《彝药志》：益肾补虚、行气活血、解毒利尿、温中止痛。

6）《彝药志》：祛风、镇静、止痛、润肺止咳。

7）《辞典》《中国彝医》《彝药志》：用于虚劳咳嗽、头晕目眩、肺痨声嘶、虚寒腹痛、阳痿遗精、月经不调、头痛久治不愈、咳嗽。

【用法用量】20～50g，水煎服，或炖肉吃。

【文献来源】*Geum japonicum* Thunb. var. *chinense* F. Bolle 滇省标·二：21. 2007. 滇药录：136. 1983. 彝药本草：138. 2018. 志要：298. 2005. 中国彝医：76. 1994. 彝药志：84. 1983. 辞典：384-385.

2016.

499 云南绣线梅

【药材名】碎米花。
【来源】蔷薇科植物云南绣线梅 *Neillia serratisepala* Li，以全草入药。
【采集加工】全年均可采，鲜用或晒干。
【功能主治】《元彝药》：用于痢疾、慢性顽固性下肢溃疡。
【用法用量】15～20g，水煎服。
【文献来源】*Neillia serratisepala* Li 元彝药：76. 1994.

500 华西小石积

【药材名】华西小石积、黑果叶。
【彝文音译】阿格勒诺。
【来源】蔷薇科植物华西小石积 *Osteomeles schwerinae* Schneid.，以叶、寄生入药。
【采集加工】四季可采，鲜用或晒干。
【功能主治】
1）《滇药录》：清热解毒。用于膀胱炎、尿路感染。
2）《彝医药学》：用于昏厥。
【用法用量】15～30g，水煎服。
【文献来源】*Osteomeles schwerinae* Schneid. 滇药录：212. 1983. 彝医药学：688. 1993.

501 小叶石楠

【药材名】牛筋木、牛李子、小石楠藤。
【彝文音译】矣赊锡、娘格尼帕。
【来源】蔷薇科植物小叶石楠 *Photinia parvifolia* (Pritz.) Schneid.，以全株、根、茎、叶入药。
【采集加工】秋、冬季采收，洗净，晒干。
【功能主治】
1）《彝医药·下》《中国彝药》：活血消肿、止痛止血、清热解毒、消炎收口。用于跌打损伤、劳伤腰痛、牙痛。
2）《志要》、《辞典》（全株）：治牙痛、黄疸、乳痈。
3）《中国彝医》《彝药志》：行血活血、消炎止痛。用于跌打损伤、劳伤腰痛、外伤出血、牙痛、黄疸、乳痈。
4）《辞典》：根、茎：止血、消炎收口；治跌打损伤、劳伤腰痛。根、茎、叶：治跌打损伤、劳伤腰痛、牙痛。叶：治外伤出血。
5）《彝州本草》：用于劳腰伤痛、脚砍伤、止血。
6）《安徽农学通报》、《彝州本草》、《志要》（全株）：治牙痛、黄疸、乳痛、跌打损伤。
【用法用量】20～50g，水煎服。外用：研细末敷。
【文献来源】*Photinia parvifolia* (Pritz.) Schneid. 彝医药·下：492. 2007. 彝药志：186. 1983. 志要：455. 2005. 中国彝医：80. 1994. 辞典：609. 2016. 中国彝药：547. 2004. 彝州本草：12. 1998. 安徽农学通报. 26（16）：45-49. 2020.

502　石楠

【药材名】石楠。
【来源】蔷薇科植物石楠 *Photinia serratifolia* (Desf.) Kalkman，以根、叶入药。
【采集加工】根：秋季采，洗净，切片，晒干。叶：随用随采，或夏季采，晒干。
【功能主治】《志要》：治头风头痛、腰膝无力、风湿筋骨疼痛。
【用法用量】5～15g，水煎服。
【文献来源】*Photinia serrulata* L. 志要：455. 2005.

503　翻白草

【药材名】翻白草。
【彝文音译】鸡腿儿、期涛景。
【来源】蔷薇科植物翻白草 *Potentilla discolor* Bge.，以全草入药。
【采集加工】夏、秋季采收，除去泥沙杂质，洗净，切段晒干。
【功能主治】
1）《安徽农业科学》《中国彝药》：清热解毒、凉血止血、祛风除湿。
2）《辞典》（全草）：用于疔疮、痢疾、风湿痛、月经不调、崩漏。
3）《广州化工》：清热解毒、止血、消肿。用于肺痈、咯血、吐血、下血、痔疮等。
4）《中国彝药》《安徽农业科学》：用于疔疮、痢疾、风湿痛、赤白痢疾。
5）《中央民族大学学报（自然科学版）》《广州化工》：用于疟疾、痢疾、泻痢便血、痈肿疮毒、风湿痛、月经不调。
【用法用量】10～15g，水煎服；或泡酒服。外用：适量，煎水熏洗；或鲜品捣敷。
【文献来源】*Potentilla discolor* Bge. 安徽农业科学. 40(21)：10878-10879. 2012. 辞典：659. 2016. 广州化工. 48（21)：29-31. 2020. 中国彝药：313. 2004. 安徽农业科学. 40（18)：9678-9679. 2012. 中央民族大学学报（自然科学版）. 25（4)：60-63. 2016.

504　莓叶委陵菜

【药材名】莓叶委陵菜、莓叶萎陵菜。
【来源】蔷薇科植物莓叶委陵菜 *Potentilla fragarioides* L.，以全草入药。
【采集加工】秋季采集，洗净，晒干。
【功能主治】《辞典》《志要》：治子宫功能性出血、疝气、干血痨。
【用法用量】9～15g，水煎服。
【文献来源】*Potentilla fragarioides* L. 辞典：659. 2016. 志要：489. 2005.

505　三叶委陵菜

【药材名】地蜂子。
【来源】蔷薇科植物三叶委陵菜 *Potentilla freyniana* Bornm.，以全草、根入药。
【采集加工】夏季采收，晒干。
【功能主治】《彝医药学》：治便秘、腹泻。
【用法用量】15～30g，水煎服；或泡酒服。外用：适量，捣敷；或煎水洗；或研末撒。
【文献来源】*Potentilla freyniana* Bornm. 彝医药学：635. 1993.

506 柔毛委陵菜

【药材名】柔毛委陵菜、云南翻白叶。

【来源】蔷薇科植物柔毛委陵菜 *Potentilla griffithii* Hook. f.，以根入药。

【采集加工】春、秋、冬季采收，洗净，切片，晒干。

【功能主治】《辞典》《志要》：治肠炎、痢疾、鼻衄、咯血、上呼吸道及消化道出血、肺结核咯血、消化不良、白带异常。

【用法用量】15～25g，水煎服。

【文献来源】*Potentilla griffithii* Hook. f. 辞典：660. 2016. 志要：490. 2005.

507 长柔毛委陵菜

【药材名】长毛委陵菜、翻白叶根、翻白叶、长柔毛委陵菜。

【彝文音译】阿努共正。

【来源】蔷薇科植物长柔毛委陵菜 *Potentilla griffithii* var. *velutina* Card.，以根入药。

【采集加工】春、秋、冬季采收，洗净，切片，晒干备用。

【功能主治】

1）《志要》：治食积胃痛、小儿惊风、产后流血不止、胃及十二指肠溃疡、赤白痢疾。

2）《滇药录》：消炎杀菌、凉血止血。用于肺结核咯血、吐血、便血、赤白痢疾、肠炎。

3）《彝医药学》：用于心情不舒、饮食患病、跌打损伤、肠鸣腹泻、腹痛、胃痛、身体虚弱、外伤肿痛、无名肿毒。

4）《志要》《辞典》：治痢疾、肠炎、肺结核咯血、鼻衄咯血、上呼吸道及消化道出血、消化不良、白带异常、吐血、便血。

【用法用量】10～15g，水煎服。

【文献来源】*Potentilla griffithii* Hook. f. var. *velutina* Card. 志要：490. 2005. 滇药录：254. 1983. 彝医药学：570，572. 1993. 辞典：661. 2016.

508 蛇含委陵菜

【药材名】五皮风根、蛇含委陵菜。

【来源】蔷薇科植物蛇含委陵菜 *Potentilla kleiniana* Wight et Arn.，以全草、根入药。

【采集加工】夏、秋季采收，洗净泥沙，除去杂质，晒干。

【功能主治】

1）《彝医药学》：治小儿风邪染疾。

2）《辞典》《志要》：根：治跌打损伤、风寒湿痹、腰腿疼痛、筋骨酸软、小便不利、全身浮肿。全草：治感冒咳嗽、百日咳、咽喉肿痛、小儿高热惊风、疟疾、痢疾、疥疮、外伤出血。

3）《哀牢本草》：清热解毒、祛风定惊、活血散瘀。用于高热惊厥、肺热咳嗽、肝胆湿热、月经不调、风湿麻木、关节肿痛、痈疡肿毒、蛇虫咬伤。

【用法用量】5～10g，水煎服。外用：鲜品，捣烂敷。

【文献来源】*Potentilla kleiniana* Wight et Arn. 彝医药学：557. 1993. 辞典：661. 2016. 哀牢本草：40. 1991. 志要：491. 2005.

509 银叶委陵菜

【药材名】银叶委陵菜、金线镖。

【来源】蔷薇科植物银叶委陵菜 *Potentilla leuconota* D. Don，以全草入药。
【采集加工】夏、秋季采收，洗净，晒干。
【功能主治】《辞典》《志要》：治肺痈、风热声哑、痢疾、白带异常。
【用法用量】25～50g，水煎服。
【文献来源】*Potentilla leuconota* D. Don 辞典：661. 2016. 志要：491. 2005.

510　小叶金露梅

【药材名】小叶金露梅。
【来源】蔷薇科植物小叶金露梅 *Potentilla parvifolia* Fisch. ex Lehm.，以茎、叶入药。
【采集加工】夏、秋季采收，鲜用或晒干。
【功能主治】《志要》《辞典》：治寒湿脚气、痒疹、乳腺炎。
【用法用量】10～25g，水煎服。外用：鲜品，捣烂敷。
【文献来源】*Potentilla parvifolia* Fisch. 志要：491. 2005. 辞典：662. 2016.

511　绢毛匍匐委陵菜

【药材名】韩氏委陵菜、绢毛匍匐委陵菜。
【彝文音译】舍克次。
【来源】蔷薇科植物绢毛匍匐委陵菜 *Potentilla reptans* var. *sericophylla* Franch.，以根、叶入药。
【采集加工】夏、秋季采收，洗净，晒干。
【功能主治】
1）《志要》《辞典》《滇省志》：治蛇虫咬伤、咽喉炎、扁桃体炎。
2）《滇省志》：清热解毒。
【用法用量】5～10g，水煎服。
【文献来源】*Potentilla hemsleyana* Th. Wolff. 志要：491. 2005. ——*Potentilla reptans* L. var. *sericophylla* Franch. 滇省志：607. 1995. 辞典：662. 2016. 志要：491. 2005.

512　扁核木

【药材名】青刺尖、青刺果、扁核木、青刺。
【彝文音译】启刺解使、粗龙、尼争扭、chunuo。
【来源】蔷薇科植物扁核木 *Prinsepia utilis* Royle，以根、茎、叶、果实、芽入药。
【采集加工】夏、秋季采收，洗净，鲜用或晒干。
【功能主治】
1）《民药志・四》、《哀牢本草》、《辞典》（根）：治虚寒咳嗽、食积不化、风湿痹痛、瘰疬痈疽、疮疡疔疖、瘀积肿痛。
2）《彝药学》《中国彝药》：清热解毒、活血散瘀、除湿止痛。
3）《彝验方》：用于贫血、角膜云翳、口腔炎。
4）《滇药志・二》《哀牢本草》：清热解毒、托里排脓。
5）《滇省标・四》：清热解毒、散结消肿。用于痄腮、乳痈、疮疡肿毒、痔疮。
6）《中国彝药》、《辞典》（根、叶）：治虚火咳嗽、目翳流泪、小儿惊风、小儿便绿屎、骨折、水火烫伤、痔疮、风湿性关节炎、跌打损伤、烂头疮。
7）《滇药志・二》、《哀牢本草》、《志要》、《辞典》（芽）：用于跌打损伤、风火虫牙、痈疽疮疡、毒蛇咬伤。

8）《彝药资源》：用于骨折、枪伤、贫血、风湿性关节炎、月经不调、牙龈出血、消化不良。

【用法用量】30～50g，水煎服；或炖肉吃；或泡酒服。外用：适量，捣烂敷；或研粉撒敷。

【文献来源】*Prinsepia utilis* Royle 哀牢本草：71. 1991. 彝药学：31. 2016. 彝验方：87，107，117. 2007. 滇药志·二：193. 2009. 滇省标·四：63. 2008. 辞典：666. 2016. 民药志·四：372. 2007. 志要：494. 2005. 中国彝药：133. 2004. 彝药资源：120. 2021.

513　杏

【药材名】甜杏仁、杏仁。

【彝文音译】寺蒿玛。

【来源】蔷薇科植物杏 *Prunus armeniaca* L.，以种仁入药。

【采集加工】夏季果实成熟时采摘，取种仁、晾干。置阴凉干燥处，防虫蛀。

【功能主治】

1）《彝医药学》：用于肝气痛。

2）《滇药志·四》《彝医药学》：用于小便疼痛、感冒咳嗽、荨麻疹、哮喘。

【用法用量】7.5～15g，水煎服；或入丸、散剂。外用：捣烂敷。

【文献来源】*Prunus armeniaca* L. 彝医药学：738，739. 1993. 滇药志·四：228. 2009.

514　山桃

【药材名】山桃、毛桃。

【彝文音译】撒纹帕、绍尾和。

【来源】蔷薇科植物山桃 *Prunus davidiana* (Carrière) Franch.，以叶、果实、种子、树皮入药。

【采集加工】果实或种子成熟时采集，其他部位全年可采，晒干备用。

【功能主治】

1）《志要》、《辞典》（种子）：用于咳嗽气喘、大便秘积。

2）《辞典》（叶）：治隔日疟、疮疡、水肿、蛔虫病、疖子疮、干疮、牙痛、风疹发痒。

3）《彝医药学》：治腹胀、疼痛、不思饮食、逐渐消瘦。

4）《滇省志》、《志要》、《辞典》（树皮）：用于哑瘴。

【用法用量】30g，水煎服。

【文献来源】*Amygdalus davidiana* (Carr.) C. de Vos ex Henry 辞典：49. 2016. ——*Prunus davidiana* (Carr.) C. de Vos ex Henry 志要：63. 2005. 彝医药学：770. 1993. 滇省志：608. 1995. 辞典：50. 2016.

515　梅

【药材名】酸梅、乌梅、梅、梅子、白梅树叶。

【彝文音译】撒戈。

【来源】蔷薇科植物梅 *Prunus mume* Siebold & Zucc.，以根、叶、果实、树皮入药。

【采集加工】夏、秋季采收，洗净，晒干。

【功能主治】

1）《彝药学》《中国彝药》《彝医药·下》：收涩、止咳、生津、消食、祛风止痛、杀虫。

2）《志要》《辞典》：叶：用于热毒内陷、湿重气滞、胸热胀满、久热不退、肠痈痢疾、滑胎漏胎。果实：用于肺虚久咳、口干烦渴、胆道蛔虫病、胆囊炎、细菌性痢疾、慢性腹泻、月经过多、癌瘤、牛皮癣。

3）《辞典》《中国彝药》《彝医药·下》：用于咳嗽久不愈、消化不良、风火烂眼、牙痛、疟疾。

4）《滇药志・五》《哀牢本草》：宣散风热、化湿导滞。用于热毒内陷、湿重气滞、胸热胀满、久热不退、肠痈痢疾、滑胎、胎漏、风水烂眼。

5）《彝医药学》：用于痢疾、风水烂眼。

6）《哀牢本草》（根）：用于胆囊炎、肠炎、前列腺炎、阴道炎、风湿性关节炎。

【用法用量】20～30g，水煎服。

【文献来源】*Armeniaca mume* Sieb. 彝药学：138. 2016. 志要：64. 2005. 中国彝药：586. 2004. 彝医药・下：525. 2007. ——*Prunus mume* Siebold & Zucc. 辞典：669. 2016. 滇药志・五：301. 2012. 彝医药学：737. 1993. 哀牢本草：49. 1991.

516　樱桃

【药材名】樱桃树、樱桃树皮、樱桃。

【彝文音译】撒苏锡、堵思挤。

【来源】蔷薇科植物樱桃 *Prunus pseudocerasus* Lindl.，以果核、树皮入药。

【采集加工】树皮夏、秋季采剥，去外粗皮，切段晒干，鲜皮随采随用。果核初夏果实成熟时采摘，去肉皮取核晒干。

【功能主治】

1）《辞典》（树皮、果核）：用于风疹、荨麻疹、鼻衄、月经不调、崩漏、脾胃虚、饮食不调、泄泻、乏力。

2）《中国彝药》：发表透疹、凉血止血、补脾和胃。用于风疹、荨麻疹、鼻衄、月经不调、崩漏、饮食失调。

3）《哀牢本草》《滇药志・五》：用于鼻衄。

4）《滇药志・五》：用于麻疹、风疹。

【用法用量】10～20g，水煎服。外用：适量，煎水洗。

【文献来源】*Cerasus pseudocerasus* (Lindl.) G. Don 辞典：177. 2016. 中国彝药：45. 2004. ——*Prunus pseudocerasus* Lindl. 哀牢本草：117. 1991. 滇药志・五：378. 2012.

517　李

【药材名】山李子根、李子树根、李、野李子根、黄李子。

【彝文音译】撒纠告景。

【来源】蔷薇科植物李 *Prunus salicina* Lindl.，以根、叶、果实、树皮入药。

【采集加工】夏、秋季采收，洗净，晒干。

【功能主治】

1）《彝医药学》：治肠痈、高热抽搐。

2）《哀牢本草》：清热解毒、消食导滞。树皮：催产。

3）《彝医药史》：根：治惊厥痉挛、风疹、膏淋、癃闭、马口疼痛、管中作痒。果实：治风湿、气滞血凝。叶：治金疮水肿。

4）《辞典》（根）：治淋病、丹毒、牙痛。

5）《志要》、《哀牢本草》、《辞典》（根）：用于高热惊厥、目赤齿痛、食积不化、肠痈、疮毒。

6）《中国彝药》《滇药志・四》：清热生津、解毒化湿、止痛。用于高热抽搐、肠痈、淋证、小便时疼痛、丹毒、牙痛。

【用法用量】10～15g，水煎服，鲜品加倍。外用：适量，煎水洗；或含漱。

【文献来源】*Prunus salicina* Lindl. 彝医药学：560. 1993. 哀牢本草：66. 1991. 彝医药史：150.

1990. 辞典：671. 2016. 志要：495. 2005. 中国彝药：117. 2004. 滇药志·四：354. 2009.

518　毛樱桃

【药材名】苦樱桃树子。
【来源】蔷薇科植物毛樱桃 *Prunus tomentosa* (Thunb.) Wall.，以果实入药。
【采集加工】夏、秋季果实成熟时采摘，鲜用或晒干。
【功能主治】《彝医药学》：治荨麻疹。
【用法用量】20g，水煎服。
【文献来源】*Prunus tomentosa* Thunb. 彝医药学：772. 1993.

519　窄叶火棘

【药材名】救军粮。
【彝文音译】扫特满枝红果。
【来源】蔷薇科植物窄叶火棘 *Pyracantha angustifolia* (Franch.) Schneid.，以叶、果实入药。
【采集加工】秋季采集，晒干。
【功能主治】《滇省标·四》：健脾和胃、消食止痢。用于食积、虫积、腹泻、痢疾。
【用法用量】15～30g，水煎服。
【文献来源】*Pyracantha angustifolia* (Franch.) C. K. Schneid. 滇省标·四：77. 2008.

520　细圆齿火棘

【药材名】细圆齿火棘、火棘。
【彝文音译】阿棘、阿金。
【来源】蔷薇科植物细圆齿火棘 *Pyracantha crenulata* (D. Don) Roem.，以根皮、叶、果实入药。
【采集加工】秋季采摘果实，冬末春初挖根，鲜用或晒干；叶随用随采。
【功能主治】
1）《辞典》《彝药续集》：治火眼、腹泻、月经不调、疔肿疮毒、肠炎下血、跌打损伤、肺结核、外伤出血。
2）《彝药续集》：用于胃肠溃疡、便中带血。
【用法用量】适量，水煎服。外用：捣烂敷。
【文献来源】*Pyracantha crenulata* (D. Don) Roem. 辞典：681. 2016. 彝药续集：56. 1992.

521　火棘

【药材名】火把果、满山红根、火棘、救军粮。
【彝文音译】阿棘、撒得。
【来源】蔷薇科植物火棘 *Pyracantha fortuneana* (Maxim.) Li，以全草、根、根皮、叶、果实入药。
【采集加工】夏、秋季采收，洗净，鲜用或晒干。
【功能主治】
1）《彝州本草》《滇药志·四》：用于泄泻、痢疾、崩漏、产后瘀血、虫积、白带异常、肝病、经闭、骨蒸潮热、火牙、虫牙疼痛、月经不调、腰痛、盗汗、肠风下血、食积痞块、妇女产后百病缠身、瘀血成块、血崩、暴发火眼。
2）《彝验方》：用于产后恶露不尽、恶露腥臭。
3）《彝药续集》：用于晕山症、火眼、腹泻、月经不调、疔疮肿痛、肺结核、外伤出血、疥疮。

4）《彝医药・下》《中国彝药》《滇药志・四》：健脾消食、收涩止痢、止痛。

5）《彝医药・下》、《中国彝药》、《辞典》（果实）：治消化不良、腹中胀痛、崩漏。

6）《安徽农学通报》：治食积、痢疾、产后瘀血。

【用法用量】15～30g，水煎服。

【文献来源】*Pyracantha fortuneana* (Maxim.) Li 彝州本草：60. 1998. 彝验方：260. 2007. 滇药志・四：133. 2009. 彝药续集：57. 1992. 彝医药・下：394. 2007. 辞典：682. 2016. 中国彝药：428. 2004. 安徽农学通报. 26（16）：45-49. 2020.

522 全缘火棘

【药材名】火棘。

【彝文音译】阿棘。

【来源】蔷薇科植物全缘火棘 *Pyracantha loureiroi* (Kostel.) Merr.，以根皮、叶、果实入药。

【采集加工】夏、秋季采收，洗净，鲜用或晒干。

【功能主治】《彝药续集》：用于晕山症、火眼、腹泻、月经不调、疔疮肿痛、肺结核、外伤出血、疥疮。

【用法用量】适量，水煎服。外用：捣烂敷。

【文献来源】*Pyracantha atalantioides* (Hance) Stapf 彝药续集：57. 1992.

523 白梨

【药材名】细梨。

【来源】蔷薇科植物白梨 *Pyrus bretschneideri* Rehd.，以果实入药。

【采集加工】夏、秋季果实成熟时采收。鲜用或切片，晒干。

【功能主治】《彝医药学》：用于久咳不愈、咳嗽气短。

【用法用量】适量，生食、绞汁或熬膏服。外用：捣敷；或绞汁点眼。

【文献来源】*Pyrus bretschneideri* Rehd. 彝医药学：773. 1993.

524 川梨

【药材名】棠梨果、棠梨、川梨、棠梨树叶。

【彝文音译】绍西西中。

【来源】蔷薇科植物川梨 *Pyrus pashia* Buch. -Ham. ex D. Don，以根、叶、果实、枝、茎皮入药。

【采集加工】夏、秋季采收，洗净，晒干。

【功能主治】

1）《哀牢本草》：活血化瘀、续接筋骨、消食化积。用于四肢骨折、瘀血肿痛、经期腹痛、肉食膈积。

2）《彝医药史》：果实：治四肢关节生疮；根、茎皮、果实：治四肢浮肿、牙痛、水道不利，润大肠。

3）《滇省志》：枝：解表、止泻；用于小儿腹泻、草乌中毒。果实：促进骨质生长；用于骨折。

4）《辞典》（果实）：治四肢骨折、瘀血肿痛、经期腹痛、肉食膈积。

5）《中国彝医》：止血、止痢、解毒。

6）《彝医药学》：用于脾大。

7）《中国彝医》、《辞典》（果实、枝）：用于痢疾、便血、咯血、乌头碱中毒、小儿腹泻。

8）《彝验方》：用于角膜云翳。

【用法用量】10～20g，水煎服。

【文献来源】*Pyrus pashia* Buch. -Ham. ex D. Don 哀牢本草：111. 1991. 彝医药史：161. 1990. 滇省志：609. 1995. 辞典：685. 2016. 中国彝医：72. 1994. 彝医药学：681. 1993. 彝验方：108. 2007.

525 沙梨

【药材名】沙梨。

【彝文音译】绍西则日。

【来源】蔷薇科植物沙梨 *Pyrus pyrifolia* (Burm. F.) Nakai，以全株、寄生入药。

【采集加工】夏、秋季采收，洗净，晒干。

【功能主治】

1）《辞典》（寄生）、《滇药志·四》：治肺病吐血、乳痈。

2）《滇药志·四》：祛风、强筋、壮骨、清热解毒。用于腹痛、不思饮食、肩关节疼痛。

【用法用量】10～20g，水煎服。

【文献来源】*Pyrus pyrifolia* (Burm. F.) Nakai 辞典：685. 2016. 滇药志·四：237. 2009.

526 月季花

【药材名】月季花、月月红。

【彝文音译】月季花维。

【来源】蔷薇科植物月季花 *Rosa chinensis* Jacq.，以根、叶、花入药。

【采集加工】夏、秋季采收，洗净，晒干。

【功能主治】

1）《彝医药学》：用于疮疡、闭经、腹痛。

2）《滇药志·四》《彝医药学》：用于经血不止、疮疖。

【用法用量】10～15g，水煎服。外用：适量，捣烂敷。

【文献来源】*Rosa chinensis* Jacq. 彝医药学：621. 1993. 滇药志·四：126. 2009.

527 小果蔷薇

【药材名】营实蔷薇、小果蔷薇。

【彝文音译】苏戈片拜。

【来源】蔷薇科植物小果蔷薇 *Rosa cymosa* Tratt.，以果实入药。

【采集加工】夏、秋季采收，洗净，晒干。

【功能主治】《滇省志》《滇药志·四》：用于不孕症。

【用法用量】5～15g，水煎服。

【文献来源】*Rosa cymosa* Tratt. 滇省志：610. 1995. 滇药志·四：98. 2009.

528 金樱子

【药材名】金樱子。

【来源】蔷薇科植物金樱子 *Rosa laevigata* Michx.，以果实、心材入药。

【采集加工】夏、秋季采收，洗净，晒干。

【功能主治】

1）《哀牢本草》《滇药志·五》：温里通阳、健肾固精。用于肾阳不足、房事不举、梦遗滑精、尿频遗尿、崩漏带下、久婚不孕。

2）《彝医药学》：治不孕症、睾丸肿痛、腹痛、胃痛、风湿性腰痛、药物中毒、遗精。

【用法用量】5～15g，水煎服。

【文献来源】*Rosa laevigata* Michx. 哀牢本草：70. 1991. 滇药志・五：222. 2012. 彝医药学：747. 1993.

529　大花香水月季

【药材名】固公果根。

【来源】蔷薇科植物大花香水月季 *Rosa odorata* var. *gigantea* (Crép.) Rehd. & E. H. Wilson，以根入药。

【采集加工】春季挖根，洗净，晒干。

【功能主治】《彝医药学》：治便秘、腹泻。

【用法用量】6～15g，水煎服。

【文献来源】*Rosa odorata* SW. var. *gigantea* Rehd. et Wils. 彝医药学：568. 1993.

530　掌叶覆盆子

【药材名】覆盆子根、覆盆子。

【来源】蔷薇科植物掌叶覆盆子 *Rubus chingii* Hu，以根、果实入药。

【采集加工】夏、秋季采收，洗净，晒干。

【功能主治】《彝医药学》：用于蛔虫病、风疹、饮冷水致膈水、腹胀肠鸣泄水、痨病、乳糜尿、腹泻、肾亏早泄。

【用法用量】15g，水煎服。

【文献来源】*Rubus chingii* Hu 彝医药学：544，764. 1993.

531　山莓

【药材名】悬钩子、悬勾子根。

【来源】蔷薇科植物山莓 *Rubus corchorifolius* L. f.，以根、果实入药。

【采集加工】夏、秋季采收，洗净，晒干。

【功能主治】

1）《彝医药学》：用于肺炎、鼻衄、癫痫。

2）《哀牢本草》：用于驱除肠道寄生虫。

【用法用量】15～25g，开水泡饮。

【文献来源】*Rubus corchorifolius* L. f. 彝医药学：561，726. 1993. 哀牢本草：108. 1991.

532　插田藨

【药材名】覆盆子。

【来源】蔷薇科植物插田藨 *Rubus coreanus* Miq.，以根入药。

【采集加工】秋季挖根，洗净，切片，晒干。

【功能主治】《彝医药学》：治乳糜尿、腹泻、肾亏早泄。

【用法用量】15g，水煎服。

【文献来源】*Rubus coreanus* Miq. 彝医药学：764. 1993.

533 三叶悬钩子

【药材名】三叶悬钩子、刺茶。

【彝文音译】处徐、助弄。

【来源】蔷薇科植物三叶悬钩子 *Rubus delavayi* Franch.，以全株入药。

【采集加工】夏、秋季采收，晒干。

【功能主治】

1）《滇药录》：健胃、除虫、消炎、解毒、解热。用于疮痈高热、死胎不下。

2）《滇省标·六》：清热解毒、祛风除湿。用于目赤肿痛、痄腮、乳痈、乳蛾、赤白痢疾、鼻衄、风湿痹痛、虫积、疥癣、黄水疮。

【用法用量】15～30g，水煎服。外用：适量。

【文献来源】*Rubus delavayi* Franch. 滇药录：279. 1983. 滇省标·六：61. 2010.

534 栽秧藨

【药材名】黄刺莓根、黄锁梅、钻地风、黄泡、栽秧果根、钻地风根、栽秧泡。

【彝文音译】曹劳伸、皆节赛若、草老奢景、阿拉赛贼。

【来源】蔷薇科植物栽秧藨 *Rubus ellipticus* var. *obcordatus* (Franch.) Focke，以根、根皮、叶、果实、嫩尖入药。

【采集加工】适时采收各部位，鲜用或晒干。

【功能主治】

1）《中国彝药》：清热利湿、活血通络、消肿解毒。用于中风、全身疼痛、腹痛腹泻、肠风下血、湿疹。

2）《滇药志·四》：清热利湿、活血通络、消肿解毒、收敛止痢、补肾涩精、祛风湿、驱除肠道寄生虫。用于感冒、痢疾、牙痛、风湿性关节痛、黄疸型肝炎、月经不调、筋骨疼痛、痿软麻木、肠炎、腹泻、神经衰弱、多尿、遗精、早泄。

3）《彝医药学》：治睾丸肿痛、尿急、尿痛、尿中带血、腹痛腹泻、全身及关节疼痛、中风、肝硬化腹水、休克、火烟呛着。

4）《哀牢本草》：根：温脾止泻、舒筋通络；用于食积不化、呃逆反酸、脾虚泄泻、筋骨疼痛、四肢酸软、手足拘挛、钻地风。嫩尖：止咳平喘。

5）《滇省标·四》：舒筋活络、收涩止痢。用于腰腿酸痛、慢性腹泻、久痢、带下、黄水疮。

6）《彝州本草》：用于扁桃体炎、牙痛、筋骨酸痛、黄疸型肝炎、月经不调、肠风下血、黄水疮、感冒、痢疾、肠炎、腹泻。

7）《滇药志·一》：用于腹泻、肝硬化腹水、休克。

8）《滇药录》：收敛止泻、清热解毒、止血。用于腹泻、肠炎、细菌性痢疾。

【用法用量】20～40g，水煎服。外用：适量，煎水洗。

【文献来源】*Rubus ellipticus* Smith var. *obcordatus* Focke 中国彝药：157. 2004. 彝医药学：548，563，568，575. 1993. 滇药志·四：360. 2009. 哀牢本草：96. 1991. 滇省标·四：75. 2008. 彝州本草：192. 1998. ——*Rubus obcordatus* (Franch.) Thuan 滇药志·一：268. 2008. 滇药录：280. 1983.

535 红藨刺藤

【药材名】覆盆子、灰毛果莓、七月泡、七月泡根、黑锁梅、紫泡根、黑锁莓。

【彝文音译】冒毒绍劳聂、泽罗、草老纳。

【来源】蔷薇科植物红藨刺藤 *Rubus niveus* Thunb.，以根、叶、果实、枝尖入药。

【采集加工】秋、冬季采收，洗净，晒干。

【功能主治】

1）《滇省志》：固肾涩精。用于阳痿、遗精、早泄、尿频、白带异常、月经过多、小儿疳积、风湿性关节痛。

2）《彝医药史》：根、果实：强筋、益肾补肝、明目、兴阳生子；用于风疹、萎软。根：用于疥癞疮。

3）《彝医药学》：治红斑疮、不孕症、风疹。

4）《彝药续集》：治枪弹伤、感冒、毒蛇咬伤、哮喘、月经不调、外伤出血、咽喉肿痛、婴儿倒奶、风疹、痒而起疹。

5）《哀牢本草》：清热解毒、活血化瘀、祛风除湿、升阳举陷；用于肺痨咯血、肺痈痰阻、风湿痹痛、赤白痢疾、脱肛、子宫脱垂、痈疡疮毒、跌打损伤、瘀血肿痛。枝尖：破瘀逐湿、止泻止痢；用于肠痈泻痢、经血不调。果实：补肾固精、健腰缩尿；用于失眠健忘、头昏耳鸣、肾虚腰痛、阳痿早泄、梦遗滑精、尿频遗尿。

6）《彝验方》：用于腹胀。

7）《中国彝药》：补肾涩精、祛风利湿、调经止带。用于男子不育、阳痿、妇人不孕症、风疹瘙痒。

【用法用量】10～20g，水煎服。外用：捣烂敷。

【文献来源】*Rubus foliolosus* D. Don 滇省志：613. 1995. 彝医药史：150. 1990. 彝医药学：771，577. 1993. 彝药续集：50. 1992. 哀牢本草：18. 1991. ——*Rubus niveus* Thunb. 彝验方：52. 2007. 中国彝药：229. 2004.

536 空心藨

【药材名】倒触伞。

【彝文音译】猫招景奈。

【来源】蔷薇科植物空心藨 *Rubus rosifolius* Sm.，以根、茎入药。

【采集加工】夏季采茎，秋冬挖根，洗净，晒干。

【功能主治】《中国彝药》：清热利湿、消食、调经、止咳、接骨。用于小儿膈食、腹泻、慢性肾炎、小便不利、月经不调、痛经、白带异常、疮疡肿毒。

【用法用量】10～30g，水煎服。外用：捣烂敷。

【文献来源】*Rubus rosaefolius* Smith 中国彝药：116. 2004.

537 黄果悬钩子

【药材名】黄果悬钩子、刺茶。

【彝文音译】助弄、曹劳伸、处徐。

【来源】蔷薇科植物黄果悬钩子 *Rubus xanthocarpus* Bureau et Franch.，以全株入药。

【采集加工】夏、秋季采收，洗净，晒干。

【功能主治】

1）《滇药志·四》《彝药志》《彝药资源》：清湿热、杀虫、止血。用于湿热痢疾、鼻衄、黄水疮、疥癣、小儿惊风、下死胎。

2）《彝州本草》：用于下死胎、鼻衄、黄水疮、疥癣、流血、腹痛。

3）《安徽农学通报》《彝州本草》：治小儿惊风、湿热痢疾。

【用法用量】15～30g，水煎服。外用：煎水熏洗；或捣烂敷。

【文献来源】*Rubus xanthocarpus* Bureau et Franch. 滇药志・四：358. 2009. 彝州本草：108. 1998. 彝药志：101. 1983. 彝药资源：60. 2021. 安徽农学通报. 26（16）：45-49. 2020.

538 地榆

【药材名】水槟榔、地榆、水橄榄、水槟榔根、山枣子。

【彝文音译】矣阿冲、日苏契契、鱼绍冲、纳米叔。

【来源】蔷薇科植物地榆 *Sanguisorba officinalis* L.，以根、叶入药。

【采集加工】春、秋季均可采叶；春季发芽前，秋季枯萎前后挖根，洗净，晒干。

【功能主治】

1）《滇药录》：消食健胃。治食滞中焦。

2）《彝医药学》：治感冒、羊胡子疮、梅毒。

3）《哀牢本草》：清热解毒、活血化瘀、行气止痛、收敛止血。用于高热昏迷、咯血吐血、食积不化、肠痈赤痢、梅毒、淋证、红崩白浊、小儿疳积、痔瘘出血、跌打金刃损伤、水火烫伤、酒糟鼻。

4）《彝药学》《彝医药・下》《中国彝药》：止血止泻、清热解毒、止痛生肌、消肿敛疮。

5）《彝植物药》《彝医药・下》《中国彝药》：用于烧烫伤、刀枪伤出血、便血、心口痛、胃痛、妇女外阴溃烂、腹泻。

6）《滇省志》：凉血止血、收敛止泻。用于吐血、便血、咯血、尿血、痔疮出血、功能性子宫出血、白带异常、痢疾、慢性肠胃炎、烧烫伤。

7）《彝医药・下》《中国彝药》：用于肝痛、梅毒。

8）《彝医药史》（根）：治冷寒身痛、鼻疮溃烂、羊胡子疮、久寒、面寒疮、肚腹疼、赤白痢、噤口痢。

【用法用量】6～15g，鲜品 30～120g，水煎服；或入丸、散剂；或绞汁内服。外用：适量，煎水洗；或绞汁外涂；或研末外搽；或捣烂敷。

【文献来源】*Sanguisorba officinalis* L. 彝医药学：578. 1993. 滇药录：285. 1983. 哀牢本草：45. 1991. 彝药学：157. 2016. 彝植物药：59. 1990. 滇省志：614. 1995. 彝医药・下：582. 2007. 中国彝药：652. 2004. 彝医药史：162. 1990.

539 粉花绣线菊

【药材名】千颗米。

【彝文音译】偶柴图。

【来源】蔷薇科植物粉花绣线菊 *Spiraea japonica* L. f.，以全株入药。

【采集加工】全年可采，但以夏、秋季花叶茂盛时采收为佳，除去杂质，晒干。

【功能主治】《滇省标・六》：疏风清热、利湿、活血调经、软坚散结、通利二便。用于风热感冒、目赤、咳嗽、湿热黄疸、风湿痹痛、月经不调、癥瘕积聚、无名肿毒、便秘、小便不利。

【用法用量】10～30g，水煎服。

【文献来源】*Spiraea japonica* L. f. 滇省标・六：7. 2010.

540 红果树

【药材名】细叶啄木树、红果树。

【彝文音译】白能则。

【来源】蔷薇科植物红果树 *Stranvaesia davidiana* Decne.，以树皮入药。
【采集加工】全年可采，洗净，晒干。
【功能主治】
1）《彝医药学》：治痢疾。
2）《滇省志》：收敛止痢。用于血痢。
【用法用量】适量，水煎服。
【文献来源】*Stranvaesia davidiana* Decne. 彝医药学：655. 1993. 滇省志：615. 1995.

豆　　科

541　相思子

【药材名】相思豆根、相思子、相思豆。
【彝文音译】义莫聂能色、写似泗、xiesysyr。
【来源】豆科植物相思子 *Abrus precatorius* Linnaeus Syst. Nat.，以根、藤、叶、果实、种子入药。
【采集加工】夏、秋季采收，洗净，晒干。
【功能主治】
1）《彝医药学》：治腹泻、脾胃虚寒、尿路感染。
2）《辞典》《滇省志》《志要》：用于便秘、久治不愈的尿路感染。
3）《辞典》（根）：治高热烦躁、昏迷不醒、大便秘结。
4）《民药志・四》：清热解毒、凉血润肠。用于高热烦躁、昏迷不醒、大便秘结。
5）《志要》、《辞典》（果实）：治便秘腹胀。
6）《哀牢本草》《滇药志・四》：润肠通便。根：固肠止泻、杀虫疗癣；用于水泻、肠寄生虫感染、疥癣。
【用法用量】5～10g，水煎服。
【文献来源】*Abrus precatorius* L. 彝医药学：552. 1993. 滇省志：623. 1995. 辞典：2. 2016. 民药志・四：475. 2007. 志要：2. 2005. 滇药志・四：280. 2009. 哀牢本草：88. 1991.

542　儿茶

【药材名】儿茶。
【彝文音译】摆得、绿叉史、lupchasyr。
【来源】豆科动物儿茶 *Acacia catechu* (L. f.) Willd.，以心材入药。
【采集加工】夏、秋季采收，洗净，晒干。
【功能主治】
1）《滇药志・一》：用于小儿火毒疮。
2）《民药志・四》《辞典》：治黄疸、麻风、坏血病、遗精早泄、胃肠痈疡、小便短赤、多涎口臭、疮疖肿毒。
3）《民药志・四》：清热生津、化痰止咳、生肌、收敛止血、止痛。
【用法用量】1～3g，水煎服。外用：适量。
【文献来源】*Acacia catechu* (L. f.) Willd. 滇药志・一：7. 2008. 辞典：3. 2016. 民药志・四：8. 2007.

543 合欢

【药材名】合欢。

【彝文音译】则西尾六。

【来源】豆科植物合欢 *Albizia julibrissin* Durazz.，以根、花、树皮入药。

【采集加工】夏、秋季采收，晒干或烘干。

【功能主治】

1）《志要》《滇药志・一》《辞典》《滇药录》：用于眼目昏花、视物不清。

2）《滇省志》：树皮：解郁、和血、宁心、消痈肿；用于心神不安、失眠、肺脓肿、咯脓痰、筋骨损伤、痈疖肿痛。花：养心、开胃、理气、解郁；用于神经衰弱、失眠健忘、胸闷不舒。根：止血生肌、散瘀止痛；用于风湿性关节炎、跌打损伤、腰肌劳损、创伤出血、疮疡癣疥。

【用法用量】4.5～9g，蒸鸡蛋一碗，趁热熏眼后内服。外用：适量。

【文献来源】*Albizia julibrissin* Durazz. 志要：25. 2005. 滇药志・一：146. 2008. 辞典：32. 2016. 滇省志：621. 1995. 滇药录：13. 1983.

544 山槐

【药材名】山合欢、山合花、野夜蒿花、山槐、夜蒿花。

【彝文音译】敲塞米鹿、考西囡、阿可唯。

【来源】豆科植物山槐 *Albizia kalkora* (Roxb.) Prain，以花、树皮入药。

【采集加工】夏季采收，晒干。

【功能主治】

1）《志要》：用于视物昏花。

2）《中国彝医》、《辞典》（花）：用于感冒、咳嗽、咽喉肿痛、肺炎、支气管炎、肺结核、哮喘、胃炎、肝炎、牙痛、跌打损伤、骨折、外伤出血、关节脱位。

3）《中国彝药》：清肝明目、解郁安神、活血止痛。用于老年视物昏花、劳伤、心神不安、失眠、痈肿、蛇虫咬伤。

4）《辞典》：花、树皮：治老年视物昏花、劳伤、心神不安、痈肿、蛇虫咬伤。树皮：治心神不安、失眠、痈肿、蛇虫咬伤。

5）《彝药志》：舒筋活络、止痛、安神解郁。

6）《安徽农学通报》《彝药志》《彝州本草》：治视物昏花、心神不安。

7）《彝药志》《彝州本草》：用于骨折、跌打损伤、劳伤、失眠、肺脓肿、痈疖肿痛。

【用法用量】25～30g，水煎服。

【文献来源】*Albizia kalkora* (Roxb.) Prain 志要：25. 2005. 中国彝医：48. 1994. 中国彝药：158. 2004. 辞典：33. 2016. 彝药志：4. 1983. 安徽农学通报. 26（16）：45-49. 2020. 彝州本草：111. 1998.

545 毛叶合欢

【药材名】大毛毛花、毛叶合欢、野夜蒿皮。

【彝文音译】敲塞米露、阿可维其。

【来源】豆科植物毛叶合欢 *Albizia mollis* (Wall.) Boiv.，以花、茎皮入药。

【采集加工】夏、秋季采收，洗净，晒干。

【功能主治】

1）《滇省志》：清肝明目、退翳。用于视物昏花。

2）《滇药志·三》、《辞典》、《志要》、《滇药录》（花）：治夜盲、眼目昏花。

3）《滇省标·六》：清热凉血、解毒明目、解郁安神、活血止痛。用于翳障、视物不清、失眠多梦、黄疸胁痛、风湿疼痛、跌打损伤、疮疡。

【用法用量】15～30g，水煎服。外用：适量。

【文献来源】*Albizia mollis* (Wall.) Boiv. 滇省志：622. 1995. 辞典：33. 2016. 滇省标·六：83. 2010. 志要：26. 2005. 滇药志·三：83. 2010. 滇药录：13. 1983.

546 蒙古黄芪

【药材名】黄芪、膜荚黄芪。

【来源】豆科植物蒙古黄芪 *Astragalus propinquus* Schischkin，以根入药。

【采集加工】春、秋季采收，除去须根及根头，晒干。

【功能主治】《辞典》《志要》《彝医药学》：用于湿疹、乳汁缺乏、产后泄泻、痢疾。

【用法用量】9～30g，水煎服。

【文献来源】*Astragalus membranaceus* (Ficsh) Bunge 彝医药学：513. 1993. 辞典：98. 2016. 志要：79. 2005.

547 紫云英

【药材名】灯笼花。

【来源】豆科植物紫云英 *Astragalus sinicus* L.，以全草入药。

【采集加工】春末夏初采集，洗净，晒干。

【功能主治】《彝验方》：用于角膜云翳。

【用法用量】15g，水煎服。

【文献来源】*Astragalus sinicus* L. 彝验方：108. 2007.

548 鞍叶羊蹄甲

【药材名】鞍叶羊蹄甲、夜关门。

【彝文音译】丕米里、姆鹅唯、木起西豁。

【来源】豆科植物鞍叶羊蹄甲 *Bauhinia brachycarpa* Wall. ex Benth.，以根、叶、花入药。

【采集加工】夏、秋季采收，洗净，晒干。

【功能主治】

1）《志要》《滇药志·四》《滇省志》《辞典》：花：用于目昏、目眩、耳鸣、小儿疝气。

2）《安徽农学通报》：治风湿疼痛、头晕目眩等。

3）《志要》《彝州本草》：用于神经症、风湿疼痛、跌打损伤、头晕、目眩。

4）《中国彝药》：清心安神、解毒祛湿、活血。用于精神失常、痢疾、崩漏。

5）《辞典》（花）：用于神经症、风湿疼痛、跌打损伤、癫狂、心悸、烦躁。

6）《志要》《中国彝药》《滇药志·四》《滇省志》《辞典》《彝州本草》：用于癫狂、心慌心悸、烦乱、语无伦次。

7）《彝药本草》：消炎理气、祛风解毒、收敛止泻、安神。用于心悸失眠、盗汗、尿床。

8）《彝药志》：用于神经症、语无伦次。

9）《彝药志》《中药材》：止泻、安神、止痛、散结、祛风。治癫狂、心悸、烦乱。

【用法用量】15～30g，水煎服。

【文献来源】*Bauhinia brachycarpa* Wall. 滇药志·四：438. 2009. 安徽农学通报. 26（16）：

45-49. 2020. 滇省志：616. 1995. 志要：85. 2005. 中国彝药：156. 2004. 辞典：106. 2016. ——*Bauhinia faberi* Oliv. 彝州本草：105. 1998. 彝药本草：180. 2018. 彝药志：116. 1983. 中药材. 12(8)：14-16. 1989. 辞典：106. 2016.

549 琼岛羊蹄甲

【药材名】羊蹄藤。

【来源】豆科植物琼岛羊蹄甲 *Bauhinia ornata* var. *austrosinensis* (T. Tang & Wang) T. Chen，以根入药。

【采集加工】全年可采，除去杂质，洗净，切片，晒干备用。

【功能主治】《元彝药》：用于腹泻、胃痛、风湿性骨痛。

【用法用量】15～25g，水煎服。

【文献来源】*Bauhinia austrosinensis* Tang et Wang 元彝药：34. 1994.

550 云实

【药材名】云实茎叶、老虎刺花、云实。

【彝文音译】也得、年汪辞（贵州）。

【来源】豆科植物云实 *Caesalpinia decapetala* (Roth) Alston，以全株、根皮、叶、花入药。

【采集加工】夏、秋季采收，洗净，晒干。

【功能主治】

1）《滇省标・六》：疏风清热、解毒除湿。用于风热感冒、咳嗽、咽喉肿痛、牙痛、痄腮、乳痈、皮肤瘙痒、风湿疼痛、跌打损伤。

2）《彝验方》：用于眩晕。

3）《滇药录》：治梅毒、下焦湿热、跌打损伤。

4）《民药志・一》：用于小儿麻疹内陷。

【用法用量】15～25g，水煎服。

【文献来源】*Caesalpinia decapetala* (Roth) Alston 滇省标・六：33. 2010. ——*Caesalpinia sepiaria* Roxb. 彝验方：13. 2007. 滇药录：51. 1983. 民药志・一：89. 1984.

551 苏木

【药材名】苏木。

【彝文音译】呢西倮诺。

【来源】豆科植物苏木 *Caesalpinia sappan* L.，以根、心材、种子入药。

【采集加工】夏、秋季采收，洗净，晒干。

【功能主治】

1）《哀牢本草》、《滇药志・二》（心材）：活血祛瘀、消肿止痒。用于闭经、痛经、胎盘滞留、产后瘀血、瘀阻胸痛。

2）《哀牢本草》（根）：理气化湿。用于白痢、慢性结肠炎。

3）《彝药本草》：收敛止血、行血破瘀、祛痰、止痛、散风消肿。用于心脉不通、心慌心悸、跌打损伤、劳伤、疮痈肿毒。

4）《彝医药学》：用于损伤气绝、血瘀疼痛、跌打损伤、瘀血内停、胎盘不下。

【用法用量】5～10g，水煎服。

【文献来源】*Caesalpinia sappan* L. 滇药志・二：175. 2009. 哀牢本草：66. 1991. 彝药本草：127.

2018. 彝医药学：501. 1993.

552 木豆

【药材名】木豆。

【来源】豆科植物木豆 *Cajanus cajan* (Linnaeus) Huth Helios，以根入药。

【采集加工】秋、冬季采收，洗净切段晒干。

【功能主治】《彝药资源》：利湿、消肿、散瘀、止血。用于风湿痹痛、跌打损伤、衄血、便血、疮疖肿毒、产后恶露不尽、水肿、黄疸型肝炎。

【用法用量】15～25g，水煎服。

【文献来源】*Cajanus cajan* L. 彝药资源：107. 2021.

553 马尿藤

【药材名】三棱梢、马尿藤。

【彝文音译】啊衣糯错。

【来源】豆科植物马尿藤 *Campylotropis bonatiana* (Pamp.) Schindl.，以全株入药。

【采集加工】夏、秋季采收、洗净，晒干。

【功能主治】

1)《滇省志》：发汗解表、清热利湿。用于肠炎、膀胱炎、肾炎、风湿性关节炎。

2)《滇药录》《辞典》：用于口腔炎、肺炎、肾炎、膀胱炎。

3)《辞典》《滇省志》：用于感冒发热、鼻炎、痢疾、跌打损伤。

【用法用量】20～50g，水煎服。

【文献来源】*Campylotropis bonatiana* (Pamp.) Schindl. 滇省志：626. 1995. 滇药录：53. 1983. 辞典：152. 2016.

554 毛筅子梢

【药材名】大红袍、毛杭子梢。

【彝文音译】阿努苏古漠、anusugumno、色哟、依纳扣、尾能能薄若、xiudingzi（云南）。

【来源】豆科植物毛筅子梢 *Campylotropis hirtella* (Franch.) Schindl.，以根、叶入药。

【采集加工】秋季采收，洗净，鲜用或晒干。

【功能主治】

1)《光谱实验室》《彝药学》：收敛止血、顺气止痛、清热利湿、消痈疮。

2)《哀牢本草》：行气破瘀、活血止痛。用于崩漏带浊。

3)《辞典》《民药志・三》：用于痛经、子宫虚寒性不孕、胃及十二指肠溃疡。

4)《彝药本草》：用于肠胃溃疡、妇科炎症。

5)《彝药本草》《民药志・三》：活血调经、止血、消炎、止痛。

6)《彝验方》：用于体癣。

7)《哀牢本草》《滇药志・一》《辞典》：用于胃肠痈疡、月经不调、经行腹痛、瘀血肿痛、皮肤瘙痒、疮痈肿毒。

8)《滇省标・六》：活血止血、调经止痛。用于月经不调、痛经、崩漏、带下、胃脘痛、外伤出血、烧烫伤、皮肤瘙痒。

9)《彝医药・下》《中国彝药》：收涩止血、顺气止痛、清热利湿、消痈疮。用于崩漏、胃痛、生疮、稻田皮炎。

10）《彝医药学》：治稻田皮炎。

【用法用量】20～30g，水煎服。外用：适量，捣烂敷。

【文献来源】*Campylotropis hirtella* (Franch.) Schindl. 光谱实验室. 24（5）：863-867. 2007. 哀牢本草：24. 1991. 民药志·三：21. 2000. 彝药本草：26. 2018. 彝药学：137. 2016. 彝验方：183. 2007. 滇药志·一：20. 2008. 滇省标·六：13. 2010. 彝医药·下：524. 2007. 辞典：152. 2016. 中国彝药：585. 2004. 彝医药学：468. 1993.

555 三棱枝笐子梢

【药材名】风摆柳、野蚕豆、三棱草、大发表、三棱枝杭子梢、黄花马尿藤。

【彝文音译】松漏争、风漏争、拍诺齐、肌肤马利。

【来源】豆科植物三棱枝笐子梢 *Campylotropis trigonoclada* (Franch.) Schindl.，以全草、根茎、果荚、种仁入药。

【采集加工】夏、秋季采收，洗净，晒干。

【功能主治】

1）《彝州本草》：用于跌打损伤、肾炎引起的腰痛、浮肿、血尿、前列腺增生、尿闭难出、跌打损伤、淋证、乙型肝炎。

2）《哀牢本草》：养阴清热、疏风解肌。用于寒热往来、头重身痛、肢体酸痛、食欲不振。根：清热除湿、透疹止汗、止血催乳；用于高热不退、虚汗溢表、泌乳不畅、疹斑瘙痒、泄泻痢疾、便血、尿血。

3）《彝药本草》：活血、止血、解热、利湿。用于外感寒热、肾炎水肿、尿道结石、前列腺炎。

4）《滇药录》：用于小儿惊风、高热、肺炎。

5）《滇药志·三》：活血祛瘀、消肿止痛、透疹止汗、止血催乳；用于跌打损伤、小儿惊风、高热、肺炎、虚汗溢表、泌乳不畅、疹斑瘙痒、泄泻痢疾、便血尿血。果荚、种仁：养阴清热、疏风解肌；用于寒热往来、头重身痛、肢体酸软、食欲不振。

6）《滇省志》、《彝州本草》、《滇药志·三》、《中国彝药》、《辞典》（根）：用于淋证、血尿、腰痛、浮肿（肾性水肿）。

7）《辞典》：根：用于跌打损伤、吹乳。根、茎：用于小儿惊风、高热、肺炎。果荚、种仁：用于寒热往来、头重身痛、肢体酸软、食欲不振。

8）《中国彝医》《彝药志》：清热利湿、活血祛瘀、消肿止痛。用于浮肿、尿少、淋证、血尿、跌打损伤、腰痛。

9）《中国彝药》：清热利尿，活血止痛，解毒除湿。治跌打损伤，吹乳。

【用法用量】20～50g，水煎服。外用：适量，捣烂敷。

【文献来源】*Campylotropis trigonoclada* (Franch.) Schindl. 彝州本草：56. 1998. 哀牢本草：103. 1991. 中国彝医：62. 1994. 彝药本草：24. 2018. 滇药录：53. 1983. 滇药志·三：14. 2010. 滇省志：627. 1995. 辞典：152. 2016. 中国彝药：90. 2004. 彝药志：51. 1983.

556 刀豆

【药材名】大刀豆根、刀豆。

【来源】豆科植物刀豆 *Canavalia gladiata* (Jacq.) DC.，以根入药。

【采集加工】秋季采收，洗净，晒干。

【功能主治】

1）《哀牢本草》：散瘀消肿、理气止痛。

2）《辞典》《哀牢本草》：用于伤风感冒、咽喉疼痛、呃逆反酸、风寒湿痹、腰腿疼痛、湿疣皮癣。

【用法用量】10～20g，水煎服。外用：鲜品，捣烂敷。

【文献来源】*Canavalia gladiata* (Jacq.) DC. 哀牢本草：22. 1991. 辞典：153. 2016.

557 锦鸡儿

【药材名】锦鸡儿、金雀花。

【彝文音译】赊拈唯。

【来源】豆科植物锦鸡儿 *Caragana sinica* (Buc'hoz) Rehd.，以根、花入药。

【采集加工】秋季挖根，洗净，晒干或除去木心切片，晒干。春季采花晒干。

【功能主治】

1）《中国彝药》《滇药志·四》《辞典》：用于头晕、耳鸣、肾虚腰痛、头风痛、崩漏带下、气虚、红崩、白带异常。

2）《中国彝药》《滇药志·四》：健脾补肾、益气养血、祛风解毒。

【用法用量】20～30g，水煎服；或炖肉吃。

【文献来源】*Caragana sinica* (Buc'hoz) Rehder 辞典：160. 2016. 中国彝药：215. 2004. 滇药志·四：424. 2009.

558 大叶山扁豆

【药材名】短叶决明、山扁豆。

【彝文音译】拿阿实。

【来源】豆科植物大叶山扁豆 *Chamaecrista leschenaultiana* (Candolle) O. Degener，以全株、根入药。

【采集加工】夏、秋季采收，洗净，晒干。

【功能主治】

1）《滇省志》：清肝明目、理气健胃、镇静安神。用于胃酸过多、白内障。

2）《辞典》《滇省志》：用于痢疾、胃痛、消化不良、失眠、角膜浑浊。

3）《滇药录》：用于眼干目涩、视物模糊。

【用法用量】25～50g，水煎服。

【文献来源】*Cassia leschenaultiana* DC. 滇省志：619. 1995. 辞典：168. 2016. ——*Cassia mimosoides* DC. var. *wallichiana* (DC.) Baker 滇药录：58. 1983.

559 含羞草山扁豆

【药材名】含羞草决明。

【彝文音译】哪啊施。

【来源】豆科植物含羞草山扁豆 *Chamaecrista mimosoides* (L.) Greene，以全草入药。

【采集加工】夏、秋季采收，扎成把，晒干。

【功能主治】《辞典》：用于眼目干涩、视物模糊。

【用法用量】15～30g，水煎服，亦可代茶饮用。

【文献来源】*Cassia mimosoides* L. 辞典：168. 2016.

560 三叶蝶豆

【药材名】野黄豆、三叶蝴蝶花豆、接骨藤。

【来源】豆科植物三叶蝶豆 *Clitoria mariana* L.，以全草、根、果实入药。

【采集加工】夏季采收，洗净，晒干。

【功能主治】

1）《哀牢本草》：祛风除湿、舒筋通络。根：消食、利胆、止泻；用于肉食不化、水臌气胀、肝胆湿热、便溏水泻。

2）《哀牢本草》、《辞典》（果实）：治风寒湿痹、手足拘挛、产后腹痛、白浊湿淋。

3）《元彝药》：用于目赤肿痛、风湿痹痛、骨折、外伤出血。

【用法用量】20～30g，水煎服。

【文献来源】*Clitoria mariana* L. 哀牢本草：103. 1991. 辞典：214. 2016. 元彝药：46. 1994.

561 圆叶舞草

【药材名】大野花生。

【来源】豆科植物圆叶舞草 *Codoriocalyx gyroides* (Roxb. ex Link) Hasskarl，以根、全草入药。

【采集加工】全年可采，洗净，晒干。

【功能主治】《元彝药》：用于湿热下注、赤白痢疾、暴发红眼、红肿刺痛、畏光流泪。

【用法用量】15～20g，水煎服。

【文献来源】*Desmodium gyroides* (Roxb.) DC. 元彝药：6. 1994.

562 舞草

【药材名】接骨草。

【来源】豆科植物舞草 *Codoriocalyx motorius* (Houtt.) H. Ohashi，以叶入药。

【采集加工】全年可采，洗净，晒干。

【功能主治】《彝医药学》：用于外伤骨折。

【用法用量】6g，水煎服。外用：适量。

【文献来源】*Desmodium gyrans* (L.) DC 彝医药学：597. 1993.

563 巴豆藤

【药材名】大血藤、藤子树、巴豆藤。

【来源】豆科植物巴豆藤 *Craspedolobium schochii* Harms，以根、叶入药。

【采集加工】四季可采，分别切片，晒干。

【功能主治】

1）《哀牢本草》：活血化瘀、补血调经、祛风除湿、清咽利喉。常用于呃逆膈食。

2）《彝医药学》：治噎膈。

3）《哀牢本草》、《辞典》（根）：治气血两亏、头晕耳鸣、跌打损伤、风湿痹痛、月经不调、小儿贫血、声音嘶哑、口干舌燥。

【用法用量】10～20g，水煎服。

【文献来源】*Craspedolobium schochii* Harms 哀牢本草：24. 1991. 彝医药学：576. 1993. 辞典：236. 2016.

564　响铃豆

【药材名】黄花地丁、响铃豆。

【彝文音译】蛆弱栽来多。

【来源】豆科植物响铃豆 *Crotalaria albida* Heyne ex Roth，以全草入药。

【采集加工】夏、秋季采收，洗净，晒干。

【功能主治】

1）《哀牢本草》：消宿食、疗呃逆。用于积食不化、胸腹痞满、呃逆反酸、二便不利。

2）《彝医药学》《辞典》：用于食积。

3）《滇药志·一》《辞典》：用于积食不化、支气管炎、肺炎、哮喘、胸腹痞满、呃逆反酸、二便不利。

4）《滇药录》《辞典》：治尿道炎、膀胱炎、支气管炎、肺炎、哮喘。

【用法用量】10～15g，水煎服。

【文献来源】*Crotalaria albida* Heyne ex Roth　哀牢本草：98. 1991. 彝医药学：580. 1993. 滇药志·一：250. 2008. 辞典：242. 2016. 滇药录：84. 1983.

565　长萼猪屎豆

【药材名】狗铃子草。

【来源】豆科植物长萼猪屎豆 *Crotalaria calycina* Schrank，以全草入药。

【采集加工】夏季采收，鲜用，或扎成把，晒干。

【功能主治】《元彝药》：用于尿频、尿痛、尿急、小便不利。

【用法用量】3～12g，水煎服。

【文献来源】*Crotalaria calycina* Schrank　元彝药：42. 1994.

566　假地蓝

【药材名】假地蓝、狗响铃、响铃草、假地兰、毛假地豆。

【彝文音译】衣多来着、阿怒块译来、弱儿诺、此若真勒薄、启响铃。

【来源】豆科植物假地蓝 *Crotalaria ferruginea* Grah. ex Benth.，以全草、根、果实入药。

【采集加工】秋季采收，除去杂质，晒干。

【功能主治】

1）《中国彝药》、《滇药志·四》、《彝医药学》、《辞典》（根、全草）：治牙龈肿痛、小便疼痛、红斑疮。

2）《哀牢本草》、《辞典》（根）：清热解毒、除湿利尿。

3）《彝医药史》：根：治小儿有风、腹胀。全草：敛肺气、止咳痰、定喘；用于久咳带血、石淋内结。

4）《民药志·二》《滇省志》《滇药录》：治小便不利。

5）《彝药本草》：消炎利尿、止咳定喘。用于小儿疳积、耳鸣耳聋、肾炎水肿。

6）《滇省标·二》：清热利湿、滋肾养肝、止咳化痰。用于热淋、耳鸣耳聋、痰热咳嗽、牙龈肿痛、腰膝疼痛、赤白带下、小儿疳积。

7）《辞典》（全草）：治小便不通、肺热咳嗽、小儿疝气。

8）《中国彝药》《滇药志·四》：清热解毒、补肾养肝、止咳平喘、利湿。

9）《滇药志·四》、《哀牢本草》、《辞典》（根）：用于热邪犯肺、发热不退、痰喘咳嗽、肾病石淋、膀胱湿热、疔毒恶疮。

【用法用量】15～30g，水煎服。外用：鲜品适量，捣烂敷。

【文献来源】*Crotalaria ferruginea* Grah. 辞典：228，242. 2016. 哀牢本草：72. 1991. 彝医药史：163. 1990. 民药志・二：495. 1990. 彝药本草：45. 2018. 滇省志：629. 1995. 滇省标・二：73. 2007. 彝医药学：633. 1993. 滇药录：85. 1983. 中国彝药：110. 2004. 滇药志・四：304. 2009.

567 补骨脂

【药材名】补骨脂、黑故子。

【彝文音译】哦尼喱。

【来源】豆科植物补骨脂 *Cullen corylifolium* (L.) Medik.，以全草入药。

【采集加工】夏、秋季采收，洗净，晒干。

【功能主治】

1）《彝医药学》：用于泄泻、阳痿。

2）《彝药本草》：温肾壮阳。治腰膝酸软、精冷不育。

【用法用量】30～50g，水煎服；或炖服。

【文献来源】*Psoralea corylifolia* L. 彝医药学：746. 1993. 彝药本草：52. 2018.

568 疏果山蚂蝗

【药材名】疏果假地豆、疏果山蚂蝗。

【彝文音译】蜜刹、铭急塞。

【来源】豆科植物疏果山蚂蝗 *Desmodium griffithianum* Benth.，以全草入药。

【采集加工】夏、秋季采收，洗净，晒干。

【功能主治】

1）《滇省志》《志要》《滇药录》：用于宫寒血冷。

2）《辞典》（全草）：治宫寒。

【用法用量】50g，水煎服。

【文献来源】*Desmodium griffithianum* Benth. 滇药录：98. 1983. 滇省志：631. 1995. 辞典：277. 2016. 志要：218. 2005.

569 小叶三点金

【药材名】小叶三点金、斑鸠窝、辫子草、小叶三点金草、土丁香。

【彝文音译】夺毕窝、敏的胸、朵避起、格蚤荼（云南楚雄）。

【来源】豆科植物小叶三点金 *Desmodium microphyllum* (Thunb.) DC.，以全草、根入药。

【采集加工】夏、秋季采收，鲜用或晒干。

【功能主治】

1）《彝药资源》：清热解毒、利湿通络、消炎止血、活血化瘀、健脾利湿、止咳平喘、解毒消肿。用于小儿疳积、黄疸、痢疾、咳嗽、哮喘、支气管炎、尿路感染、糖尿病、尿道结石、慢性胃炎、慢性支气管炎、毒蛇咬伤、痈疮溃烂、漆疮、痔疮。

2）《哀牢本草》：温中散寒、理气止痛。用于胃寒疼痛、小儿疳积。

3）《彝州本草》：用于产后流血、红崩、白带异常、闭经、虚弱盗汗、痢疾、风湿关节不利、尿路感染、痔疮、糖尿病、淋证、消化不良、胸闷、腹泻、咳嗽、胸痛、咯血、跌打损伤、风湿疼痛、骨痛、小儿疳积。

4）《彝药本草》：凉血、消炎、利尿、解毒、通经。用于妇女尿道炎、阴痒、滴虫性阴道炎、白崩、皮肤疱疹、牙龈肿痛、结膜炎。

5）《彝验方》：用于糖尿病。

6）《滇省志》：用于痛经、消化不良、胸闷腹痛、咳嗽、咯血。

7）《滇省标·四》：清热解毒、活血调经、除湿止带。用于月经不调、赤白带下、外阴瘙痒、虚火牙痛。

8）《彝医药·下》《中国彝药》：清热解毒、止咳平喘、消食止痛。用于痈疽发背、痔疮、湿疹、消化不良。

9）《辞典》（全草）：治痈疽、痔疮、湿疹、消化不良。

10）《民药志·三》：用于风火牙痛、肺热咳嗽、尿路感染、痔疮肿痛、疮疖红肿、痛经、消化不良、咳嗽、胸痛、咯血。

11）《辞典》《志要》：全草：治风火牙痛、尿路感染、痔疮肿痛、痛经、胃脘痛、烧烫伤、胃寒疼痛、小儿疳积。根：治小儿疳积、红崩、白带异常、痢疾、消化不良、胸闷腹痛、痛经、咳嗽、咯血、胸痛。

12）《中国彝医》《彝药志》：健脾利湿、清凉解毒、活血通络、止咳平喘。用于痔疮、淋证。

13）《中国彝药》、《辞典》（全草）：用于咳嗽、胸痛、咯血、胸闷腹痛、牙痛。

14）《彝药志》：治小儿疳积、红崩白带、痢疾、黄疸、咳嗽、哮喘、痛经、消化不良等。

【用法用量】15～25g，水煎服。外用：鲜品，捣烂敷。

【文献来源】*Desmodium microphyllum* (Thunb.) DC. 彝药资源：64. 2021. 哀牢本草：108. 1991. 彝州本草：213. 1998. 彝药本草：8. 2018. 彝验方：76. 2007. 滇省志：632. 1995. 滇省标·四：85. 2008. 彝医药·下：295. 2007. 辞典：277. 2016. 民药志·三：30. 2000. 志要：218. 2005. 中国彝医：55. 1994. 中国彝药：317. 2004. 彝药志：160. 1983.

570　长波叶山蚂蝗

【药材名】山蚂蟥、长波叶山蚂蝗。

【彝文音译】操拈唯、过路黄。

【来源】豆科植物长波叶山蚂蝗 *Desmodium sequax* Wall.，以根、茎、叶、果实入药。

【采集加工】夏、秋季采收，洗净，晒干。

【功能主治】

1）《彝医药·下》《中国彝药》：润肺止咳、驱虫、清热、活血化瘀、收涩止血。

2）《辞典》《彝医药·下》《中国彝药》：治咳嗽、虫积腹痛、闭经、腹痛、跌打损伤。

3）《中国彝药》：用于烧伤。

【用法用量】适量，水煎服。外用：适量，煎水洗；或研末撒敷。

【文献来源】*Desmodium sequax* Wall. 彝医药·下：414. 2007. 辞典：278. 2016. 中国彝药：454. 2004.

571　三点金

【药材名】三点金草。

【彝文音译】明的凶。

【来源】豆科植物三点金 *Desmodium triflorum* (L.) DC.，以根入药。

【采集加工】夏、秋季采收，洗净，切片，晒干。

【功能主治】《滇药录》《滇省志》《辞典》《志要》：治大叶性肺炎。

【用法用量】50～100g，水煎服。

【文献来源】*Desmodium triflorum* (L.) DC. 滇药录：100. 1983. 滇省志：632. 1995. 辞典：279. 2016. 志要：220. 2005.

572 绒毛山蚂蟥

【药材名】绒毛山蚂蝗果。

【来源】豆科植物绒毛山蚂蟥 *Desmodium velutinum* (Willd.) DC.，以果实入药。

【采集加工】夏、秋季采收，洗净，切片，晒干。

【功能主治】《彝验方》：用于醉酒。

【用法用量】3g，绞汁服。

【文献来源】*Desmodium velutinum* (Willd.) DC. 彝验方：90. 2007.

573 镰扁豆

【药材名】镰豆藤、麻藤根、大麻药。

【彝文音译】诺筛逼。

【来源】豆科植物镰扁豆 *Dolichos trilobus* L.，以根入药。

【采集加工】深秋至早春采收，洗净，鲜用或晒干研粉。

【功能主治】

1）《哀牢本草》《辞典》《志要》：用于子宫脱垂、创伤出血、骨折疼痛。

2）《哀牢本草》：固筋托里、止血镇痛。

3）《彝药本草》：镇痛、消肿、化血。用于风湿疼痛、外伤骨折疼痛。

【用法用量】30～50g，泡酒 1000ml，每天振摇 2 次，3 天后服用，每次服用 10～20ml，每天早晚各 1 次。

【文献来源】*Dolichos falcata* Klein 辞典：293. 2016. 哀牢本草：107. 1991. 志要：230. 2005. 彝药本草：30. 2018. ——*Dolichos trilobus* L. 辞典：293. 2016.

574 心叶山黑豆

【药材名】细木香、心叶山黑豆。

【彝文音译】细木细。

【来源】豆科植物心叶山黑豆 *Dumasia cordifolia* Benth. ex Baker，以根入药。

【采集加工】全年均可采集，切片鲜用或晒干。

【功能主治】

1）《滇药志・三》《辞典》《志要》《哀牢本草》：用于食积不化、腹胀气撑、发热不退、久婚不育。

2）《哀牢本草》：健脾理气、消食化滞、除虚热、通阳气。

【用法用量】5～10g，水煎服。

【文献来源】*Dumasia cordifolia* Benth. ex Baker 滇药志・三：251. 2010. 辞典：301. 2016. 志要：237. 2005. 哀牢本草：78. 1991.

575 小鸡藤

【药材名】红藤一文线、小鸡藤、雀舌豆。

【彝文音译】耐咩采勒若。

【来源】豆科植物小鸡藤 *Dumasia forrestii* Diels，以根入药。

【采集加工】全年均可采集，切片鲜用或晒干。

【功能主治】

1）《哀牢本草》《滇药志·四》：解毒透疹、祛风止痒。

2）《滇省志》：祛风除湿、调经。

3）《哀牢本草》《辞典》《志要》：用于疱疹、湿疹、皮肤瘙痒。

4）《滇药志·四》：舒筋活络、祛风除湿、止痛。

5）《滇省志》《辞典》《志要》《滇药志·四》：用于风疹、月经不调。

【用法用量】5～10g，水煎服。

【文献来源】*Dumasia forrestii* Diels 哀牢本草：58. 1991. 滇省志：633. 1995. 辞典：301. 2016. 志要：237. 2005. 滇药志·四：94. 2009.

576　榼藤

【药材名】榼藤子、榼藤、木腰子。

【彝文音译】新诺建马（云南路南）。

【来源】豆科植物榼藤 *Entada phaseoloides* (L.) Merr.，以种仁入药。

【采集加工】春冬种子成熟后采集，去外壳，晒干。

【功能主治】

1）《滇省志》《志要》《辞典》《滇药志·四》：用于腹痛、便秘、蛔虫病。

2）《民药志·一》《滇药录》《滇药志·四》：驱蛔通便。

【用法用量】3g，水煎服。

【文献来源】*Entada phaseoloides* (L.) Merr. 滇省志：622. 1995. 辞典：317. 2016. 民药志·一：566. 1984. 滇药志·四：430. 2009. 滇药录：117. 1983. 志要：248. 2005.

577　鸡头薯

【药材名】一柱香、鸡头薯、毛瓣花、猪仔金、锦三七、排红草、地草果根、山草果。

【彝文音译】区奔精、米德哼、此白勒、乌拍打。

【来源】豆科植物鸡头薯 *Eriosema chinense* Vog.，以全草、块根入药。

【采集加工】夏、秋季采收，多为鲜用，亦可切片，晒干。

【功能主治】

1）《彝州本草》：用于痢疾、急性肝炎、小儿疳积、潮热盗汗、咳嗽。

2）《辞典》（块根）：用于咽喉炎、高热烦渴、肺脓肿、痢疾、皮肤发黄、小儿疳积、上呼吸道感染、痰中带血、高热烦渴、肺痈、跌打损伤。

3）《中国彝医》《彝药志》：滋阴清热、生津止渴、止咳祛痰、消肿。用于咽喉炎、高热烦渴、肺脓肿、痢疾、皮肤发黄、小儿疳积、肺结核。

4）《中国彝药》《彝医药·下》：润肺止咳、生津止渴、利湿退黄。

5）《中国彝药》、《彝医药·下》、《辞典》（块根）：用于肺结核、咳喘日久、吐浓痰、潮热盗汗、胸闷、纳差、咳嗽、急性肝炎。

6）《滇药录》：用于急慢性肝炎、肠胃炎。

7）《辞典》《志要》：块根：用于急慢性肝炎、肠胃炎、胃痛、腹泻、痢疾、睾丸炎、小儿疳积、疝气、疮毒、梦遗滑精、宫冷不孕。

8）《志要》《彝州本草》：用于上呼吸道感染、高热烦渴、肺痈、跌打损伤、黄疸、肺结核。

9）《哀牢本草》：益肾固精、暖宫助孕。用于梦遗滑精、宫冷不育。

10）《彝药本草》：健胃、收敛、止痛。用于食积腹痛、大便热结、肠梗阻。

【用法用量】20～30g，水煎服；或研末蜂蜜调服。

【文献来源】*Eriosema chinense* Vog. 彝州本草：3. 1998. 彝医药・下：409. 2007. 辞典：329. 2016. 中国彝医：73. 1994. 中国彝药：447. 2004. 彝药志：80. 1983. ——*Eriosema himalaicum* Ohashi 滇药录：119. 1983. 辞典：329. 2016. 志要：256. 2005. ——*Eriosema tuberosum* (Ham.) Wang et Tang. 志要：256. 2005. 哀牢本草：54. 1991. 彝药本草：111. 2018.

578 鹦哥花

【药材名】刺桐根、刺桐皮、刺木通、鹦哥花、乔木刺桐、刺桐花树根。

【彝文音译】扣约、拉摸争。

【来源】豆科植物鹦哥花 *Erythrina arborescens* Roxb.，以根、叶、茎皮、树皮入药。

【采集加工】夏、秋季采收，洗净，晒干。

【功能主治】

1）《彝医药学》：治产后感染。

2）《哀牢本草》（根）：健脾渗湿、祛风止痒。用于脾虚生风、奇痒难忍。

3）《彝药学》《彝医药・下》：活血止痛、清热解毒、祛风除湿、透疹止痒、杀虫。

4）《哀牢本草》、《滇药志・二》（茎皮、根）：活血化瘀、舒筋通络。

5）《辞典》、《志要》、《哀牢本草》、《滇药志・二》（茎皮、根）：用于跌打损伤、骨折瘀血、半身不遂、肢体麻木。

6）《彝医药・下》：用于疮疡肿毒、接骨、风疹。

7）《彝医药学》：用于风疹。

【用法用量】10～20g，水煎服；或泡酒服。外用：鲜品适量，捣烂敷。

【文献来源】*Erythrina arborescens* Roxb. 彝医药学：554，555，668. 1993. 哀牢本草：76. 1991. 彝药学：122. 2016. 滇药志・二：411. 2009. 辞典：331. 2016. 志要：258. 2005. 彝医药・下：478. 2007. ——*Erythrina tienensis* Wang et Tang 辞典：331. 2016.

579 刺桐

【药材名】刺桐、刺桐皮。

【彝文音译】拉摸争。

【来源】豆科植物刺桐 *Erythrina variegata* L.，以树皮入药。

【采集加工】夏、秋季剥取树皮，刮去灰垢，切片，晒干。

【功能主治】

1）《辞典》《彝医药・下》《中国彝药》：用于四肢骨折、跌打损伤、产后发热、疮疡肿毒、风疹。

2）《彝药学》《彝医药・下》《中国彝药》：活血止痛、清热解毒、祛风除湿、透疹止痒、杀虫。

【用法用量】10～20g，水煎服；或泡酒服。外用：鲜品适量，捣烂敷。

【文献来源】*Erythrina indica* Lam. 辞典：331. 2016. ——*Erythrina variegata* L. 彝药学：122. 2016. 彝医药・下：478. 2007. 辞典：331. 2016. 中国彝药：531. 2004. ——*Erythrina variegata* var. *orientalis* (L.) Merr. 辞典：331. 2016.

580 墨江千斤拔

【药材名】墨江千斤拔、千斤拔。

【彝文音译】罗桌尖。

【来源】豆科植物墨江千斤拔 *Flemingia chappar* Buch. -Ham. ex Benth.，以根入药。
【采集加工】全年可采，洗净，晒干。
【功能主治】
1）《第八届云南省科协学术年会论文集——专题五：医药与健康》：治肾炎、膀胱炎。
2）《滇药录》《辞典》《志要》：用于骨髓炎、肾炎、膀胱炎。
【用法用量】500g，水煎服。
【文献来源】*Flemingia chappar* Buch. -Ham. ex Benth. 第八届云南省科协学术年会论文集——专题五：医药与健康. 231-233. 2018. 滇药录：129. 1983. 辞典：357. 2016. 志要：278. 2005.

581　大叶千斤拔

【药材名】千斤拔。
【彝文音译】呢吾过旗（广西隆林）、棵千根（广西桂平）、钻地龙（广西龙州）。
【来源】豆科植物大叶千斤拔 *Flemingia macrophylla* (Willd.) Merr.，以根入药。
【采集加工】春、秋季采收，洗净，切片，晒干，也可鲜用。
【功能主治】《辞典》《志要》：用于疮疡脓肿。
【用法用量】50～100g，水煎服；或泡酒服。
【文献来源】*Flemingia philippinensis* Merr. et Rolfe 辞典：357. 2016. 志要：279. 2005. ——*Moghania philippinensis* (Merr. et Rolfe) H. L. Li 辞典：357. 2016.

582　乳豆

【药材名】乳豆叶、乳豆。
【来源】豆科植物乳豆 *Galactia tenuiflora* (Klein ex Willd.) Wight et Arn，以全草、根、叶入药。
【采集加工】夏、秋季采收，洗净，晒干。
【功能主治】
1）《彝验方》：用于痔疮。
2）《元彝药》：用于疮疡痈疽。
【用法用量】100～200g，水煎服。外用：鲜品适量，捣绒后包敷患处。
【文献来源】*Galactia elliptifoliola* Merr. 彝验方：170. 2007. 元彝药：40. 1994.

583　皂荚

【药材名】猪牙皂、皂角刺、皂荚叶。
【来源】豆科植物皂荚 *Gleditsia sinensis* Lam.，以叶、果实入药。
【采集加工】夏、秋季采收，洗净，晒干。
【功能主治】
1）《彝医药学》：用于乳痈、腹痛、湿疥疮、霍乱。
2）《彝验方》：用于荨麻疹。
【用法用量】适量，水煎服。外用：40g，加水煎煮至稠，置凉，敷洗患部，1 日 2 次。
【文献来源】*Gleditsia sinensis* Lam. 彝医药学：727，728. 1993. 彝验方：187. 2007.

584　大豆

【药材名】大豆、小黑豆、黄豆。
【彝文音译】认拿起。

【来源】豆科植物大豆 *Glycine max* (L.) Merr.，以根、根瘤、果实、种子入药。

【采集加工】秋季采收，洗净，晒干。

【功能主治】

1）《志要》《辞典》《哀牢本草》《滇药志・二》：治跌打损伤、风寒湿痹、瘀积腹痛、水肿胀满、月经不调、疮疡肿毒、慢性骨髓炎。

2）《哀牢本草》《滇药志・二》：祛风除湿、利水解毒、活血化瘀。

3）《滇药志・二》：用于四肢酸痛、关节痛、胎盘不下、慢性骨髓炎。

4）《彝医药史》：种子：治肠溃疡、独骨疮、脾胃虚弱、小儿疳积。根：治乳疮。根瘤：治湿热皮疹。

【用法用量】15～30g，水煎服。外用：适量，熏洗。

【文献来源】*Glycine max* (L.) Merr. 志要：302. 2005. 哀牢本草：34. 1991. 滇药志・二：316. 2009. 辞典：390. 2016. 彝医药史：154. 1990.

585 甘草

【药材名】甘草。

【来源】豆科植物甘草 *Glycyrrhiza uralensis* Fisch.，以根入药。

【采集加工】春、秋季采收，除去须根，晒干。

【功能主治】《彝医药学》：治草乌中毒。

【用法用量】50g，水煎服。

【文献来源】*Glycyrrhiza uralensis* Fisch. 彝医药学：530. 1993.

586 米口袋

【药材名】皮寒草、米口袋。

【来源】豆科植物米口袋 *Gueldenstaedtia verna* (Georgi) Boriss.，以全草、根入药。

【采集加工】夏、秋季采收，洗净，晒干。

【功能主治】《彝药资源》：祛风散寒、化痰止咳、解毒利湿、消积排石。用于风寒头痛、咳嗽痰多、咽喉肿痛、黄疸、胆道结石、尿道结石、小儿疳积、痈疽疔疮、毒蛇咬伤。

【用法用量】5～15g，水煎服。

【文献来源】*Gueldenstaedtia delavayi* Franch. 彝药资源：114. 2021. ——*Gueldenstaedtia verna* (Georgi) Boriss. subsp. *multiflora* (Bunge) Tsui 彝药资源：83. 2021.

587 河北木蓝

【药材名】逼火丹、马豆草、马豆草根、必火丹、马棘。

【彝文音译】拉农撒、苦处喜、高诺色。

【来源】豆科植物河北木蓝 *Indigofera bungeana* Walp.，以全株、根入药。

【采集加工】全年均可采收，或于夏、秋季采收，切碎，晒干。

【功能主治】

1）《滇省标・六》：疏风清热、解毒散结。用于风热感冒、食积、瘰疬、水火烫伤、疮疡、毒虫咬伤。

2）《彝医药学》：用于产后出血不止、产后感染、蜈蚣咬伤。

3）《中国彝医》：清凉解毒、活血祛瘀、消肿散结。用于感冒喉痛、扁桃体炎、颈淋巴结结核、痔疮。

4）《哀牢本草》《滇药志·二》：清热解毒、托里排脓。用于胃脘饱胀、小儿疳积、疮疡疔疖、蜈蚣咬伤。根：清热凉血、收敛生新；用于产后血崩、创伤出血、慢性脓肿。

5）《滇省志》、《志要》、《中国彝药》、《辞典》（全草）：用于风热感冒、肺炎高热、烧烫伤。

6）《志要》、《辞典》（全草）：用于感冒咳嗽、扁桃体炎、颈淋巴结结核、痔疮、小儿食积饱胀、脚气、胃脘饱胀、小儿疳积、疮疡疔疖、蜈蚣咬伤。

7）《中国彝药》：清热解毒、发表祛风、消肿散结。

8）《安徽农学通报》：治感冒咳嗽、扁桃体炎。

【用法用量】5～30g，水煎服；或炖肉吃。外用：鲜品，捣烂敷；或绞汁外搽；或干品研末菜油调敷；或醋搽敷。

【文献来源】*Indigofera bungeana* Walp. 滇省标·六：93. 2010. ——*Indigofera pseudotinctoria* Matsum. 彝医药学：559，656. 1993. 中国彝医：58. 1994. 哀牢本草：35. 1991. 滇药志·二：44. 2009. 滇省志：637. 1995. 辞典：443. 2016. 志要：345. 2005. 中国彝药：91. 2004. 安徽农学通报. 26（16）：45-49. 2020.

588 华东木蓝

【药材名】山豆根。

【来源】豆科植物华东木蓝 *Indigofera fortunei* Craib，以根入药。

【采集加工】夏、秋季采收，洗净，晒干。

【功能主治】《彝医药学》：用于发热。

【用法用量】30～60g，水煎服。外用：适量，捣烂敷。

【文献来源】*Indigofera fortunei* Craib 彝医药学：473. 1993.

589 九叶木蓝

【药材名】地扫帚。

【来源】豆科植物九叶木蓝 *Indigofera linnaei* Ali，以全草入药。

【采集加工】夏、秋季采收，洗净，切碎，晒干。

【功能主治】《元彝药》：用于水肿、腹水、风湿痹痛、关节不利。

【用法用量】适量，水煎服。

【文献来源】*Indigofera enneaphylla* L. 元彝药：32. 1994.

590 蒙自木蓝

【药材名】蒙自木兰、鸡拉木兰、蒙自木蓝。

【彝文音译】格都嘎多、你卡弱。

【来源】豆科植物蒙自木蓝 *Indigofera mengtzeana* Craib，以全株、根入药。

【采集加工】秋季采收，洗净，鲜用或晒干。

【功能主治】

1）《滇药录》：清热解毒。用于麻风。

2）《滇省标·六》：清热解毒、活血通络、消肿散结。用于风湿痹痛、腰痛、胃痛、腹痛、乳痈、乳癖、疮疡肿毒、跌打损伤。

3）《辞典》、《志要》（根）：治关节疼痛、乳腺炎、胸膜炎、百日咳、腹痛、胃痛、急慢性肠胃炎、风湿瘫痪、劳伤腰痛、肺炎、肾炎、牙龈炎、中耳炎、麻风、痈疮、无名肿毒。

4）《志要》、《辞典》（全株）：治麻风。

5)《中国彝药》：清热解毒、活血通络、祛风止痛。

6)《滇省志》：祛瘀生新、活血通络。用于关节疼痛、风湿瘫痪、腹痛、急慢性肠胃炎。

【用法用量】9～30g，水煎服；研末服，1～3g；或泡酒服。外用：适量，研末撒敷。

【文献来源】*Indigofera mengtzeana* Craib 滇药录：159. 1983. 滇省标・六：59. 2010. 辞典：443. 2016. 志要：345. 2005. 中国彝药：85. 2004. 滇省志：636. 1995.

591 腺毛木蓝

【药材名】腺毛木兰、腺毛木蓝。

【彝文音译】苦处喜。

【来源】豆科植物腺毛木蓝 *Indigofera scabrida* Dunn，以全株入药。

【采集加工】夏、秋季采收，切碎，晒干备用。

【功能主治】

1)《滇药录》：清热解毒。

2)《辞典》《志要》《滇药录》：治流感、肺炎、烧烫伤、胃大热。

3)《滇省志》《辞典》《志要》：用于风热感冒、肺炎高热、烧烫伤。

【用法用量】15～25g，水煎服。外用：鲜品，捣烂敷。

【文献来源】*Indigofera scabrida* Dunn 滇药录：160. 1983. 辞典：443. 2016. 志要：345. 2005. 滇省志：637. 1995.

592 远志木蓝

【药材名】块根木兰、远志木蓝。

【彝文音译】大寒药。

【来源】豆科植物远志木蓝 *Indigofera squalida* Prain，以根入药。

【采集加工】夏、秋季采收，洗净，鲜用或切段晒干。

【功能主治】《滇药录》《辞典》：用于胃痛、腹泻、细菌性痢疾。

【用法用量】50～100g，泡酒服。

【文献来源】*Indigofera neopolygaloides* Hu ex Wang et Tang 滇药录：159. 1983. 辞典：443. 2016.

593 四川木蓝

【药材名】山皮条。

【来源】豆科植物四川木蓝 *Indigofera szechuensis* Craib，以全株、根入药。

【采集加工】全年均可采收，洗净，鲜用或切段晒干。

【功能主治】《彝医药学》：用于疔疮、痢疾、诸疮。

【用法用量】15～25g，水煎服。外用：适量。

【文献来源】*Indigofera szechuensis* Craib 彝医药学：601. 1993.

594 脉叶木蓝

【药材名】块根木蓝。

【来源】豆科植物脉叶木蓝 *Indigofera venulosa* Champ. ex Benth.，以根入药。

【采集加工】全年均可采收，洗净，鲜用或切段晒干。

【功能主治】《志要》：治胃痛、腹泻、细菌性痢疾。

【用法用量】9～15g，水煎服。

【文献来源】*Indigofera neoglabra* Hu ex Wang et Tang 志要：345. 2005.

595 扁豆

【药材名】扁豆、白扁豆根。

【来源】豆科植物扁豆 *Lablab purpureus* (L.) Sweet，以全株、根、种子入药。

【采集加工】夏、秋季采收，洗净，晒干。

【功能主治】

1）《彝医药史》：根：治疮毒。全株：用于脾胃虚弱、反胃冷吐、久泻、食积、解酒毒、白带异常、金疮脓血、大肠下血、风痰癫狂。

2）《彝医药学》：用于目痛，疮疖。

【用法用量】适量，泡酒服。外用：熬水滴眼。

【文献来源】*Dolichos lablab* L. 彝医药史：156. 1990. 彝医药学：551. 1993.

596 截叶铁扫帚

【药材名】铁扫帚、铁扫帚花、截叶铁扫帚、铁扫把、夜关门。

【彝文音译】死例巴、我塞师、朵基诺、醒毛色。

【来源】豆科植物截叶铁扫帚 *Lespedeza cuneata* (Dum. Cours.) G. Don，以全株、根、叶、花入药。

【采集加工】夏、秋季采收，洗净，晒干。

【功能主治】

1）《哀牢本草》、《辞典》（全株）：补肝肾、益肺阴、生精血、壮元阳。用于久病体虚、形体羸弱、视物昏花、喘咳气短、遗精遗尿、带浊经少、阳痿阴冷、久婚不孕。

2）《彝验方》、《哀牢本草》（花）：用于产后出血不止。

3）《滇药录》：清热解毒、祛痰止咳。用于咳嗽、支气管炎、疮毒。

4）《彝药本草》：清热解毒、行气止痛。治马蜂及毒虫叮咬、肠炎痢疾。

5）《辞典》（根、全草）：治咳嗽、支气管炎、疮毒。

6）《彝医药学》《中国彝药》：用于蜈蚣咬伤、难产。

7）《彝药资源》：清心安神、解毒祛湿、活血。用于痢疾、崩漏。

8）《滇省志》：清热解毒。用于久治不愈的尿路感染。

9）《中国彝药》：清热解毒、活血利湿、补肾涩精。用于尿路感染、小儿口疮。

【用法用量】10～30g，水煎服。外用：适量，煎水洗。

【文献来源】*Lespedeza cuneata* (Dum. Cours.) G. Don 哀牢本草：94. 1991. 彝验方：259. 2007. 滇药录：172. 1983. 彝药本草：131. 2018. 辞典：480. 2016. 彝医药学：640. 1993. 彝药资源：116. 2021. —— *Lespedeza juncea* (L. f.) Pers. var. *sericea* (Thunb.) Maxim. 滇省志：638. 1995. 中国彝药：147. 2004.

597 阴山胡枝子

【药材名】阴山胡枝子。

【彝文音译】咩赤莫没拾且杰薄。

【来源】豆科植物阴山胡枝子 *Lespedeza inschanica* (Maxim.) Schindl.，以全株、根、叶入药。

【采集加工】适时采收各部位，鲜用或晒干。

【功能主治】《辞典》：全株：治水泻、痢疾、感冒、跌打损伤、小儿遗尿、刀枪伤、烫伤、疮毒。根：治肾炎、膀胱炎、乳腺炎、红崩、白带异常。叶：治黄水疮、皮肤湿疹、毒蛇咬伤、带状疱疹。

【用法用量】9～15g，水煎服。

【文献来源】*Lespedeza inschanica* (Maxim.) Schindl. 辞典：480. 2016.

598　尖叶铁扫帚

【药材名】尖叶铁扫帚。

【彝文音译】醒毛色。

【来源】豆科植物尖叶铁扫帚 *Lespedeza juncea* (L. f.) Pers.，以全草、根入药。

【采集加工】秋、冬季采收，鲜用或晒干。

【功能主治】《辞典》：治蜈蚣咬伤、尿路感染、难产、小儿口疮。

【用法用量】15～30g，水煎服。

【文献来源】*Lespedeza juncea* (L. f.) Pers. 辞典：480. 2016. ——*Lespedeza juncea* var. *subsericea* Kom. 辞典：480. 2016.

599　百脉根

【药材名】尖叶狗响铃。

【彝文音译】依土。

【来源】豆科植物百脉根 *Lotus corniculatus* L.，以全草入药。

【采集加工】春、夏季采集，切碎晒干。

【功能主治】《彝药本草》：用于肾炎水肿、输卵管阻塞、热结火证、高热不退、五经血燥。

【用法用量】30～50g，水煎服。

【文献来源】*Lotus corniculatus* L. 彝药本草：67. 2018.

600　毛血藤

【药材名】大发汗。

【彝文音译】该都诺。

【来源】豆科植物毛血藤 *Millettia bonatiana* Pamp.，以藤茎入药。

【采集加工】夏、秋季采收，洗净，晒干备用。

【功能主治】《彝药本草》：发汗解表、祛风除湿。用于寒湿、瘀血凝滞经络、关节疼痛、四肢麻木、跌打损伤。

【用法用量】1～2g，水煎服；或泡酒服。

【文献来源】*Millettia bonatiana* Pamp. 彝药本草：23. 2018.

601　香花崖豆藤

【药材名】鸡血藤、香花崖豆藤、香花岩豆藤。

【彝文音译】引习诗。

【来源】豆科植物香花崖豆藤 *Millettia dielsiana* Harms，以茎枝、藤、寄生入药。

【采集加工】夏、秋季采收，洗净，晒干。

【功能主治】

1）《哀牢本草》：补血活血、舒筋活络。寄生：用于久婚不孕、经期腹痛、红崩、白带异常、恶露不尽。

2）《哀牢本草》《辞典》《志要》《滇药志・二》：用于气血两亏、肺虚劳热、阳痿遗精、白浊带腥、月经不调、疮疡肿毒。

【用法用量】10～20g，水煎服。

【文献来源】*Millettia dielsiana* Harms 哀牢本草：61. 1991. 滇药志·二：186. 2009. 辞典：534. 2016. 志要：406. 2005.

602 厚果崖豆藤

【药材名】厚果崖豆藤、厚果鸡血藤、鹌鹑花、鹌鹑花根、闹鱼藤、冲天子。

【彝文音译】阿莫没尾、鹅夺牛。

【来源】豆科植物厚果崖豆藤 *Millettia pachycarpa* Benth.，以根、叶、种子入药。

【采集加工】夏、秋季采收，洗净，晒干。

【功能主治】

1）《辞典》：种子、叶：治腹痛、痧气痛；种子：治疥疮、疥癣。

2）《彝医药学》、《哀牢本草》、《滇省志》、《志要》（根）、《辞典》（根）：用于疟疾。

3）《彝医药·下》、《辞典》（种子、叶）：用于跌打损伤、骨折。

4）《彝医药·下》《中国彝药》《滇药志·四》：活血止痛、消积杀虫。用于疥疮、疥癣、腹痛。

【用法用量】0.9～1.5g，煅灰存性，研末服。外用：适量，研末调敷。

【文献来源】*Millettia pachycarpa* Benth. 辞典：534. 2016. 彝医药学：720. 1993. 哀牢本草：114. 1991. 滇省志：639. 1995. 彝医药·下：481. 2007. 志要：406. 2005. 中国彝药：536. 2004. 滇药志·四：206. 2009.

603 喙果崖豆藤

【药材名】野蚕豆。

【来源】豆科植物喙果崖豆藤 *Millettia tsui* F. P. Metcalf，以藤茎入药。

【采集加工】秋、冬季采收，洗净，鲜用或切片干燥。

【功能主治】《元彝药》：用于贫血、面黄肌瘦、跌打损伤、风湿性关节炎、风湿性腰痛。

【用法用量】9～30g，水煎服。

【文献来源】*Millettia tsui* Metcalf 元彝药：56. 1994.

604 大果油麻藤

【药材名】大果油麻藤、黑血藤。

【彝文音译】axjjiokup。

【来源】豆科植物大果油麻藤 *Mucuna macrocarpa* Wall.，以根、种子、藤茎入药。

【采集加工】夏、秋季采收，洗净，晒干。

【功能主治】《辞典》：治咯血、腰膝酸痛、贫血、萎黄病。

【用法用量】30～60g，水煎服；或白酒服；或熬膏加糖服。

【文献来源】*Mucuna macrocarpa* Wall. 辞典：544. 2016.

605 油麻藤

【药材名】老鸦花藤根、老鸦枕头。

【彝文音译】给计诺。

【来源】豆科植物油麻藤 *Mucuna sempervirens* Hemsl.，以根、藤茎入药。

【采集加工】全年可采，切片，晒干。

【功能主治】《彝医药学》《滇药志 • 一》：用于背痈。
【用法用量】15～30g，水煎服。
【文献来源】*Mucuna sempervirens* Hemsl. 彝医药学：555. 1993. 滇药志 • 一：131. 2008.

606 紫雀花

【药材名】生血草、紫雀花。
【彝文音译】苏科诗。
【来源】豆科植物紫雀花 *Parochetus communis* Buch. -Ham. ex D. Don Prodr.，以全草入药。
【采集加工】夏季采收，鲜用或晒干。
【功能主治】
1）《中国彝药》：养血补肾、止咳、解毒、活血。
2）《辞典》《中国彝药》：治体虚水肿、咳嗽、瘰疬、血虚头晕。
【用法用量】10～15g，水煎服。外用：鲜品适量，捣烂敷。
【文献来源】*Parochetus communis* Buch. -Ham. ex D. Don 中国彝药：221. 2004. 辞典：593. 2016.

607 毛排钱树

【药材名】圆锥山蚂蝗、灰毛山蚂蝗。
【彝文音译】你凿别沿惊。
【来源】豆科植物毛排钱树 *Phyllodium elegans* (Lour.) Desv.，以根入药。
【采集加工】夏季采收，鲜用或晒干。
【功能主治】
1）《滇省志》《辞典》《志要》《滇药录》：治跌打损伤、劳伤、骨折。
2）《滇省志》：舒筋活血、散瘀消肿。
【用法用量】15～20g，泡酒服。
【文献来源】*Desmodium elegans* DC. 辞典：277. 2016. 滇省志：631. 1995. 志要：218. 2005.——*Desmodium esquirolii* H. Lév. 滇药录：98. 1983.

608 老虎刺

【药材名】倒挂刺。
【来源】豆科植物老虎刺 *Pterolobium punctatum* Hemsl.，以叶入药。
【采集加工】夏、秋季采集，鲜用或晒干。
【功能主治】《彝验方》：用于沙眼。
【用法用量】外用：适量，煎水，静置 4～6 小时，过滤，冲洗患眼，1 日 2～3 次。
【文献来源】*Pterolobium punctatum* Hemsl. 彝验方：105. 2007.

609 山葛

【药材名】葛根、葛花、野葛、葛根花、葛、峨眉葛。
【彝文音译】泽尾、卡猜、自直多。
【来源】豆科植物山葛 *Pueraria montana* (Lour.) Merrill，以根、花入药。
【采集加工】春、秋季采收，晒干备用。
【功能主治】
1）《哀牢本草》：养阴清热、生津止渴。

2）《滇药志・四》《彝医药学》：用于蜂蜇伤、饮酒过量、痄腮、红肿疼痛、麻疹、肺痨、酒精中毒。

3）《辞典》：根：治小儿痘疹不透、吐血。花：治痔疮、解酒毒。

4）《志要》、《哀牢本草》、《辞典》（根）：用于肺痨虚热、咽喉肿痛、身热烦渴、颈项强痛。

5）《中国彝医》（根）：发表解肌、升阳渗透、生津止渴。

6）《辞典》《中国彝医》：根：用于感冒发热、项背强直、麻疹初起、透发不畅。花：用于醉酒后心烦口渴、心胸难受、不思饮食、呕逆吐酸。

7）《滇省志》《滇药志・四》：解酒醒脾。用于伤酒烦渴、呕逆吐酸、肠风下血。

8）《辞典》（根）：治肺结核、咳嗽、痰中带血、慢性支气管炎、胃病、跌打损伤。

【用法用量】5～30g，水煎服；或鲜品服；或磨粉服。

【文献来源】*Pueraria lobata* (Willd.) Ohwi 哀牢本草：109. 1991. 彝医药学：500，711. 1993. 辞典：679. 2016. 志要：500. 2005. 中国彝医：73. 1994. 滇药志・四：391. 2009. 滇省志：642. 1995. ——*Pueraria montana* (Lour.) Merrill. 辞典：679. 2016. ——*Pueraria omeiensis* Tang et Wang 辞典：679. 2016.

610　粉葛

【药材名】葛根、粉蒿。

【来源】豆科植物粉葛 *Pueraria montana* var. *thomsonii* (Benth.) M. R. Almeida，以根入药。

【采集加工】冬季采收洗净，刮去栓皮，切除头茎及细尾，晒干。

【功能主治】

1）《哀牢本草》：养阴清热、生津止渴。

2）《哀牢本草》、《辞典》（根）：治肺痨虚热、咽喉肿痛、身热烦渴、颈项强痛。

【用法用量】10～15g，水煎服。

【文献来源】*Pueraria thomsonii* Benth. 哀牢本草：109. 1991. 辞典：679. 2016.

611　阿拉伯胶树

【药材名】臭刺果。

【来源】豆科植物阿拉伯胶树 *Senegalia senegal* (L.) Britton，以果实入药。

【采集加工】秋季成熟时采摘，洗净，晒干。

【功能主治】《彝验方》：用于腹泻。

【用法用量】10g，开水送服。

【文献来源】*Acacia senegal* Willd. 彝验方：56. 2007.

612　钝叶决明

【药材名】草决明、决明、果实象豇豆。

【彝文音译】咱都尖、迟起诺。

【来源】豆科植物钝叶决明 *Senna obtusifolia* (L.) H. S. Irwin & Barneby，以全草、种子入药。

【采集加工】夏、秋季采收，洗净，晒干。

【功能主治】

1）《中国彝医》：清肝明目、消积通便、利尿。

2）《彝药学》：清肝明目、止痛、敛疮止痒。

3）《辞典》（种子）：用于老火眼病、肝炎、肝硬化、腹水、目赤肿痛、多泪、眼翳、偏头痛。

4）《彝州本草》、《中国彝医》、《辞典》（种子、全草）：用于角膜炎、结膜炎、角膜云翳、高血压、偏头痛、胃痛、疳积便秘、尿路感染、痈疥疮疡、青盲雀目、肝炎。

【用法用量】25～50g，水煎服。外用：煎水洗眼。

【文献来源】*Cassia obtusifolia* L. 中国彝医：57. 1994. 彝药学：32. 2016. 辞典：168. 2016. 彝州本草：132. 1998. ——*Cassia tora* L. var. *obtusifolia* (L.) Haine 辞典：168. 2016.

613　望江南

【药材名】草决明。

【彝文音译】咋都尖、迟起诺。

【来源】豆科植物望江南 *Senna occidentalis* (L.) Link，以种子入药。

【采集加工】秋末果实成熟，荚果变黄褐色时采收，将全株割下晒干，打下种子，去净杂质即可。

【功能主治】

1）《中国彝医》：清肝明目、消积通便、利尿、降血压。用于结膜炎、角膜炎、高血压、偏头痛、胃痛、尿路感染、痈疥疮疡、青盲雀目、肝炎。

2）《中国彝药》：清肝明目、止痛、敛疮止痒。用于火眼、目赤肿痛、目痒、多泪、眼生翳膜、偏头痛、胃痛。

【用法用量】15～25g，水煎服；或入丸、散剂。

【文献来源】*Cassia occidentalis* L. 中国彝医：57. 1994. 中国彝药：172. 2004.

614　决明

【药材名】草决明、决明、小决明。

【彝文音译】哦咪花、迟起诺、咱都尖。

【来源】豆科植物决明 *Senna tora* (L.) Roxb.，以全草、种子入药。

【采集加工】夏、秋季采收，洗净，晒干。

【功能主治】

1）《彝药本草》：清肝明目、通便利尿。治头目眩晕、皮肤瘙痒、疮疡肿毒。

2）《彝药学》：清肝明目、止痛、敛疮止痒。

3）《滇省志》：清肝明目。用于急性结膜炎、角膜炎、受异物刺激诱发引起的结膜炎或角膜感染。

4）《辞典》：用于火眼、目赤肿痛、目痒、多泪、眼生翳膜、偏头痛、胃痛。

【用法用量】15～25g，水煎服；或入丸、散剂。

【文献来源】*Cassia tora* L. 彝药本草：17. 2018. 彝药学：32. 2016. 滇省志：619. 1995. 辞典：169. 2016.

615　宿苞豆

【药材名】宿苞豆、小红藤、翳眼草根、宿苞豆根、翳眼草、中国宿苞豆。

【彝文音译】耐努称勒若、野梭努。

【来源】豆科植物宿苞豆 *Shuteria involucrata* (Wall.) Wight et Arn.，以全株、根入药。

【采集加工】夏、秋季采收，洗净，晒干。

【功能主治】

1）《滇省志》《彝医药学》：外用于洗眼翳。

2）《哀牢本草》：疏肝利胆、清热除湿。用于肝胆湿热、肝气郁结、骨蒸劳热、虚劳咳嗽、乳痈、肠痈、疮疖疔疽。

3）《彝验方》《哀牢本草》：用于角膜云翳。

4）《中药材》：清热解毒、止咳化痰、平喘。

5）《哀牢本草》：用于翼状胬肉。

6）《滇药录》《中药材》：用于感冒咳嗽、扁桃体炎、咽喉炎、结膜炎、外伤感染。

7）《中国彝医》：消炎、清热祛翳、杀虫。用于结膜炎、火眼疼痛、目翳。

【用法用量】15～30g，水煎服。外用：适量，煎水洗。

【文献来源】*Shuteria involucrata* (Wall.) Wight et Arn. 滇省志：642. 1995. ——*Shuteria pampaniniana* Hand. -Mazz. 哀牢本草：31. 1991. ——*Shuteria sinensis* Hemel. 彝验方：107. 2007. 中药材. 12（8）：14-16. 1989. 哀牢本草：118. 1991. 彝医药学：643. 1993. 滇药录：301. 1983. 中国彝医：74. 1994.

616 白刺花

【药材名】白刺花根、苦刺花根、苦刺花树寄生。

【彝文音译】卡则唯、考则维、折考则日。

【来源】豆科植物白刺花 *Sophora davidii* (Franch.) Skeels，以根、花、寄生入药。

【采集加工】夏、秋季采收，洗净，晒干。

【功能主治】

1）《中国彝药》《彝医药・下》：顺气止痛、消食驱虫、清热解毒、凉血止血。用于腹痛、饱胀、消化不良、蛔虫病、痢疾、宫颈炎、尿道炎。

2）《滇省标・四》：清热利湿、消积通便、杀虫止痒。用于腹痛腹胀、食积、虫积、痢疾、带下阴痒、疥癞疮癣。

3）《哀牢本草》：清热凉血、逐湿退肿、利尿通淋。用于发热鼻衄、便血尿血、痢疾肠痈、膀胱湿热、全身浮肿、尿路结石、湿热带浊、外阴损伤。花：用于肝胆湿热、小便短赤、阴虚火旺、口舌溃烂。

4）《中国彝医》：清热解毒、消炎杀虫、生津止渴。治肺虚咳嗽、白带过多、滴虫性阴道炎。

【用法用量】15～30g，水煎服。

【文献来源】*Sophora davidii* (Franch.) Kom. ex Pavol. 中国彝药：370. 2004. 彝医药・下：343. 2007. 滇省标・四：41. 2008. ——*Sophora viciifolia* Hance 哀牢本草：74. 1991. 中国彝医：81. 1994.

617 苦参

【药材名】苦参、黄花苦参。

【彝文音译】哂阿轻。

【来源】豆科植物苦参 *Sophora flavescens* Ait.，以全株、根、种子入药。

【采集加工】夏、秋季采收，洗净，晒干。

【功能主治】

1）《滇药录》：舒筋活络。用于风湿痹痛。

2）《彝医药学》：治绣球风、药物中毒昏厥、不省人事、鼻衄、风疹。

3）《哀牢本草》：用于鼻衄。

4）《滇省志》：清热解毒，祛风除湿，杀虫止痒。用于急性细菌性痢疾、阿米巴痢疾、肠炎、黄疸、结核性渗出性胸膜炎、结核性腹膜炎、尿路感染、小便不利、白带异常、痔疮痈肿、麻风；

外用于外阴瘙痒、滴虫性阴道炎、烧烫伤，可灭蛆、灭孑孓。

5）《彝验方》：用于急性中耳炎。

6）《滇药志·一》《哀牢本草》：清热利湿、杀虫辟秽、活血化瘀、舒筋通络；用于肝胆湿热、痢疾疮毒、痔瘘湿疹、白浊带淋、外阴瘙痒。根：宣散风热、祛风止痒、舒筋活络；用于湿热下注、风热痛痒、脘腹疼痛、痈疡肿毒。

7）《大理资志》：平喘、祛痰、利尿。用于白血病。

【用法用量】5～10g，水煎服。外用：熏洗。

【文献来源】*Sophora flavescens* Ait. 滇药录：310. 1983. 彝医药学：498，568. 1993. 哀牢本草：73. 1991. 滇省志：643. 1995. 彝验方：111. 2007. 滇药志·一：203. 2008. 大理资志：90. 1991.

618 短绒槐

【药材名】贼骨头、黄花苦参。

【彝文音译】鸟拾波。

【来源】豆科植物短绒槐 *Sophora velutina* Lindl.，以全草、根、叶、树皮入药。

【采集加工】全年可采，洗净，晒干备用。

【功能主治】

1）《彝药本草》：祛风除湿、杀菌止痒、调气活血。用于瘀血肿痛、疮疡肿毒、跌打损伤、劳伤。

2）《哀牢本草》：温中止痛、行气活血。用于胃脘寒痛、腹胀气胀、心烦意乱、失眠多梦、经血不调、腰背酸痛、带浊恶臭、久婚不孕。

【用法用量】10～15g，水煎服。外用：煎水熏洗。

【文献来源】*Sophora glauca* Lesch. 彝药本草：190. 2018. 哀牢本草：98. 1991.

619 密花豆

【药材名】三叶鸡血藤。

【彝文音译】三叶士布。

【来源】豆科植物密花豆 *Spatholobus suberectus* Dunn，以藤茎入药。

【采集加工】秋、冬季采收，切片，晒干。

【功能主治】《彝药本草》：调经、活血、补血、活络。用于中风瘫痪、不孕。

【用法用量】3～5g，研末兑水服，每天2次。

【文献来源】*Spatholobus suberectus* Dunn 彝药本草：108. 2018.

620 酸豆

【药材名】甜角、酸豆、酸角。

【彝文音译】泗努儿、syrnurji。

【来源】豆科植物酸豆 *Tamarindus indica* L.，以果实入药。

【采集加工】春季采摘，鲜用或晒干。

【功能主治】

1）《彝验方》：用于高脂血症、腹胀。

2）《辞典》《民药志·四》：治中暑、食欲不振、便秘、疳积、妊娠呕吐。

【用法用量】25～30g，服食。

【文献来源】*Tamarindus indica* L. 彝验方：20，53. 2007. 辞典：809. 2016. 民药志·四：730. 2007.

621　云南高山豆

【药材名】云南米口袋、云南高山豆。
【彝文音译】舍齐勒底。
【来源】豆科植物云南高山豆 *Tibetia yunnanensis* (Franch.) Tsui，以根入药。
【采集加工】秋、冬季采收，洗净，晒干。
【功能主治】《志要》《辞典》：治毒蛇咬伤、老人感冒。
【用法用量】15～20g，水煎服。
【文献来源】*Gueldenstaedtia yunnanensis* Franch. 志要：308. 2005. 辞典：825. 2016. ——*Tibetia yunnanensis* (Franch.) H. B. Cui 辞典：825. 2016.

622　胡芦巴

【药材名】胡芦巴。
【彝文音译】是彪资、彪资。
【来源】豆科植物胡芦巴 *Trigonella foenum-graecum* L.，以种子入药。
【采集加工】秋季采收，除去杂质，晒干；或用火微炒后放凉备用。
【功能主治】
1）《彝医药学》：用于腹痛、肾亏早泄。
2）《辞典》（全草）：治胃寒证、风热感冒、肠胃炎、脾胃虚寒、肚腹疼痛、胃痛吐酸、吐血、遗尿、赤白痢疾、手脚麻木。
【用法用量】30g，炒，冲服。
【文献来源】*Trigonella foenum-graecum* L. 彝医药学：772. 1993. 辞典：836. 2016.

623　猫尾草

【药材名】闹虫草。
【来源】豆科植物猫尾草 *Uraria crinita* (L.) Desv. ex DC.，以全草入药。
【采集加工】秋季采收，洗净，切段，鲜用或晒干。
【功能主治】《彝医药学》：用于疮口久不收。
【用法用量】50～100g，水煎服。
【文献来源】*Uraria crinita* Desv. macrostachya Wall. 彝医药学：667. 1993.

624　蚕豆

【药材名】蚕豆叶、蚕豆。
【彝文音译】诺玛。
【来源】豆科植物蚕豆 *Vicia faba L.*，以叶、苗、果实入药。
【采集加工】夏、秋季采收，洗净，晒干。
【功能主治】
1）《彝医药学》、《滇药志・四》、《彝医药史》（叶）：用于风疹。
2）《彝医药史》（苗、果实）：开胃健脾、强精益智。
【用法用量】适量，泡酒服。
【文献来源】*Vicia faba* L. 彝医药学：696. 1993. 滇药志・四：333. 2009. 彝医药史：158. 1990.

625　西南野豌豆

【药材名】黄花野豌豆、西南野豌豆。

【彝文音译】堵列列。

【来源】豆科植物西南野豌豆 *Vicia nummularia* Hand. -Mazz.，以全草、根入药。

【采集加工】夏季采，鲜用或晒干。

【功能主治】《彝药续集》《志要》《辞典》：治伤食、月经不调、痰咳、鼻衄、疟疾、痔疮、疮肿、肝病、牙痛、蛔虫作痛、跌打伤痛。

【用法用量】适量，水煎服。外用：适量。

【文献来源】*Vicia nummularia* Hand. -Mazz. 志要：639. 2005. 辞典：863. 2016. 彝药续集：64. 1992.

626　救荒野豌豆

【药材名】野豌豆根、野豌豆、救荒野豌豆。

【彝文音译】堵列列。

【来源】豆科植物救荒野豌豆 *Vicia sativa* L.，以全草、根入药。

【采集加工】夏季采收，鲜用或晒干。

【功能主治】

1）《彝医药学》：用于疟疾、胰腺炎。

2）《彝医药史》：根：治疟疾。全草：洗五痔、祛热风、止暑疟、活血、平胃、破血生肌；治痈疽、疔疮锁喉、杨梅疮、便毒。

3）《辞典》《彝药续集》：用于月经不调、咳痰、鼻衄、疟疾、痔疮、疮肿、肝病、牙痛、蛔虫作痛、跌打伤痛。

4）《彝药续集》：用于伤食、肝痛。

【用法用量】适量，水煎服。

【文献来源】*Vicia sativa* L. 彝医药学：551，764. 1993. 彝医药史：156. 1990. 辞典：863. 2016. 彝药续集：65. 1992.

627　赤豆

【药材名】赤豆、赤小豆、赤小豆根、赤饭豆。

【彝文音译】诺斋、持得。

【来源】豆科植物赤豆 *Vigna angularis* (Willd.) Ohwi et Ohashi，以根、种子入药。

【采集加工】夏、秋季采收，洗净，晒干。

【功能主治】

1）《彝医药史》：根：用于体虚身黄、腿疮溃烂、食积。种子：补中理气、滋肾益肾，治诸虚百损。

2）《哀牢本草》：健脾消食、利水渗湿。用于食积不化、小便不利。

3）《彝医药学》：用于体虚羸瘦、大腿生疮化脓、消化不良。

4）《彝医药・下》：用于水肿。

5）《彝药学》《彝医药・下》《中国彝药》：利水消肿、清热解毒、消食散结。

6）《滇药志・五》：用于烟火呛伤。

7）《中国彝药》、《辞典》（种子）：用于水肿、消化不良、大腿生疮化脓。

【用法用量】15～20g，水煎服；或炖肉吃，100～200g。外用：适量，研粉，醋或蜜调敷。

【文献来源】*Phaseolus angularis* Wight 彝医药史：152. 1990. ——*Phaseolus calcaratus* Roxb. 辞典：863. 2016. 哀牢本草：66. 1991. 彝医药学：552，768. 1993. ——*Vigna angularis* (Willd.) Ohwi et Ohashi 彝医药・下：556. 2007. 彝药学：149. 2016. 滇药志・五：182. 2012. 中国彝药：621. 2004.

628 赤小豆

【药材名】赤饭豆、赤小豆。

【彝文音译】诺斋。

【来源】豆科植物赤小豆 *Vigna umbellata* (Thunb.) Ohwi et Ohashi，以种子入药。

【采集加工】秋季荚果成熟而未开裂时拔取全株，晒干并打出种子，去杂质。

【功能主治】

1）《彝医药・下》《辞典》：用于痄腮肿痛。

2）《彝药学》《彝医药・下》《中国彝药》：利水消肿、清热解毒、消食散结。

3）《中国彝药》《彝医药・下》《辞典》：用于水肿、消化不良、大腿生疮化脓。

【用法用量】15～20g，水煎服；或炖肉吃，100～200g。外用：适量，研粉，醋或蜜调敷。

【文献来源】*Vigna umbellata* (Thunb.) Ohwi et Ohashi 彝药学：149. 2016. 彝医药・下：556. 2007. 中国彝药：621. 2004. 辞典：863. 2016.

629 豇豆

【药材名】豇豆。

【来源】豆科植物豇豆 *Vigna unguiculata* (L.) Walp.，以种子入药。

【采集加工】秋季荚果成熟而未开裂时拔取全株，晒干并打出种子，去杂质。

【功能主治】《辞典》：治胃虚寒、肾气不足、久咳久泻、漆毒瘙痒。

【用法用量】30～60g，水煎服；或煎煮服食；或研末，6～9g。外用：适量，捣烂敷。

【文献来源】*Vigna sinensis* (L.) Hassk 辞典：864. 2016. ——*Vigna unguiculata* (L.) Walp. 辞典：864. 2016.

630 短豇豆

【药材名】饭豆。

【来源】豆科植物短豇豆 *Vigna unguiculata* subsp. *cylindrica* (L.) Verdc.，以种子入药。

【采集加工】秋季荚果成熟而未开裂时拔取全株，晒干并打出种子，去杂质。

【功能主治】

1）《哀牢本草》：健脾强肾、补中益气。

2）《志要》《哀牢本草》：治胃虚寒、肾气不足、久咳久泻、漆毒瘙痒。

【用法用量】20～30g，水煎服。

【文献来源】*Vigna cylindrica* (L.) Skeels 哀牢本草：68. 1991. ——*Vigna unguiculata* (L.) Walp. subsp. *cylindrica* (L.) Verdc. 志要：640. 2005.

631 白花藤萝

【药材名】大发汗、白花藤萝。

【彝文音译】就夺窝。

【来源】豆科植物白花藤萝 *Wisteria venusta* Rehd. et Wils.，以根入药。

【采集加工】全年均可采集，洗净，切片，晒干。
【功能主治】
1）《中国彝药》《彝医药・下》：散瘀止痛、活血止血、祛风除湿、发表。
2）《辞典》《中国彝药》《彝医药・下》：治跌打损伤、风湿性关节痛、外伤出血、闭经腹痛、劳伤、筋骨疼痛。
【用法用量】0.3～0.9g，研末服；或泡酒服；或煎汤。外用：适量，研末调敷。
【文献来源】*Wisteria venusta* Rehd. et Wils. 中国彝药：530. 2004. 辞典：874. 2016. 彝医药・下：477. 2007.

金缕梅科

632　大果马蹄荷

【药材名】猴子树。
【彝文音译】阿糯锡。
【来源】金缕梅科植物大果马蹄荷 *Exbucklandia tonkinensis* (Lec.) Steenis，以枝、叶入药。
【采集加工】夏、秋季采收，洗净，晒干。
【功能主治】《滇省标・四》：益气健脾、调理肝肾。用于劳伤乏力、身体虚弱、不孕不育。
【用法用量】15～30g，水煎服。
【文献来源】*Exbucklandia tonkinensis* (Lec.) Steenis 滇省标・四：87. 2008.

633　枫香树

【药材名】路路通。
【彝文音译】气嘎。
【来源】金缕梅科植物枫香树 *Liquidambar formosana* Hance，以根、叶、果实、树脂入药。
【采集加工】夏、秋季采收，洗净，晒干。
【功能主治】《滇药志・一》：用于乳汁不通。
【用法用量】适量，水煎服。
【文献来源】*Liquidambar formosana* Hance 滇药志・一：364. 2008.

杜仲科

634　杜仲

【药材名】杜仲。
【彝文音译】我恩呢。
【来源】杜仲科植物杜仲 *Eucommia ulmoides* Oliv.，以茎皮入药。
【采集加工】夏季剥取，刮去粗皮，堆置“发汗”至内皮呈紫褐色，晒干。
【功能主治】
1）《哀牢本草》《滇药志・一》：补肝肾、壮元阳、强筋骨、祛风湿。
2）《志要》《哀牢本草》《滇药志・一》《辞典》：用于肾虚腰痛、筋骨无力、风湿疼痛、浑身酸痛、胎动不安、房事不举。
【用法用量】5～10g，水煎服。

【文献来源】*Eucommia ulmoides* Oliv. 哀牢本草：67. 1991. 滇药志・一：158. 2008. 志要：258. 2005. 辞典：332. 2016.

黄　杨　科

635　黄杨

【药材名】黄杨木。

【来源】黄杨科植物黄杨 *Buxus sinica* (Rehd. & E. H. Wilson) M. Cheng，以茎枝入药。

【采集加工】全年可采，晒干。

【功能主治】《哀牢本草》：温胃和中、消食化积、理气止痛。用于胃脘冷痛、腹胀气胀、跌打损伤、疝气寒疼。

【用法用量】15～30g，水煎服。外用：适量，捣烂敷；或涂搽。

【文献来源】*Buxus microphylla* Sieb. et Zucc. var. *sinica* Rehd. Wils. 哀牢本草：100. 1991.

636　板凳果

【药材名】猴子背巾。

【彝文音译】宝抵猛。

【来源】黄杨科植物板凳果 *Pachysandra axillaris* Franch.，以全草入药。

【采集加工】春、夏季采收，洗净，晒干。

【功能主治】《滇省标・四》：宣肺止咳、益气止血、祛风除湿、活血止痛。用于肺痨咯血、咳嗽、风湿痹痛、肢体麻木、跌打损伤。

【用法用量】10～15g，水煎服。外用：适量。

【文献来源】*Pachysandra axillaris* Franch. 滇省标・四：89. 2008.

637　顶花板凳果

【药材名】顶花板凳果、转筋草。

【彝文音译】古脚逋。

【来源】黄杨科植物顶花板凳果 *Pachysandra terminalis* Siebold & Zucc.，以全株入药。

【采集加工】全年可采，阴干或晒干。

【功能主治】

1）《辞典》《民药志・四》：治风湿遍身疼痛、伤风咳嗽、慢性支气管炎、脾虚泄泻、转筋身软、白带异常、闭经、跌打损伤。

2）《民药志・四》：祛风止咳、舒筋活络、调经止带、补脾胃。

【用法用量】10～15g，水煎服。外用：适量。

【文献来源】*Pachysandra terminalis* Siebold & Zucc. 辞典：580. 2016. 民药志・四：397. 2007.

638　野扇花

【药材名】万年青树尖、万年青树根、野扇花、清香桂、胃友。

【彝文音译】你么着诺、嘿诺齐。

【来源】黄杨科植物野扇花 *Sarcococca ruscifolia* Stapf，以全株、根、树枝、果实入药。

【采集加工】适时采收各部位，鲜用或晒干。

【功能主治】

1）《彝医药学》：治肝炎。

2）《哀牢本草》《滇药志・一》：理气止痛、活血舒筋。用于风湿痹痛、手脚抽搐、跌打损伤、瘀血肿痛、驱虫。

3）《滇药录》《滇药志・一》：理气止痛、祛瘀生新。用于胃及十二指肠溃疡、跌打瘀血。

4）《中国彝药》：顺气活血、祛风止痛、调经、安神。用于胃痛、跌打损伤、头晕、心悸、月经不调。

【用法用量】9～15g，水煎服，鲜品30～60g；或研末服，0.9～1.5g。

【文献来源】*Sarcococca ruscifolia* Stapf 彝医药学：700. 1993. 哀牢本草：27. 1991. 滇药录：287. 1983. 滇药志・一：330. 2008. 中国彝药：178. 2004.

杨 柳 科

639 响叶杨

【药材名】响杨柳叶、青苗枝、响叶杨。

【来源】杨柳科植物响叶杨 *Populus adenopoda* Maxim.，以根皮、叶入药。

【采集加工】根皮冬、春季采收，趁鲜剥取，鲜用或晒干；叶夏季采收，鲜用或晒干。

【功能主治】

1）《哀牢本草》：叶：消肿止痛、去腐生新。根：清湿热、除腐毒、散瘀消肿、托里排脓；用于骨髓炎。

2）《彝医药学》：用于劳伤、无名肿毒、心情不舒、不思饮食患病、睾丸肿痛、头尾不分的大疮。

3）《滇药志・三》：用于背痛、骨髓炎、瘘管、窦道。

4）《滇药志・三》、《辞典》、《哀牢本草》、《志要》（叶）：治瘀血肿痛、痈疽疮疖。

【用法用量】25g，水煎服，甜酒为引。

【文献来源】*Populus adenopoda* Maxim. 哀牢本草：87. 1991. 彝医药学：564，646. 1993. 滇药志・三：273. 2010. 辞典：655. 2016. 志要：486. 2005.

640 滇南山杨

【药材名】白杨树、响杨叶、滇南山杨。

【来源】杨柳科植物滇南山杨 *Populus rotundifolia* var. *bonatii* (H. Léveillé) C. Wang & S. L. Tung，以茎皮、叶入药。

【采集加工】全年均可采收，鲜用或晒干。

【功能主治】

1）《志要》、《辞典》（茎皮、叶）：治肾炎、水肿、感冒、蛔虫病。

2）《彝医药学》：用于背痛、骨髓炎、瘘管、窦道。

【用法用量】30g，水煎服。

【文献来源】*Populus bonatii* Lévl. 志要：486. 2005. 彝医药学：679. 1993. ——*Populus rotundifolia* var. *bonatii* (H. Léveillé) C. Wang & S. L. Tung 辞典：656. 2016.

641 垂柳

【药材名】杨柳条、杨柳树根、垂柳、杨柳、柳树寄生、杨柳树叶。

【彝文音译】鱼额拉。

【来源】杨柳科植物垂柳 *Salix babylonica* L.，以根、茎皮、叶、枝、芽入药。

【采集加工】春季采收，鲜用或晒干。

【功能主治】

1）《安徽农学通报》《彝州本草》：治风湿痹痛、淋证、白浊、小便不通。

2）《彝医药学》：用于风寒感冒、汗多、小儿风邪染疾、肝炎、肾炎水肿。

3）《彝州本草》：治传染性肝炎、阴卒肿痛、疔毒。

4）《滇省志》：用于全身荨麻疹。枝：用于头痛。

5）《哀牢本草》：清热解毒、利水消肿；用于肝胆湿热、湿淋白浊、尿闭水肿、疔疮痈疖、痧疹斑痒、水火烫伤。茎皮：清热凉血、祛风利湿；用于目赤鼻衄、牙龈肿痛、湿热黄疸、乳痈、风湿痹痛、皮肤瘙痒。树根：疏风解毒；用于小儿热毒内陷、惊厥谵妄。

6）《彝验方》：用于胃炎。

【用法用量】20～30g，水煎服。

【文献来源】*Salix babylonica* L. 安徽农学通报. 26（16）：45-49. 2020. 彝医药学：541，682. 1993. 彝州本草：96. 1998. 滇省志：649. 1995. 哀牢本草：81. 1991. 彝验方：39. 2007.

642　乌柳

【药材名】筐柳。

【彝文音译】鱼额则。

【来源】杨柳科植物乌柳 *Salix cheilophila* Schneid.，以根入药。

【采集加工】夏、秋季采根，鲜用或晒干。

【功能主治】《滇省志》：用于久治不愈的尿路感染。

【用法用量】3～9g，水煎服。

【文献来源】*Salix cheilophila* Schneid. 滇省志：650. 1995.

643　细序柳

【药材名】山杨柳。

【彝文音译】告儒。

【来源】杨柳科植物细序柳 *Salix guebriantiana* Schneid.，以树皮入药。

【采集加工】全年均可采剥，晒干。

【功能主治】《中国彝药》：发表、清热解毒、祛风利湿。用于风寒感冒、身痛无力、水肿、水火烫伤、脚气、皮肤瘙痒。

【用法用量】10～20g，水煎服。外用：适量，煎水洗。

【文献来源】*Salix tetradenia* Hand. -Mazz. 中国彝药：51. 2004.

644　小叶柳

【药材名】小叶杨。

【彝文音译】依蜜呢。

【来源】杨柳科植物小叶柳 *Salix hypoleuca* Seemen，以根、叶入药。

【采集加工】春、夏季采收，鲜用或晒干。

【功能主治】《滇药录》：祛风除湿、活血化瘀。用于风湿疼痛、跌打损伤。

【用法用量】20～25g，水煎服；或泡酒服。

【文献来源】*Salix hypoleuca* Seemen 滇药录：283. 1983.

杨 梅 科

645 杨梅

【药材名】杨梅。
【彝文音译】撒冲。
【来源】杨梅科植物杨梅 *Morella rubra* Lour.，以果实入药。
【采集加工】初夏果实成熟时采收，鲜用或晒干。
【功能主治】《彝医药学》《滇药志・二》：用于梅毒。
【用法用量】外用：适量，煎水洗。
【文献来源】*Myrica rubra* Sieb. et Zucc 彝医药学：738. 1993. 滇药志・二：164. 2009.

646 毛杨梅

【药材名】毛杨梅。
【彝文音译】毛泗葳。
【来源】杨梅科植物毛杨梅 *Myrica esculenta* Buch. -Ham. ex D. Don，以根、树皮、果实入药。
【采集加工】适时采收各部位，鲜用或晒干。
【功能主治】《志要》《民药志・四》《辞典》：根、树皮：治跌打损伤、骨折、痢疾、胃及十二指肠溃疡、牙痛、创伤出血、烧烫伤。果实：治津伤口渴、食欲不振。
【用法用量】9～15g，水煎服；或泡酒服。外用：适量，研末撒；或熬膏调敷。
【文献来源】*Myrica esculenta* Buch. -Ham. 志要：416. 2005. 民药志・四：73. 2007. 辞典：548. 2016.

647 云南杨梅

【药材名】云南杨梅、杨梅树皮、矮杨梅。
【彝文音译】四峨。
【来源】杨梅科植物云南杨梅 *Myrica nana* A. Chev.，以树皮、茎皮、果实入药。
【采集加工】夏、秋季采收，鲜用或晒干。
【功能主治】
1）《滇药志・五》：用于血痢、过敏性皮炎、疮疡、舌根生疮。
2）《哀牢本草》《滇药志・五》：清热利湿、收敛止血。
3）《哀牢本草》、《滇药志・五》、《志要》、《辞典》（茎皮）：治湿热下注、直肠下血、崩漏、脱肛、跌打损伤。
【用法用量】50g，水煎服；或泡汁服。
【文献来源】*Myrica nana* A. Chev. 滇药志・五：47. 2012. 哀牢本草：68. 1991. 志要：416. 2005. 辞典：548. 2016.

桦 木 科

648 尼泊尔桤木

【药材名】水冬瓜树叶、尼泊尔桤木、旱冬瓜。

【彝文音译】hxobbo。
【来源】桦木科植物尼泊尔桤木 *Alnus nepalensis* D. Don，以叶入药。
【采集加工】全年均可采，鲜用或晒干。
【功能主治】
1）《哀牢本草》《民药志·四》：托里排脓、拔毒生肌。
2）《哀牢本草》《民药志·四》《辞典》《志要》：用于疮疡痈肿、肌肉内异物。
【用法用量】外用：适量，捣烂敷。
【文献来源】*Alnus nepalensis* D. Don 哀牢本草：45. 1991. 辞典：39. 2016. 民药志·四：269. 2007. 志要：30. 2005.

壳　斗　科

649　栗

【药材名】红栗树、板栗。
【来源】壳斗科植物栗 *Castanea mollissima* Bl.，以根、叶、花、树皮、壳刺、果实、种仁入药。
【采集加工】适时采收各部位，鲜用或晒干。
【功能主治】
1）《彝医药史》：树皮：用于疮久不愈。根、树皮、叶、花、壳刺、果实：用于山岚瘴气、痢疾、疟疾、水泻、喉疔火毒、跌打损伤、癞疮、痰邪、吐血、便血。
2）《滇药志·三》：治头昏眼花、心慌。
【用法用量】500g，配猪心肺煮吃。
【文献来源】*Castanea mollissima* Bl. 彝医药史：160. 1990. 滇药志·三：211. 2010.

650　锥

【药材名】锥栗树叶、桂林栲。
【彝文音译】奔锡帕。
【来源】壳斗科植物锥 *Castanopsis chinensis* (Sprengel) Hance，以叶入药。
【采集加工】春、夏、秋季可采，切碎，鲜用或晒干。
【功能主治】
1）《彝医药·下》《中国彝药》：涩肠止泻、清热解毒、止咳。
2）《彝医药学》：用于休克、感冒咳嗽。
3）《辞典》《彝医药·下》《中国彝药》：用于腹泻，半夏，草乌中毒，卒然昏厥，感冒咳嗽。
【用法用量】15～30g，水煎服。
【文献来源】*Castanopsis chinensis* Hance 彝医药·下：541. 2007. 中国彝药：604. 2004. 彝医药学：684. 1993. 辞典：171. 2016.

651　棱刺锥

【药材名】白麻栗树寄生。
【来源】壳斗科植物棱刺锥 *Castanopsis clarkei* King ex J. D. Hook.，以全株入药。
【采集加工】全年可采。
【功能主治】《彝验方》：用于幼儿疳积。
【用法用量】10g，水煎服，1日1剂，2次分服。

【文献来源】*Castanopsis clarkei* King ex Hook. f. 彝验方：277. 2007.

652 壶壳柯

【药材名】肚脐麻栗树叶。

【来源】壳斗科植物壶壳柯 *Lithocarpus echinophorus* (Hickel et A. Camus) A. Camus，以树干、茎皮入药。

【采集加工】全年可采，洗净，晒干。

【功能主治】《彝验方》：用于咽喉炎。

【用法用量】20g，嚼服，1 日数次。

【文献来源】*Lithocarpus echinophorus* (Hickel et A. Camus) A. Camus 彝验方：126. 2007.

653 麻栎

【药材名】麻栗树叶、麻栎树寄生、麻栎、黄栎树寄生。

【彝文音译】飘忠、白额则日。

【来源】壳斗科植物麻栎 *Quercus acutissima* Carr.，以全株、叶、寄生、树皮、树枝、树瘤、树脂入药。

【采集加工】适时采收各部位，鲜用或晒干。

【功能主治】

1）《彝医药学》《滇药志 · 三》：用于外伤骨折。

2）《哀牢本草》、《滇药志 · 三》、《辞典》（寄生）：用于低热缠绵、经久不退、便血吐血、湿热下注。

3）《哀牢本草》：清热解毒、凉血止血。

4）《辞典》：治痢疾、咳嗽、声音嘶哑。

5）《彝验方》：用于便血。

6）《滇药志 · 三》：用于风热感冒、胃痛、赤白痢疾、昏厥、癫痫、草乌中毒。

【用法用量】20g，水煎服，1 日 1 剂，2 次分服。

【文献来源】*Quercus acutissima* Carr. 彝医药学：697. 1993. 哀牢本草：106. 1991. 辞典：687. 2016. 彝验方：58. 2007. 滇药志 · 三：340. 2010.

654 黄毛青冈

【药材名】黄毛青冈、黄栗树花、老栗树皮。

【来源】壳斗科植物黄毛青冈 *Quercus delavayi* Franch.，以茎皮入药。

【采集加工】全年可采，晒干备用。

【功能主治】

1）《哀牢本草》：平喘降气、缩溺涩肠。

2）《彝医药学》：治胃痛。用于心情不畅，饮食不调。

3）《哀牢本草》、《辞典》（茎皮）：治肺气不畅、久咳久喘、遗尿滑精、泄泻痢疾。

【用法用量】5～15g，水煎服。

【文献来源】*Cyclobalanopsis delavayi* (Franch.) Schott. 辞典：255. 2016. ——*Quercus delavayi* Franch. 彝医药学：707. 1993. 哀牢本草：60. 1991.

655　槲树

【药材名】波罗栎。

【来源】壳斗科植物槲树 *Quercus dentata* Thunb.，以树皮入药。

【采集加工】全年均可采，剥取树皮，洗净，切片，晒干。

【功能主治】《安徽农学通报》：治食物中毒、痢疾、急性肠胃炎、消化不良。

【用法用量】5～10g，水煎服；熬膏服；或煅灰存性研末服。外用：适量，煎水洗；或熬膏外敷。

【文献来源】*Quercus dentata* Thunb. 安徽农学通报. 26（16）：45-49. 2020.

656　白栎

【药材名】小白栗树叶。

【来源】壳斗科植物白栎 *Quercus fabri* Hance，以叶入药。

【采集加工】四季可采，鲜用或晒干。

【功能主治】《彝医药学》：用于小儿风寒感冒。

【用法用量】25～35g，水煎服。

【文献来源】*Quercus fabri* Hance 彝医药学：685. 1993.

657　锥连栎

【药材名】黄栗树脂、锥连栎。

【来源】壳斗科植物锥连栎 *Quercus franchetii* Skan，以树脂入药。

【采集加工】全年均可采，鲜用或晒干。

【功能主治】《哀牢本草》《辞典》：用于肌痛皮疹、奇痒难忍。

【用法用量】外用：适量，水调匀，抹搽。

【文献来源】*Quercus franchetii* Skan 哀牢本草：100. 1991. 辞典：687. 2016.

658　蒙古栎

【药材名】蒙栎、蒙古栎、波罗栎。

【彝文音译】波罗栎、青冈僳、伯苗纴。

【来源】壳斗科植物蒙古栎 *Quercus mongolica* Fisch. ex Ledeb.，以根、叶、树皮入药。

【采集加工】适时采收各部位，鲜用或晒干。

【功能主治】

1）《中国彝医》《彝药志》：清热解毒、平肝利湿。

2）《辞典》：根、树皮：治食物中毒、四时感冒、头痛发热。根：治食物或药物中毒。

3）《彝州本草》：用于食物或药物中毒、黄疸。

4）《中国彝医》《彝药志》《彝州本草》《辞典》：用于消化不良、细菌性痢疾、急性肠胃炎、急慢性支气管炎、痔疮。

【用法用量】15～50g，水煎服。外用：捣烂敷；或煎水洗。

【文献来源】*Quercus mongolica* Fisch. ex Ledeb. 辞典：687. 2016. 中国彝医：60. 1994. 彝药志：27. 1983. 彝州本草：110. 1998.

659　滇青冈

【药材名】滇青岗、滇青冈、青刚栗树寄生。

【来源】壳斗科植物滇青冈 *Quercus schottkyana* Rehd. & E. H. Wilson，以寄生、枝入药。
【采集加工】全年可采，鲜用或晒干。
【功能主治】
1）《哀牢本草》：清热利湿、润肠通便。
2）《哀牢本草》《辞典》《志要》：治热结大肠、腹满胀痛、大便不通、身热烦渴。
【用法用量】10～15g，水煎服。
【文献来源】*Cyclobalanopsis glaucoides* Schott. 辞典：255. 2016. 志要：201. 2005. 哀牢本草：72. 1991.

木麻黄科

660　木麻黄

【药材名】木麻黄。
【来源】木麻黄科植物木麻黄 *Casuarina equisetifolia* L.，以嫩枝入药。
【采集加工】全年可采，鲜用或晒干。
【功能主治】《元彝药》：用于跌打损伤、瘀血肿痛。
【用法用量】3～9g，水煎服。外用：适量，煎水熏洗；或捣烂敷。
【文献来源】*Casuarina equisetifolia* L. 元彝药：20. 1994.

榆　科

661　榆树

【药材名】榆。
【彝文音译】漆皮树（云南南涧）。
【来源】榆科植物榆树 *Ulmus pumila* L.，以茎内皮入药。
【采集加工】夏、秋季剥下树皮，去粗皮，鲜用或晒干。
【功能主治】
1）《滇药录》：收敛止血。
2）《辞典》《志要》《滇药录》：用于外伤出血、骨折。
【用法用量】外用：研粉调敷或撒敷。
【文献来源】*Ulmus pumila* L. 滇药录：342. 1983. 辞典：844. 2016. 志要：625. 2005.

桑　科

662　构

【药材名】构树、构皮树汁。
【彝文音译】略古。
【来源】桑科植物构 *Broussonetia papyrifera* (L.) L'Her. ex Vent.，以树脂、枝入药。
【采集加工】夏、秋季采收，鲜用或阴干。
【功能主治】
1）《滇药志・三》：用于伤寒。

2）《哀牢本草》：温胃和中、滋补肾阳。用于寒热往来、骨酸体困、胃寒疼痛、元阳虚损。
3）《彝药续集》：用于白癣。
【用法用量】适量，水煎服。
【文献来源】*Broussonetia papyrifera* (L.) L'Her. ex Vent. 滇药志・三：213. 2010. 哀牢本草：80. 1991. 彝药续集：6. 1992.

663　大麻

【药材名】大麻子叶、草麻仁、大麻、火麻楷。
【彝文音译】死夫拿起。
【来源】桑科植物大麻 *Cannabis sativa* L.，以根、茎、叶、果实入药。
【采集加工】夏、秋季采收，除去杂质，晒干。
【功能主治】
1）《彝医药学》《滇药志・二》：治眼突、手背红肿疼痛。
2）《彝医药学》：用于痈疽溃后。
3）《辞典》《彝药续集》：用于风湿痛。
【用法用量】适量，煅灰存性，水煎服。
【文献来源】*Cannabis sativa* L. 彝医药学：648，687，774. 1993. 滇药志・二：27. 2009. 辞典：155. 2016. 彝药续集：7. 1992.

664　无花果

【药材名】无花果。
【来源】桑科植物无花果 *Ficus carica* L.，以根、叶、果实入药。
【采集加工】适时采收各部位，鲜用或晒干。
【功能主治】《彝医药学》：治发寒腹痛。
【用法用量】25～50g，水煎服。外用：适量，煎水熏洗。
【文献来源】*Ficus carica* L. 彝医药学：728. 1993.

665　雅榕

【药材名】阔叶榕树根、阔叶榕根。
【来源】桑科植物雅榕 *Ficus concinna* Miq.，以根入药。
【采集加工】全年可采，洗净，切片，晒干。
【功能主治】
1）《哀牢本草》《彝验方》：用于肠道寄生虫。
2）《彝医药学》：治急性肠胃炎、癫痫。
【用法用量】适量，水煎服，1 日 1 剂，2 次分服。
【文献来源】*Ficus lacor* Buch. -Ham. 哀牢本草：113. 1991. 彝验方：280. 2007. 彝医药学：562. 1993.

666　聚果榕

【药材名】聚果榕、麻勒果树浆。
【彝文音译】麻鲁则资。
【来源】桑科植物聚果榕 *Ficus racemosa* L.，以树汁入药。

【采集加工】全年可采，鲜用。

【功能主治】

1）《辞典》《中国彝医》《志要》：用于高热抽搐、小儿疳积、癫痫。

2）《中国彝医》：清热解痉、解毒。

【用法用量】15～30g，水煎服。

【文献来源】*Ficus racemosa* L. 辞典：354. 2016. 中国彝医：76. 1994. 志要：275. 2005.

667 柔毛聚果榕

【药材名】柔毛聚果榕、聚果榕。

【彝文音译】吗勒则。

【来源】桑科植物柔毛聚果榕 *Ficus racemosa* var. *miquelli* (King) Corner，以树汁入药。

【采集加工】全年可采，鲜用。

【功能主治】《志要》《滇省志》《辞典》：用于癫痫。

【用法用量】适量，水煎服。

【文献来源】*Ficus racemosa* var. *miquelli* (King) Coner 志要：275. 2005. 滇省志：658. 1995. 辞典：354. 2016.

668 珍珠莲

【药材名】珍珠莲、珍珠榕。

【彝文音译】克斯。

【来源】桑科植物珍珠莲 *Ficus sarmentosa* var. *henryi* (King et Oliv.) Corner，以根、茎、叶、果实入药。

【采集加工】适时采收各部位，鲜用或晒干。

【功能主治】

1）《滇药录》、《志要》、《辞典》（茎）：治血崩、跌打损伤。

2）《彝药续集》、《志要》、《辞典》（根、叶、果实）：治小儿腹泻、久痢、外伤出血、遗精阳痿、痔疮、头癣、疥疮。

【用法用量】适量，水煎服。

【文献来源】*Ficus sarmentosa* Buch. -Ham. ex J. E. Sm var. *henryi* (King ex Oliv.) Corner 滇药录：127. 1983. 志要：276. 2005. 辞典：354. 2016. 彝药续集：8. 1992.

669 地果

【药材名】地板藤、地板藤根、地石榴、地果、地枇杷、地瓜。

【彝文音译】撒嘿、撒土牛、基留区作、赤斯、阿稀普。

【来源】桑科植物地果 *Ficus tikoua* Bur.，以全株、根、茎、叶、寄生、果实入药。

【采集加工】适时采收各部位，鲜用或晒干。

【功能主治】

1）《滇药志・一》、《哀牢本草》（根）：清热解毒、活血化瘀、固精涩肠、纳气托里。用于风寒湿痹、肝胆湿热、泄泻痢疾、梦遗滑精、瘰疬、消渴、痔瘘肿毒、肾阳不足、子宫脱垂。

2）《彝医药史》：茎、根：治产后出血不止。全株、茎、根：治白带异常、遗精滑精、白浊、小腹痛。

3）《彝医药学》《彝医药・下》《中国彝药》：用于性交惊悸得疾、四肢及肋间痛、产后感染、子宫脱垂、产后出血不止。

4）《滇药志·一》：用于肾炎水肿、膀胱炎、尿路感染、乳汁不通、乳腺炎。

5）《彝医药·下》《中国彝药》：止血活血、清热除湿、益气、解毒透疹、消肿止痛。用于咳嗽咯血、烧烫伤、荨麻疹。

6）《辞典》：全株：用于膀胱结石、风寒湿痹、肝胆湿热、泄泻痢疾、梦遗滑精、瘰疬、消渴、痔瘘肿毒、咳嗽咯血、荨麻疹。叶、全草：用于子宫出血、月经不调、刀伤出血、跌打损伤。寄生：用于咽喉炎、尿路感染。根：用于胁痛、产后感染、子宫脱垂、痢疾。叶：用于烧烫伤。

7）《民药志·三》：用于膀胱结石。

8）《大理资志》：用于月经量少兼血痢腹痛、小便溺血、肾虚遗精、小儿夜尿、肾性水肿、痔疮、急性黄疸型肝炎。

9）《彝药续集》、《辞典》（根、叶、全株）：用于外伤出血、腹泻、痔疮出血、手脚性风湿性关节疼痛、肺病、产后出血不止。

【用法用量】15～30g，水煎服。外用：鲜品适量，捣烂敷；或煎水洗；或干品研粉、麻油调搽。

【文献来源】*Ficus tikoua* Bur. 哀牢本草：54. 1991. 彝医药史：163. 1990. 彝医药学：557. 1993. 滇药志·一：126. 2008. 彝医药·下：576. 2007. 辞典：355. 2016. 民药志·三：190. 2000. 中国彝药：645. 2004. 大理资志：67. 1991. 彝药续集：10. 1992.

670 黄葛树

【药材名】黄葛树、榕树叶。

【来源】桑科植物黄葛树 *Ficus virens* Ait.，以根、叶入药。

【采集加工】四季可采，鲜用或晒干。

【功能主治】

1）《志要》《辞典》：用于驱除肠道寄生虫。

2）《彝医药学》：治肝炎、感冒咳嗽。

【用法用量】25～40g，水煎服。外用：适量，捣烂敷。

【文献来源】*Ficus virens* Ait var. *sublanceolata* (Miq.) Corner 志要：277. 2005. 辞典：356. 2016. —— *Ficus wightiana* Wall. 彝医药学：684. 1993.

671 构棘

【药材名】牛头刺、榨桑根、构棘。

【彝文音译】榨桑。

【来源】桑科植物构棘 *Maclura cochinchinensis* (Lour.) Corner，以根入药。

【采集加工】全年均可采，除去泥土、须根，晒干；或洗净，趁鲜切片，鲜用或晒干。

【功能主治】

1）《民药志·四》：清热消炎。用于肌肉撕裂。

2）《民药志·四》《辞典》《哀牢本草》：消肿止痛、止血生肌。

3）《辞典》《哀牢本草》：治肌肉撕裂、创口出血、瘀血肿痛、疮痈脓肿。

【用法用量】10～20g，水煎服；或泡酒服。

【文献来源】*Cudrania cochinchinensis* (Lour.) Kudo et Masam. 民药志·四：84. 2007. 哀牢本草：116. 1991. 辞典：247. 2016.

672　柘

【药材名】痄腮树、柘树。

【彝文音译】炸塞思。

【来源】桑科植物柘 *Maclura tricuspidata* Carr.，以全株、根、根皮、木材入药。

【采集加工】适时采收各部位，鲜用或晒干。

【功能主治】

1）《哀牢本草》（根）：用于透发痧疹、止痛止痒。

2）《彝医药学》：治九子疡（颈淋巴结结核）、湿疹。

3）《滇药志·四》、《哀牢本草》、《辞典》（木材）：治肝胆湿热、砂石淋浊、瘀血肿痛、痄腮、痈疽。

4）《滇药志·四》《哀牢本草》：清热解毒、消肿止痛。

【用法用量】30～60g，水煎服。外用：鲜品适量，捣烂敷。

【文献来源】*Cudrania tricuspidata* (Carr.) Bur. 哀牢本草：96. 1991. 彝医药学：674. 1993. 辞典：247. 2016. 滇药志·四：346. 2009.

673　桑

【药材名】桑叶、桑。

【彝文音译】呢则莫则、切申日、布扎。

【来源】桑科植物桑 *Morus alba* L.，以根皮、叶、枝、树皮、树脂入药。

【采集加工】适时采收各部位，鲜用或晒干。

【功能主治】

1）《彝医药学》《滇药志·三》：用于咳嗽、麻疹。

2）《滇药志·三》：用于久病体虚、关节痛、头晕、胃炎、小儿乳糜尿、产后风湿。

3）《彝药续集》：治小儿白尿。

【用法用量】烧成膏状服。

【文献来源】*Morus alba* L. 彝医药学：680. 1993. 滇药志·三：307. 2010. 彝药续集：12. 1992.

674　蒙桑

【药材名】蒙桑、圆叶蒙桑。

【彝文音译】布扎、阿儿布扎。

【来源】桑科植物蒙桑 *Morus mongolica* (Bur.) Schneid.，以根、叶、果实、根皮、茎皮入药。

【采集加工】适时采收各部位，鲜用或晒干。

【功能主治】

1）《辞典》《彝植物药》：治咳痰、眼睛红肿、流泪、肺病、风湿疼痛。

2）《民药志·四》：用于咳痰（多指风热咳嗽、痰黄而稠）、风湿疼痛。

【用法用量】适量，水煎服；或泡酒服。

【文献来源】*Morus mongolica* Schneid. 彝植物药：10. 1990. 民药志·四：735. 2007. ——*Morus mongolica* var. *rotundifolia* Wu Yu - bi 辞典：542. 2016.

荨麻科

675　序叶苎麻

【药材名】小黏叶根、小黏叶。

【来源】荨麻科植物序叶苎麻 *Boehmeria clidemioides* var. *diffusa* (Wedd.) Hand. -Mazz.，以全草、根入药。

【采集加工】全年可采。

【功能主治】

1）《彝验方》：用于阴唇脓肿。

2）《元彝药》：用于高血压、心悸怔忡、疮疡。

【用法用量】适量，水煎服。外用：鲜品适量，捣烂敷。

【文献来源】*Boehmeria clidemioides* var. *diffusa* (Wedd.) Hand. -Mazz. 彝验方：252. 2007. 元彝药：12. 1994.

676　苎麻

【药材名】苎麻根、苎麻叶、苎麻、苧麻根。

【彝文音译】鸡妈白、木诺景、死夫拿起、紫些则拜。

【来源】荨麻科植物苎麻 *Boehmeria nivea* (L.) Gaudich.，以根、根茎、叶、种子入药。

【采集加工】适时采收各部位，鲜用或晒干。

【功能主治】

1）《彝医药学》《彝医药・下》《中国彝药》：用于黄水疮、胃脘痛、跌打损伤、外伤瘀血、烧烫伤、小孩呕吐、膀胱炎、稻田皮炎。

2）《中国彝医》：补虚安胎、续接筋骨。

3）《哀牢本草》：祛风止痛、利水止血、固筋托里；用于风湿初犯、排尿困难、经血过多、子宫脱垂、胎动不安、习惯性流产、鼻衄、血尿、痔瘘出血。种子：用于胎动不安、胎盘不下、骨蒸痨热。根、根茎：用于催产、皮肤瘙痒。

4）《彝药学》《彝医药・下》《中国彝药》：敛疮安胎、凉血止血、活血止痛、清热祛风。

5）《滇省志》（根、根茎）：清热解毒、补益安胎、续接筋骨。用于结膜炎、外伤性眼炎、先兆性流产、骨折。

6）《中国彝药》：用于难产。

7）《彝验方》：用于刀伤、肛周脓肿。

8）《辞典》《滇药志・一》《志要》：根、根茎：续筋接骨、补虚安胎；用于先兆性流产、感冒发热、麻疹高热、尿路感染、肾炎水肿、孕妇腹痛、久病体虚、胎动不安、跌打损伤、骨折、眼外伤、目翳、视力减退、疮疡肿毒、结膜炎、外伤性眼炎。叶：用于风湿初犯、排尿困难、经血过多、胎动不安、习惯性流产、鼻衄、血尿、痔瘘出血。

9）《彝州本草》：用于感冒发热、麻疹高热、尿路感染、肾炎水肿、孕妇腹痛、胎动不安、先兆性流产、肠出血、习惯性流产、血热崩漏、肺结核咯血、尿血、妇女赤白黄色带下、脱肛不收、子宫脱垂、水泻不止、赤白痢疾、痰哮咳嗽、跌打损伤、骨折、疮疡肿毒。

【用法用量】20～50g，水煎服；或绞汁。外用：鲜品适量，捣烂敷；或煎水熏洗。

【文献来源】*Boehmeria nivea* (L.) Gaudich. 彝医药学：478，698. 1993. 中国彝医：52. 1994. 哀牢本草：67. 1991. 彝药学：131. 2016. 滇省志：661. 1995. 彝医药・下：515. 2007. 中国彝药：575.

2004. 彝验方：158，172. 2007. 辞典：122. 2016. 滇药志 • 一：165. 2008. 志要：99. 2005. 彝州本草：135. 1998.

677 苎麻（原变种）

【药材名】苎麻根。
【彝文音译】鸡妈白。
【来源】荨麻科植物苎麻（原变种）*Boehmeria nivea* var. *nivea*，以根入药。
【采集加工】全年可采，鲜用或晒干。
【功能主治】《彝药志》：续接筋骨、补虚安胎。
【用法用量】适量，水煎服。外用：鲜品 75～125g，捣烂敷；或干品研粉撒敷。
【文献来源】*Boehmeria nivea* (L.) Gaud. var. *nivea* 彝药志：43. 1983.

678 束序苎麻

【药材名】八棱麻、束序苎麻、九里光、八楞马、八楞马根。
【彝文音译】珠玛和。
【来源】荨麻科植物束序苎麻 *Boehmeria siamensis* Craib，以全草、根、种子入药。
【采集加工】全年可采，鲜用或晒干。
【功能主治】
1）《滇省志》《志要》：用于疟疾。
2）《志要》、《哀牢本草》、《辞典》（根）：用于腹部痞块、泄泻痢疾、疟疾不休、闭经、痛经、直肠脱垂、斑疹瘙痒。
3）《彝医药学》：用于梅毒、无名肿毒、夜盲症、痈疽、头癣、蜈蚣咬伤、疟疾。
4）《哀牢本草》：清热解毒、祛风除湿、镇静安神。用于截疟、蜈蚣咬伤。
【用法用量】10～15g，水煎服。
【文献来源】*Boehmeria chiangmaensis* Yahara 辞典：123. 2016. ——*Boehmeria siamensis* Craib 滇省志：661. 1995. 志要：100. 2005. 辞典：123. 2016. 彝医药学：662，666. 1993. 哀牢本草：19. 1991.

679 大蝎子草

【药材名】棱果蝎子草、大蝎子草、大栓麻、黑荨麻根、大荃麻、大缉麻、荃麻。
【彝文音译】阿资、阿季若。
【来源】荨麻科植物大蝎子草 *Girardinia diversifolia* (Link) Friis，以全草、根入药。
【采集加工】全年可采，鲜用或晒干。
【功能主治】
1）《滇省志》《志要》：用于风疹。
2）《彝州本草》、《辞典》、《志要》（全草、根）：用于中风不语、水肿、疮毒、皮肤瘙痒。
3）《彝州本草》、《辞典》、《志要》（全草、根）、《安徽农学通报》：治小儿惊风、咳嗽痰多、咯血等。
4）《彝医药学》：用于小儿受寒、中风、水肿、风邪染疾、起疹瘙痒、急性风湿。
5）《彝州本草》：用于风湿麻木、关节痛、劳伤疼痛、疝痛、毒蛇咬伤、吐乳、妇女产后体虚。
6）《哀牢本草》：祛风解表、清热解毒。
7）《哀牢本草》《辞典》《志要》：根：用于风热咳嗽、胸闷痰多、疮毒溃烂、风疹瘙痒。全草：用于手脚抽搐。

8)《彝医药史》：根：治风疹。全草：去风痒、消痰、下气、止肺咳、散疮毒、消水肿。

【用法用量】25～50g，水煎服；或绞汁饮。外用：煎水洗。

【文献来源】*Girardinia condensata* (Hochst.) Wedd. subsp. *grammata* C. J. Chen 滇省志：662. 1995. ——*Girardinia diversifolia* (Hochst.) Friis 辞典：385. 2016. 安徽农学通报. 26（16）：45-49. 2020. 志要：298. 2005. ——*Girardinia palmata* (Forsk.) Gaud. 彝医药学：557，647. 1993. 彝州本草：13. 1998. 哀牢本草：112. 1991. 彝医药史：164. 1990. ——*Girardinia suborbiculata* C. J. Chen subsp. *grammata* (C. J. Chen) C. J. Chen 志要：299. 2005.

680 蝎子草

【药材名】红火麻。

【来源】荨麻科植物蝎子草 *Girardinia diversifolia* subsp. *suborbiculata* (C. J. Chen) C. J. Chen & Friis，以根入药。

【采集加工】夏、秋季采收，鲜用。

【功能主治】《辞典》：用于风湿疼痛、跌打损伤、皮肤瘙痒、风寒感冒。

【用法用量】适量，水煎服。外用：适量。

【文献来源】*Girardinia diversifolia* (Link) Friis subsp. *suborbiculata* C. J. Chen et Friis 辞典：386. 2016. ——*Girardinia suborbiculata* C. J. Chen 辞典：386. 2016.

681 糯米团

【药材名】糯米藤、糯米团、糯米草。

【彝文音译】清鸟牛、波痈、补略。

【来源】荨麻科植物糯米团 *Gonostegia hirta* (Bl.) Miq.，以全草、根入药。

【采集加工】全年均可采，鲜用或洗净，切片，晒干。

【功能主治】

1)《中国彝药》：清热解毒、健胃消食、活血止痛。用于跌打损伤、骨折。

2)《中国彝药》、《辞典》(根)：治毒疮、乳痈、赤热肿痛、小儿疳积。

3)《志要》、《辞典》(根)：治疮痈不溃、跌打损伤、骨折。

4)《彝药续集》：用于小儿食伤、腹胀、肝痛、泻痢、乳痈、月经不调、外伤出血。

【用法用量】20～30g，水煎服，鲜品 50～100g。外用：鲜品适量，捣烂敷；或干品研末调敷。

【文献来源】*Gonostegia hirta* (Bl.) Miq. 中国彝药：266. 2004. 辞典：222，393. 2016. 志要：305. 2005. ——*Memorialis hirta* (Bl.) Wedd. 彝药续集：13. 1992. 辞典：393. 2016.

682 艾麻

【药材名】灰荨麻。

【来源】荨麻科植物艾麻 *Laportea cuspidata* (Wedd.) Friis，以全草入药。

【采集加工】夏、秋季采收，洗净，鲜用或晒干。

【功能主治】《彝医药学》：治红斑疮。

【用法用量】15～25g，水煎服；或泡酒服。

【文献来源】*Girardinia cuspidata* Wedd. 彝医药学：660. 1993.

683 狭叶荨麻

【药材名】小鸡芒木。

【来源】荨麻科植物狭叶荨麻 *Urtica angustifolia* Fisch. ex Hornem.，以根入药。
【采集加工】夏、秋季采收，鲜用或晒干。
【功能主治】《彝医药学》：治便秘、腹泻。
【用法用量】3～9g，水煎服。外用：适量，绞汁外搽；或煎水洗。
【文献来源】*Urtica dioical* var. *angustifolia* Ledeb 彝医药学：564. 1993.

684　麻叶荨麻

【药材名】麻叶荨麻。
【彝文音译】得不、荃木惹。
【来源】荨麻科植物麻叶荨麻 *Urtica cannabina* L.，以全草、根入药。
【采集加工】夏、秋季采收，晒干。
【功能主治】
1）《民药志・四》（根）：发表透疹、祛风止痒。
2）《辞典》《民药志・四》：全草：治风湿病、蛇虫咬伤。根：治湿疹癍痘、皮肤瘙痒。
【用法用量】5～15g，水煎服；或炖肉吃。外用：绞汁涂；或煎水洗。
【文献来源】*Urtica cannabina* L. 辞典：849. 2016. 民药志・四：586. 2007.

685　异株荨麻

【药材名】异株荨麻、小钱麻、小荃麻。
【彝文音译】昂妥盆。
【来源】荨麻科植物异株荨麻 *Urtica dioica* L.，以全草、根、叶入药。
【采集加工】夏、秋季采收，切段阴干。
【功能主治】
1）《中国彝药》、《辞典》（全草）：治风疹、生疮后出现惊厥、皮肤瘙痒、小孩受寒、哮喘、风火眼疾、肿痛。
2）《中国彝药》：清热解毒、清肝定惊、止咳平喘。
3）《彝医药史》：根：治风疹发痒、生疮后有风、瘙痒。叶：用于中风不语、咳痰、小儿惊风、洗疮。
【用法用量】10～30g，水煎服。外用：鲜品适量，煎水熏洗。
【文献来源】*Urtica dioica* L. 辞典：850. 2016. 中国彝药：154. 2004. 彝医药史：166. 1990.

686　荨麻

【药材名】荨麻。
【来源】荨麻科植物荨麻 *Urtica fissa* E. Pritz.，以全草入药。
【采集加工】夏季采收，用开水焯后冷藏。
【功能主治】《辞典》：治风湿麻木、类风湿关节炎。
【用法用量】5～10g，水煎服。外用：适量，绞汁擦；或捣烂敷；或煎水洗。
【文献来源】*Urtica fissa* E. Pritz. 辞典：850. 2016.

687　宽叶荨麻

【药材名】小荃麻根、宽叶荨麻、齿叶荨麻。
【来源】荨麻科植物宽叶荨麻 *Urtica laetevirens* Maxim.，以根入药。

【采集加工】秋、冬季采收，洗净，鲜用或晒干。
【功能主治】
1)《哀牢本草》：发表透疹、祛风止痒。
2)《哀牢本草》《志要》《辞典》：治湿疹瘢痘、皮肤瘙痒。
【用法用量】10～15g，水煎服。
【文献来源】*Urtica dentata* Hand. -Mazz. 哀牢本草：32. 1991. ——*Urtica laetevirens* Maxim. 辞典：850. 2016. ——*Urtica laetevirens* Maxim. subsp. *dentata* (Hand. -Mazz.) C. J. Chen 志要：628. 2005.

688　滇藏荨麻

【药材名】野麻。
【来源】荨麻科植物滇藏荨麻 *Urtica mairei* Levl.，以全草入药。
【采集加工】全年可采，洗净，鲜用或晒干。
【功能主治】《彝医药学》：用于妇女产后体虚。
【用法用量】30g，水煎服。
【文献来源】*Urtica mairei* Levl. 彝医药学：649. 1993.

冬　青　科

689　毛冬青

【药材名】毛冬青。
【彝文音译】秋削志。
【来源】冬青科植物毛冬青 *Ilex pubescens* Hook. et Arn.，以根入药。
【采集加工】夏、秋季采收，切片，晒干。
【功能主治】
1)《中国彝药》：清热解毒、利湿通淋、活血通脉。
2)《中国彝药》《辞典》：治风热感冒、咽喉肿痛、水火烫伤、淋证、小便赤涩、尿痛。
【用法用量】适量，水煎服。外用：适量，煎汁涂；或浸泡。
【文献来源】*Ilex pubescens* Hook. et Arn. 中国彝药：162. 2004. 辞典：437. 2016.

卫　矛　科

690　南蛇藤

【药材名】癞藤、南蛇藤。
【来源】卫矛科植物南蛇藤 *Celastrus orbiculatus* Thunb.，以茎枝、茎入药。
【采集加工】春、秋季采收，切段，鲜用或晒干。
【功能主治】
1)《哀牢本草》：退热除风、舒筋活血。
2)《辞典》《哀牢本草》：用于高热不退、小儿惊风、筋骨疼痛、四肢麻木。
【用法用量】5～10g，水煎服，常与甜白酒共煎。
【文献来源】*Celastrus orbiculatus* Thunb. 哀牢本草：119. 1991. 辞典：173. 2016.

691　大花卫矛

【药材名】大花卫矛。

【来源】卫矛科植物大花卫矛 *Euonymus grandiflorus* Wall.，以根入药。

【采集加工】全年均可采集，洗净，晒干。

【功能主治】《江苏农业科学》：祛风除湿、活血通经、化痰散结。用于风湿疼痛、跌打伤肿、腰痛、闭经、痛经。

【用法用量】25～100g，水煎服。

【文献来源】*Euonymus grandiflorus* Wall. f. grandiflorus 江苏农业科学. 42（7）：309-311. 2014.

692　云南梅花草

【药材名】滇梅花草、云南梅花草。

【来源】卫矛科植物云南梅花草 *Parnassia yunnanensis* Franch.，以全草入药。

【采集加工】夏、秋季采收，洗净，晒干。

【功能主治】

1）《志要》《辞典》：治肝炎、脓肿。

2）《滇药录》：清热解毒、消炎止痛。

【用法用量】15～30g，水煎服。

【文献来源】*Parnassia yunnanensis* Franch. 志要：445. 2005. 滇药录：219. 1983. 辞典：593. 2016.

693　雷公藤

【药材名】六方藤、昆明山海棠、火把花根、火把花、雷公藤。

【彝文音译】勒薄、多争唯、罗古什、牛牯史、伍齐诗、一姑妹班（云南南华）。

【来源】卫矛科植物雷公藤 *Tripterygium wilfordii* Hook. f.，以全株、根、茎、叶、花、果实、根皮、茎皮入药。

【采集加工】适时采收各部位，鲜用或晒干。

【功能主治】

1）《彝州本草》：用于类风湿关节炎、系统性红斑狼疮、慢性肾小球肾炎、支气管炎、干疮、牛皮癣、湿疹、疥疮、神经性皮炎、风寒湿痹、关节肿痛、跌打损伤、风湿疼痛、关节肿胀疼痛、劳伤、脓肿溃疡。

2）《滇药录》《滇省志》《民药志・一》：用于类风湿关节炎。

3）《滇省标・二》：祛风除湿、舒筋通络、消肿止痛。用于风寒湿痹、关节肿痛、跌打损伤、系统性红斑狼疮、皮痹瘙痒、骨劳骨疽、睾丸结核。

4）《彝医药・下》《中国彝药》《彝药学》：祛风湿、消肿痛、止咳喘、解疮毒。

5）《彝医药・下》《中国彝药》《彝药资源》：用于类风湿关节炎、风湿疼痛、咳喘、跌打损伤、劳伤、干疮、牛皮癣。

6）《哀牢本草》：祛风除湿、舒筋通络、消肿止痛。用于风寒湿痹、关节肿痛、跌打损伤、腰背扭伤。藤：用于风湿肿痛。

7）《彝药学》：活血通络、杀虫解毒。

8）《彝植物药》：用于类风湿关节炎、风湿疼痛、咳喘、跌打损伤、劳伤、干疮、牛皮癣。

9）《滇药志・一》《志要》《辞典》：用于风寒湿痹、关节肿痛、腰背扭伤、风湿疼痛、类风湿关节炎、跌打损伤、系统性红斑狼疮、慢性肾小球肾炎、支气管炎、干疮、牛皮癣、湿疹、疥疮、神经性皮炎。

10）《安徽农学通报》：治风湿疼痛、支气管炎、湿疹、疥疮、神经性皮炎。

11）《云南中医中药杂志》：用于慢性肾炎、类风湿关节炎、系统性红斑狼疮。

12）《辞典》《彝医药学》《滇省志》：用于风湿性关节炎。

13）《彝医药·下》《中国彝药》：祛风除湿、活血通络、消肿止痛、杀虫解毒。用于风湿性关节炎、干疮、牛皮癣。

14）《彝医药·下》：用于跌打损伤、劳伤。

【用法用量】6～15g，水煎服；或泡酒服。外用：适量，研末调敷；或煎水涂；或鲜品捣敷。

【文献来源】*Tripterygium hypoglaucum* (H. Lév.) Hutch. 彝州本草：46. 1998. 滇药录：338. 1983. 滇省志：670. 1995. 滇省标·二：33. 2007. 彝医药·下：423，428. 2007. 中国彝药：464，469. 2004. 彝药资源：98. 2021. 哀牢本草：43. 1991. 民药志·一：136. 1984. 彝药学：102，104. 2016. 彝植物药：71. 1990. 志要：619. 2005. 辞典：838. 2016. 滇药志·一：215. 2008. 安徽农学通报. 26（16）：45-49. 2020. 云南中医中药杂志. 37（11）：71-74. 2016. ——*Tripterygium wilfordii* Hook. f. 彝医药学：632. 1993.

茶茱萸科

694　假海桐

【药材名】杨翠木、假海桐。

【彝文音译】阿次莫咩咩。

【来源】茶茱萸科植物假海桐 *Pittosporopsis kerrii* Craib，以根、树皮入药。

【采集加工】秋、冬季采收，切片，晒干。

【功能主治】

1）《滇省志》：用于疟疾。

2）《辞典》、《志要》（根、树皮）：治流行性感冒、感冒发热、百日咳、疟疾。

【用法用量】15～25g，水煎服。

【文献来源】*Pittosporopsis kerrii* Craib 滇省志：554. 1995. 辞典：628. 2016. 志要：468. 2005.

桑寄生科

695　鞘花

【药材名】鞘花、鞘花寄生。

【彝文音译】他日。

【来源】桑寄生科植物鞘花 *Macrosolen cochinchinensis* (Lour.) Van Tiegh.，以全株入药。

【采集加工】全年均可采收，鲜用或晒干。

【功能主治】

1）《滇省志》：舒筋活血、清热解毒。

2）《滇药志·四》《滇省志》《辞典》：用于肺结核、不孕症、产后风湿。

【用法用量】30～60g，水煎服。

【文献来源】*Macrosolen cochinchinensis* (Lour.) Van Tiegh. 滇省志：672. 1995. 滇药志·四：440. 2009. 辞典：512. 2016.

696 红花寄生

【药材名】红花寄生、桃树寄生。

【彝文音译】菊花稀蒲、阿尾则日。

【来源】桑寄生科植物红花寄生 *Scurrula parasitica* L.，以全株入药。

【采集加工】全年均可采收，切片，晒干。

【功能主治】

1）《滇药录》：清热除湿、止咳平喘。用于哮喘、咳嗽、百日咳、带下。

2）《时珍国医国药》：活血祛瘀、祛风除湿。用于跌打损伤、妇女大小月风、不孕症、附件炎、产后风瘫。

3）《中央民族大学学报（自然科学版）》：温经活血、调经暖宫。用于不孕症、妇科附件炎。

【用法用量】15～25g，水煎服。

【文献来源】*Scurrula parasitica* L. 滇药录：296. 1983. 时珍国医国药. 22（1）：2. 2011. 中央民族大学学报（自然科学版）. 19（1）：73-76. 2010.

697 松柏钝果寄生

【药材名】松柏钝果寄生、松寄生。

【彝文音译】涛弱。

【来源】桑寄生科植物松柏钝果寄生 *Taxillus caloreas* (Diels.) Danser，以茎枝入药。

【采集加工】全年均可采，砍下寄生扎成束，切段晒干。

【功能主治】

1）《辞典》：治产后风湿性关节炎、肺结核、慢性病虚肿。

2）《中国彝药》《辞典》：用于小便白浊、鼻内爬入蚂蟥、不孕症。

3）《彝医药・下》《中国彝药》：祛风除湿、活血止痛、化痰止咳、杀虫止痒。用于产后风湿、肺结核、慢性病虚肿。

【用法用量】15～30g，水煎服；或泡酒服。外用：适量，捣烂敷；或研末调敷。

【文献来源】*Taxillus caloreas* (Diels.) Danser 辞典：812. 2016. 中国彝药：471. 2004. 彝医药・下：430. 2007.

698 柳树寄生

【药材名】桃树寄生、柳树钝果寄生。

【来源】桑寄生科植物柳树寄生 *Taxillus delavayi* (Tiegh.) Danser，以全株入药。

【采集加工】全年均可采收，鲜用；或扎成束，晒干。

【功能主治】

1）《中央民族大学学报（自然科学版）》：用于不孕症、妇科附件炎。

2）《辞典》：治风湿性关节痛、胎动不安、先兆性流产。

3）《食品科学》《中央民族大学学报（自然科学版）》：温经活血、调经暖宫。

【用法用量】适量，水煎服。

【文献来源】*Taxillus delavayi* (Tiegh.) Danser 中央民族大学学报（自然科学版）. 20（3）：54-57. 2011. 辞典：812. 2016. 食品科学. 33（1）：16-19. 2012.

699 短梗钝果寄生

【药材名】短梗钝果寄生、钝果寄生。
【彝文音译】阿八诺科、资纳习佑。
【来源】桑寄生科植物短梗钝果寄生 *Taxillus vestitus* (Wall.) Danser，以全株、叶入药。
【采集加工】夏、秋季采收，洗净，晒干。
【功能主治】《辞典》《滇药录》：全株：治乳腺炎。叶：治月经淋漓、产后流血。
【用法用量】10～15g，水煎服；或泡酒服。外用：适量，捣烂敷。
【文献来源】*Taxillus vestitus* (Wall.) Danser 辞典：812. 2016. 滇药录：322. 1983.

檀 香 科

700 沙针

【药材名】沙针、香疙瘩。
【彝文音译】伊斯、疾白勒削、白勒削。
【来源】檀香科植物沙针 *Osyris lanceolata* Hochst. & Steud.，以全株、叶入药。
【采集加工】全年均可采收，晒干。
【功能主治】
1）《彝医药・下》、《中国彝药》、《辞典》（全株）：用于先兆性流产、胃痛、皮肤癞疮、外伤出血。
2）《彝药续集》、《志要》、《辞典》（叶）：用于疟疾。
3）《彝医药・下》《中国彝药》：调经安胎、收敛、止痛。
【用法用量】9～15g，水煎服。外用：鲜品适量，煎水洗；或研粉撒敷。
【文献来源】*Osyris quadripartita* Salzm. ex Decne. 辞典：574. 2016. ——*Osyris wightiana* Wall. ex Wight 彝药续集：15. 1992. 彝医药・下：535. 2007. 志要：432. 2005. 中国彝药：597. 2004.

701 豆瓣香树

【药材名】香疙瘩、豆瓣香树。
【彝文音译】白勒削。
【来源】檀香科植物豆瓣香树 *Osyris wightiana* var. *rotundifolia* (Tam) Tam，以全株入药。
【采集加工】全年均可采收，砍切成片或段，晒干。
【功能主治】
1）《彝医药・下》：调经安胎、收敛、止痛。
2）《彝医药・下》《辞典》：治胃痛、皮肤癞疮、外伤出血。
【用法用量】9～15g，水煎服。外用：鲜品适量煎水洗；或研粉撒敷。
【文献来源】*Osyris wightiana* Wall. ex Wight var. *rotundifolia* (P. C. Tam) P. C. Tam 彝医药・下：535. 2007. 辞典：574. 2016.

702 露柱百蕊草

【药材名】西域百蕊草、露柱百蕊草。
【彝文音译】尔借竹。
【来源】檀香科植物露柱百蕊草 *Thesium himalense* Royle，以全草入药。

【采集加工】夏、秋季采收，晒干。

【功能主治】

1）《滇药录》：清热消炎、镇惊。

2）《辞典》：治支气管炎、肝炎、腓肠肌痉挛、小儿疳积、血小板减少性紫癜。

3）《滇药录》《辞典》：用于感冒、中暑、小儿肺炎、血吸虫病、小儿惊风。

【用法用量】9～15g，水煎服。

【文献来源】*Thesium himalense* Royle 滇药录：328. 1983. 辞典：822. 2016.

703 长花百蕊草

【药材名】长花百蕊草、酒仙草、九龙草、珍珠草。

【来源】檀香科植物长花百蕊草 *Thesium longiflorum* Hand. -Mazz.，以全草入药。

【采集加工】夏、秋季采收，洗净，晒干。

【功能主治】《辞典》《志要》：治小儿肺炎、咳嗽、肝炎、小儿惊风、小儿疳积、血吸虫病、风湿疼痛、跌打损伤。

【用法用量】10～15g，水煎服；或蒸鸡蛋服。

【文献来源】*Thesium longiflorum* Hand. -Mazz. 辞典：822. 2016. 志要：606. 2005.

704 槲寄生

【药材名】槲寄生。

【彝文音译】咪密肉。

【来源】檀香科植物槲寄生 *Viscum coloratum* (Kom.) Nakai，以全株入药。

【采集加工】冬季至次春采割，除去粗茎，切段，干燥或蒸后干燥。

【功能主治】

1）《辞典》《志要》《滇药录》：治外痔、内痔、脱肛下血。

2）《滇药录》：清热解毒。

【用法用量】外用：15～30g，煎水洗。

【文献来源】*Viscum album* L. var. *lutescens* Makino 辞典：866. 2016. ——*Viscum coloratum* (Kom.) Nakai 辞典：866. 2016. 滇药录：356. 1983. 志要：642. 2005.

蛇 菰 科

705 红冬蛇菰

【药材名】鹿仙草。

【彝文音译】漆西诗。

【来源】蛇菰科植物红冬蛇菰 *Balanophora harlandii* Hook. f.，以全草入药。

【采集加工】秋季采收，除去杂质，鲜用或晒干。

【功能主治】《中国彝药》：补肾涩精、润肺止咳、凉血止血。用于阳痿、遗精、肾虚腰痛、月经不调、不孕症、便血、尿血、痔疮。

【用法用量】10～20g，水煎服；或炖肉吃，鲜品加倍。

【文献来源】*Balanophora Involucrata* Hook. f. 中国彝药：217. 2004.

706　筒鞘蛇菰

【药材名】筒鞘蛇菰、鹿仙草。

【彝文音译】菜斧美其、色补土、漆西诗、特斯拉嚼。

【来源】蛇菰科植物筒鞘蛇菰 *Balanophora involucrata* Hook. f.，以全草入药。

【采集加工】秋季采收，除去杂质，鲜用或晒干。

【功能主治】

1）《辞典》（全草）：用于胃气痛、黄疸、痔疮、阳痿、遗精、肾虚腰痛、月经不调、不孕症、便血、尿血。

2）《彝药本草》：壮阳补肾、健脾理气、止血。用于慢性肾炎、膀胱炎、慢性肝炎、妇科慢性炎症。

3）《彝药学》：凉血止血、润肺止咳、补肾涩精。

4）《滇药志・一》、《志要》、《大理资志》、《辞典》（全草）：用于感冒、痢疾、食物中毒。

【用法用量】10～20g，水煎服；或炖肉吃，鲜品加倍。

【文献来源】*Balanophora involucrata* Hook. f. 辞典：103. 2016. 彝药本草：83. 2018. 彝药学：52. 2016. 滇药志・一：328. 2008. 志要：83. 2005. 大理资志：68. 1991.

鼠　李　科

707　多花勾儿茶

【药材名】多花勾儿茶。

【彝文音译】德尔玛玛。

【来源】鼠李科植物多花勾儿茶 *Berchemia floribunda* (Wall.) Brongn.，以全草、根、茎、叶入药。

【采集加工】夏、秋季采收，洗净，鲜用或晒干。

【功能主治】《志要》《辞典》：用于骨折、蛇虫咬伤、跌打损伤、胃病、肝病、肺咳有血。

【用法用量】10～15g，水煎服；或蒸鸡蛋服。

【文献来源】*Berchemia floribunda* (Wall.) Brongn. 志要：91. 2005. 辞典：113. 2016.

708　枳椇

【药材名】拐枣、枳椇。

【彝文音译】鲁达。

【来源】鼠李科植物枳椇 *Hovenia acerba* Lindl.，以根、花、果实、种子入药。

【采集加工】夏、秋季采收，洗净，晒干。

【功能主治】

1）《辞典》《彝医药・下》《中国彝药》：用于风湿、手足麻木、疼痛、醉酒、烦躁。祛湿解毒、止头风晕痛。

2）《滇药志・四》《彝医药・下》：祛风除湿、舒筋止痛、解酒、除烦。

【用法用量】15～20g，水煎服；或泡酒服；或入散剂。

【文献来源】*Hovenia acerba* Lindl. 彝医药・下：457. 2007. 中国彝药：504. 2004. 滇药志・四：257. 2009. 辞典：424-425. 2016.

709 云南鼠李

【药材名】铁马鞭、黑骨藤。
【彝文音译】野落。
【来源】鼠李科植物云南鼠李 *Rhamnus aurea* Heppl.，以根入药。
【采集加工】夏、秋季采收，洗净，晒干。
【功能主治】
1）《滇省志》：止泻消炎。
2）《辞典》《滇省志》：治急性肠胃炎。
3）《滇药录》：清热解毒、止痛、收敛解毒、止痢。用于急慢性痢疾、肠胃炎。
【用法用量】25g，水煎服。
【文献来源】*Rhamnus aurea* Heppl. 滇省志：676. 1995. 辞典：695. 2016. 滇药录：270. 1983.

710 薄叶鼠李

【药材名】刺绿皮果、刺绿皮、薄叶鼠李、绿刺果根、刺绿皮根。
【来源】鼠李科植物薄叶鼠李 *Rhamnus leptophylla* Schneid.，以根、根皮、叶、果实入药。
【采集加工】夏、秋季采收，洗净，晒干。
【功能主治】
1）《彝医药学》：用于腹泻、舌肿痛、乳糜尿。
2）《彝医药史》：根：止疟。根、果实：用于酒毒、胃疼、瘫软。
3）《辞典》：根：治食积不化、瘀血水肿、闭经、痛经、创伤出血。果实：治消化不良、便秘、胃痛、草乌中毒、急性结膜炎。根皮：治慢性肝炎、牙痛。叶：治小儿食积、疳积。
4）《哀牢本草》：消食、行水、祛瘀、止血。用于食积不化、瘀血水肿、闭经、痛经、创伤出血、妇女久婚不育。
5）《彝医药学》：用于无名肿毒、乳糜尿。
【用法用量】10～15g，水煎服。
【文献来源】*Rhamnus leptophylla* Schneid. 彝医药学：570，771. 1993. 彝医药史：159. 1990. 辞典：696. 2016. 哀牢本草：107. 1991.

711 无刺枣

【药材名】大枣、枣树根。
【来源】鼠李科植物无刺枣 *Ziziphus jujuba* var. *inermis* (Bge.) Rehd.，以根、果实入药。
【采集加工】果实秋季成熟时采收，晒干。根随时可采。
【功能主治】《彝医药学》：治风水疔疮、泄泻、遗精、肝炎。
【用法用量】6～15g，水煎服。
【文献来源】*Ziziphus jujuba* Mill. var. *inermis* (Bge.) Rehd. 彝医药学：569，765. 1993.

胡颓子科

712 木半夏

【药材名】羊奶果。
【来源】胡颓子科植物木半夏 *Elaeagnus multiflora* Thunb.，以根、叶、果实入药。

【采集加工】叶春季采，果实夏季采，根秋季采，晒干备用。
【功能主治】《彝医药学》：用于外伤骨折。
【用法用量】15～25g，水煎服。
【文献来源】*Elaeagnus multiflora* Thunb. 彝医药学：722. 1993.

713　沙棘

【药材名】黑刺。
【来源】胡颓子科植物沙棘 *Elaeagnus rhamnoides* (L.) A. Nelson，以根、果实入药。
【采集加工】夏、秋季采收，洗净，晒干。
【功能主治】《彝医药学》：用于腹痛、跌打损伤、疮疖、肠痈、蛔虫病。
【用法用量】3～9g，水煎服；或入丸、散剂。外用：适量，捣烂敷；或研末撒。
【文献来源】*Hippophae rhamnoides* L. 彝医药学：483. 1993.

714　绿叶胡颓子

【药材名】白绿叶、羊奶果根。
【彝文音译】图尼帕。
【来源】胡颓子科植物绿叶胡颓子 *Elaeagnus viridis* Serv.，以茎、叶入药。
【采集加工】春、夏季采集，晒干。
【功能主治】
1）《彝医药学》：治跌打损伤。
2）《滇省标·四》：利尿排石、止咳定喘。用于肺痨、咳嗽、肾性水肿、石淋。
【用法用量】10～15g，水煎服。
【文献来源】*Elaeagnus viridis* Serv. 滇省标·四：43. 2008. ——*Elaeagnus viridis* Servett. var. *delavayi* Lecomte 彝医药学：561. 1993.

葡　萄　科

715　乌头叶蛇葡萄

【药材名】过山龙。
【来源】葡萄科植物乌头叶蛇葡萄 *Ampelopsis aconitifolia* Bge.，以根皮入药。
【采集加工】四季可采，剥去表层皮，鲜用或干用。
【功能主治】《彝医药学》：用于骨折。
【用法用量】15～25g，水煎服。外用：适量，捣烂敷。
【文献来源】*Ampelopsis aconitifolia* Bge. 彝医药学：481. 1993.

716　三裂蛇葡萄

【药材名】三裂叶蛇葡萄、裂叶蛇葡萄、玉葡萄根、绿葡萄根、野葡萄根、金刚散、乌血藤。
【彝文音译】万初牛、腰女卑。
【来源】葡萄科植物三裂蛇葡萄 *Ampelopsis delavayana* Planch.，以根、藤茎入药。
【采集加工】夏、秋季采藤，秋季挖根，洗净，晒干。
【功能主治】
1）《滇省标·二》：散瘀止痛、续接筋骨、去腐生新、清热解毒。用于跌打损伤、骨折、烧烫伤、肠炎腹泻、尿涩尿痛、小便淋沥。

2）《彝医药·下》《中国彝药》《彝药学》：活血消肿、止痛止血、清热解毒、利湿。

3）《彝医药·下》《中国彝药》：用于骨折、疮疡肿毒、外伤出血。

4）《安徽农学通报》《彝州本草》：治膀胱积热、外伤出血、跌打损伤，风湿性关节痛。

5）《辞典》（藤茎、根）、《彝医药·下》、《中国彝药》：治风湿病、劳伤。

6）《辞典》（根）、《志要》：治乳痈、疮疡肿痛、小便短赤、淋证、骨折、跌仆损伤、骨折瘀痛、痈疽疮疡、无名肿毒、风湿性关节痛。

7）《彝州本草》：用于偏坠下气、乳结肿痛、痈疽疮疡、无名肿毒、急性结膜炎、细菌性痢疾、肠炎腹泻、月经不调、贫血。

8）《哀牢本草》《滇药志·四》：解毒消肿、去腐生新。用于跌仆打伤、骨折瘀血、痈疽疮疡、无名肿毒。

9）《彝州本草》《彝验方》：用于角膜云翳。

10）《滇药志·四》：活血消肿、止痛止血、利湿、接骨止血。用于散乳结肿痛。

11）《彝药志》：利膀胱积热、消偏坠下气、定痛、散乳结肿痛。

【用法用量】20～30g，水煎服；或加量泡酒服。外用：适量，捣烂敷。

【文献来源】*Ampelopsis delavayana* (Franch.) Planch. 滇省标·二：45. 2007. 彝医药·下：473. 2007. 中国彝药：525. 2004. 彝药学：119. 2016. 安徽农学通报. 26（16）：45-49. 2020. 辞典：48. 2016. 志要：37. 2005. 彝州本草：48. 1998. 哀牢本草：108. 1991. 彝验方：108. 2007. 滇药志·四：148. 2009. 彝药志：224. 1983.

717 毛三裂蛇葡萄

【药材名】鸟血藤。

【彝文音译】腰女碑。

【来源】葡萄科植物毛三裂蛇葡萄 *Ampelopsis delavayana* var. *setulosa* (Diels & Gilg) C. L. Li，以根入药。

【采集加工】秋季挖根，洗净，切片，晒干或烘干。

【功能主治】《滇药录》：用于跌打损伤。

【用法用量】5～10g，研粉服。外用：适量。

【文献来源】*Ampelopsis delavayana* Planch. var. *gentiliana* (Levl. et Vam.) H-M 滇药录：19. 1983.

718 东北蛇葡萄

【药材名】蛇葡萄、短序柄蛇葡萄。

【彝文音译】尼木诺及嘎。

【来源】葡萄科植物东北蛇葡萄 *Ampelopsis glandulosa* var. *brevipedunculata* (Maxim.) Momiyama，以根、根皮入药。

【采集加工】夏、秋季采收，洗净，晒干。

【功能主治】

1）《彝医药学》：治目痛、不出头疮。

2）《滇药录》：治跌打风湿。

【用法用量】9～15g，水煎服。外用：捣烂敷。

【文献来源】*Ampelopsis brevipedunculata* (Maxim.) Trautv. 彝医药学：740. 1993. 滇药录：18. 1983.

719 异叶蛇葡萄

【药材名】异叶蛇葡萄。

【彝文音译】尼木诺及嘎。

【来源】葡萄科植物异叶蛇葡萄 *Ampelopsis glandulosa* var. *heterophylla* (Thunb.) Momiy.，以根入药。

【采集加工】全年可采，洗净，鲜用。

【功能主治】《辞典》《志要》：治风湿、跌打损伤。

【用法用量】15～30g，水煎服。外用：适量。

【文献来源】*Ampelopsis heterophylla* (Thunb.) Sieb. et Zucc. 志要：37. 2005. 辞典：48. 2016.

720 白蔹

【药材名】白蔹。

【彝文音译】依么扪、母鸡抱蛋。

【来源】葡萄科植物白蔹 *Ampelopsis japonica* (Thunb.) Makino，以块根入药。

【采集加工】春、秋季采收，除去茎及细须根，洗净，晒干。

【功能主治】

1）《辞典》《彝医药·下》《中国彝药》：治跌打损伤、疮疡、九子疡（颈淋巴结结核）。

2）《彝药学》《彝医药·下》《中国彝药》：消肿止痛、生肌敛疮、清热解毒。

【用法用量】3～10g，水煎服。外用：适量，研末撒；或调搽。

【文献来源】*Ampelopsis japonica* (Thunb.) Makino 辞典：49. 2016. 彝药学：127. 2016. 彝医药·下：496. 2007. 中国彝药：552. 2004.

721 常春藤

【药材名】常春藤、长春藤。

【彝文音译】咪落辟、咪罗皮、牛尼若。

【来源】葡萄科植物常春藤 *Hedera nepalensis* var. *sinensis* (Tobl.) Rehd.，以全株、藤茎入药。

【采集加工】夏、秋季采收，洗净，晒干。

【功能主治】

1）《滇省志》：祛风利湿、活血消肿。用于风湿麻痹、腰痛、跌打损伤、急性结膜炎、肾炎水肿、闭经；外用于痈疖肿毒、荨麻疹、湿疹。

2）《滇药录》、《志要》、《辞典》（藤茎）：止血，治跌打损伤、骨折。

3）《滇药志·三》、《彝医药·下》、《中国彝药》、《辞典》（全株）：用于风湿性关节痛、慢性支气管炎、肾炎水肿、皮肤湿疹、瘙痒、手足麻木。

4）《彝医药·下》《中国彝药》《彝药学》：祛风利湿、活血解毒、利尿、止痒。

【用法用量】6～15g，水煎服；或研末；或泡酒服。外用：适量，捣烂敷；或煎水洗。

【文献来源】*Hedera nepalensis* K. Koch var. *sinensis* (Tobl.) Rehd. 滇省志：712. 1995. 滇药录：142. 1983. 志要：313. 2005. 滇药志·三：329. 2010. 彝医药·下：438. 2007. 中国彝药：481. 2004. 辞典：406. 2016. 彝药学：100. 2016.

722 异叶地锦

【药材名】异叶爬山虎。

【彝文音译】差壳、乌若鸡。
【来源】葡萄科植物异叶地锦 *Parthenocissus dalzielii* Gagnep.，以根皮入药。
【采集加工】全年可采。
【功能主治】《辞典》：治跌打损伤、骨折。
【用法用量】15～30g，水煎服。外用：适量，煎水洗；或捣烂敷；或研末撒敷。
【文献来源】*Parthenocissus dalzielii* Gagnep. 辞典：593. 2016.

723 异叶爬山虎

【药材名】异叶爬山虎。
【彝文音译】差壳、月乌鸣、乌若鸡。
【来源】葡萄科植物异叶爬山虎 *Parthenocissus heterophylla* (Bl.) Merr.，以根皮入药。
【采集加工】秋季采，洗净，晒干。
【功能主治】
1）《滇药录》《滇省志》：活血化瘀、消炎接骨。
2）《志要》《滇药录》《滇省志》：治跌打损伤、骨折。
【用法用量】10～15g，泡酒服。外用：鲜品适量，捣烂敷；或干粉调酒包患处。
【文献来源】*Parthenocissus heterophylla* (Bl.) Merr. 滇药录：219. 1983. 志要：445. 2005. 滇省志：682. 1995.

724 三叶地锦

【药材名】野葡萄、爬树龙根。
【来源】葡萄科植物三叶地锦 *Parthenocissus semicordata* (Wall.) Planch.，以全草、根入药。
【采集加工】秋季采集，鲜用或晒干。
【功能主治】
1）《哀牢本草》：养阴清热、散瘀消肿。用于高热不退、瘀血肿痛。
2）《彝验方》：用于角膜云翳。
【用法用量】适量，水煎服。外用：鲜品 100g，加水 200 ml 煎煮，取煎液滤过，静置 2 个小时后，取上清液，点眼，1 日 3 次，每次 1～2 滴。
【文献来源】*Parthenocissus himalayana* (Royle) Planch. var. *vestita* Hand. -Mazz. 哀牢本草：104. 1991. 彝验方：108. 2007.

725 叉须崖爬藤

【药材名】五爪金龙、红葡萄、地葡萄、狭叶崖爬藤、白背崖爬藤、叉须岩爬藤。
【彝文音译】窝达赊鲁、格其古、月乌鸦、额若西叠耐。
【来源】葡萄科植物叉须崖爬藤 *Tetrastigma hypoglaucum* Planch. ex Franch.，以全株、根入药。
【采集加工】秋、冬季采收，除去泥土，洗净，切碎，鲜用或晒干。
【功能主治】
1）《彝州本草》：用于风湿肿痛、闭经、肺结核、劳伤、骨折筋断、瘀血肿痛、风寒湿痹、关节不利、关节脱位、蛇虫咬伤、扭伤、疖痈、乳腺炎、外伤出血、支气管炎、小儿肺炎、咳嗽。
2）《彝医药学》：治骨折、伤口磨破。
3）《哀牢本草》：散瘀消肿、舒筋活络、续接筋骨、止血止痛。用于跌打损伤。
4）《彝药学》《彝医药·下》《中国彝药》：续接筋骨、活血消肿、祛风除湿、清热解毒。

5）《彝植物药》《中国彝药》《彝医药·下》《彝州本草》：脓肿溃疡、咽喉肿痛、尿中带血、骨折、跌打损伤、劳伤、外伤溃烂。

6）《彝医药·下》：用于关节脱位。

7）《滇省志》：活血化瘀、接骨生肌、止痛。用于关节脱位，开放性、粉碎性骨折。

8）《辞典》《志要》：根、全株：治跌打损伤、风湿肿痛、闭经、肺结核、劳伤、红肿疼痛、风湿痛、骨折、外伤脓肿溃烂。

9）《哀牢本草》、《辞典》（全株）、《志要》（全株）：用于骨折筋断、瘀血肿痛、风寒湿痹、关节不利、痈疮肿毒、脓肿溃疡。

【用法用量】20～30g，水煎服；或泡酒服。外用：鲜品适量，捣烂；或研末调敷。

【文献来源】*Tetrastigma hypoglaucum* Planch. 彝州本草：54. 1998. 彝医药学：527. 1993. 哀牢本草：58. 1991. 彝药学：118. 2016. 彝植物药：73. 1990. 彝医药·下：471. 2007. 中国彝药：522. 2004. 滇省志：683. 1995. 辞典：816. 2016. 志要：601. 2005.

726 崖爬藤

【药材名】崖爬藤、无毛崖爬藤、小红藤、小五爪龙。

【彝文音译】吾莫列古、乌诺鸡、放达蛸。

【来源】葡萄科植物崖爬藤 *Tetrastigma obtectum* (Wall.) Planch.，以全草、根、茎、叶、藤入药。

【采集加工】夏、秋季采收，鲜用或晒干。

【功能主治】

1）《志要》《辞典》：茎、叶：治骨折、蛇虫咬伤。根：治骨折、关节脱位、刀伤血肿、跌打损伤、劳伤、疮癣、癫痫。

2）《彝植物药》、《辞典》（全草）：用于跌打损伤、疮癣、骨折、刀伤血肿、劳伤体弱、癫痫。

3）《彝药志》《滇省志》《滇药志·五》：用于骨折、关节脱位。

4）《滇省标·四》：活血通络、续接筋骨、清热凉血。用于跌打损伤、骨折脱臼、创口不收、咽喉肿痛、尿中带血。

【用法用量】30～50g，水煎服；或泡酒服。

【文献来源】*Tetrastigma obtectum* (Wall.) Planch 辞典：816. 2016. 志要：601. 2005. 彝植物药：75. 1990. 滇省志：683. 1995. 滇省标·四：13. 2008. 滇药志·五：28. 2012. 彝药志：222. 1983. ——*Tetrastigma obtectum* var. *pilosum* Gagnep. 辞典：816. 2016.

727 无毛崖爬藤

【药材名】小绿藤根、光叶崖爬藤、无毛崖爬藤。

【彝文音译】也是拉、也是粒、大姚。

【来源】葡萄科植物无毛崖爬藤 *Tetrastigma obtectum* var. *glabrum* (H. Lévl. & Vaniot) Gagnep.，以根、藤入药。

【采集加工】秋、冬季采收，除去泥土，洗净，鲜用或晒干。

【功能主治】

1）《哀牢本草》：祛风散寒、舒筋通络、活血止痛。

2）《滇药录》：舒筋活血、止血。

3）《滇药录》、《志要》、《辞典》（根、藤）：治风湿麻木、痛经、崩漏、跌打损伤。

4）《哀牢本草》、《辞典》（根）：治风寒湿痹、四肢麻木、跌打损伤、咽喉肿痛、口疮舌疡。

【用法用量】15～25g，水煎服。

【文献来源】*Tetrastigma obtectum* (Wall.) Planch. var. *glabrum* Gagn. 哀牢本草：34. 1991. ——*Tetrastigma obtectum* var. *glabrum* (Lévl. & Vant.) Gagnep. 滇药录：324. 1983. 志要：601. 2005. 辞典：816. 2016. ——*Tetrastigma umbellatum* (Hemsl.) Nakai 辞典：816. 2016.

728 狭叶崖爬藤

【药材名】五爪金龙。
【来源】葡萄科植物狭叶崖爬藤 *Tetrastigma serrulatum* (Roxb.) Planch.，以全草入药。
【采集加工】全年可采，鲜用或晒干。
【功能主治】《安徽农学通报》：治跌打损伤，风湿肿痛。
【用法用量】25～50g，水煎服。外用：适量，研粉调敷；或撒敷。
【文献来源】*Tetrastigma serrulatum* (Roxb.) Planch. 安徽农学通报. 26（16）：45-49. 2020.

729 毛狭叶崖爬藤

【药材名】五爪金龙。
【彝文音译】窝达赊鲁。
【来源】葡萄科植物毛狭叶崖爬藤 *Tetrastigma serrulatum* var. *puberulum* (W. T. Wang et Z. Y. Cao) C. L. Li，以全株入药。
【采集加工】全年可采，晒干。
【功能主治】《滇省标·二》：活血通络、祛风除湿、续接筋骨。用于风寒湿痹、四肢麻木、跌打损伤、瘀血肿痛、骨折。
【用法用量】15～30g，水煎服。外用：适量。
【文献来源】*Tetrastigma serrulatum* (Roxb.) Planch. var. *pubinervium* C. L. Li 滇省标·二：23. 2007.

730 毛葡萄

【药材名】毛葡萄、野葡萄。
【彝文音译】吾莫斯俄、莫尾斯乌。
【来源】葡萄科植物毛葡萄 *Vitis heyneana* Roem. et Schult，以根、茎、叶入药。
【采集加工】夏、秋季采收，洗净，晒干。
【功能主治】《志要》、《彝药续集》、《辞典》（根、茎、叶）：用于风湿、筋骨疼痛、骨折、火眼。
【用法用量】适量，泡酒服。外用：适量。
【文献来源】*Vitis heyneana* Roem. et Schult 志要：644. 2005. 辞典：869. 2016. ——*Vitis quinquangularis* Rehd. 志要：644. 2005. 辞典：869. 2016. 彝药续集：82. 1992.

芸 香 科

731 臭节草

【药材名】臭节草、石椒草、千里马。
【彝文音译】俄巴则玛、木热略乌、牙补此、涩花六、则若和、迟马宗、寒生能（云南楚雄）。
【来源】芸香科植物臭节草 *Boenninghausenia albiflora* (Hook.) Reichb. ex Meisn.，以全草入药。
【采集加工】夏、秋季采收，除去杂质，晒干。

【功能主治】

1）《滇药录》《辞典》《民药志·二》：用于感冒引起的咳嗽。

2）《辞典》《志要》《彝药续集》：用于感冒、腹胀、跌打损伤、疮疡脓肿。

3）《哀牢本草》《滇药志·二》《辞典》：治伤风感冒、咽喉肿痛、痰湿阻滞、血管栓塞、胃脘疼痛、肾虚腰痛、痢疾、肠痈、疮痈肿毒。

4）《彝药本草》：发散疮毒，用于口腔溃疡、咽喉肿痛、皮肤瘙痒、经络不通、胸膈气痛、冷寒攻心、胃气疼痛、腹胀。

5）《彝医药学》：用于疟疾、寒热往来、癫痫、红斑疮。

6）《哀牢本草》《滇药志·二》：清热解毒、活血理气、消肿止痛。

7）《滇省标·二》：疏风解表、行气止痛、清热利湿。用于外感风邪、咽喉肿痛、口腔溃疡、脘腹胀痛、胁痛、膀胱湿热、尿急尿痛、淋漓不尽、皮肤瘙痒。

8）《民药志·二》：清热解毒、止咳。用于伤风感冒。

9）《中国彝药》：清热解毒、疏风发表、行气活血。用于湿疹瘙痒、红斑疮、疟疾、癫痫、胆囊炎。

【用法用量】9～15g，水煎服；或研末服，3～4.5g。外用：鲜品适量，捣烂敷。

【文献来源】*Boenninghausenia albiflora* (Hook.) Reich. 彝药续集：72. 1992. 辞典：123. 2016. 志要：100. 2005. ——*Boenninghausenia sessilicarpa* Levl. 彝药本草：119. 2018. 彝医药学：620. 1993. 哀牢本草：47. 1991. 滇药录：43. 1983. 滇药志·二：91. 2009. 滇省标·二：47. 2007. 彝药续集：73. 1992. 辞典：123. 2016. 民药志·二：133. 1990. 中国彝药：292. 2004.

732　酸橙

【药材名】酸橙。

【来源】芸香科植物酸橙 *Citrus aurantium* L.，以果实入药。

【采集加工】果实秋季成熟时采收，鲜用或低温冷藏，亦可风干用。

【功能主治】《滇药志·二》：用于赤白痢疾、产后腹胀、胃下垂、脱肛、子宫脱垂。

【用法用量】3～9g，水煎服。

【文献来源】*Citrus aurantium* L. 滇药志·二：399. 2009.

733　香橙

【药材名】香橼。

【来源】芸香科植物香橙 *Citrus junos* Siebold ex Yu. Tanaka，以果实入药。

【采集加工】果实秋季成熟时采收，鲜用或低温冷藏，亦可风干用。

【功能主治】《哀牢本草》：消食导滞、理气宽中。用于食积不化、腹胀气胀、咳嗽痰多、胸胁闷满。

【用法用量】20～30g，水煎服。

【文献来源】*Citrus wilsonii* Tanaka 哀牢本草：84. 1991.

734　宜昌橙

【药材名】树葫芦、红河柑橘、红河橙。

【彝文音译】阿迫哩葫芦者、支路贺、支路黄。

【来源】芸香科植物宜昌橙 *Citrus cavaleriei* H. Lév. ex Cavalerie，以根、叶、果实入药。

【采集加工】根、叶四季可采，果实秋末采，切片或切段晒干备用。

【功能主治】

1）《峩彝药》：清热解毒、散瘀消肿。

2）《滇药录》《峩彝药》《辞典》：用于感冒、流感、鼻衄、疮疖。

【用法用量】5～15g，水煎服。

【文献来源】*Citrus hongheensis* Ye et al. 峩彝药：34. 滇药录：68. 1983. 辞典：201. 2016.

735 箭叶橙

【药材名】元江枳壳、马蜂橙、野黄果。

【彝文音译】支路贺。

【来源】芸香科植物箭叶橙 *Citrus hystrix* DC.，以叶、果实入药。

【采集加工】夏、秋季采收，洗净，晒干。

【功能主治】

1）《滇药录》《辞典》《峩彝药》：用于急慢性支气管炎、普通感冒。

2）《峩彝药》：祛痰、镇痛、解热。

【用法用量】30g，水煎服。

【文献来源】*Citrus macroptera* var. *kerrii* Swingle 滇药录：69. 1983. 辞典：201. 2016. 峩彝药：42.

736 香橼

【药材名】香橼、枸橼。

【彝文音译】削胭。

【来源】芸香科植物香橼 *Citrus medica* L.，以果实、叶入药。

【采集加工】夏、秋季采收，洗净，晒干。

【功能主治】

1）《彝药学》《彝医药・下》《中国彝药》：顺气降逆、宽胸化痰。

2）《彝医药史》：叶：治骨折。叶、果实：消痰、下气；治咳嗽。

3）《彝医药・下》、《中国彝药》、《辞典》（果实）：用于闭经、痛经、臌胀、咳嗽、痰多、脚气。

4）《辞典》（果实）：治食积不化、腹胀气胀、胸胁闷满。

【用法用量】鲜品30～40g，水煎服；或嚼服；或蘸蜂蜜服。

【文献来源】*Citrus medica* L. 彝药学：78. 2016. 彝医药史：159. 1990. 彝医药・下：342. 2007. 辞典：201. 2016. 中国彝药：369. 2004.

737 柑橘

【药材名】桔、橘树叶、橘。

【彝文音译】呷子补古、吉莫。

【来源】芸香科植物柑橘 *Citrus reticulata* Blanco，以果皮、叶入药。

【采集加工】夏、秋季采收，洗净，晒干。

【功能主治】

1）《彝植物药》：用于鼻塞、流清涕、咯血。

2）《彝医药学》、《滇药志・五》（叶）：用于乳汁不足。

3）《滇药志・五》（果皮）：用于小便不通、上吐下泻、疟疾、回乳、小儿腹积痞块、消化不良、风湿性关节痛、全身不明原因酸痛、小儿腹泻、夜间不眠、发热、麻疹出疹不透、吃盐过重引起哮喘咳嗽、肺炎、血痢、吹乳、乳痈。

【用法用量】适量，水煎服。

【文献来源】*Citrus reticulata* Blanco 彝植物药：63. 1990. 彝医药学：678. 1993. 滇药志 • 五：388. 2012.

738 甜橙

【药材名】黄果树、甜橙、黄果树皮。

【彝文音译】焕国思挤。

【来源】芸香科植物甜橙 *Citrus sinensis* (L.) Osbeck，以果皮、树皮入药。

【采集加工】夏、秋季采收，洗净，晒干。

【功能主治】

1）《滇药志 • 五》（果皮）：用于赤白痢疾、产后腹胀、臌胀、小儿寒泻。

2）《辞典》（树皮）、《哀牢本草》、《滇药志 • 五》（树皮）：治风寒湿痹、骨节疼痛、跌仆损伤、血瘀肿痛。

3）《哀牢本草》、《滇药志 • 五》（树皮）：活血理气、祛风通络。

【用法用量】20～30g，水煎服。

【文献来源】*Citrus sinensis* (L.) Osbeck 滇药志 • 五：311. 2012. 辞典：202. 2016. 哀牢本草：100. 1991.

739 枳

【药材名】枳壳。

【来源】芸香科植物枳 *Citrus trifoliata* L.，以果实入药。

【采集加工】夏、秋季采收，洗净，晒干。

【功能主治】《彝医药学》《滇药志 • 三》：用于赤白痢疾、产后腹胀、臌胀、小儿寒泻。

【用法用量】3～10g，水煎服。

【文献来源】*Poncirus trifoliata* (L.) Raf 彝医药学：753. 1993. 滇药志 • 三：259. 2010.

740 假黄皮

【药材名】假黄皮树、假黄皮、臭黄皮。

【彝文音译】臭麻木、波尼思。

【来源】芸香科植物假黄皮 *Clausena excavata* Burm. f.，以根、叶入药。

【采集加工】夏、秋季采收，鲜用，晒干备用。

【功能主治】《滇药录》、《滇药志 • 四》、《辞典》（根、叶）：治感冒发热、咳嗽气喘、疟疾、痢疾、急性肠胃炎、腹泻、尿路感染、风湿水肿、疥癣、湿疹、溃疡。

【用法用量】9～15g，水煎服。

【文献来源】*Clausena excavata* Burm. f. 滇药录：70. 1983. 辞典：203. 2016. 滇药志 • 四：342. 2009.

741 黄皮

【药材名】黄皮。

【彝文音译】活皮矢。

【来源】芸香科植物黄皮 *Clausena lansium* (Lour.) Skeels，以叶入药。

【采集加工】随用随采。

【功能主治】

1）《民药志·四》：发表散热、顺气化痰。

2）《民药志·四》《辞典》：治流行性感冒、发热、流行性脑脊髓膜炎、疟疾。

【用法用量】15～30g，水煎服。

【文献来源】*Clausena lansium* (Lour.) Skeels 辞典：204. 2016. 民药志·四：547. 2007.

742 三桠苦

【药材名】三桠苦、小黄药、三叉苦、小黄散。

【彝文音译】少朝施卡。

【来源】芸香科植物三桠苦 *Melicope pteleifolia* (Champ. ex Benth.) T. G. Hartley，以全株入药。

【采集加工】全年可采，切碎，晒干备用。

【功能主治】

1）《安徽农学通报》：治风湿性关节炎、咽喉肿痛、肺热咳嗽、黄疸型肝炎、腮腺炎。

2）《哀牢本草》《滇药志·四》：清热凉血、疏肝利胆、祛风止痒。用于肝胆湿热、皮肤黄染、风湿痹痛、腰酸腿疼、痰湿阻滞、四时疫疾、鼻衄。

3）《滇药录》《辞典》《志要》：根：用于腹泻。全株：用于流行性脑脊髓膜炎、流感、感冒、高热、扁桃体炎、咽喉炎、肠胃炎、坐骨神经痛、跌打损伤、蛇虫咬伤。

4）《彝州本草》、《辞典》（全株）、《志要》（全株）：用于咽喉肿痛、肺热咳嗽、流行性脑脊髓膜炎、腮腺炎、湿疹、肝胆湿热、皮肤黄染、腰酸腿疼、痰湿阻滞、四时疫疾、风湿痹痛。

5）《滇药录》《辞典》《志要》《彝州本草》：用于风湿性关节炎、黄疸型肝炎、消化不良、腹胀、胃痛。

【用法用量】15～30g，水煎服。外用：适量，捣烂敷；或煎水洗。

【文献来源】*Evodia lepta* (Spreng.) Merr. 安徽农学通报. 26(16)：45-49. 2020. 哀牢本草：33. 1991. 滇药录：124. 1983. 辞典：343. 2016. 志要：265. 2005. 滇药志·四：16. 2009. 彝州本草：15. 1998.

743 九里香

【药材名】九里香、满山香、千里香、千针眼。

【彝文音译】本讷锡。

【来源】芸香科植物九里香 *Murraya exotica* L. Mant.，以根、叶、果实入药。

【采集加工】四季可采，鲜用或晒干。

【功能主治】

1）《彝州本草》、《安徽农学通报》、《辞典》、《志要》（根、叶）：治胃疼、风湿痹痛、跌打肿痛、感冒头痛、破伤风、牙痛。

2）《中国中药杂志》：舒筋活络、散瘀消肿、理气止痛、止血、接骨、祛寒；用于外伤出血、骨折、无名肿毒、风湿性关节炎、关节疼痛、闭经、胃痛、感冒、毒蛇咬伤、肺癌、鼻咽癌、胃癌、子宫癌。果实：滋补、镇静、收敛、健胃、镇咳；用于神经衰弱、疲劳过度、心肌无力、遗精等症。

3）《彝州本草》：用于流行性乙型脑炎、手术麻醉、湿疹。

4）《哀牢本草》、《辞典》、《志要》（叶）：治风火虫牙、胃脘冷痛、肾病水肿。

5）《哀牢本草》：祛风止痛、化瘀消肿。用于跌打损伤、风湿痹痛。

【用法用量】15～25g，水煎服；或泡酒服。外用：捣烂敷。

【文献来源】*Murraya exotica* L. 安徽农学通报. 26(16)：45-49. 2020. ——*Murraya paniculata* (L.)

Jack 中国中药杂志. 43（15）：3216-3222. 2018. 彝州本草：6. 1998. 辞典：545. 2016. 哀牢本草：29. 1991. 志要：413. 2005.

744 茵芋

【药材名】鹿啃木。

【彝文音译】此木泽西。

【来源】芸香科植物茵芋 *Skimmia reevesiana* Fort.，以根、茎、叶入药。

【采集加工】夏、秋季采收，洗净，晒干。

【功能主治】

1）《彝验方》：用于刀伤。

2）《中国彝医》：接骨生肌、祛风活络、止血止痛。用于四肢挛急、两足酸软、风湿痹痛、麻木、跌打损伤。

【用法用量】外用：鲜品，捣烂敷。

【文献来源】*Skimmia reevesiana* Fort. 彝验方：158. 2007. 中国彝医：62. 1994.

745 吴茱萸

【药材名】吴茱萸、石虎。

【彝文音译】念拍贝锡、月么拿、茶辣。

【来源】芸香科植物吴茱萸 *Tetradium ruticarpum* (A. Jussieu) T. G. Hartley，以根皮、果实、叶入药。

【采集加工】夏、秋季采收，洗净，晒干。

【功能主治】

1）《彝医药学》《滇药志・一》：用于胃溃疡。

2）《中国彝药》《辞典》：用于疝气痛、胃溃疡、黄水疮。

3）《彝药学》《中国彝药》：散寒止痛、顺气疏肝、健脾燥湿。

【用法用量】5～10g，水煎服；或研粉服，1～2g。外用：研粉醋调敷；或撒敷。

【文献来源】*Evodia rutaecarpa* (Juss.) Benth. 彝医药学：739. 1993. 中国彝药：190. 2004. 彝药学：43. 2016. 滇药志・一：170. 2008. 辞典：343. 2016. ——*Evodia ruticarpa* var. *officinalis* (Dode) C. C. Huang 彝药学：43. 2016. 辞典：344. 2016. ——*Tetradium ruticarpum* (A. Juss.) T. G. Hartley 辞典：343. 2016.

746 牛斜吴萸

【药材名】牛斜树。

【彝文音译】齿那齐。

【来源】芸香科植物牛斜吴萸 *Tetradium trichotomum* Lour.，以根、果实入药。

【采集加工】夏、秋季采收，洗净，晒干。

【功能主治】《彝药本草》：温中散寒、祛风镇痛、舒筋理气。治肝硬化腹水、肠梗阻腹胀。

【用法用量】10～20g，水煎服。

【文献来源】*Evodia trichotoma* (Lour.) Pierre 彝药本草：97. 2018.

747 飞龙掌血

【药材名】飞龙斩血、飞龙掌血、飞龙掌血茎。

【彝文音译】腮则、奢载、木鲁帕、出列。
【来源】芸香科植物飞龙掌血 *Toddalia asiatica* (L.) Lam.，以根、根皮、藤茎、叶入药。
【采集加工】全年均可采收，洗净，鲜用或切段晒干。
【功能主治】
1）《彝医药学》《彝医药·下》《中国彝药》：用于疮癣、局部发痒、无脓水、皮肤粗糙。
2）《哀牢本草》《滇药志·四》《滇省标·四》：祛风除湿、活血散瘀、消肿止痛。用于跌仆损伤、胃脘寒痛、瘀血肿痛、寒湿痹痛。
3）《彝药学》《彝医药·下》《中国彝药》：续接筋骨、活血止痛、祛风除湿、止痒。
4）《彝医药·下》《中国彝药》：用于跌打损伤、骨折、刀伤出血、风湿性关节炎、肾炎腰痛。
5）《辞典》（根、根皮）：治骨折、跌打损伤、风湿性关节炎、胃痛、疮癣、发痒。
6）《志要》《辞典》：根：治胃肠出血、风湿性关节痛、外伤出血、跌打损伤、血崩、闭经、伤风咳嗽、疥疮。藤茎：治跌仆打伤、胃脘寒痛、瘀血肿痛、寒湿痹痛；根皮：治跌打损伤、风湿性关节炎、肋间神经痛。叶：外用于痈疖肿痛。
7）《彝药续集》：用于胃肠出血、风湿性关节痛、外伤出血、跌打损伤、咳嗽、经血过多、闭经。
8）《彝药资源》：散瘀止血，祛风除湿，消肿解毒。
【用法用量】10～15g，水煎服；或泡酒服；或入散剂。外用：鲜品适量，捣烂敷；干品研末撒敷或调敷。
【文献来源】*Toddalia asiatica* (L.) Lam. 彝医药学：608. 1993. 哀牢本草：34. 1991. 彝药学：116. 2016. 滇省标·四：19. 2008. 彝医药·下：468. 2007. 辞典：827. 2016. 志要：612. 2005. 中国彝药：518. 2004. 滇药志·四：110. 2009. 彝药续集：70. 1992. 彝药资源：89. 2021.

748 竹叶花椒

【药材名】竹叶椒、竹叶椒根、竹叶花椒、野花椒根、山花椒。
【彝文音译】则告景、拉载景、罗则玛。
【来源】芸香科植物竹叶花椒 *Zanthoxylum armatum* DC.，以根、果皮、果实、叶、寄生入药。
【采集加工】夏、秋季采收，洗净，晒干。
【功能主治】
1）《滇省标·四》：温经通络、散寒止痛。用于脘腹冷痛、虫积腹痛、寒湿痹痛、痛经、月经不调。
2）《辞典》：果皮：治经常腹痛。根：治目痛、胃脘痛、感冒、干疮、风湿痛。
3）《志要》：果实：用于咳嗽气逆、胃寒疼痛、呕吐腹泻、食积气滞、黄疸水肿、风寒湿痹、鼻痔梅毒、痈疡疔疖。叶：用于乳痈胀痛、皮肤瘙痒。根：用于疥癣、疮疹。寄生：用于尿道灼痛、小便不利。果实、根、叶：用于脾胃虚寒、脘腹冷痛、呕吐下痢、杨梅疮、独骨疮、癞疮、舌疮、骨折、出血、腹胀、腹泻、腹痛、关节痛、醉酒。
4）《中国彝药》：祛风散寒、顺气止痛、杀虫、止痒。用于关节疼痛、虫积腹痛、胃痛、牙痛、皮肤湿疹。
5）《哀牢本草》：清热解毒、温中理气、活血止痛；用于风寒咳嗽、鼻衄难止、胃脘冷痛、皮肤瘙痒、疮疡肿毒。树根：祛风除湿、化瘀消痛；用于风寒湿痹、瘀血肿痛、泄泻痢疾、体癣湿疹。寄生：温里通阳、散寒燥湿；用于胃脘寒痛、腹痛泄泻、膈食呃逆。
6）《彝植物药》：治经常腹痛、目痛、心口痛、感冒、干疮、风湿痛。
【用法用量】5～15g，水煎服。外用：煎水洗；或含漱。
【文献来源】*Zanthoxylum armatum* DC. 滇省标·四：49. 2008. 辞典：878. 2016. 志要：650. 2005.

中国彝药：185. 2004. ——*Zanthoxylum planispinum* Sieb. et Zucc. 哀牢本草：28. 1991. 辞典：878. 2016. 彝植物药：67. 1990.

749 花椒

【药材名】花椒、花椒树叶、椒目、花椒树寄生、花椒根。

【彝文音译】则玛、则能则日。

【来源】芸香科植物花椒 *Zanthoxylum bungeanum* Maxim.，以全株、根、叶、果实、果皮、寄生入药。

【采集加工】全年可采，鲜用或切碎晒干。

【功能主治】

1）《彝医药学》：用于风寒、烧烫伤、经常胃痛、梅毒、躯干四肢不断长疮、疥疮、稻田皮炎、小儿风邪染疾、鼻衄不止、乳腺炎、手背疼痛、眼睛发花、红肿。

2）《哀牢本草》《志要》《辞典》《滇药志・五》：果实：温中散寒、除湿止痛；用于咳嗽气逆、胃寒疼痛、呕吐腹泻、食积气滞、黄疸水肿、风寒湿痹、鼻痔、梅毒、痈疡疔疖。叶：治乳痈胀痛、皮肤瘙痒。根：治疥癣疮疹。寄生：治尿道灼热、小便不利。

3）《彝植物药》、《辞典》（果皮）：用于杨梅疮、鼻疮溃烂、独骨疮、舌疮、大疮、边缘溃烂、流黄水、出血不止、无头独骨疮、疮发不断、癞疮、骨折、腹胀、腹泻、蛔虫引起的腹痛、风丹、催生。

4）《滇药志・五》：果实：便秘、周身酸困疼痛。叶：子宫脱垂、关节疼痛、小儿风邪染疾。寄生：用于诸疮、男性尿路感染、前列腺炎引起的癃闭、胃脘疼痛。

5）《彝医药学》、《滇药志・五》（果实）：舌根生疮、疮疡反复发作、醉酒不省人事、骨折流血不止、鼻腔溃疡、痈疽及痈疽化脓出血不止、云翳昏暗、阴疽、绣球风、淋证、出头疮、丹毒、牛皮癣。

6）《辞典》：根：治关节痛。寄生：治尿道灼痛、小便不利、风湿疼痛、各种疮疡、疮口破溃、小儿乳糜尿。

7）《志要》、《辞典》（果实、根、叶）：用于脾胃虚寒、脘腹冷痛、呕吐下痢、腹胀、腹泻、腹痛、杨梅疮、独骨疮、癞疮、舌疮、骨折、出血、关节痛、醉酒。

8）《中国彝医》：除湿止痛、祛瘀生肌。用于风湿疼痛、各种疮疡、疮口破溃、小儿乳糜尿。

9）《彝医药学》：用于子宫脱垂、关节疼痛、小儿风邪染疾。

【用法用量】15～20g，水煎服。外用：捣烂敷。

【文献来源】*Zanthoxylum bungeanum* Maxim. 彝医药学：537，676，741，761. 1993. 哀牢本草：62. 1991. 彝植物药：64. 1990. 滇药志・五：171. 2012. 辞典：879. 2016. 志要：650. 2005. 中国彝医：77. 1994.

750 刺异叶花椒

【药材名】见血飞、刺异叶花椒。

【彝文音译】苗生彪。

【来源】芸香科植物刺异叶花椒 *Zanthoxylum dimorphophyllum* var. *spinifolium* Rehd. et E. H. Wilson，以根、根皮入药。

【采集加工】夏、秋季采收，洗净，晒干。

【功能主治】

1）《彝医药・下》《中国彝药》：祛风止痒、发表散寒、活血镇痛、止血生肌。

2)《辞典》、《彝医药·下》、《中国彝药》(根、根皮):治疮、癣、局部发痒、皮肤粗糙、外感风寒、咳嗽、风湿性关节疼痛、胃痛、腹痛、刀伤出血。

【用法用量】9~15g,水煎服;或泡酒服。外用:鲜品适量,捣烂敷;或干品研粉,调敷。

【文献来源】*Zanthoxylum dimorphophyllum* Hemsl. var. *spinifolium* Rehd. et Wils. 彝医药·下:517. 2007. 中国彝药:578. 2004. 辞典:880. 2016. ——*Zanthoxylum ovalifolium* var. *spinifolium* (Rehd. et Wils.) Huang 辞典:880. 2016.

751 多叶花椒

【药材名】蜈蚣藤。

【来源】芸香科植物多叶花椒 *Zanthoxylum multijugum* Franch.,以根、茎入药。

【采集加工】秋、冬季采集,晒干备用。

【功能主治】《彝医药学》:用于赤白痢疾、腹痛、里急后重、中风、口眼㖞斜、口吐涎沫、神志不清。

【用法用量】15~25g,水煎服。外用:适量。

【文献来源】*Zanthoxylum multijugum* Franch. 彝医药学:565. 1993.

752 两面针

【药材名】两面针根。

【来源】芸香科植物两面针 *Zanthoxylum nitidum* (Roxb.) DC.,以根入药。

【采集加工】全年均可采收,洗净,切片或段,晒干。

【功能主治】《哀牢本草》:活血散瘀、温中降逆、止痢止泻、解痉止痛。用于腹痛腹泻、恶心呕吐、膈食呃逆、痢疾肠痈、风寒湿痹、腰腿酸痛。

【用法用量】20~30g,水煎服。

【文献来源】*Zanthoxylum nitidum* (Roxb.) DC. 哀牢本草:64. 1991.

753 青花椒

【药材名】香椒子、青椒、青椒香嫩子。

【彝文音译】窄弱。

【来源】芸香科植物青花椒 *Zanthoxylum schinifolium* Sieb. et Zucc.,以果皮入药。

【采集加工】夏、秋季采收,洗净,晒干。

【功能主治】

1)《滇药录》:清热解毒。

2)《志要》《辞典》《滇药录》:治乳腺炎。

【用法用量】20g,水煎服。

【文献来源】*Zanthoxylum schinifolium* Sieb. et Zucc. 滇药录:362. 1983. 辞典:881. 2016. 志要:651. 2005.

苦 木 科

754 臭椿

【药材名】臭椿、奥椿。

【彝文音译】贝弄傲、苦椿皮、赤哈。

【来源】苦木科植物臭椿 *Ailanthus altissima* (Mill.) Swingle，以根、根皮、茎皮入药。

【采集加工】春、夏季采收，洗净，晒干。

【功能主治】

1）《辞典》《中国彝药》《滇药志·四》《彝医药·下》：用于便血、赤白带有湿热者、肠风下血不止、滴虫性阴道炎。

2）《彝医药史》：根：治腿疮溃烂。根皮、茎皮：治白带异常、崩血、大肠下血、赤白便浊、气痛寒痛。

3）《中国彝药》《滇药志·四》《彝医药·下》：收涩止血、利湿止痒、解毒。

4）《彝药续集》：用于麻疹初起、咳嗽、腹泻、月经不调、风寒感冒。

【用法用量】10～20g，水煎服；或入丸、散剂。外用：适量，煎水洗；或熬膏敷涂。

【文献来源】*Ailanthus altissima* (Mill.) Swingle 辞典：27. 2016. 彝医药史：153. 1990. 中国彝药：598. 2004. 滇药志·四：344. 2009. 彝药续集：74. 1992. 彝医药·下：536. 2007.

755　鸦胆子

【药材名】鸦胆子。

【来源】苦木科植物鸦胆子 *Brucea javanica* (L.) Merr.，以果实、种子入药。

【采集加工】秋季采收，洗净，晒干。

【功能主治】《彝医药学》《滇药志·四》：用于刺喉肉瘤。

【用法用量】外用：适量。

【文献来源】*Brucea javanica* (L.) Merr. 彝医药学：725. 1993. 滇药志·四：302. 2009.

橄　榄　科

756　毛叶榄

【药材名】橄榄、余甘子。

【来源】橄榄科植物毛叶榄 *Canarium subulatum* Guill.，以果实入药。

【采集加工】果实成熟后采摘，晒干或阴干，或用盐水浸渍后晒干。

【功能主治】

1）《彝医药学》：用于毒蛇咬伤、体虚惊厥、癫痫、带状疱疹。

2）《彝验方》：用于口臭。

【用法用量】适量，洗净，榨取汁液用净水稀释，调匀。含漱，1日多次。

【文献来源】*Canarium album* (Lour.) Raeusch 彝医药学：735. 1993. 彝验方：119. 2007.

楝　　科

757　浆果楝

【药材名】亚罗椿。

【彝文音译】雅勒扯。

【来源】楝科植物浆果楝 *Cipadessa baccifera* (Roth.) Miq.，以根、叶入药。

【采集加工】根，全年均可采收，去净泥土，切片，鲜用或晒干；叶，随时可采，鲜用。

【功能主治】《滇药志·五》：未记载功能。

【用法用量】9～15g，水煎服。外用：适量，煎水洗。

【文献来源】*Cipadessa cinerascens* (Pellegr.) Hand. -Mazz. 滇药志・五：121. 2012.

758 鹧鸪花

【药材名】鹧鸪树叶、老虎栋、鹧鸪花。

【彝文音译】鹧鸪树叶。

【来源】楝科植物鹧鸪花 *Heynea trijuga* Roxb. ex Sims，以叶入药。

【采集加工】全年采收，洗净，晒干。

【功能主治】

1）《彝医药学》：治鼻腔溃疡、羊胡子疮。

2）《哀牢本草》《滇药志・四》《志要》《辞典》：用于痔瘘脱肛。

【用法用量】适量，研磨成极细粉，撒敷于患处，或捣烂敷于患处。

【文献来源】*Heynea trijuga* Roxb. 彝医药学：689. 1993. ——*Trichilia connaroides* (Wight et Arn.) Bentv. 哀牢本草：117. 1991. 志要：617. 2005. 滇药志・四：185. 2009. 辞典：833. 2016.

759 楝

【药材名】苦楝皮、楝、苦楝树皮、川楝、川楝子。

【彝文音译】锡纳阁。

【来源】楝科植物楝 *Melia azedarach* L.，以根皮、树皮入药。

【采集加工】全年或春、夏季采收，洗净，晒干。

【功能主治】

1）《滇药志・二》：用于蛔虫病、皮肤疥癣、湿疹。

2）《辞典》、《中国彝药》、《彝医药・下》（树皮及根皮）：用于蛔虫病、皮肤疥癣、湿疹、头癣、外阴瘙痒。

3）《中国彝药》《彝医药・下》《滇药志・二》：杀虫、疗癣、利湿止痒。

4）《彝医药学》《滇药志・四》：小儿蛔虫病。

5）《哀牢本草》《滇药志・四》：活血化瘀、舒筋通络。

6）《志要》、《滇药志・四》、《哀牢本草》、《辞典》（树皮）：用于跌打损伤、瘀血肿痛、指端麻胀、皮肤厥冷。

【用法用量】5～10g，水煎服，鲜者加倍。外用：适量，煎水洗。

【文献来源】*Melia azedarach* L. 滇药志・二：203. 2009. 彝医药・下：511. 2007. 辞典：528. 2016. 中国彝药：571. 2004. ——*Melia toosendan* Sieb. et Zucc. 彝医药学：722. 1993. 彝医药・下：511. 2007. 哀牢本草：75. 1991. 辞典：529. 2016. 志要：402. 2005. 滇药志・四：81. 2009.

760 羽状地黄连

【药材名】白花矮陀陀、白花矮朵朵、地黄连、小地黄连、云南地黄莲、小白花。

【彝文音译】桌诺妻、姆再佐、牛基拖、利鲁吐。

【来源】楝科植物羽状地黄连 *Munronia pinnata* (Wall.) W. Theob.，以全株入药。

【采集加工】全年可采。洗净，切碎，鲜用或晒干。

【功能主治】

1）《滇药录》：理气止痛、活血散瘀。用于骨折、跌打损伤、腰痛、感冒。

2）《辞典》《志要》：治骨折瘀血、寒湿气滞、胃脘冷痛。

3）《辞典》《志要》：骨折、跌打损伤、腰痛、高热不退、风湿痹痛、咽喉肿痛、疮疡疔疖。

4）《哀牢本草》：活血化瘀、散寒、清热解毒、消肿止痛。用于高热不退、风湿痹痛、咽喉肿痛、疮疡疔疖、跌仆打伤、骨折瘀血、寒湿气滞、胃脘冷痛。

5）《彝医药学》：用于风疹、细小斑丘疹、肾虚腰痛、肺炎。

6）《彝州本草》《辞典》《志要》：用于跌打劳伤、风湿性关节炎、胃痛、感冒发热、疟疾、气胀腹痛、青光眼、夜盲。

7）《滇药录》《志要》《滇省志》《彝药志》《中药材》：用于疟疾。

8）《中国彝药》《辞典》：用于乍寒乍热、口渴思饮、间日疟、风湿性关节痛、四肢麻木。

9）《彝药志》：用于跌打损伤、劳伤、风湿性关节炎、蛇虫咬伤。

10）《彝药志》《中药材》《中国彝药》：清热解毒、活血止痛。

11）《彝药本草》：舒筋活血、消炎止痛。用于瘀血肿痛、风湿性关节痛、神经痛。

【用法用量】15～35g，水煎服；或泡酒服。外用：研末醋调敷。

【文献来源】*Munronia delavayi* Franch. 滇药录：201. 1983. 滇省志：697. 1995. 辞典：544. 2016. 志要：413. 2005. 哀牢本草：30. 1991. ——*Munronia henryi* Harms 彝医药学：586. 1993. 哀牢本草：49. 1991. 彝州本草：206. 1998. 滇药录：201. 1983. 滇省志：697. 1995. 辞典：544. 2016. 志要：413. 2005. 中国彝药：153. 2004. 彝药志：78. 1983. 中药材. 12（8）：14-16. 1989. 彝药本草：2. 2018.

761　红椿

【药材名】红椿树、红椿、红椿树根。

【彝文音译】戈努则、弄傲。

【来源】楝科植物红椿 *Toona ciliata* Roem.，以根、树皮、根皮、果实、嫩枝、叶、嫩芽入药。

【采集加工】适时采收各部位，鲜用或晒干。

【功能主治】

1）《辞典》：树皮、根皮：治久泻久痢、肠风便血、崩漏、遗精、疳积、蛔虫病。果实：治胃及十二指肠溃疡、慢性胃炎、风湿性关节痛、疝气。根皮：治水膈食积、久泻久痢、白浊遗精、崩漏带下、痢疾、肠炎、尿路感染、便血、血崩、白带异常、风湿痛。根皮、嫩枝、果实：食积不化、麻疹未透、腹泻、风湿性关节痛、吐血、风寒感冒。叶、嫩枝：治痢疾。树皮：治麻疹、赤白痢疾、便血。嫩芽：治漆疮。

2）《中国彝药》《滇药志・五》《彝医药・下》：发表透疹、清热、收涩燥湿。用于麻疹、赤白痢疾、漆疮、便血。

3）《哀牢本草》《滇药志・五》：清热除湿、涩肠止血。

4）《哀牢本草》、《滇药志・五》、《志要》（叶、根）、《辞典》（根）：治水膈食积、久泻久痢、白浊遗精、崩漏带下。

【用法用量】6～15g，水煎服；或入丸、散剂。外用：适量，煎水洗；或研末调敷。

【文献来源】*Toona ciliata* Roem. 辞典：828. 2016. 中国彝药：603. 2004. 哀牢本草：57. 1991. 滇药志・五：162. 2012. 志要：613. 2005. 彝医药・下：540. 2007.

762　香椿

【药材名】香椿、椿叶、椿、红椿树皮、椿白皮。

【彝文音译】戈努则、斯俄。

【来源】楝科植物香椿 *Toona sinensis* (A. Juss.) Roem.，以树皮、根皮、果实、叶、嫩枝入药。

【采集加工】全年可采，洗净，晒干。

【功能主治】

1）《滇省志》：树皮、根皮：清热燥湿、涩肠止血、杀虫。果实：止血止痛。

2）《滇省志》《滇药志·二》《志要》：树皮、根皮：用于久泻久痢、肠风便血、崩漏、遗精、疳积、蛔虫病。果实：用于胃及十二指肠溃疡、慢性胃炎、风湿性关节痛、疝气。

3）《彝医药学》：治小儿蛔虫病。

4）《滇药志·二》：祛风利湿、止血止痛、涩肠杀虫。

5）《志要》：根皮：用于水膈食积、久泻久痢、白浊遗精、崩漏带下、痢疾、肠炎、尿路感染、便血、血崩、白带异常、风湿痛。叶、嫩枝：治痢疾。

6）《彝药续集》、《志要》（根皮、嫩枝、果实）：用于麻疹、腹泻、风湿性关节痛、吐血、风寒感冒。

7）《彝验方》：用于声音嘶哑。

8）《彝州本草》：用于久泻久痢、肠风便血、崩漏下血、尿路感染、白浊、赤带、风湿腰腿痛、胃溃疡出血、滑精、梦遗、急性细菌性痢疾、血崩、产后出血不止、疮癣、疳积。

【用法用量】10～25g，水煎服；或入丸、散剂。外用：适量，煎水洗；或熬膏涂。

【文献来源】*Toona sinensis* (A. Juss.) Roem. 滇省志：697. 1995. 彝医药学：676. 1993. 滇药志·二：251. 2009. 志要：613. 2005. 彝药续集：76. 1992. 彝验方：128. 2007. ——*Toona sinensis* (A. Juss.) M. Roem. var. *grandis* Pamp. 彝州本草：207. 1998.

无患子科

763　青榨槭

【药材名】五龙皮、青榨槭、鸡脚手。

【彝文音译】白药资、耶期浪、五龙皮。

【来源】无患子科植物青榨槭 *Acer davidii* Franch.，以根、树皮入药。

【采集加工】夏、秋季采收，洗净，晒干。

【功能主治】

1）《中国彝医》《彝药志》：祛风除湿、活血化瘀。用于风湿痹痛、跌打扭伤。

2）《滇省志》：消炎、止痛。用于风湿、骨折、坐骨神经痛。

3）《彝医药·下》《中国彝药》：祛风除湿、活血止痛、消食健胃。用于风湿、骨折。

4）《滇药录》、《志要》、《辞典》（树皮）：治跌打损伤、骨折。

5）《志要》、《辞典》（根）：治骨折、风湿痹痛、跌打损伤。

6）《中国彝医》：治风湿痹痛、坐骨神经痛、风湿麻木、跌打损伤、骨折。

7）《彝药志》《滇药录》：消炎、止痛、止血。

【用法用量】6～15g，水煎服；研末3～6g；或泡酒服。外用：适量，研末调敷。

【文献来源】*Acer davidii* Franch. 中国彝医：56. 1994. 滇药录：3. 1983. 滇省志：700. 1995. 彝医药·下：444. 2007. 辞典：6. 2016. 志要：5. 2005. 中国彝药：488. 2004. 彝药志：168. 1983.

764　七叶树

【药材名】七叶树、七叶莲。

【彝文音译】丕邹、丕都。

【来源】无患子科植物七叶树 *Aesculus chinensis* Bunge，以树皮入药。

【采集加工】四季可采，切碎，晒干备用。

【功能主治】

1）《志要》《彝州本草》：用于急慢性胃炎、胃寒疼痛。

2）《中国彝医》：温中理气、舒筋活络、消肿止痛、截疟杀虫。用于胃痛、胸腹胀痛、痢疾、疟疾。

3）《彝州本草》：用于慢性胃炎急性发作、胃脘疼痛、牙痛、慢性胃炎久治不愈、胸腹胀痛、疳积、痢疾、疟疾、三叉神经痛、跌打损伤。

【用法用量】15～50g，水煎服；或研细末，5～10g，温开水送服。

【文献来源】*Aesculus chinensis* Bunge 志要：20. 2005. 中国彝医：55. 1994. 彝州本草：5. 1998.

765　龙眼

【药材名】元肉。

【来源】无患子科植物龙眼 *Dimocarpus longan* Lour.，以果实入药。

【采集加工】成熟后采收，晒干。

【功能主治】《彝医药学》：治疟疾。

【用法用量】9～15g，水煎服。

【文献来源】*Euphoria longan* (Lour.) Steud 彝医药学：773. 1993.

766　车桑子

【药材名】明油果树根、坡柳、车桑子、蜜油枝。

【彝文音译】卡卡有、衣米搞、柯齐。

【来源】无患子科植物车桑子 *Dodonaea viscosa* (L.) Jacq.，以根、花、叶入药。

【采集加工】全年可采，鲜用或晒干。

【功能主治】

1）《哀牢本草》：祛风止痒、消肿止痛。

2）《滇药录》、《志要》（花、叶）、《辞典》（花、叶）：用于外伤出血、关节扭伤、软组织损伤而致肿痛、食物或菌类中毒。

3）《哀牢本草》、《志要》（根）、《辞典》（根）：用于湿热疱疹、皮肤瘙痒、瘀血肿痛。

4）《彝医药学》：用于风疹。

5）《彝药本草》：治皮肤瘙痒、疥癞疮癣、外伤出血、解毒杀虫。

【用法用量】20～30g，水煎服。

【文献来源】*Dodonaea viscosa* (L.) Jacq. 哀牢本草：75. 1991. 滇药录：106. 1983. 志要：229. 2005. 辞典：292. 2016. 彝医药学：554. 1993. 彝药本草：91. 2018.

767　川滇无患子

【药材名】皮哨子。

【彝文音译】讷来。

【来源】无患子科植物川滇无患子 *Sapindus delavayi* (Franch.) Radlk.，以茎皮、果壳入药。

【采集加工】秋季采收，鲜用或晒干。

【功能主治】

1）《彝医药史》：果壳：驱杀蛔虫。茎皮、果壳：治膀胱疝气疼痛、杀虫、诸虫入脑。

2）《彝医药学》：用于蛔虫病、腹内有蛔虫、鼻孔内误入蚂蟥、头癣、消化不良。

3）《彝医药・下》《中国彝药》：解毒杀虫、凉血清火、顺气消积。用于头癣、接触性皮炎、腹内有蛔虫、鼻孔内有蚂蟥、目痛。

【用法用量】6～10g，水煎服；或火炮熟食。外用：适量，煎水洗。

【文献来源】*Sapindus delavayi* (Franch.) Radlk. 彝医药史：161. 1990. 彝医药学：750. 1993. 彝医药·下：501. 2007. 中国彝药：558. 2004.

768 无患子

【药材名】无患子。

【来源】无患子科植物无患子 *Sapindus mukorossi* Gaertn.，以种子入药。

【采集加工】采摘成熟果实，除去果肉，取种子晒干。

【功能主治】《哀牢本草》：清热解毒、豁痰止咳。用于风热感冒、口蛾喉赤、喘咳哮鸣、生漆中毒。

【用法用量】10～20g，水煎服。

【文献来源】*Sapindus mukorossi* Gaertn. 哀牢本草：39. 1991.

漆 树 科

769 豆腐果

【药材名】天干果树尖。

【来源】漆树科植物豆腐果 *Buchanania latifolia* Roxb.，以叶入药。

【采集加工】春、夏季采集，洗净，晒干。

【功能主治】《彝医药学》：治出痧。

【用法用量】30g，水煎服。

【文献来源】*Buchanaia latifolia* Roxb. 彝医药学：700. 1993.

770 羊角天麻

【药材名】羊角天麻。

【彝文音译】阿齿格、恩赞偶、苗笛哩猴笛子。

【来源】漆树科植物羊角天麻 *Dobinea delavayi* (Baill.) Baill.，以根茎入药。

【采集加工】春、秋、冬季采收，洗净，除去外皮，晒干或切片，晒干。

【功能主治】

1）《辞典》：治药物中毒、骨折、风湿病、头晕。

2）《彝药本草》：滋阴补肾、镇静催眠、止咳、定喘、润肺、祛痰。治疮痈肿毒、肺痨咳嗽。

3）《中国彝药》：清热解毒、活血止痛、止咳。用于药物中毒、骨折。

4）《滇省标·二》：清热解毒、消肿止痛。用于肺热咳嗽、痄腮、乳痈、疔疮肿毒。

【用法用量】6～15g，水煎服；或泡酒服。外用：适量，蜂蜜或醋调敷。

【文献来源】*Dobinea delavayi* (Baill.) Baill. 彝药本草：168. 2018. 辞典：291. 2016. 中国彝药：269. 2004. 滇省标·二：55. 2007.

771 厚皮树

【药材名】厚皮树。

【来源】漆树科植物厚皮树 *Lannea coromandelica* (Houtt.) Merr.，以树皮入药。

【采集加工】全年可采，刮取粗皮，鲜用或晒干。

【功能主治】《辞典》：治骨折，解河豚、鱼、木薯中毒。
【用法用量】60～120g，水煎服。外用：适量，捣烂敷。
【文献来源】*Lannea coromandelica* (Houtt.) Merr. 辞典：470. 2016.

772 杧果

【药材名】芒果、芒果树寄生、杧果。
【彝文音译】吗没日。
【来源】漆树科植物杧果 *Mangifera indica* L.，以全株、寄生入药。
【采集加工】四季可采，晒干备用。
【功能主治】
1）《辞典》（寄生）：治水肿、鼻衄不止。
2）《中国彝医》、《辞典》（全株）：清热解毒、利湿消肿。主治肾炎、膀胱炎、下肢浮肿。
3）《滇药志・四》：治蕈中毒。
【用法用量】15～30g，水煎服。
【文献来源】*Mangifera indica* L. 辞典：519. 2016. 中国彝医：83. 1994. 滇药志・四：219. 2009.

773 黄连木

【药材名】黄连茶树皮、黄连木。
【彝文音译】基吴锡其、瓦哆、禾列使。
【来源】漆树科植物黄连木 *Pistacia chinensis* Bunge，以树皮、叶芽入药。
【采集加工】春季采集叶芽，鲜用；树皮全年可采，洗净，切片，晒干。
【功能主治】
1）《彝医药・下》《中国彝药》：解毒、利湿、清热、生津。
2）《中国彝药》、《彝医药・下》、《辞典》（树皮）：用于湿疹、漆疮、痈疮肿毒、痧症。
3）《民药志・四》、《辞典》（叶芽）：用于久病体弱。
【用法用量】10～20g，泡水服。外用：适量，煎水洗。
【文献来源】*Pistacia chinensis* Bunge 彝医药・下：308. 2007. 民药志・四：567. 2007. 辞典：627. 2016. 中国彝药：333. 2004.

774 清香木

【药材名】清香木、青香子母树、紫柚木树菌、青香木叶。
【彝文音译】你几朴、黑波丝那、罗木西、罗西日。
【来源】漆树科植物清香木 *Pistacia weinmanniifolia* J. Poiss. ex Franch.，以全株、树皮、种皮、种子入药。
【采集加工】四季可采，鲜用或晒干。
【功能主治】
1）《滇药录》、《滇药志・二》、《志要》（种皮）、《辞典》（种皮）：用于各种食物中毒、痢疾、腹泻、疮疡、湿疹。
2）《滇药录》、《滇药志・二》、《志要》（树皮）、《辞典》（树皮）：治外伤出血。
3）《彝药本草》：祛风除湿、舒筋活络。用于胃癌、肝癌。
4）《中国彝医》：清热利水、消炎解毒。
5）《滇省志》：清热解毒、渗湿利水。用于尿路感染、上呼吸道炎症。

6）《滇药志・二》《哀牢本草》：清热解毒、利水消肿。

7）《辞典》（全株）、《中国彝医》：治慢性肾炎、慢性膀胱炎、肺热咳喘、支气管炎、睾丸肿痛。

8）《哀牢本草》：用于胃肠湿热、睾丸肿痛。种子：用于胃脘冷痛、梅毒、淋证、带状疱疹、尿闭。

9）《彝医药学》：用于休克。

【用法用量】10～15g，水煎服。

【文献来源】*Pistacia weinmanniifolia* J. Poiss. ex Franch. 滇药录：235. 1983. 彝药本草：105. 2018. 中国彝医：75. 1994. 滇省志：704. 1995. 滇药志・二：195. 2009. 辞典：628. 2016. 哀牢本草：71. 1991. 志要：468. 2005. 彝医药学：690. 1993.

775　盐麸木

【药材名】羊桑咩树、羊桑咩树子、盐肤木。

【来源】漆树科植物盐麸木 *Rhus chinensis* Mill.，以全株、叶入药。

【采集加工】秋、冬季采收，洗净，晒干。

【功能主治】

1）《彝医药学》：用于男性尿路感染而尿少、黄疸型肝炎、蜈蚣咬伤、关节生疮。

2）《哀牢本草》：利水渗湿、散瘀退黄。用于跌打损伤、劳伤、瘀血肿胀、痰饮咳嗽、肝胆湿热、身浮体肿、血便血痢、鼻痔顽癣、肿毒疮疖、湿热、毒蛇咬伤、湿热黄疸、泄泻痢疾、头皮瘙痒、下肢溃疡、疮疡肿毒。

【用法用量】20～30g，水煎服。外用：鲜叶适量，煎水洗。

【文献来源】*Rhus chinensis* Mill. 彝医药学：548，646，770. 1993. 哀牢本草：58. 1991.

776　滨盐麸木

【药材名】盐肤木。

【彝文音译】涩枝。

【来源】漆树科植物滨盐麸木 *Rhus chinensis* var. *roxburghii* (DC.). Rehd.，以全株入药。

【采集加工】全年可采，洗净，晒干。

【功能主治】《彝药本草》：消炎解毒、活血散瘀。治肠炎痢疾、慢性支气管炎咳嗽。

【用法用量】适量，水煎服。

【文献来源】*Rhus chinensis* Mill. var. *roxburghii* (DC.) Rehder 彝药本草：164. 2018.

777　青麸杨

【药材名】五倍子。

【来源】漆树科植物青麸杨 *Rhus potaninii* Maxim，以根入药。

【采集加工】秋季采摘，置沸水中略煮或蒸至表面呈灰色，杀死蚜虫，取出，晒干。

【功能主治】《彝医药学》：用于痈疽溃烂、梅毒溃烂。

【用法用量】外用：舂粉外搽。

【文献来源】*Rhus potaninii* Maxim. 彝医药学：767. 1993.

胡　桃　科

778　青钱柳

【药材名】甜树叶。

【来源】胡桃科植物青钱柳 *Cyclocarya paliurus* (Batal.) Iljinsk.，以叶入药。
【采集加工】春、夏季采收，鲜用或晒干。
【功能主治】《彝医药学》：用于痈疽。
【用法用量】外用：捣烂敷。
【文献来源】*Cyclocarya paliurus* (Batal.) Iljinsk. 彝医药学：683. 1993.

779　毛叶黄杞

【药材名】毛叶黄杞、大胖猪树。
【彝文音译】毛叶黄杞。
【来源】胡桃科植物毛叶黄杞 *Engelhardia colebrookeana* Lindl. ex Wall.，以茎枝入药。
【采集加工】秋冬及早春采收，除去泥土，晒干。
【功能主治】
1）《辞典》《志要》《哀牢本草》《滇药志・三》：用于赤白痢疾、五更泄泻。
2）《哀牢本草》：泄水散瘀、健脾止泻。
【用法用量】15～20g，水煎服。
【文献来源】*Engelhardia colebrookeana* Lindl. ex Wall. 辞典：317. 2016. 志要：248. 2005. ——*Engelhardia spicata* var. *colebrookeana* (Lindl. ex Wall.) Koord. et Valeton 辞典：317. 2016. ——*Engelhardtia colebrookeana* Lindl. 哀牢本草：25. 1991. 滇药志・三：84. 2010.

780　黄杞

【药材名】黄杞、胖婆娘果树皮、黄栋茶叶。
【来源】胡桃科植物黄杞 *Engelhardia roxburghiana* Wall.，以茎皮、树干、叶入药。
【采集加工】夏、秋季采收，洗净，鲜用或晒干。
【功能主治】
1）《志要》《辞典》《哀牢本草》：用于胃脘寒痛、肢体厥冷。
2）《哀牢本草》：温中健脾、散寒止痛。
3）《彝医药学》：用于久病体虚。
【用法用量】15～20g，水煎服。
【文献来源】*Engelhardia roxburghiana* Wall. 志要：248. 2005. 辞典：316. 2016. 彝医药学：685. 1993. ——*Engelhardtia roxburghiana* Lindl. In Wall. 哀牢本草：89. 1991.

781　胡桃楸

【药材名】野核桃。
【彝文音译】罗斯米、撒美告。
【来源】胡桃科植物胡桃楸 *Juglans mandshurica* Maxim.，以根、果实、种仁、树皮、果皮、油入药。
【采集加工】夏、秋季采收，洗净，晒干。
【功能主治】
1）《彝植物药》：治骨折、身弱体虚。
2）《彝医药・下》《中国彝药》：解毒止痒、止咳平喘、润肠通便。用于痈疽化脓出血、九子疡（颈淋巴结结核）、头疮、皮肤包块红肿、耳底流脓、百日咳、哮喘、哑瘴。
3）《辞典》：果实、根、树皮：治骨折、身弱体虚、腰痛、虚寒咳嗽、下肢酸痛。油：驱绦虫；

用于皮肤疥癣、冻疮、腋臭。树皮：治颈淋巴结结核、出头疮、皮肤包块红肿、哑瘴。果皮：治痈疽化脓止血。种仁：治小儿耳底流脓、百日咳、哮喘。

【用法用量】15～25g，水煎服。外用：适量，捣烂敷；或煎水洗。

【文献来源】*Juglans cathayensis* Dode 彝植物药：6，7. 1990. 彝医药·下：311. 2007. 辞典：455. 2016. 中国彝药：337. 2004.

782　胡桃

【药材名】胡桃仁、核桃仁、胡桃、核桃叶、核桃、核桃青皮。

【彝文音译】火斯米、斯米、绍蔑申格。

【来源】胡桃科植物胡桃 *Juglans regia* L.，以叶、果实、果仁、果皮、果壳、嫩枝入药。

【采集加工】夏、秋季采收，洗净，晒干。

【功能主治】

1）《彝医药学》：用于遗精、小儿疳积、哮喘、食辣椒后腹痛、痈疽化脓出血不止、百日咳、小孩耳底流脓、皮癣。

2）《哀牢本草》《滇药志·一》：果仁：温肺补肾、润肠涩精、平喘化痰；用于肾虚喘咳、阳痿遗精、小便频数、大便燥结、腰膝酸软、疮疡痈疽。树尖：治疮痈。

3）《彝植物药》：治杨梅疮、生大疮、边缘烂开、流黄水、出血不止、食积不化、"斯拉"（肝炎）、小儿头疮、老人咳嗽、气喘、干疮、皮肤发痒。

4）《彝验方》：用于毛囊炎。

5）《滇药志·一》《滇省志》：收敛止血、杀虫解毒。用于各种恶性肿瘤、疥癣。

6）《辞典》：果仁：治肾虚喘咳、阳痿遗精、小便频数、大便燥结、腰膝酸软、疮疡痈疽、尿道结石、皮炎、湿疹、外耳道疮肿。果实、叶：治肾虚咳喘、腿痛腰酸、遗精、尿频数、食积、老人咳喘、杨梅疮、梅毒、黄水疮、小儿头疮、干疮、皮肤发痒、风疹、气喘、肝部疾病。果皮：治各种恶性肿瘤。嫩枝：治肿瘤、慢性支气管炎。果壳：治大疮。叶：外用于皮肤发痒。

7）《中国彝医》：滋补肺肾、润肠通便、祛毒邪拔脓、敛疮生肌。用于肾虚咳喘、腿痛腰酸、遗精、食积、老人咳喘、尿频数。

8）《彝药资源》：解毒止痒、止咳平喘、润肠通便。用于痈疽化脓出血、出头疮、肠中有寸白虫、小儿耳底流脓、哑瘴。

【用法用量】10～15g，水煎服。外用：适量。

【文献来源】*Juglans regia* L. 彝医药学：732. 1993. 哀牢本草：94. 1991. 彝植物药：8. 1990. 彝验方：180. 2007. 滇药志·一：264. 2008. 滇省志：706. 1995. 辞典：455-546. 2016. 中国彝医：76. 1994. 彝药资源：108. 2021.

山茱萸科

783　八角枫

【药材名】软筋骨根、八角枫。

【彝文音译】海起帕、蠹绕、使取外。

【来源】山茱萸科植物八角枫 *Alangium chinense* (Lour.) Harms，以根、须根、根皮入药。

【采集加工】全年可采，洗净，切片，晒干。

【功能主治】

1）《哀牢本草》：除湿利胆、催产止痛；用于肝胆湿热、全身黄染、肝区胀痛、腹痛难产。须根：用于风湿痹痛、四肢麻木、跌打损伤、癣斑瘙痒。

2)《彝药学》、《彝医药·下》、《中国彝药》、《滇药志·一》、《哀牢本草》(须根)：祛风除湿、舒筋通络、散瘀止痛。

3)《彝医药·下》、《中国彝药》、《辞典》(根、根皮)：用于风湿麻木、腰腿疼痛、瘫痪、跌打损伤、骨折复位后、胁痛、难产、产后腹痛、神经症。

4)《民药志·四》《滇药志·一》：除湿利胆、催产止痛。

5)《民药志·四》、《滇药志·一》、《志要》、《辞典》(根)：用于肝胆湿热、全身黄染、肝区胀疼、腹痛难产。

6)《辞典》(根、须根、根皮)：用于鹤膝风、劳伤腰痛、半身不遂。

7)《彝医药学》：用于胆囊炎、难产、产后腹痛。

【用法用量】2～3g，水煎服；或研粉服，1～1.5g；或泡酒服。

【文献来源】*Alangium chinense* (Lour.) Harms 哀牢本草：78. 1991. 彝药学：105. 2016. 滇药志·一：5. 2008. 彝医药·下：432. 2007. 民药志·四：1. 2007. 志要：24. 2005. 中国彝药：474. 2004. 辞典：31. 2016. 彝医药学：555. 1993.

784 深裂八角枫

【药材名】伏毛八角枫、深裂八角风。

【彝文音译】斯曲屋。

【来源】山茱萸科植物深裂八角枫 *Alangium chinense* (Lour.) Harms subsp. *triangulare* (Wanger.) Fang，以根皮入药。

【采集加工】全年可采，洗净，鲜用或晒干。

【功能主治】《志要》《辞典》《彝药续集》：用于跌打损伤、疝气。

【用法用量】煎汁，兑酒服。

【文献来源】*Alangium chinense* (Lour.) Harms subsp. *triangulare* (Wanger.) Fang 志要：24. 2005. 彝药续集：93. 1992. 辞典：32. 2016.

785 云南八角枫

【药材名】滇八角枫。

【彝文音译】海起帕叶子。

【来源】山茱萸科植物云南八角枫 *Alangium yunnanense* C. Y. Wu ex Fang，以细根及须根入药。

【采集加工】夏、秋季采收，除去杂质，洗净，晒干。

【功能主治】《滇省标·二》：祛风除湿、散寒止痛、化瘀通络。用于风湿痹痛、四肢麻木、半身不遂、跌打损伤。

【用法用量】1.5～3g，水煎服。

【文献来源】*Alangium yunnanense* C. Y. Wu ex Fang 滇省标·二：95. 2007.

786 头状四照花

【药材名】鸡嗉子叶、头状四照花、鸡嗉子树叶、鸡嗉子、鸡嗉子果、鸡嗉子果胡。

【彝文音译】扫者奴果、鸡嗉子、撒者锡。

【来源】山茱萸科植物头状四照花 *Cornus capitata* Wall.，以根、叶、果实入药。

【采集加工】秋季采收果实，烤干或晒干。根、叶全年可采，洗净，晒干。

【功能主治】

1）《滇省标·四》：清热利湿、止咳消积。用于肺热咳嗽、胁痛黄疸、小儿疳积、食积虫积、痢疾、稻田皮疹。

2）《辞典》：叶：治腹痛、食积、虫臌、水肿、水火烫伤、蛔虫病。根：治胰腺炎。果实：治稻田皮炎、水火烫伤、腹痛。果实、叶：治稻田皮炎、水火烫伤、蛔虫病。

3）《彝医药学》：治腹水。

4）《哀牢本草》：利水渗湿、化积导滞；用于食积、虫臌、腹痛、水肿。根：治胰腺炎。

5）《彝验方》：用于产后腹痛。

6）《滇药志·二》《中国彝药》：清热解毒、杀虫消食、利水消肿。用于食积、虫臌、腹痛、水肿。

7）《中国彝药》：用于胰腺炎、水火烫伤。

8）《中国彝药》《彝医药学》：用于稻田皮炎。

【用法用量】6～15g，水煎服，鲜品加倍。外用：鲜品适量，捣烂敷；或煎水洗。

【文献来源】*Cornus capitata* Wall. 滇省标·四：57. 2008. 辞典：227. 2016. ——*Dendrobenthamia capitata* (Wall.) Hutch. 彝医药学：682，731. 1993. 哀牢本草：62. 1991. 彝验方：262. 2007. 滇药志·二：191. 2009. 中国彝药：170. 2004.

787　山茱萸

【药材名】山茱萸。

【来源】山茱萸科植物山茱萸 *Cornus officinalis* Siebold & Zucc.，以果实入药。

【采集加工】秋末冬初变红时采收，用文火烘或置沸水中略烫后，及时除去果核，晒干。

【功能主治】《彝医药学》：治肾亏早泄。

【用法用量】6～12g，水煎服。

【文献来源】*Cornus officinalis* Siebold. & Zucc. 彝医药学：740. 1993.

788　中华青荚叶

【药材名】叶上珠、中华青荚叶、叶上花。

【彝文音译】帕培唯、叶上花。

【来源】山茱萸科植物中华青荚叶 *Helwingia chinensis* Batal.，以全株入药。

【采集加工】夏季或初秋叶片未枯黄前采收，切碎鲜用或晒干。

【功能主治】

1）《彝医药学》《彝医药·下》《辞典》：用于风疹、风邪染疾、急性风湿二三日、劳伤。

2）《辞典》：治跌打损伤、骨折、咳嗽。

3）《彝医药·下》：祛风除湿、活血解毒、止咳平喘。用于跌打损伤、骨折复位后、劳伤、咳喘。

【用法用量】10～20g，水煎服；或研粉服；或泡酒服。外用：鲜品适量，捣烂敷。

【文献来源】*Helwingia chinensis* Batal. 彝医药学：615. 1993. 辞典：410-411. 2016. 彝医药·下：431. 2007.

789　西域青荚叶

【药材名】叶上珠、叶上花、西域青荚叶。

【彝文音译】格嘎拍、此莫努、巴底巴哚罗扎、帕培唯、帕炭唯。

【来源】山茱萸科植物西域青荚叶 *Helwingia himalaica* Hook. f. et Thoms. ex C. B. Clarke，以全株、髓心入药。

【采集加工】四季可采，除去杂质，晒干。

【功能主治】

1）《滇药志·三》《彝医药学》：用于风邪染疾、急性风湿二三日、劳伤。

2）《彝药本草》：接骨止痛、活血散瘀。治子宫下坠、脱肛、跌打致神经受损。

3）《彝医药学》《滇省志》：用于风疹。

4）《滇药录》：治跌打损伤。

5）《滇药志·三》：用于风湿、跌打损伤、骨折复位后、咳嗽、败血症、染风邪出小疹。

6）《滇省标·二》：活血通络、消肿止痛、续接筋骨、益气升陷。用于跌打损伤、骨折、半身不遂、风湿麻木、腰腿疼痛、子宫脱垂、脱肛、久咳喘息。

7）《志要》《辞典》：全株：治跌打损伤。髓心：治风疹。

【用法用量】10～20g，水煎服；或研粉服；或泡酒服。外用：鲜品适量，捣烂敷。

【文献来源】*Helwingia himalaica* Clarke 彝医药学：615. 1993. ——*Helwingia himalaica* Hook. f. et Thoms. ex C. B. Clarke 彝药本草：179. 2018. 滇省志：708. 1995. 滇药录：148. 1983. 滇药志·三：150. 2010. 滇省标·二：39. 2007. 志要：319. 2005. 辞典：411. 2016.

790　青荚叶

【药材名】叶上珠、青荚叶、叶上花。

【彝文音译】帕培啡。

【来源】山茱萸科植物青荚叶 *Helwingia japonica* (Thunb.) Dietr.，以全株、叶、果实入药。

【采集加工】夏季采收，鲜用或晒干。

【功能主治】

1）《彝医药学》、《中国彝药》、《辞典》（全株）：治风疹、风邪染疾、急性风湿二三日、劳伤。

2）《中国彝药》、《辞典》（全株）：治跌打损伤、骨折、咳嗽。

3）《中国彝药》：祛风除湿、活血解毒、止咳平喘。

【用法用量】10～20g，水煎服；或研粉服；或泡酒服。外用：鲜品适量，捣烂敷。

【文献来源】*Helwingia japonica* (Thunb.) Dietr. 彝医药学：615. 1993. 辞典：411. 2016. 中国彝药：473. 2004.

791　鞘柄木

【药材名】鞘柄木。

【彝文音译】阿拍和。

【来源】山茱萸科植物鞘柄木 *Toricellia tiliifolia* DC.，以根皮、茎、叶入药。

【采集加工】全年可采，鲜用或晒干。

【功能主治】《辞典》：茎、叶：治四肢骨折、瘀血肿痛。根皮、叶：用于慢性肠炎、腹泻、产后腰痛、风湿性关节炎。根皮、叶：治骨折、跌打损伤。

【用法用量】6～15g，水煎服。外用：适量，捣烂敷；或研粉调敷。

【文献来源】*Toricellia tiliifolia* DC. 辞典：829. 2016.

五　加　科

792　野楤头

【药材名】虎刺楤木。

【来源】五加科植物野楤头 *Aralia armata* (Wall.) Seem.，以全株入药。
【采集加工】全年可采，洗净，晒干备用，鲜品随用随采。
【功能主治】
1）《志要》《滇药录》《辞典》：用于黄疸型肝炎、无黄疸型肝炎。
2）《辞典》：治痢疾、高血压头痛、神经衰弱头痛、跌打损伤、坐骨神经痛。
【用法用量】15～30g，炖鸡肉吃。
【文献来源】*Aralia armata* (Wall.) Seem. 志要：50. 2005. 滇药录：23. 1983. 辞典：65. 2016.

793 黄毛楤木

【药材名】刺头菜根、楤木、刺泡菜根、刺头菜、树头菜。
【彝文音译】吾机、阿普俄惹、争扭傲、恩驹、斯文次筛、鲁纳其、俄楚、文罗白。
【来源】五加科植物黄毛楤木 *Aralia chinensis* L.，以根、根皮、茎皮入药。
【采集加工】全年可采，晒干。鲜品，随采随用。
【功能主治】
1）《彝医药学》：治梅毒、胁痛。
2）《辞典》（茎皮、根）：治痛风、风湿性关节炎、胁痛、梅毒。
3）《哀牢本草》《滇药志·五》：活血散瘀、利水消肿、截疟。
4）《彝医药学》：用于九子疡（颈淋巴结结核）、肺炎。
5）《滇药志·五》《志要》《辞典》：用于风湿痛、跌打损伤、骨折。
6）《滇省标·六》：补益肝肾、祛风除湿、活血止痛。用于肾虚腰痛、水肿、消渴、胃脘痛、风湿痹痛、风疹疮疡、跌打损伤。
7）《彝医药·下》《中国彝药》：祛风除湿、活血止痛、解毒散寒。用于痛风、风湿性关节痛、胃溃疡、胁痛、梅毒、跌打损伤、骨折。
8）《哀牢本草》、《滇药志·五》、《志要》、《辞典》（根）：治气滞胃痛、肾虚水肿、白浊湿淋、瘀血肿痛、疟疾、瘴疠。
9）《彝药续集》、《志要》、《辞典》（根皮）、《辞典》（根、根皮、茎皮）：用于骨折、跌打损伤、痔疮、肝痛、红崩。
10）《志要》：治跌打损伤、骨折、胃痛、骨髓炎。
11）《大理资志》：强壮、健胃、利胆。用于痢疾、肾性水肿、风湿痛。
【用法用量】15～30g，水煎服；或炖肉吃；或泡酒服。外用：鲜品适量，捣烂敷。
【文献来源】*Aralia chinensis* L. 彝医药学：555，560. 1993. 辞典：66. 2016. 哀牢本草：75. 1991. 滇药志·五：206. 2012. 滇省标·六：95. 2010. 彝医药·下：453. 2007. 志要：51. 2005. 中国彝药：500. 2004. 大理资志：99. 1991. 彝药续集：94. 1992.

794 云南楤木

【药材名】大刺苞菜。
【来源】五加科植物云南楤木 *Aralia thomsonii* Seem.，以根、叶入药。
【采集加工】春、夏季采集，晒干。
【功能主治】《元彝药》：治肺结核、痈疡疮疖。
【用法用量】10g，水煎服。外用：适量，捣烂敷。
【文献来源】*Aralia thomsonii* Seem. 元彝药：4. 1994.

795　狭叶藤五加

【药材名】雷五加、钢毛五加。

【彝文音译】斯尔果实、赊兴诗。

【来源】五加科植物狭叶藤五加 *Eleutherococcus leucorrhizus* var. *scaberulus* (Harms & Rehder) Nakai，以全株、根皮、茎皮、叶入药。

【采集加工】夏、秋季采集，洗净，晒干。

【功能主治】

1)《志要》《彝植物药》：用于头痛、心口痛、风湿病、骨折、痛经、跌打损伤、刀伤出血。

2)《辞典》：根皮、茎皮、叶：用于跌打损伤、骨折、头痛、胃脘痛、风湿痛、痛经、刀伤出血。叶：用于刀伤出血。全株：用于毒蛇咬伤、乳腺炎、牙痛、跌打损伤、扭伤肿痛、疯犬咬伤。

【用法用量】泡酒，内服外搽。

【文献来源】*Acanthopanax simonii* Schneider 志要：4. 2005. ——*Acanthopanax simonii* Simon-Louis ex Mouill. 彝植物药：79. 1990. 辞典：5. 2016.

796　细柱五加

【药材名】五加皮、刺五加、细柱五加、五加、五甲树叶。

【彝文音译】哦补七、鹅帕起。

【来源】五加科植物细柱五加 *Eleutherococcus nodiflorus* (Dunn) S. Y. Hu，以全株、根皮、茎皮、叶入药。

【采集加工】夏、秋季采收，晒干或烘干。

【功能主治】

1)《彝医药史》：茎皮：治骨折。根皮、全株：治腰膝酸痛、疝气、筋骨拘挛、小儿腿软。

2)《彝药本草》：治小儿行迟、近视眼、瘫痪。清热解毒、祛风除湿、强筋壮骨。

3)《彝医药・下》、《中国彝药》、《辞典》(根皮、叶)：治跌打损伤、刀伤流血、手脚骨折重症、头痛、心口痛、风湿痛、痛经。

4)《彝药学》《彝医药・下》《中国彝药》：活血止痛、祛风除湿、止血消肿。

5)《滇药志・一》：用于背痛、骨折。

6)《彝医药学》《滇药志・一》：用于手背疼痛红肿。

【用法用量】6～9g，水煎服，鲜品加倍；泡酒服；或入丸、散剂。外用：适量，煎水熏洗；或研末调敷。

【文献来源】*Acanthopanax gracilistylus* W. W. Smith 彝医药史：160. 1990. 彝药本草：21. 2018. 彝医药・下：487. 2007. 辞典：4. 2016. 彝药学：126. 2016. 中国彝药：542. 2004. 滇药志・一：73. 2008. 彝医药学：684. 1993.

797　白簕

【药材名】白簕、刺三甲、白竻。

【彝文音译】其络赛、包其络赛。

【来源】五加科植物白簕 *Eleutherococcus trifoliatus* (L.) S. Y. Hu，以根、根皮入药。

【采集加工】秋季挖取，鲜用，或鲜时剥取根皮晒干。

【功能主治】

1)《辞典》《滇省志》《志要》：用于小儿麻痹后遗症、风湿瘫痪。

2)《志要》《彝州本草》《辞典》《彝药志》《中国民族民间医药》：用于感冒发热、咳痰带血、风湿性关节炎。

3)《彝州本草》：用于男女手足麻木、腰膝萎软、筋骨疼痛、四肢无力、痰火湿气、骨折、黄疸型肝炎、咳嗽、哮喘、劳伤吐血、心气痛。

4)《彝药志》《中华中医药学刊》《中国民族民间医药》：清热解毒、祛风利湿、舒筋活血。

5)《中国民族民间医药》《彝药志》《彝州本草》：治黄疸、白带异常、尿道结石、跌打损伤、疖肿疮疡。

【用法用量】25～50g，水煎服；或泡酒服。外用：煎水洗；或研末调敷；或捣敷。

【文献来源】*Acanthopanax trifoliatus* (L.) Merr. 辞典：5. 2016. 志要：5. 2005. 彝州本草：118. 1998. 彝药志：170. 1983. 滇省志：710. 1995. 中国民族民间医药. 24（6）：3-4. 2015. 中华中医药学刊. 33（8）：1840-1842. 2015.

798 白花鹅掌柴

【药材名】广西鹅掌柴。

【来源】五加科植物白花鹅掌柴 *Heptapleurum leucanthum* (R. Vig.) Y. F. Deng，以茎、叶入药。

【采集加工】全年可采，洗净，鲜用或晒干。

【功能主治】《中药材》：用于三叉神经痛、坐骨神经痛、风湿性关节痛等。

【用法用量】9～15g，水煎服；或泡酒服。外用：适量，煎水洗；或鲜品捣敷。

【文献来源】*Schefflera kwangsiensis* Merr. ex Li 中药材. 12（8）：14-16. 1989.

799 长梗天胡荽

【药材名】毛叶天胡荽、长梗天胡荽。

【来源】五加科植物长梗天胡荽 *Hydrocotyle ramiflora* Maxim.，以全株入药。

【采集加工】夏、秋季采收，洗净，鲜用或晒干。

【功能主治】《志要》《辞典》：治慢性支气管炎、尿路感染、疮痈早期。

【用法用量】10～20g，水煎服，鲜品30～60g；或绞汁服。外用：鲜品适量，捣烂敷；或绞汁涂。

【文献来源】*Hydrocotyle maritima* Honda. 志要：333. 2005. ——*Hydrocotyle ramiflora* Maxim. 辞典：428. 2016.

800 天胡荽

【药材名】天胡荽、明镜草、星秀草。

【彝文音译】满天星、姆纠得、则白娃、娃白、西配凉、绿史七（云南）。

【来源】五加科植物天胡荽 *Hydrocotyle sibthorpioides* Lam.，以全草入药。

【采集加工】夏、秋季采收，洗净，鲜用或晒干。

【功能主治】

1)《江苏农业科学》：治病毒性肝炎、黄疸。

2)《彝州本草》：用于肝炎发黄、急性黄疸型肝炎、小儿夏季热、痢疾、血尿、淋证、肾结石、小便不通、小儿疳积、明目、去翳、风火眼痛、跌打瘀肿、发斑及疔、热极色紫黑者。

3)《彝州本草》《志要》：治传染性黄疸型肝炎、肝硬化腹水、胆石症、尿路感染、尿道结石、伤风感冒、咳嗽、百日咳、咽喉炎、扁桃体炎、目翳、结膜炎、外伤性眼炎、带状疱疹、衄血。

4)《彝药本草》：用于疮疡肿毒、慢性肾炎、结膜炎。

5)《滇药录》《志要》：破伤风。

6）《滇药志·一》《彝药志》：清热利湿、祛痰止咳、消肿利尿、解毒。

7）《滇药志·一》、《中国彝医》、《彝药志》、《辞典》（全草）：用于传染性黄疸型肝炎、肝硬化腹水、胆石症、尿路感染、尿道结石、伤风感冒、咳嗽、百日咳、咽喉炎、扁桃体炎、带状疱疹、衄血。

8）《滇省志》：外用于结膜炎、外伤性眼炎。

9）《辞典》（全草）：治小儿惊风、破伤风、鼻衄、结膜炎、外伤性眼炎。

10）《滇药录》《志要》《民药志·三》：治小儿惊风。

11）《中国彝医》《彝药本草》：清热利湿、祛痰止咳。

12）《中国彝药》：清热利湿、解毒消肿。用于肝胆湿热之黄疸、肝经风火眼痛、小便疼痛、下痢日久、湿热不清。

13）《安徽农学通报》：治肝炎、肝硬化腹水、尿路感染、尿道结石、伤风感冒。

【用法用量】10～20g，水煎服，鲜品30～60g；或绞汁服。外用：鲜品适量，捣烂敷；或绞汁涂。

【文献来源】*Hydrocotyle sibthorpioides* Lam. 江苏农业科学. 48（7）：214-216. 2020. 彝州本草：50. 1998. 彝药本草：92. 2018. 滇药录：154. 1983. 滇药志·一：45. 2008. 滇省志：721. 1995. 辞典：428. 2016. 民药志·三：59. 2000. 志要：334. 2005. 中国彝医：46. 1994. 中国彝药：105. 2004. 彝药志：38. 1983. 安徽农学通报. 26（16）：45-49. 2020.

801　异叶梁王茶

【药材名】异叶梁王茶、掌叶梁王茶。

【彝文音译】启扎、阿葛、哼斯特柯。

【来源】五加科植物异叶梁王茶 *Metapanax davidii* (Franch.) J. Wen & Frodin，以全株、根、根皮、茎皮入药。

【采集加工】适时采收各部位，鲜用或晒干。

【功能主治】

1）《志要》：治胃病、咽喉疼痛、风湿疼痛、腹痛、火眼、肺病咳痰。

2）《辞典》：治咽喉疼痛、咳嗽、四时感冒、消化不良、蛔虫病、月经不调、跌打损伤、肠炎，解烟毒。根：治风湿痹痛。

【用法用量】适量，泡酒服。

【文献来源】*Nothopanax davidii* (Franch.) Harms ex Diels 志要：422. 2005. 辞典：532. 2016.

802　梁王茶

【药材名】梁王茶、掌叶梁王茶、尾叶梁王茶、梁旺茶、掌叶梁旺茶。

【彝文音译】凤莫锡、阿葛、哼斯特柯、启扎、窝摸锡。

【来源】五加科植物梁王茶 *Metapanax delavayi* (Franch.) J. Wen & Frodin，以全株、根、叶、根皮、树皮入药。

【采集加工】适时采收各部位，鲜用或晒干。

【功能主治】

1）《滇省标·六》：清热解毒、健胃消食、祛风除湿。用于咽痛口干、感冒、咳嗽、风湿疼痛、胁痛、食积不化、月经不调、虫积。

2）《辞典》《志要》：治咽喉疼痛、咳嗽、四时感冒、消化不良、蛔虫病、月经不调、跌打损伤、肠炎，解烟毒。根：治风湿痹痛。

3)《彝药续集》：治胃痛、结膜炎、肺结核、咳嗽、咽喉肿痛、风湿疼痛、腹胀。

4)《辞典》：叶：治咽喉头痛、口干。根：治消化不良、蛔虫病、风湿痹痛。根皮、树皮：治胃病、咽喉湿痛、风湿疼痛、腹胀、火眼、肺病、咳痰。

5)《彝药学》《中国彝药》《滇药志・二》：清热解毒、健胃消食、活血舒筋、驱虫。

6)《中国彝药》《滇药志・二》：用于咽喉疼痛、口干、消化不良、腹痛、蛔虫病、风湿痹痛。

7)《滇药志・二》：治小儿高热惊厥、腹胀腹泻。

8)《大理资志》：祛风除湿、止痛。用于风湿痹痛。

【用法用量】适量，水煎服；或泡酒服。

【文献来源】*Metapanax delavayi* (Franch.) J. Wen & Frodin 滇省标・六：77. 2010. 辞典：532. 2016. ——*Nothopanax delavayi* (Fr.) Harms ex Diels var. *longicaudatus* Feng 彝药续集：96. 1992. ——*Nothopanax delavayi* (Franch.) Harms ex Diels 辞典：558. 2016. 中国彝药：120. 2004. 彝药学：28. 2016. 滇药志・二：397. 2009. 志要：422. 2005. 大理资志：100. 1991.

803 疙瘩七

【药材名】珠子参。

【彝文音译】hlutmasaqyp、戏卓莫、西而喜。

【来源】五加科植物疙瘩七 *Panax bipinnatifidus* Seem.，以根茎、果实入药。

【采集加工】秋季采收，洗净，晒干。

【功能主治】

1)《彝药本草》：气血虚弱、慢性炎症、活血祛瘀、补气血。

2)《民药志・四》：健脾补虚、活血散瘀、镇痛、祛痰。

3)《中国彝药》《彝医药・下》《滇药志・四》：活血止血、润肺止咳、消肿止痛。

4)《滇药志・四》：治鼻衄、齿衄、四肢及躯体皮下瘀斑或瘀点、女子月经过多、尿血、便血、倦怠乏力、自汗。

5)《中国彝药》《彝医药・下》《滇药志・四》《辞典》：治肺痨咳嗽、咯血、外伤出血、跌打损伤。

【用法用量】3～10g，水煎服；或入散剂；或泡酒服。外用：鲜品适量，捣烂敷；或研末调敷。

【文献来源】*Panax japonicus* C. A. Mey. var. *bipinnatifidus* (Seem.) C. Y. Wu et K. M. Feng 民药志・四：526. 2007. ——*Panax japonicus* C. A. Mey. var. *major* (Burk.) C. Y. Wu et Feng 民药志・四：526. 2007. 中国彝药：635. 2004. 彝医药・下：568. 2007. 滇药志・四：331. 2009. 辞典：585. 2016. ——*Panax major* (Burk.) Ting 彝药本草：196. 2018.

804 人参

【药材名】人参。

【来源】五加科植物人参 *Panax ginseng* C. A. Mey.，以根、叶入药。

【采集加工】秋季采收，洗净，晒干。

【功能主治】《彝医药学》《滇药志・四》：治臌胀。

【用法用量】适量，水煎服。

【文献来源】*Panax ginseng* C. A. Mey. 彝医药学：470. 1993. 滇药志・四：5. 2009.

805 竹节参

【药材名】竹根三七、竹节参。

【彝文音译】摸静色、戏卓莫、mabbutsse。

【来源】五加科植物竹节参 *Panax japonicus* (T. Nees) C. A. Mey.，以根茎、叶入药。

【采集加工】秋季采收，洗净，晒干或烘干。

【功能主治】

1）《彝医药·下》《中国彝药》：活血散瘀、生津止渴、止咳。

2）《辞典》：生津止渴。

3）《彝医药·下》、《中国彝药》、《辞典》（根茎）：用于产后瘀滞腹痛、病后体弱、肺痨咯血、解酒、跌打损伤、除烦热。

4）《中国彝药》、《辞典》（叶）：止血。

5）《民药志·四》：健脾补虚、活血散瘀、镇痛、祛痰。

【用法用量】10g，水煎服；或炖肉吃；或泡酒服。外用：研末调敷；或撒敷。

【文献来源】*Panax japonicus* C. A. Mey. 彝医药·下：363. 2007. 辞典：584. 2016. 中国彝药：394. 2004. 民药志·四：251. 2007.

806　三七

【药材名】三七。

【彝文音译】赊马波、死想死补、沙此。

【来源】五加科植物三七 *Panax notoginseng* (Burkill) F. H. Chen ex C. Chow & W. G. Huang，以根、叶、花入药。

【采集加工】夏季采收，洗净，晒干。

【功能主治】

1）《辞典》：根：治刀伤、枪伤、摔伤、稻田皮炎。叶：治吐血。

2）《彝药资源》：止血、散瘀、消肿、止痛。治癥瘕、跌仆瘀血、外伤出血、痈肿疼痛。

3）《哀牢本草》：祛风除湿、散瘀止痛、软坚化结、滋补强壮。用于癥瘕、痈疽。

4）《滇药志·一》、《哀牢本草》、《志要》、《彝药资源》、《辞典》（根）：用于吐血、咯血、衄血、便血、血痢、心血瘀阻、产后血晕、恶露不止、崩漏带下。

5）《滇省志》：用于枪伤、骨折。

6）《中国彝药》《彝医药·下》：用于刀伤出血不止、枪伤、打伤、摔伤、稻田皮炎、不孕症。

7）《彝药学》《中国彝药》《彝医药·下》：止血活血、消肿止痛、补养气血。

8）《志要》：根：崩漏带下、吐血、咯血、便血。叶：治吐血衄血、外伤出血、痈肿疮毒。

9）《辞典》《志要》：根：治癥瘕、痈疽、产后血瘀腹痛、冠心病、肝硬化、跌打损伤。花：治高血压、头昏、目眩、耳鸣、急性咽喉炎。

【用法用量】3～9g，水煎服；或研末，1～3g；或入丸、散剂。外用：适量，磨汁涂；或研末调敷。

【文献来源】*Panax japonicus* C. A. meyer var. *notoginseng* (Burk.) Has. 辞典：585. 2016. ——*Panax notoginseng* (Burk.) F. H. Chen 彝药资源：76. 2021. 哀牢本草：20. 1991. 滇药志·一：9. 2008. 滇省志：713. 1995. 中国彝药：642. 2004. 彝药学：154. 2016. 彝医药·下：573. 2007. 辞典：585. 2016. ——*Panax pseudoginseng* Wall. var. *notoginseng* (Burk.) Hoo et Tseng 志要：440. 2005.

807　鹅掌藤

【药材名】七叶莲树皮、七叶莲。

【来源】五加科植物鹅掌藤 *Schefflera arboricola* (Hayata) Merr.，以茎、叶、茎皮入药。

【采集加工】全年可采，洗净，晒干备用。

【功能主治】

1)《哀牢本草》：祛风除湿、活血止痛、健脾和胃、强筋壮骨。用于风湿痹痛、体寒肢冷、胃脘疼痛、食欲不振、跌打损伤、外伤出血、腰膝酸软、四肢麻木。

2)《彝医药学》：治骨折、胃痛、腹胀、嗳气、吞酸。

【用法用量】10～15g，水煎服。

【文献来源】*Schefflera arboricola* Hayata 哀牢本草：19. 1991. 彝医药学：617. 1993.

808 穗序鹅掌柴

【药材名】野巴戟、穗序鹅掌柴、牛嗓管。

【彝文音译】约巨、尼曲显补。

【来源】五加科植物穗序鹅掌柴 *Schefflera delavayi* (Franch.) Harms，以茎、叶入药。

【采集加工】夏、秋季采收，阴干备用。

【功能主治】

1)《中药材》《滇药录》：强筋壮骨、舒筋活络。治关节、筋骨疼痛。

2)《滇药录》：用于筋骨软弱无力。

3)《滇省标·四》：清热利湿、舒筋活络、止咳、消肿。用于顿挫腰痛、腰肌劳损、肺热咳嗽、肾性水肿。

【用法用量】30～60g，水煎服。

【文献来源】*Schefflera delavayi* (Franch.) Harms 中药材. 12（8）：14-16. 1989. 滇药录：290. 1983. ——*Schefflera delavayi* (Franch.) Harms ex Diels 滇省标·四：33. 2008.

809 大叶鹅掌柴

【药材名】大叶黄泡。

【来源】五加科植物大叶鹅掌柴 *Schefflera macrophylla* (Dunn) R. Vig.，以树皮入药。

【采集加工】全年均可采集，洗净，鲜用或晒干。

【功能主治】《哀牢本草》：宣散风热、健脾理气、止痢止浊、固精涩肠。用于脾虚气滞、腹胀腹痛、疮疡肿毒、风疹瘙痒、腹泻、赤痢、淋浊遗精。

【用法用量】10～20g，水煎服。

【文献来源】*Schefflera macrophylla* (Dunn) Viguier. 哀牢本草：23. 1991.

810 密脉鹅掌柴

【药材名】蜜叶鹅掌柴、七叶莲、密脉鹅掌柴、七叶莲茎叶。

【彝文音译】我米爬、归手、厦纹帕、丕邹。

【来源】五加科植物密脉鹅掌柴 *Schefflera venulosa* (Wight & Arn.) Harms，以全株、根、茎、叶、根皮、茎皮入药。

【采集加工】适时采收各部位，鲜用或晒干。

【功能主治】

1)《滇药录》：活血散瘀、祛风止痛、止痛消肿、舒筋活络。用于各种血滞、血瘀引起的疼痛、平滑肌痉挛、风湿痹痛、头痛。

2)《滇药志·一》《彝州本草》：祛风除湿、行气止痛、活血消肿、消炎解表。用于风湿痹痛、胃痛、跌打骨折、外伤出血、瘫痪、流行性感冒。

3）《滇省志》（根）：消肿止痛、舒筋活络。用于风湿性关节痛、跌打损伤、头痛、胃痛。

4）《滇省标·二》：理气活血、消肿止痛。用于胃痛、牙痛、风湿痹痛、头风疼痛、皮肤瘙痒、跌打损伤、骨折。

5）《彝医药·下》《中国彝药》：顺气和胃、止痛、祛风除湿。用于慢性胃病急性发作、胃痛、牙痛、风湿痹痛。

6）《彝州本草》：治胃疼、风湿性关节痛、跌打损伤、外伤出血、三叉神经痛、肋间神经痛、各种疼痛、流感、感冒、痢疾、急慢性肠胃炎、水肿、各种手术后疼痛、胃及十二指肠溃疡疼痛。

7）《彝药本草》：止痛消肿、舒筋活络。治跌打损伤、骨折、风湿肿痛。

8）《安徽农学通报》：治风湿、跌打损伤、骨折、流行性感冒。

9）《中药材》：活血化瘀、祛风止痛。治因血滞、血瘀引起的疼痛，平滑肌痉挛。

【用法用量】15～25g，水煎服。外用：捣烂敷。

【文献来源】*Schefflera venulosa* (Wight & Arn.) Harms 滇药录：291. 1983. 滇药志·一：3. 2008. 滇省志：715. 1995. 滇省标·二：3. 2007. 彝医药·下：344. 2007. 彝州本草：9. 1998. 彝药本草：101. 2018. 中国彝药：371. 2004. 安徽农学通报. 26（16）：45-49. 2020. 中药材. 12（8）：14-16. 1989.

811 通脱木

【药材名】大通草、通草、通脱木。

【彝文音译】堵诗。

【来源】五加科植物通脱木 *Tetrapanax papyrifer* (Hook.) K. Koch，以茎髓入药。

【采集加工】秋季割取地上茎，切段，捅出髓心，理直，晒干。

【功能主治】

1）《彝药学》《彝医药·下》《中国彝药》：活血通乳、利水通淋、清热。

2）《彝医药学》《辞典》《彝医药·下》《中国彝药》：治乳汁缺乏、乳汁不通。

【用法用量】5～20g，水煎服。

【文献来源】*Tetrapanax papyrifer* (Hook.) K. Koch 彝药学：90. 2016. 彝医药·下：371. 2007. 中国彝药：403. 2004. 彝医药学：588. 1993. 辞典：815. 2016.

伞形科

812 阿坝当归

【药材名】法落海。

【彝文音译】呗黑夺。

【来源】伞形科植物阿坝当归 *Angelica apaensis* R. H. Shan & C. C. Yua，以根入药。

【采集加工】秋、冬季采收，洗净，晒干。

【功能主治】《滇省标·二》：祛风散寒、温经止痛。用于外感风寒、咳嗽、头身疼痛、脘腹冷痛、痛经、关节冷痛、跌打损伤。

【用法用量】3～9g，水煎服。

【文献来源】*Heracleum apaense* (Shan et Yuan) Shan et T. S. Wang 滇省标·二：61. 2007.

813 白芷

【药材名】白芷。

【来源】伞形科植物白芷 *Angelica dahurica* (Hoffm.) Benth. et Hook. f. ex Franch. & Sav.，以根入

药。

【采集加工】秋季采收，洗净，切片，晒干备用。

【功能主治】《彝医药学》：治破伤风危急期、瘰疬、疔疮初起、红肿未破、湿疥疮、瘙痒难忍、口眼㖞斜。

【用法用量】3～9g，水煎服。

【文献来源】*Angelica dahuria* (Fisch. ex Hoffm) Benth. et Hook. f. ex Franch. et Savat 彝医药学：533. 1993.

814　紫花前胡

【药材名】土当归、紫花前胡。

【来源】伞形科植物紫花前胡 *Angelica decursiva* (Miquel) Franch. & Savat.，以根入药。

【采集加工】秋、冬季采收，洗净，晒干。

【功能主治】

1）《哀牢本草》：温中散寒、降气化痰。

2）《志要》《哀牢本草》：治胃脘冷痛、气盛头痛、痰多咳嗽、胸膈闷满。

【用法用量】10～15g，水煎服。

【文献来源】*Peucedanum decursivum* (Miq.) Maxim. 哀牢本草：21. 1991. 志要：452. 2005.

815　家独活

【药材名】独活。

【来源】伞形科植物家独活 *Angelica pubescens* Maxim.，以根入药。

【采集加工】春、秋季挖取根部，洗净，晒干。

【功能主治】《彝医药学》：治骨折、红斑狼疮。

【用法用量】3～9g，水煎服。

【文献来源】*Angelica pubescens* Maxim. 彝医药学：515. 1993.

816　当归

【药材名】当归、芹归。

【彝文音译】得那。

【来源】伞形科植物当归 *Angelica sinensis* (Oliv.) Diels，以根入药。

【采集加工】秋末采收，洗净熏干。

【功能主治】

1）《彝医药学》：治乳结核、吹乳、乳痈、乳汁缺乏、产后诸症、恶露不尽、发热、便闭、内外痔、血瘀疼痛、赤白痢疾、腹痛、里急后重、闭经腹痛、妇女体质虚弱，消瘦无力、痢疾。

2）《哀牢本草》《滇药志·五》：活血调经、润燥滑肠。

3）《滇省志》《志要》《辞典》：用于月经不调。

4）《哀牢本草》《滇药志·五》《志要》《辞典》：治头痛眩晕、血虚风痛、经行腹痛、子宫脱垂、肠燥便秘。

【用法用量】5～10g，水煎服。

【文献来源】*Angelica sinensis* (Oliv.) Diels 彝医药学：484. 1993. 哀牢本草：64. 1991. 滇药志·五：132. 2012. 滇省志：716. 1995. 志要：45. 2005. 辞典：57. 2016.

817　旱芹

【药材名】芹菜、旱芹、川芎菜、芹菜根。

【彝文音译】哪代姆、是哪代母。

【来源】伞形科植物旱芹 *Apium graveolens* L.，以全草、根入药。

【采集加工】全年可采，鲜用或晒干。

【功能主治】

1）《滇省志》《志要》《辞典》《彝药志》：外用于眼疾。

2）《志要》、《安徽农学通报》、《彝州本草》、《辞典》（全草）：用于湿热、头风。

3）《滇药志·四》《彝药志》：散痛疖、攻疮毒、止头痛、祛风。用于结膜炎、外伤性眼炎、头风。

4）《彝州本草》《滇药志·四》《彝药志》：用于湿热、头痛。

5）《彝医药学》：治风疹、小儿患蛔水。

【用法用量】25g，水煎服。

【文献来源】*Apium graveolens* L. 滇省志：717. 1995. 辞典：63. 2016. 志要：49. 2005. 滇药志·四：223. 2009. 彝药志：41. 1983. 安徽农学通报. 26（16）：45-49. 2020. 彝州本草：38. 1998. ——*Apium graveolens* var. *dulce* DC 彝医药学：477. 1993. ——*Apium integrilohium* Hayata. 辞典：63. 2016.

818　北柴胡

【药材名】柴胡。

【来源】伞形科植物北柴胡 *Bupleurum chinense* DC.，以根入药。

【采集加工】春、秋季采收，洗净，晒干。

【功能主治】《彝医药学》：用于消化不良、乳汁不通、催乳、乳痈、痄腮、淋巴结结核、疟疾、疟疾热多寒少、咳嗽、发汗。

【用法用量】3～9g，水煎服。

【文献来源】*Bupleurum Chinense* DC. 彝医药学：598. 1993.

819　小柴胡

【药材名】小柴胡、野柴胡。

【彝文音译】西舍施勃。

【来源】伞形科植物小柴胡 *Bupleurum hamiltonii* N. P. Balakr.，以全草入药。

【采集加工】秋末采收，切段，晒干备用。

【功能主治】

1）《滇药录》《峩彝药》：治感冒、扁桃体炎。

2）《峩彝药》：清热解毒、祛风止痛。用于头痛。

【用法用量】10～15g，水煎服，点水酒服。

【文献来源】*Bupleurum tenue* Buch. -Ham. ex D. Don. 滇药录：49. 1983. 峩彝药：44.

820　空心柴胡

【药材名】柴胡。

【彝文音译】阿日。

【来源】伞形科植物空心柴胡 *Bupleurum longicaule* var. *franchetii* H. Boissieu，以全草入药。

【采集加工】春、秋季采收，洗净，切段，鲜用或晒干。

【功能主治】

1）《彝药学》《中国彝药》：发表退热、疏肝解郁、升提清气、止咳。

2）《中国彝药》：用于发汗、感冒、肝火旺、尿黄、易怒、肋间神经痛、疱疹、月经不调、咳嗽。

【用法用量】20～30g，水煎服；或入丸、散剂。

【文献来源】*Bupleurum longicaule* Wall. ex DC. var. *franchetii* H. Boissieu 中国彝药：49. 2004. 彝药学：9. 2016.

821 竹叶柴胡

【药材名】竹叶柴胡、大叶柴胡、柴胡。

【彝文音译】西舍斯勃扒儿、阿日。

【来源】伞形科植物竹叶柴胡 *Bupleurum marginatum* Wall. ex DC.，以全草、根入药。

【采集加工】春、秋季采收，洗净，切段，鲜用或晒干。

【功能主治】

1）《滇药志·一》《哀牢本草》：疏解风热、宽中理气。用于风热感冒、头痛目眩、肝气郁结、胸胁胀痛、食积不化、气臌气胀、子宫脱垂、脱肛、月经不调。

2）《滇省志》《峩彝药》：清热解毒。用于感冒、扁桃体炎。

3）《中国彝医》：清热泻火、解表。用于感冒、清肝泻火。

4）《彝药学》：发表退热、疏肝解郁、升提清气、止咳。

5）《彝植物药》：治感冒、肝火旺。

6）《滇药录》：治腮腺炎、扁桃体炎。

【用法用量】10～15g，水煎服。

【文献来源】*Bupleurum marginatum* Wall. ex DC. 滇药志·一：138. 2008. 滇省志：717. 1995. 中国彝医：45. 1994. 哀牢本草：55. 1991. 峩彝药：6. 彝药学：9. 2016. 彝植物药：81. 1990. 滇药录：49. 1983.

822 积雪草

【药材名】积雪草、马蹄草、马蹄叶。

【彝文音译】棋败诺、斜维斯。

【来源】伞形科植物积雪草 *Centella asiatica* (L.) Urb.，以全草入药。

【采集加工】夏、秋季采收。

【功能主治】

1）《彝验方》：用于心慌。

2）《彝医药学》：治伤寒。

3）《彝药本草》：清热解毒、利尿。治食物中毒、农药中毒、膀胱炎、尿道炎、肾炎性水肿。

4）《滇药录》《滇药志·四》《辞典》：用于肝炎。

5）《彝验方》：用于结膜炎。

【用法用量】12～15g，水煎服。

【文献来源】*Centella asiatica* (L.) Urb. 彝验方：26，106. 2007. 彝医药学：602. 1993. 彝药本草：86. 2018. 滇药录：61. 1983. 滇药志·四：337. 2009. 辞典：174. 2016.

823 蛇床

【药材名】蛇床子。
【来源】伞形科植物蛇床 *Cnidium monnieri* (L.) Cusson，以果实入药。
【采集加工】夏、秋季采收，洗净，晒干。
【功能主治】《彝医药学》：治阳痿、绣球风、小儿四弯风（异位性皮炎）。
【用法用量】3～9g，水煎服。外用：适量，煎水熏洗，或研末调敷。
【文献来源】*Cnidium monnieri* (L.) Cusson 彝医药学：760. 1993.

824 芫荽

【药材名】芫荽根、芫荽。
【来源】伞形科植物芫荽 *Coriandrum sativum* L.，以全草、根入药。
【采集加工】夏、秋季采收，洗净，晒干。
【功能主治】
1）《彝医药学》：治小儿风邪染疾。
2）《滇药志・三》：用于百日咳、蛔虫病。
3）《哀牢本草》、《滇药志・三》、《辞典》（根）：治小儿高热惊厥、食积饱满、疹发不透。
4）《哀牢本草》：清热解毒、镇惊解痉。
【用法用量】5～15g，水煎服。
【文献来源】*Coriandrum sativum* L. 彝医药学：541. 1993. 滇药志・三：182. 2010. 辞典：226. 2016. 哀牢本草：63. 1991.

825 野胡萝卜

【药材名】野胡萝卜。
【彝文音译】我格诺。
【来源】伞形科植物野胡萝卜 *Daucus carota* L.，以全草入药。
【采集加工】夏、秋季采收，洗净，晒干。
【功能主治】《彝药本草》：健脾消食、利水消肿。用于外感头痛、偏头痛、神经性头痛。
【用法用量】20～30g，水煎服。外用：适量，包敷。
【文献来源】*Daucus carota* L. 彝药本草：174. 2018.

826 茴香

【药材名】小茴香、茴香根、茴香。
【彝文音译】气想、活泻逋。
【来源】伞形科植物茴香 *Foeniculum vulgare* Mill.，以根、果实入药。
【采集加工】秋季采收，除去杂质，晒干。
【功能主治】
1）《彝医药学》：用于损伤气绝、难产。
2）《彝医药学》：用于腹部水肿、风疹、拔子弹头。
3）《哀牢本草》《滇药志・二》《民药志・四》：健脾理气、温肾和中。
4）《辞典》《志要》《哀牢本草》《滇药志・二》《民药志・四》：用于胃寒呃逆、腹胀肚痛、食少、形体羸弱。

5）《大理资志》：利气消肿、止咳平喘。用于咳嗽、水肿、腹痛、风湿性关节炎。

【用法用量】20～30g，水煎服。

【文献来源】*Foeniculum vulgare* Mill. 彝医药学：730，538. 1993. 哀牢本草：90. 1991. 滇药志・二：42. 2009. 辞典：358. 2016. 民药志・四：432. 2007. 志要：279. 2005. 大理资志：101. 1991.

827 珊瑚菜

【药材名】北沙参。

【来源】伞形科植物珊瑚菜 *Glehnia littoralis* Fr. Schmidt ex Miq.，以根入药。

【采集加工】秋季采收，洗净，放开水中浸烫，剥去外皮，切段晒干备用。

【功能主治】《彝医药学》：治癫痫、久病体弱。

【用法用量】适量，水煎服。

【文献来源】*Glehnia littoralis* Fr. Schmidt ex Miq. 彝医药学：516. 1993.

828 白亮独活

【药材名】白亮独活。

【彝文音译】大药、蒲吉曲曲、法罗海、骚独活。

【来源】伞形科植物白亮独活 *Heracleum candicans* Wall. ex DC.，以根入药。

【采集加工】夏、秋季采收，洗净，晒干。

【功能主治】《辞典》《志要》《彝药续集》：治胃病、伤风、腹胀、腹痛、风湿性关节痛、食积。

【用法用量】适量，水煎服；或干品研末，兑开水服。

【文献来源】*Heracleum candicans* Wall. ex DC. 辞典：414. 2016. 志要：322. 2005. 彝药续集：105. 1992.

829 鹤庆独活

【药材名】白云花根、鹤庆独活。

【彝文音译】阿痈哑楞。

【来源】伞形科植物鹤庆独活 *Heracleum rapula* Franch.，以根入药。

【采集加工】秋季采收，洗净，晒干备用。

【功能主治】

1）《滇药志・一》《志要》《大理资志》：用于妇人带下、腰痛、风湿痹痛。

2）《辞典》：治虚寒咳嗽、腹痛、白带异常、风湿痹痛、胃痛。

【用法用量】3～10g，水煎服。外用：适量。

【文献来源】*Heracleum rapula* Franch. 滇药志・一：116. 2008. 辞典：415. 2016. 志要：323. 2005. 大理资志：102. 1991.

830 红马蹄草

【药材名】红石胡荽。

【来源】伞形科植物红马蹄草 *Hydrocotyle nepalensis* Hook.，以全草入药。

【采集加工】四季可采，晒干备用。

【功能主治】《彝医药学》：治四肢骨折。

【用法用量】15～50g。外用：鲜品适量，捣烂敷。

【文献来源】*Hydrocotyle nepalensis* Hook. 彝医药学：669. 1993.

831　短片藁本

【药材名】短片藁本、短裂藁本。
【彝文音译】日甫列尔、日甫列、岩川草。
【来源】伞形科植物短片藁本 *Ligusticum brachylobum* Franch.，以根茎入药。
【采集加工】春季采收，洗净，晒或烘干
【功能主治】《辞典》《彝药续集》：治咳痰、感冒、腹痛、头痛。
【用法用量】适量，水煎服；或研末，兑酒饮。
【文献来源】*Ligusticum brachylobum* Franch. 辞典：484. 2016. 彝药续集：101. 1992.

832　川芎

【药材名】川穹、川芎。
【彝文音译】莫火列尔、莫火聂李。
【来源】伞形科植物川芎 *Ligusticum chuanxiong* Hort.，以根茎入药。
【采集加工】夏季采收，洗净，晒干。
【功能主治】
1）《辞典》：治腹痛、腹胀、风湿疼痛。
2）《滇药志・一》：用于血瘀疼痛、刺痛、疼痛不移、口眼㖞斜、风湿性关节炎、乳汁不通、产后腹部肿胀、损伤气绝、不孕症、肺痨、醒酒。
【用法用量】5～10g，水煎服；或入丸、散剂。外用：研末撒敷；或调敷。
【文献来源】*Ligusticum chuanxiong* Hort. 辞典：484. 2016. 滇药志・一：35. 2008.

833　蕨叶藁本

【药材名】岩川芎。
【彝文音译】涩豁。
【来源】伞形科植物蕨叶藁本 *Ligusticum pteridophyllum* Franch.，以全草入药。
【采集加工】秋、冬季采集，洗净，晒干。
【功能主治】《彝药本草》：舒筋活血、止血止痛。用于感冒、小儿肺炎、头痛、腹痛、关节痛。
【用法用量】10～20g，水煎服。
【文献来源】*Ligusticum pteridophyllum* Franch. 彝药本草：163. 2018.

834　藁本

【药材名】川芎。
【彝文音译】川芎莫。
【来源】伞形科植物藁本 *Ligusticum sinense* Oliv.，以根茎入药。
【采集加工】秋季采收，洗净，晒干或烘干。
【功能主治】《滇省志》：用于不孕症。
【用法用量】5～15g，水煎服。外用：煎水洗；或研末调搽。
【文献来源】*Ligusticum sinense* Oliv. cv. chuanxiong Hort. 滇省志：722. 1995.

835　条纹藁本

【药材名】川穹、川芎。

【彝文音译】莫火列尔、川草。

【来源】伞形科植物条纹藁本 *Ligusticum striatum* DC.，以根茎入药。

【采集加工】夏季采收，洗净，晒干。

【功能主治】

1）《辞典》《彝药续集》：治腹痛、腹胀、风湿疼痛。

2）《彝医药学》：治瘀血疼痛、刺痛、疼痛不移、口眼㖞斜、风湿性关节炎、乳汁不通、产后腹部肿胀、损伤气绝、肺痨、潮热盗汗、干咳、温病、醉酒、肺痨、干咳无痰、不孕症。

【用法用量】适量，水煎服。外用：煎水洗；或研末调搽。

【文献来源】*Ligusticum wallichii* Franch. 辞典：484. 2016. 彝医药学：488. 1993. 彝药续集：100. 1992.

836 滇芹

【药材名】滇芹、黄藁本、昆明芹。

【彝文音译】搓纳儿、野回香搓纳儿、黄藁本、chuoxnaly、乌诺齐。

【来源】伞形科植物滇芹 *Meeboldia yunnanensis* (H. Wolff) Constance & F. T. Pu，以根入药。

【采集加工】春、夏季采收，洗净，晒干。

【功能主治】

1）《滇药录》《峨彝药》《滇省志》《民药志·四》：解毒镇痛、渗湿利尿。用于上呼吸道感染、急慢性肾盂肾炎、偏头痛。

2）《滇省标·二》：祛风止痛、行气消食。用于头风病、风寒感冒、头痛咳嗽、肩背疼痛、食积腹胀。

3）《中国彝药》：发表、祛风、止痛、利尿。用于头痛、感冒。

【用法用量】6～10g，水煎服。

【文献来源】*Sinodielsia yunnanensis* Wolff 滇药录：304. 1983. 滇省标·二：93. 2007. 峨彝药：40. 滇省志：725. 1995. 民药志·四：579. 2007. 中国彝药：52. 2004.

837 羌活

【药材名】羌活。

【来源】伞形科植物羌活 *Notopterygium incisum* K. C. Ting ex H. T. Chang，以根、根茎入药。

【采集加工】秋后采收，洗净，晒干备用。

【功能主治】《彝医药学》：治破伤风危急期、风湿性关节炎。

【用法用量】10～25g，水煎服；或入丸、散剂。

【文献来源】*Notopterygium incisum* Ting 彝医药学：514. 1993.

838 短辐水芹

【药材名】少花水芹、大水芹菜。

【来源】伞形科植物短辐水芹 *Oenanthe benghalensis* Benth. et Hook. f.，以全草入药。

【采集加工】春、夏季采收，洗净，切段，晒干。

【功能主治】

1）《滇药志·三》《哀牢本草》：用于脾虚胃寒、肝气郁结、心神恍惚、头晕失眠、疹发不透。

2）《哀牢本草》：健脾消食、疏肝解郁、发表透疹。

【用法用量】10～20g，水煎服。

【文献来源】*Oenanthe benghalensis* (Roxb.) Benth. & Hook. f. 滇药志・三：78. 2010. 哀牢本草：22. 1991.

839　水芹

【药材名】野芹菜、水芹菜、水芹。

【彝文音译】矣噜傲、jjiba。

【来源】伞形科植物水芹 *Oenanthe javanica* (Bl.) DC.，以全草入药。

【采集加工】秋季采收，洗净，鲜用或晒干。

【功能主治】

1）《彝医药学》《滇药志・三》《彝医药・下》《中国彝药》：治麻疹、吃蜂蜜或喝生水中毒、消化不良。

2）《滇药志・三》：用于脾虚胃寒、肝气郁结、心烦神恍、头昏失眠、疹发不透。

3）《彝医药・下》《中国彝药》：消食健胃、解毒透疹、凉血利水。

4）《辞典》：治血虚风毒、慢性胃炎、食积腹痛、白淋、消化不良、中毒、麻疹、气虚水肿。

5）《民药志・四》：清热利尿、解热消肿、祛风、降压。用于血虚风毒、慢性胃炎、食积腹痛、白淋。

【用法用量】30～60g，水煎服；或绞汁。外用：鲜品适量，捣烂敷；或绞汁涂。

【文献来源】*Oenanthe javanica* (Bl.) DC. 彝医药学：612，648. 1993. 滇药志・三：103. 2010. 彝医药・下：399. 2007. 辞典：561. 2016. 中国彝药：434. 2004. 民药志・四：95. 2007.

840　华中前胡

【药材名】华中前胡。

【彝文音译】列尔。

【来源】伞形科植物华中前胡 *Peucedanum medicum* Dunn，以根茎入药。

【采集加工】秋、冬季采收，洗净，晒干或烘干。

【功能主治】

1）《辞典》《志要》：治神衰体弱、气血虚少、头晕昏厥、突然腹痛、小儿腹痛、女子不孕、刀枪伤出血。

2）《志要》《彝药续集》：用于马瘦弱。

3）《彝药续集》：用于身体衰弱和瘦弱、昏厥、腹痛、刀枪伤、女子不孕。

【用法用量】适量，水煎服，或炖肉吃。

【文献来源】*Peucedanum medicum* Dunn 辞典：604. 2016. 志要：452. 2005. 彝药续集：98. 1992.

841　前胡

【药材名】前胡、白花前胡。

【彝文音译】唯噜傲么。

【来源】伞形科植物前胡 *Peucedanum praeruptorum* Dunn，以根入药。

【采集加工】秋季采收，洗净，晒干备用。

【功能主治】

1）《彝医药学》：治麻疹。

2）《辞典》《中国彝药》：治感冒头痛、麻疹。

3）《中国彝药》：发表散风、顺气化痰。

【用法用量】5～10g，水煎服；或入丸、散剂。

【文献来源】*Peucedanum praeruptorum* Dunn 彝医药学：493. 1993. 辞典：604. 2016. 中国彝药：43. 2004.

842 杏叶茴芹

【药材名】杏叶防风、杏叶茴芹、马蹄防风、杏叶防风根、马蹄防风根。

【彝文音译】岩若爬门厚、迟操贝、万吗欺坡。

【来源】伞形科植物杏叶茴芹 *Pimpinella candolleana* Wight et Arn.，以全草、根入药。

【采集加工】夏、秋季采收，洗净，切片或切段，鲜用或晒干。

【功能主治】

1）《安徽农学通报》《彝州本草》：治感冒、咳嗽、风湿性关节炎、疟疾、胃痛、疝痛。

2）《彝州本草》：用于食欲不振、颈淋巴结结核、胸腹冷痛、跌打损伤、肿毒、瘰疬、末梢神经炎、阴寒发痧腹痛、中寒缩阴腹痛。

3）《辞典》、《中国彝药》、《彝药资源》（根）：治中寒缩阴腹痛、腹胀疼痛、疝气胀痛、跌打损伤。

4）《中国彝药》：散寒顺气、消肿止痛、祛风活血、解毒。

5）《哀牢本草》：温中行气、祛风除湿、活血消肿。用于胃脘冷痛、气臌腹满、筋骨疼痛、瘀血肿痛、疮疡肿毒、风疹瘙痒。

6）《滇省标・六》：温中散寒、理气止痛。用于脘腹胀痛、寒疝坠痛、中寒吐泻、食积不化。

7）《大理资志》：消炎止泻、消积健胃。用于肠炎、泻痢、胃痛、食积。

8）《彝药资源》（根）：治急性肠胃炎、感冒咳嗽。

9）《滇药志・一》《彝医药学》：用于急性肠胃炎。

【用法用量】10～15g，水煎服；或研末服；或泡酒服。外用：鲜品适量，捣烂敷；或绞汁涂搽。

【文献来源】*Pimpinella candolleana* Wight et Arn. 安徽农学通报. 26（16）：45-49. 2020. 彝州本草：102. 1998. 辞典：619. 2016. 中国彝药：176. 2004. 哀牢本草：36. 1991. 滇省标・六：55. 2010. 大理资志：103. 1991. 彝药资源：80. 2021. 滇药志・一：168. 2008. 彝医药学：559. 1993.

843 川滇变豆菜

【药材名】小黑药、川滇变豆菜。

【彝文音译】丫呢齐、齐纳佐、戳嘎补此罗。

【来源】伞形科植物川滇变豆菜 *Sanicula astrantiifolia* Wolff ex Kretsch.，以全草、根入药。

【采集加工】夏、秋季采收，洗净，晒干。

【功能主治】

1）《彝验方》：用于眩晕。

2）《彝药本草》：止咳、润肺、提神补气、祛风湿、利筋骨。治身体虚弱、头昏头晕、四肢无力、视物模糊。

3）《中国彝药》：补肺益肾、调经、解毒、止咳。用于肾虚腰痛、头晕、月经不调、闭经、乳痈。

4）《彝药续集》：治瘦弱、跌打损伤、风湿性关节痛。

【用法用量】10～20g，水煎服；或炖肉吃。外用：鲜品适量，捣烂敷。

【文献来源】*Sanicula astrantiifolia* Wolff ex Kretsch. 彝验方：13-14. 2007. 彝药本草：145. 2018. 中国彝药：220. 2004. 彝药续集：104. 1992.

844　薄片变豆菜

【药材名】肺经草。
【彝文音译】comgat bbutcy。
【来源】伞形科植物薄片变豆菜 *Sanicula lamelligera* Hance，以全草入药。
【采集加工】夏、秋季采收，洗净，鲜用或晒干。
【功能主治】《民药志·四》：治瘦弱、风湿疼痛、跌打损伤。
【用法用量】适量，水煎服；或炖肉吃；或泡酒服。
【文献来源】*Sanicula lamelligera* Hance 民药志·四：304. 2007.

845　防风

【药材名】防风。
【来源】伞形科植物防风 *Saposhnikovia divaricata* (Turcz.) Schischk.，以根入药。
【采集加工】春、秋季采收，洗净，晒干。
【功能主治】《彝医药学》：治口眼㖞斜、破伤风危急期、小儿破伤风、惊厥、风火烂眼、湿疥疮、瘙痒难忍、风湿性关节炎、关节疼痛、麻木、屈伸不利。
【用法用量】7.5～15g，水煎服；或入丸、散。外用：研末调敷。
【文献来源】*Saposhnikovia divaricata* (Turcz.) Schischk. 彝医药学：526. 1993.

846　多毛西风芹

【药材名】竹叶防风。
【彝文音译】摸帕能崽。
【来源】伞形科植物多毛西风芹 *Seseli delavayi* Franch.，以根入药。
【采集加工】春、秋季采收，除去茎叶及泥土，晒至八成干后，扎成把，再晒干。
【功能主治】《彝医药·下》：祛风除湿、止痛止痉、解毒。治感冒头痛、痧气痛。
【用法用量】3～9g，水煎服，或研末；或泡酒服。外用：适量，煎水洗。
【文献来源】*Seseli delavayi* Franch. 彝医药·下：445. 2007.

847　竹叶西风芹

【药材名】竹叶防风。
【彝文音译】摸帕能崽。
【来源】伞形科植物竹叶西风芹 *Seseli mairei* Wolff，以根入药。
【采集加工】春、秋季采收，除去茎叶及泥土，晒至八成干后，扎成把，再晒干。
【功能主治】《彝医药·下》《中国彝药》：祛风除湿、止痛止痉、解毒。用于惊厥、感冒头痛、痧气痛。
【用法用量】3～9g，水煎服；或研末；或泡酒服。外用：适量，煎水洗。
【文献来源】*Seseli mairei* Wolff 彝医药·下：445. 2007. 中国彝药：489. 2004.

848　松叶西风芹

【药材名】细叶防风、松叶防风、竹叶防风。
【彝文音译】尼此、摸帕能崽。
【来源】伞形科植物松叶西风芹 *Seseli yunnanense* Franch.，以根入药。

【采集加工】春、秋季采收，除去泥土，晒至八成干后，扎成把，再晒干。
【功能主治】
1）《哀牢本草》：健脾理气、消食止痛。用于食积不化、胃脘满闷、呃逆反酸、腹泻肚痛。
2）《彝药续集》：治风寒感冒、头痛、手脚风湿疼痛、眼珠病痛、乌头属植物中毒。
3）《彝医药·下》：祛风除湿、止痛止痉、解毒。治感冒头痛、痧气痛。
【用法用量】3～9g，水煎服；或研末服；或泡酒服。外用：适量，煎水洗。
【文献来源】*Seseli yunnanense* Franch. 哀牢本草：79. 1991. 彝药续集：102. 1992. 彝医药·下：445. 2007.

849 小窃衣

【药材名】小窃衣、窃衣。
【彝文音译】镊镊日、沾沾草、zhanzhanca。
【来源】伞形科植物小窃衣 *Torilis japonica* (Houtt.) DC.，以果实入药。
【采集加工】秋季采集，去杂质。
【功能主治】
1）《辞典》：治痈疮溃烂久不收口、滴虫性阴道炎。
2）《民药志·四》《辞典》：用于慢性腹泻、蛔虫病。
【用法用量】6～9g，水煎服。
【文献来源】*Torilis japonica* (Houtt.) DC. 辞典：829. 2016. 民药志·四：450. 2007.

杜 鹃 花 科

850 红花树萝卜

【药材名】红花树萝卜。
【彝文音译】灭阿败、灭阿欺。
【来源】杜鹃花科植物红花树萝卜 *Agapetes hosseana* Diels，以根入药。
【采集加工】全年可采，切片鲜用或晒干。
【功能主治】《志要》《滇药录》《辞典》：用于风湿痹痛、肾炎、肠胃炎。
【用法用量】10～15g，水煎服。
【文献来源】*Agapetes hosseana* Diels 志要：20. 2005. 滇药录：8. 1983. 辞典：25. 2016.

851 灯笼花

【药材名】岩龙香、柳叶树萝卜、灯笼花。
【彝文音译】法罗喜、法罗喜者。
【来源】杜鹃花科植物灯笼花 *Agapetes lacei* Craib，以根入药。
【采集加工】四季可采，洗净，切片，晒干备用。
【功能主治】
1）《滇药录》《志要》《辞典》《彝州本草》《中国彝医》《彝药志》：用于跌打损伤、风湿痹痛。
2）《志要》《辞典》《彝州本草》：用于红肿热痛、疝气。
3）《中国彝医》《彝药志》《中药材》：散瘀止痛、利水消肿。
4）《中国彝医》《彝药志》《志要》《辞典》《彝州本草》：治胃痛、肝炎、水肿、无名肿毒。
5）《安徽农学通报》《中药材》：治跌打损伤、红肿热痛。

【用法用量】10～15g，水煎服；或泡酒服。

【文献来源】*Agapetes lacei* Craib 彝州本草：144. 1998. 滇药录：8. 1983. 辞典：25. 2016. 志要：20. 2005. 中国彝医：44. 1994. 彝药志：76. 1983. 安徽农学通报. 26（16）：45-49. 2020. 中药材. 12（8）：14-16. 1989.

852　白花树萝卜

【药材名】树萝卜。

【彝文音译】拍拖如诺。

【来源】杜鹃花科植物白花树萝卜 *Agapetes mannii* Hemsl.，以根入药。

【采集加工】全年可采，洗净，切片，鲜用或晒干。

【功能主治】《彝药本草》：散瘀止痛、利水消肿。用于疝气、子宫下坠。

【用法用量】适量，研末，兑水服。

【文献来源】*Agapetes mannii* Hemsl. 彝药本草：121. 2018.

853　夹竹桃叶树萝卜

【药材名】夹竹桃叶树萝卜、树萝卜。

【彝文音译】叶上花、锡傲猛。

【来源】杜鹃花科植物夹竹桃叶树萝卜 *Agapetes neriifolia* (King et Prain) Airy-Shaw，以根入药。

【采集加工】全年可采，切片，鲜用或晒干。

【功能主治】

1）《辞典》《彝医药・下》《中国彝药》《滇药志・五》：治黄疸型肝炎、水肿、跌打损伤。

2）《彝药学》《滇药志・五》《彝医药・下》《中国彝药》：顺气活血、利水消肿。

3）《滇药志・五》：用于皮下包块、腹部包块、子宫脱垂。

【用法用量】10～40g，水煎服；或泡酒服。外用：鲜品适量，捣烂敷；或干品研末敷。

【文献来源】*Agapetes neriifolia* (King et Prain) Airy-Shaw var. *maxima* Airy-Shaw 辞典：25. 2016. 彝药学：75. 2016. 滇药志・五：242. 2012. 彝医药・下：344. 2007. 中国彝药：372. 2004.

854　岩须

【药材名】岩须。

【彝文音译】史补。

【来源】杜鹃花科植物岩须 *Cassiope selaginoides* Hook. f. et Thoms.，以全草入药。

【采集加工】秋季采集，洗净阴干。

【功能主治】

1）《辞典》：用于头晕目眩、神衰体虚、口干烦渴、风湿疼痛、饮食无味、肠胃气滞、肝气不舒、腹胀腹痛、头晕虚弱。

2）《彝药续集》：治头昏眼花、神衰体虚、风湿性关节痛、口干舌燥、烦渴、肠气胀、肝胃胀满疼痛、不思饮食、口中无味。

【用法用量】适量，水煎服。

【文献来源】*Cassiope selaginoides* Hook. f. et Thoms. 辞典：170. 2016. 彝药续集：107. 1992.

855　云南金叶子

【药材名】金叶子。

【彝文音译】毒玉爬。

【来源】杜鹃花科植物云南金叶子 *Craibiodendron yunnanense* W. W. Sm.，以叶入药。

【采集加工】夏冬采集，鲜用或晒干。

【功能主治】《彝药本草》：散瘀止痛、祛风除湿、止血通窍。用于疥癞疮癣、痛风、肌肉痛、关节痛、神经痛。

【用法用量】外用：5～10g，泡酒搽。

【文献来源】*Craibiodendron yunnanense* W. W. Sm. 彝药本草：72. 2018.

856 毛滇白珠

【药材名】滇白珠、毛滇白珠。

【彝文音译】申尼鲁、借麦凶、儿格列撒儿、楚切。

【来源】杜鹃花科植物毛滇白珠 *Gaultheria leucocarpa* var. *crenulata* (Kurz) T. Z. Hsu，以全株、根、果实入药。

【采集加工】春、夏季采收，腌渍或鲜食。

【功能主治】

1）《滇省志》《滇药志·四》《辞典》《志要》：用于风寒感冒、周身疼痛、劳伤腰痛、风湿性关节痛。

2）《辞典》《志要》：全株：用于妇女产后体痛、寒热不调、胃寒疼痛、风湿痹痛、瘀血肿痛、创伤出血、肛肠脱垂、跌打损伤、水臌、牙痛。根、果实、全株：用于咳嗽、小儿水痘、风湿性关节疼痛、风湿麻木、偏瘫、产妇血瘀疼痛、跌打伤痛、疮疡溃烂、腹胀、小儿伤食、疯犬咬伤。根：用于闭经。

3）《辞典》：治感冒、喉痛、胸闷、气胀、阳痿、月经过多、小儿高热、蛇虫咬伤。全株：治痛经、产后腹痛、风湿疼痛、闭经、湿疹、风湿偏瘫、感冒咳喘、血瘀腹痛、疯犬咬伤。

4）《彝药资源》（全株）：治腹痛，疝气。

5）《志要》（全株）：治湿疹。

【用法用量】适量，水煎服，酒为引。外用：煎水洗。

【文献来源】*Gaultheria leucocarpa* Bl. var. *crenulata* (Kurz) T. Z. Hsu 滇省志：726. 1995. 滇药志·四：426. 2009. 辞典：370. 2016. 彝药资源：92. 2021. 志要：287. 2005.

857 滇白珠

【药材名】透骨草、滇白珠、洗澡叶、满山香。

【彝文音译】借麦凶、儿格列撒儿、楚切、突涩突西。

【来源】杜鹃花科植物滇白珠 *Gaultheria leucocarpa* var. *yunnanensis* (Franch.) T. Z. Hsu & R. C. Fang，以全株、果实入药。

【采集加工】适时采收各部位，鲜用或晒干。

【功能主治】

1）《滇省标·二》：祛风除湿、活血通络、散寒止痛、祛痰平喘。用于风湿痹痛、手足麻木、跌打损伤、瘀血肿痛、胃脘冷痛、外感风寒、咳嗽哮喘、痛经、闭经。

2）《彝药志》《中国彝医》：祛风除湿、舒筋活络、活血止痛。用于风湿性关节痛、跌打损伤、胃脘疼痛、风寒感冒。

3）《辞典》《彝医药·下》《中国彝药》：用于风湿性关节痛、手足麻木疼痛、腹泻带血、妇人闭经、腹痛、风寒感冒、劳伤腰痛。

4）《彝州本草》：用于全身疼痛、劳伤腰痛、上肢麻木疼、风湿性关节痛、水臌、跌打损伤、牙痛、湿疹。

5）《哀牢本草》：祛风除湿、舒筋活络、活血止痛。用于胃脘疼痛、风湿痹痛、跌打损伤、瘀血肿痛、创伤出血、肛肠脱垂。

6）《彝医药学》：用于急性黄疸、腹泻带血。

7）《彝药本草》：祛风除湿、活络止痛。用于四肢麻木、头痛、咳嗽、阳痿。

8）《彝药学》《彝医药·下》《中国彝药》：祛风除湿、散寒止痛、活血通络、和胃止泻。

9）《滇药录》：用于风湿疼痛、跌打损伤、闭经、湿疹。

10）《彝医药·下》：用于全身疼痛。

11）《中国中药杂志》：舒筋活络、散瘀消肿、理气止痛、止血、接骨、祛寒。用于外伤出血、骨折、无名肿毒、风湿性关节炎、关节疼痛、闭经、胃痛、感冒、毒蛇咬伤、肺癌、鼻咽癌、胃癌、子宫癌。果实：滋补、镇静、收敛、健胃、镇咳；用于神经衰弱、疲劳过度、心肌无力、遗精。

12）《彝药续集》：用于咳嗽，小儿水痘，风湿性关节炎所致手脚疼痛、风湿麻木、全身偏瘫、产妇血瘀腹痛、跌打伤痛、疮疡溃烂、腹胀、小儿伤食、疯犬咬伤。

【用法用量】15～30g，水煎服；或泡酒服。外用：鲜品适量，煎水洗。

【文献来源】*Gaultheria leucocarpa* Bl. var. *yunnanensis* (Franch.) T. Z. Hsu et R. C. Fang 滇省标·二：83. 2007. 彝药志：59. 1983. 辞典：371. 2016. ——*Gaultheria yunnanensis* (Fr.) Rehd. 彝州本草：168. 1998. 哀牢本草：95. 1991. 中国彝医：64. 1994. 彝医药学：589，688. 1993. 彝药本草：133. 2018. 彝药学：101. 2016. 滇药录：132. 1983. 彝医药·下：422. 2007. 中国彝药：463. 2004. 中国中药杂志. 43（15）：3216-3222. 2018. 彝药续集：113. 1992. 辞典：371. 2016.

858　毛叶珍珠花

【药材名】南烛根、毛叶珍珠花。

【来源】杜鹃花科植物毛叶珍珠花 *Lyonia villosa* (Wall. ex C. B. Clarke) Hand. Mazz.，以根入药。

【采集加工】全年可采，鲜用或晒干。

【功能主治】《哀牢本草》《辞典》：用于疥疮。

【用法用量】20～30g，泡酒服。

【文献来源】*Lyonia villosa* (Wall. ex C. B. Clarke) Hand. -Mazz. 哀牢本草：85. 1991. 辞典：507. 2016.

859　鹿蹄草

【药材名】鹿衔草、鹿蹄草。

【彝文音译】漆扪诗。

【来源】杜鹃花科植物鹿蹄草 *Pyrola calliantha* H. Andr.，以全草入药。

【采集加工】全年可采，洗净，晒干。

【功能主治】

1）《中国彝药》：用于风湿病、筋骨疼痛、气血虚弱、神经衰弱。

2）《彝药学》《中国彝药》：补虚、益肾、祛风除湿、活血调经、止咳平喘。

3）《中国彝药》《辞典》《彝医药学》：治血虚头痛、肺痨、产妇月子期头痛、哮喘。

4）《彝验方》：用于产后头痛。

【用法用量】10～50g，水煎服；或泡酒服；或炖肉吃。

【文献来源】*Pyrola calliantha* H. Andr. 中国彝药：211. 2004. 彝药学：51. 2016. 辞典：682.

2016. ——*Pyrola rotundifolia* L. subsp *chinensis* H. Andres 彝验方：263. 2007. 彝医药学：582. 1993.

860　普通鹿蹄草

【药材名】鹿衔草、普通鹿蹄草。
【彝文音译】漆扪诗。
【来源】杜鹃花科植物普通鹿蹄草 *Pyrola decorata* H. Andr.，以全草入药。
【采集加工】全年可采，洗净，晒干。
【功能主治】
1）《彝药学》：补虚、益肾、祛风除湿、活血调经、止咳平喘。
2）《辞典》：治血虚头痛、肺痨、产妇月子期头痛、哮喘、眼疾。
【用法用量】10～50g，水煎服；或泡酒服；或炖肉吃。
【文献来源】*Pyrola decorata* H. Andr. 彝药学：51. 2016. 辞典：683. 2016.

861　烈香杜鹃

【药材名】黄花杜鹃。
【来源】杜鹃花科植物烈香杜鹃 *Rhododendron anthopogonoides* Maxim.，以根、茎、花入药。
【采集加工】夏季采收，洗净，晒干。
【功能主治】《彝医药学》：治肝炎。
【用法用量】30g，水煎服。
【文献来源】*Rhododendron anthopogonoides* Maxim. 彝医药学：484. 1993.

862　纯黄杜鹃

【药材名】黄花杜鹃根。
【来源】杜鹃花科植物纯黄杜鹃 *Rhododendron chrysodoron* Tagg ex Hutch.，以根入药。
【采集加工】秋、冬季采收，除去泥土，鲜用或晒干。
【功能主治】《哀牢本草》：清热除湿、逐瘀生新。用于五脏瘀痛、痈疽疮疡。
【用法用量】20～25g，水煎服。
【文献来源】*Rhododendron chrysodoron* Tagg ex Hutch. 哀牢本草：98. 1991.

863　马缨杜鹃

【药材名】马缨花、马樱花、红马缨花寄生、红马缨花。
【彝文音译】麦诺、麻唯鲁、咩能味、咩能尾日。
【来源】杜鹃花科植物马缨杜鹃 *Rhododendron delavayi* Franch.，以全株、根、叶、花、树脂、寄生入药。
【采集加工】适时采收各部位，鲜用或晒干。
【功能主治】
1）《彝医药学》：治跌打损伤、斑疹、鼻衄、风疹、胃痛、关节痛、头痛、小便不通、赤痢、产后腹痛、痢疾、腹泻。
2）《哀牢本草》：清热拔毒、止血调经、强筋健骨。根：治痢疾。树脂：化湿导滞、利尿通淋。用于尿闭、水肿。
3）《哀牢本草》、《滇药志・一》（根）：用于衄血、咯血、胃肠出血、外伤出血、月经不调、骨折瘀血。

4)《中国彝医》、《滇药志・一》(寄生):清热解毒、止血调经。治衄血、咯血、消化道出血、月经不调、妇女白崩、小腹疼痛。

5)《中国彝药》《彝医药・下》:止血凉血、止痛消肿、清热解毒。用于鼻衄、崩漏、外伤出血、腹泻、赤痢、产后腹痛、风疹、斑疹、跌打损伤、小便不通。

6)《滇药志・一》:花、全株:用于消化道出血、衄血、咯血、月经不调。叶、根:用于痢疾、流感。树脂:化湿导滞、利尿通淋。

7)《滇省志》:全株:清热解毒、除湿止带、止血调经。用于消化道出血、衄血、咯血、月经不调。花:用于腹泻带血、妇女血崩、小腹疼痛(宫颈炎、附件炎、子宫内膜炎)。

8)《彝医药・下》:治胃痛、关节痛、头痛、斑疹、跌打损伤。

【用法用量】9~15g,水煎服。外用:焙干研粉,撒敷。

【文献来源】*Rhododendron delavayi* Franch. 彝医药学:701. 1993. 哀牢本草:36. 1991. 中国彝医:68. 1994. 中国彝药:632. 2004. 滇药志・一:41. 2008. 滇省志:727. 1995. 彝医药・下:566. 2007.

864 羊踯躅

【药材名】黄花杜鹃。

【彝文音译】朔莫威。

【来源】杜鹃花科植物羊踯躅 *Rhododendron molle* (Bl.) G. Don,以叶、花入药。

【采集加工】春、夏季采收,洗净,晒干。

【功能主治】《滇药志・一》:用于肝炎。

【用法用量】0.6~1.5g。水煎服。

【文献来源】*Rhododendron molle* (Bl.) G. Don 滇药志・一:293. 2008.

865 白花杜鹃

【药材名】白杜鹃花、大白花。

【来源】杜鹃花科植物白花杜鹃 *Rhododendron mucronatum* (Bl.) G. Don,以花入药。

【采集加工】夏初采收,鲜用或晒干。

【功能主治】《滇药志・三》《彝医药学》:治风疹。

【用法用量】10g,水煎服。

【文献来源】*Rhododendron mucronatum* (Bl.) G. Don 滇药志・三:125. 2010. 彝医药学:721. 1993.

866 短尾越橘

【药材名】短尾越橘。

【彝文音译】阿次拍。

【来源】杜鹃花科植物短尾越橘 *Vaccinium carlesii* Dunn,以全株、根、果实入药。

【采集加工】适时采收各部位,鲜用或晒干。

【功能主治】《辞典》:根、果实:治风湿痹痛、跌打损伤、闭经。全株:治风湿性关节痛。

【用法用量】适量,水煎服。

【文献来源】*Vaccinium carlesii* Dunn 辞典:852. 2016.

867 尾叶越橘

【药材名】尾叶越桔。

【彝文音译】阿刺白。

【来源】杜鹃花科植物尾叶越橘 *Vaccinium dunalianum* var. *urophyllum* Rehd. et Wils.，以全株、根、果实入药。

【采集加工】适时采收各部位，鲜用或晒干。

【功能主治】

1）《滇省志》：祛风除湿、舒筋活络。用于风湿性关节痛。

2）《滇药录》：用于风湿痹痛、跌打损伤、闭经。

【用法用量】适量，水煎服。

【文献来源】*Vaccinium dunalianum* Wight var. *urophyllum* Rehd. et Wils. 滇省志：730. 1995. 滇药录：346. 1983.

868 樟叶越橘

【药材名】明目茶。

【彝文音译】纳景弄明眼茶、纳景弄、罗嘎丕。

【来源】杜鹃花科植物樟叶越橘 *Vaccinium dunalianum* Wight，以叶、枝入药。

【采集加工】四季可采，洗净，晒干。

【功能主治】

1）《滇省标・四》：清热养阴、祛风明目、润肠通便、舒筋活络。用于头目眩晕、视物昏花、食积不化、风湿痹痛。

2）《云南中医中药杂志》：祛风除湿、舒筋活络。用于风湿性关节疼痛、视力减退、脾胃虚弱、饮食不化、上焦湿热。

【用法用量】10～20g，水煎服。

【文献来源】*Vaccinium dunalianum* Wight 滇省标・四：59. 2008. 云南中医中药杂志. 32（9）：66-67. 2011.

869 乌鸦果

【药材名】乌饭树、千年矮、乌饭果、乌鸦果、土千年健。

【彝文音译】施米诺、阿依杂次、左那猛、万咪斯咪、俄马斯尼。

【来源】杜鹃花科植物乌鸦果 *Vaccinium fragile* Franch.，以根入药。

【采集加工】四季可采，洗净，晒干备用。

【功能主治】

1）《彝药本草》：清热、解毒、活血、消肿、止痛。治劳伤乏力、关节疼痛、筋骨萎软、四肢无力。

2）《彝验方》：用于结膜炎。

3）《滇药志・三》《中国彝药》：用于肝肾亏虚、腰酸头昏、失眠、小儿白尿、痢疾、风湿性关节炎。

4）《中国彝药》：补养肝肾、祛风除湿、活血舒筋、消肿止痛。用于胃痛、跌打损伤。

5）《大理资志》《滇药志・三》：用于牙痛、胃痛。

6）《志要》、《辞典》（根）：治牙痛、胃痛、痄腮、麻风、蛔虫作痛、刀枪伤。

7）《辞典》：治风湿痹痛。

8）《彝药续集》：治风湿痹痛、腮腺炎、麻风、腹中虫痛、刀枪伤。

9）《农村经济与科技》：用于腰膝酸软、痉挛骨痛、半身不遂。

【用法用量】9～15g，水煎服；或研末，1～2g；或泡酒服。外用：适量。

【文献来源】*Vaccinium fragile* Franch. 彝药本草：137. 2018. 彝验方：106. 2007. 滇药志・三：95. 2010. 辞典：852. 2016. 志要：630. 2005. 中国彝药：216. 2004. 大理资志：106. 1991. 彝药续集：111. 1992. 农村经济与科技. 32（19）：324-325. 2021.

柿 科

870 岩柿

【药材名】山塔枝、山塔蔗、岩柿、牛柿花根、毛叶柿、紫藿香、小叶柿。

【彝文音译】烟奔、依波岩柿子、色依哩、涩米粒。

【来源】柿科植物岩柿 *Diospyros dumetorum* W. W. Sm.，以叶、果实入药。

【采集加工】适时采收各部位，鲜用或晒干。

【功能主治】

1）《彝医药・下》《中国彝药》：收涩止血、清热解毒、健胃止泻。用于咯血、红崩、白带异常、遗精、滑精。

2）《中国彝药》：用于肠风下血。

3）《滇省标・四》：收敛止血、止痢、健脾和胃。用于呕血、便血、赤白下痢、崩漏、纳呆食少。

4）《辞典》《志要》：果实和叶：治肺痈、痰中带血日久、遗精、滑精。果实：治红崩白带、咯血、肠风下血、腹泻、小儿消化不良。

5）《彝医药学》：治斑疹。

6）《彝州本草》：用于小儿消化不良、小儿营养不良、慢性腹泻、烧烫伤、疮疖、肺痈、痰中带血日久。

7）《中国彝医》《滇省志》《彝州本草》：用于红崩、白带异常、咯血、肠风下血、遗精、滑精。

8）《中国彝医》：清热解毒、健脾胃。治腹泻、小儿消化不良。

9）《滇药录》：治消化系统出血、妇科出血。

10）《彝药志》：清热解毒、健脾和胃。用于小儿消化不良、慢性腹泻、烧烫伤、疮疖。

【用法用量】小儿 5～10g，成人 15～30g，水煎服。外用：鲜品适量，捣烂敷；或煎水洗；或干品研细，调麻油，擦患处。

【文献来源】*Diospyros dumetorum* W. W. Sm. 彝医药・下：527. 2007. 中国彝药：588. 2004. 滇省标・四：17. 2008. 辞典：287. 2016. 志要：226. 2005. ——*Diospyros mollifolia* Rehd. et Wils 彝医药学：567. 1993. 彝州本草：20. 1998. 滇省志：732. 1995. 中国彝医：51. 1994. 滇药录：104. 1983. 彝药志：34. 1983.

871 柿

【药材名】腌柿子、野柿花、柿。

【来源】柿科植物柿 *Diospyros kaki* Thunb.，以果实入药。

【采集加工】霜降至立冬间采摘，经脱涩红熟后，食用。

【功能主治】

1）《彝医药学》《滇药志・二》：治伤寒。

2）《彝医药学》：治小儿发热。

【用法用量】25g，水煎服。

【文献来源】*Diospyros kaki* Thunb. 彝医药学：774. 1993. 滇药志・二：239. 2009.

872 野柿

【药材名】野柿花根、野柿。

【来源】柿科植物野柿 *Diospyros kaki* var. *silvestris* Makino，以根入药。

【采集加工】全年可采，晒干备用。

【功能主治】

1）《哀牢本草》：利水渗湿、涩肠止泻、驱疣除蛔。

2）《志要》《辞典》《哀牢本草》：治小便不利、膀胱湿热、肠鸣水泻、胃肠出血、蛔积腹痛、经血淋漓。

【用法用量】20～30g，水煎服。

【文献来源】*Diospyros kaki* Thunb. var. *silvestris* Makino 哀牢本草：102. 1991. 志要：226. 2005. 辞典：287. 2016.

紫金牛科

873 山血丹

【药材名】山血丹、小罗伞、朱砂根、斑叶紫金牛。

【彝文音译】义彩倒蟹。

【来源】紫金牛科植物山血丹 *Ardisia lindleyana* D. Dietn，以全株、根入药。

【采集加工】适时采收各部位，鲜用或晒干。

【功能主治】

1）《彝医药学》：治心口疼、骨折。

2）《民药志・二》、《志要》、《辞典》（根）：治淋巴结结核、喉证。

【用法用量】9～15g，水煎服。

【文献来源】*Ardisia lindleyana* D. Dietn 辞典：71. 2016. ——*Ardisia punctata* Lindl. 彝医药学：602. 1993. 辞典：71. 2016. 民药志・二：192. 1990. 志要：56. 2005.

874 南方紫金牛

【药材名】滇紫金牛、云南紫金牛、大亮叶、大亮叶尖。

【彝文音译】冲真。

【来源】紫金牛科植物南方紫金牛 *Ardisia thyrsiflora* D. Don，以叶、枝尖入药。

【采集加工】夏、秋季采收，鲜用或晒干。

【功能主治】

1）《志要》《辞典》：叶：治跌打损伤、骨折。枝尖：治外感风寒、肺燥咳嗽、四肢骨折。

2）《滇省志》《中国彝医》：续接筋骨。用于跌打损伤、骨折。

3）《中国彝医》：除湿止痛。

4）《彝医药学》：用于骨折。

5）《哀牢本草》：清热解毒、益肾坚骨、除湿止痛。用于外感风寒、肺燥咳嗽、四肢骨折。

【用法用量】20～40g，水煎服。

【文献来源】*Ardisia thyrsiflora* D. Don 辞典：72. 2016. ——*Ardisia yunnanensis* Mez 滇省志：735. 1995. 辞典：72. 2016. 志要：57. 2005. 中国彝医：51. 1994. 彝医药学：699. 1993. 哀牢本草：26. 1991.

875 铁仔

【药材名】小铁子、碎米籽籽叶、铁仔、碎米果。
【彝文音译】土阿入、邪额库若。
【来源】紫金牛科植物铁仔 *Myrsine africana* L.，以根、叶、枝入药。
【采集加工】适时采收各部位，鲜用或晒干。
【功能主治】
1）《彝医药学》：治疝气、小儿惊风。
2）《彝药本草》：消炎、收敛、止痛。治咽峡炎、口腔炎、牙龈炎、淋巴结结核、皮下脂肪瘤。
3）《滇药志・五》、《辞典》、《志要》（根）：用于疝气、风湿痛、牙痛张口困难。
4）《辞典》、《志要》（枝、叶）：用于风火牙痛、脱肛、子宫脱垂、赤痢、风湿病、虚劳。
【用法用量】20～30g，水煎服。
【文献来源】*Myrsine africana* L. 彝医药学：578，626，687. 1993. 彝药本草：148. 2018. 滇药志・五：364. 2012. 辞典：550. 2016. 志要：417. 2005.

876 密花树

【药材名】拉攀木叶、拉攀木尖、密花树。
【彝文音译】冲真则。
【来源】紫金牛科植物密花树 *Myrsine seguinii* H. Lév.，以枝尖入药。
【采集加工】夏、秋季采收，洗净，鲜用或晒干。
【功能主治】
1）《彝医药学》：治感冒风寒、荨麻疹、湿疹、腹痛、小儿风热感冒。
2）《滇省志》：用于荨麻疹。
3）《哀牢本草》：清热解毒、除湿止痒。
4）《哀牢本草》《辞典》：治高热不退、湿淋白浊、疔疮痈疖、皮疹瘙痒。
【用法用量】20～30g，水煎服。
【文献来源】*Rapanea neriifolia* (Sieb. et Zucc.) Mez 彝医药学：685，700. 1993. 滇省志：737. 1995. 哀牢本草：80. 1991. 辞典：691. 2016.

安息香科

877 赤杨叶

【药材名】赤杨叶。
【彝文音译】依果白。
【来源】安息香科植物赤杨叶 *Alniphyllum fortunei* (Hemsl.) Makino，以枝叶入药。
【采集加工】全年可采，鲜用或晒干。
【功能主治】《志要》：用于水肿。
【用法用量】3～10g，水煎服。
【文献来源】*Alniphyllum fortunei* (Hemsl.) Makino 志要：30. 2005.

山 矾 科

878 日本白檀

【药材名】白檀。
【彝文音译】埋糯木。
【来源】山矾科植物日本白檀 *Symplocos paniculata* (Thunb.) Miq.，以叶、花入药。
【采集加工】叶春、夏季采集；花于盛花期采收，晒干。
【功能主治】《辞典》(花、叶)：治高热不语、腹部冷痛、恶心呕吐、腹泻、火烧伤。
【用法用量】9～24g，水煎服。外用：适量，煎水洗；或研末调敷。
【文献来源】*Symplocos paniculata* (Thunb.) Miq. 辞典：805. 2016.

马 钱 科

879 密蒙花

【药材名】糯米花、密蒙花、染饭花、狭叶醉鱼草。
【彝文音译】维中则诺、维申若则、迟诺扭。
【来源】马钱科植物密蒙花 *Buddleja officinalis* Maxim.，以全株入药。
【采集加工】适时采收各部位，鲜用或晒干。
【功能主治】
1)《彝州本草》：用于蛇虫咬伤、黄疸型肝炎、牙痛、小儿腹泻、腹胀、肝热目疾、肝气攻眼生翳、创伤感染、疮疡、臁疮溃烂、顽疮久不收口。
2)《中国彝药》《彝州本草》：用于火眼红赤、疼痛多眵、毒蛇咬伤、刀伤出血。
3)《彝医药学》：治黄疸、毒蛇咬伤。
4)《哀牢本草》：解漆毒、止瘙痒。用于生漆过敏。
5)《彝药学》《中国彝药》：清热祛风、明目退翳、解毒、止血。
6)《滇药志・一》：用于目赤肿痛、多泪、多眵、目翳、百日咳、咳嗽、哮喘、肝炎。
7)《滇省志》：用于毒蛇咬伤。
【用法用量】10～20g，水煎服；或入丸、散剂。外用：煎水熏洗；或捣敷。
【文献来源】*Buddleja officinalis* Maxim. 彝州本草：215. 1998. 彝医药学：704，719. 1993. 哀牢本草：91. 1991. 彝药学：17. 2016. 滇药志・一：331. 2008. 滇省志：740. 1995. 中国彝药：73. 2004.

880 钩吻

【药材名】钩吻。
【彝文音译】日儿齿。
【来源】马钱科植物钩吻 *Gelsemium elegans* (Gardn. et Champ.) Benth.，以根入药。
【采集加工】全年均可采，切段，鲜用或晒干。
【功能主治】《志要》《辞典》：治风湿痹痛。
【用法用量】外用：适量，捣烂敷；或研末调敷；或煎水洗；或烟熏。
【文献来源】*Gelsemium elegans* (Gardn. et Champ.) Benth. 志要：289. 2005. 辞典：372. 2016.

木犀科

881 连翘

【药材名】连翘。
【来源】木犀科植物连翘 *Forsythia suspensa* (Thunb.) Vahl，以果实入药。
【采集加工】果实熟透时采收，晒干，除去杂质。
【功能主治】《彝医药学》《滇药志·四》：治吹乳、乳痈、麻疹、痄腮。
【用法用量】7～15g，水煎服。
【文献来源】*Forsythia suspensa* (Thunb.) Vahl 彝医药学：745. 1993. 滇药志·四：232. 2009.

882 白枪杆

【药材名】狗骨头叶、白枪杆。
【彝文音译】奔戗尕、叶匹四、yiexpiesyri。
【来源】木犀科植物白枪杆 *Fraxinus malacophylla* Hemsl.，以叶入药。
【采集加工】秋、冬季采收，洗净，鲜用或晒干。
【功能主治】
1）《哀牢本草》《滇药志·五》：化湿导滞、理气降逆。
2）《滇药志·五》《民药志·四》：消炎收敛。
3）《滇药志·五》《民药志·四》《辞典》：用于腹泻、腹痛。
4）《志要》《滇药志·五》《哀牢本草》《辞典》：治食积不化、腹胀气胀。
【用法用量】15～20g，水煎服。
【文献来源】*Fraxinus malacophylla* Hemsl. 哀牢本草：72. 1991. 滇药志·五：113. 2012. 辞典：361. 2016. 民药志·四：143. 2007. 志要：282. 2005.

883 樟叶素馨

【药材名】金丝葛根、樟叶素馨。
【来源】木犀科植物樟叶素馨 *Jasminum cinnamomifolium* Kobuski，以根入药。
【采集加工】全年可采，洗净，切片，晒干。
【功能主治】
1）《哀牢本草》：消肿接骨、杀虫疗癣。
2）《辞典》《哀牢本草》：用于咽喉肿痛、颈项皮癣、疮疡痈疖、四肢骨折。
【用法用量】15～20g，水煎服。
【文献来源】*Jasminum cinnamomifolium* Kobuski 哀牢本草：69. 1991. 辞典：454. 2016.

884 多花素馨

【药材名】多花素馨。
【彝文音译】此苏维录维。
【来源】木犀科植物多花素馨 *Jasminum polyanthum* Franch.，以全株、叶、花入药。
【采集加工】适时采收各部位，鲜用或晒干。
【功能主治】
1）《滇省志》：花：活血、行气、止痛。全株：清热消炎。叶：清热解毒、止痒。

2）《辞典》《滇省志》：花：治心胃气痛、肝炎、月经不调、痛经、白带异常、外伤出血。全株：治睾丸炎、淋巴结结核。叶：乳腺炎、口腔炎、口腔溃疡、皮肤瘙痒。

【用法用量】25～50g，水煎服。外用：捣烂敷。

【文献来源】*Jasminum polyanthum* Franch. 滇省志：743. 1995. 辞典：455. 2016.

885　女贞

【药材名】报格子花、野冬青果。

【来源】木犀科植物女贞 *Ligustrum lucidum* Ait.，以果实入药。

【采集加工】果实成熟时采收，除去枝叶，稍蒸或置沸水中略烫后晒干；或直接晒干。

【功能主治】《彝医药学》《彝验方》：治腹泻。

【用法用量】炖至熟透，服食，1 日 1 剂，2 次分服。

【文献来源】*Ligustrum lucidum* Ait. 彝医药学：708. 1993. 彝验方：28. 2007.

886　木犀榄

【药材名】旱柳。

【来源】木犀科植物木犀榄 *Olea europaea* L.，以叶入药。

【采集加工】春季采收，鲜用或晒干。

【功能主治】《彝验方》：用于血尿。

【用法用量】20g，沸水冲泡，频饮，1 日 1 剂，连服 3 剂。

【文献来源】*Olea cuspidata* Wall. 彝验方：72. 2007.

夹竹桃科

887　羊角棉

【药材名】羊角棉。

【彝文音译】岩黄。

【来源】夹竹桃科植物羊角棉 *Alstonia mairei* H. Lév.，以根、叶入药。

【采集加工】全年可采，除去杂质，鲜用或晒干。

【功能主治】《滇药录》《志要》：治疮疖、痈肿。

【用法用量】10～15g，水煎服。

【文献来源】*Alstonia mairei* H. Lév. 滇药录：16. 1983. 志要：32. 2005.

888　鸡骨常山

【药材名】鸡骨常山。

【来源】夹竹桃科植物鸡骨常山 *Alstonia yunnanensis* Diels，以叶入药。

【采集加工】夏、秋季采收，晒干。

【功能主治】《彝验方》：用于角膜炎。

【用法用量】适量，水煎服，1 日 1 剂，2 次分服。

【文献来源】*Alstonia yunnanensis* Diels 彝验方：107. 2007.

889　圆果牛角瓜

【药材名】羊茄子。

【彝文音译】痴布戈。
【来源】夹竹桃科植物圆果牛角瓜 *Calotropis procera* (Ait.) W. T. Ait.，以根、果实入药。
【采集加工】夏、秋季采收，晒干。
【功能主治】《彝药本草》：治中风昏迷、呼吸衰竭、休克、止咳、平喘、心脏病。
【用法用量】10～15g，水煎服。
【文献来源】*Calotropis procera* (Ait.) Dry. ex Ait. f. 彝药本草：169. 2018.

890　假虎刺

【药材名】假虎刺。
【彝文音译】撒莎。
【来源】夹竹桃科植物假虎刺 *Carissa spinarum* L.，以根入药。
【采集加工】秋、冬季采挖，除去杂质，晒干备用。
【功能主治】
1）《滇药录》：治偏于行痹、中焦温阳。
2）《滇药志・二》《辞典》《滇药录》：用于痹症、脘腹胀痛。
【用法用量】3～9g，水煎服。
【文献来源】*Carissa spinarum* L. 滇药录：56. 1983. 滇药志・二：341. 2009. 辞典：163. 2016.

891　长萼鹿角藤

【药材名】毛梦鹿角藤、长萼鹿角藤、大萼鹿角藤。
【彝文音译】些寒斯争燕。
【来源】夹竹桃科植物长萼鹿角藤 *Chonemorpha megacalyx* Pierre，以茎皮、藤茎入药。
【采集加工】全年可采，晒干。
【功能主治】
1）《辞典》《滇药录》：用于骨折、脱位、外伤出血。
2）《滇省志》：强壮筋骨、补肾、降压。用于筋骨酸痛、肾虚腰痛、高血压。外用于骨折、跌打损伤。
【用法用量】9～15g，水煎服。外用：适量，外敷。
【文献来源】*Chonemorpha megacalyx* Pierre 辞典：187. 2016. 滇省志：747. 1995. 滇药录：64. 1983.

892　古钩藤

【药材名】半架牛、古钩藤、半架牛寄生。
【彝文音译】西诺飞、尼起牛、爽诺起、夹诺起、业业可起、阿齐那、尼赤败、维薄日。
【来源】夹竹桃科植物古钩藤 *Cryptolepis buchananii* Roem. et Schult.，以全株、根、叶、寄生入药。
【采集加工】夏、秋季采收，洗净，鲜用或晒干。
【功能主治】
1）《彝药本草》：消肿镇痛、舒筋活络。用于难产、产后胞衣不下、关节疼痛、肌肉肿痛、皮肤疮疡、皮肤瘙痒。
2）《中国彝药》：解毒消肿。
3）《彝医药・下》《中国彝药》：活血通络、催产堕胎、消肿解毒、利尿。用于腰痛、腹痛、跌打损伤、骨折、疮疡、催生、引产。

4）《安徽农学通报》：治跌打损伤、腰酸腹痛、水肿。

5）《哀牢本草》《滇药志·四》：清热解毒、舒筋活血、利水通乳。

6）《哀牢本草》、《滇药志·四》、《辞典》（寄生）：用于跌打损伤、湿热痈毒、胃脘疼痛、泌乳不畅、小便短赤、蛇虫咬伤。

7）《滇省标·四》：清热解毒、行血破瘀。用于风热目赤、风火牙痛、痄腮、疮疡疥癣、引产、胞衣不下。

8）《滇药录》、《滇药志·四》、《辞典》（全株）：用于热性病中伤津者、口渴、肺燥之咳嗽、肠胃津枯而引起的大便秘结。

9）《辞典》（根、叶）：治脚软（或小儿四五岁不会走路）、缺乳、大便燥结不通、乳腺炎、无名肿毒、疮疖拔脓。

10）《滇药志·四》：催产堕胎、消肿解毒、活络止痛、利尿。

11）《彝药志》：拔毒消肿、止血。用于痈疮、胃痛、干血痨、跌打损伤、腰痛、腹痛。

12）《彝州本草》：用于催乳、痈疮、癣、干血痨。

13）《彝州本草》、《辞典》（根）：用于骨折、腰痛、腹痛、水肿、催生、引产、跌打损伤。

【用法用量】5g，水煎服；研末服，0.3g；或泡酒服。外用：鲜品适量，捣烂敷；或干品研末调敷。

【文献来源】*Cryptolepis buchananii* Roem. et Schult. 彝药本草：10. 2018. 中国彝药：395. 2004. 彝医药·下：364. 2007. 安徽农学通报. 26（16）：45-49. 2020. 哀牢本草：53. 1991. 滇省标·四：37. 2008. 滇药录：87. 1983. 辞典：244. 2016. 滇药志·四：175. 2009. 彝药志：245. 1983. 彝州本草：62. 1998.

893　白薇

【药材名】白薇。

【彝文音译】史台。

【来源】夹竹桃科植物白薇 *Cynanchum atratum* Bunge，以根入药。

【采集加工】春、秋季采收，晒干备用。

【功能主治】《滇药志·一》：清热、凉血、利尿、舒筋活血、解痉止痛。用于高热不退、产后虚热、肺燥咳嗽、小便涩赤、风湿痹痛、手足痉挛、食积气滞、胃脘疼痛、骨蒸劳热、四时疟疾。

【用法用量】10～15g，水煎服。

【文献来源】*Cynanchum atratum* Bunge 滇药志·一：120. 2008.

894　牛皮消

【药材名】膈山消、叶独朵、牛皮消、隔山消。

【彝文音译】区奶莫。

【来源】夹竹桃科植物牛皮消 *Cynanchum auriculatum* Royle ex Wight，以全草、根入药。

【采集加工】夏、秋季采收，洗净，晒干备用。

【功能主治】

1）《中国彝医》：消食健脾、理气止痛。用于脾虚食少、消化不良、腹胀腹泻、脾胃气滞。

2）《哀牢本草》：补肝肾、益气血、强筋骨、安五脏。用于头昏眼花、失眠健忘、腰膝酸软、筋骨无力、胸胁闷痛、胃脘痞满、食少纳差、须发早白。

3）《辞典》（根）：治脾虚食少、腹满气滞、消化不良。

4）《志要》《辞典》：全草：治头昏眼花、须发早白、失眠健忘、筋骨无力、胸胁闷痛、胃脘痞满、食少纳差、腰膝酸软。

【用法用量】10～15g，水煎服。

【文献来源】*Cynanchum auriculatum* Royle ex Wight 中国彝医：71. 1994. 哀牢本草：45. 1991. 辞典：258. 2016. 志要：203. 2005.

895　豹药藤

【药材名】豹药藤。

【彝文音译】阿么么这。

【来源】夹竹桃科植物豹药藤 *Cynanchum decipiens* Schneid.，以根入药。

【采集加工】夏、秋季采集，晒干；鲜用随采随用。

【功能主治】《滇药录》《志要》《辞典》：用于劳伤久咳、浮肿、白带异常、月经不调、瘰疬、毒蛇咬伤。

【用法用量】9～15g，水煎服。外用：捣烂敷。

【文献来源】*Cynanchum decipiens* Schneid. 滇药录：92. 1983. 志要：204. 2005. 辞典：258. 2016.

896　朱砂藤

【药材名】朱砂藤。

【彝文音译】肉已勒七。

【来源】夹竹桃科植物朱砂藤 *Cynanchum officinale* (Hemsl.) Tsiang et Tsiang et Zhang，以根入药。

【采集加工】秋、冬季采集，晒干备用。

【功能主治】《滇药录》《滇省志》《辞典》《志要》：治腰肌劳损、关节炎。

【用法用量】50～100g，水煎服。

【文献来源】*Cynanchum officinale* (Hemsl.) Tsiang et Tsiang et Zhang 滇药录：92. 1983. 滇省志：753. 1995. 辞典：259. 2016. 志要：204. 2005.

897　青羊参

【药材名】青羊参、青洋参、青阳参、白蔹梅、白蔹莓根。

【彝文音译】优呢卡堵、期夺齐、矢波堵奶驰、尼迟色、阿努拖、肉已勃齐。

【来源】夹竹桃科植物青羊参 *Cynanchum otophyllum* Schneid.，以块根入药。

【采集加工】秋季采收，洗净，切片，晒干或研末备用。

【功能主治】

1）《江苏农业科学》：用于滋补强壮、腰痛、风湿痹痛、小儿惊风、头晕、耳鸣、心慌、毒蛇咬伤。

2）《彝州本草》《辞典》《志要》：用于骨折、腰肌劳损、跌仆闪挫、腰痛、头晕、耳鸣、癫痫、毒蛇咬伤、狂犬咬伤、荨麻疹、心慌、心悸。

3）《彝药本草》：祛风除湿、解毒镇痉、补肾。用于腰膝酸软、四肢无力、关节疼痛、头风眩晕。

4）《大理资志》：祛风湿。用于风寒痹痛。

5）《彝医药学》：用于惊厥、疮疡反复发作。

6）《滇省志》《中药材》：强筋接骨、活血化瘀。

7）《滇省标・四》：强筋健骨、健脾和胃、祛风解痉。用于腰膝酸软、筋骨疼痛、食欲不振、癫痫、小儿惊厥。

8）《彝医药・下》《中国彝药》：用于跌仆闪挫、肌肉扭伤、腰肌劳损、续接筋骨、风湿痹痛、风疹瘙痒、疯犬咬伤、癫痫。

9）《中国彝药》：用于神经衰弱、失眠。

10）《哀牢本草》：清热解毒、祛风除湿、健脾益肾。用于肝胆湿热、头晕耳鸣、胃脘胀满、气滞腹痛、痈疽肿毒、毒蛇咬伤。

11）《彝药学》《彝医药·下》《中国彝药》：强筋健骨、活血止痛、解毒、安神。

12）《滇药志·一》《彝药志》：益肾强筋、健脾和胃、祛风除湿、解毒镇痉、驱虫。

13）《滇药志·一》《彝药志》《滇省志》《中药材》：用于骨折、腰肌劳损、跌仆闪挫。

14）《滇药志·一》《中国彝医》《辞典》：用于虚咳、食积胃痛、腹胀、疳积、惊风、蛔虫病、风湿性关节痛、经期腰痛、头晕、白带异常、风湿瘙痒、肠风下血。

15）《辞典》《志要》：用于风寒痹痛、肝胆湿热、头晕耳鸣、胃脘胀满、气滞腹痛、痈疽肿毒。

16）《辞典》：治荨麻疹、跌打扭伤、劳伤、神经衰弱、失眠。

17）《中国彝医》：强筋壮骨、活血散瘀、健脾和胃、祛风除湿、解表镇痉、驱虫。

【用法用量】10～20g，水煎服；或炖肉吃。外用：鲜品适量，捣烂敷。

【文献来源】*Cynanchum otophyllum* Schneid. 江苏农业科学.（6）：81-82. 2008. 彝州本草：114. 1998. 彝药本草：106. 2018. 彝医药·下：484. 2007. 大理资志：108. 1991. 彝医药学：577. 1993. 中药材. 12（8）：14-16. 1989. 滇省标·四：61. 2008. 滇省志：753. 1995. 中国彝药：539. 2004. 哀牢本草：50. 1991. 彝药学：124. 2016. 滇药志·一：192. 2008. 辞典：259. 2016. 志要：204. 2005. 中国彝医：50. 1994. 彝药志：10. 1983.

898 海枫屯

【药材名】海枫藤、左转藤。

【彝文音译】哦劳非耐、略古斯都。

【来源】夹竹桃科植物海枫屯 *Marsdenia officinalis* Tsiang et P. T. Li，以全株、根、叶入药。

【采集加工】适时采收各部位，鲜用或晒干。

【功能主治】

1）《昆明师范高等专科学校学报》《昆明学院学报》：舒筋通络、除湿止痛。用于风湿性关节炎。

2）《时珍国医国药》《昆明学院学报》《安徽农业科学》：根：接骨。叶：用于外伤止血、止痛。全株：散寒、除湿、舒筋通络。

3）《辞典》：根：治骨折、关节扭伤、瘀肿。叶：用于外伤止血、止痛。全株：散寒、除湿、舒筋通络；用于跌打损伤、骨折。

4）《中国彝医》：舒筋活络、消肿止痛。用于跌打损伤、骨折、瘀肿、关节扭伤。

5）《滇省志》《中国彝医》：舒筋通络、消肿散瘀。用于跌打损伤、骨折。

6）《彝药续集》：用于跌打损伤、风湿疼痛、外伤出血、骨折。

【用法用量】5～10g，配伍外用。

【文献来源】*Marsdenia officinalis* Tsiang et P. T. Li 昆明师范高等专科学校学报.（4）：69-70+74. 2007. 时珍国医国药. 22（7）：1707-1708. 2011. 辞典：522. 2016. 昆明学院学报. 32（3）：51-52+57. 2010. 昆明学院学报. 31（3）：62-64. 2009. 安徽农业科学. 37（6）：2359-2361. 2009. 中国彝医：72. 1994. 滇省志：757. 1995. 彝药续集：119. 1992.

899 通光散

【药材名】通光散、通关藤、通关散、扁藤根、通光藤。

【彝文音译】阿达栽、朵补支、把散牛。

【来源】夹竹桃科植物通光散 *Marsdenia tenacissima* (Roxb.) Moon，以全株、根、叶、藤茎入药。

【采集加工】适时采收各部位，鲜用或晒干。

【功能主治】

1）《彝州本草》：治腔炎、喉头炎、咳嗽、肺炎、扁桃体炎、膀胱炎、跌打损伤、骨折、眼底疾病。

2）《彝州本草》、《滇药志・二》（全株）、《辞典》（全株）：治上呼吸道感染、支气管炎、支气管哮喘、乳汁不通、小便不利、癌症、痈疖、疮疡。

3）《彝州本草》（叶）、《滇药志·二》（根）、《辞典》（根）、《哀牢本草》：治久咳久喘、肺热痰壅。

4）《滇药志・二》（根）：止咳平喘、通乳利尿、清热解毒、疏风散热、泻风平喘。

5）《辞典》：全株：用于肺癌、喉癌、鼻咽癌、乳腺癌、霍奇金淋巴瘤。

6）《彝药学》《中国彝药》《彝医药・下》：止咳平喘。

7）《滇省标・二》：滋阴润肺、止咳平喘、活血通络、利湿通乳、清热利咽。用于久咳久喘、风湿肿痛、产后乳汁不通、疮痈、肿块。

8）《中国彝药》、《彝医药・下》、《辞典》（藤茎、根）：用于慢性支气管炎、风湿骨节肿胀疼痛、胃痛、黄疸型肝炎。

9）《滇省志》：清热解毒、平喘。用于肺炎、慢性支气管哮喘、扁桃体炎、膀胱炎、肠炎腹泻。

10）《哀牢本草》：疏风散热、泻肺平喘。

11）《彝医药学》：用于哮喘、风湿性关节肿胀疼痛。

【用法用量】15～50g，水煎服。外用：捣烂敷。

【文献来源】*Marsdenia tenacissima* (Roxb.) Wight et Arn. 彝州本草：158. 1998. 滇药志・二：306. 2009. 滇省标・二：85. 2007. 彝药学：97. 2016. 滇省志：757. 1995. 彝医药・下：415. 2007. 中国彝药：456. 2004. 哀牢本草：86. 1991. 彝医药学：665，640. 1993. 辞典：522. 2016.

900　青蛇藤

【药材名】青蛇藤。

【彝文音译】乌都罗、恩纳牛。

【来源】夹竹桃科植物青蛇藤 *Periploca calophylla* (Wight) Falc.，以全株、藤茎入药。

【采集加工】全年可采，除去杂质，晒干。

【功能主治】

1）《彝植物药》、《辞典》（藤茎）：治风湿性关节疼痛、蛇虫咬伤、骨折、身体浮肿、四肢发麻、行动不便。

2）《志要》（全株）：治风寒湿痹、骨折、跌打损伤、身肿肢麻、蛇虫咬伤。

3）《滇省标・四》：舒筋活络、散寒除湿。用于寒湿痹痛、四肢麻木、跌打损伤。

【用法用量】5～15g，水煎服。外用：适量。

【文献来源】*Periploca calophylla* (Baill.) Roberty 辞典：603. 2016. ——*Periploca calophylla* (Wight) Falc. 志要：452. 2005. 彝植物药：84. 1990. 滇省标・四：65. 2008.

901　黑龙骨

【药材名】飞仙藤、黑骨头、黑骨藤、黑龙骨。

【彝文音译】耶松若、呼疙诺、恩纳牛、延奶。

【来源】夹竹桃科植物黑龙骨 *Periploca forrestii* Schltr.，以全株、根、藤茎入药。

【采集加工】秋季采收，晒干。

【功能主治】

1）《滇省志》：用于荨麻疹、胃脘疼痛。

2）《彝药本草》：舒筋活络、祛风除湿。用于风湿性关节痛、疮疡肿毒、皮肤瘙痒、咳嗽痰多。

3）《彝医药学》：跌打损伤、胃脘痛。

4）《哀牢本草》：藤茎：消肿止痛、舒筋活络。用于跌打损伤、骨折瘀肿、风湿麻木、关节胀痛。根：清热解毒；用于咽喉肿痛、口舌糜烂、痈疽疔疮。

5）《辞典》《中国彝药》《彝医药·下》：身体浮肿、蛇虫咬伤、乳腺炎、胃脘痛。

6）《志要》（根）、《辞典》（根、藤茎）、《中国彝药》（根、藤茎）、《彝医药·下》（根、藤茎）：用于风湿疼痛、跌打损伤、骨折、胃痛、疮痈。

7）《中国彝药》《彝医药·下》：活血散瘀、祛风除湿、消肿止痛。

【用法用量】5～9g，水煎服；或泡酒服。外用：鲜品，捣烂敷；干品研末调敷；或煎水泡洗。

【文献来源】*Periploca calophylla* (Wight) Falcon. subsp. *forrestii* (Schlecht.) Browicz 滇省志：758. 1995. ——*Periploca forrestii* Schltr. 彝药本草：51. 2018. 彝医药学：596. 1993. 哀牢本草：111. 1991. 彝医药·下：463. 2007. 辞典：603. 2016. 志要：452. 2005. 中国彝药：513. 2004.

902 杠柳

【药材名】五加皮。

【来源】夹竹桃科植物杠柳 *Periploca sepium* Bge.，以根皮入药。

【采集加工】春、秋季采收，剥取根皮，晒干。

【功能主治】《哀牢本草》：祛风除湿、续接筋骨。用于跌打损伤、风寒湿痹、腰腿疼痛、筋骨酸软、小便不利、全身浮肿。

【用法用量】10～15g，水煎服；或泡酒服。

【文献来源】*Periploca sepium* Bge. 哀牢本草：40. 1991.

903 萝芙木

【药材名】羊屎果树皮、萝芙木、罗芙木、云南萝芙木。

【彝文音译】萝福目司、萝芙矢、痴启马矢、哦噶喳。

【来源】夹竹桃科植物萝芙木 *Rauvolfia verticillata* (Lour.) Baill.，以根、叶、树皮入药。

【采集加工】全年可采，洗净，晒干。

【功能主治】

1）《哀牢本草》、《滇药志·五》、《民药志·四》（树皮）：健脾理气、攻积导滞。用于食积不化、腹胀气胀。

2）《辞典》：树皮：治食积不化、腹胀气胀。叶：治生漆过敏、四肢骨折。

3）《滇药录》《滇药志·一》《民药志·四》《辞典》：根：用于高血压、高热症、胃火痛、急性黄疸型肝炎、风湿痹痛、跌打损伤。

【用法用量】15～30g，水煎服；或泡酒服。外用：适量，捣烂敷。

【文献来源】*Rauvolfia verticillata* (Lour.) Baill. 哀牢本草：58. 1991. 滇药志·五：307. 2012. 辞典：692. 2016. 民药志·四：534. 2007. ——*Rauvolfia yunnanensis* Tsiang 滇药录：269. 1983. 滇药志·一：53. 2008.

904 黄花夹竹桃

【药材名】癣疮叶。

【来源】夹竹桃科植物黄花夹竹桃 *Thevetia peruviana* (Pers.) K. Schum.，以叶入药。
【采集加工】全年可采，洗净，晒干。
【功能主治】《彝验方》：用于体癣。
【用法用量】适量，水煎服。外用：敷洗癣面。
【文献来源】*Thevetia peruviana* (Pers.) K. Schum. 彝验方：183. 2007.

905　毛弓果藤

【药材名】化肉参、毛弓果藤。
【来源】夹竹桃科植物毛弓果藤 *Toxocarpus villosus* (Bl.) Decne.，以根入药。
【采集加工】全年可采，洗净，晒干。
【功能主治】
1）《哀牢本草》：活血通络、行气止痛。
2）《辞典》《志要》《哀牢本草》：治跌打损伤、瘀血肿痛、癥瘕痞块、痣疣肉瘤。
【用法用量】10～20g，水煎服。
【文献来源】*Toxocarpus villosus* (Bl.) Decne. 哀牢本草：42. 1991. 辞典：830. 2016. 志要：614. 2005.

906　通天连

【药材名】两台根、通天连。
【彝文音译】盆糯期（云南峨山）。
【来源】夹竹桃科植物通天连 *Tylophora koi* Merr.，以全株入药。
【采集加工】夏、秋季采收，洗净切段，晒干备用。
【功能主治】《峩彝药》《滇药录》《滇省志》《辞典》《志要》：解毒镇痛、利水消肿。用于毒蛇咬伤、胃脘疼痛、各种原因引起的水肿。
【用法用量】10～60g，水煎服。
【文献来源】*Tylophora koi* Merr. 峩彝药：22. 滇药录：342. 1983. 滇省志：760. 1995. 辞典：841. 2016. 志要：623. 2005.

907　云南娃儿藤

【药材名】老妈妈针线包、小白薇、白薇、云南娃儿藤、老君须。
【彝文音译】史台、阿科牛。
【来源】夹竹桃科植物云南娃儿藤 *Tylophora yunnanensis* Schltr.，以全草、根入药。
【采集加工】秋、冬季采集，洗净，晒干。
【功能主治】
1）《彝药本草》：散瘀、止痛、清热、凉血、镇静。用于感冒咳嗽、跌打瘀血肿痛、外伤疼痛。
2）《滇省标・四》：清热活血、散瘀止痛。用于跌打损伤、瘀血肿痛、阴虚发热。
3）《志要》《辞典》《哀牢本草》：全草：治风湿痹痛、手脚痉挛、食积气滞、胃脘疼痛、骨蒸劳热、四时疟疾。
4）《哀牢本草》：舒筋活血、解痉止痛。根：清热、凉血、利尿；用于高热不退、产后虚热、肺燥咳嗽、小便赤涩。
5）《辞典》（根）、《中国彝药》：治尿路感染、小便赤涩、气虚无力、肾炎、疮疖肿痛。
6）《中国彝药》：清热利湿、解毒消痈、活血止痛。用于痢疾、火眼痛、九子疡（颈淋巴结结核）。

【用法用量】20～25g，水煎服。外用：研粉，菜油调搽。

【文献来源】*Tylophora yunnanensis* Schltr. 彝药本草：81. 2018. 滇省标・四：11. 2008. 志要：623. 2005. 哀牢本草：50. 1991. 辞典：841. 2016. 中国彝药：165. 2004.

萝　藦　科

908　徐长卿

【药材名】徐长卿。

【来源】萝藦科植物徐长卿 *Cynanchum paniculatum* (Bge.) Kitag. ex H. Hara，以全株入药。

【采集加工】秋季采收，除去杂质，阴干。

【功能主治】

1）《辞典》《志要》《哀牢本草》：治胃脘冷痛、胸腹胀满、肠痈痢疾、闭经腹痛、瘀血水肿、疮疡肿痛。

2）《哀牢本草》：温中散寒、健脾理气、散瘀消肿、利水解毒。

【用法用量】5～10g，水煎服。

【文献来源】*Cynanchum paniculatum* (Bge.) Kitag. 辞典：259. 2016. 志要：205. 2005. ——*Pycnostelma paniculatum* (Bge.) K. Schum. 哀牢本草：96. 1991.

909　百灵草

【药材名】百灵草、出浆藤。

【彝文音译】资都耐。

【来源】萝藦科植物百灵草 *Marsdenia longipes* W. T. Wang ex Tsiang et P. T. Li，以全株、根、藤茎入药。

【采集加工】四季可采，鲜用或晒干。

【功能主治】

1）《滇省志》：祛风除湿、通络止痛。用于风湿痹痛、跌打损伤。

2）《哀牢本草》：活血通络、续接筋骨。用于跌打损伤、四肢骨折。

3）《彝验方》：用于心慌、贫血。

4）《辞典》：全株：治风湿痹痛、跌打损伤。藤茎、根：治跌打损伤、四肢骨折。

5）《彝医药学》：用于骨折。

【用法用量】6～15g，水煎服。外用：适量，捣烂敷。

【文献来源】*Marsdenia longipes* W. T. Wang 滇省志：757. 1995. 哀牢本草：53. 1991. 彝验方：25，86. 2007. 辞典：522. 2016. 彝医药学：655. 1993.

茜　草　科

910　风箱树

【药材名】水杨梅。

【来源】茜草科植物风箱树 *Cephalanthus occidentalis* L.，以根、茎、叶、皮入药。

【采集加工】全年可采、洗净，晒干。

【功能主治】《彝医药学》：用于睾丸肿痛、中风、腹痛腹泻、腹泻不止、梅毒。
【用法用量】外用：适量，捣烂敷。
【文献来源】*Cephalanthus occidentalis* L. 彝医药学：472. 1993.

911 藤耳草

【药材名】理肺散。
【来源】茜草科植物藤耳草 *Dimetia scandens* (Roxb.) R. J. Wang，以全株入药。
【采集加工】全年可采，鲜用或晒干。
【功能主治】《彝医药学》：用于妇女乳痛。
【用法用量】15～30g，水煎服。外用：适量，煎水洗；或捣烂敷。
【文献来源】*Oldenlandia scandens* (Roxb.) O. Ktze. 彝医药学：606. 1993.

912 楔叶葎

【药材名】小茜草、八仙草、楔叶律、粗叶拉拉藤。
【来源】茜草科植物楔叶葎 *Galium asperifolium* Wall. ex Roxb.，以根入药。
【采集加工】秋季采收，鲜用或晒干。
【功能主治】
1）《哀牢本草》：清热解毒、散瘀消肿、利尿止血。
2）《彝验方》：用于角膜炎。
3）《哀牢本草》《辞典》《志要》：用于虚烦蒸热、筋骨疼痛、小便不利、淋浊崩漏、跌仆瘀肿、外伤出血、痈疽疔疮。
【用法用量】5～10g，水煎服。外用：鲜品，捣烂敷；或绞汁涂搽。
【文献来源】*Galium asperifolium* Wall. 哀牢本草：32. 1991. 彝验方：107. 2007. 辞典：365. 2016. 志要：284. 2005.

913 拉拉藤

【药材名】猪殃殃、小茜草。
【来源】茜草科植物拉拉藤 *Galium spurium* L.，以全草入药。
【采集加工】夏、秋季采收，鲜用或晒干。
【功能主治】
1）《彝医药学》：治小儿惊厥。
2）《大理资志》：用于淋证、尿血、肾炎水肿、咽喉肿痛、肠炎、跌打损伤、湿疹。
【用法用量】15～25g，水煎服。外用：煎水洗；或捣敷。
【文献来源】*Galium aparine* L. var. *tenerum* (Gren. et Godr.) Reichb. 大理资志：116. 1991. 彝医药学：675. 1993.

914 滇拉拉藤

【药材名】小红参。
【来源】茜草科植物滇拉拉藤 *Galium yunnanense* H. Hara & C. Y. Wu，以根入药。
【采集加工】夏、秋季采收，晒干。
【功能主治】《彝医药学》：治不孕症、跌打损伤、闭经、经少、痛经。
【用法用量】25～50g，水煎服；或泡酒服。外用：捣烂敷。

【文献来源】*Galium yunnanensis* Franch Diels 彝医药学：504. 1993.

915 栀子

【药材名】栀子。
【彝文音译】波栀子。
【来源】茜草科植物栀子 *Gardenia jasminoides* Ellis，以果实入药。
【采集加工】果实成熟皮呈黄色时采摘，除去果柄及杂质，晒干。
【功能主治】《彝医药学》《滇药志·四》：治痄腮、赤白痢疾。
【用法用量】7～9g，水煎服。
【文献来源】*Gardenia jasminoides* Ellis 彝医药学：734. 1993. 滇药志·四：282. 2009.

916 伞房花耳草

【药材名】伞房花耳草。
【彝文音译】格起。
【来源】茜草科植物伞房花耳草 *Hedyotis corymbosa* (L.) Lam.，以全草入药。
【采集加工】夏、秋季采收，鲜用或晒干。
【功能主治】《辞典》(全草)：治头昏头晕、小儿疳积、风湿性关节炎、虚咳、疥癞、疮癣、结膜炎。
【用法用量】适量，水煎服。
【文献来源】*Oldenlandia corymbosa* L. 辞典：562. 2016.

917 长节耳草

【药材名】牙疳药。
【彝文音译】拍拖其。
【来源】茜草科植物长节耳草 *Hedyotis uncinella* Hook. et Arn.，以全草入药。
【采集加工】夏、秋季采收，鲜用或切碎晒干。
【功能主治】《彝药本草》：用于消化不良，喑哑、祛风利湿、健脾消积、清热解毒。
【用法用量】30～50g，水煎服，小儿酌减。
【文献来源】*Hedyotis uncinella* Hook. et Arn. 彝药本草：160. 2018. ——*Oldenlandia uncinella* (Hook. et Arn.) 彝药本草：160. 2018.

918 毛土连翘

【药材名】土连翘。
【来源】茜草科植物毛土连翘 *Hymenodictyon orixense* (Roxb.) Mabb.，以树皮、叶入药。
【采集加工】树皮春季剥取，切段晒干。叶夏、秋季采摘，鲜用。
【功能主治】《彝医药学》：治肠痈、疮疖、发热。
【用法用量】25～50g，水煎服。外用：适量，捣烂敷。
【文献来源】*Hymenodictyon excelsum* (Roxb.) Wall. 彝医药学：624. 1993.

919 红大戟

【药材名】红大戟、红芽大戟、假缬草。
【彝文音译】石刀（云南禄丰）、毫聂能尪、石苦胆、阿柯诗。

【来源】茜草科植物红大戟 *Knoxia roxburghii* (Sprengel) M. A. Rau，以块根入药。

【采集加工】适时采收，鲜用或晒干。

【功能主治】

1)《彝州本草》、《彝药志》、《辞典》(根)、《安徽农学通报》：用于水肿腹胀、胸腔积液、腹水、痰饮喘满。

2)《滇省志》《中国彝药》《彝州本草》《彝药志》《辞典》：用于劳伤、贫血、四肢无力、小儿疳积、营养不良、水肿腹胀、胸腔积液、腹积水。

3)《彝州本草》《彝药志》：用于神经衰弱、严重失眠、肾炎水肿、痰多喘满、痈疖肿毒。

4)《滇省志》：利水消肿、健脾生血。用于肾炎水肿、神经衰弱。

5)《中国彝药》：养血健胃、利水渗湿、活血。用于肾炎水肿。

6)《滇药录》：健脾利湿、滋阴补肾、活血。用于消炎、化虫消疸、脾虚食少、疳积贫血、肾炎浮肿、肺虚咳嗽。

7)《彝药本草》：泻水逐饮、消肿散结。用于咳嗽哮喘、劳伤乏力、肝脾大、小儿疳积。

8)《农村实用技术》：泻水逐饮、消肿散结。治胸腔积液、腹水、二便不利、痈肿疮毒、瘰疬痰咳。

【用法用量】15～50g，水煎服。外用：适量，捣烂敷；或煎水洗。

【文献来源】*Knoxia valerianoides* Thorel ex Pit. 安徽农学通报. 26（16）：45-49. 2020. 农村实用技术.（11）：29-30. 2018. 彝州本草：80. 1998. 滇药录：166. 1983. 滇省志：765. 1995. 彝药志：248. 1983. 彝药本草：49. 2018. 中国彝药：199. 2004. 辞典：464. 2016.

920　红芽大戟

【药材名】野红萝卜。

【来源】茜草科植物红芽大戟 *Knoxia sumatrensis* (Retz.) DC.，以全草入药。

【采集加工】秋、冬季采收，除去须根，洗净，置沸水中略烫，晒干。

【功能主治】《元彝药》：用于胃痛、痛经。

【用法用量】1.5～3g，水煎服；研末，0.3～1g；或入丸、散剂；或泡酒服。外用：适量，捣烂敷；或煎水洗。

【文献来源】*Knoxia corymbosa* Willd. 元彝药：60. 1994.

921　滇丁香

【药材名】滇丁香。

【彝文音译】多波威气、多波威氯、蛸派尼。

【来源】茜草科植物滇丁香 *Luculia pinceana* Hook.，以全草入药。

【采集加工】冬季采集，晒干。

【功能主治】

1)《滇药录》《辞典》：治肺炎、咽喉炎、支气管炎。

2)《滇药录》：消炎、止咳平喘。

3)《滇省标・四》：解表散寒、止咳化痰、调经止痛。用于风寒感冒、咳嗽多痰、月经不调、痛经。

【用法用量】10～20g，水煎服。

【文献来源】*Luculia intermedia* Hook. 辞典：500. 2016. ——*Luculia intermedia* Hutch. 滇药录：180. 1983. ——*Luculia pinceana* Hook. 辞典：500. 2016. 滇省标・四：97. 2008.

922 巴戟天

【药材名】巴戟天。

【来源】茜草科植物巴戟天 *Morinda officinalis* How，以根入药。

【采集加工】全年均可采挖，洗净，除去须根，晒至六七成干，轻轻捶扁，晒干。

【功能主治】《彝医药学》：治阳痿、举而不坚。

【用法用量】3～10g，水煎服；入丸、散剂；或泡酒服；或熬膏。

【文献来源】*Morinda officinalis* How 彝医药学：490. 1993.

923 玉叶金花

【药材名】狗骨头树、玉叶金花、毛玉叶金花。

【彝文音译】月亮翻白叶、活泼木楔达韭、补鲁威（云南双柏）。

【来源】茜草科植物玉叶金花 *Mussaenda pubescens* W. T. Ait.，以根入药。

【采集加工】全年可采，鲜用或洗净，晒干，切段备用。

【功能主治】《志要》《民药志・一》《滇药志・三》《辞典》《滇药录》：用于感冒、支气管炎、扁桃体炎、咽喉炎、尿路感染、肠胃炎、白带异常。

【用法用量】15～30g，水煎服。

【文献来源】*Mussaenda pubescens* W. T. Ait. 志要：414. 2005. 民药志・一：141. 1984. 滇药录：203. 1983. 辞典：546. 2016. 滇药志・三：240. 2010.

924 单裂玉叶金花

【药材名】单裂玉叶金花、理肺散。

【彝文音译】涩平。

【来源】茜草科植物单裂玉叶金花 *Mussaenda simpliciloba* Hand. -Mazz.，以根、花、果实入药。

【采集加工】根全年可采，根洗净，切片，花、果阴干备用。

【功能主治】

1）《滇药录》：清肺热、凉血、平喘止咳。

2）《辞典》《中药材》《滇药录》《志要》：治肺炎、肺痨、老年性哮喘、风热咳嗽。

【用法用量】10～15g，水煎服。

【文献来源】*Mussaenda simpliciloba* Hand. -Mazz. 辞典：547. 2016. 中药材. 12（8）：14-16. 1989. 滇药录：203. 1983. 志要：415. 2005.

925 石丁香

【药材名】藏丁香、石丁香。

【彝文音译】索门兹。

【来源】茜草科植物石丁香 *Neohymenopogon parasiticus* (Wall.) S. S. R. Bennet，以全株、根皮入药。

【采集加工】夏季采收，洗净，晒干。

【功能主治】

1）《滇省志》：散瘀止痛、解毒除湿、强筋壮骨、除湿利水。

2）《滇省志》《辞典》《志要》：全株：用于跌打损伤、湿疹。根皮：用于肾虚腰痛、营养不良、水肿。

3）《滇药录》《辞典》《志要》：用于支气管炎、月经不调、风湿痛、胃痛、骨折。

【用法用量】15～25g，水煎服；或捣烂敷；或泡酒服。

【文献来源】*Hymenopogon parasiticus* Wall. var. *longiflorus* How 滇省志：765. 1995. 滇药录：155. 1983. ——*Neohymenopogon parasiticus* (Wall.) Bennet 辞典：554. 2016. 志要：420. 2005.

926　白花蛇舌草

【药材名】白花蛇舌草。

【彝文音译】唯噜赊啰。

【来源】茜草科植物白花蛇舌草 *Oldenlandia diffusa* (Willd.) Roxb.，以全草入药。

【采集加工】夏、秋季采收，洗净，鲜用或晒干。

【功能主治】

1）《彝医药学》：治蛇虫咬伤。

2）《彝药学》《滇药志·二》《中国彝药》：解毒、清热、利湿、活血、止痛。

3）《志要》《哀牢本草》《辞典》：用于咽喉肿痛、肺热喘咳、肝胆湿热、赤白痢疾、白浊湿淋、梅毒湿疹、痈疽痞块、毒蛇咬伤。

4）《哀牢本草》：清热、利湿、解毒。

5）《中国彝药》：用于蛇虫咬伤、口腔溃疡、痢疾。

【用法用量】15～30g，水煎服；或绞汁。外用：鲜品适量，捣烂敷。

【文献来源】*Hedyotis diffusa* Willd. 彝医药学：622. 1993. 彝药学：64. 2016. 滇药志·二：107. 2009. 志要：315. 2005. 中国彝药：272. 2004. ——*Oldenlandia diffusa* (Willd.) Roxb. 哀牢本草：49. 1991. 辞典：562. 2016.

927　松叶耳草

【药材名】牛毛草、松叶耳草、细叶草。

【彝文音译】娘接波喔、尼姆诗。

【来源】茜草科植物松叶耳草 *Oldenlandia pinifolia* (Wall. ex G. Don) Kuntze，以全草入药。

【采集加工】夏、秋季采收，鲜用或切碎晒干。

【功能主治】

1）《中国彝药》《中国彝医》《滇省志》《彝药志》：清热解毒、养心安神。

2）《彝州本草》《辞典》《滇省志》《志要》《中国彝药》《中国彝医》《彝药志》《安徽农学通报》：治小儿惊风、头昏失眠、心悸怔忡。

3）《彝州本草》：用于跌打损伤、劳伤、小儿疳积、痈疮肿毒、小儿高热昏迷、烦躁惊啼、阵发性手脚痉挛。

4）《中国彝药》：消肿止痛。用于急性结膜炎、痈疮肿毒。

5）《中国彝医》：利水消肿、活血止痛。治小儿疳积。

6）《辞典》：治急性结膜炎、小儿疳积、心慌。

【用法用量】5～10g，水煎服。外用：鲜品，捣烂敷；或干品研末，温开水调敷。

【文献来源】*Hedyotis pinifolia* Wall. 彝州本草：57. 1998. 辞典：407. 2016. 中国彝医：68. 1994. 安徽农学通报. 26（16）：45-49. 2020. 滇省志：763. 1995. 志要：316. 2005. 中国彝药：168. 2004. 彝药志：145. 1983. ——*Oldenlandia pinifolia* (Wall. ex G. Don) Kuntze 辞典：563. 2016.

928 鸡屎藤

【药材名】鸡血藤寄生、鸡矢藤寄生、鸡屎藤、鸡矢藤。

【彝文音译】克乞列古、耶喜牛、蛆叉习乃、毕出耐日、罗莫申耐日、此我叉（云南江城）。

【来源】茜草科植物鸡屎藤 *Paederia foetida* L.，以全草、根、叶入药。

【采集加工】适时采收各部位，鲜用或晒干。

【功能主治】

1）《辞典》：全草、根：治肝炎、腹痛日久、咽喉肿痛、神经性皮炎、慢性骨髓炎、瘤型麻风、蛔虫病。全草：治风湿痹痛、肝胆湿热、浊白带下、久婚不孕、治胃痛、月经不调、跌打损伤。根：治伤食腹胀、食积。

2）《彝州本草》《滇药志・一》：用于脘腹疼痛、气虚浮肿、头昏食少、肝脾大、瘰疬、肠痈、无名肿毒、跌打损伤、胃肠绞痛、黄疸型肝炎、放射引起的白细胞减少症、农药中毒、皮炎、湿疹、疮疡肿毒、月经不调。

3）《中国彝医》：祛风活血、止痛解毒、消食导滞、温经通络、舒筋活血、止血解毒。用于胃痛、月经不调、伤食腹胀、四肢麻木、关节不利、不孕症。

4）《哀牢本草》：除湿利胆、祛瘀生新。用于风湿痹痛、肝胆湿热、浊白带下、久婚不孕。根：利咽润喉、喉痛声哑、口干咽燥。

5）《彝药学》《彝医药・下》《中国彝药》：行气消食、活血止痛、解毒消肿、催产下胎。

6）《彝医药・下》、《中国彝药》、《志要》（全草、根）、《辞典》（全草、根）、《广东微量元素科学》、《彝植物药》：用于胃痛、伤食、腹胀、跌打损伤、妇女月经病、杨梅疮。

7）《滇药录》、《志要》（全草）：消食健胃、调经、止咳、止痛。用于胃痛、食积腹胀、肝炎、月经不调、蛔虫病。

8）《滇药志・一》：祛风活血、止痛解毒、消食导滞、除湿消肿。用于风湿肿痛、腹泻痢疾、小儿疳积、食积腹胀、肝炎、蛔虫病。

9）《滇省志》：用于风湿痹痛、脘腹胀痛、泻痢、浮肿、肝脾大、痛经。

10）《民药志・二》《志要》《辞典》：叶：用于鼻窦炎。

11）《志要》：全草、根：治腹痛日久、咽喉肿痛、神经性皮炎、慢性骨髓炎、瘤型麻风。全草：用于风湿痹痛、肝胆湿热、浊白带下、久婚不孕。

12）《彝州本草》《安徽农学通报》：主治风湿疼痛、腹泻痢疾、支气管炎、小儿疳积。

13）《广东微量元素科学》：用于咽喉肿痛、神经性皮炎、慢性骨髓炎。

14）《彝验方》：用于脾大。

【用法用量】10～15g，水煎服；或泡酒服。外用：鲜品适量，捣烂敷；或煎水洗。

【文献来源】*Paederia foetida* L. 辞典：580. 2016. ——*Paederia scandens* (Lour.) Merr. 彝州本草：89. 1998. 哀牢本草：61. 1991. 彝药学：77. 2016. 滇药录：213. 1983. 滇药志・一：183. 2008. 滇省志：767. 1995. 彝医药・下：333. 2007. 辞典：580. 2016. 民药志・二：281. 1990. 志要：437. 2005. 中国彝医：54，80. 1994. 中国彝药：359. 2004. 彝植物药：108. 1990. 安徽农学通报. 26（16）：45-49. 2020. 广东微量元素科学. 19（12）：9-12. 2012. 彝验方：46. 2007.

929 云南鸡屎藤

【药材名】云南鸡矢藤、臭藤。

【来源】茜草科植物云南鸡屎藤 *Paederia yunnanensis* (Lévl.) Rehd.，以茎枝入药。

【采集加工】夏、秋季采收，鲜用或晒干。

【功能主治】

1）《辞典》《志要》《哀牢本草》：用于毒蛇咬伤、风湿痹痛、肝气郁结、月经不调、久婚不孕、胎漏滑胎。

2）《哀牢本草》：清热解毒、通经活络、养肝明目、益神安胎。

【用法用量】15～20g，水煎服。

【文献来源】*Paederia yunnanensis* (Lévl.) Rehd. 辞典：582. 2016. 哀牢本草：93. 1991. 志要：438. 2005.

930 茜草

【药材名】茜草。

【彝文音译】阿其他慈、滴阿摆、阿们尼牛陶此则。

【来源】茜草科植物茜草 *Rubia cordifolia* L.，以全草、根、茎、叶入药。

【采集加工】适时采收各部位，鲜用或晒干。

【功能主治】

1）《彝医药学》：治心口疼。

2）《彝药学》《彝医药・下》《中国彝药》：止血活血、凉血止痛、祛风透疹。

3）《彝医药・下》《中国彝药》：用于吐血、妇女经水不通、心口疼、风湿性关节炎。

4）《滇药志・一》：根：用于吐血、衄血、便血、月经不调、痛经、水肿、肝炎、风湿性关节炎、神经性皮炎。茎、叶：用于跌打损伤、吐血。根、茎：用于黄疸。

5）《哀牢本草》、《滇药志・一》（全草）：化瘀祛痰、止咳平喘。用于肺痈痰阻、久咳久喘。

6）《滇药志・三》：祛瘀生新、祛痰、止咳平喘。用于肺痈痰阻、劳伤血瘀、跌打瘀血肿痛、久咳久喘。

7）《滇省志》《滇药志・三》：用于心口疼、膈食。

【用法用量】10～30g，水煎服；或入丸、散剂；或泡酒服。

【文献来源】*Rubia cordifoida* L. Ir. akane Nakaij 彝医药学：638. 1993. ——*Rubia cordifolia* L. 彝药学：153. 2016. 滇药志・一：243. 2008. 滇药志・三：265. 2010. 滇省志：769. 1995. 彝医药・下：571. 2007. 中国彝药：639. 2004. 哀牢本草：86. 1991.

931 大叶茜草

【药材名】大叶茜草。

【彝文音译】吾节、吾节阿曲。

【来源】茜草科植物大叶茜草 *Rubia schumanniana* Benn.，以根入药。

【采集加工】春、秋季采收，洗净，晒干。

【功能主治】《彝植物药》：用于妇女月经不正常、闭经、妇女血冷不育、吐血、鼻衄、便血、妇女下身各种出血等、烧烫伤、食积腹泻、气闭、心慌、关节痛、外伤出血、骨折、跌打损伤、尿血、热咳、虫牙痛、痛经、痈疮肿毒。

【用法用量】适量，水煎服。

【文献来源】*Rubia leiocaulis* Diels 彝植物药：110，111，112. 1990.

932 紫参

【药材名】小红参。

【彝文音译】乃佐色、撕补。

【来源】茜草科植物紫参 *Rubia yunnanensis* Diels，以根、根茎入药。

【采集加工】秋、冬季采收，洗净，晒干备用。

【功能主治】

1）《大理资志》：消痈散瘀、托痈生肌。用于疮痈红肿、久不溃破。

2）《哀牢本草》《滇药志·五》：补血活血、祛风除湿、软坚破积。用于月经不调、产后腹痛、恶露淋漓、跌打损伤、风湿痹痛。

3）《中国彝药》《彝医药·下》：活血通络、补血宁心、润肺止咳。用于不孕症、跌打损伤、闭经、经少、经期退后、跌打损伤、痛经、心悸、咳嗽、咯血、水火烫伤。

4）《彝药本草》：用于头昏头痛、妇女经期腹痛、四肢麻木、关节疼痛、风寒湿痹、手足麻木、腿软颤摇、筋骨疼痛、半身不遂、久年痿软、流痰。

5）《滇省标·二》：活血养血、祛瘀生新。用于痛经、闭经、产后恶露不尽、黄褐斑、不孕症、跌打损伤、四肢麻木、关节肿痛、风湿疼痛、咳嗽气喘、头昏头痛、胃脘痛、心烦失眠。

【用法用量】15～30g，水煎服；或泡酒服。外用：捣烂敷。

【文献来源】*Rubia yunnanensis* (Fr.) Diels 大理资志：118. 1991. 哀牢本草：31. 1991. 中国彝药：385. 2004. ——*Rubia yunnanensis* Diels 彝药本草：146. 2018. 滇药志·五：34. 2012. 滇省标·二：11. 2007. 彝医药·下：356. 2007.

933 倒挂金钩

【药材名】双钩藤。

【彝文音译】鹰爪风。

【来源】茜草科植物倒挂金钩 *Uncaria lancifolia* Hutch.，以全草入药。

【采集加工】全年可采，洗净，晒干。

【功能主治】《彝药本草》：祛风、镇静、除湿、解热、平肝、调经。用于外感风寒表证、关节疼痛、头目眩晕、皮肤风疹、持续低热不退。

【用法用量】20～30g，水煎服。

【文献来源】*Uncaria lancifolia* Hutch. 彝药本草：123. 2018.

934 大叶钩藤

【药材名】双钩藤、大叶钩藤。

【来源】茜草科植物大叶钩藤 *Uncaria macrophylla* Wall.，以茎枝入药。

【采集加工】秋、冬季采集，切段晒干。

【功能主治】

1）《哀牢本草》：清热止痛、平肝镇痉。

2）《哀牢本草》《滇药志·三》《辞典》《志要》：用于高热不退、惊悸抽搐、头晕目眩、外伤疼痛。

【用法用量】5～15g，水煎服。

【文献来源】*Uncaria macrophylla* Wall. 哀牢本草：44. 1991. 滇药志·三：25. 2010. 辞典：844. 2016. 志要：625. 2005.

935 钩藤

【药材名】钩藤根、钩藤、双钩藤。

【彝文音译】阿扎席斯、勾台。

【来源】茜草科植物钩藤 *Uncaria rhynchophylla* (Miq.) Miq. ex Havil.，以带钩茎枝入药。

【采集加工】秋末采收，晒干切段备用。

【功能主治】

1)《彝医药学》：治谵妄。

2)《辞典》《民药志·四》：用于高热不退、惊悸抽搐、头晕目眩、外伤疼痛。

3)《民药志·四》：清热止痛、平肝镇痉。

4)《滇药志·四》：用于产后感染、谵妄。

【用法用量】5～15g，水煎服。

【文献来源】*Uncaria rhynchophylla* (Miq.) Miq. ex Havil. 彝医药学：480. 1993. 辞典：845. 2016. 民药志·四：408. 2007. 滇药志·四：135. 2009.

936 白钩藤

【药材名】钩藤、双钩、白钩藤、无柄果钩藤。

【彝文音译】童叠。

【来源】茜草科植物白钩藤 *Uncaria sessilifructus* Roxb.，以根、带钩茎枝入药。

【采集加工】全年可采，洗净，晒干。

【功能主治】

1)《哀牢本草》：用于末梢神经炎。

2)《彝医药学》：治麻疹。

3)《滇药志·二》《辞典》《志要》：带钩茎枝、根：用于麻风、末梢神经炎。

【用法用量】10～15g，水煎服。

【文献来源】*Uncaria sessilifructus* Roxb. 哀牢本草：87. 1991. 彝医药学：671. 1993. 滇药志·二：113. 2009. 辞典：846. 2016. 志要：626. 2005.

937 水锦树

【药材名】红木叶。

【来源】茜草科植物水锦树 *Wendlandia uvariifolia* Hance，以根、叶入药。

【采集加工】全年可采，采后鲜用或晒干。

【功能主治】《彝医药学》：治蚂蟥入鼻。

【用法用量】15g，水煎服。

【文献来源】*Wendlandia uvariifolia* Hance 彝医药学：680. 1993.

忍 冬 科

938 大花刺续断

【药材名】滇西刺参、细叶摩苓草、刺参、大花刺参。

【彝文音译】里玛（云南楚雄）、帕雌争色。

【来源】忍冬科植物大花刺续断 *Acanthocalyx nepalensis* subsp. *delavayi* (Franch.) D. Y. Hong，以根入药。

【采集加工】秋季采收，洗净，切片，鲜用或晒干。

【功能主治】

1)《滇药录》：益肾壮阳、镇静补虚。

2)《辞典》：治咳嗽、消化不良。

3）《滇省志》：补气血、续接筋骨、止咳。

4）《滇省志》《志要》《辞典》：神经症、贫血、肺虚咳嗽、哮喘、跌打损伤。

5）《志要》《辞典》《滇药录》：用于脾胃虚弱、遗精阳痿、神经衰弱、子宫脱垂、带下、跌打损伤、骨折。

6）《中国彝药》《辞典》：补养肺肾、活血通脉、舒筋止痛。用于肺虚咳嗽、头晕、阳痿、小儿白尿、月经不调、白带过多、跌打损伤。

【用法用量】20～30g，水煎服；或加量炖肉吃。外用：鲜品适量，捣烂敷。

【文献来源】*Morina delavayi* Franch. 滇药录：200. 1983. 辞典：539. 2016. ——*Morina nepalensis* D. Don var. *delavayi* (Franch.) C. H. Hsing 滇省志：778. 1995. 志要：410. 2005. 中国彝药：202. 2004. 辞典：540. 2016.

939 川续断

【药材名】续断、川续断、泡头草、和尚头。

【彝文音译】齿诺、阿该恩基改、阿乃窝避、阿基波摸、阿炎登佰摸摆基吾。

【来源】忍冬科植物川续断 *Dipsacus asper* Wall. ex C. B. Clarke，以全草、根、叶入药。

【采集加工】适时采收各部位，洗净，晒干。

【功能主治】

1）《彝医药学》：用于寒发腹痛、腹痛、胃痛、毒蛇咬伤、头晕眼花、昏厥、草乌中毒、胰腺炎、感冒、骨折、血瘀疼痛、跌打瘀血、饮酒过量而致酒精中毒。

2）《彝药本草》：强筋骨、活血、止痛、解毒。用于小腹阴寒痛、肠胃气胀、疮疡肿毒、急性眼炎。

3）《辞典》《中国彝药》：根：治风湿病、体虚、冷寒身痛、骨折、外伤出血、昏厥、眼花胎漏、腹痛、胃痛、草乌中毒、毒蛇咬伤。

4）《志要》（根）：清热消炎。治风湿，冷寒身痛，腰膝酸痛。

5）《辞典》《志要》《民药志・四》《哀牢本草》《滇药志・五》：全草：治五脏湿热、腰膝酸软、风湿酸软、风湿麻痹、红崩、胎漏。

6）《志要》、《彝植物药》、《辞典》（全草）：用于哮喘、“此莫拉”（肺病）、“海拉”（胃病）、外伤肿痛。

7）《哀牢本草》（根）：补肾升阳、强筋壮骨。用于体虚胃寒、四肢厥冷、腰膝酸软。

8）《民药志・四》《哀牢本草》《滇药志・五》：安五脏、强筋骨、补肝肾、止崩漏。

9）《滇药志・五》：补肾升阳、清热消炎。用于急性胰腺炎、体虚畏寒、四肢厥冷、止咳。

10）《中国彝医》：强肝补肾、续接筋骨、调血脉、祛风除湿、散寒止痛、消肿止血、接骨生肌、止喘润肺。

11）《辞典》（全草）、《中国彝医》：治腰膝酸痛、足膝无力、胎漏、崩漏带下、跌打损伤、疮痈、肺结核、胃痛。

12）《彝医药史》：根：治冷寒身痛。根、全草：强筋止痛、生血破瘀、止咳。用于筋骨酸痛、无名肿毒、梅毒、诸疮。

13）《彝药资源》《志要》《彝植物药》：用于体虚、骨折、风湿、腰膝酸痛、外伤出血。

14）《中国彝药》：补养肺肾、强筋壮骨、活血止痛、解毒消肿。用于哮喘、跌打瘀血。

【用法用量】10～15g，水煎服。

【文献来源】*Dipsacus asper* Wall. 彝医药学：508. 1993. 彝药本草：155. 2018. 辞典：288. 2016. 志要：227. 2005. 哀牢本草：80. 1991. ——*Dipsacus asperoides* C. Y. Cheng & T. M. Ai 滇药志・五：

339. 2012. 中国彝医：67. 1994. 彝医药史：151. 1990. 彝药资源：93. 2021. 民药志・四：613. 2007. 中国彝药：234. 2004. 彝植物药：115. 1990.

940　鬼吹箫

【药材名】炮掌桐、大追风、炮掌筒、鬼吹箫、彝大追风。

【彝文音译】勒豁七、乃替力、大批潜力、勒娃基皿、盘将托、乃替没。

【来源】忍冬科植物鬼吹箫 *Leycesteria formosa* Wall.，以全株入药。

【采集加工】全年可采，切段，鲜用或晒干。

【功能主治】

1）《彝医药学》：治痈疽溃烂、梅毒溃烂。

2）《彝药本草》：破血、祛风、平喘。用于外感寒热、头痛身痛、类风湿关节肿痛、无名肿毒、皮肤瘙痒、皮肤溃疡。

3）《彝药学》《彝医药・下》《中国彝药》：活血止痛、清热利湿、健胃消食。

4）《彝医药・下》《中国彝药》：用于骨折和关节脱位、开放性骨折、伤口破溃流脓、消化不良。

5）《滇药录》：解毒消炎、活血散瘀。用于开放性骨折、伤口破溃流脓。

6）《滇药志・一》：清热解毒、活血散瘀。用于风湿性关节炎引起的四肢发麻、筋脉拘挛疼痛、屈伸不利。根：用于腹胀、急性胃炎、黄疸型肝炎、翳状胬肉、云翳、催乳。

7）《滇药录》《滇药志・一》：用于骨膜炎、风湿性关节炎、哮喘、月经不调、黄疸型肝炎、水肿、骨髓炎、骨折、关节脱位。

8）《辞典》（全草）：治风湿性关节炎、支气管哮喘、黄疸型肝炎、水肿、骨髓炎、骨膜炎、月经不调、膀胱炎、痔疮、食积腹胀、瘫痪、外伤出血、骨折、消化不良。

9）《彝药志》：利湿、祛风、消炎平喘、清热解毒、活血散瘀。

10）《天然产物研究与开发》：清热利湿、活血止血。治湿热黄疸、风湿痹痛、哮喘、月经不调、外伤出血、膀胱炎、骨折损伤等。

11）《滇省标・四》：清热利湿、活血祛瘀、平喘止咳。用于风热感冒、咳嗽痰喘、热淋、关节痹痛、痔疮、跌打损伤、瘀血肿痛。

【用法用量】10～15g，水煎服。外用：适量。

【文献来源】*Leycesteria formosa* Wall. 彝医药学：476. 1993. 彝药本草：33. 2018. 彝药学：118. 2016. 滇药录：174. 1983. 滇药志・一：256. 2008. 彝医药・下：470. 2007. 辞典：481. 2016. 中国彝药：520. 2004. 彝药志：228. 1983. 天然产物研究与开发. 29（1）：58-62. 2017. ——*Leycesteria formosa* Wall. var. *stenosepala* Rehd. 滇省标・四：103. 2008.

941　纤细鬼吹箫

【药材名】木叶花。

【来源】忍冬科植物纤细鬼吹箫 *Leycesteria gracilis* (Kurz) Airy-Shaw，以根入药。

【采集加工】全年可采，晒干。

【功能主治】《滇省志》《元彝药》：用于肝胆湿热。

【用法用量】15g，水煎服。

【文献来源】*Leycesteria gracilis* (Kurz) Airy-Shaw 滇省志：18. 1995. 元彝药：18. 1994.

942　忍冬

【药材名】金银花。

【彝文音译】死了。
【来源】忍冬科植物忍冬 *Lonicera japonica* Thunb.，以花蕾入药。
【采集加工】夏季采收，洗净，晒干。
【功能主治】《彝医药学》《滇药志·一》：用于淋证、湿疹痤疮、各种疔疮、乳痈、咽喉炎、感冒咳嗽。
【用法用量】20g，泡开水服。
【文献来源】*Lonicera japonica* Thunb. 彝医药学：706. 1993. 滇药志·一：225. 2008.

943　败酱

【药材名】败酱、黄花败酱、黄花败酱草。
【彝文音译】涩拍、舍维龙、漆午、鹿肠。
【来源】忍冬科植物败酱 *Patrinia scabiosifolia* Link，以全草入药。
【采集加工】夏、秋季采收，洗净，切段晒干。
【功能主治】
1）《彝药本草》：用于肝胆结石、慢性肝炎、胆囊炎、平喘止咳。
2）《辞典》《中国彝药》：治疮痈肿毒、阑尾炎、火眼。
3）《志要》《滇省志》《辞典》《中国彝药》《彝州本草》：治精神分裂症。
4）《彝州本草》：用于肠炎、带下、阑尾脓肿、急性黄疸型肝炎、胆囊炎、腮腺炎、产后腹痛、外伤出血、眼结膜充血、衄血。
5）《彝药志》《彝药本草》：清热利湿、解毒排脓、活血散瘀。
6）《彝药志》《彝州本草》：用于痈疽疮疥、痔疮、肝炎、结膜炎、产后瘀血腹痛、精神分裂症。
7）《中国彝药》：清热解毒、镇静安神、活血排脓。用于癫痫。
【用法用量】25～30g，鲜品 100～200g，水煎服。外用：鲜品适量，捣烂敷。
【文献来源】*Patrinia scabiosifolia* Fisch. 彝药本草：6. 2018. 辞典：595. 2016. 滇省志：776. 1995. 彝州本草：194. 1998. 彝药志：179. 1983. 中国彝药：281. 2004. 志要：447. 2005.

944　裂叶翼首花

【药材名】裂叶翼首花、大树小黑牛、大寒药。
【彝文音译】哀诺期、堵乌维、直头花。
【来源】忍冬科植物裂叶翼首花 *Pterocephalus bretschneideri* (Bat.) Pritz.，以根入药。
【采集加工】四季可采，洗净，切片，晒干备用。
【功能主治】
1）《峩彝药》《滇省志》《滇药录》：舒筋活血、健脾益气。
2）《滇省标·四》：清热解表、行气止痛。用于外感风热、脘腹胀满疼痛。
3）《志要》《辞典》《峩彝药》《滇省志》《滇药录》：治跌打损伤、食积不化。
【用法用量】15～20g，水煎服。
【文献来源】*Pterocephalus bretschneideri* (Batal.) Pritz. 滇药录：262. 1983. 峩彝药：10. 滇省志：778. 1995. 滇省标·四：9. 2008. 志要：500. 2005. 辞典：677. 2016.

945　匙叶翼首花

【药材名】匙叶翼首草。
【彝文音译】土人参。

【来源】忍冬科植物匙叶翼首花 *Pterocephalus hookeri* (C. B. Clarke) E. Pritz.，以茎、叶入药。
【采集加工】全年可采，洗净，晒干。
【功能主治】《辞典》：治疣瘤。
【用法用量】3～9g，水煎服。
【文献来源】*Pterocephalus hookeri* (C. B. Clarke) Hoeck 辞典：678. 2016.

946　血满草

【药材名】血满草叶、血满草、红山花。
【彝文音译】斯赤列、赤列、尔借取、耶达莫和、诺拉。
【来源】忍冬科植物血满草 *Sambucus adnata* Wall. ex DC.，以全株入药。
【采集加工】全年可采，鲜用或晒干。
【功能主治】
1）《中南药学》：祛风、散瘀、通络。
2）《彝医药学》：用于肾炎水肿、妊娠腹痛。
3）《彝植物药》《中国彝药》《彝医药・下》：用于骨折、腰足扭伤、疮肿、饭后腹痛。
4）《滇药志・二》：祛风除湿、接骨消肿、活血化瘀、利尿。用于跌打损伤、瘀血肿痛、小便不利、孕期腹痛。
5）《哀牢本草》：活血化瘀、除湿利尿。用于跌打损伤、瘀血肿痛、小便不利、孕期腹痛。
6）《中国彝医》：温中散寒、活血散瘀、利水消肿。用于风湿劳损、少腹冷痛、饭后腹痛、咳嗽、疮肿、骨折。
7）《滇省志》：祛风活络、散瘀止痒。用于风疹、风湿痹痛、小儿麻痹、跌打损伤、骨折、水肿。
8）《中国彝药》《彝医药・下》：活血止痛、祛风通络、利水消肿、止咳止痒。用于咳嗽、皮肤瘙痒。
9）《彝药本草》：活血散瘀、强筋健骨、除湿利尿。用于肾炎水肿、风湿性关节疼痛。
10）《滇药录》：祛风除湿、接骨消肿。用于风湿疼痛、骨折扭伤。
11）《中国中药杂志》：祛风散瘀。用于关节炎、风湿疼痛、骨折、跌打损伤。
【用法用量】50～100g，水煎服。外用：适量，包敷。
【文献来源】*Sambucus adnata* Wall. 彝医药学：694，627. 1993. 哀牢本草：59. 1991. 彝植物药：113. 1990. 滇药志・二：143. 2009. 中国彝医：59. 1994. 滇省志：773. 1995. 彝医药・下：490. 2007. 中国彝药：546. 2004. 中南药学. 17（10）：1655-1658. 2019. 中国中药杂志. 38（11）：1844-1845. 2013. 彝药本草：158. 2018. 滇药录：284. 1983.

947　双参

【药材名】双参。
【彝文音译】则非、则色枝、补都拉、土洋参、都拉。
【来源】忍冬科植物双参 *Triplostegia glandulifera* Wall. ex DC.，以根入药。
【采集加工】秋季采收，洗净，晒干。
【功能主治】
1）《滇省志》：补益生津、调肝脾。用于慢性肝炎、久病体虚、月经不调、倒经。
2）《滇省标・二》：益肾养肝、健脾宁心。用于肝肾亏虚、腰膝酸软、头晕乏力、不孕不育、月经不调、心悸失眠。

3）《辞典》《志要》：治肾虚腰痛、贫血、咳嗽、遗精、阳痿、风湿性关节痛、月经不调、倒经、崩漏带下、不孕症、外伤出血，解乌头毒、酒毒。

4）《志要》：活血调经，补虚补肾，补脑，祛风降湿，止咳，止痛，解乌头毒、酒毒，消肿。用于体虚、不孕、月经不调、劳伤、头晕、头痛、咳嗽、醉酒。

【用法用量】15～30g，水煎服。

【文献来源】*Triplostegia glandulifera* Wall. ex DC. 滇省志：778. 1995. 滇省标・二：25. 2007. 辞典：837. 2016. 志要：619. 2005.

948　大花双参

【药材名】大花双参、双参、双肾参。

【彝文音译】补都拉、擦补丫、则色。

【来源】忍冬科植物大花双参 *Triplostegia grandiflora* Gagnep.，以根入药。

【采集加工】秋季采收，洗净，鲜用或晒干。

【功能主治】

1）《彝植物药》《中国彝药》《中国彝医》《辞典》《志要》：治身体虚弱、劳伤、不孕症、月经不调、咳嗽、风湿病、头晕、头痛、醉酒、乌头中毒。

2）《彝药本草》：补血、活血、补气。用于心悸失眠、男女不育、神衰体虚。

3）《彝药学》《中国彝药》：补肾健脾、活血调经、滋养肝气、解毒利湿。

4）《中国彝药》：用于妇女干血痨、男子肾虚腰痛。

5）《志要》：活血调经、补虚补肾、补脑、祛风除湿。

6）《中国彝医》：益肾补气、活血调经。

【用法用量】干品15～30g，水煎服，鲜品30～50g。

【文献来源】*Triplostegia grandiflora* Gagnep. 彝植物药：117. 1990. 彝药本草：123. 2018. 彝药学：49. 2016. 辞典：837. 2016. 志要：619. 2005. 中国彝医：65. 1994. 中国彝药：198. 2004.

949　长序缬草

【药材名】长序缬草。

【彝文音译】滋补此、咳药、山坡菜。

【来源】忍冬科植物长序缬草 *Valeriana hardwickii* Wall.，以全草、根入药。

【采集加工】夏、秋季采收，洗净，晒干。

【功能主治】《辞典》《彝药续集》：治咳嗽痰多、久咳、百日咳、腹泻、无名肿毒。

【用法用量】适量，水煎服。外用：鲜品适量，捣烂敷。

【文献来源】*Valeriana hardwickii* Wall. 辞典：853. 2016. 彝药续集：138. 1992.

950　缬草

【药材名】缬草。

【彝文音译】五倍朵。

【来源】忍冬科植物缬草 *Valeriana officinalis* L.，以全草入药。

【采集加工】秋季采集，洗净，晒干。

【功能主治】《辞典》《滇药录》《滇药志・五》《志要》：治蛔虫病。

【用法用量】15～30g，适量蒸鸡蛋吃。

【文献来源】*Valeriana coreana* Briq. 辞典：854. 2016. ——*Valeriana officinalis* L. 滇药录：349.

1983. 滇药志·五:386. 2012. 辞典:854. 2016. 志要:632. 2005. ——*Valeriana stubendorfii* Kreyer 辞典：854. 2016.

五福花科

951 接骨草

【药材名】臭火草。

【来源】五福花科植物接骨草 *Sambucus javanica* Blume，以根茎、全草入药。

【采集加工】全年采收，鲜用或晒干。

【功能主治】《彝药资源》：祛风利湿、活血散瘀、消炎止痛、止痉、消肿。用于黄疸型肝炎、跌打损伤、风湿、脚气肿胀、肾性水肿、急性细菌性痢疾、肺炎、风火牙痛、产后恶露不尽、外伤出血。

【用法用量】15～25g，水煎服。

【文献来源】*Sambucus chinensis* Lindl. 彝药资源：109. 2021.

952 接骨木

【药材名】接骨丹、续骨木。

【彝文音译】恩赞锡。

【来源】五福花科植物接骨木 *Sambucus williamsii* Hance，以茎、叶、茎枝入药。

【采集加工】全年可采，鲜用或晒干。

【功能主治】

1）《彝药学》《中国彝药》《彝医药·下》：活血、止痛、祛风除湿、润肺止咳。

2）《滇省标·二》：续接筋骨、消肿止痛。用于骨折、跌打损伤、风湿疼痛、腰痛、肾病水肿、皮肤瘙痒。

3）《彝医药·下》《中国彝药》：用于骨折、跌打损伤、咳嗽。

4）《中国彝药》：用于疮肿。

【用法用量】10～20g，水煎服。外用：鲜品适量，捣烂敷。

【文献来源】*Sambucus williamsii* Hance 彝药学：114. 2016. 滇省标·二：91. 2007. 中国彝药：510. 2004. 彝医药·下：461. 2007.

953 桦叶荚蒾

【药材名】桦叶荚蒾、桦叶荚迷。

【彝文音译】素素、豆节子。

【来源】五福花科植物桦叶荚蒾 *Viburnum betulifolium* Batal.，以叶入药。

【采集加工】夏、秋季采收，洗净，晒干。

【功能主治】

1）《志要》《辞典》：叶：外用治骨折、疮疡、肿痛、跌打损伤、杨梅疮、疥疮、荨麻疹。

2）《彝药续集》：用于梅毒、疮疡、疥疮、骨折、荨麻疹、肿痛、咳嗽。

【用法用量】适量，水煎服。

【文献来源】*Viburnum betulifolium* Batal. 辞典：861. 2016. 志要：638. 2005. 彝药续集：136. 1992.

954 水红木

【药材名】满山香、羊碎骨、滑白叶、翻脸叶、水红木。

【彝文音译】招到可起、拍来自、树儿爬、石诺、讨朋帕。

【来源】五福花科植物水红木 *Viburnum cylindricum* Buch. -Ham. ex D. Don，以叶、皮入药。

【采集加工】适时采收各部位，鲜用或晒干。

【功能主治】

1）《彝药本草》：祛风除湿、理气止痛。用于外感寒热、头痛、身痛、鼻炎、鼻窦炎。

2）《彝医药学》：用于大毒疮。

3）《彝验方》：用于肛周脓肿。

4）《彝药本草》：清热解毒、祛风活络、润肺止咳。用于心慌心悸、腹泻下痢、慢性支气管炎、咳嗽。

5）《辞典》《滇药录》《滇药志・二》《志要》：皮、叶：清热解毒。用于疮疡红肿疼痛、止咳止痢、消炎。

6）《中国彝药》《彝医药・下》：清热解毒、祛风利湿、消食止痛。

7）《辞典》《中国彝药》《彝医药・下》：疥癣疮毒、赤白痢疾、腹泻、食积胃痛、腹痛。

【用法用量】9～15g，水煎服。

【文献来源】*Viburnum coriaceum* Bl. 彝药本草：88. 2018. ——*Viburnum cylindricum* Buch. -Ham. 彝医药学：664. 1993. 彝验方：173. 2007. D. Don 彝药本草：41. 2018. 滇药录：354. 1983. 滇药志・二：83. 2009. 彝医药・下：505. 2007. 辞典：861. 2016. 志要：638. 2005. 中国彝药：563. 2004.

955 直角荚蒾

【药材名】直角荚蒾。

【彝文音译】素素。

【来源】五福花科植物直角荚蒾 *Viburnum foetidum* var. *rectangulatum* (Graebn.) Rehd.，以叶入药。

【采集加工】春、夏、秋季采收，鲜用或晒干。

【功能主治】

1）《辞典》（叶）：外用治骨折、疮疡、肿痛、跌打损伤、杨梅疮、疥疮、荨麻疹。

2）《彝药续集》：用于梅毒、疮疡、疥疮、骨折、荨麻疹、肿痛、咳嗽。

【用法用量】适量，水煎服。外用：捣碎，敷贴患处。

【文献来源】*Viburnum foetidum* Wall. var. *rectangulatum* (Graebn.) Rehd. 辞典：861. 2016. 彝药续集：137. 1992.

败 酱 科

956 蜘蛛香

【药材名】马蹄香、蜘蛛香。

【彝文音译】格波育吾、罗木丫、因喜贝齐、姆伯色、布里莫补此、日库列、韦莫不迭、也梯赤薄。

【来源】败酱科植物蜘蛛香 *Valeriana jatamansi* Jones，以全草、根、根茎入药。

【采集加工】适时采收各部位，鲜用或晒干。

【功能主治】

1）《大理资志》：用于小儿湿热口疮、身痒夜啼。

2）《彝药本草》：消食健胃、理气止痛、祛风解毒。用于食积腹胀、肝胆结石。

3）《彝药学》《彝医药・下》《中国彝药》：消食杀虫、顺气止痛、解毒消肿。

4）《彝医药・下》《中国彝药》：用于食积腹痛、腹部水肿、风湿筋骨痛、毒疮。

5）《滇省标・二》：理气健脾、止痛止泻、祛风除湿。用于消化不良、脘腹胀痛、羸弱消瘦、病后体虚、泄泻、疳积、风湿痹痛。

6）《辞典》《志要》：根茎：治瘰疬、消化不良、呕吐泄泻、痢疾、小儿疳积、风湿痹痛、流行性感冒。根、全草：治胃肠型感冒、胃寒气痛、小儿疳积、小儿夏季腹泻、小儿湿热口疮、身痒夜啼。

7）《滇省志》《中国彝医》：顺气止痛、健脾消食。用于胃肠型感冒、胃寒气痛、小儿疳积。

8）《彝医药学》：治腹部水肿。

9）《彝药续集》、《辞典》（根茎）、《志要》（根茎）：治胃痛、头痛、目痛、风湿痛、小儿伤食、腹胀。

【用法用量】15～30g，水煎服；或研末，温开水送服。

【文献来源】*Valeriana jatamansi* Jones 大理资志：119. 1991. 彝药本草：87. 2018. 彝药学：93. 2016. 滇省标・二：99. 2007. 辞典：853. 2016. 志要：630. 2005. 中国彝医：59. 1994. 中国彝药：421. 2004. 彝医药学：656. 1993. 彝医药・下：388. 2007. 彝药续集：140. 1992. 滇省志：777. 1995.

菊　　科

957　云南蓍

【药材名】飞天蜈蚣、云南蓍、白花一枝蒿。

【彝文音译】色直、赊兴诗。

【来源】菊科植物云南蓍 *Achillea wilsoniana* Heimerl ex Hand. -Mazz.，以全草、叶入药。

【采集加工】夏、秋季采收，鲜用或晒干。

【功能主治】

1）《彝药本草》：通经活络、消肿止痛、消炎止血。用于类风湿关节炎、关节红肿疼痛、跌打瘀血肿痛。

2）《中国彝药》《辞典》：治毒蛇咬伤、乳腺炎、跌打损伤、疯犬咬伤。

3）《彝药学》《中国彝药》：解毒消肿、活血止痛、祛风除湿。

4）《滇省标・六》《中国彝药》《辞典》《彝验方》：用于牙疼。

5）《滇省标・六》：消肿止痛、活血祛风。用于风湿疼痛、胃脘痛、闭经、腹痛、乳痈肿痛、跌打损伤、蛇虫咬伤、疮疡肿毒。

【用法用量】1.5～3g，水煎服；或研末；或泡酒服。外用：鲜品适量，捣烂敷；或研末撒。

【文献来源】*Achillea wilsoniana* Heimerl ex Hand. -Mazz. 彝药本草：43. 2018. 辞典：7. 2016. 彝药学：73. 2016. 彝验方：122. 2007. 中国彝药：304. 2004. 滇省标・六：45. 2010.

958　柳叶斑鸠菊

【药材名】铁球草、柳叶斑鸠菊。

【彝文音译】米碌塞。

【来源】菊科植物柳叶斑鸠菊 *Acilepis saligna* (DC.) H. Rob.，以全草入药。

【采集加工】全年可采，洗净，晒干备用。

【功能主治】

1）《彝医药·下》《中国彝药》：消食顺气、益气止带、润肺止咳、活血止血。用于顺气止痛。

2）《辞典》《彝医药·下》《中国彝药》《彝药志》：治腹部热结疼痛、白带异常、子宫脱垂、外伤出血。

3）《彝药志》：健脾消食、止痛、凉血止血、润肺止咳。

【用法用量】20～30g，水煎服。外用：捣烂敷。

【文献来源】*Vernonia saligna* DC. 中国彝药：436. 2004. 彝医药·下：400. 2007. 辞典：859. 2016. 彝药志：114. 1983.

959 下田菊

【药材名】下田菊、对叶绒毛草。

【彝文音译】齐纪那纪诺、纪那纪诺。

【来源】菊科植物下田菊 *Adenostemma lavenia* (L.) O. Kuntze，以全草入药。

【采集加工】夏、秋季采收，洗净，晒干。

【功能主治】

1）《志要》《滇省志》《辞典》：用于风湿性关节肿痛。

2）《滇药录》《志要》《滇药志·四》《辞典》：治足、手关节肿痛，关节肿大。

3）《元彝药》《滇药志·四》：用于痢疾、风寒感冒、湿痹。

【用法用量】15～20g，水煎服，1 日 3 次，连服 3 日。

【文献来源】*Adenostemma lavenia* (L.) O. Kuntze 辞典：21. 2016. 滇省志：779. 1995. 志要：17. 2005. 元彝药：28. 1994. 滇药录：6. 1983. 滇药志·四：29. 2009.

960 藿香蓟

【药材名】胜红菊、胜红蓟。

【彝文音译】个黑诺起、特值帕。

【来源】菊科植物藿香蓟 *Ageratum conyzoides* L.，以全草入药。

【采集加工】夏、秋季采收，鲜用或切段，晒干备用。

【功能主治】

1）《滇药志·四》《志要》《滇药录》：用于风热感冒、咳嗽。

2）《滇省标·六》：疏风清热、解毒止痒、止血。用于感冒发热、咽喉肿痛、疮疖、湿疹、崩漏。

3）《中国彝药》：清热解毒、止血、止痛、止痒。用于疥疮红肿、鹅口疮、皮肤瘙痒、胆道感染、崩漏。

【用法用量】干品 15～30g，水煎服，鲜品 30～40g。外用：鲜品 200～300g，煎水洗；或捣烂敷。

【文献来源】*Ageratum conyzoides* L. 滇药录：9. 1983. 滇省标·六：69. 2010. 志要：21. 2005. 中国彝药：70. 2004. 滇药志·四：320. 2009.

961 秀丽兔儿风

【药材名】野化血丹。

【来源】菊科植物秀丽兔儿风 *Ainsliaea elegans* Hemsl.，以全草入药。

【采集加工】全年均可采收，切段晒干。
【功能主治】《元彝药》：用于风湿痹痛、闭合性骨折。
【用法用量】3～5g，研末服。外用：研末调敷。
【文献来源】*Ainsliaea elegans* Hemsl. in Hook. 元彝药：58. 1994.

962　宽叶兔儿风

【药材名】刀口药。
【来源】菊科植物宽叶兔儿风 *Ainsliaea latifolia* (D. Don) Sch. -Bip.，以全草入药。
【采集加工】春、夏季采收，切段晒干。
【功能主治】《彝医药学》：用于相思病、妇女月经不止。
【用法用量】10～15g，水煎服。
【文献来源】*Ainsliaea triflora* (Buch. -Ham) 彝医药学：600. 1993.

963　白背兔儿风

【药材名】叶下花、白背兔耳风、叶下花根。
【彝文音译】斯佩文卡里、帕陶唯。
【来源】菊科植物白背兔儿风 *Ainsliaea pertyoides* var. *albotomentosa* Beauverd，以全草入药。
【采集加工】全年可采，洗净切段，晒干备用。
【功能主治】
1）《哀牢本草》：行气活血、除湿止痛。用于跌仆打伤。
2）《滇省志》：行气活血、除湿止痛、续接筋骨。用于风湿性关节痛、跌打损伤、骨折、淋巴结炎、过敏性皮炎。
3）《彝医药学》《辞典》：用于肾虚腰痛、不孕症、跌打损伤、月经不调、外伤红肿。
4）《辞典》：治中风后遗症、产后腹痛。全草：治骨折、风湿性关节痛、闭经、过敏性皮炎、关节肿痛、风寒湿痹、跌仆损伤。
5）《滇省标·二》：活血化瘀、消肿止痛、止咳平喘。用于跌打损伤、骨折、风湿疼痛、虚劳咳喘、妇女干血痨、不孕症。
6）《滇药志·三》：用于淋巴结炎、月经不调、骨折、外伤出血。
7）《彝医药·下》《中国彝药》《彝药学》：活血通脉、除湿止痛、补养肝肾。
8）《彝医药·下》《中国彝药》：用于月经不调、跌打损伤。
9）《滇药志·三》《滇药录》《志要》：用于风湿性关节痛、跌打损伤、骨折、闭经、过敏性皮炎。
10）《哀牢本草》《志要》：用于瘀血、关节肿痛、风寒湿痹。
11）《滇药志·三》《中国彝药》：用于中风后遗症、产后腹痛、外伤红肿、不孕症、肾虚腰痛。
12）《彝验方》：用于荨麻疹。
【用法用量】15～20g，水煎服；研末服；或泡酒服。外用：鲜品适量，捣烂敷。
【文献来源】*Ainsliaea pertyoides* Fr. var. *albotomentosa* Beauverd 哀牢本草：45. 1991. 彝医药学：614. 1993. 滇省标·二：41. 2007. 滇省志：781. 1995. 滇药志·三：127. 2010. 彝药学：82. 2016. 滇药录：9. 1983. 志要：22. 2005. 中国彝药：386. 2004. 彝医药·下：357. 2007. 彝验方：187. 2007. 辞典：28. 2016.

964　细穗兔儿风

【药材名】卵叶宽穗兔儿风、马蹄草、细穗兔耳风。

【彝文音译】苤不罗。

【来源】菊科植物细穗兔儿风 *Ainsliaea spicata* Vaniot，以全草、根入药。

【采集加工】秋季采收，洗净切碎，晒干备用。

【功能主治】

1）《滇省志》《志要》：用于急慢性支气管炎、肺结核咯血、咳嗽。

2）《安徽农学通报》：主治肾炎、尿路感染、胆囊炎。

3）《志要》：用于产后腹痛。根：用于产后缓痛、小儿高热、呕吐。

4）《彝药志》：清热利尿、润肺止咳。用于急性肾炎、肾盂肾炎、膀胱炎、尿路感染。

【用法用量】25～50g，水煎服。

【文献来源】*Ainsliaea latifolia* (D. Don) Sch. -Bip. var. *obovata* (Franch.) Grierson et Lauener 滇省志：780. 1995. 安徽农学通报. 26（16）：45-49. 2020. ——*Ainsliaea spicata* Vaniot 志要：22. 2005. 彝药志：90. 1983.

965 云南兔儿风

【药材名】兔耳风、云南兔儿风、燕麦灵、铜脚威灵、铜脚威灵仙。

【彝文音译】瓢儿细辛、期哪甲、木德厄吾、俄楚补、地草果、若路娃。

【来源】菊科植物云南兔儿风 *Ainsliaea yunnanensis* Franch.，以全草、根入药。

【采集加工】秋、冬季采收，洗净切碎，晒干备用。

【功能主治】

1）《中药材》：续接筋骨、祛风除湿。用于关节肿痛、劳伤腰痛、胃痛。

2）《辞典》（全草）：用于肺热咳嗽、痢疾、腹痛、跌打损伤、骨折、疮疡肿痛。

3）《彝州本草》：用于跌打损伤、骨折、风湿痹痛、驱蛔虫、狂犬病、头昏、关节痛、劳伤腰痛、胃脘痛。

4）《彝药本草》：祛风除湿、活血散瘀、消食健胃。用于食积腹胀、食欲不振、大便秘结、肠梗阻。

5）《滇药录》：用于慢性支气管炎、小儿肺炎、腹痛、胃痛、神经痛、跌打损伤。

6）《彝药志》《滇药志·一》：续接筋骨、祛风除湿。用于跌打损伤、骨折、风湿痹痛。

7）《滇药志·一》：用于驱蛔虫、狂犬病、头昏。

8）《辞典》《滇省志》《志要》：用于关节炎肿痛、劳伤腰痛、胃痛、急性支气管炎。

9）《中国彝药》《彝医药·下》：清热止咳、消积、祛风湿、活血。用于肺热咳嗽、痢疾、腹痛、关节肿痛、劳伤腰痛、胃痛。

10）《志要》（全草）：用于风湿性关节痛、跌打损伤、骨折、疮疡肿痛、劳伤腰痛、胃痛。

11）《大理资志》：用于胃痛、食积腹胀、泄泻、脉管炎、风湿病、蛇虫咬伤。

12）《彝药续集》、《辞典》、《志要》（全草、根）：用于骨折、咳痰、外伤出血、月经不调、风湿性关节痛、伤风感冒。

【用法用量】25～50g，水煎服；或炖肉；或泡酒服。外用：适量。

【文献来源】*Ainsliaea yunnanensis* Franch. 中药材. 12（8）：14-16. 1989. 辞典：29. 2016. 彝州本草：174. 1998. 彝药本草：165. 2018. 滇药录：10. 1983. 滇药志·一：393. 2008. 滇省志：781. 1995. 彝医药·下：414. 2007. 志要：22. 2005. 中国彝药：455. 2004. 大理资志：122. 1991. 彝药续集：160. 1992. 彝药志：96. 1983.

966　宽叶鼠曲草

【药材名】地毛香。
【来源】菊科植物宽叶鼠曲草 *Anaphalis adnata* Wall. ex DC.，以叶入药。
【采集加工】夏、秋季采收，洗净，晒干。
【功能主治】《彝验方》：用于咽喉炎。
【用法用量】20g，水煎服，1 日 1 剂，3 次分服。
【文献来源】*Anaphalis adnata* (Wall.) DC. 彝验方：126. 2007.

967　黏毛香青

【药材名】午香草、五香草、粘毛香青、土烟叶。
【彝文音译】我削诗、车巴枝、窝蛸诗。
【来源】菊科植物黏毛香青 *Anaphalis bulleyana* (J. F. Jeffr.) Chang，以全草、叶入药。
【采集加工】全年可采，洗净，切碎晒干。
【功能主治】
1）《中国彝药》：清热利湿、止咳。
2）《中国彝药》、《辞典》（全草）：治急性肠胃炎、尿道炎、尿痛尿频、感冒头痛、咽炎咳嗽。
3）《滇省标·四》：祛风散寒、止咳化痰、和胃止泻。用于风寒感冒、咳嗽多痰、咽痛、腹胀腹痛、泄泻、痢疾。
4）《彝药本草》：解表、止咳。用于慢性咽喉炎、慢性支气管炎。
5）《大理资志》：用于四时感冒头痛、痢疾、肠炎、胃气痛、百日咳、肝炎。
6）《彝医药学》：用于颈项生疮、水逼风寒、四肢骨折。
【用法用量】3～5g，蒸蜂蜜吃，每天 1 次。
【文献来源】*Anaphalis bulleyana* (J. F. Jeffr.) Chang 中国彝药：142. 2004. 彝药本草：139. 2018. 滇省标·四：23. 2008. 辞典：51. 2016. 大理资志：123. 1991. 彝医药学：692. 1993.

968　滇麻花头

【药材名】红羊耳菊。
【来源】菊科植物滇麻花头 *Archiserratula forrestii* (Iljin) L. Martins，以全草入药。
【采集加工】夏、秋季采收，洗净，鲜用或晒干。
【功能主治】《元彝药》：用于淋巴结肿大、痈疡疮疽。
【用法用量】15～30g，水煎服。
【文献来源】*Serratula forrestii* Iljin 元彝药：36. 1994.

969　牛蒡

【药材名】牛蒡子、牛蒡、牛蒡根、牛蒡子根。
【彝文音译】涩瓜台、寒念猛、恶实、鼠粘子、寒鸟节、阿什勒底、巴补列。
【来源】菊科植物牛蒡 *Arctium lappa* L.，以根、叶、果实、种子入药。
【采集加工】适时采收各部位，鲜用或晒干。
【功能主治】
1）《辞典》（果实）、《滇药志·二》、《彝医药学》：用于麻疹。
2）《彝药本草》：清热解毒、疏风利咽。用于妇科慢性炎症、妇女干血痨。

3）《彝药学》《彝药续集》《中国彝药》：发表透疹、清热疏风、利咽散结、通乳。

4）《彝药续集》《中国彝药》：用于麻疹、疮疡肿毒、湿疹、缺乳。

5）《滇省标・二》：祛风清热、解毒消肿、理气通便。用于咽喉肿痛、牙龈肿痛、咳嗽痰稠、腹胀便秘、消渴、黄白带下、干血痨、缺乳、风毒面肿、大头风、疮疡肿毒。

6）《辞典》（根）：治疮疡肿毒、缺乳。

7）《志要》、《辞典》（根、叶）：用于胃病、疥疮、感冒、百日咳、痔疮、麻疹、咽喉肿痛。

8）《大理资志》：用于风热咳嗽、咽喉肿痛、乳汁不通、肾炎水肿、疮痈。

【用法用量】3～10g，水煎服；或入散剂。外用：适量，煎汤含漱；或捣敷。

【文献来源】*Arctium lappa* L. 彝医药学：727. 1993. 彝药本草：95. 2018. 彝药学：11. 2016. 滇药志・二：72. 2009. 滇省标・二：35. 2007. 辞典：67. 2016. 志要：52. 2005. 中国彝药：58. 2004. 大理资志：124. 1991. 彝药续集：158. 1992.

970 黄花蒿

【药材名】青蒿、铁蒿、黄花蒿枝、黄花蒿。

【彝文音译】石学诺、二可依卡、哦咪、巾桔。

【来源】菊科植物黄花蒿 *Artemisia annua* L.，以全草入药。

【采集加工】秋季采收，晒干或切段晒干。

【功能主治】

1）《彝医药学》：用于外伤出血、疮疡久不愈、发热兼出羊毛痧、高热惊厥、腹痛、跌打瘀血、手背疼痛红肿、畏寒腹痛、腰部疼痛、赤白痢疾、风热感冒、腹痛腹泻、脚受伤感染、枪伤、产后出血不止。

2）《彝药本草》：清热凉血、退虚热、解暑。用于急性肠胃炎、胆绞痛、肾绞痛。

3）《滇药志・一》《彝医药学》：用于黄疸。

4）《志要》、《辞典》（全草）：治痢疾、发热头痛、瘀证、疟疾。

5）《民药志・二》：治痢疾、痧证。

【用法用量】30～50g，鲜品捣烂冲开水服。

【文献来源】*Artemisia annua* L. 彝医药学：636. 1993. 彝药本草：130. 2018. 彝医药学：606. 1993. 滇药志・一：295. 2008. 辞典：81. 2016. 志要：64. 2005. 民药志・二：294. 1990.

971 奇蒿

【药材名】刘寄奴。

【来源】菊科植物奇蒿 *Artemisia anomala* S. Moore，以全草入药。

【采集加工】秋季采收，洗净，晒干。

【功能主治】《彝医药学》：用于大腿生疮化脓、消化不良。

【用法用量】2.5～5g，水煎服。外用：鲜品适量，捣烂；或干品研粉敷。

【文献来源】*Artemisia anomala* S. Moore 彝医药学：627. 1993.

972 青蒿

【药材名】青蒿、茅头草、草青蒿、香蒿。

【彝文音译】贝尼卡、施伍白、嵩可努、黑可史、黑可阿莫。

【来源】菊科植物青蒿 *Artemisia apiacea* Hance，以全草、根入药。

【采集加工】夏、秋季采收，洗净，晒干。

【功能主治】

1）《哀牢本草》：清虚火、利肝胆、截疟、通窍。

2）《志要》《彝州本草》《辞典》：用于肺痨潮热、低热无汗、疟疾、肾炎、肠胃炎、风热感冒。

3）《彝药学》《中国彝药》：清虚火、活血止痛、利湿解毒、治疗疟疾。

4）《中国彝药》：用于肠胃炎、高热惊厥。

5）《中国彝药》、《辞典》（全草）：用于肾炎、惊厥、畏寒腹痛、腰部疼痛、赤白痢疾、跌打瘀血、外伤出血。

6）《滇省志》、《志要》（全草）、《滇药录》：用于肠胃炎、肾炎。

7）《哀牢本草》《志要》《辞典》：治肝胆湿热、骨蒸虚劳、高热昏迷、疟疾、瘴疠。

8）《中国彝医》：清热凉血、滋阴退热、解暑。用于肺痨潮热、低热无汗、疟疾、中暑。

9）《彝药续集》、《志要》、《辞典》（根、全草）：用于肝痛、皮肤瘙痒、半夜腹泻、中暑。

【用法用量】10～30g，水煎服；或研末，6g，温水送服。外用：鲜品，捣烂敷；或煎水洗。

【文献来源】*Artemisia apiacea* Hance 哀牢本草：72. 1991. 彝州本草：106. 1998. 彝药学：18. 2016. 滇药录：29. 1983. 志要：65. 2005. 中国彝医：56. 1994. 中国彝药：81. 2004. 彝药续集：154. 1992. ——*Artemisia apiacea* Hance ex Walp. 滇省志：783. 1995. ——*Artemisia carvifolia* Buch. -Ham. ex Roxb. 辞典：84. 2016.

973 艾

【药材名】艾叶、艾、艾蒿、蒿子。

【彝文音译】蒿子、黑可尼。

【来源】菊科植物艾 *Artemisia argyi* Lévl. et Van.，以根、叶入药。

【采集加工】春、夏季采收，洗净，晒干。

【功能主治】

1）《彝验方》：用于伤风。

2）《志要》《辞典》：根：治跌打损伤、腹有死血、慢性肝炎、肺结核喘息症、慢性支气管炎、急性细菌性痢疾、间日疟、白带异常、寻常疣。

3）《彝药续集》：用于打伤、腹有死血。

4）《彝医药学》：用于月经过多、秀珠风、淋证。

5）《彝医药史》：根：用于打伤、腹内死血。叶：用于安胎、止血，主治赤白带、下元虚冷、大肠下血、吐血。

【用法用量】20g，开水烫后用。

【文献来源】*Artemisia argyi* H. Lev. et Van. 彝验方：7. 2007. 辞典：82. 2016. 彝药续集：155. 1992. 志要：66. 2005. 彝医药学：695. 1993. 彝医药史：154. 1990.

974 滇南艾

【药材名】滇南艾。

【彝文音译】黑蒿根。

【来源】菊科植物滇南艾 *Artemisia austroyunnanensis* Y. Ling et Y. R. Ling，以根入药。

【采集加工】全年可采，洗净，晒干。

【功能主治】《辞典》：用于骨蒸劳热、烦热肤痒、吐血。

【用法用量】9～15g，水煎服。

【文献来源】*Artemisia austroyunnanensis* (Pamp.) Ling et Y. R. Ling 辞典：83. 2016.

975 茵陈蒿

【药材名】白蒿子、茵陈蒿、茵陈。

【彝文音译】白蒿子。

【来源】菊科植物茵陈蒿 *Artemisia capillaris* Thunb.，以全草、叶入药。

【采集加工】春季采收，洗净，晒干。

【功能主治】

1）《彝医药学》：用于癣疮。

2）《哀牢本草》、《滇药志・三》、《志要》、《辞典》（叶）：用于肝胆湿热、全身黄染、午后潮热、湿疹瘙痒。

3）《哀牢本草》《滇药志・三》：清湿热、退黄疸。

4）《滇药志・三》：用于癣疮、肝炎。

【用法用量】5～15g，捣碎，蒸鸡蛋吃。

【文献来源】*Artemisia capillaris* Thunb. 彝医药学：661. 1993. 辞典：83. 2016. 哀牢本草：82. 1991. 滇药志・三：271. 2010. 志要：66. 2005.

976 牡蒿

【药材名】甜蒿枝、铁蒿、牡蒿。

【彝文音译】蒿可赤、黑可阿曲、黑可、阿可卡。

【来源】菊科植物牡蒿 *Artemisia japonica* Thunb.，以全草入药。

【采集加工】秋季采收，洗净切碎，晒干备用。

【功能主治】

1）《哀牢本草》：清热解毒、截疟杀虫。用于风寒身热、痨伤咳嗽、痈疽疮疡、疟疾、疥癣。

2）《彝州本草》：用于黄疸型肝炎、红斑疮、口腔溃疡。

3）《滇药志・五》：用于疟疾、高血压、痨伤咳嗽、口腔溃疡、痈疽疮疡、疥癣、疔疮肿毒。

4）《滇药志・五》《中国彝药》：清热解毒、利胆退黄、除湿止痛、止血。用于肺结核潮热、中暑、感冒发热。

5）《滇省志》：疏肝利胆。用于黄疸型肝炎。

6）《滇省标・六》：清热解表、利湿退黄、缓急止痛。用于感冒发热、肺痨咳嗽、湿热黄疸、痧证、腹痛、疟疾、疮疡疥癣。

7）《滇药志・五》《中国彝药》《辞典》：用于高热后黄疸、红斑疮、胆囊炎、黄疸型肝炎。

8）《志要》《辞典》：用于黄疸型肝炎、感冒发热、中暑、肺结核潮热、山岚瘴气、肝痛、疫疠、小儿腹痛、风疹瘙痒、咽喉肿痛、肺痨咯血、小儿食积、风寒身热、痨伤咳嗽、痈疽疮疡、疟疾、疥癣。

9）《彝药续集》：用于腹痛、肝痛、瘟疫、风湿性关节痛、风疹瘙痒、咽喉肿痛、肺痨咯血、小儿伤食。

10）《彝州本草》《彝药志》：用于感冒发热、中暑、疟疾、肺结核潮热、高血压；外用疔疮肿毒。

【用法用量】5～10g，水煎服。外用：绞汁或煎水涂搽。

【文献来源】*Artemisia japonica* Thunb. 哀牢本草：106. 1991. 彝州本草：172. 1998. 滇药志・五：189. 2012. 滇省志：784. 1995. 滇省标・六：75. 2010. 辞典：85. 2016. 志要：68. 2005. 中国彝药：97. 2004. 彝药续集：156. 1992. 彝药志：92. 1983.

977 野艾蒿

【药材名】野艾。
【来源】菊科植物野艾蒿 *Artemisia lavandulifolia* Candolle，以全草入药。
【采集加工】夏季采收，洗净，晒干。
【功能主治】《彝医药学》：治秃疮。
【用法用量】外用：适量，捣烂敷。
【文献来源】*Artemisia lavendulaefolia* DC. 彝医药学：645. 1993.

978 多花蒿（原变种）

【药材名】滇南艾、黑蒿、黑蒿根。
【彝文音译】黑蒿根。
【来源】菊科植物多花蒿（原变种）*Artemisia myriantha* var. *myriantha*，以根、叶入药。
【采集加工】夏季采收，洗净，切段晒干。
【功能主治】
1）《哀牢本草》《辞典》：根：用于骨蒸劳热、烦热肤痒、吐血。
2）《彝验方》：用于毛囊炎。
3）《哀牢本草》：清热解毒、凉血止血。
【用法用量】10～20g，水煎服。
【文献来源】*Artemisia dubia* Wall. var. *longcracemulosa* Pamp. 辞典：83. 2016. 彝验方：180. 2007. 哀牢本草：112. 1991.

979 大籽蒿

【药材名】白蒿。
【来源】菊科植物大籽蒿 *Artemisia sieversiana* Ehrh.，以全草入药。
【采集加工】夏、秋季采收，切段晒干。
【功能主治】《彝医药学》：用于中暑而腹泻。
【用法用量】9～15g，水煎服。
【文献来源】*Artemisia sieversiana* Ehrh. ex Willd 彝医药学：615. 1993.

980 短冠东风菜

【药材名】短冠东风菜。
【彝文音译】至皮。
【来源】菊科植物短冠东风菜 *Aster marchandii* H. Lév.，以根入药。
【采集加工】秋季采收，洗净，晒干。
【功能主治】
1）《志要》《辞典》《滇药录》《滇省志》：用于感冒咳嗽、慢性支气管炎。
2）《滇省志》：疏风散寒、消炎止咳。
【用法用量】9～15g，水煎服。
【文献来源】*Doellingeria marchandii* (Levl.) Ling 滇药录：106. 1983. 滇省志：796. 1995. 辞典：292. 2016. 志要：230. 2005.

981 石生紫菀

【药材名】野冬菊、石生紫菀。

【彝文音译】阿俞姬、阿俞娃。

【来源】菊科植物石生紫菀 *Aster oreophilus* Franch.，以全株、根入药。

【采集加工】夏、秋季采收，洗净，晒干。

【功能主治】

1）《滇省志》《志要》《辞典》《滇药录》：用于牙痛、喉痛、目痛、口腔炎。

2）《滇省志》：全株：清热、散寒、止痛；用于感冒、小儿肺炎。根：行气止痛、祛风除湿；用于胃痛、胃及十二指肠溃疡、感冒、风湿疼痛。

【用法用量】6～9g，水煎服；或泡开水含漱。

【文献来源】*Aster oreophilus* Franch. 滇药录：32. 1983. 滇省志：785. 1995. 辞典：95. 2016. 志要：76. 2005. ——*Aster tricapitatus* Vaniot 辞典：95. 2016.

982 狗舌紫菀

【药材名】狗舌紫菀。

【彝文音译】母勒芨。

【来源】菊科植物狗舌紫菀 *Aster senecioides* Franch.，以全草、根入药。

【采集加工】秋季采收，洗净，晒干。

【功能主治】

1）《彝植物药》、《辞典》（根）：用于“海拉”（胃病）、病后体虚、老人头晕、风湿。

2）《彝植物药》、《辞典》（全草）：用于“扯依尾”（风寒感冒）、“勒扯”（月经不调）、生疮日久溃烂。

3）《志要》、《辞典》（全草、根）：用于头晕眼昏、久病体虚、“海拉”（胃病）、“扯依尾”病（风寒感冒）、“勒扯”（月经不调）、疮疡溃肿。

【用法用量】适量，泡酒服。外用：捣烂敷；或泡酒搽。

【文献来源】*Aster senecioides* Franch. 彝植物药：131，132. 1990. 辞典：96. 2016. 志要：77. 2005.

983 紫菀

【药材名】紫菀。

【彝文音译】配波萝。

【来源】菊科植物紫菀 *Aster tataricus* L. f.，以根入药。

【采集加工】春、秋季采收，洗净，晒干。

【功能主治】

1）《彝医药学》：用于哮喘。

2）《志要》《辞典》：用于肺结核。

【用法用量】4.5～10g，水煎服；或入丸、散剂。

【文献来源】*Aster tataricus* L. f. 彝医药学：549. 1993. 辞典：96. 2016. 志要：77. 2005.

984 苍术

【药材名】苍术。

【来源】菊科植物苍术 *Atractylodes lancea* (Thunb.) DC.，以根茎入药。

【采集加工】春、秋季采收，洗净，晒干。
【功能主治】《彝医药学》：治黄水疮、风湿性关节炎、疼痛不适、内外痔、绣球风。
【用法用量】3～9g，水煎服；或入丸、散剂。
【文献来源】*Atractylodes lances* (Thunb.) 彝医药学：529. 1993.

985　白术

【药材名】白术。
【来源】菊科植物白术 *Atractylodes macrocephala* Koidz.，以根茎入药。
【采集加工】冬季采收，洗净采挖。
【功能主治】《彝医药学》：治产后肿胀、小儿腹积痞块、消瘦、啼哭、疟疾、寒多热少、口眼㖞斜、臌胀、小儿寒泻。
【用法用量】3～15g，水煎服；或熬膏；或入丸、散剂。
【文献来源】*Atractylodes macrocephala* Koidz. 彝医药学：528. 1993.

986　婆婆针

【药材名】鬼针草、婆婆针。
【彝文音译】嫩施、祖杰、祖杰俄。
【来源】菊科植物婆婆针 *Bidens bipinnata* L.，以全草、根入药。
【采集加工】夏、秋季采收，洗净，切碎鲜用或晒干。
【功能主治】
1）《志要》《彝州本草》：用于阑尾炎、黄疸。
2）《彝植物药》《辞典》：用于背疮、虫咬红斑、风疹块、腹泻、毒蛇咬伤、风湿病、中暑腹痛吐泻。
3）《彝医药学》：治乳腺炎。
4）《志要》：治蛇虫咬伤、疮肿、风疹、腹泻、风湿等。
5）《中国彝药》：清热解毒、化吐止泻、除湿止痒。用于乳腺炎、外感发热、鼻窦炎、风疹块、虫咬红斑、中暑腹痛吐泻、腹泻。
6）《辞典》：用于疡痈、疮肿、乳腺炎。
7）《志要》《彝州本草》《辞典》：用于疟疾、腹泻、痢疾、肝炎、急性肾炎、胃痛、噎膈、咽喉肿痛、鼻窦炎、跌打损伤、蛇虫咬伤。
【用法用量】15～50g，水煎服；或鲜品泡开水当茶饮。外用：鲜品适量，捣烂敷。
【文献来源】*Bidens bipinnata* L. 彝州本草：149. 1998. 彝植物药：133. 1990. 彝医药学：605. 1993. 志要：93. 2005. 中国彝药：106. 2004. 辞典：116. 2016.

987　鬼针草

【药材名】鬼针草。
【彝文音译】年施。
【来源】菊科植物鬼针草 *Bidens pilosa* L.，以全草、根入药。
【采集加工】夏、秋季采收，洗净，晒干。
【功能主治】
1）《滇药志·五》：清热解毒、散瘀除湿、消肿。用于外感发热、鼻窦炎、疟疾、腹泻、痢疾、肝炎、急性肾炎、胃痛、打嗝、肠痈、咽喉肿痛、风湿性关节痛、跌打损伤、蛇虫咬伤。

2）《志要》：用于蛇虫咬伤、疮肿、风疹、腹泻、风湿。

3）《彝药资源》：治风疹块、虫咬红斑、中暑腹痛吐泻、腹泻。

【用法用量】15～50g，水煎服。

【文献来源】*Bidens pilosa* L. 滇药志·五：257. 2012. 志要：95. 2005. 辞典：117. 2016. 彝药资源：126. 2021.

988　狼耙草

【药材名】狼把草。

【来源】菊科植物狼耙草 *Bidens tripartita* L.，以全草入药。

【采集加工】夏、秋季采收，洗净，晒干。

【功能主治】《志要》《辞典》：用于蛇虫咬伤、疮肿、风疹、腹泻、风湿。

【用法用量】10～30g，水煎服，鲜品加倍；或绞汁饮。外用：适量，捣烂敷；研末撒或调敷。

【文献来源】*Bidens tripartita* L. 志要：95. 2005. 辞典：117. 2016.

989　馥芳艾纳香

【药材名】黄药、黄药草、香艾纳、香艾、馥香艾纳香。

【彝文音译】聂苏诺期、罕苦娜、些着诺此。

【来源】菊科植物馥芳艾纳香 *Blumea aromatica* DC.，以全株入药。

【采集加工】四季可采，洗净，切段，晒干备用。

【功能主治】

1）《中国彝医》《滇省志》：清热解毒、逐瘀利水。用于结核性腹膜炎、结核性淋巴结炎、上呼吸道感染、水肿、疮疡红肿。

2）《辞典》《峩彝药》《滇省志》《滇药录》《志要》：治上呼吸道感染、胸膜炎、气管炎。

3）《峩彝药》《滇省志》《滇药录》《志要》：止咳。

4）《中国彝医》：清热解毒、散瘀消肿、利水。

5）《彝医药学》：治肿证、膀胱结石。

6）《滇药录》《志要》《辞典》：治淋巴结炎、扁桃体炎、肺炎、麻疹合并感染、疮毒而致炎症。

7）《志要》《辞典》：用于湿疹、皮肤瘙痒、外伤出血、止咳、结核性腹膜炎、结核性淋巴结炎、水肿、疮毒。

【用法用量】15～30g，水煎服。外用：煎水洗。

【文献来源】*Blumea aromatica* DC. 中国彝医：45. 1994. 辞典：120. 2016. 峩彝药：38. 彝医药学：642. 1993. 滇药录：41. 1983. 滇省志：788. 1995. 志要：98. 2005.

990　柔毛艾纳香

【药材名】柔毛艾纳香。

【彝文音译】姜尼。

【来源】菊科植物柔毛艾纳香 *Blumea axillaris* (Lam.) DC.，以全草入药。

【采集加工】夏、秋季采收，洗净，晒干。

【功能主治】《滇药录》《志要》《辞典》：用于不孕。

【用法用量】10～15g，水煎服；或捣烂冲开水含服。外用：适量，煎水洗；或绞汁涂。

【文献来源】*Blumea axillaris* (Lam.) Cand. 辞典：120. 2016. ——*Blumea mollis* (D. Don) Merr. 滇药录：41. 1983. 辞典：120. 2016. 志要：99. 2005.

991　艾纳香

【药材名】艾纳香、真金草。

【彝文音译】赊者诗、冰片叶、削黑齐。

【来源】菊科植物艾纳香 *Blumea balsamifera* (L.) DC.，以全草入药。

【采集加工】夏、秋季采收，洗净，晒干。

【功能主治】

1）《辞典》《中国彝药》《彝医药·下》：用于风湿性腰痛、梅毒、肝硬化水肿、感冒。

2）《彝药本草》：清热抗暑、祛风通窍、通经活络、消肿止痛。用于外感寒热、中风昏迷、头痛、腹痛。

3）《滇药志·一》：驱虫消食、透疹止痒。用于蛔虫水臌、食积腹痛。

4）《中国彝药》《彝医药·下》：祛风除湿、活血调经、消肿止痛。

5）《滇省标·二》：行气开窍、舒筋通络、祛风解表。用于中风昏迷、中暑、风热感冒、臌胀、风湿痹痛、皮肤瘙痒。

6）《中央民族大学》：镇痛、发汗、祛风除湿、祛痰止咳、通经止血。

【用法用量】10～30g，水煎服，鲜品加倍；或研末服，3g。外用：鲜品适量，捣烂敷。

【文献来源】*Blumea balsamifera* (L.) DC. 辞典：120. 2016. 彝药本草：192. 2018. 滇药志·一：105. 2008. 彝医药·下:426. 2007. 中国彝药:467. 2004. 滇省标·二：77. 2007. 中央民族大学. 2013.

992　裂苞艾纳香

【药材名】裂苞艾纳香、大叶艾纳香根、大叶艾纳香。

【彝文音译】那突西、聂苏诺期。

【来源】菊科植物裂苞艾纳香 *Blumea martiniana* Vant.，以全株、根入药。

【采集加工】全年可采，采后晒干。

【功能主治】

1）《哀牢本草》：驱虫消食。用于蛔虫水臌、食积腹痛。

2）《滇省志》：用于惊厥。

3）《志要》《辞典》：全株：用于风湿痹痛。根：用于惊厥、蛔虫水臌、食积腹痛。

4）《彝医药学》：治惊厥、蛔虫病、痛经。

【用法用量】10～20g，水煎服。

【文献来源】*Blumea henryi* Dunn. 辞典：121. 2016. ——*Blumea martiniana* Vant. 哀牢本草：23. 1991. 滇省志：789. 1995. 辞典：121. 2016. 志要：99. 2005. 彝医药学：647. 1993.

993　天名精

【药材名】天名精。

【彝文音译】俄迈苍、罗依什。

【来源】菊科植物天名精 *Carpesium abrotanoides* L.，以全草、根入药。

【采集加工】秋季采收，洗净，鲜用或晒干。

【功能主治】

1）《滇药志·二》、《辞典》（全草）：用于痢疾、腹泻、小儿肺炎、支气管炎、疟疾、疮痈肿痛、皮肤瘙痒。

2）《辞典》（根、全草）、《民药志·四》：用于咽喉肿痛、痢疾、肺结核、湿疹、皮炎、疥癣。

3）《民药志·四》：解热消肿、利咽喉、截疟杀虫、拔毒敛疮。

【用法用量】9～15g，水煎服；或研末，3～6g；或绞汁；或入丸、散剂。外用：适量，捣烂敷；或煎水熏洗及含漱。

【文献来源】*Carpesium abrotanoides* L. 滇药志·二：52. 2009. 辞典：163. 2016. 民药志·四：113. 2007.

994 烟管头草

【药材名】挖耳草、烟管头草、倒提壶。

【彝文音译】诺巴梯介朵、阿匹马糯可诺、娃勒波、高纪唯。

【来源】菊科植物烟管头草 *Carpesium cernuum* L.，以全株、根、叶、果实入药。

【采集加工】夏、秋季采收，洗净，晒干。

【功能主治】

1）《滇药录》：治小便不通。

2）《彝州本草》：用于急性肠炎、淋巴结结核、痢疾、疮疖肿毒、口腔溃疡、胃下垂。

3）《彝州本草》、《滇药志·一》、《滇省志》、《辞典》（全草）：用于感冒发热、头痛、咽喉肿痛、牙痛、腮腺炎、支气管炎、哮喘、尿路感染、乳腺炎、带状疱疹、毒蛇咬伤。

4）《彝医药学》：治疝气、牙龈肿痛、误服药中毒。

5）《滇药志·一》《滇省志》《辞典》：根：用于胃寒痞痛、痢疾、自汗、脱肛、子宫脱垂。叶：消炎；外用于中耳炎、疮疖。果实：用于蛔虫病、蛲虫病、绦虫病、虫积腹痛。

6）《滇药志·一》：清热解毒、消肿止痛。用于急性肠炎、淋巴结结核、哮喘。

7）《滇省志》：清热解毒、消肿止痛。外用于疮疖肿毒。根：益气固脱、清热解表、止痛。果实：消炎杀虫。

8）《辞典》（全草）：用于小便不通、急性肠炎、痢疾、尿路感染、淋巴结结核。

9）《民药志·四》：清热利湿。

10）《中国彝药》：清热解毒、除湿止痛、顺气消肿。

11）《辞典》（全草）、《中国彝药》：用于牙龈肿痛、中毒、中耳炎、疮痈肿毒、泻痢、腹痛、痞积、疝气、子宫脱垂、感冒。

12）《大理资志》《辞典》：用于妇人湿热带下、淋证。

【用法用量】10～20g，水煎服。外用：鲜品适量，捣烂敷。

【文献来源】*Carpesium cernuum* L. 彝州本草：148. 1998. 滇药录：57. 1983. 彝医药学：604. 1993. 滇药志·一：280. 2008. 滇省志：790. 1995. 辞典：164. 2016. 民药志·四：455. 2007. 中国彝药：143. 2004. 大理资志：125. 1991.

995 红花

【药材名】红花、红蓝花。

【彝文音译】维能高。

【来源】菊科植物红花 *Carthamus tinctorius* L.，以花入药。

【采集加工】夏季采收，阴干备用。

【功能主治】

1）《彝医药学》：治不孕症、乳糜尿、软组织损伤、产后泄泻、血瘀疼痛、跌打损伤、损伤气绝。

2）《滇药志·一》《哀牢本草》：活血通经、祛瘀止痛。

3）《辞典》《滇药志・一》《哀牢本草》：用于跌打损伤、瘀血肿痛、闭经、腹痛、久婚不孕。

4）《滇省志》《辞典》：用于不孕症。

5）《辞典》：用于气管炎、胆结石、痛经、闭经。

6）《中国医药导刊》：活血化瘀、散湿祛肿。用于产后血瘀、腹内恶血不尽、绞痛、胎死腹中。

【用法用量】5～10g，水煎服。

【文献来源】*Carthamus tinctorius* L. 彝医药学：712. 1993. 哀牢本草：56. 1991. 滇药志・一：150. 2008. 滇省志：791. 1995. 辞典：165. 2016. 中国医药导刊. 19（5）：527-530. 2017.

996　石胡荽

【药材名】碎米草、鹅不食草、胡荽、石胡荽。

【彝文音译】高安消、杂玛使、提衣得。

【来源】菊科植物石胡荽 *Centipeda minima* (L.) A. Br. et Aschers.，以全草、叶入药。

【采集加工】秋季采收，鲜用或晒干。

【功能主治】

1）《中国彝药》《滇药志・二》：发表祛风、解毒消肿。

2）《彝医药学》：治麻疹。

3）《辞典》《中国彝药》：用于麻疹、中暑昏厥、蛇虫咬伤、牛皮癣。

4）《中国民族民间医药杂志》：消炎止痛、活血消肿。

5）《彝验方》：用于鼻炎。

6）《彝药本草》：解毒除湿、通经活络、明目、止咳、止痢。用于感冒鼻塞、慢性鼻炎、头痛、肠炎腹痛。

【用法用量】5～9g，水煎服；或绞汁服。外用：鲜品适量，捣烂敷或塞鼻；或研末吹鼻。

【文献来源】*Centipeda minima* (L.) A. Br. et Aschers. 中国彝药：56. 2004. 彝医药学：590. 1993. 辞典：175. 2016. 中国民族民间医药杂志.（6）：362-363. 2001. 彝验方：112. 2007. 滇药志・二：89. 2009. 彝药本草：39. 2018.

997　野菊

【药材名】野菊花叶、野菊、野菊花根、菊花、野菊花。

【彝文音译】吃都呕都。

【来源】菊科植物野菊 *Chrysanthemum indicum* L.，以根、叶、花入药。

【采集加工】秋季采收，阴干或晒干。

【功能主治】

1）《彝验方》：用于慢性中耳炎。

2）《辞典》《滇药志・四》《哀牢本草》《志要》：用于头痛眩晕、目赤肿痛、两眼昏花。

3）《中国彝药》《彝药学》：清热解毒、疏风平肝、散结止痒。

4）《辞典》《中国彝药》：用于夏令热疖、皮肤湿疮溃烂、风热感冒、咽喉肿痛、百日咳、腮腺炎、乳腺炎。

5）《彝医药学》：治毒蛇咬伤。

6）《滇药志・四》《哀牢本草》《志要》：清热发表、平肝明目。

【用法用量】鲜品 10～20g，水煎服。外用：适量，捣烂敷。

【文献来源】*Chrysanthemum indicum* L. 彝验方：112. 2007. 辞典：188. 2016. 中国彝药：95. 2004. 彝医药学：510. 1993. ——*Dendranthema indicum* (L.) Des Moul. 辞典：188. 2016. 哀牢本草：97. 1991.

彝药学：23. 2016. 志要：215. 2005. 滇药志・四：380. 2009.

998 菊花

【药材名】白菊花根、杭菊、菊花。

【来源】菊科植物菊花 *Chrysanthemum morifolium* Ramat.，以根、叶、花入药。

【采集加工】正月采根，三月采叶，九月采花，皆阴干。

【功能主治】

1）《彝验方》：用于疮、虫蜇伤。

2）《彝医药学》：用于各种疔疮、云翳昏暗、性交后惊悸得病、发热。

【用法用量】外用：适量，捣烂敷，1 日 2 次。

【文献来源】*Chrysanthemum morifolium* Ramat. 彝验方：190. 2007. 彝医药学：715. 1993. 彝验方：162. 2007.

999 刺儿菜

【药材名】小蓟。

【彝文音译】痴布。

【来源】菊科植物刺儿菜 *Cirsium arvense* var. *integrifolium* C. Wimm. et Grabowski，以全草入药。

【采集加工】夏季采收，洗净，晒干。

【功能主治】《彝药本草》：凉血、行瘀、止血。治肺结核、慢性肝炎、皮肤瘙痒、痤疮。

【用法用量】30～50g，水煎服。

【文献来源】*Cirsium setosum* (willd.) MB. 彝药本草：147. 2018.

1000 灰蓟

【药材名】总状蓟、灰蓟、大蓟。

【彝文音译】入可、基翘、嗳尖涉筛。

【来源】菊科植物灰蓟 *Cirsium botryodes* Petr.，以全草、根入药。

【采集加工】夏、秋季采收，切段，洗净，晒干。

【功能主治】

1）《彝植物药》、《辞典》（全草）：治头痛、恶心、呕吐。

2）《辞典》（根）、《大理资志》：用于跌打损伤、瘀血不化。

3）《大理资志》：活血祛瘀。

【用法用量】适量：水煎服。外用：适量，捣烂敷。

【文献来源】*Cirsium botryodes* Petrak. 彝植物药：135. 1990. ——*Cirsium griseum* Lévl. 辞典：197. 2016. 大理资志：125. 1991.

1001 两面刺

【药材名】大蓟、马刺根。

【彝文音译】阿处绕补起、万争巧景。

【来源】菊科植物两面刺 *Cirsium chlorolepis* Petrak ex Hand. -Mazz.，以根入药。

【采集加工】全年可采，洗净，晒干。

【功能主治】

1）《彝药本草》：凉血、止血、散瘀、消肿。治肺结核、慢性肝炎、妇女干瘦病。

2）《彝医药史》：治肠胃积滞、毒疮、产后恶露不绝、瘰疬结核、妇人干血痨、红崩下血、吐血、鼻衄、尿血。

3）《滇省标·六》：清热解毒、凉血止血、调经。用于疮疡肿毒、皮肤瘙痒、鼻衄、咯血、尿血、便血、崩漏、闭经、烧烫伤。

【用法用量】15～30g，水煎服。外用：适量。

【文献来源】*Cirsium chlorolepis* Petrak ex Hand. -Mazz. 彝药本草：28. 2018. 彝医药史：152. 1990. 滇省标·六：31. 2010.

1002　蓟

【药材名】大蓟、大蓟根、马刺根、蓟。

【彝文音译】除巧景。

【来源】菊科植物蓟 *Cirsium japonicum* (Thunb.) Fisch. ex DC.，以全草、根入药。

【采集加工】春夏开花前挖根，全草全年可采，洗净，晒干。

【功能主治】

1）《彝医药学》：治头痛、手痛、水肿、全身及关节疼痛、脾胃虚寒。

2）《彝验方》：用于烫伤。

3）《哀牢本草》：凉血止血、散瘀消肿。

4）《中国彝药》《彝医药·下》《滇药志·四》：清热解毒、凉血止血、截疟消食、补虚。

5）《辞典》《中国彝药》《彝医药·下》：用于皮肤瘙痒、疮疡肿毒、毒疮、恶露不尽、饮食积滞、体虚、疟疾。

6）《辞典》《哀牢本草》《滇药志·四》：治衄血、吐血、便血、血淋、血崩、带浊、肠痈、疮毒。

7）《滇药志·四》：散瘀消肿。用于脾胃虚寒、产后恶露不尽、饮食积滞、体虚、疟疾。

【用法用量】20～30g，水煎服，鲜品30～60g。外用：鲜品适量，捣烂敷。

【文献来源】*Cirsium japonicum* Fisch. ex DC. 彝医药学：511. 1993. 彝验方：159. 2007. 哀牢本草：27. 1991. 彝医药·下：508. 2007. 辞典：197. 2016. 中国彝药：567. 2004. 滇药志·四：61. 2009.

1003　烟管蓟

【药材名】烟管蓟。

【彝文音译】吾莫出古。

【来源】菊科植物烟管蓟 *Cirsium pendulum* Fisch. ex DC.，以根入药。

【采集加工】夏、秋季采收，洗净，晒干。

【功能主治】《彝植物药》《辞典》：治体虚、疟疾、外伤出血、独骨疮、产后恶露不净。

【用法用量】4.5～9g，水煎服，鲜品 30～60g；或加酒煨服；或绞汁服。外用：鲜品适量，捣烂敷。

【文献来源】*Cirsium pendulum* Fisch. 彝植物药：136. 1990. 辞典：198. 2016.

1004　牛口刺

【药材名】牛口刺。

【来源】菊科植物牛口刺 *Cirsium shansiense* Petrak，以根入药。

【采集加工】夏、秋季采收，洗净，鲜用或切片，晒干。

【功能主治】

1）《安徽农业科学》《光谱实验室》：祛瘀排毒、凉血清热、散瘀消肿、止血、祛风湿。

2）《光谱实验室》：治虚火上窜、痔疮等出血症，口腔溃疡，口舌生疮，慢性肾炎。

【用法用量】9～15g，水煎服。

【文献来源】*Cirsium shansiense* Petrak 安徽农业科学. 40（21）：10878-10879. 2012. 光谱实验室. 29（3）：1820-1822. 2012.

1005 藤菊

【药材名】藤菊、滇南千里光。

【彝文音译】布拉得。

【来源】菊科植物藤菊 *Cissampelopsis* volubilis (Bl.) Miq.，以全草入药。

【采集加工】夏、秋季采收，鲜用或晒干。

【功能主治】

1）《辞典》《滇药录》：用于疖痛化肿。

2）《滇药录》：清热解毒。

3）《滇省志》：舒筋活络、祛风除湿。用于风湿痹痛、肌腱挛缩、小儿麻痹后遗症。

【用法用量】忌内服。外用：鲜品研细敷。

【文献来源】*Cissampelopsis volubilis* (Bl.) Miq. 辞典：198. 2016. ——*Senecio araneosus* DC. 辞典：198. 2016. ——*Senecio hoi* Dunn 辞典：198. 2016. 滇药录：300. 1983. 滇省志：811. 1995.

1006 熊胆草

【药材名】黄花一独朵、金蒿枝、熊胆草、苦蒿、细苦蒿。

【彝文音译】突拍卡、哦资和、季敲诗、阿卡。

【来源】菊科植物熊胆草 *Conyza blinii* H. Lév.，以全草入药。

【采集加工】夏、秋季采收，洗净，鲜用，或切段晒干。

【功能主治】

1）《哀牢本草》：清热解毒、止咳祛痰。用于牙龈肿痛、口舌糜烂、肺热咳嗽、痰湿阻滞、肝胆湿热、肠痈、肾病。

2）《彝州本草》《辞典》：用于扁桃体炎、肾炎、口腔炎、咽喉炎、牙痛、慢性支气管炎、鼻衄、便血、血崩、烧烫伤、黄疸型肝炎、淋巴结炎。

3）《彝药本草》：消炎、止血、止痛。治口腔炎、牙龈炎、咽喉炎、黄疸型肝炎、刀枪伤、疮疡肿毒溃烂不收口。

4）《彝验方》：用于舌尖溃烂、牙疼。

5）《滇省志》：用于急性黄疸型肝炎、支气管炎、口腔糜烂、牙痛、鼻衄、便血、血崩。

6）《辞典》：用于支气管炎、口腔糜烂、肺热咳嗽、痰湿阻滞、肠痈、肾病、肝胆湿热。

7）《中国彝医》：消肿散瘀、清热解毒、平肝泻火。用于牙痛、扁桃体炎、肾炎、咽喉炎、黄疸、口腔糜烂、热积引起的鼻衄。

8）《中国彝药》：清热解毒、止血、止痛。用于支气管炎、急性黄疸型肝炎、牙龈肿痛、咽喉炎、大便秘结、鼻衄、水火烫伤、外伤出血。

9）《彝药志》：清热解毒、平肝泻火。治扁桃体炎、肾炎、口腔炎、牙痛、慢性支气管炎。

10）《滇省标・二》：泻热解毒、清利湿热、通腑降逆。用于湿热黄疸、肺热咳喘、咽痛乳蛾、口舌生疮、牙龈肿痛、大便秘结、痈疡溃烂、水火烫伤。

【用法用量】10～20g，水煎服。外用：适量，研粉撒敷；或加凡士林调敷；鲜品捣敷。

【文献来源】*Conyza blinii* Lévl. 哀牢本草：98. 1991. 彝州本草：138. 1998. 彝药本草：68. 2018. 彝验方：120，122. 2007. 滇省志：792. 1995. 辞典：223. 2016. 中国彝医：57. 1994. 中国彝药：134. 2004. 彝药志：19. 1983. 滇省标 • 二：67. 2007.

1007　白酒草

【药材名】喉痛草、白酒草。

【彝文音译】嘿柏弄什、里柏什、嘿柏弄什昂、支图诗。

【来源】菊科植物白酒草 *Conyza japonica* (Thunb.) Less. ex Less.，以全草入药。

【采集加工】夏、秋季采收，鲜用或晒干。

【功能主治】

1）《彝州本草》《中国彝医》《辞典》：用于咽喉炎、咽峡炎、牙周炎、扁桃体炎、胸膜炎、小儿肺炎、湿疹。

2）《滇药录》《滇省志》：治咽喉炎、扁桃体炎、牙周炎。

3）《辞典》：治黄水疮、外伤出血。

4）《彝药志》：消炎镇痛、祛风、化痰、清凉解毒、润喉止痛。用于胸膜炎、小儿肺炎。

5）《中国彝医》：清凉解毒、消炎镇痛、祛风化痰。

6）《中国彝药》：清热解毒、祛风定惊、止咳、润喉止痛。用于咽喉炎、咽峡炎、扁桃体炎、牙周炎、肺炎、小儿惊风、风热感冒。

【用法用量】15～50g，水煎服；或入散剂，6～10g。外用：鲜品，捣烂敷；或绞汁含漱。

【文献来源】*Conyza japonica* (Thunb.) Less. 彝州本草：197. 1998. 滇药录：79. 1983. 辞典：223. 2016. 彝药志：127. 1983. 滇省志：792. 1995. 中国彝医：66. 1994. ——*Eschenbachia japonica* (Thunb.) 中国彝药：77. 2004.

1008　尖裂假还阳参

【药材名】苦马菜。

【来源】菊科植物尖裂假还阳参 *Crepidiastrum sonchifolium* (Maxim.) Pak & Kawano，以全草入药。

【采集加工】夏、秋季采收，洗净，鲜用或晒干。

【功能主治】《彝医药学》：治白皮癣。

【用法用量】适量外搽。

【文献来源】*Ixeris sonchifolia* (Bunge) 彝医药学：668. 1993.

1009　绿茎还阳参

【药材名】松毛柴胡、万丈深、万丈深根、绿茎还阳参。

【彝文音译】涩布罗、塔路娃。

【来源】菊科植物绿茎还阳参 *Crepis lignea* (Vant.) Babc.，以根入药。

【采集加工】秋、冬季采收，洗净，切片，晒干备用。

【功能主治】

1）《彝药本草》：用于外感寒热、头痛身痛、食欲不振、小儿疳积。

2）《彝医药学》：治带状疱疹。

3）《哀牢本草》《滇药志 • 四》《辞典》：用于肺痈痰阻、肝肾阴虚、食积不化、气滞饱满、产妇乳闭、小儿疳积、疮痒肿毒、皮肤瘙痒。

4）《哀牢本草》《滇药志·四》：消热解毒、润肺止咳、消食理气、补肝益肾、利水通乳。

5）《滇药志·四》《辞典》：治胃痛、支气管炎、咽喉炎、百日咳、跌打损伤。

【用法用量】5～10g，水煎服；或泡酒服。

【文献来源】*Crepis lignea* (Vant.) Babc. 彝药本草：126. 2018. 滇药志·四：64. 2009. 彝医药学：550. 1993. 哀牢本草：27. 1991. 辞典：240. 2016.

1010　芜菁还阳参

【药材名】奶浆草、一支箭、丽江一支箭、土生地、芜菁还阳参。

【彝文音译】塔路娃、布枝依土生地、阿斯爸滋、念资米、拔矣诗、红呢此。

【来源】菊科植物芜菁还阳参 *Crepis napifera* (Franch.) Babc.，以全草、根入药。

【采集加工】夏、秋季采收，洗净，切片或切碎，鲜用或晒干。

【功能主治】

1）《彝州本草》：用于胃痛、支气管炎、咽喉炎、百日咳、跌打损伤、腹痛、发热、咽痛、小舌红肿、咳嗽、乳腺炎。

2）《中药材》《彝药志》：滋阴、止咳、消炎、生肌、活血化瘀。

3）《彝药本草》：清热消炎、止血镇痛、驱寒、续接筋骨、生肌。用于头晕体虚、妇女白崩、阴虚咳嗽、小儿疳积、疮疡破溃久不收口、牛马生蛆。

4）《滇省志》、《中药材》、《彝药志》、《辞典》（根）：用于胃痛、咽喉肿痛、支气管炎、跌打损伤。

5）《中国彝药》《彝医药·下》：清肺止咳、健脾消积、活血接骨、养肝明目。

6）《辞典》（根）：治湿热口疮、口臭。

7）《中国彝药》《彝医药·下》《辞典》：治发热、咳嗽、肺虚久咳、小儿疳积、急性胃炎、腹痛、呕吐、跌打损伤、骨折。

8）《滇省标·六》：清热凉血、滋阴止咳、健脾消疳。用于阴虚发热、肺热咳嗽、肺痨咯血、胃痛、小儿疳积、雀目、痈疮肿毒。

【用法用量】9～20g，水煎服；或开水泡服；或研末服，1.5～3g。外用：鲜品适量，捣烂敷；或煎水洗。

【文献来源】*Crepis napifera* (Franch.) Babc. 彝州本草：64. 1998. 中药材. 12(8)：14-16. 1989. 彝药本草：183. 2018. 滇省志：794. 1995. 彝医药·下：408. 2007. 辞典：240. 2016. 中国彝药：446. 2004. 彝药志：109. 1983. 滇省标·六：57. 2010.

1011　万丈深

【药材名】万丈深。

【彝文音译】阿巴色。

【来源】菊科植物万丈深 *Crepis phoenix* Dunn，以根入药。

【采集加工】秋、冬季采收，洗净，切段晒干。

【功能主治】

1）《辞典》《中国彝药》：治眼目昏花、小儿疳积、小儿肝火夜啼、水肿、月经不调、带状疱疹。

2）《中国彝药》：补养肝肾、健脾利湿、活血解毒。

【用法用量】15～30g，水煎服。

【文献来源】*Crepis phoenix* Dunn 辞典：240. 2016. 中国彝药：197. 2004.

1012　还阳参

【药材名】还阳参、奶浆草。

【彝文音译】阿巴色。

【来源】菊科植物还阳参 *Crepis rigescens* Diels，以根入药。

【采集加工】秋季采收，洗净，鲜用或晒干。

【功能主治】

1）《滇药志·三》：用于不孕症。

2）《滇药志·三》《辞典》：用于眼目昏花、小儿疳积、小儿肝火夜啼、水肿、月经不调、带状疱疹。

3）《安徽农学通报》：用于胃痛、支气管炎、咽喉炎。

【用法用量】15～30g，水煎服。

【文献来源】*Crepis rigescens* Diels 滇药志·三：192. 2010. 辞典：240. 2016. 安徽农学通报. 26（16）：45-49. 2020.

1013　夜香牛

【药材名】夜香牛、但香牛。

【彝文音译】哈倍普。

【来源】菊科植物夜香牛 *Cyanthillium cinereum* (L.) H. Rob.，以全草入药。

【采集加工】夏、秋季采收，洗净，鲜用或晒干。

【功能主治】

1）《辞典》《志要》《滇药录》：治脾虚、饮食不化。

2）《滇省志》：疏风散热、凉血解毒、安神。

3）《辞典》《志要》《滇省志》：用于感冒发热、咳嗽、痢疾、黄疸型肝炎、神经衰弱、痈疖肿毒、蛇虫咬伤。

【用法用量】3～9g，水煎服。

【文献来源】*Vernonia cinerea* (L.) Less. 辞典：858. 2016. 滇药录：352. 1983. 滇省志：815. 1995. 志要：635. 2005.

1014　杯菊

【药材名】红蒿枝根、杯菊。

【彝文音译】哈可习弱。

【来源】菊科植物杯菊 *Cyathocline purpurea* (Buch. -Ham. ex De Don) O. Kuntze.，以全草、根入药。

【采集加工】夏、秋季采收，洗净，晒干。

【功能主治】

1）《哀牢本草》：清热解毒、除湿利尿。全草：消炎止血。用于膀胱炎、尿道炎、咽喉炎、口腔炎、吐血、鼻衄。

2）《滇药录》、《辞典》（全草）：治急性肠胃炎、痧证、膀胱炎、尿道炎、咽喉炎、口腔炎、吐血、衄血。

3）《哀牢本草》、《辞典》（根）：治衄血、吐血、口舌糜烂、白浊湿淋、胃肠痈疡。

【用法用量】10～20g，水煎服。

【文献来源】*Cyathocline purpurea* (Buch. -Ham.) O. Ktze. 哀牢本草：57. 1991. 滇药录：91. 1983. 辞典：254. 2016.

1015 大丽花

【药材名】大丽菊花根、洋菊花根、大丽菊、大丽花。

【彝文音译】哦给诺、大里维、大理花。

【来源】菊科植物大丽花 *Dahlia pinnata* Cav.，以块根入药。

【采集加工】夏、秋季采收，洗净，晒干。

【功能主治】

1）《彝医药学》：治鼻衄、风疹。

2）《滇药志・二》《哀牢本草》：宣散风热、透疹止痒。

3）《滇省标・六》：疏风清热、活血消肿、解毒止痛。用于风疹、湿疹、疮疡肿毒、牙龈肿痛、跌打肿痛。

4）《志要》《辞典》《滇药志・二》《哀牢本草》：治风疹、湿疹、皮肤瘙痒。

【用法用量】10～20g，水煎服。外用：适量。

【文献来源】*Dahlia pinnata* Cav. 哀牢本草：23. 1991. 彝医药学：556. 1993. 滇药志・二：26. 2009. 滇省标・六：15. 2010. 辞典：266. 2016. 志要：210. 2005.

1016 小鱼眼草

【药材名】小鱼眼草、鱼眼草。

【彝文音译】我迷肚、我梅诗。

【来源】菊科植物小鱼眼草 *Dichrocephala benthamii* C. B. Clarke，以全草入药。

【采集加工】夏季采收，洗净，鲜用或晒干。

【功能主治】

1）《滇省志》：用于毒蛇咬伤、痈疽后生蛆。

2）《中国彝药》《彝医药・下》：清热解毒、消肿散结、发表止咳。用于毒蛇咬伤、乳腺炎、口腔溃疡、黄疸型肝炎、外感咳嗽。

3）《辞典》：治疟疾、肝炎、睾丸肿痛、腹泻、白带异常、疮疡、乳腺炎、口腔溃疡、黄疸型肝炎、外感咳嗽。

4）《志要》《辞典》：治毒蛇咬伤、痈疡溃后生蛆。

5）《中国彝医》：清热解毒、利湿、祛翳。用于疟疾、急性黄疸型肝炎、睾丸肿痛、腹泻、白带异常、疮伤、口腔炎。

6）《彝药志》：清热解毒、利湿、祛翳。用于疟疾、腹泻、肝炎、白带异常、口疮、疮疡、毒蛇咬伤。

7）《彝州本草》：用于疟疾、肝炎、腹泻、口疮、疮疡、肺炎、痢疾、小儿感冒高热、目翳、牙痛、夜盲症、白带异常、蛇虫咬伤、皮炎、湿疹、子宫脱垂、脱肛。

8）《滇省标・二》：清热利湿、凉血解毒、退热止咳。用于肝胆湿热、食积腹痛、湿热下痢、发热咳嗽、咽喉肿痛、口腔溃疡、鹅口疮、乳痈、小儿腹泻、蛇虫咬伤。

9）《彝医药学》：治感冒咳嗽、乳腺炎。

【用法用量】15～30g，水煎服；或绞汁服，鲜品药效更佳。外用：鲜品适量，捣烂敷。

【文献来源】*Dichrocephala benthamii* C. B. Clarke 滇省志：795. 1995. 彝医药・下：310. 2007. 辞典：282. 2016. 志要：222. 2005. 中国彝医：82. 1994. 中国彝药：336. 2004. 彝药志：240. 1983. 彝

州本草：127. 1998. 滇省标·二：71. 2007. 彝医药学：632. 1993.

1017　菊叶鱼眼草

【药材名】鱼眼草、菊叶鱼眼草。

【彝文音译】翁天毒。

【来源】菊科植物菊叶鱼眼草 *Dichrocephala chrysanthemifolia* (Bl.) DC.，以全草入药。

【采集加工】夏、秋季采收。

【功能主治】

1）《彝医药学》：治感冒咳嗽、乳腺炎。

2）《滇药志·二》《哀牢本草》：清热渗湿、明目退翳。

3）《滇药志·二》《哀牢本草》《志要》《辞典》：用于目赤肿痛、云翳胬肉、口舌糜烂、乳痈、肝胆湿热、肠痈泻痢、白浊带下、外阴瘙痒。

4）《志要》《辞典》《滇药录》《滇药志·二》：治腹泻、毒蛇咬伤。

5）《彝验方》：用于舌尖溃烂。

【用法用量】5～15g，水煎服。外用：捣烂敷，或煎汤含漱、熏洗。

【文献来源】*Dichrocephala chrysanthemifolia* (Bl.) DC. 彝医药学：632. 1993. 哀牢本草：77. 1991. 滇药志·二：310. 2009. 辞典：282. 2016. 彝验方：120. 2007. 滇药录：101. 1983. 志要：222. 2005.

1018　鱼眼草

【药材名】鱼眼草。

【彝文音译】逮哦色。

【来源】菊科植物鱼眼草 *Dichrocephala integrifolia* (Linnaeus f.) Kuntze，以全草入药。

【采集加工】夏、秋季采收，鲜用或晒干。

【功能主治】《滇药志·一》：用于乳腺炎。

【用法用量】30g，水煎服。

【文献来源】*Dichrocephala auriculata* (Thunb.) Druce 滇药志·一：229. 2008.

1019　羊耳菊

【药材名】白牛胆、羊耳菊、真金草、真金草根。

【彝文音译】牛痴娃、尼图基、迟糯早维、细那基、俄巴沙补、尼突赛、娜罕、片毕能薄、热莫诺起（云南楚雄）。

【来源】菊科植物羊耳菊 *Duhaldea cappa* (Buch. -Ham. ex D. Don) Pruski & Anderberg，以全草、根入药。

【采集加工】全草夏、秋季采收，根初春挖取，洗净，除去杂质，鲜用或晒干。

【功能主治】

1）《彝药本草》：止血、祛风、消肿、定喘。用于慢性肝炎、胆囊炎、脾胃虚弱、风湿性关节疼痛、牙痛。

2）《滇省志》：用于胃肠型感冒。

3）《民药志·二》《滇药录》：清热泻火。用于牙痛、尿路感染。

4）《中国彝药》《彝药学》《彝医药·下》：顺气止痛、消食、止咳。

5）《中国彝药》《彝医药·下》：用于胆囊炎、胃痛、食积、赤痢、肺痈、小儿热病惊风、脓疱疮。

6）《滇省标・二》：理气运脾、祛风解毒。用于食积不化、脘胁疼痛、肺痈喘咳、风热感冒、咽喉肿痛、肝胆疾病、风湿疼痛、牙痛、痈疮疔毒。

7）《哀牢本草》：全草：祛风除湿、散寒解表、解毒消肿、行气导滞。根：健脾理气、清热解毒、温中散寒、补益气血；用于大便溏泻。

8）《彝植物药》：用于臁疮、跌打损伤、肺痈、咳喘、食积、小儿热病惊风。

9）《滇药志・三》：用于胃肠型感冒、小儿风邪痢疾、便绿屎、腹痛、腹胀、胆囊炎、胃痛、梅毒、食积、咳喘、肺痈、出头疮、牙痛、尿路感染。

10）《哀牢本草》《滇药志・三》：用于外感风寒、发热咳嗽、咽喉肿痛、口舌糜烂、胸胁痞满、腹痛泄泻、风湿麻木、筋骨肿痛、月经不调、皮肤瘙痒、胃脘冷痛、赤白痢疾、食少纳差、疮疡肿毒、小儿高热惊厥。

11）《辞典》：全草：用于牙痛、尿路感染、小儿发热。根、全草：用于胆囊炎。

12）《彝医药学》：用于小儿风邪染疾、消化不良、便绿屎、腹痛、腹胀、小儿高热惊厥，腹胀腹泻、出头疮、风湿性腰痛、梅毒、感冒、赤痢。

13）《志要》《辞典》：全草：用于外感风寒、发热咳嗽、咽喉肿痛、口舌糜烂、胸胁痞满、腹痛泄泻、风湿麻木、筋骨肿痛、月经不调、皮肤瘙痒、偏正头痛、慢性肾炎、产后感冒、胆结石、胆囊炎、疝气、内脏出血、痔疮、臁疮、风湿、跌打损伤、胃病、咳喘、食积、小儿高热惊风诸症、早期血吸虫病、肠胃型感冒。

14）《志要》（根）：用于牙痛、尿路感染。

15）《安徽农学通报》：用于头痛、胆结石、胆囊炎、疝气、痔疮等。

16）《彝州本草》：用于偏正头痛、慢性肾炎、产后感冒、胆结石、胆囊炎、疝气、内脏出血、痔疮、疥癣、眼睛疼痛、疟疾、痢疾、泄泻、妊娠小便不通。

【用法用量】15～30g，水煎服。外用：鲜品适量，捣烂敷；或煎水洗。

【文献来源】*Inula cappa* (Buch. -Ham.) DC. 彝药本草：4. 2018. 滇省志：802. 1995. 民药志・二：215. 1990. 中国彝药：357. 2004. 彝药学：76. 2016. 滇省标・二：53. 2007. 哀牢本草：93. 1991. 彝植物药：143，144. 1990. 滇药录：160. 1983. 滇药志・三：165. 2010. 彝医药・下：331. 2007. 辞典：443-444. 2016. 彝医药学：565，602，651. 1993. 志要：345. 2005. 安徽农学通报. 26（16）：45-49. 2020. 彝州本草：68. 1998.

1020　泽兰羊耳菊

【药材名】小羊耳菊、泽兰羊耳菊。

【彝文音译】纳绕西利若、啱勃西里若。

【来源】菊科植物泽兰羊耳菊 *Duhaldea eupatorioides* (DC.) Steetz，以根入药。

【采集加工】秋末采收，去净泥土，阴干备用。

【功能主治】

1）《峩彝药》：健脾消食、补中益气。

2）《辞典》《志要》《峩彝药》：用于小儿疳积。

【用法用量】5～10g，水煎服。

【文献来源】*Inula eupatorioides* DC. 峩彝药：12. 志要：346. 2005. 辞典：444. 2016.

1021　显脉羊耳菊

【药材名】小黑药、铁脚威灵仙、显脉旋覆花、威灵仙、滇威灵仙、铜脚葳灵、云威灵。

【彝文音译】细那基、哼期诗、xihlapji、醒期诗、木奶那次。

【来源】菊科植物显脉羊耳菊 Duhaldea nervosa (Wallich ex Candolle) Anderberg，以全草、根入药。

【采集加工】夏、秋季采收，鲜用或晒干。

【功能主治】

1）《滇省志》《志要》《中国彝药》：治腋下淋巴结炎、颈淋巴结肿大、乳腺炎、噎膈、慢性胃炎、不明原因水肿。

2）《中国彝医》《滇药志・四》《彝药志》：活血止痛、祛风除湿、健脾消食。用于风湿疼痛、腰膝酸软、食滞、胃痛。

3）《中国彝药》：清热解毒、通络散结、消食顺气。用于绣球风（睾丸炎）。

4）《广东微量元素科学》：祛风湿、通经络、健胃消食。用于风湿痹痛、脚气水肿、食滞、腹胀、噎膈、胃痛、高热、体虚多汗。

5）《民药志・四》《滇药志・四》：用于腋下或颈淋巴结肿大、乳腺炎。

6）《彝验方》：用于幼儿发育迟缓。

7）《滇省标・六》：祛风除湿、消肿止痛、理气消食。用于风湿痹痛、食积腹胀、胃痛、瘰疬、乳痈。

8）《辞典》（全草）：治“现下壶”（腋下或颈淋巴结肿大、炎症）、乳腺炎、风湿疼痛、腰膝酸软、食滞、胃痛、慢性胃炎、睾丸炎。

【用法用量】20～50g，水煎服；或泡酒服。外用：适量，煎水洗；或研粉调敷。

【文献来源】*Inula nervosa* Wall. 志要：347. 2005. 中国彝医：81. 1994. 滇省志：803. 1995. 中国彝药：294. 2004. 广东微量元素科学. 21（2）：12-16. 2014. 民药志・四：702. 2007. 彝验方：271. 2007. 滇省标・六：35. 2010. 辞典：445. 2016. 滇药志・四：108. 2009. 彝药志：201. 1983.

1022　鳢肠

【药材名】墨旱莲、鳢肠、黑头翁根、旱莲草。

【彝文音译】纳扣诗、答摸抵万、我粗呢、我赤呢。

【来源】菊科植物鳢肠 *Eclipta prostrata* (L.) L.，以全草、根入药。

【采集加工】夏、秋季采收，洗净，阴干或晒干。

【功能主治】

1）《彝药学》《中国彝药》《彝医药・下》：清热解毒、凉血止血、补养肝肾。

2）《中国彝药》《彝医药・下》：用于牙龈出血、胃肠出血、痔疮出血、虚火牙痛。

3）《中国彝药》、《彝医药・下》、《辞典》（全草）：用于肝炎、痔疮、鼻衄、肺热咯血、外伤出血、肾虚牙痛、痈疮。

4）《民药志・一》、《志要》（全草）：用于肝炎、痈疮。

5）《滇药志・二》、《哀牢本草》、《志要》（根）、《辞典》（根）：用于须发早白、血便血尿、赤痢崩漏、白浊湿淋、外阴瘙痒。

6）《哀牢本草》：消肿止血、滋阴补肾。

7）《彝药本草》：凉血、止血、消肿。用于头发早白、齿根松动。

【用法用量】20～50g，水煎服；或入丸、散剂。外用：焙干研粉敷；或捣烂敷。

【文献来源】*Eclipta prostrata* (L.) L. 彝药学：159. 2016. 彝医药・下：584. 2007. 辞典：305. 2016. 志要：238. 2005. 中国彝药：654. 2004. 滇药志・二：407. 2009. 哀牢本草：112. 1991. 彝药本草：50. 2018. 民药志・一：274. 1984.

1023　地胆草

【药材名】地胆草。

【彝文音译】迷考基、卡基诗。

【来源】菊科植物地胆草 *Elephantopus scaber* L.，以全草入药。

【采集加工】夏末采收，洗净，鲜用或切碎晒干。

【功能主治】

1）《彝医药学》：治乳痈。

2）《滇省标・六》：疏风清热、化痰止咳、解毒利湿、消积。用于风热感冒、咽喉肿痛、咳嗽、赤白下痢、水肿、黄疸、小儿疳积、疮疡肿毒。

3）《辞典》《中国彝药》：用于疖肿、疮疡、乳痈、咽喉肿痛、热感冒、百日咳、肝炎、肝硬化腹水、急性肾炎、肠炎腹泻、痢疾。

4）《中国彝药》：清热、解毒、凉血、利湿。

【用法用量】6～15g，水煎服，鲜品 30～60g；或绞汁服。外用：鲜品适量，捣烂敷；或煎水熏洗。

【文献来源】*Elephantopus scaber* L. 彝医药学：642. 1993. 滇省标・六：49. 2010. 辞典：309. 2016. 中国彝药：311. 2004.

1024　一点红

【药材名】一点红、羊蹄草。

【来源】菊科植物一点红 *Emilia sonchifolia* (L.) DC.，以全草入药。

【采集加工】夏、秋季采收，洗净，鲜用或晒干。

【功能主治】《彝医药学》《滇药志・三》：用于臁疮腿。

【用法用量】9～18g，水煎服，鲜品 15～30g；或绞汁含咽。外用：适量，煎水洗；或捣敷。

【文献来源】*Emilia sonchifolia* (L.) DC. 滇药志・三：1. 2010. 彝医药学：618，627. 1993.

1025　长茎飞蓬

【药材名】小霸王。

【来源】菊科植物长茎飞蓬 *Erigeron acris* subsp. *politus* (Fries) H. Lindberg，以全草入药。

【采集加工】夏、秋季采收，晒干。

【功能主治】《西南民族大学学报（自然科学版）》：用于外感发热、泄泻、胃炎、皮疹、疥疮。

【用法用量】9～15g，水煎服。外用：煎水洗。

【文献来源】*Erigeron elongatus* L. 西南民族大学学报（自然科学版）. 41（1）：45-49. 2015.

1026　短莛飞蓬

【药材名】灯盏花、短亭飞蓬、灯盏细辛。

【彝文音译】改都诺起、矢翁波驰、把唯、冻把唯。

【来源】菊科植物短莛飞蓬 *Erigeron breviscapus* (Vaniot) Hand. -Mazz.，以全草、根入药。

【采集加工】夏、秋季采收，洗净，晒干。

【功能主治】

1）《中国药学杂志》：治跌打损伤、风湿疼痛、牙痛、胃痛。

2）《彝药本草》：散寒解表、止痛、舒筋活血。治感冒咳嗽、小儿肺炎、中风偏瘫、脑萎缩、汗斑、白癜风。

3)《中国彝药》、《彝医药·下》、《辞典》(全草)：用于风湿疼痛、中风后遗症、慢性支气管炎、小儿麻痹症、跌打损伤、口腔溃疡、感冒头痛、鼻窍不通、中风瘫痪、牙痛。

4)《滇药志·四》：用于四肢厥冷发麻、疼痛或伴下肢跛行、溃疡、坏疽形成、神疲乏力、自汗、形寒畏冷。

5)《大理资志》：消肿止痛。

6)《大理资志》、《滇药志·四》、《志要》、《辞典》(根)：用于龋齿牙痛、脑神经衰弱。

7)《彝药学》《滇药志·四》《中国彝药》《彝医药·下》：祛风除湿、活血止痛、散寒发表。

8)《中国彝药》：用于风湿病。

9)《彝药资源》：微寒解毒、祛风除湿、活血化瘀、通经活络、消炎止痛。

【用法用量】9～15g，水煎服；或蒸鸡蛋服。外用：鲜品适量，捣烂敷。

【文献来源】*Erigeron breviscapus* (Vant) Hand. -Mazz. 中国药学杂志.(1)：39-41. 1986. 彝药本草：34. 2018. 辞典：326. 2016. 滇药志·四：203. 2009. 大理资志：127. 1991. 志要：254. 2005. 彝药学：109. 2016. 彝医药·下：442. 2007. 中国彝药：485. 2004. 彝药资源：85. 2021.

1027　密叶飞蓬

【药材名】多叶飞蓬、密叶飞蓬。

【彝文音译】海若吃。

【来源】菊科植物密叶飞蓬 *Erigeron multifolius* Hand. -Mazz.，以全草入药。

【采集加工】夏、秋季采收，洗净，晒干备用。

【功能主治】《辞典》《志要》：用于肠炎、痢疾、肝炎、胆囊炎、消化不良。

【用法用量】30～50g，水煎服。

【文献来源】*Erigeron multifolius* Hand. -Mazz. 志要：255. 2005. 辞典：326. 2016.

1028　多须公

【药材名】火升麻。

【彝文音译】恩乃诗。

【来源】菊科植物多须公 *Eupatorium chinense* L.，以全草入药。

【采集加工】夏、秋季采收，除去杂质，晒干。

【功能主治】《滇省标·二》：祛风解表、活血调经、凉血解毒。用于风热感冒、消化不良、月经不调、痛经、皮肤瘙痒、疮疡肿毒、跌打损伤。

【用法用量】9～15g，水煎服。外用：捣烂敷。

【文献来源】*Eupatorium chinense* L. 滇省标·二：31. 2007.

1029　佩兰

【药材名】佩兰叶、水泽兰。

【彝文音译】依责兰。

【来源】菊科植物佩兰 *Eupatorium fortunei* Turcz.，以叶入药。

【采集加工】夏季割取，晒干备用。

【功能主治】《滇药志·四》《彝医药学》：治胃溃疡。

【用法用量】15g，水煎服。

【文献来源】*Eupatorium fortunei* Turcz. 彝医药学：691. 1993. 滇药志·四：144. 2009.

1030 异叶泽兰

【药材名】红升麻、异叶泽兰、红耿草。

【彝文音译】木须蟹、木补、累陪接、恩乃诗、木补治。

【来源】菊科植物异叶泽兰 *Eupatorium heterophyllum* DC.，以全草、根、叶入药。

【采集加工】夏、秋季采收，洗净，鲜用或晒干。

【功能主治】

1）《彝药本草》：活血祛瘀、除湿止痛。用于外感风寒、小儿肺炎、皮肤过敏、疮疡肿毒。

2）《彝植物药》：鼻疮溃烂、腹有死血、"扯依尾"（风寒感冒）、刀伤、跌打损伤、麻疹、"勒扯"（月经不调）、骨折。

3）《滇药志·一》《滇药录》：除湿消肿、祛风止痒。用于风湿性肿痛及皮肤疹点发痒。

4）《滇省志》：叶：活血祛瘀、调经行水；用于闭经、癥瘕、产后恶露不净、小便淋沥、面身浮肿、跌打损伤、骨折、睾丸炎、刀伤。根：解表退热、除湿止痛；用于感冒发热、头痛、喉痛、口舌生疮、月经不调、腰痛、风湿痛，预防流感。

5）《彝医药·下》：用于月经不调、痛经、小便不利。

6）《辞典》：用于消化不良、感冒、喉痛、口舌生疮、风湿疼痛。

7）《志要》《辞典》：治鼻疮溃烂、刀伤骨折、腹有瘀血、风寒感冒、月经不调、麻疹。

8）《彝医药·下》《中国彝药》：活血调经、祛瘀止痛、除湿行水、发表、消食。用于消化不良、感冒、喉痛、口舌生疮、风湿疼痛、睾丸炎、跌打损伤。

【用法用量】9～15g，水煎服。外用：鲜品适量，捣烂敷。

【文献来源】*Eupatorium heterophyllum* DC. 彝药本草：58. 2018. 彝植物药：138. 1990. 滇药录：122. 1983. 滇药志·一：154. 2008. 滇省志：799. 1995. 彝医药·下：375. 2007. 辞典：336. 2016. 志要：261. 2005. 中国彝药：408. 2004.

1031 白头婆

【药材名】泽兰、白头婆。

【来源】菊科植物白头婆 *Eupatorium japonicum* Thunb.，以全草入药。

【采集加工】夏、秋季采收，除去杂质，晒干。

【功能主治】

1）《哀牢本草》：活血化瘀、发表散寒、透疹止痒。

2）《志要》《辞典》《滇药志·三》《哀牢本草》：用于寒湿内积、喘咳胸痛、咽喉肿痛、疹发不透、肛肠脱垂、鼻痔潮红（酒糟鼻）。

【用法用量】10～15g，水煎服。

【文献来源】*Eupatorium japonicum* Thunb. 哀牢本草：77. 1991. 滇药志·三：247. 2010. 辞典：336. 2016. 志要：261. 2005.

1032 林泽兰

【药材名】林泽兰。

【彝文音译】木补。

【来源】菊科植物林泽兰 *Eupatorium lindleyanum* DC.，以全草、根、叶入药。

【采集加工】秋季采收，晒干。

【功能主治】《辞典》：全草：用于"扯依尾"（风寒感冒）、跌打损伤、腹有死血、麻疹、骨折。

叶：用于鼻疮溃烂。根：用于“勒扯”（月经不调）、刀伤、跌打损伤。

【用法用量】30～60g，水煎服。外用：适量，敷患处。

【文献来源】*Eupatorium lindleyanum* DC. 辞典：336. 2016.

1033 大吴风草

【药材名】大吴风草。

【彝文音译】敢赃足捣。

【来源】菊科植物大吴风草 *Farfugium japonicum* (L. f.) Kitam.，以全草入药。

【采集加工】夏、秋季采收，鲜用或晒干。

【功能主治】《志要》《辞典》《滇药录》：滋补。

【用法用量】50g，水煎服。

【文献来源】*Farfugium japonicum* (L. f.) Kitam. 滇药录：126. 1983. 辞典：348. 2016. 志要：270. 2005. ——*Ligularia tussilaginea* (N. L. Bur.) Maki. 辞典：348. 2016.

1034 火石花

【药材名】火草、大火草、钩苞扶郎花、火石花、钩苞大丁草。

【彝文音译】拜地、阿嘟渣、那聂、武娃、摸德子矢、冻摸莫。

【来源】菊科植物火石花 *Gerbera delavayi* Franch.，以全草、根、叶入药。

【采集加工】秋、冬季采收，洗净，晒干。

【功能主治】

1）《安徽农学通报》：治牙痛、肺热咳嗽、尿路感染。

2）《哀牢本草》：活血祛瘀、续接筋骨。用于四肢骨折、瘀血肿痛。

3）《滇药志·二》：清热利湿、解毒消肿、凉血止血、祛风止咳、活血化瘀、续接筋骨。用于四肢骨折、瘀血肿痛。

4）《滇省志》《彝医药学》：用于腹泻。

5）《滇省标·六》：清热解毒、利湿消肿、化瘀止血、消积杀虫。用于肺热咳嗽、热淋、湿热下痢、食积、虫积、产后恶露不尽、下肢红肿疼痛、外伤出血。

6）《志要》《辞典》：全草：用于四肢骨折、瘀血肿痛。根：通经络，用于腹泻。叶：用于外伤出血。

7）《大理资志》：叶：止血。根：通经络。

【用法用量】15～30g，水煎服；或泡酒服。外用：适量，捣烂敷。

【文献来源】*Gerbera delavayi* Franch. 安徽农学通报. 26（16）：45-49. 2020. 哀牢本草：22. 1991. 彝医药学：576. 1993. 滇药志·二：22. 2009. 滇省志：800. 1995. 滇省标·六：11. 2010. 辞典：383. 2016. 志要：296. 2005. 大理资志：128. 1991.

1035 白背大丁草

【药材名】白背大丁草。

【彝文音译】阶卖。

【来源】菊科植物白背大丁草 *Gerbera nivea* (DC.) Sch. -Bip.，以根入药。

【采集加工】全年可采，鲜用或晒干。

【功能主治】《辞典》《滇药录》《志要》：治乳腺炎。

【用法用量】25～50g，水煎服。

【文献来源】*Gerbera nivea* (DC.) Sch. -Bip. 志要：297. 2005. 滇药录：135. 1983. 辞典：383. 2016.

1036 兔耳一支箭

【药材名】白头翁、小一支箭、毛丁白头翁、毛大丁草。

【彝文音译】烊邪毕能薄、黑布摆、阿特那波、念资咪土生地。

【来源】菊科植物兔耳一支箭 *Gerbera piloselloides* (L.) Cass.，以全草、根入药。

【采集加工】夏季采集，除去杂质，晒干。

【功能主治】

1）《哀牢本草》《滇药志·一》《滇省标·四》：宣肺止咳、行气活血、发汗逐水。

2）《彝医药史》（根）：用于四肢关节生疮、疮毒、小儿秃疮、瘰疬、结核、便涩、便血、热毒、乳蛾、痄腮、疟疾、痢疾、杨梅疮、汞毒、牙痛、骨痛、腹痛。

3）《哀牢本草》、《志要》（全草）、《辞典》（全草）、《滇药志·一》（全草）：用于哮喘咳嗽、胸腹痞满、食积不化、小便不利、肢体浮肿、闭经、痛经、跌打损伤、痈疽疔疮。根：用于风寒湿痹、背项强痛。

4）《彝药续集》、《志要》（根、全草）、《辞典》（根、全草）：用于痰咳、百日咳、瘟病、胃病、泻痢、痔疮出血、牙痛、伤风感冒、四肢关节生疮。

5）《滇省标·四》：用于伤风咳嗽、哮喘、产后腹痛、恶露不尽、带下阴痒、痢疾、腹泻、痄腮、荨麻疹。

【用法用量】10～15g，水煎服。

【文献来源】*Gerbera piloselloides* (L.) Cass. 哀牢本草：48. 1991. 彝医药史：163. 1990. 滇药志·一：80. 2008. 辞典：383. 2016. 彝药续集：162. 1992. 志要：297. 2005. ——*Piloselloides hirsuta* (Forsk.) C. Jeffery 滇省标·四：29. 2008.

1037 宽叶鼠曲草

【药材名】宽叶鼠麹草、地膏药、宽叶鼠曲草、宽叶鼠草。

【彝文音译】阿巴叶。

【来源】菊科植物宽叶鼠曲草 *Pseudognaphalium adnatum* Wall. ex DC.，以叶入药。

【采集加工】秋季采收，鲜用或晒干。

【功能主治】

1）《滇药录》：止血。用于局部创伤出血。

2）《滇省志》《滇药志·一》《志要》《辞典》：用于咽喉肿痛、痈疮肿毒、外伤出血。

3）《滇省志》：消肿止血。

【用法用量】10～15g，水煎服。外用：捣烂敷。

【文献来源】*Gnaphalium adnatum* (Wall. ex DC.) Kitam. 滇药录：138. 1983. 滇药志·一：286. 2008. 滇省志：800. 1995. 辞典：391. 2016. 志要：303. 2005.

1038 菊三七

【药材名】菊三七、土三七、三七草、菊花三七、菊叶三七。

【彝文音译】笨陶绝、见消肿、格诺头、年葛若、拉莫各尔。

【来源】菊科植物菊三七 *Gynura japonica* (Thunb.) Juel.，以全草、根、叶入药。

【采集加工】秋季采集，鲜用或晒干。

【功能主治】

1）《滇省标·二》：祛风除湿、散瘀消肿、止痛止血。用于风湿疼痛、跌打损伤、吐血、衄血、便血、崩漏、疮疖痈肿。

2）《辞典》（根）：用于乳腺炎、骨折、咽喉炎、扁桃体炎、外伤出血、风湿疼痛、疥疮、干疮。

3）《彝药资源》：活血、续接筋骨、破血散瘀、止血、消肿、破血、补血。用于跌打损伤、五劳七伤、内伤积血、创伤出血、金疮折伤出血及上下血病、吐血、痞块、心腹疼痛、包块癥瘕、腰脚痛、遗精、血痢、月经过多、产后血气痛、分娩后的后期出血。

4）《彝药本草》：凉血止血、活血散瘀、消肿止痛。用于肿瘤、风湿性关节炎、跌打瘀肿。

5）《彝州本草》：用于乳痈、痄腮、乳蛾、痈疮肿毒、月经不调、咯血、衄血、便血、闭经、化脓性疾病。

6）《彝植物药》：用于风湿性关节疼痛、疮久不愈、干疮、跌打损伤、骨折。

7）《彝医药·下》《中国彝药》：清热解毒、活血消肿、祛风除湿。用于乳腺炎、咽峡炎、扁桃体炎、外伤出血、风湿疼痛、跌打损伤、骨折、蛇虫咬伤、疥疮。

8）《志要》、《彝州本草》、《辞典》（根、全草）：治闭经、子宫脱垂、气血痛、肠风下血、吐血、痔血、跌打损伤、乳腺炎、痈肿、蛇虫咬伤、骨折诸痛。

9）《安徽农学通报》：治闭经、气血痛、痔血。

10）《中国药房》：用于跌打瘀肿、骨折、大骨节刺、疮久不愈、便血、蛇虫咬伤、咽喉炎、乳腺炎、扁桃体炎。

【用法用量】10～20g，水煎服。外用：鲜品适量，捣烂敷。

【文献来源】*Gynura japonica* (Thunb.) Juel. 滇省标·二：87. 2007. 辞典：400. 2016. 彝药资源：77. 2021. 中国药房. 34（3）：310-320. 2023——*Gynura pinnatifida* (Lour.) DC. 辞典：400. 2016. ——*Gynura segetum* (Lour.) Merr. 辞典：400，401. 2016. 彝药本草：78. 2018. 彝州本草：29. 1998. 彝植物药：141. 1990. 彝医药·下：352. 2007. 志要：310. 2005. 中国彝药：380. 2004. 安徽农学通报. 26（16）：45-49. 2020.

1039 平卧菊三七

【药材名】见肿消。

【来源】菊科植物平卧菊三七 *Gynura procumbens* (Lour.) Merr.，以全草入药。

【采集加工】全年采收，鲜用或晒干。

【功能主治】《彝医药学》：治久病不愈。

【用法用量】10g，水煎服。

【文献来源】*Gynura procumbens* (Lour.) Merr. 彝医药学：673. 1993.

1040 狗头七

【药材名】紫背天葵根、紫背天葵、滇紫背天葵、狗三七。

【彝文音译】紫背天学。

【来源】菊科植物狗头七 *Gynura pseudochina* (L.) DC.，以根入药。

【采集加工】秋季采收，洗净，切片，晒干备用。

【功能主治】

1）《滇药志·二》《哀牢本草》：消食导滞、解痉止痛。

2）《辞典》《志要》《滇药志·二》《哀牢本草》：用于水寒食膈、腹胀肠鸣、痉挛抽搐、背项刺痛。

【用法用量】5～10g，水煎服。

【文献来源】*Gynura bodinieri* Lévl. 哀牢本草：111. 1991. ——*Gynura pseudochina* (L.) DC. 滇药志・二：373. 2009. 志要：310. 2005. 辞典：401. 2016.

1041 向日葵

【药材名】向日葵花、向日葵、向日葵心。

【彝文音译】得和薄莫尾。

【来源】菊科植物向日葵 *Helianthus annuus* L.，以花盘入药。

【采集加工】秋季采收，去籽、取花盘晒干备用。

【功能主治】

1）《滇药志・二》《哀牢本草》：暖宫助孕、益血安胎。

2）《辞典》《彝医药学》《滇省志》：用于不孕症。

3）《辞典》《志要》《滇药志・二》《哀牢本草》：治久婚不孕、习惯性流产。

4）《彝医药学》：治崩漏、月经过多、不孕症。

【用法用量】30～40g，水煎服。

【文献来源】*Helianthus annuus* L. 哀牢本草：59. 1991. 滇药志・二：146. 2009. 滇省志：801. 1995. 辞典：408-409. 2016. 志要：317. 2005. 彝医药学：654，717. 1993.

1042 菊芋

【药材名】洋姜。

【来源】菊科植物菊芋 *Helianthus tuberosus* L.，以块茎、叶入药。

【采集加工】夏、秋季采收，鲜用或晒干。

【功能主治】《彝药资源》：清热凉血、接骨。用于热性病、肠热泻血、跌打骨折。

【用法用量】10～15g，水煎服。外用：适量，捣烂敷。

【文献来源】*Helianthus tuberosus* L. 彝药资源：122. 2021.

1043 叶头须弥菊

【药材名】蒿枝。

【来源】菊科植物叶头须弥菊 *Himalaiella peguensis* (C. B. Clarke) Raab-Straube，以根、叶入药。

【采集加工】夏季采收，洗净，晒干。

【功能主治】《哀牢本草》：叶：清热解毒、镇惊截疟；用于高热惊厥、头昏盗汗、肝胆湿热、疟疾瘴疠。根：清热止血；用于血痢血便。

【用法用量】10～20g，水煎服。

【文献来源】*Saussurea phyllocephala* Coll. et Hemsl. 哀牢本草：113. 1991.

1044 水朝阳旋覆花

【药材名】金沸草、水朝阳旋覆花。

【彝文音译】矣纪唯。

【来源】菊科植物水朝阳旋覆花 *Inula helianthus-aquatilis* C. Y. Wu ex Y. Ling，以全草、根入药。

【采集加工】夏季采收，洗净，鲜用或晒干。

【功能主治】

1）《中国彝药》：发表清火、化痰止咳、解毒利湿。用于感冒头痛、久咳不止、咳嗽痰多、口腔溃疡、黄疸型肝炎。

2）《辞典》：全草：治多痰、口腔溃疡、黄疸型肝炎。全草、根：治感冒头痛、久咳不止。

【用法用量】15～20g，水煎服，鲜品加倍。外用：鲜品适量，捣烂敷。

【文献来源】*Inula helianthus-aquatilis* C. Y. Wu ex Y. Ling 中国彝药：39. 2004. 辞典：445. 2016.

1045 翼茎羊耳菊

【药材名】大黑药、翼茎羊耳菊、翼茎羊。

【彝文音译】哑奶七、松那薄戈若、绿豆开麻、纳莫齐。

【来源】菊科植物翼茎羊耳菊 *Inula pterocaula* Franch.，以根入药。

【采集加工】秋季采收，洗净，鲜用或晒干。

【功能主治】

1）《彝药本草》：补气、提神、定痛、舒筋活血、补血。用于气血虚弱、心悸耳鸣、产后血虚、闭经、男女不育。

2）《滇省志》《彝医药学》：用于肺虚咳嗽。

3）《滇省标·二》：益气健脾、补养肝肾。用于病后体虚、心悸怔忡、头昏眩晕、咳嗽气短、失眠耳鸣、纳谷不馨、产后虚弱、带下。

4）《辞典》《中国彝药》：治虚弱头晕、耳鸣、失眠、痞块、胃痛、痢疾。

5）《中国彝药》：补虚止咳、顺气止痛、清火。

6）《滇药录》《辞典》《志要》：治风寒感冒、咳嗽。

【用法用量】10～20g，水煎服；或炖肉吃；或泡酒服，100～200g。

【文献来源】*Inula pterocaula* Franch. 彝药本草：25. 2018. 滇省志：803. 1995. 滇省标·二：9. 2007. 辞典：446. 2016. 志要：347. 2005. 中国彝药：214. 2004. 滇药录：162. 1983. 彝医药学：507. 1993.

1046 绢叶旋覆花

【药材名】搛骨尸、绢叶旋覆花。

【彝文音译】吗能额薄。

【来源】菊科植物绢叶旋覆花 *Inula sericophylla* Franch.，以全草、叶入药。

【采集加工】秋季采集，切碎，晒干备用。

【功能主治】

1）《哀牢本草》：用于疥疮癣斑。

2）《滇省志》：全草：消炎、健胃、止血止痛、消肿；用于肝炎、牙痛。叶：用于外伤出血，消下肢水肿。

3）《志要》《辞典》：全草：治疥疮癣斑、牙痛、感冒咳嗽、脾虚胃痛、水肿、肝炎。叶：用于外伤出血，消下肢水肿。

4）《中国彝医》：消炎止血、健胃止痛、除湿消肿。用于感冒咳嗽、脾虚胃痛、牙痛、水肿。

【用法用量】20～30g，泡酒服。

【文献来源】*Inula sericophylla* Franch. 哀牢本草：114. 1991. 滇省志：803. 1995. 辞典：446. 2016. 志要：348. 2005. 中国彝医：82. 1994.

1047 滇南羊耳菊

【药材名】滇南羊耳菊。

【彝文音译】恩诺勃西里若、纳绕西利若。
【来源】菊科植物滇南羊耳菊 *Inula wissmanniana* Hand. -Mazz.，以根入药。
【采集加工】全年可采，鲜用或晒干。
【功能主治】
1）《滇省志》：健脾消食。
2）《志要》《辞典》《滇省志》：治小儿疳积。
【用法用量】9～15g，水煎服。
【文献来源】*Inula wissmanniana* Hand. -Mazz. 滇省志：803. 1995. 辞典：446. 2016. 志要：348. 2005.

1048 菊状千里光

【药材名】菊叶千里光、菊状千里光。
【彝文音译】娃匹里、海波罗、格鲁钵九里明。
【来源】菊科植物菊状千里光 *Jacobaea analoga* (Candolle) Veldkamp，以全草入药。
【采集加工】夏、秋季采收，洗净，晒干。
【功能主治】
1）《滇药录》：温中散寒、消食导滞、补血祛风。用于胃寒痛、食积中焦、久病体虚、失血。
2）《滇省标·四》：清热解毒、利咽明目、祛风止痒。用于目赤羞明、咽喉肿痛、风热咳嗽、疮疡肿毒、皮肤瘙痒，除小儿胎毒。
【用法用量】15～20g，水煎服。外用：适量。
【文献来源】*Senecio chrysanthemoides* DC. 滇药录：299. 1983. ——*Senecio laetus* Edgew. 滇省标·四：79. 2008.

1049 马兰

【药材名】泥鳅串、马兰、白花细辛、马兰草、鸡儿肠、鱼鳅串。
【彝文音译】买卖诺、则拉、此吾突、耶若伍、此额突、昂若伍鸡儿肠、则拉野辣草。
【来源】菊科植物马兰 *Kalimeris indica* (L.) Sch. -Bip.，以全草、根入药。
【采集加工】全草夏、秋季采收，根初春采挖，除去杂质，鲜用或晒干。
【功能主治】
1）《彝药本草》：调经活血、健胃消食。用于外感寒热、支气管炎、咳嗽、急慢性肠胃炎、皮肤风疹。
2）《彝植物药》《彝药资源》：用于月经不调、下身痒、小儿停食、咳嗽、蛇虫咬伤、“海拉”（胃病）、腮腺炎、牙痛、鼻血不止。
3）《哀牢本草》：清热解毒、消积化食。用于皮肤瘙痒。
4）《滇药志·五》《哀牢本草》：散瘀消肿、利尿止痒。用于感冒发热、咽喉肿痛、梅毒、淋证、肠炎水肿。
5）《滇省志》：理气消食、清热利湿。用于消化不良、外感风热、肝炎、中耳炎、风疹。
6）《滇省标·六》：清热解毒、凉血活血、利湿止痛。用于痄腮、牙痛、鼻衄、胃脘痛、热淋尿急、腰痛水肿、黄疸胁痛、湿热泻痢、月经不调、女阴瘙痒、蛇虫咬伤。
7）《辞典》：全草：治气痛、妇女血冷不孕、产后体虚、血肿、月经不调、下身痒、前列腺炎、骨折、各种内外伤、胃肠各种疾病、慢性支气管炎、“海拉”（胃病）、伤风、咳嗽、小儿停食、感冒发热、咽喉肿痛、肠炎、水肿、梅毒、淋证、皮肤瘙痒。根、全草：治腮腺炎、牙痛、鼻血不止、下身痒、月经不调、蛇虫咬伤、食积、腹胀痛、腹泻。

8）《中国彝药》《滇药志·五》：清热解毒、凉血活血、消食化积、调经利水、行气止痛。用于腮腺炎、牙痛、鼻血不止、下身痒（女阴瘙痒）、妇女血冷不育、产后体虚血肿、月经不调、骨折、蛇虫咬伤、食积、腹胀痛、气痛、腹泻。

9）《滇药志·五》《彝医药学》：用于风疹、稻田皮炎、急性肠胃炎、湿疹、疮疡。

【用法用量】10～20g，水煎服，鲜品 30～60g；或绞汁服。外用：鲜品捣敷，研末撒；或煎水洗。

【文献来源】*Aster indicus* Linn. 彝药本草：94. 2018. ——*Kalimeris indica* (L.) Sch. -Bip. 彝植物药：145. 1990. 哀牢本草：47. 1991. 滇药志·五：109. 2012. 滇省志：804. 1995. 滇省标·六：29. 2010. 辞典：463. 2016. 中国彝药：63. 2004. 彝医药学：575，616. 1993. 彝药资源：123. 2021.

1050　翅果菊

【药材名】翅果菊。

【彝文音译】土人参。

【来源】菊科植物翅果菊 *Lactuca indica* L.，以叶入药。

【采集加工】春、夏季采集。

【功能主治】《志要》：治疣瘤。

【用法用量】9～15g，水煎服。

【文献来源】*Pterocypsela indica* L. 志要：500. 2005.

1051　翼齿六棱菊

【药材名】臭灵丹、翼齿六棱菊、臭灵丹草。

【彝文音译】松那薄、贝乃帕、帕乃贝。

【来源】菊科植物翼齿六棱菊 *Laggera crispata* (Vahl) Hepper & J. R. I. Wood Kew Bull.，以全草、根入药。

【采集加工】夏季采收，洗净，鲜用或晒干。

【功能主治】

1）《哀牢本草》：用于畏寒食滞、脘腹冷痛、瘀血肿痛、痈疡疮疖（扁桃体炎、咽喉炎、腮腺炎）。

2）《彝药学》：清热解毒、止痛。

3）《哀牢本草》、《滇药志·二》（根、全草）：清热解毒、温中和胃、活血止痛。

4）《辞典》：根、全草：治发热兼出羊毛痧、食肉中毒、腹痛、小儿肠风、肺痨、白带黄稠。根：治小儿消化不良、便绿屎。

5）《滇药志·二》、《辞典》（全草）：用于胃寒食滞、脘腹冷痛、瘀血肿痛、痈疮、咽喉炎、气管炎、烧烫伤、恶疮肿毒、牙齿痛。

6）《滇省志》：用于腹泻、小儿消化不良、屙绿屎。

7）《中国彝药》：清热解毒、止痛。用于发热兼出羊毛痧、食肉中毒、腹痛、小儿肠风、肺痨。

8）《彝医药学》：用于腹泻带血、小儿肠风、发热兼出羊毛痧、肺痨、食肉中毒、腹痛。

9）《滇省标·二》：清热解毒、止咳祛痰。用于风热感冒、咽喉肿痛、肺热咳嗽、风火牙痛。

【用法用量】9～30g，水煎服；或绞汁；或研末服。外用：鲜品适量，捣烂敷。

【文献来源】*Laggera pterodonta* (DC.) Benth. 哀牢本草：92. 1991. 彝药学：16. 2016. 滇药志·二：294. 2009. 滇省志：805. 1995. 辞典：467. 2016. 中国彝药：69. 2004. 滇省标·二：79. 2007. 彝医药学：641. 1993.

1052　大丁草

【药材名】大丁草、火草。

【彝文音译】摸德子矢、白衣背定、武娃、拜地。

【来源】菊科植物大丁草 *Leibnitzia anandria* (L.) Turcz.，以全草、根、叶入药。

【采集加工】秋季采收，洗净切碎，鲜用或晒干。

【功能主治】

1）《辞典》《志要》：根：通经络；用于肝炎、肾炎、牙痛。叶：止血。

2）《彝州本草》、《辞典》（根）、《志要》（根）：用于肺热咳嗽、尿路感染、乳腺炎、痢疾、乳痈、蛔虫病、胃脘痛、小儿疳积。

3）《彝医药学》：治膝关节痛、四肢骨折。

4）《中国彝药》：清热利湿、解毒消肿、凉血止血、祛风止咳。

5）《中国彝药》、《彝州本草》、《辞典》（全草）：治风火牙痛、产后恶露不尽、外伤出血。

【用法用量】15～30g，水煎服；或泡酒服。外用：适量，捣烂敷。

【文献来源】*Gerbera anandria* (L.) Sch. Bip. 辞典：382. 2016. 志要：296. 2005. 彝州本草：58. 1998. 彝医药学：662. 1993. ——*Leibnitzia anandria* (L.) Nakai 中国彝药：114. 2004. 辞典：473. 2016.

1053　松毛火绒草

【药材名】糯蒿枝、钻叶火绒草。

【彝文音译】阿卡。

【来源】菊科植物松毛火绒草 *Leontopodium andersonii* C. B. Clarke，以枝条入药。

【采集加工】夏季采收，洗净，鲜用或晒干。

【功能主治】

1）《滇药志・五》《哀牢本草》：健脾理气、消积化食。

2）《辞典》《滇药志・五》《哀牢本草》：治食积不化、腹痛气胀、肠鸣泄泻、食少纳差。

【用法用量】10～15g，水煎服。

【文献来源】*Leontopodium subulatum* (Fr.) Beauv. 哀牢本草：120. 1991. 辞典：475. 2016. 滇药志・五：395. 2012.

1054　华火绒草

【药材名】华火绒草。

【彝文音译】乞委。

【来源】菊科植物华火绒草 *Leontopodium sinense* Hemsl.，以带根全草入药。

【采集加工】夏、秋季采收，洗净，晒干。

【功能主治】《辞典》《彝植物药》：治伤风、腹中有虫作痛。

【用法用量】适量，水煎服。外用：研末吹散。

【文献来源】*Leontopodium sinense* Hemsl. 彝植物药：147. 1990. 辞典：475. 2016.

1055　鹿蹄橐吾

【药材名】鹿蹄橐吾、大紫菀、牛尾参根、大紫菀叶。

【彝文音译】称国（云南禄丰）、铺纳戏。

【来源】菊科植物鹿蹄橐吾 *Ligularia hodgsonii* Hook.，以根入药。

【采集加工】夏、秋季采收，洗净，晒干。

【功能主治】

1）《滇药录》：润肺止咳。

2）《中国彝药》《彝医药·下》：止咳平喘、活血行瘀、补肾、安神定志。

3）《中国彝药》、《彝医药·下》、《辞典》（根）：用于哮喘、腹内生疮、月经不调、痛经、闭经、神经症、肾虚腰痛、跌打损伤。

4）《哀牢本草》、《辞典》（根）：清热利湿、活血化瘀、宣肺行气、祛痰止咳。用于肺痈咯血、痰壅咳嗽、瘀血肿痛、食积气滞、小便赤涩、小儿疳积、月经不调、经行腹痛。

5）《彝医药学》：治关节生疮、膀胱炎。

【用法用量】10～20g，水煎服。外用：鲜品适量，捣烂敷。

【文献来源】*Ligularia hodgsonii* Hook. 辞典：482. 2016. ——*Ligularia hodgsonii* Hook. var. *sutchuenensis* (Franch.) Henry 滇药录：175. 1983. 彝医药·下：407. 2007. 中国彝药：444. 2004. 哀牢本草：41. 1991. 彝医药学：561，697. 1993.

1056　牛蒡叶橐吾

【药材名】化血丹、小儿夜间吵、酸模叶橐吾、牛蒡叶橐吾。

【彝文音译】木欺滋、此莫能。

【来源】菊科植物牛蒡叶橐吾 *Ligularia lapathifolia* (Franch.) Hand. -Mazz.，以全草、根入药。

【采集加工】秋、冬季采收，洗净，晒干。

【功能主治】

1）《哀牢本草》：用于跌打损伤、瘀血肿痛、风湿痹痛、久咳不止。

2）《彝药本草》：止咳、消炎、散瘀、止血。治小儿夜间啼哭、大人烦躁不寐。

3）《滇省志》《哀牢本草》：散瘀活血、止咳止痛。

4）《滇省志》、《辞典》（根）：治跌打损伤、瘀血肿痛、风湿痹痛、风寒感冒、咳嗽。

【用法用量】1～1.5g，研细末，开水或白酒送服。

【文献来源】*Ligularia lapathifolia* (Franch.) Hand. -Mazz. 哀牢本草：43. 1991. 彝药本草：144. 2018. 滇省志：806. 1995. 辞典：482. 2016.

1057　圆舌黏冠草

【药材名】大鱼眼草。

【彝文音译】诺配达。

【来源】菊科植物圆舌黏冠草 *Myriactis nepalensis* Less.，以全草入药。

【采集加工】夏季采收，洗净，鲜用或晒干。

【功能主治】《彝药本草》：消炎、止痛。治急慢性淋巴结炎、皮下脂肪瘤。

【用法用量】50～100g，水煎服。

【文献来源】*Myriactis nepalensis* Less. 彝药本草：32. 2018.

1058　掌裂蟹甲草

【药材名】虎草、掌裂蟹甲草。

【彝文音译】罗诗、罗娃。

【来源】菊科植物掌裂蟹甲草 *Parasenecio palmatisectus* (J. F. Jeffr.) Y. L. Chen，以全草入药。

【采集加工】夏、秋季采收，切段，鲜用或晒干。

【功能主治】

1）《彝药志》：祛风除湿、舒筋活血。

2）《辞典》《彝州本草》《彝药志》：用于感冒头痛、发热咳嗽、腰腿痛、跌打损伤。

3）《中国彝药》：发表疏风、清火止咳、活血散瘀。用于感冒头痛、发热咳嗽、咽喉痛。

4）《辞典》：治咽喉痛。

【用法用量】9～15g，水煎服。

【文献来源】*Cacalia palmatisecta* (Jeffrey) Hand. -Mazz. 中国彝药：60. 2004. 彝州本草：113. 1998. 彝药志：104. 1983. ——*Parasenecio palmatisectus* (J. F. Jeffr.) Y. L. Chen 辞典：590. 2016.

1059　盐丰蟹甲草

【药材名】盐丰蟹甲草。

【彝文音译】罗娃。

【来源】菊科植物盐丰蟹甲草 *Parasenecio tenianus* (Hand. -Mazz.) Y. L. Chen，以全草入药。

【采集加工】夏、秋季采收，切段，鲜用或晒干。

【功能主治】《辞典》《滇药录》：治小儿感冒、咳嗽。

【用法用量】9～15g，水煎服。

【文献来源】*Cacalia teniana* Hand. -Mazz. 滇药录：50. 1983. ——*Parasenecio tenianus* (Hand. -Mazz.) Y. L. Chen 辞典：590. 2016.

1060　腺毛福王草

【药材名】具腺盘果菊、多裂福王草。

【彝文音译】腰乃泽。

【来源】菊科植物腺毛福王草 *Prenanthes glandulosa* Dunn，以全草入药。

【采集加工】夏、秋季采收，切段，鲜用或晒干。

【功能主治】《志要》《辞典》《滇药录》：治感冒、咳嗽。

【用法用量】9～15g，水煎服。

【文献来源】*Prenanthes glandulosa* Dunn 滇药录：256. 1983. 辞典：664. 2016. 志要：493. 2005.

1061　鼠曲草

【药材名】鼠麴草、大黄花、鼠曲草。

【彝文音译】机可起、过跟诗、啊苦头。

【来源】菊科植物鼠曲草 *Pseudognaphalium affine* (D. Don) Ander.，以全草入药。

【采集加工】开花期采收，除去杂质，切碎晒干。鲜品随采随用。

【功能主治】

1）《滇省志》：祛风止咳、消炎生肌。用于感冒、风疹、咳嗽、支气管炎、哮喘、中耳炎、下肢慢性溃疡。

2）《彝药本草》：化痰止咳、清热利湿、活血降压。治外感咳嗽、气管炎咳嗽。

3）《滇药录》：治消瘦、脾虚腹泻。

4）《滇药志·一》：止咳化痰、平喘清肺。用于感冒、支气管炎、肺结核、咳嗽有痰。

5）《中国彝药》《彝医药·下》：止咳化痰、祛风除湿、补气活血。用于风寒感冒、咳嗽、肺病咳痰、关节疼痛、四肢骨折、筋骨疼痛。

6）《辞典》：用于风寒感冒、咳嗽、肺病、关节疼痛、四肢骨折、筋骨疼痛、支气管哮喘、毒蛇咬伤、支气管炎、跌打损伤、蚕豆黄、中耳炎、下肢慢性溃疡、高血压。

7）《志要》《辞典》：治消瘦、脾虚腹泻。

【用法用量】10～15g，水煎服；或研末服，2g；或泡酒服。外用：鲜品适量，捣烂敷；或煎水洗搽。

【文献来源】*Gnaphalium affine* D. Don 滇省志：800. 1995. 彝药本草：27. 2018. 滇药录：138. 1983. 滇药志·一：366. 2008. 彝医药·下：403. 2007. 辞典：391. 2016. 志要：303. 2005. 中国彝药：441. 2004.

1062　秋鼠曲草

【药材名】鼠曲草、秋鼠曲草、秋鼠麹草。

【彝文音译】过跟诗、阿委。

【来源】菊科植物秋鼠曲草 *Pseudognaphalium hypoleucum* (DC.) Hilliard & B. L. Burtt，以全草入药。

【采集加工】开花期采收，除去杂质，切碎晒干。鲜品随采随用。

【功能主治】

1）《彝医药·下》：止咳化痰，祛风除湿，补气活血。

2）《辞典》《彝植物药》：治咳痰、肺病。

3）《彝医药学》：治四肢骨折、膝关节疼痛。

4）《辞典》：用于肺结核。

5）《志要》：治咳痰、肺结核。

6）《滇药志·四》《彝医药·下》：用于风寒感冒咳嗽、肺病咳痰、关节疼痛、四肢骨折、筋骨疼痛。

【用法用量】10～15g，水煎服；或研末服，2g；或泡酒服。外用：鲜品适量，捣烂敷；或煎水洗搽。

【文献来源】*Gnaphalium hypoleucum* DC. 彝医药·下：403. 2007. 彝植物药：140. 1990. 彝医药学：621. 1993. 辞典：392. 2016. 志要：304. 2005. 滇药志·四：314. 2009.

1063　漏芦

【药材名】漏芦。

【来源】菊科植物漏芦 *Rhaponticum uniflorum* (L.) DC.，以根入药。

【采集加工】春、秋季采收，除去须根，洗净，晒干。

【功能主治】《彝医药学》：用于乳汁缺乏。

【用法用量】9～15g，水煎服。

【文献来源】*Rhaponticum uniflorum* (L.) DC. 彝医药学：470. 1993.

1064　大坪风毛菊

【药材名】大叶兔耳风。

【来源】菊科植物大坪风毛菊 *Saussurea chetchozensis* Franch.，以根入药。

【采集加工】夏、秋季采收。

【功能主治】《彝验方》：用于咽喉炎。

【用法用量】适量，用淘米水浸泡片刻，取出，晾去水分，稍舂捣，绞汁，含服。

【文献来源】*Saussurea lanuginosa* Fr. 彝验方：126. 2007.

1065 云木香

【药材名】云木香。
【来源】菊科植物云木香 *Saussurea costus* (Falc.) Lipsch.，以根入药。
【采集加工】秋、冬季采集，晒干。
【功能主治】《彝医药学》：治霍乱、泄泻、腹痛。
【用法用量】2.5～15g，水煎服。
【文献来源】*Aucklandia lappa* Decne (Saussurea lappa Clarke) 彝医药学：486. 1993.

1066 绵头雪兔子

【药材名】雪莲花。
【来源】菊科植物绵头雪兔子 *Saussurea laniceps* Hand. -Mazz.，以全株入药。
【采集加工】夏季收采，洗净，晾干，扎成小把备用。
【功能主治】《彝医药学》：治不孕症。
【用法用量】9～15g，水煎服。
【文献来源】*Saussurea laniceps* Hand. -Mazz. 彝医药学：710. 1993.

1067 裸茎千里光

【药材名】裸茎千里光、紫背天葵、反背红、天红地绿、紫背天葵草。
【彝文音译】豪母资、呀吸布、爬么你娃、乃可尼。
【来源】菊科植物裸茎千里光 *Senecio nudicaulis* Buch. -Ham. ex D. Don，以全草、根入药。
【采集加工】夏、秋季采收，洗净，晒干。
【功能主治】
1)《滇省志》《彝医药学》：用于哑瘴。
2)《彝医药学》：治大黑蛇咬伤、风邪染疾、不省人事、闭经、扭伤、关节脱臼。
3)《哀牢本草》：清热解毒、活血化瘀、疏经通络、利湿调经。用于食积不化、胸腹胀满、跌打损伤、骨折瘀痛、月经不调、白带淋漓、产后腹痛、小儿疳积、蛇虫咬伤。
4)《彝药本草》：止血散瘀、生肌止痛。治小儿疳积、慢性肝炎、妇科炎症、皮肤疮疡。
5)《滇药录》：清热消炎、利水消肿。用于痢疾、肾炎水肿。
6)《滇省标·六》：解毒消肿、活血散瘀、消积。用于月经不调、崩漏带下、水肿、食积、小儿疳积、疮疡肿毒、乳痈、跌打损伤。
【用法用量】10～15g，水煎服；或泡酒服。外用：捣烂敷。
【文献来源】*Senecio nudicaulis* Buch. -Ham. ex D. Don 滇省志：811. 1995. 彝医药学：592, 663. 1993. 哀牢本草：38. 1991. 彝药本草：42. 2018. 滇药录：300. 1983. 滇省标·六：91. 2010.

1068 千里光

【药材名】千里光、九里光根、九里光。
【彝文音译】耶鲁钵、日车补、儿起诺起、儿起诺起。
【来源】菊科植物千里光 *Senecio scandens* Buch. -Ham. ex D. Don，以全草、根入药。
【采集加工】全年可采，以秋采者质佳，挖取后，洗净，晒干。

【功能主治】

1）《滇省志》：清热解毒、凉血消肿、清肝明目。用于上呼吸道感染、扁桃体炎、咽喉炎、肺炎、结膜炎、痢疾、肠炎、阑尾炎、急性淋巴管炎、风湿痹痛、皮炎湿疹、痔疮、疖肿。

2）《哀牢本草》《滇药志·二》：清热解毒、活血化瘀、凉血明目、杀虫止痒。用于目赤生翳、跌打损伤、瘀血肿胀、腹痛下痢、小儿胎毒、梅毒、淋证、痔瘘肿痛、湿疹癣疥、蛇虫咬伤、慢性顽固性下肢溃疡。

3）《中国彝药》《彝医药·下》：清热解毒、明目退翳、杀虫止痒。用于梅毒、无名肿毒、夜盲症、痈疮、梅毒溃烂、烂头疮、慢性结膜炎、痔疮、疥癣。

4）《滇药录》《民药志·三》：祛除风湿、清热解毒。用于风湿疼痛、疮疡红肿痒痛、急性结膜炎。

5）《彝药续集》：治口干舌燥、肝火上亢、烦渴之热病、结膜炎、眼疾、疮肿溃烂、灌脓流黄水、月经不调、腹泻、疟疾、烧烫伤、瘰疬、手脚关节疼痛、痔疮流血疼痛、咽喉肿痛。

【用法用量】30～40g，水煎服。外用：鲜品适量，煎水洗；或熬膏涂搽。

【文献来源】*Senecio scandens* Buch. -Ham. 滇省志：811. 1995. 哀牢本草：19. 1991. 彝医药·下：507. 2007. 中国彝药：565. 2004. 民药志·三：39. 2000. 滇药录：300. 1983. 滇药志·二：35. 2009. 彝药续集：152. 1992.

1069　毛梗豨莶

【药材名】少毛豨莶。

【来源】菊科植物毛梗豨莶 *Sigesbeckia glabrescens* Makino，以全草入药。

【采集加工】夏季采收，晒至半干时，放置干燥通风处，晾干。

【功能主治】《彝医药学》：治毒蛇咬伤、腰脊扭伤、虚弱。

【用法用量】30g，水煎服。

【文献来源】*Sigesbeckia glabrescens* Makino 彝医药学：589. 1993.

1070　豨莶

【药材名】豨莶草、豨莶。

【来源】菊科植物豨莶 *Sigesbeckia orientalis* L.，以全草入药。

【采集加工】夏季开花前采收，除去杂质，晒至半干后，再置通风处晾干。

【功能主治】

1）《哀牢本草》：祛风除湿、舒筋通络。用于风湿痹痛、腰背酸痛、四肢拘挛、半身不遂。

2）《彝医药学》：治毒蛇咬伤、腰脊扭伤、虚弱。

【用法用量】10～15g，水煎服。外用：鲜品，绞汁加5%酒精湿敷。

【文献来源】*Sigesbeckia orientalis* L. 哀牢本草：115. 1991. 彝医药学：589. 1993.

1071　腺梗豨莶

【药材名】腺豨莶。

【来源】菊科植物腺梗豨莶 *Sigesbeckia pubescens* Makino，以全草入药。

【采集加工】夏季开花前采收，除去杂质，晒至半干后，再置通风处晾干。

【功能主治】《彝医药学》：治毒蛇咬伤、腰脊扭伤、虚弱。

【用法用量】30g，水煎服。外用：鲜品绞汁加5%酒精湿敷。

【文献来源】*Sigesbeckia pubescens* Mak. 彝医药学：589. 1993.

1072　一枝黄花

【药材名】一枝黄花。

【彝文音译】鱼鹿花。

【来源】菊科植物一枝黄花 *Solidago decurrens* Lour.，以全草入药。

【采集加工】秋、冬季采收，鲜用或晒干。

【功能主治】《彝药本草》：疏风清热、消肿解毒。治皮肤瘙痒、湿疹、荨麻疹、小儿肺炎、高热不退。

【用法用量】30～50g，水煎服，小儿酌减。外用：捣烂敷。

【文献来源】*Solidago decurrens* Lour. 彝药本草：184. 2018.

1073　苣荬菜

【药材名】苦菜、苦荬菜。

【彝文音译】熬嫩。

【来源】菊科植物苣荬菜 *Sonchus arvensis* L.，以全草入药。

【采集加工】夏、秋季采收，洗净，鲜用或晒干。

【功能主治】

1）《滇药志·二》《哀牢本草》：清热解毒、凉血渗湿。用于咽喉肿痛、痢疾肠痈、疮疡肿毒。

2）《滇药志·二》：用于火牙痛、鼻衄、乳腺炎。

【用法用量】30～60g，水煎服。

【文献来源】*Sonchus arvensis* L. 哀牢本草：74. 1991. 滇药志·二：201. 2009.

1074　苦苣菜

【药材名】苦买菜、苦荬菜。

【彝文音译】阿呢诗。

【来源】菊科植物苦苣菜 *Sonchus oleraceus* L.，以全草入药。

【采集加工】夏季采收，晒干备用。

【功能主治】

1）《哀牢本草》：宽中理气、消食止痛。

2）《哀牢本草》《滇药志·三》：用于脘腹疼痛、赤白痢疾。

3）《大理资志》：用于肺热咳嗽、咽喉炎、乳腺炎、痔疮。

【用法用量】20～50g，水煎服。

【文献来源】*Sonchus oleraceus* L. 哀牢本草：75. 1991. 滇药志·三：219. 2010. 大理资志：129. 1991.

1075　美形金纽扣

【药材名】小铜锤。

【来源】菊科植物美形金纽扣 *Spilanthes callimorpha* A. H. Moore，以全草入药。

【采集加工】四季可采，秋季更佳，洗净鲜用或晒干。

【功能主治】《滇药志·四》《彝医药学》：用于四肢骨折、跌打损伤、乳房疼痛。

【用法用量】15g，水煎服。外用：捣烂敷。

【文献来源】*Spilanthes callimorpha* A. H. Moore 滇药志·四：102. 2009. 彝医药学：625. 1993.

1076　滇东合耳菊

【药材名】大叶万丈深、菊苣叶千里光、滇东千里光、滇东合耳菊。
【彝文音译】倪爹儿扒西里、阿克尔火。
【来源】菊科植物滇东合耳菊 *Synotis duclouxii* (Dunn) C. Jeffr. & Y. L. Chen，以根入药。
【采集加工】秋末采收，洗净，切段，晒干备用。
【功能主治】
1)《峩彝药》《滇省志》：解毒、消肿、下乳。
2)《辞典》《峩彝药》《滇药录》《滇省志》：治毒蛇或蜈蚣咬伤、乳汁不足。
【用法用量】30～60g，水煎服。外用：适量。
【文献来源】*Senecio duclouxii* Dunn 峩彝药：4. 滇药录：300. 1983. 滇省志：811. 1995. 辞典：805. 2016.

1077　锯叶合耳菊

【药材名】锯叶千里光。
【来源】菊科植物锯叶合耳菊 *Synotis nagensium* (C. B. Clarke) C. Jeffr. & Y. L. Chen，以全草入药。
【采集加工】夏、秋季采收，洗净，晒干。
【功能主治】《彝验方》：用于鼻衄。
【用法用量】15g，水煎服。
【文献来源】*Senecio prionophyllus* Franch. 彝验方：113. 2007.

1078　万寿菊

【药材名】臭菊花根、孔雀草。
【彝文音译】依尼补此乌。
【来源】菊科植物万寿菊 *Tagetes erecta* L.，以全草、根、花入药。
【采集加工】夏、秋季采收，鲜用或晒干。
【功能主治】
1)《哀牢本草》：解蛇毒。
2)《彝植物药》、《辞典》(花、根)：治头晕、久咳、气喘、头痛发热、热咳。
3)《辞典》：花、根：治蛇虫咬伤、痄腮、乳痈。全草：治上呼吸道感染、痢疾、百日咳、牙痛、腮腺炎。
【用法用量】10～15g，水煎服。外用：花研粉、醋调匀搽患处；鲜根或全草捣烂敷。
【文献来源】*Tagetes patula* L. 哀牢本草：93. 1991. 彝植物药：149. 1990. 辞典：807. 2016.

1079　蒲公英

【药材名】蒲公英。
【来源】菊科植物蒲公英 *Taraxacum mongolicum* Hand. -Mazz.，以全草、根入药。
【采集加工】春、夏季采收，除去杂质，晒干。
【功能主治】
1)《辞典》《哀牢本草》《滇药志・四》：治食积不化、腹胀胸满、肺肠痈疡、肝胆湿热、疔疮肿毒、热淋涩痛、久婚不育。
2)《彝医药学》《滇药志・四》：催乳。用于乳结核、疔疮、乳痈。

3）《哀牢本草》：消积散瘀、利尿通淋。根：用于鼻衄。

4）《滇药志·四》：消积散瘀、利尿通淋、催乳。用于高热昏迷、鼻衄、泄泻。

【用法用量】10～15g，水煎服。

【文献来源】*Taraxacum mongolicum* Hand. -Mazz. 辞典：810. 2016. 彝医药学：595. 1993. 哀牢本草：114. 1991. 滇药志·四：413. 2009.

1080 藏蒲公英

【药材名】西藏蒲公英。

【彝文音译】地丁。

【来源】菊科植物藏蒲公英 *Taraxacum tibetanum* Hand. -Mazz.，以全草入药。

【采集加工】夏、秋季采收，洗净，晒干。

【功能主治】《辞典》：治上呼吸道感染、急性扁桃体炎、淋巴结炎、疔疮痈肿、乳腺炎、急性结膜炎、肾炎。

【用法用量】9～15g，水煎服。

【文献来源】*Taraxacum tibetanum* Hand. -Mazz. 辞典：811. 2016.

1081 斑鸠菊

【药材名】斑鸠菊。

【彝文音译】起儿药。

【来源】菊科植物斑鸠菊 *Vernonia esculenta* Hemsl. ex Hemsl.，以根茎入药。

【采集加工】全年均可采集，洗净，切片，晒干。

【功能主治】

1）《志要》《辞典》：治风湿痹痛。

2）《滇药录》《滇药志·四》：祛风除湿。用于风湿痹痛。

【用法用量】15～30g，水煎服。

【文献来源】*Vernonia esculenta* Hemsl. 辞典：858. 2016. 滇药录：352. 1983. 志要：636. 2005. 滇药志·四：387. 2009.

1082 茄叶斑鸠菊

【药材名】斑鸠木。

【来源】菊科植物茄叶斑鸠菊 *Vernonia solanifolia* Benth.，以全草入药。

【采集加工】夏、秋季采收，鲜用或晒干。

【功能主治】《彝验方》：用于痤疮。

【用法用量】外用：煎水，敷患部，1 日 2 次。

【文献来源】*Vernonia solanifolia* Benth. 彝验方：181. 2007.

1083 刺苞斑鸠菊

【药材名】刺苞斑鸠菊、开展斑鸠菊。

【彝文音译】牙么格娄爬。

【来源】菊科植物刺苞斑鸠菊 *Vernonia squarrosa* Dinter ex Merxm.，以根，茎、根中的幼虫虫体入药。

【采集加工】全年均可采集，洗净，鲜用或晒干。

【功能主治】

1）《志要》《辞典》：根：治无名肿毒、虚火牙痛、疮疽痈疡、食管癌、胃癌。茎、根中的幼虫虫体：治疮疡溃烂、湿疹干疮、胃痛、饮食积滞。

2）《滇药录》：活血化瘀、消肿止痛。用于无名肿毒、虚火牙痛、疮疽痈疡。

【用法用量】3～6g，研粉冲服。

【文献来源】*Vernonia squarrosa* (D. Don) Less. 辞典：859. 2016. 滇药录：352. 1983. 志要：636. 2005.

1084　山蟛蜞菊

【药材名】血参、山蟛蜞菊、高原蟛蜞菊。

【彝文音译】啊八朵相（云南武定）、维六射舍娃（云南楚雄）。

【来源】菊科植物山蟛蜞菊 *Wedelia urticifolia* (Bl.) DC.，以全草入药。

【采集加工】秋季采收，鲜用或晒干。

【功能主治】

1）《滇药录》：舒筋活血、收敛止血。

2）《滇省志》《滇药志·五》《志要》《辞典》：用于贫血、产后大出血、子宫肌瘤、闭经、神经衰弱。

3）《滇省志》：补血、活血。

4）《志要》《辞典》《滇药录》：治月经不调、麻疹、乳汁少。

【用法用量】30～50g，水煎服。

【文献来源】*Wedelia wallichii* Less. 滇药录：359. 1983. 滇药志·五：140. 2012. 滇省志：817. 1995. 辞典：872. 2016. 志要：645. 2005.

1085　苍耳

【药材名】苍耳子、苍耳、红刺树尖、苍耳草、苍耳子草、红刺树根。

【彝文音译】尼布什、恩失葛、怒醒、此帖阿迭片。

【来源】菊科植物苍耳 *Xanthium strumarium* L.，以全草、根、枝尖、果实入药。

【采集加工】适时采收各部位，鲜用或晒干。

【功能主治】

1）《彝医药史》：根：用于疮。全草、果实：用于发汗、散风湿，用于头痛、牙痛、肢痛、痹痛、目暗、鼻渊、疮疡。

2）《辞典》《志要》：枝尖：治风寒湿痹、关节肿痛、伤风头痛、喉痛声哑。

3）《辞典》（根、果实）、《志要》（根、果实）、《彝植物药》：治麻风、风丹、鼻痛。

4）《彝医药学》：治胞肿、面疮、疮疖。

5）《哀牢本草》：祛风止痛、发散解表。用于风寒湿痹、关节肿痛、伤风头痛、喉痛声哑。

6）《大理资志》：清热散痈。用于疮痈热痛。

7）《彝药学》《中国彝药》：发表、祛风、除湿、解毒、杀虫。

8）《滇药志·二》：用于风寒湿痹、关节肿痛、伤风头痛、喉痛声哑、疮疖。

9）《滇省志》《彝医药学》：用于荨麻疹。

10）《中国彝药》：用于偏头痛、鼻痛、风丹发痒、生疮、麻风。

11）《彝医药学》：治咽痛。

【用法用量】20～30g，水煎服。外用：适量，煎水洗。

【文献来源】*Xanthium sibiricum* Patr. 彝医药史：156. 1990. 辞典：875. 2016. 彝植物药：151. 1990. ——*Xanthium strumarium* L. 彝医药学：558，744. 1993. 哀牢本草：56. 1991. 志要：647. 2005. 大理资志：130. 1991. 彝药学：10. 2016. 滇药志·二：170. 2009. 滇省志：817. 1995. 中国彝药：54. 2004.

1086　百日菊

【药材名】百日菊。

【彝文音译】罗波施巴。

【来源】菊科植物百日菊 *Zinnia elegans* L.，以全草入药。

【采集加工】春、夏季采收，切段，鲜用或晒干。

【功能主治】

1）《滇药录》：镇痛、消炎。

2）《滇省志》《滇药录》：清热解毒。用于感冒发热、口腔炎、风火牙痛。

3）《辞典》《志要》《滇药志·二》：治上感发热、口腔炎、风火牙痛、痢疾、淋证、乳痈。

【用法用量】15～30g，水煎服。外用：鲜品捣敷。

【文献来源】*Zinnia elegans* Jacq. 滇药录：364. 1983. 滇药志·二：131. 2009. 滇省志：817. 1995. 辞典：884. 2016. 志要：654. 2005.

龙　胆　科

1087　高山龙胆

【药材名】条叶龙胆。

【彝文音译】曹黑补诺。

【来源】龙胆科植物高山龙胆 *Gentiana algida* Pall.，以全草入药。

【采集加工】秋季采集，洗净，晒干。

【功能主治】《彝药本草》：清肝胆、除湿热、健胃。治急慢性咽喉炎、食管癌。

【用法用量】20～30g，水煎服。

【文献来源】*Gentiana algida* Pall. 彝药本草：129. 2018.

1088　粗茎秦艽

【药材名】秦艽。

【彝文音译】忽诺。

【来源】龙胆科植物粗茎秦艽 *Gentiana crassicaulis* Duthie ex Burk.，以全草入药。

【采集加工】秋季采集，晒干备用。

【功能主治】《彝药本草》：祛风除湿、退虚热。治痛风、类风湿关节肿大、头痛、牙痛、神经痛、久咳不止。

【用法用量】20～30g，水煎服。

【文献来源】*Gentiana crassicaulis* Duthie 彝药本草：103. 2018.

1089　丝柱龙胆

【药材名】雪山龙胆。

【彝文音译】得栽七。

【来源】龙胆科植物丝柱龙胆 *Gentiana filistyla* Balf. F. et Forrest ex Marq.，以全草入药。

【采集加工】秋季采收，洗净，晾干。
【功能主治】《彝药本草》：清肝胆热、解毒。治黄疸型肝炎、慢性胆囊炎。
【用法用量】20～30g，水煎服。
【文献来源】*Gentiana filistyla* Balf. F. et Forrest 彝药本草：157. 2018.

1090 华南龙胆

【药材名】巴地龙胆、华南龙胆。
【彝文音译】巴地。
【来源】龙胆科植物华南龙胆 *Gentiana loureiroi* (G. Don) Griseb.，以根入药。
【采集加工】夏季采收，晒干备用。
【功能主治】
1)《中药材》：清热泻火。
2)《滇药录》《志要》《辞典》《中药材》：用于胃火所致的腹痛、牙痛、咽喉肿痛。
【用法用量】6～9g，水煎服；或研末冲服。
【文献来源】*Gentiana loureiroi* (G. Don) Griseb. 中药材. 12(8)：14-16. 1989. 志要：291. 2005. 辞典：375. 2016. 滇药录：133. 1983.

1091 秦艽

【药材名】秦艽。
【来源】龙胆科植物秦艽 *Gentiana macrophylla* Pall.，以根入药。
【采集加工】秋季采集，洗净，晒干。
【功能主治】《彝医药学》：治口眼㖞斜。
【用法用量】5～10g，水煎服；或泡酒服；或入丸、散剂。外用：适量，研末撒敷。
【文献来源】*Gentiana macrophylla* Pall. 彝医药学：491. 1993.

1092 菔根龙胆

【药材名】菔根龙胆、菔根。
【来源】龙胆科植物菔根龙胆 *Gentiana napulifera* Franch. ex Hemsl.，以全草入药。
【采集加工】秋季采集，晒干备用。
【功能主治】《志要》《辞典》：用于肺虚咳嗽、肾虚遗精、遗尿、小儿疳积、虚劳发热不退。
【用法用量】9～15g，水煎服。
【文献来源】*Gentiana napulifera* Franch. 辞典：376. 2016. 志要：291. 2005.

1093 报春花龙胆

【药材名】苦胆草、报春花龙胆、报春龙胆。
【彝文音译】背卡勃西利若、米嘿期诺期。
【来源】龙胆科植物报春花龙胆 *Gentiana primuliflora* Franch.，以全草入药。
【采集加工】秋、冬季采集，洗净，晒干，切段备用。
【功能主治】
1)《滇药志·四》《滇省志》《峩彝药》：清热利胆、截疟。
2)《滇药志·四》《滇省志》《峩彝药》《辞典》《志要》《滇药录》：治肝炎、牙周感染、风火虫牙、疟疾。

【用法用量】10～20g，水煎服。

【文献来源】*Gentiana primuliflora* Franch. 峩彝药：30. 滇药录：134. 1983. 滇省志：818. 1995. 辞典：376. 2016. 志要：292. 2005. 滇药志 • 四：230. 2009.

1094 红花龙胆

【药材名】星宿花。

【来源】龙胆科植物红花龙胆 *Gentiana rhodantha* Franch. ex Hemsl.，以全草入药。

【采集加工】秋、冬季采集，晒干备用。

【功能主治】《彝验方》：用于伤风。

【用法用量】10g，水煎服。

【文献来源】*Gentaua rhodantha* Fr. 彝验方：7. 2007.

1095 滇龙胆草

【药材名】青鱼胆、龙胆草、滇龙胆、滇龙胆草。

【彝文音译】得卡西、鲁基诗。

【来源】龙胆科植物滇龙胆草 *Gentiana rigescens* Franch. ex Hemsl.，以全草、根及根茎入药。

【采集加工】春、秋季采集，除去茎叶，洗净，晒干。

【功能主治】

1）《彝医药史》：根：治腹痛日久。根、根茎：泻肝经实火、止喉痛。

2）《哀牢本草》：清肝火、健脾胃、除湿热、化瘀血。用于目赤头痛、咽喉肿痛、胁痛口苦、惊痫抽搐、湿热疮毒、斑疹阴痒、小便不利、跌打损伤。根：治膈食呃逆。

3）《滇省志》：用于尿路感染、小便不利疼痛。

4）《辞典》（根及根茎）：用于膀胱火毒、尿急、尿痛、实火上攻、牙痛、喉痛、小儿惊风、相思病、腰痛腰酸。

5）《辞典》《志要》：全草：治目赤头痛、咽喉肿痛、胁痛口苦、惊痫抽搐、湿热疮毒、斑疹阴痒、小便不利、跌打损伤。根：治膈食呃逆、尿路感染、小便不利疼痛。

6）《中国彝药》：清热、定惊、安神。用于膀胱火毒、尿急、尿痛、睾丸肿痛、实火上攻、牙痛、喉痛、小儿惊风、相思病。

【用法用量】5～15g，水煎服；或配药酒剂、散剂服。外用：鲜品适量，捣敷；或煎水洗。

【文献来源】*Gentiana rigescens* Franch. ex Hemsl. 彝医药史：162. 1990. 哀牢本草：52. 1991. 滇省志：818. 1995. 辞典：377. 2016. 志要：292. 2005. 中国彝药：75. 2004. ——*Gentiana rigescens* var. *stictantha* Marq. 辞典：377. 2016.

1096 龙胆

【药材名】龙胆草。

【来源】龙胆科植物龙胆 *Gentiana scabra* Bunge，以根入药。

【采集加工】夏、秋季采收，洗净，晒干备用。

【功能主治】《彝医药学》：用于尿路感染、尿频、尿急、尿痛、小儿惊厥、睾丸肿痛、腹里有蛔虫病、腰痛腰酸、药物中毒、相思病（失恋后精神萎靡不振或精神失常）。

【用法用量】3～6g，水煎服；或入丸、散剂。外用：适量，煎水洗；或研末调搽。

【文献来源】*Gentiana scabra* Bunge 彝医药学：536. 1993.

1097 美丽獐牙菜

【药材名】美丽獐牙菜。

【彝文音译】帕尼基。

【来源】龙胆科植物美丽獐牙菜 *Swertia angustifolia* var. *pulchella* (D. Don) Burk.，以全草入药。

【采集加工】秋夏采集，鲜用或晒干。

【功能主治】《辞典》：治风火牙痛、胆囊炎、热淋、黄疸、急性结膜炎、口腔炎、慢性肝炎、发痧腹痛、痔疮、九子疡（颈淋巴结结核）、疔疮肿毒、黄疸型肝炎、昏厥。

【用法用量】10～15g，水煎服。外用：鲜品适量，捣烂敷；或煎水洗。

【文献来源】*Swertia angustifolia* var. *pulchella* (D. Don) Burk，辞典：801. 2016. ——*Swertia vacillans* Maxim. 辞典：801. 2016.

1098 獐牙菜

【药材名】獐牙菜、獐芽菜。

【彝文音译】布什都补此、布什都黑此、补谷索索。

【来源】龙胆科植物獐牙菜 *Swertia bimaculata* (Sieb. et Zucc.) Hook. f. et Thoms. ex C. B. Clark，以全草、根、叶入药。

【采集加工】夏、秋季采收，切碎，晾干。

【功能主治】

1）《彝药续集》：治淋巴结结核、肝痛、口腔溃疡、经常腹痛。

2）《彝药续集》、《辞典》（根、叶、全草）：治毒蛇咬伤、百日咳、肝胃疼痛、乳痈、外伤出血、痔疮出血、瘰疬、咽喉肿痛、口疮。

【用法用量】适量，水煎服。

【文献来源】*Swertia bimaculata* (Sieb. et Zucc.) Hook. f. et Thoms. ex C. B. Clark 彝药续集：117. 1992. 辞典：802. 2016.

1099 川东獐牙菜

【药材名】鱼胆草。

【来源】龙胆科植物川东獐牙菜 *Swertia davidii* Franch.，以全草入药。

【采集加工】夏、秋季采收，鲜用或晒干。

【功能主治】《彝医药学》：治枪伤。

【用法用量】适量，水煎服。外用：鲜品，捣烂敷。

【文献来源】*Swertia davidii* Franch. 彝医药学：631. 1993.

1100 观赏獐牙菜

【药材名】观赏獐芽菜。

【来源】龙胆科植物观赏獐牙菜 *Swertia decora* Franch.，以全草入药。

【采集加工】夏、秋季采收，除去杂质，晒干。

【功能主治】《辞典》：治黄疸型肝炎、胆囊炎。

【用法用量】6～12g，水煎服，儿童酌减；或研末冲服。

【文献来源】*Swertia decora* Franch. 辞典：802. 2016.

1101 蒙自獐牙菜

【药材名】青叶胆。

【彝文音译】帕尼基。

【来源】龙胆科植物蒙自獐牙菜 *Swertia leducii* Franch.，以全草入药。

【采集加工】夏、秋季采收，洗净，切段，鲜用或晒干。

【功能主治】

1）《中国药学杂志》：治病毒性肝炎。

2）《中国彝药》：清热解毒、利湿退黄、散结止痛。

3）《中国彝药》《辞典》：治风火牙痛、胆囊炎、热淋、黄疸、急性结膜炎、口腔炎、急慢性肝炎、发痧腹痛、痔疮、肝胆疾病、九子疡（颈淋巴结结核）、疔疮肿毒、黄疸型肝炎、昏厥。

【用法用量】15～30g，水煎服。外用：鲜品适量，捣烂敷。

【文献来源】*Swertia mileensis* T. N. Ho et W. L. Shi 中国药学杂志.（1）：39-41. 1986. 中国彝药：149. 2004. 辞典：803. 2016.

1102 斜茎獐牙菜

【药材名】斜茎獐牙菜、小儿腹痛草、金沙獐牙菜。

【彝文音译】落孺疴、阿科卧诺诗。

【来源】龙胆科植物斜茎獐牙菜 *Swertia patens* Burk.，以全草入药。

【采集加工】夏、秋季采收，除去杂质，晒干。

【功能主治】

1）《云南化工》《滇省志》：治腹痛。

2）《中药材》：治小儿因消化不良或上呼吸道感染引起的痉挛性腹痛、肠胃炎、肠道蛔虫病、胆道蛔虫病及其他胆道疾病引起的腹痛。

3）《彝药学》《中国彝药》：散寒止痛、健胃消积。

4）《滇药录》《民药志・四》《辞典》：解痉止痛。用于小儿消化不良或上呼吸道感染引起的痉挛性腹痛。

5）《中国彝药》《辞典》《微量元素与健康研究》：用于小儿肠痉挛性腹痛、风火牙痛、胃痛、胁痛、咽喉肿痛。

6）《彝州本草》：用于上呼吸道感染引起的痉挛性疼痛。

7）《彝州本草》《安徽农学通报》：治消化不良，肝炎。

【用法用量】3～10g，水煎服；或研末服。

【文献来源】*Swertia patens* Burk. 云南化工. 36（2）：52-53. 2009. 中药材. 12（8）：14-16. 1989. 彝药学：37. 2016. 滇药录：319. 1983. 辞典：804. 2016. 民药志・四：654. 2007. 中国彝药：177. 2004. 滇省志：821. 1995. 彝州本草：40. 1998. 微量元素与健康研究. 32（3）：37-38. 2015. 安徽农学通报. 26（16）：45-49. 2020.

1103 紫红獐牙菜

【药材名】紫红獐芽菜。

【彝文音译】补史土逋此、布什都补。

【来源】龙胆科植物紫红獐牙菜 *Swertia punicea* Hemsl.，以全草入药。

【采集加工】秋季采收，洗净，晒干。

【功能主治】

1）《辞典》：治高热不退、湿热烦渴、黄疸、胃脘胀痛、黄疸型肝炎或非黄疸型肝炎、胆囊炎、毒蛇咬伤、瘰疬、乳痈、内外出血、胃炎、百日咳。

2）《民药志·四》：清热除湿、疏肝利胆。用于高热不退、湿热烦渴、黄疸、胃脘胀痛。

【用法用量】15～30g，水煎服。

【文献来源】*Swertia punicea* Hemsl. 辞典：804. 2016. 民药志·四：671. 2007.

1104　云南獐牙菜

【药材名】云南獐牙菜、小青叶胆、青叶胆。

【彝文音译】帕尼基、史娃节、布什都补此。

【来源】龙胆科植物云南獐牙菜 *Swertia yunnanensis* Burk.，以全草、根、叶入药。

【采集加工】夏季采集，洗净，晒干备用。

【功能主治】

1）《中药材》《滇药录》：清热利湿、退黄。用于湿热黄疸型肝炎。

2）《辞典》（全草）：治黄疸型肝炎、风火牙痛、胆囊炎、热淋、黄疸、急性结膜炎、口腔炎、慢性肝炎、发痧腹痛、痔痈、九子疡（颈淋巴结结核）、疔疮肿毒、昏厥、湿热、高热不退、湿热烦渴、皮肤黄染、胃脘胀痛。

3）《彝药续集》：治毒蛇咬伤、百日咳、胃痛、乳痈、外伤出血、痔疮出血、淋巴结结核、肝痛、咽喉肿痛、口腔溃疡、经常腹痛。

4）《滇省志》：清肝利胆、清热除湿。用于黄疸型肝炎、肝大、胆囊炎、口腔炎、风火牙痛、肺热咳嗽。

5）《哀牢本草》：清热除湿、疏肝利胆。用于高热不退、湿热烦渴、皮肤黄染、胃脘胀痛。

【用法用量】15～30g，水煎服。外用：适量，捣烂敷。

【文献来源】*Swertia yunnanensis* Burk. 滇药录：319. 1983. 辞典：804. 2016. 彝药续集：118. 1992. 滇省志：821. 1995. 中药材. 12（8）：14-16. 1989. 哀牢本草：70. 1991.

1105　黄秦艽

【药材名】滇黄芩、黄秦艽、金不换。

【彝文音译】布高兹尔、木都次克、基不华。

【来源】龙胆科植物黄秦艽 *Veratrilla baillonii* Franch.，以根入药。

【采集加工】秋季采收，洗净，晒干或研细粉备用。

【功能主治】

1）《华西药学杂志》：治痈疮肿毒。

2）《中草药》：治肺热咳嗽、肠炎、阿米巴痢疾、烧烫伤、蛔虫病。

3）《大理资志》《滇药志·一》：用于人畜中毒。

4）《志要》《辞典》：治人畜中毒、肺热咳嗽、肠炎、阿米巴痢疾、烧烫伤、蛔虫病、痈疮肿毒。

5）《志要》《华西药学杂志》：用于肺热咳嗽、黄疸型肝炎，蛔虫病。

【用法用量】1.5～3g，水煎服；或泡酒服。外用：适量，研末调搽。

【文献来源】*Veratrilla baillonii* Franch. 华西药学杂志.（1）：8-11. 1990. 华西药学杂志.（3）：129-133. 1989. 中草药. 18（7）：35-36+43. 1987. 滇药志·一：298. 2008. 辞典：855. 2016. 志要：632. 2005. 大理资志：107. 1991.

报春花科

1106　尾叶紫金牛

【药材名】玉钥匙。
【来源】报春花科植物尾叶紫金牛 *Ardisia caudata* Hemsl.，以全草、根入药。
【采集加工】夏、秋季采收，洗净，鲜用或晒干。
【功能主治】《元彝药》：用于扁桃体炎、急性肠胃炎、跌打损伤。
【用法用量】0.5～1g，兑开水服，1 日 3 次。外用：适量，捣烂敷。
【文献来源】*Ardisia caudata* Hemsl. 元彝药：24. 1994.

1107　朱砂根

【药材名】红凉伞、朱砂根、朱砂茎叶、二色朱砂根。
【彝文音译】海达鲁、涩拍、义彩斗斛、玉彩倒蟹、嗨旦鲁八爪龙。
【来源】报春花科植物朱砂根 *Ardisia crenata* Sims，以全株、根、茎、叶入药。
【采集加工】秋季采集，切碎，鲜用或晒干。
【功能主治】
1）《滇药志·五》、《中国彝药》、《辞典》（根）：治气管炎咳嗽、热感冒、小儿惊风、淋巴结结核、喉症、咽喉肿痛。
2）《彝药本草》：行血祛风、解毒消肿。用于咽喉炎、乙型肝炎。
3）《志要》《民药志·二》《滇省志》《滇药录》：用于淋巴结结核、喉疾。
4）《滇药志·五》《中国彝药》：清热解毒、活血止痛。用于胃痛、牙痛。
5）《滇省标·四》：清热宁心、养血活血、利咽明目。用于口糜、咽喉肿痛、胁肋疼痛、视物模糊、心悸失眠、风湿痹痛、跌打损伤。
6）《志要》、《辞典》（全株、根）：治胃痛、牙痛、骨折、跌打损伤。
【用法用量】15～20g，水煎服。外用：适量，捣烂敷。
【文献来源】*Ardisia crenata* Sims 辞典：69，70. 2016. 彝药本草：195. 2018. 滇药录：24. 1983. 滇药志·五：135. 2012. 滇省志：733. 1995. 滇省标·四：47. 2008. 民药志·二：192. 1990. 志要：54. 2005. 中国彝药：66. 2004. ——*Ardisia crenata* var *bicolor* (Walker) C Y. Wu etC. Chen 民药志·二：192. 1990. 辞典：70. 2016.

1108　百两金

【药材名】小罗伞、百两金。
【彝文音译】母努咪能则。
【来源】报春花科植物百两金 *Ardisia crispa* (Thunb.) A. DC.，以全株、根、叶入药。
【采集加工】全年可采，以秋冬季为佳，洗净，鲜用或晒干。
【功能主治】
1）《哀牢本草》：清热解毒、活血化瘀、健骨强筋。
2）《滇药志·三》、《滇省志》、《辞典》（根、叶）、《志要》（根、叶）：用于心口痛、膈食。
3）《哀牢本草》、《辞典》（全株）、《志要》（全株）：治咽喉肿痛、病伤咯血、骨折肿痛、骨伤麻木、腰酸腿软、肾病水肿、白浊湿淋、痈疽疔疮、毒蛇咬伤。

【用法用量】15～30g，水煎服。外用：煎水含漱；或鲜品，捣烂敷。

【文献来源】*Ardisia crispa* (Thunb.) A. DC. 哀牢本草：31. 1991. 滇药志・三：152. 2010. 滇省志：733. 1995. 志要：55. 2005. 辞典：70. 2016. ——*Ardisia crispa* var. *amplifolia* E. Walker 辞典：70. 2016.

1109 虎舌红

【药材名】红毛山豆根。

【彝文音译】格给诺起。

【来源】报春花科植物虎舌红 *Ardisia mamillata* Hance，以全草入药。

【采集加工】夏、秋季采收，洗净，晒干。

【功能主治】《彝药本草》：清热利尿、活血止血。用于刀枪伤、拔弹头、拔异物、拔竹木刺。

【用法用量】适量，水煎服。外用：鲜品，捣烂敷；或干品研末香油调敷。

【文献来源】*Ardisia mamillata* Hance 彝药本草：56. 2018.

1110 白花酸藤果

【药材名】白花酸藤子、白花酸藤果、小花酸藤子。

【彝文音译】阿赤。

【来源】报春花科植物白花酸藤果 *Embelia ribes* Burm. F.，以茎皮、叶、花入药。

【采集加工】全年均可采集，洗净，鲜用或晒干。

【功能主治】

1）《辞典》《志要》《滇省志》《滇药志・四》：用于哑瘴、高血压。

2）《滇药录》：治烧烫伤。

3）《滇药志・四》：祛风开窍、渗湿利水。

【用法用量】50～100g，水煎服。外用：鲜品，捣烂敷；或煎水洗。

【文献来源】*Embelia ribes* Burm. F. 滇省志：736. 1995. 志要：247. 2005. 滇药录：116. 1983. 辞典：315. 2016. 滇药志・四：92. 2009.

1111 细梗香草

【药材名】满山香。

【来源】报春花科植物细梗香草 *Lysimachia capillipes* Hemsl.，以全草、果实入药。

【采集加工】夏季开花时采收，鲜用或晒干。

【功能主治】《中国中药杂志》：舒筋活络、散瘀消肿、理气止痛、止血、接骨、祛寒。果实：滋补、镇静、收敛、健胃、镇咳；用于外伤出血、骨折、无名肿毒、风湿性关节炎、关节疼痛、闭经、胃痛、感冒、毒蛇咬伤、肺癌、鼻咽癌、胃癌、子宫癌、神经衰弱、疲劳过度、心肌无力、遗精等症。

【用法用量】9～15g，水煎服。外用：鲜品适量，捣烂敷。

【文献来源】*Lysimachia capillipes* Hemsl. 中国中药杂志. 43（15）：3216-3222. 2018.

1112 过路黄

【药材名】过路黄、过路黄草、金钱草、神仙对座草。

【彝文音译】子批是、叶拉（云南大姚）、勒莫几几、黑若资薄、赊基诗、呷布斯、lemopjiw。

【来源】报春花科植物过路黄 *Lysimachia christinae* Hance，以全草、根入药。

【采集加工】夏、秋季采收，洗净，晒干。

【功能主治】

1）《滇药录》《滇药志·二》：利湿退黄、排石、舒筋活络。用于肝炎，胆囊炎，肝、胆、肾结石，跌打损伤。

2）《辞典》：治胆结石、胆囊炎、乳痈、尿路结石、尿痛、咳嗽、泻痢。

3）《彝药续集》《民药志·四》：用于胆结石、胆囊炎、乳痈、小便不通、尿道结石、肝病、咳嗽、毒蛇咬伤、泻痢。

4）《彝药资源》：治尿道结石、胆囊炎、胆结石、黄疸型肝炎、水肿、跌打损伤、毒蛇咬伤、毒蕈或药物中毒、火烫伤及化脓性炎症。

5）《滇省志》《彝医药学》：用于膀胱结石。

6）《民药志·四》：清热解毒、利尿逐石、消肿、散结、拔毒、止泻。

7）《彝医药·下》《中国彝药》：泻痢通淋、清热解毒、活血消肿。

8）《彝医药·下》、《中国彝药》、《辞典》（全草）：用于肝炎、尿道结石及尿路感染、胆囊结石、腮腺炎、乳腺炎、痔疮、恶疮肿毒、跌打损伤、坐骨神经痛、风湿性关节疼痛。

【用法用量】干品10～30g，水煎服，鲜品30～200g。外用：捣烂敷；或干粉撒敷。

【文献来源】*Lysimachia christinae* Hance 滇药录：183. 1983. 辞典：508. 2016. 彝药续集：115. 1992. 彝药资源：85. 2021. 彝医药学：667. 1993. 滇药志·二：224. 2009. 滇省志：823. 1995. 民药志·四：344. 2007. 中国彝药：618. 2004. 彝医药·下：554. 2007.

1113　露珠珍珠菜

【药材名】露珠珍珠菜、假露珠草。

【彝文音译】解嘎茨、仙嘎茨（云南姚安）、盖嘎刺。

【来源】报春花科植物露珠珍珠菜 *Lysimachia circaeoides* Hemsl.，以全草入药。

【采集加工】夏、秋季采集，鲜用或晒干。

【功能主治】《滇药录》《辞典》《滇省志》：治小儿发热、麻疹。

【用法用量】3～9g，水煎服。

【文献来源】*Lysimachia circaeoides* Hemsl. 辞典：508. 2016. 滇药录：184. 1983. 滇省志：823. 1995.

1114　矮桃

【药材名】阉鸡尾。

【彝文音译】威六呀。

【来源】报春花科植物矮桃 *Lysimachia clethroides* Duby，以全草、穗状花入药。

【采集加工】夏、秋季采收，除去泥土，晒干。

【功能主治】《彝药本草》：通经活血、润肺。治跌打瘀血肿痛、阳痿。

【用法用量】20～30g，水煎服；或泡酒服，30～50g。

【文献来源】*Lysimachia clethroides* Duby 彝药本草：161. 2018.

1115　临时救

【药材名】对生黄花叶。

【来源】报春花科植物临时救 *Lysimachia congestiflora* Hemsl.，以叶入药。

【采集加工】春、夏季采集，鲜用或晒干。

【功能主治】《彝验方》：用于感冒、呛咳痰多者。
【用法用量】30g，水煎服，1 日 1 剂，3 次分服。
【文献来源】*Lysimachia gymnocephala* Hand. -Mazz. 彝验方：9. 2007.

1116　金江珍珠菜

【药材名】金江珍珠菜、丽江过路黄。
【彝文音译】解嘎茨、仙嘎茨。
【来源】报春花科植物金江珍珠菜 *Lysimachia delavayi* Franch.，以全草入药。
【采集加工】春、夏季采集，鲜用或晒干。
【功能主治】《滇药录》《辞典》：治小儿发热、麻疹。
【用法用量】3～9g，水煎服。
【文献来源】*Lysimachia delavayi* Franch. 辞典：508. 2016. 滇药录：184. 1983.

1117　灰叶珍珠菜

【药材名】苍日过路黄。
【彝文音译】麦大塞娃、没芦米。
【来源】报春花科植物灰叶珍珠菜 *Lysimachia glaucina* Franch.，以全草入药。
【采集加工】夏、秋季采收，鲜用或晒干。
【功能主治】《滇药录》：用于透疹、小儿麻疹不透。
【用法用量】15～25g，水煎服。
【文献来源】*Lysimachia glaucina* Franch. 滇药录：184. 1983.

1118　金爪儿

【药材名】爬地草。
【来源】报春花科植物金爪儿 *Lysimachia grammica* Hamce.，以全草入药。
【采集加工】夏季采收，鲜用或晒干。
【功能主治】《彝医药学》：治外伤出血、大便下血。
【用法用量】适量，水煎服。外用：适量，捣烂敷。
【文献来源】*Lysimachia grammica* Hamce. 彝医药学：671. 1993.

1119　点腺过路黄

【药材名】点腺过路黄。
【彝文音译】勒莫及及、勒英及及。
【来源】报春花科植物点腺过路黄 *Lysimachia hemsleyana* Maxim.，以全草、根入药。
【采集加工】夏季采收鲜用或晒干。
【功能主治】
1）《彝药续集》《辞典》：用于肝病痛、胆病痛、虚弱、腹泻、腹痛、月经不调、尿闭、尿结。
2）《辞典》：治肝胆结石、尿道结石、急性乳腺炎。
【用法用量】适量，水煎服。
【文献来源】*Lysimachia hemsleyana* Maxim. 彝药续集：109. 1992. 辞典：509. 2016.

1120 阔瓣珍珠菜

【药材名】宽瓣假露珠草。
【彝文音译】墨绿塞洼。
【来源】报春花科植物阔瓣珍珠菜 *Lysimachia platypetala* Franch.，以全株入药。
【采集加工】夏季采收，鲜用或晒干。
【功能主治】《滇省志》：透疹。用于小儿麻疹不透。
【用法用量】适量，水煎服。外用：鲜品适量，捣烂敷。
【文献来源】*Lysimachia platypetala* Franch. 滇省志：825. 1995.

1121 包疮叶

【药材名】包疮叶。
【彝文音译】阿卖绿姑韭（思茅江城）。
【来源】报春花科植物包疮叶 *Maesa indica* (Roxb.) A. DC.，以叶入药。
【采集加工】春、夏季采收，晒干。
【功能主治】
1）《滇省志》：解毒、止痛、止泻。用于高血压、肝炎、腹泻。
2）《滇药录》《滇药志・三》《辞典》：治麻疹、肝炎、腹泻、痛经、高血压。
【用法用量】9～15g，水煎服，少量食盐为引。
【文献来源】*Maesa indica* (Roxb.) A. DC. 滇省志：736. 1995. 辞典：512. 2016. 滇药录：185. 1983. 滇药志・三：133. 2010.

1122 金珠柳

【药材名】金珠柳、金株柳、青叶树。
【彝文音译】阿我吐都西、拍那儿莫拍。
【来源】报春花科植物金珠柳 *Maesa montana* A. DC.，以根入药。
【采集加工】全年可采，洗净，切片，晒干备用。
【功能主治】
1）《滇药录》《峩彝药》《滇药志・四》《滇省志》：祛风除湿、活血化瘀。
2）《辞典》《滇药录》《峩彝药》《滇药志・四》《滇省志》：治风湿麻木、筋骨疼痛。
【用法用量】10～15g，水煎服。
【文献来源】*Maesa montana* A. DC. 滇省志：737. 1995. 滇药录：185. 1983. 滇药志・四：268. 2009. 辞典：513. 2016. 峩彝药：24. ——*Maesa perlaria* var. *formosana* (Mez) Yuen P. Yang 辞典：513. 2016.

1123 地黄叶报春

【药材名】毛蕊草报春。
【彝文音译】小辣它。
【来源】报春花科植物地黄叶报春 *Primula blattariformis* Franch.，以根入药。
【采集加工】全年可采，鲜用或晒干。
【功能主治】
1）《辞典》《志要》《滇药录》：治筋骨间隙疼痛、乳腺炎。
2）《滇药录》：活血化瘀、癣毒。

【用法用量】外用：适量，捣烂敷。

【文献来源】*Primula blattariformis* Franch. ssp. *tenana* (Bonati) W. W. Sm. 志要：493. 2005. 辞典：664. 2016. 滇药录：256. 1983.

1124 滇北球花报春

【药材名】痢痢花。

【彝文音译】羊屋六。

【来源】报春花科植物滇北球花报春 *Primula denticulata* subsp. *sinodenticulata* (Balf. f. et Forr.) W. W. Smith et Forr.，以全草、根入药。

【采集加工】夏、秋季采收，洗净，切段晒干。

【功能主治】

1）《滇药录》《志要》《辞典》：止血、消疳。用于产后出血不止、小儿疳积、病后体虚。

2）《滇省志》：止血；用于产后大出血。根：补虚、消积；用于小儿疳积、结核、病后体虚。

【用法用量】15～30g，水煎服。

【文献来源】*Primula denticulata* Sm. subsp. *sinodenticulata* (Balf. f. & Forr.) W. W. Sm. 滇药录：256. 1983. 辞典：664. 2016. 滇省志：825. 1995. 志要：493. 2005.

1125 小报春

【药材名】报春花、小报春。

【彝文音译】诺台维若。

【来源】报春花科植物小报春 *Primula forbesii* Franch.，以全草入药。

【采集加工】冬末春初采集，晒干。

【功能主治】

1）《彝医药学》：治鼻衄。

2）《哀牢本草》：清热凉血、消肿止痛。

3）《滇省标・六》：疏风清热、活血通淋、杀虫止痒。用于风热感冒、咳嗽、咽喉肿痛、目赤、热淋、跌打瘀痛、头癣。

4）《辞典》《志要》《哀牢本草》：治咽喉肿痛、口舌糜烂、牙痛、鼻衄、目赤流泪、肾病水肿、红崩、白带异常、跌打瘀肿、外伤出血、扁桃体炎、肾炎、产后出血。

5）《志要》：治咽喉炎、口腔炎、扁桃体炎、牙痛、肾炎、产后出血。

【用法用量】10～20g，水煎服。

【文献来源】*Primula forbesii* Franch. 彝医药学：703. 1993. 哀牢本草：65. 1991. 滇省标・六：19. 2010. 辞典：665. 2016. 志要：493. 2005.

1126 滇海水仙花

【药材名】大报春花根。

【来源】报春花科植物滇海水仙花 *Primula pseudodenticulata* Pax，以根入药。

【采集加工】春季采集。

【功能主治】《彝验方》：用于脱肛。

【用法用量】适量，水煎服。

【文献来源】*Primula pseudodenticulata* Pax var. *polyphylla* (Fr.) W. W. Sm. 彝验方：175. 2007.

白花丹科

1127　小蓝雪花

【药材名】紫金标、小蓝雪花。
【彝文音译】静诺齐。
【来源】白花丹科植物小蓝雪花 *Ceratostigma minus* Stapf ex Prain，以根入药。
【采集加工】全年均可采集，洗净，切片，晒干。
【功能主治】
1）《中国彝药》《彝医药·下》：活血通络、祛风湿、止痛。用于产后腹痛瘀血、产后出血不止、堕胎、风湿疼痛、跌打损伤。
2）《辞典》：用于堕胎、产后腹痛瘀血、产后出血不止、风湿疼痛、跌打损伤、风湿麻木、脉管炎、月经不调、头晕、头痛、腮腺炎。
【用法用量】10～15g，水煎服；或泡酒服。外用：适量。
【文献来源】*Ceratostigma minus* Stapf ex Prain 彝医药·下：361. 2007. 辞典：178. 2016. 中国彝药：391. 2004.

1128　岷江蓝雪花

【药材名】紫金标、岷江蓝雪花。
【彝文音译】给敢药、果衣此。
【来源】白花丹科植物岷江蓝雪花 *Ceratostigma willmottianum* Stapf，以全株、根入药。
【采集加工】夏、秋季采收，切碎，鲜用或晒干。
【功能主治】
1）《滇药录》《滇药志·一》：用于外伤所致疾病、肺脓肿、肺出血。
2）《彝植物药》：用于腹痛、各种热性病、痢疾、腹泻、生疮、痈肿丹毒、风火牙痛、刀伤疼痛。
3）《辞典》：全株：用于外伤所致疾病、肺脓肿、肺出血。根：用于产后诸疾（腹痛瘀血、出血不止）、堕胎、跌打损伤、风湿疼痛。
【用法用量】5～10g，水煎服。外用：适量。
【文献来源】*Ceratostigma willmottianum* Stapf 滇药志·一：345. 2008. 彝植物药：82. 1990. 滇药录：62. 1983. 辞典：178. 2016.

1129　白花丹

【药材名】白花丹、金不换、白花丹茎叶。
【彝文音译】唯噜浪酿、豁迪诺。
【来源】白花丹科植物白花丹 *Plumbago zeylanica* L.，以全草、根、茎、叶入药。
【采集加工】夏、秋季采收，洗净，晒干。
【功能主治】
1）《哀牢本草》：活血散瘀、清热解毒。用于跌打损伤、血瘀经闭、肿毒恶疮、疥癣瘙痒。
2）《彝州本草》《滇药志·四》：用于白血病、高血压、风湿疼痛、风湿性关节炎、跌打损伤、劳伤、疮疖、毒蛇咬伤、腰腿痛、胃痛、眼角膜炎、乳腺炎、瘀血闭经、肛周脓肿、急性淋巴结炎、蜂窝织炎、疟疾。

3）《彝药本草》：舒筋活络、消炎、止痛。用于类风湿关节炎、跌打瘀血疼痛。

4）《彝医药学》：用于避孕。

5）《滇省志》《彝医药・下》《中国彝药》《彝州本草》《滇药志・四》：用于骨折、软组织损伤、皮下瘀血肿痛。

6）《彝医药・下》《中国彝药》：活血止痛、顺气消肿、祛风除湿、解毒杀虫。用于腰肌劳损、堕胎、肝炎、肝硬化。

7）《辞典》：根、全草：治骨折、腰肌劳损、肝炎、肝硬化、堕胎。根、叶：治风湿痹痛、软组织损伤、皮下瘀肿、高血压、白血病。

8）《辞典》《志要》《彝药资源》：全株：治跌打损伤、骨折。根、叶：治骨折、软组织损伤、皮下瘀血肿痛。

9）《中国彝医》《彝药志》：祛风明目、舒筋活血、消肿止痛、散瘀。用于风湿痹痛、软组织损伤、皮下瘀肿、高血压、白血病。

10）《滇药志・四》：活血止痛、顺气消肿、祛风除湿、解毒杀虫。用于厚皮癣、瘰疬未溃。

11）《滇省标・四》：舒筋活血、消肿止痛、明目。用于风湿性关节疼痛、跌打损伤、目障羞明。

【用法用量】15～25g，水煎服。外用：煎水洗，捣烂敷；或涂搽。

【文献来源】*Plumbago zeylanica* L. 哀牢本草：48. 1991. 彝州本草：123. 1998. 彝药本草：3. 2018. 彝医药学：479. 1993. 滇省志：827. 1995. 彝医药・下：493. 2007. 辞典：635. 2016. 志要：473. 2005. 中国彝医：63. 1994. 中国彝药：549. 2004. 滇药志・四：167. 2009. 彝药志：54. 1983. 滇省标・四：39. 2008. 彝药资源：99. 2021.

车　前　科

1130　鞭打绣球

【药材名】小鞭打、鞭打绣球。

【彝文音译】兵敢得、基炭诗、粘毛草、四季草、滚山球、一串钱、双有肾、列史。

【来源】车前科植物鞭打绣球 *Hemiphragma heterophyllum* Wall.，以全草入药。

【采集加工】夏、秋季有花果时采收，除去杂质。鲜用或切段晒干。

【功能主治】

1）《彝药本草》：强壮滋补、舒筋活血、祛风除湿。用于肝胆结石、肾结石、尿道结石。

2）《中国彝药》《彝医药・下》：活血舒筋、除湿止痛、清热解毒。用于跌打损伤、疮肿湿毒、风湿疼痛、闭经、腹痛、牙痛、口腔炎。

3）《彝药续集》《志要》《辞典》：治伤风感冒、干疮、跌打损伤、风湿性疾病、骨折、咳嗽有血。

4）《辞典》：用于饮食积滞、疮痈湿毒、闭经、牙痛、口腔炎。

【用法用量】10～15g，水煎服。外用：鲜品适量，捣烂敷；或绞汁搽，煎汤含漱。

【文献来源】*Hemiphragma heterophyllum* Wall. 彝药本草：141. 2018. 彝医药・下：462. 2007. 志要：321. 2005. 中国彝药：512. 2004. 彝药续集：130. 1992. 辞典：413. 2016.

1131　车前

【药材名】车前草、车前、车前子。

【彝文音译】自勒熬、塔任木、瓦那他。

【来源】车前科植物车前 *Plantago asiatica* L.，以全草、种子入药。

【采集加工】夏、秋季采收，洗净，晒干。

【功能主治】

1）《哀牢本草》：清热豁痰、利水渗湿、固筋托里。用于寒湿内积、浑身酸痛、肝阳上亢、痰湿阻滞、小便不利、子宫脱垂。

2）《彝药学》《中国彝药》《彝医药·下》：利尿、凉血、清热、透疹、解毒、止痛。

3）《彝医药学》：小便不通、小腹胀满、麻疹出不透、发寒腹痛、生疮、疖痈、膀胱结石、臌胀、泄泻痢疾、淋浊。

4）《辞典》《中国彝药》《彝医药·下》：用于小便不通、膀胱结石、麻疹、无名发热、浑身酸痛。

5）《辞典》《志要》：种子：用于湿热阻滞、小便短少、淋漓、寒性痢疾。全草：利水、止热痢。治肺热咳喘、风热痹症、湿热阻滞、干黄水、尿路感染。

6）《民药志·一》：用于尿路感染。

【用法用量】鲜品 30～60g，水煎服；或绞汁服；干品 15～30g。外用：适量，煎水洗；或捣烂敷；或绞汁涂。

【文献来源】*Plantago asiatica* L. 哀牢本草：41. 1991. 彝药学：147. 2016. 彝医药学：611，749. 1993. 彝医药·下：550. 2007. 辞典：629. 2016. 志要：469. 2005. 中国彝药：614. 2004. 民药志·一：108. 1984.

1132　平车前

【药材名】车前草、平车前。

【彝文音译】自勒熬、吾莫迭补、瓦那他。

【来源】车前科植物平车前 *Plantago depressa* Willd.，以全草、根、种子入药。

【采集加工】夏、秋季采收，洗净泥沙，鲜用或晒干。

【功能主治】

1）《彝药学》《彝医药·下》：利尿、凉血、清热、透疹、解毒、止痛。

2）《彝植物药》、《志要》（全草）、《辞典》（全草）：止咳、止泻。用于“光拉”（小便涩痛）、“列别”（尿路炎症）、百日咳、火把眼（结膜炎）、无名肿毒、疯犬咬伤、鼻衄、腮腺炎。

3）《辞典》（根、种子）：治腹泻、咳嗽气喘、膈食、消化不良、腮腺炎。

4）《志要》《辞典》：全草：用于腹泻、膈食、消化不良、尿路感染。

5）《民药志·一》：用于尿路感染。

【用法用量】鲜品 30～60g，水煎服，或绞汁服；干品 15～30g。外用：适量，煎水洗、捣烂敷；或绞汁涂。

【文献来源】*Plantago depressa* Willd. 彝医药·下：550. 2007. 彝药学：147. 2016. 彝植物药：106. 1990. 辞典：631. 2016. 志要：470. 2005. 民药志·一：108. 1984.

1133　大车前

【药材名】车前草、大车前。

【彝文音译】自勒熬、牛陶主鲁薄、扎毕娃。

【来源】车前科植物大车前 *Plantago major* L.，以全草入药。

【采集加工】夏、秋季采收，洗净，鲜用或晒干。

【功能主治】

1）《彝药学》《彝医药·下》：利尿、凉血、清热、透疹、解毒、止痛。

2）《滇药录》：清热利湿。

3）《滇省志》：用于膀胱结石。

4）《志要》《辞典》《滇药录》：治肠炎、黄疸、肝炎、肝区疼痛。

【用法用量】鲜品30～60g，水煎服；或绞汁服；干品15～30g。外用：适量，煎水洗、捣烂敷；或绞汁涂。

【文献来源】*Plantago major* L. 彝医药·下：550. 2007. 彝药学：147. 2016. 滇药录：236. 1983. 滇省志：829. 1995. 辞典：631. 2016. 志要：471. 2005.

桔 梗 科

1134 云南沙参

【药材名】沙参、天蓝沙参、天蓝沙、西南沙参、泡参、云南沙参。

【彝文音译】飞布、鸡棒腿、俄喜特补、盆色、俄补撒列。

【来源】桔梗科植物云南沙参 *Adenophora khasiana* (Hook. f. et Thoms.) Coll. et Hemsl.，以全株、根入药。

【采集加工】秋季采收，洗净，切片，晒干。

【功能主治】

1）《彝药本草》：用于肺结核、慢性支气管炎、养阴润肺、益气生津。

2）《彝医药史》（根）：用于癫痫、久病体虚、诸虚、补肺补阴。

3）《志要》《辞典》：全株：养阴、清肺热。

4）《彝药续集》、《志要》（根）、《辞典》（根）：用于体弱、肺结核、咳嗽、嗓子嘶哑、咽喉肿痛、肝痛、腰膝酸软。

5）《辞典》（根）：治贫血、肺虚久咳、阴虚咽干、声音嘶哑。

6）《彝药学》《中国彝药》：清热化痰、补养肺胃。

7）《中国彝药》：用于贫血、肺虚久咳、饮食减少、阴虚咽干、声音嘶哑。

8）《彝药续集》：用于口渴烦热、体虚、咳嗽。

【用法用量】20～30g，水煎服；炖肉服，100～200g。

【文献来源】*Adenophora bulleyana* Diels 彝药本草：109. 2018. 彝医药史：155. 1990. 辞典：19. 2016. 志要：16. 2005. 彝药续集：147. 1992. ——*Adenophora khasiana* (Hook. f. et Thoms.) Coll. et Hemsl. 辞典：19. 2016. 彝药学：48. 2016. 中国彝药：203. 2004. 彝药续集：145. 1992.

1135 沙参

【药材名】沙参、杏叶沙参。

【彝文音译】俄补撒列。

【来源】桔梗科植物沙参 *Adenophora stricta* Miq.，以根入药。

【采集加工】秋季采收，除去茎叶及须根，洗净，新鲜时用竹片刮去外皮，切片，晒干。

【功能主治】《彝药续集》《志要》《辞典》：治烦渴、久病体虚、咳嗽。

【用法用量】适量，水煎服。

【文献来源】*Adenophora stricta* Miq. 辞典：20. 2016. 志要：16. 2005. 彝药续集：146. 1992.

1136 轮叶沙参

【药材名】沙参、轮叶沙参。

【来源】桔梗科植物轮叶沙参 *Adenophora tetraphylla* (Thunb.) Fisch.，以根入药。

【采集加工】夏、秋季采收，晒干。

【功能主治】《辞典》《志要》《哀牢本草》：用于癫狂、癔症。

【用法用量】20～30g，用蜂蜜炮炙，水煎服。

【文献来源】*Adenophora tetraphylla* (Thunb.) Fisch. 哀牢本草：67. 1991. 志要：17. 2005. 辞典：20. 2016.

1137 球果牧根草

【药材名】球果牧根草。

【彝文音译】俄补史古、泡参。

【来源】桔梗科植物球果牧根草 *Asyneuma chinense* Hong，以根入药。

【采集加工】春、夏季采收，洗净，晒干。

【功能主治】

1）《志要》《辞典》：用于体弱、肺咳有血、缺乳。

2）《彝药续集》：用于身体虚弱、肺部疾病、咯血、缺乳。

【用法用量】适量，水煎服。

【文献来源】*Asyneuma chinense* D. Y. Hong 辞典：99. 2016. 志要：80. 2005. 彝药续集：144. 1992.

1138 金钱豹

【药材名】土党参、大花金钱豹、野臭参、野党参。

【彝文音译】哦泥哩、mgepjjicy、格儿此、衣涩补止、把矣景。

【来源】桔梗科植物金钱豹 *Campanumoea javanica* Bl.，以全草、根入药。

【采集加工】秋季采收，洗净，切段晒干。

【功能主治】

1）《彝药本草》：补中益气、润肺生津。用于病后体虚、缺乳、血虚风燥、皮肤瘙痒、皮肤疥癣、脾胃虚弱、慢性肝炎。

2）《民药志·四》：益气补虚、润肺止咳、催乳。用于缺乳、虚咳、体虚。

3）《彝植物药》：用于缺乳、咳嗽、身体衰弱。

4）《滇药志·四》《中国彝药》：健脾益气、补肺止咳、下乳。用于虚弱、自汗、久咳、缺乳、补养气血、敛汗、久病体虚、气短乏力、妇人体质虚弱、消瘦无力、闭经、小儿疳积、遗尿、头痛。

【用法用量】20～50g，水煎服；或炖肉吃。

【文献来源】*Campanumoea javanica* Bl. 彝药本草：134. 2018. 民药志·四：29. 2007. 彝植物药：127. 1990. 彝药本草：172. 2018. 中国彝药：208. 2004. 滇药志·四：27. 2009.

1139 鸡蛋参

【药材名】鸡蛋参。

【彝文音译】补衣通、耶伏色、不学草。

【来源】桔梗科植物鸡蛋参 *Codonopsis convolvulacea* Kurz，以全草、根入药。

【采集加工】秋季采收，洗净，鲜用或晒干。

【功能主治】

1）《中国彝药》：补气养血、润肺止咳。

2）《中国彝药》、《辞典》（根）：治肾虚腰痛、神经症、肺虚咳嗽、自汗、咳喘。

3）《彝药本草》：补气血、润肺生津。用于脾胃虚弱、食欲不振、缺乳、小儿疝气。

【用法用量】15～30g，水煎服；或炖肉吃。

【文献来源】*Codonopsis convolvulacea* Kurz 彝药本草：64. 2018. 辞典：216. 2016. 中国彝药：243. 2004.

1140　小花党参

【药材名】小花党参。

【彝文音译】瓦不史古。

【来源】桔梗科植物小花党参 *Codonopsis micrantha* Chipp，以根入药。

【采集加工】秋季采收，洗净，鲜用或晒干。

【功能主治】《辞典》《彝植物药》：用于身弱体虚、消瘦、出冷汗。

【用法用量】适量，水煎服；或炖肉吃。

【文献来源】*Codonopsis micrantha* Chipp 彝植物药：128. 1990. 辞典：216. 2016.

1141　党参

【药材名】党参。

【来源】桔梗科植物党参 *Codonopsis pilosula* (Franch.) Nannf.，以根入药。

【采集加工】秋季采收，鲜用或晒干。

【功能主治】《彝医药学》：用于气短无力、体虚消瘦、头痛。

【用法用量】100g，与鲜猪肉炖服。

【文献来源】*Codonopsis pilosula* (Franch.) Nannf. 彝医药学：489. 1993.

1142　密毛山梗菜

【药材名】大将军、大将军根。

【彝文音译】丫椰。

【来源】桔梗科植物密毛山梗菜 *Lobelia clavata* E. Wimm.，以全草、根入药。

【采集加工】夏、秋季采收，洗净，晒干。鲜品随用随采。

【功能主治】

1）《彝药本草》：消炎、止痛、解毒、祛风、杀虫。治九子疡（颈淋巴结结核）、无名肿毒、痈疽恶疮。

2）《彝医药学》：治高热惊厥。

【用法用量】5～10g，水煎服。

【文献来源】*Lobelia clavata* E. Wimm. 彝药本草：29. 2018. 彝医药学：571. 1993.

1143　铜锤玉带草

【药材名】铜锤玉带草、小铜锤。

【彝文音译】括布栽、米卓摸、地纽扣、哈贝全草、啥贝、甭嗽基、扒秆儿药。

【来源】桔梗科植物铜锤玉带草 *Lobelia nummularia* Lam.，以全草、果实入药。

【采集加工】夏季采用，洗净，鲜用或晒干。

【功能主治】

1）《彝药本草》：活血祛瘀、除风利湿。用于跌打损伤、瘀血肿痛、闪腰岔气不能转侧、外伤小便尿血。

2）《滇省标·二》：行气活血、化瘀止痛。用于跌打损伤、瘀血肿痛、闪腰岔气、劳伤尿血、肝脾大、月经不调、赤白带下、乳痈。

3）《彝药续集》：用于跌打损伤、九子疡（颈淋巴结结核）、瘰疬、遗精、手脚关节疼痛、产后及坐月子时所患之多种疾病。

4）《彝医药·下》《中国彝药》：顺气、活血、祛风、除湿。用于昏厥、内伤有瘀血、跌打损伤、骨折、脱臼、痛经、牙痛、风湿疼痛。

5）《志要》（全草）：治瘰疬、遗精、产后诸疾、外伤出血、跌打损伤、风湿疼痛、月经不调、白带异常。

6）《滇药录》《滇药志·一》：祛风利湿、活血散瘀。用于外伤出血、跌打损伤、风湿疼痛、月经不调、白带异常、遗精。

7）《彝验方》：用于角膜云翳。

8）《辞典》：治跌打损伤、风湿疼痛、遗精、瘰疬、产后诸疾、月经不调、白带异常、昏厥、内伤瘀血、痛经、牙痛。

9）《彝医药学》：用于昏厥、内伤有瘀血。

10）《彝药资源》《中国彝药》：顺气活血、祛风除湿。用于牙痛、风湿痛。

【用法用量】3～10g，水煎服。外用：鲜品适量，捣烂敷。

【文献来源】*Pratia begonifolia* (Wall.) Lindl. 彝药本草：132. 2018. ——*Pratia nummularia* (Lam.) A. Br. et Aschers. 滇省标·二：13. 2007. 彝药续集：148. 1992. 中国彝药：367. 2004. 彝医药·下：341. 2007. 志要：492. 2005. 滇药志·一：316. 2008. 彝验方：109. 2007. 滇药录：255. 1983. 辞典：663. 2016. 彝医药学：603. 1993. 彝药资源：81. 2021.

1144 塔花山梗菜

【药材名】野烟。

【彝文音译】拉觉帕。

【来源】桔梗科植物塔花山梗菜 *Lobelia pyramidalis* Wall.，以全草入药。

【采集加工】夏、秋季采收，除去杂质，晒干。

【功能主治】《滇省标·六》：清热解毒、祛风通络、消肿止痛。用于风湿性关节痛、跌打损伤、疮疡肿毒、癣疮。

【用法用量】5～10g，水煎服。外用：适量。

【文献来源】*Lobelia pyramidalis* Wall. 滇省标·六：85. 2010.

1145 西南山梗菜

【药材名】大将军、西南山梗菜、野烟、大将军根。

【彝文音译】阿齐诺起、告纠帕、阿戚糯取、罗依什。

【来源】桔梗科植物西南山梗菜 *Lobelia seguinii* H. Lév. & Vant.，以全草、根、茎、茎皮、叶入药。

【采集加工】夏、秋季采收，洗净，切碎，鲜用或晒干。

【功能主治】

1）《滇药录》：用于消肿败毒、疮疡疔疖、无名肿毒。

2）《中国彝药》《彝医药·下》：清热解毒、祛风活血。用于高热惊厥、胃痛、乳痈、痈疮肿毒、牛皮癣、风湿性关节痛。

3）《辞典》：全草：治“此莫拉”（肺病）、咽喉肿痛、疟疾、腹中有虫作痛、干疮、蛇虫咬伤、大疮、独骨疮、扁桃体炎、风湿性关节炎、跌打损伤、毒蛇蜈蚣咬伤、痈疽肿毒。茎皮：治疮疡疔痈、无名肿毒。根：治高热抽搐、四肢痉挛。根、茎、叶：治高热惊厥、胃痛、乳痈、痈疮肿毒、风湿性关节痛。

4）《彝植物药》：用于干疮、咽喉肿痛、疟疾、腹中有虫作痛。

5）《滇省志》：消炎、止痛、祛风湿。用于扁桃体炎，风湿性关节炎，跌打损伤，毒蛇蜈蚣咬伤，痈疽肿毒。

6）《哀牢本草》：清热解毒、解痉止痛。用于高热抽搐、四肢痉挛。

7）《滇药志·一》：用于风湿性关节炎，跌打损伤，毒蛇、蜈蚣咬伤，痈疽肿毒，无名肿毒。

【用法用量】5～10g，水煎服。外用：适量，捣烂敷。

【文献来源】*Lobelia seguinii* Lév. et Vant. 滇药录：179. 1983. 彝医药·下：510. 2007. 辞典：495. 2016. 彝植物药：129. 1990. 滇省志：834. 1995. 哀牢本草：26. 1991. 中国彝药：569. 2004. 滇药志·一：310. 2008.

1146　桔梗

【药材名】桔梗。

【彝文音译】毕依丹。

【来源】桔梗科植物桔梗 *Platycodon grandiflorus* (Jacq.) A. DC.，以根入药。

【采集加工】秋季采集，洗净，晒干。

【功能主治】

1）《彝医药学》：治麻疹、淋巴结结核、风湿性关节炎、痄腮、肝炎。

2）《滇药志·三》《哀牢本草》：清湿热、利肝胆。用于肝胆湿热、皮肤黄染、食少纳差、胸胁胀满。

3）《彝药本草》：止咳化痰、清热润喉。治小儿肺炎、老年咳嗽气喘、妇科慢性炎症。

【用法用量】20～30g，水煎服。

【文献来源】*Platycodon grandiflorus* (Jacq.) A. DC. 彝医药学：533. 1993. 哀牢本草：91. 1991. 滇药志·三：286. 2010. 彝药本草：77. 2018.

1147　珠子参

【药材名】心叶珠子参、珠儿参、松叶鸡蛋参。

【彝文音译】医尔猫、戏卓莫、耶伏色、不学草。

【来源】桔梗科植物珠子参 *Pseudocodon convolvulaceus* subsp. *forrestii* (Diels) D. Y. Hong，以根入药。

【采集加工】秋季采收，洗净，切片，晒干。

【功能主治】

1）《滇省志》：用于肿毒。

2）《滇药录》《辞典》：治癌症。

3）《滇药志·五》：活血止血、润肺止咳、消肿止痛。用于肺痨咳嗽、咯血、外伤出血、跌打损伤、鼻衄、齿衄、四肢及躯体皮下瘀斑、月经过多、尿血、便血、淋巴瘤。

4）《辞典》：治肾虚腰痛、神经症、肺虚咳嗽、自汗、咳喘。

【用法用量】3～10g，水煎服；或入散剂；或泡酒服。外用：鲜品适量，捣烂敷；或研末调敷。

【文献来源】*Codonopsis convolvulacea* var. *efilamentosa* (W. W. Sm.) L. T. Shen 滇省志：830. 1995. 辞典：216. 2016. ——*Codonopsis convolvulacea* var. *pinifolia* (Hand. -Mazz.) Nannf. 滇药志·五：270.

2012. 辞典：216. 2016. ——*Codonopsis efilamentosa* W. W. Sm. 滇药录：77. 1983.

1148 蓝花参

【药材名】蓝花参。

【彝文音译】基木西丫、卓夺色。

【来源】桔梗科植物蓝花参 *Wahlenbergia marginata* (Thunb.) A. DC.，以全草、根入药。

【采集加工】夏、秋季采收，洗净，鲜用或晒干。

【功能主治】

1)《彝药本草》：止咳化痰、滋补强壮、凉血、止血。用于阴虚咳嗽、血虚、皮肤瘙痒、缺乳、气虚带下、乳腺增生。

2)《中国彝药》、《滇药志·二》（根、全草）：补养气血、祛风通络、润肺止咳、健胃消积。

3)《滇省标·六》：益气养血、止咳化痰、消积。用于产后虚弱、病后体虚、烦热、自汗、盗汗、肺燥咯血、带下、小儿疳积、皮肤瘙痒。

4)《中国彝药》、《辞典》（根、全草）：治产后虚弱，贫血，风湿麻木。

【用法用量】15～30g，水煎服，鲜品30～60g。外用：适量，捣烂敷。

【文献来源】*Wahlenbergia marginata* (Thunb.) A. DC. 彝药本草：80. 2018. 滇药志·二：383. 2009. 滇省标·六：101. 2010. 中国彝药：230. 2004. 辞典：872. 2016.

紫 草 科

1149 长蕊斑种草

【药材名】长蕊斑种草、狗舌草、土玄参。

【彝文音译】怒喜景。

【来源】紫草科植物长蕊斑种草 *Antiotrema dunnianum* (Diels) Hand. -Mazz.，以根入药。

【采集加工】秋季采收，洗净，鲜用或切片，晒干。

【功能主治】

1)《中国彝药》：清热解毒、利湿、散瘀消肿。

2)《中国彝药》《滇药志·三》《辞典》：治淋巴结肿大、疮疡肿毒、虚劳发热、淋浊。

【用法用量】9～15g，水煎服；鲜品用量30～60g。外用：鲜品适量，捣烂敷。

【文献来源】*Antiotrema dunnianum* (Diels) Hand. -Mazz. 辞典：61. 2016. 滇药志·三：238. 2010. 中国彝药：125. 2004.

1150 软紫草

【药材名】新疆紫草。

【彝文音译】渍脞。

【来源】紫草科植物软紫草 *Arnebia euchroma* (Royle) Johnst.，以根入药。

【采集加工】夏、秋季采收，除去泥沙，晒干。

【功能主治】《民药志·四》：清热解毒、凉血润肠。用于高热烦躁、昏迷不醒、大便秘结。

【用法用量】5～10g，水煎服。

【文献来源】*Arnebia euchroma* (Royle) I. M. Johnst. 民药志·四：690. 2007.

1151　倒提壶

【药材名】倒提壶、狗屎兰花。

【彝文音译】阿奴得娘、他呢莫松处布、吐噜姆佩、努啰唯。

【来源】紫草科植物倒提壶 *Cynoglossum amabile* Stapf et Drumm.，以全草、根、叶入药。

【采集加工】适时采收各部位，鲜用或晒干。

【功能主治】

1）《滇药录》：用于膀胱炎、尿道炎、小便不利、尿闭。

2）《彝医药学》：用于红斑疮、催产、清洗肠胃、乳痈未溃。

3）《滇省志》《辞典》《志要》：根：清热利尿、补虚、止痛；用于肝炎、痢疾、疟疾、淋证、疝气、虚咳、白带异常、体虚（炖肉吃）、外伤出血。叶：补中益气；用于疝气痛、小肠胀痛、膀胱胀痛、偏坠、肾囊肿、肾囊肿硬光亮如水。

4）《哀牢本草》：通经活络、祛风止痒。用于风寒湿痹、手脚刺痛、经血不调、久婚不孕。

5）《滇药志·二》：全草：通经活络、祛风止痒；用于风寒湿痹、手脚刺痛、经血不调、久婚不孕。叶：用于疝气痛、小肠胀痛、膀胱胀痛、偏坠、肾囊肿、肾囊肿硬光亮如水。

6）《辞典》：全草：治疮疡初起红肿、肝炎黄疸、白带异常、痢疾、疝气、风寒湿痹、手脚刺痛、经血不调、久婚不孕。根：治膀胱炎、尿道炎、小便不利、湿热带下、尿血淋漓、乳痈、食积、难产、红斑疮、水肿、劳伤吐血、胁痛。

7）《志要》（全草）：用于风寒湿痹、手脚刺痛、经血不调、久婚不孕。

8）《中国彝药》：清热利湿、消食止泻、活血止血、催产。用于乳痈、食积、难产、红斑疮、疝气、水肿、劳伤吐血、胁痛、疮疡初起红肿、肝炎、黄疸、白带异常、痢疾。

9）《彝医药史》（根）：消肠胃积滞、乳疮。根、叶：泻胃中湿热、消水肿、利小便、止疝痛；用于黄疸、白带异常、淋证、赤带、红崩、膀胱火热。

10）《滇药志·二》：根：用于膀胱炎、尿道炎、小便不利、妇人湿热带下、尿血淋漓。

【用法用量】20～50g，水煎服；或炖肉吃。外用：鲜品适量，捣烂敷。

【文献来源】*Cynoglossum amabile* Stapf et Drumm. 滇药录：93. 1983. 彝医药学：587. 1993. 滇省志：836. 1995. 哀牢本草：73. 1991. 滇药志·二：226. 2009. 辞典：261. 2016. 志要：206. 2005. 中国彝药：113. 2004. 彝医药史：152. 1990.

1152　小花琉璃草

【药材名】土玄参、土玄参根、小花琉璃草、牙痈草、藤三七、小花倒提壶、小琉璃草。

【彝文音译】省避诗、阿奴得娘。

【来源】紫草科植物小花琉璃草 *Cynoglossum lanceolatum* Forsk.，以全草、根入药。

【采集加工】秋末采集，洗净，晒干备用。

【功能主治】

1）《中国彝医》：清热解毒、利水消肿、散瘀消肿、活血。

2）《哀牢本草》：健脾理气、疏肝除烦。用于胃纳不佳、形体羸弱、烦躁易怒、心神不宁。

3）《中国彝药》、《辞典》（全草）：治受凉发热、小便刺痛、膀胱炎、尿道炎、牙周炎。

4）《中国彝药》：清热解毒、利水消肿。

5）《彝药资源》：活血化瘀，消肿利尿，解毒清热。用于月经不调、牙周炎、肝炎、急性肾炎，毒疮痈肿、毒蛇咬伤。

6）《滇省志》：用于膀胱炎、尿道炎。

7）《彝药志》：清热解毒、利水消肿、活血。用于急性肾炎、月经不调。

8）《滇药志·四》：清热解毒、利水消肿、活血、健脾理气、疏肝除烦。

9）《辞典》（根）、《志要》（根）、《滇药志·四》、《彝州本草》：用于胃纳不佳、形体羸弱、烦躁易怒、心神不宁、急性肾炎、月经不调、膀胱炎、发热、小便刺痛、肺结核、尿道炎。

【用法用量】10～50g，水煎服。外用：鲜品适量，捣烂敷。

【文献来源】*Cynoglossum lanceolatum* Forsk. 中国彝医：46. 1994. 哀牢本草：21. 1991. 辞典：261. 2016. 中国彝药：128. 2004. 彝药资源：119. 2021. 彝州本草：35. 1998. 彝药志：123. 1983. 滇药志·四：21. 2009. 志要：207. 2005. ——*Cynoglossum lanceolatum* Forsk. subsp. *eulanceolatum* Brand 滇省志：836. 1995.

1153 琉璃草

【药材名】土玄参、琉璃草。

【彝文音译】期喜景、米斯。

【来源】紫草科植物琉璃草 *Cynoglossum zeylanicum* (Vahl) Brand，以全草、根入药。

【采集加工】冬季采收，洗净，晒干。

【功能主治】

1）《滇省标·四》：利水、通淋、清热利湿。用于肾病水肿、小便不利、妇女赤白带下、小儿阴虚发热。

2）《彝植物药》、《辞典》（根）：治食积、乳痈、大疮初起红肿、疝气、水肿、喑哑、劳伤吐血、肝痛、腹泻。

【用法用量】适量，水煎服。外用：适量，捣烂敷。

【文献来源】*Cynoglossum furcatum* Wallich 滇省标·四：3. 2008. ——*Cynoglossum zeylanicum* (Vahl) Thunb. 彝植物药：86. 1990. 辞典：261. 2016.

1154 西南粗糠树

【药材名】假火绳树。

【来源】紫草科植物西南粗糠树 *Ehretia corylifolia* C. H. Wright，以根入药。

【采集加工】全年可采，鲜用或晒干。

【功能主治】《元彝药》：用于闭合性骨折、疮疡痈疽。

【用法用量】外用：适量，捣烂敷。

【文献来源】*Ehretia corylifolia* C. H. Wright 元彝药：66. 1994.

1155 紫草

【药材名】紫草。

【来源】紫草科植物紫草 *Lithospermum erythrorhizon* Sieb. et Zucc.，以根入药。

【采集加工】春季采收，晒干或微火烘干。

【功能主治】《彝医药学》：用于昏厥，不省人事、小孩出麻疹、乳痈未溃。

【用法用量】5～10g，水煎服。外用：适量，熬膏涂搽。

【文献来源】*Lithospermum erythrorhizon* Sieb. et Zucc. 彝医药学：515. 1993.

1156 密花滇紫草

【药材名】密花滇紫草。

【来源】紫草科植物密花滇紫草 *Onosma confertum* W. W. Sm.，以根皮入药。
【采集加工】秋季采挖的根，趁鲜剥皮，切段晒干。
【功能主治】《志要》《辞典》：治麻疹不透、肺炎斑疹、湿疹、恶疹、大便燥结、外伤出血。
【用法用量】10～15g，水煎服。外用：鲜品适量，捣烂敷。
【文献来源】*Onosma confertum* W. W. Sm. 辞典：564. 2016. 志要：425. 2005.

1157　露蕊滇紫草

【药材名】露蕊滇紫草。
【来源】紫草科植物露蕊滇紫草 *Onosma exsertum* Hemsl.，以根皮入药。
【采集加工】夏、秋季采收，鲜用或晒干。
【功能主治】《志要》：用于麻疹不透、肺炎、斑疹、湿疹、恶疹、大便燥结、外伤出血。
【用法用量】5～9g。外用：适量，熬膏或植物油浸泡涂搽。
【文献来源】*Onosma exsertum* Hemsl. 志要：425. 2005.

1158　滇紫草

【药材名】滇紫草、紫草、紫草根、滇紫草根。
【彝文音译】列蒿、布直渣、戈诺自腟、朵避斯、yypnuozypcuo、呆乃诗、金年诗景。
【来源】紫草科植物滇紫草 *Onosma paniculatum* Bur. et Franch.，以全草、根、根皮入药。
【采集加工】夏、秋季采收，除去残茎及泥土（勿用水洗），切片，晒干或微火烘干。
【功能主治】

1）《滇省志》：用于昏厥不省人事。

2）《彝药本草》：清热凉血、透疹解毒、消炎止痛。治乳腺炎溃破不收口、大人或小儿高热不退。

3）《辞典》（根、根皮）：治高热、皮肤紫斑、鼻衄、风疹、斑疹、水痘。

4）《中国彝药》：用于不省人事。

5）《滇药志・一》《哀牢本草》《民药志・四》：清热解毒、凉血润肠。用于高热烦躁、昏迷不醒、大便秘结。

6）《彝药学》《中国彝药》《彝医药・下》：清热、解毒、凉血。

7）《彝医药史》：根：用于无头疮、乳痈未溃。根皮：凉血活血、利九窍、通二便；用于心腹邪痛、水肿、黄疸及诸疮毒。

8）《滇省标・六》：清热解毒、凉血透疹、通便。用于麻疹不透、黄疸、便秘、斑疹、丹毒、热证出血、疮疡、湿疹、水火烫伤。

9）《中国彝药》《彝医药・下》：用于乳痈未溃、出痧、湿疹、烧烫伤、小儿麻疹、昏厥。

10）《志要》《辞典》：根皮：用于麻疹并发肺炎、斑疹、痘毒、湿疹、大便燥结、麻疹、水火烫伤、冻疮、外伤出血。根：用于昏厥不省人事、高热烦躁、昏迷不醒、大便秘结。根、根皮：治麻疹不透、肺炎、斑疹、湿疹、恶疹、大便燥结、外伤出血。

【用法用量】10～20g，水煎服。外用：研细，香油调搽；或鲜品捣烂敷。
【文献来源】*Onosma paniculatum* Bur. et Franch. 滇省志：837. 1995. 彝药本草：198. 2018. 辞典：564. 2016. 民药志・四：709. 2007. 中国彝药：318. 2004. 哀牢本草：110. 1991. 彝药学：67. 2016. 彝医药史：162. 1990. 滇药志・一：374. 2008. 滇省标・六：99. 2010. 彝医药・下：296. 2007. 志要：425. 2005.

1159　毛脉附地菜

【药材名】小白花子、毛脉附地菜、小果附地菜、鸡肠草。

【彝文音译】耶伍诗、是彪子。

【来源】紫草科植物毛脉附地菜 *Trigonotis microcarpa* (A. DC.) Benth. ex Clarke，以全草入药。

【采集加工】夏、秋季采收，晒至半干扎把阴干，或切碎晾。

【功能主治】

1）《中国彝药》：散寒健胃、消肿止痛。用于胃病、常吐酸水、腹痛、慢性胃炎、经常恶心呕吐、胃脘冷痛。

2）《志要》：治脾胃虚寒、肚腹疼痛、风热感冒、肠胃炎。

3）《滇药录》：用于胃寒证。

4）《辞典》：治慢性胃炎、胃痛吐酸、吐血、遗尿、赤白痢疾、手脚麻木。

5）《彝药志》《中国彝医》：温中健胃、活血止血、消肿止痛。用于胃痛吐酸。

6）《中国彝医》：用于吐血、遗尿、赤白痢疾、手脚麻木。

7）《滇省志》《志要》：用于脾胃虚寒、腹部疼痛。

【用法用量】3～15g，水煎服；或研细末，6g，开水送服。

【文献来源】*Trigonotis microcarpa* (A. DC.) Benth. ex Clarke 中国彝药：187. 2004. 志要：618. 2005. 滇药录：338. 1983. 辞典：836. 2016. 彝药志：152. 1983. 中国彝医：53. 1994. 滇省志：837. 1995. ——*Trigonotis peduncularis* var. *microcarpa* (A. DC) Brand 辞典：836. 2016.

茄　科

1160　三分三

【药材名】三分三。

【彝文音译】骚芳骚、野旱烟。

【来源】茄科植物三分三 *Anisodus acutangulus* C. Y. Wu et C. Chen，以根、叶、种子入药。

【采集加工】夏、秋季采收，鲜用或晒干。

【功能主治】

1）《安徽农学通报》：治胃痛、风湿痛、跌打损伤。

2）《彝医药・下》《中国彝药》《彝药资源》《彝药学》：镇痛散寒、祛风除湿。

3）《彝医药・下》、《中国彝药》、《彝药资源》、《辞典》（根、叶、种子）：用于跌打肿痛、风湿疼痛、胆绞痛、胃痛。

【用法用量】有大毒，6g，泡酒服；或 0. 5g，水煎服。外用：研末，酒调敷。

【文献来源】*Anisodus acutangulus* C. Y. Wu et C. Chen 安徽农学通报. 26（16）：45-49. 2020. 彝医药・下：467. 2007. 辞典：59. 2016. 中国彝药：517. 2004. 彝药学：115. 2016. 彝药资源：78. 2021.

1161　赛莨菪

【药材名】赛莨菪。

【彝文音译】散血参。

【来源】茄科植物赛莨菪 *Anisodus carniolicoides* (C. Y. Wu & C. Chen) D'Arcy & Zhi Y. Zhang，以全草入药。

【采集加工】夏、秋季采收，洗净，晒干。

【功能主治】

1）《辞典》《滇药录》：用于跌打损伤。

2）《滇药录》：活血化瘀、消肿、接骨。

【用法用量】外用：鲜品，捣细配酒外包；或泡酒外搽。

【文献来源】*Anisodus camiolicoides* (C. Y. Wu & C Chen) D Arcy & Z. Y. Zhang 辞典：59. 2016. ——*Scopolia carniolicoides* C. Y. Wu et C. Chen 滇药录：296. 1983. 辞典：59. 2016.

1162　铃铛子

【药材名】铃铛子、三分三。

【彝文音译】勒觉采。

【来源】茄科植物铃铛子 *Anisodus luridus* Link，以根、叶、种子入药。

【采集加工】夏、秋季采收，洗去泥沙，切片，晒干。

【功能主治】

1）《辞典》（根、叶、种子）：治肿痛、跌打损伤。

2）《彝州本草》：用于胃痛、风湿痛、跌打损伤、骨折。

3）《志要》《彝医药·下》《辞典》：用于胃疼。

4）《彝医药·下》《彝药学》：镇痛散寒、祛风除湿。

5）《彝医药·下》《辞典》：用于风湿疼痛、胆绞痛。

【用法用量】0.6～0.9g，水煎服；或研末服，0.2～0.3g。外用：适量，研末酒调敷；或泡酒搽。

【文献来源】*Anisodus luridus* Link 辞典：59. 2016. 彝州本草：25. 1998. 志要：46. 2005. 彝药学：115. 2016. 彝医药·下：467. 2007.

1163　辣椒

【药材名】辣椒、小米辣。

【彝文音译】沙则、念拍、辣子。

【来源】茄科植物辣椒 *Capsicum annuum* L.，以全草、根、果实入药。

【采集加工】适时采收各部位，鲜用或晒干。

【功能主治】

1）《辞典》（果实）：用于食欲不振、肢寒体冷、风湿疼痛、腰腿酸痛、恶寒战栗。

2）《中国彝药》、《辞典》（果实、全草）：散寒止痛、消食、化痰。用于风寒头痛、风湿疼痛、牙痛、醉酒、伤风、恶寒战栗、咳喘、臁疮、疟疾。

3）《哀牢本草》《滇药志·四》：温中健胃、散寒除湿。用于食欲不振、肢寒体冷、风湿疼痛、腰腿酸软、痈疡诸疮、胃寒疼痛。

4）《彝植物药》、《辞典》（根、果实）：用于臁疮、腹泻、风湿痛、疟疾、“海拉”（胃病）、牙痛、咳喘。

5）《滇药志·四》：用于醉酒、伤风、恶寒战栗、荨麻疹。

【用法用量】3～5g，水煎服；或研细入散剂，1～2g。外用：适量，煎水熏洗或捣敷。

【文献来源】*Capsicum annuum* L. 辞典：158. 2016. 中国彝药：174. 2004. ——*Capsicum frutescens* L. 哀牢本草：115. 1991. 彝植物药：93. 1990. 滇药志·四：87. 2009.

1164　洋金花

【药材名】洋金花、白花曼陀罗。

【彝文音译】怒夺唯。
【来源】茄科植物洋金花 *Datura metel* L.，以根、花、种子入药。
【采集加工】夏、秋季采收，洗净，鲜用或晒干。
【功能主治】
1）《彝医药学》：用于心口痛、风湿性腰痛。
2）《彝医药 · 下》《滇药志 · 二》《中国彝药》：祛风除湿、解痉止搐、止咳平喘。
3）《彝医药 · 下》、《滇药志 · 二》、《中国彝药》、《辞典》（花、种子）：用于风湿性腰痛、风湿痛、心口痛（胃脘痛）、外痔疼痛。
【用法用量】0.3～0.5g，入丸、散剂；或水煎服。外用：适量，煎水洗；或研末调敷。
【文献来源】*Datura metel* L. 彝医药学：713. 1993. 滇药志 •二：258. 2009. 彝医药 •下：447. 2007. 辞典：269. 2016. 中国彝药：492. 2004.

1165 曼陀罗

【药材名】曼陀罗、紫花曼陀罗。
【彝文音译】布呷此、失果则、阿柯失欺苦佩、片败薄。
【来源】茄科植物曼陀罗 *Datura stramonium* L.，以全株、叶、花、果仁、种子入药。
【采集加工】适时采收各部位，鲜用或晒干。
【功能主治】
1）《彝植物药》：用于牙痛、龋齿、疯犬咬伤、风寒咳喘、胃痛、跌打损伤、风湿疼痛、疮肿、毒蛇咬伤。
2）《大理资志》、《志要》（果仁、花）、《辞典》（果仁、花）、《滇药志 · 二》（果仁、花）：用于牙痛、支气管炎、哮喘。
3）《滇省志》《志要》（花）、《辞典》（花）：用于心口痛、膈食。
4）《辞典》：种子：治牙痛、龋齿、疯犬咬伤、跌打损伤。叶：治风寒咳喘、胃痛、风湿疼痛、疮肿、毒蛇咬伤。全株：治骨折。
5）《大理资志》：止痛、平喘。
6）《哀牢本草》、《辞典》（全株）、《志要》（全株）：治骨折。
【用法用量】适量，水煎服。外用：捣烂敷。
【文献来源】*Datura stramonium* L. 彝植物药：95. 1990. 滇药志 • 二：333. 2009. 滇省志：839. 1995. 辞典：269. 2016. 志要：212. 2005. 大理资志：111. 1991. ——*Datura stramonium* L. var. *tatula* Torr. 志要：212. 2005. ——*Datura tatula* L. 哀牢本草：115. 1991.

1166 红丝线

【药材名】猫儿草、十萼茄。
【来源】茄科植物红丝线 *Lycianthes biflora* (Lour.) Bitter，以全株、叶入药。
【采集加工】全年可采，洗净，鲜用或晒干。
【功能主治】《滇药志 · 四》《彝医药学》：用于角膜云翳。
【用法用量】外用：100g，与炒烫的食盐共捣细，再加入人乳汁，净布包绞汁点用。
【文献来源】*Lycianthes biflora* (Lour.) Bitter 彝医药学：643. 1993. 滇药志 · 四：12. 2009.

1167 宁夏枸杞

【药材名】枸杞子。

【来源】茄科植物宁夏枸杞 *Lycium barbarum* L.，以果实、根皮、叶入药。

【采集加工】果实夏、秋季成熟时采摘，除去杂质，晾干或烘干。根皮春、秋季挖，洗净，剥取，晒干。叶夏季采收，阴干。

【功能主治】《彝医药学》：用于阳痿、早泄、风邪染疾、起疹瘙痒。

【用法用量】适量，水煎服。

【文献来源】*Lycium barbarum* L. 彝医药学：754. 1993.

1168 枸杞

【药材名】枸杞子、枸杞菜、枸杞。

【彝文音译】近河渣。

【来源】茄科植物枸杞 *Lycium chinense* Mill.，以全株、根、根皮、叶、花、果实入药。

【采集加工】适时采收各部位，鲜用或晒干。

【功能主治】

1）《彝医药学》：用于阳痿、早泄、风邪染疾、起疹瘙痒。

2）《滇药志·一》《哀牢本草》：清热解毒、脱敏止痒。用于疮疡肿毒、皮肤瘙痒。

3）《彝药本草》：补虚益精、清热、止渴、祛风明目。用于高血压、虚火牙痛、头风眩晕。

4）《彝医药学》：用于稻田皮炎。

5）《辞典》：用于疮疡肿毒、皮肤瘙痒。

【用法用量】15～30g，水煎服。外用：适量。

【文献来源】*Lycium chinense* Mill. 彝医药学：754. 1993. 哀牢本草：85. 1991. 彝药本草：46. 2018. 彝医药学：669. 1993. 滇药志·一：237. 2008. 辞典：503. 2016.

1169 黄花烟草

【药材名】黄花烟草。

【彝文音译】纠帕、依什。

【来源】茄科植物黄花烟草 *Nicotiana rustica* L.，以叶、烟油入药。

【采集加工】叶夏季采摘，切丝，鲜用或晒干。

【功能主治】

1）《辞典》：叶：治牛羊误食蚂蟥，蜂蜇伤，蚊虫叮咬伤，小儿蛔虫病，外伤出血。

2）《志要》《辞典》《彝植物药》：治蛇虫咬伤、蚂蟥咬伤、蜈蚣咬伤、蚂蟥入鼻、干疮、肿毒。

【用法用量】外用：捣碎、敷贴伤处；或以大量烟油搽伤处。

【文献来源】*Nicotiana rustica* L. 辞典：556. 2016. 彝植物药：97. 1990. 志要：421. 2005.

1170 烟草

【药材名】烟草、草烟、草烟梗节、黄花烟草。

【彝文音译】纠帕、依什。

【来源】茄科植物烟草 *Nicotiana tabacum* L.，以全草、叶、烟油入药。

【采集加工】夏季当烟叶由深绿变为淡黄，叶尖下垂时，分数次采摘。采后晒干或烘干，再经回潮、发酵、干燥后即可。

【功能主治】

1）《滇药志·二》（全草、烟油）、《中国彝药》：用于蜈蚣咬伤、蚊虫叮咬伤、小儿蛔虫病、蜜蜂蜇伤、蛇虫咬伤。

2）《中国彝药》：解毒杀虫、消肿止痛、顺气、燥湿、止血。用于毒蛇咬伤、外伤出血。

3）《彝医药学》：治蜈蚣咬伤。

4）《彝植物药》：治蛇虫咬伤，蜈蚣咬伤，旱蚂蟥叮人不放，水蚂蟥钻入人鼻，无名肿毒，蚂蟥入牛、马、羊鼻，预防蛇虫咬伤、干疮。

【用法用量】9～15g，水煎服；或点燃吸烟。外用：适量，煎水洗；或捣敷；或研末调敷。

【文献来源】*Nicotiana tabacum* L. 滇药志·二：299. 2009. 中国彝药：276. 2004. 彝医药学：669. 1993. 彝植物药：97. 1990.

1171 酸浆

【药材名】灯笼花、灯笼草根。

【来源】茄科植物酸浆 *Physalis alkekengi* L.，以全草、根入药。

【采集加工】秋季采收，晒干备用。

【功能主治】

1）《彝医药学》：治发热。

2）《哀牢本草》：清热解毒、发表解肌。用于伤风感冒、浑身酸痛。

【用法用量】15～20g，水煎服。

【文献来源】*Physalis alkekengi* L. 彝医药学：712. 1993. 哀牢本草：60. 1991.

1172 挂金灯

【药材名】酸浆草。

【来源】茄科植物挂金灯 *Physalis alkekengi* var. *franchetii* (Mast.) Makino，以全草入药。

【采集加工】夏、秋季采收。

【功能主治】《彝医药学》：治睾丸肿痛、关节痛、跌打损伤、风寒头痛、因外伤致骨折筋伤、不孕症、错位骨折、刺戳进肉里。

【用法用量】4.5～9g，水煎服。外用：适量，捣烂敷或煎水洗。

【文献来源】*Physalis alkekengi* L. var. *franchetii* Mast. 彝医药学：582. 1993.

1173 灯笼果

【药材名】炮仗果、灯笼草、灯笼果。

【彝文音译】嘟舍花、冻盆诗。

【来源】茄科植物灯笼果 *Physalis peruviana* L.，以全草入药。

【采集加工】夏、秋季采收，洗净，切段，鲜用或晒干。

【功能主治】

1）《彝药本草》：清热解毒、散瘀消肿。用于肾炎水肿、神经性耳鸣。

2）《滇省标·六》：清热解毒、止咳祛痰、利湿消肿。用于咽喉肿痛、咳嗽咯痰、痄腮、睾丸痛、热淋、水肿、迎风流泪、疱疹。

3）《中国彝药》《辞典》：治睾丸肿痛、风寒头痛、关节痛、跌打损伤、不孕症、目赤目痛、迎风流泪、百日咳、刺戳进肉里。

4）《中国彝药》：清热解毒、活血止痛、止咳。

【用法用量】9～15g，水煎服。外用：适量，捣烂敷；或煎水洗。

【文献来源】*Physalis peruviana* L. 彝药本草：100. 2018. 滇省标·六：51. 2010. 辞典：615. 2016. 中国彝药：80. 2004.

1174　喀西茄

【药材名】苦天茄、刺天茄。

【彝文音译】陶拍申则。

【来源】茄科植物喀西茄 *Solanum aculeatissimum* Jacq.，以全草、根、叶、果实入药。

【采集加工】适时采收各部位，鲜用或晒干。

【功能主治】

1）《哀牢本草》：清热解毒、托里排脓、和血调经；用于热毒内陷、肺痈痰厥、经血不和、疮痈疔疖。根：用于梅毒、脱肛。

2）《彝州本草》：用于风湿、跌打疼痛、神经性头痛、胃痛、牙痛、乳腺炎、腮腺炎、痈疮未溃、痛经、脱肛、湿疹。

【用法用量】5～10g，水煎服。外用：捣烂涂敷；或研末调敷。

【文献来源】*Solanum khasianum* C. B. Clarke 哀牢本草：73. 1991. 彝州本草：125. 1998.

1175　少花龙葵

【药材名】少花龙葵。

【彝文音译】姆纠截天茄子。

【来源】茄科植物少花龙葵 *Solanum americanum* Mill.，以全草入药。

【采集加工】全年可采，洗净，晒干。

【功能主治】《滇省标·四》：清热利湿、散瘀止痛。用于带下、月经不调、瘀血腹痛、热淋、石淋。

【用法用量】10～15g，水煎服。

【文献来源】*Solanum americanum* Mill. 滇省标·四：25. 2008.

1176　欧白英

【药材名】苦刺茄。

【来源】茄科植物欧白英 *Solanum dulcamara* L.，以全草入药。

【采集加工】夏、秋季采收，鲜用或晒干。

【功能主治】《彝医药学》：用于腹内生疮。

【用法用量】30g，泡酒服。

【文献来源】*Solanum dulcamara* L. 彝医药学：667. 1993.

1177　假烟叶树

【药材名】洗碗叶、野烟叶树、假烟叶树。

【彝文音译】勒豁、羊扎薄。

【来源】茄科植物假烟叶树 *Solanum erianthum* D. Don，以根、茎、叶入药。

【采集加工】夏、秋季采收，鲜用或晒干。

【功能主治】

1）《彝医药学》：治扁桃体炎、枪伤。

2）《彝药本草》：凉血、止血、清热、解毒。用于外感热病、口腔炎、咽峡炎、支气管炎、皮肤疮疡。

3）《滇省志》：祛风散寒。用于感冒发热、胃痛、疟疾、慢性粒细胞性白血病、跌打损伤、白内障、外伤出血。叶：消炎解毒、止血；用于风疹、外伤出血、白内障、急性结膜炎。

4）《哀牢本草》：收敛消肿、托里举陷。用于子宫脱垂、肛肠脱垂。

【用法用量】5～10g，水煎服。外用：煎浓汁洗患处。

【文献来源】*Solanum verbascifolium* L. 彝医药学：689. 1993. 彝药本草：176. 2018. 滇省志：845. 1995. 哀牢本草：87. 1991.

1178 龙葵

【药材名】龙葵。

【彝文音译】喏纠则。

【来源】茄科植物龙葵 *Solanum nigrum* L.，以全草入药。

【采集加工】夏、秋季采收，多用鲜草。

【功能主治】

1）《中国彝药》《滇药志・二》：清热解毒、化痰散结、利水排石、活血止痛。用于痈疖疔肿、蛇虫咬伤、干疮、咳嗽有痰、肝炎、肝痛、膀胱结石、尿路感染、跌打损伤。

2）《大理资志》：镇咳祛痰。用于小儿发热、咳嗽、胃热牙痛。

【用法用量】15～30g，水煎服。外用：适量，捣烂敷；或煎水洗。

【文献来源】*Solanum nigrum* L. 滇药志・二：96. 2009. 中国彝药：301. 2004. 大理资志：113. 1991.

1179 珊瑚樱

【药材名】珊瑚豆。

【彝文音译】罗沙则。

【来源】茄科植物珊瑚樱 *Solanum pseudocapsicum* L.，以全草、根、果实入药。

【采集加工】夏、秋季采收，鲜用或切碎，晒干备用。

【功能主治】

1）《中国彝医》：活血化瘀、止痛解毒、祛风散寒、止咳化痰。用于咳嗽有痰、干疮、跌打损伤、蛇虫咬伤。

2）《彝植物药》：治“斯拉”（肝炎）、咳嗽有痰、干疮、跌打损伤、蛇虫咬伤。

【用法用量】10～25g，水煎服，泡酒服。外用：包敷。

【文献来源】*Solanum pseudocapsicum* L. var. *diflorum* (Vell.) 中国彝医：66. 1994. 彝植物药：99. 1990.

1180 旋花茄

【药材名】扭子茄根、旋花茄、理肺散。

【彝文音译】洪来赊、诺肺莫力气。

【来源】茄科植物旋花茄 *Solanum spirale* Roxb.，以全草、根、叶、果实入药。

【采集加工】适时采集各个部位，晒干。

【功能主治】

1）《彝医药学》：治心口痛。

2）《滇药志・二》：清肺止咳、收涩止血；用于老年慢性支气管炎、咳吐脓血。果实：用于老年慢性支气管炎、咳吐脓血。叶：用于肺结核。根：可作麻醉剂及利尿剂。

3）《滇省标・六》：清热凉血、润肺止咳。用于久咳、肺痨、咽痛。

4）《中国彝药》《彝医药・下》：清肺止咳、收涩止血。用于老年慢性支气管炎、肺结核咯血。

5）《彝药志》：清热解毒、利湿；用于感冒发热、咳嗽、咽痛、疟疾、腹痛、腹泻、细菌性痢疾、膀胱炎、跌打损伤、疮疡肿毒。根：可作麻醉剂及利尿剂。

【用法用量】10～20g，水煎服；或入散、丸剂，3～5g。

【文献来源】*Solanum spirale* Roxb. 彝医药学：561. 1993. 滇药志 • 二：344. 2009. 滇省标 • 六：79. 2010. 彝医药 • 下：401. 2007. 中国彝药：437. 2004. 彝药志：207. 1983.

1181 水茄

【药材名】黄天茄。

【彝文音译】卡诺栽。

【来源】茄科植物水茄 *Solanum torvum* Sw.，以根、果实入药。

【采集加工】全年均可采集，洗净，切片，鲜用或晒干。

【功能主治】《彝药本草》：解表温里、消肿止痛。治虫牙痛、风火牙痛、肠炎腹痛、虫积腹痛。

【用法用量】10～20g，水煎服。

【文献来源】*Solanum torvum* Sw. 彝药本草：61. 2018.

1182 刺天茄

【药材名】天天线根、刺天茄根、刺天茄、天天钱根。

【彝文音译】哥哩文（云南南华）、啰长习弱（云南江城）、陶拍申则。

【来源】茄科植物刺天茄 *Solanum violaceum* Ortega，以根、叶、果实入药。

【采集加工】秋季采收，晒干。

【功能主治】

1）《哀牢本草》《滇药志 • 一》：清热解毒、散瘀消肿、除湿止痒。用于咽喉肿痛、口蛾舌疡、风火虫牙、乳痈疔疮、寒湿着痹、骨蒸头痛、瘀血肿痛、头癞股癣。

2）《彝医药学》：治乳腺炎、脱肛、痛经。

3）《滇药录》：用于牙痛、胃痛、扁桃体炎、肾盂肾炎、闭经、白带异常。

4）《滇药志 • 一》《滇药录》：消炎止痛、引气消肿、通经活络、补中益气。

5）《彝医药学》《滇省志》：用于风疹。

6）《安徽农学通报》：用于风湿、头痛、胃痛、牙痛。

【用法用量】5～15g，水煎服。

【文献来源】*Solanum indicum* L. 哀牢本草：37. 1991. 彝医药学：556，567. 1993. 滇药录：306. 1983. 滇药志 • 一：196. 2008. 滇省志：641. 1995. 安徽农学通报. 26（16）：45-49. 2020.

1183 黄果茄

【药材名】黄果茄。

【彝文音译】后莫仔荞、磨莫仔荞。

【来源】茄科植物黄果茄 *Solanum virginianum* L.，以根、叶、果实入药。

【采集加工】适时采收各部位，鲜用或晒干。

【功能主治】《滇省志》：利湿、消肿、止痛。用于风湿性关节炎、睾丸炎、牙痛。

【用法用量】9～15g，水煎服。外用：涂搽或研末调敷。

【文献来源】*Solanum xanthocarpum* Schrad. & H. Wendl. 滇省志：845. 1995.

旋 花 科

1184 线叶银背藤

【药材名】线叶银背藤、独根。
【彝文音译】母阿泽。
【来源】旋花科植物线叶银背藤 *Argyreia lineariloba* C. Y. Wu，以全株、根入药。
【采集加工】夏、秋季采收，切片，晒干备用。
【功能主治】
1）《滇省志》：清热止痛、祛瘀消肿、除湿疗痹。
2）《彝医药学》：治枪伤。
3）《哀牢本草》、《辞典》（全株）、《志要》（全株）：治腹胀气胀、腹中雷鸣、泄泻呕吐、不思饮食。
4）《志要》、《滇省志》、《中国彝医》、《辞典》（根）：用于跌打损伤、跌仆闪挫、骨折。
5）《中国彝医》：清热止痛、祛瘀消肿、除湿疗痹。
6）《哀牢本草》：疏肝理气、健脾和胃。
7）《中国彝医》、《辞典》（根）：用于风湿麻痹、关节红肿不利、疮疡肿毒。
【用法用量】15～30g，水煎服。外用：适量。
【文献来源】*Argyreia lineariloba* C. Y. Wu 滇省志：845. 1995. 彝医药学：560. 1993. 辞典：75. 2016. 志要：59. 2005. 中国彝医：83. 1994. 哀牢本草：85. 1991.

1185 苞叶藤

【药材名】苞叶藤。
【来源】旋花科植物苞叶藤 *Blinkworthia convolvuloides* Prain，以根入药。
【采集加工】全年可采，鲜用或晒干。
【功能主治】《彝验方》：用于子宫脱垂。
【用法用量】30g，水煎服，1 日 1 剂，连服 7 剂。
【文献来源】*Blinkworthia convolvuloides* Prain 彝验方：244. 2007.

1186 打碗花

【药材名】打破碗花。
【来源】旋花科植物打碗花 *Calystegia hederacea* Wall.，以花入药。
【采集加工】夏、秋季采收鲜用。
【功能主治】《彝医药学》：治便秘、月经不调、发热、牙痛、牙龈肿痛、肠道寄生虫病。
【用法用量】适量，水煎服。外用：适量。
【文献来源】*Calystegia hederacea* Wall. 彝医药学：705. 1993.

1187 南方菟丝子

【药材名】南方菟丝子。
【彝文音译】马景牛、萝丝子。
【来源】旋花科植物南方菟丝子 *Cuscuta australis* R. Br.，以全草、种子入药。
【采集加工】秋季果实成熟时采种，除去杂质。夏季采收全草，鲜用或晒干。

【功能主治】《辞典》：治肾亏早泄、遗精、肝炎、黄沙走疸、眼睛发花、小便失禁、烂头疮。

【用法用量】9～15g，水煎服。

【文献来源】*Cuscuta australis* R. Br. 辞典：252. 2016.

1188 菟丝子

【药材名】菟丝子、无根藤、雾露草、无根草。

【彝文音译】差莫四、们依是、马景牛。

【来源】旋花科植物菟丝子 *Cuscuta chinensis* Lam.，以全草、种子入药。

【采集加工】秋季果实成熟时采种，除去杂质。夏季采收全草，鲜用或晒干。

【功能主治】

1）《彝医药学》：治阳痿、肾亏早泄、遗精、黄沙走疸、肝炎。

2）《哀牢本草》：清热凉血、利湿逐水。

3）《彝州本草》《滇药志·一》《彝药志》《中国彝医》：用于阳痿遗精、腰膝酸软、视力减退、白带异常、湿疹、肝炎、急性结膜炎。

4）《彝药本草》：清热解毒、凉血利水。治子宫肌瘤、卵巢瘤。

5）《彝验方》：用于浮肿病、荨麻疹。

6）《哀牢本草》、《滇药志·一》、《辞典》（全草）：用于吐血、便血、痢疾、黄疸、血崩、淋浊、带下、痈疽、疔疮、痱疹。

7）《辞典》：全草：治阳痿遗精、腰膝酸软、视力减退、惊恐所致心慌头昏、不思饮食、白带异常、湿疹、肝炎、急性结膜炎、黄疸型肝炎、头昏、心慌。种子、全草：治肾亏早泄、遗精、肝炎、黄沙走疸、眼花、小便失禁、烂头疮。

8）《中国彝医》：滋肾养肝、益睛明目、化湿利水、消肿散瘀。

9）《中国彝药》：补养肾精、清肝明目、固胎止泄、解毒排脓。用于肾亏早泄、遗精、肝炎、黄沙走疸、眼睛发花、小便失禁、烂头疮。

10）《彝药志》《滇药志·一》：补养肝肾、益精明目、化湿利水、消肿散瘀、平肝利胆、养心安神。

【用法用量】6～15g，水煎服；或入丸、散剂。外用：适量，捣烂敷。

【文献来源】*Cuscuta chinensis* Lam. 彝医药学：759. 1993. 哀牢本草：39. 1991. 彝州本草：203. 1998. 彝药本草：135. 2018. 彝验方：80，188. 2007. 滇药志·一：290. 2008. 辞典：252. 2016. 中国彝医：54. 1994. 中国彝药：238. 2004. 彝药志：154. 1983.

1189 金灯藤

【药材名】金灯藤。

【彝文音译】们依是、马景牛。

【来源】旋花科植物金灯藤 *Cuscuta japonica* Choisy，以全草、种子入药。

【采集加工】秋季果实成熟时采收植株，晒干，除去杂质。

【功能主治】

1）《滇药志·五》：补养肾精、清肝明目、固胎止泄、解毒排脓。用于肾亏早泄、遗精、肝炎、黄疸、眼睛发花、小便失禁、烂头疮。

2）《滇省志》：平肝利胆、养心安神。

3）《滇药志·五》、《滇省志》、《辞典》（全草）：治黄疸型肝炎、头昏、心慌。

【用法用量】6～15g，水煎服；或入丸、散剂。外用：适量，捣烂敷。

【文献来源】*Cuscuta japonica* Choisy 滇药志·五：218. 2012. 滇省志：850. 1995. 辞典：253. 2016.

1190　马蹄金

【药材名】马蹄金。

【彝文音译】么可西、姆伯色。

【来源】旋花科植物马蹄金 *Dichondra micrantha* Urban，以全草入药。

【采集加工】全年可采，鲜用或洗净，晒干。

【功能主治】

1）《彝医药学》《中国彝药》：用于产后感染。

2）《志要》《滇药志·三》《辞典》：用于湿热黄疸、白浊痢疾、热淋水肿、经闭尿少、跌仆损伤、疮疡肿毒。

3）《哀牢本草》：清热解毒、活血祛瘀、利水消肿。

4）《滇药志·三》《辞典》《彝医药学》《中国彝药》：治扭伤、脱臼。

5）《滇省志》《志要》《滇药志·三》《辞典》《中国彝药》《彝医药学》：用于尿路感染、小便疼痛。

6）《中国彝药》：清热利湿、解毒消肿、祛风止痛、活血。

【用法用量】10～15g，水煎服。外用：捣烂敷；或绞汁涂搽。

【文献来源】*Dichondra repens* Forst. 彝医药学：624. 1993. 志要：220. 2005. 哀牢本草：36. 1991. 辞典：280. 2016. 滇省志：847. 1995. 中国彝药：92. 2004. 滇药志·三：65. 2010.

1191　白飞蛾藤

【药材名】小萼飞蛾藤、小萼飞蛾藤。

【彝文音译】纳里诺、那里弱（云南大姚）。

【来源】旋花科植物白飞蛾藤 *Dinetus decorus* (W. W. Sm.) Staples，以根、藤茎入药。

【采集加工】夏、秋季采收。除去杂质，切碎，鲜用或晒干。

【功能主治】

1）《滇省志》：润肺止咳。用于咳嗽。

2）《滇药志·五》《滇药录》：镇咳平喘。用于百日咳。

3）《志要》《辞典》：用于百日咳。

【用法用量】50g，蜜炒后水煎服。

【文献来源】*Porana mairei* Gagnep. et Courch. 滇省志：849. 1995. 滇药录：251. 1983. 滇药志·五：39. 2012. 辞典：656. 2016. 志要：486. 2005.

1192　飞蛾藤

【药材名】飞蛾藤、飞蛾藤。

【来源】旋花科植物飞蛾藤 *Dinetus racemosus* (Roxb.) Buch. -Ham. ex Sweet，以全草入药。

【采集加工】夏、秋季采收，晒干。

【功能主治】《志要》《辞典》：补血、祛瘀。

【用法用量】9～15g，水煎服。外用：鲜品，捣烂敷。

【文献来源】*Porana racemosa* Roxb. 辞典：656. 2016. 志要：486. 2005.

1193　番薯

【药材名】红薯、番薯。

【彝文音译】阿鹅。

【来源】旋花科植物番薯 *Ipomoea batatas* (L.) Lam.，以块根入药。

【采集加工】冬季采收，洗净，除去须根，鲜用，或切片，晒干备用。

【功能主治】

1）《滇省志》：通经解热、健脾胃、生津液。

2）《辞典》《滇省志》《滇药志・五》：用于赤白带下、宫寒、便秘、胃及十二指肠溃疡出血。

【用法用量】适量，生食或煎煮服食。

【文献来源】*Ipomoea batatas* (L.) Lam. 滇药志・五：164. 2012. 滇省志：847. 1995. 辞典：446. 2016.

1194　山土瓜

【药材名】山土瓜。

【彝文音译】阿毫、阿毫野、祖莫。

【来源】旋花科植物山土瓜 *Merremia hungaiensis* (Lingelsh. et Borza) R. C. Fang，以块根入药。

【采集加工】秋季采收，洗净，切片，鲜用或晒干。

【功能主治】

1）《中国彝药》：补虚止泻、清热解毒、活血通脉。

2）《辞典》《中国彝药》《彝医药学》：用于久病不愈、暑天腹泻、草乌中毒、骨折。

3）《滇省标・六》：养阴润肺、健脾补虚。用于阴虚咳嗽、久病体虚、脾虚食少、黄疸胁痛、产后乳少、小儿疳积。

4）《彝药续集》：用于腹内包块、风湿疼痛、小儿伤食、肝痛、麻疹。

【用法用量】15～50g，水煎服；3～5g，研粉服。外用：适量，研末，用蛋清调敷。

【文献来源】*Ipomoea hungaiensis* Lingelsh. et Borza 彝医药学：519. 1993. 辞典：531. 2016. —— *Merremia hungaiensis* (Lingelsh. et Borza) R. C. Fang 中国彝药：218. 2004. 辞典：531. 2016. 滇省标・六：25. 2010. 彝药续集：120. 1992.

玄　参　科

1195　白背枫

【药材名】驳骨丹、七里香、七里香寄生。

【彝文音译】里娄、次莫主鲁薄日。

【来源】玄参科植物白背枫 *Buddleja asiatica* Lour.，以全株、根、叶、花、果实入药。

【采集加工】适时采收各部位，鲜用或晒干。

【功能主治】

1）《滇药录》：用于胎位不正、胎动不安。

2）《滇药志・三》：全株：用于感冒、牙痛、膀胱炎、尿道炎、尿闭、胎位不正、胎动不安。叶：用于跌打瘀血、外伤出血。花：用于百日咳、肺结核、肝炎。果实：用于小儿蛔虫病、咳嗽。

3）《滇省志》：全株：清热解表、除湿、利尿；用于感冒、牙痛、膀胱炎、尿道炎、尿闭、风湿。叶：用于止血、跌打瘀血、外伤出血。花：清热止咳；用于百日咳、喘咳、肺结核、肝炎。果实：用于小儿蛔虫病、咳嗽。

4）《中国彝医》：清热凉血、祛瘀消肿。用于外伤肿痛、出血、除湿痹、利关节。

【用法用量】15～30g，水煎服；或捣烂敷。

【文献来源】*Buddleja asiatica* Lour. 滇药录：48. 1983. 滇药志 •三：209. 2010. 滇省志：739. 1995. 中国彝医：79. 1994.

1196 醉鱼草

【药材名】大翻白叶。

【彝文音译】阿丫泥亚。

【来源】玄参科植物醉鱼草 *Buddleja lindleyana* Fort.，以根入药。

【采集加工】夏、秋季采收，切碎，鲜用或晒干。

【功能主治】《彝药本草》：祛风除湿、止咳化痰、散瘀、杀虫。用于胎动不安、先兆性流产、崩漏下血。

【用法用量】20～30g，水煎服。外用：适量。

【文献来源】*Buddleja lindleyana* Fortune 彝药本草：24. 2018.

1197 肉果草

【药材名】止吐草。

【彝文音译】拍那齐。

【来源】玄参科植物肉果草 *Lancea tibetica* Hook. f. et Thoms.，以全草入药。

【采集加工】夏、秋季采收，切段，晒干。

【功能主治】《彝药本草》：清肺祛痰、解毒。食积呕吐、胃气上逆呕恶、噎膈反胃。

【用法用量】20～30g，淘米水煎服。

【文献来源】*Lancea tibetica* Hook. f. et Thoms. 彝药本草：193. 2018.

1198 长叶蝴蝶草

【药材名】母草。

【来源】玄参科植物长叶蝴蝶草 *Torenia asiatica* L.，以全草入药。

【采集加工】夏、秋季采收，鲜用或晒干。

【功能主治】

1）《彝验方》：用于幼儿腹泻。

2）《元彝药》：用于小儿腹泻、小儿疳积、小儿发热惊厥。

【用法用量】10g，水煎服。

【文献来源】*Torenia asiatica* L. 彝验方：278. 2007. 元彝药：30. 1994.

1199 毛瓣毛蕊花

【药材名】毛蕊花。

【彝文音译】沫日、烟鼓、恩痈坡儒。

【来源】玄参科植物毛瓣毛蕊花 *Verbascum blattaria* L.，以全草入药。

【采集加工】夏、秋季采收，鲜用或晒干。

【功能主治】《志要》：治疝气、肠胃炎、膀胱炎、尿道炎、尿血。

【用法用量】适量，水煎服。

【文献来源】*Verbascum blattaria* L. 志要：633. 2005.

1200　毛蕊花

【药材名】一炷香、毛蕊花、虎尾鞭、狼尾巴。
【彝文音译】日麻基、沫日、烟鼓、恩痈坡儒、尾们、咪等哼、维们呆。
【来源】玄参科植物毛蕊花 *Verbascum thapsus* L.，以全草、根、花穗入药。
【采集加工】夏、秋季采收，除去杂质，晒干。
【功能主治】
1）《彝药本草》：消炎、止血、拔毒。用于多发性皮肤瘙痒症、荨麻疹。
2）《滇药录》《滇药志・一》：用于疝气、肠胃炎。
3）《滇省志》《滇药志・一》：用于风湿性腰腿痛、皮肤溃疡。
4）《滇省标・六》：清热解毒、活血止血。用于肺热咳嗽、湿热痹痛、肠痈、疮毒、湿疹、跌打损伤、创伤出血。
5）《中国彝医》《彝药志》：清热解毒、散瘀止血。用于风湿腰腿痛、疮疡肿痛、肺炎、慢性阑尾炎、跌打损伤、创伤出血。
6）《中国彝药》：清热解毒、除湿除痛、止血活血。用于皮肤湿疹、溃烂、风湿病腰腿痛、支气管炎、膀胱炎、跌打损伤。
7）《大理资志》：用于膀胱炎、尿道炎、尿血。
【用法用量】10～20g，水煎服。外用：鲜品适量，捣烂敷；或煎水洗；或干品研末调敷。
【文献来源】*Verbascum thapsus* L. 彝药本草：185. 2018. 滇药录：350. 1983. 滇药志・一：1. 2008. 滇省志：858. 1995. 滇省标・六：3. 2010. 中国彝医：68. 1994. 中国彝药：296. 2004. 大理资志：113. 1991. 彝药志：143. 1983.

1201　美丽桐

【药材名】美丽桐。
【彝文音译】罗么尸。
【来源】玄参科植物美丽桐 *Wightia speciosissima* (D. Don) Merr.，以根入药。
【采集加工】秋、冬季采收，洗净，切片，鲜用或晒干。
【功能主治】《志要》《辞典》《滇药录》：补气补血。
【用法用量】10～15g，水煎服。
【文献来源】*Wightia speciosissima* (D. Don) Merr. 滇药录：359. 1983. 辞典：873. 2016. 志要：646. 2005.

列　当　科

1202　黑蒴

【药材名】黑蒴、化石胆。
【来源】列当科植物黑蒴 *Alectra arvensis* (Benth.) Merr.，以全草入药。
【采集加工】秋、冬季采收，鲜用或晒干。
【功能主治】《志要》《辞典》《哀牢本草》：活血散瘀、祛风除湿。用于跌打损伤、瘀血肿痛、肝脾大、闭经、痛经、风湿麻木、关节不利。
【用法用量】5～10g，水煎服。外用：捣烂敷。

【文献来源】*Melasma arvense* (Benth.) Hand. -Mazz. 辞典：526. 2016. 哀牢本草：42. 1991. 志要：401. 2005.

1203　丁座草

【药材名】丁座草、千斤坠。

【彝文音译】结角头麻、塔巴输。

【来源】列当科植物丁座草 *Boschniakia himalaica* Hook. f. et Thoms.，以全株、块茎入药。

【采集加工】夏、秋季采收，鲜用或晒干。

【功能主治】

1）《滇药录》、《辞典》（全株）：强壮。治外伤出血。

2）《大理资志》：用于跌打损伤、风湿性关节炎、头痛、咽喉炎、齿龈炎。

3）《中国彝药》《彝医药·下》《彝药学》：活血通脉、除湿止痛、解毒、杀虫。

4）《滇药录》：止血、消炎、止痛。

5）《中国彝药》、《彝医药·下》、《辞典》（块茎）：治跌打损伤、风湿疼痛、月经不调、草乌中毒、腮腺炎。

【用法用量】3～6g，水煎服；或泡酒服；或入散剂，0.3～0.6g。外用：适量，研末调敷。

【文献来源】*Boschniakia himalaica* Hook. f. et Thoms. 辞典：127. 2016. 大理资志：115. 1991. 彝药学：128. 2016. 彝医药·下：486. 2007. 中国彝药：541. 2004. ——*Xylanche himalaica* (Hook. f. & Thomson) Beck 滇药录：361. 1983.

1204　来江藤

【药材名】来江藤、蜜桶花、蜜桶花寄生。

【彝文音译】八喜勒克屋六西、阿闷唯、朵鱼支薄日、表依图乌鲁诺。

【来源】列当科植物来江藤 *Brandisia hancei* Hook. f.，以全株、寄生入药。

【采集加工】夏季开花之前采收，净制晒干。

【功能主治】

1）《民药志·三》：消炎解毒。用于急慢性骨髓炎、慢性肝炎、风湿痛、肝炎。

2）《辞典》：全株：用于急慢性骨髓炎、慢性肝炎、消化不良所致腹痛腹胀、黄疸型肝炎、跌打损伤、风湿痹痛、骨膜炎、血崩、风湿病。

3）《彝药学》《中国彝药》：解毒活血、祛风利湿、理气和胃。

4）《滇药录》：用于急慢性骨髓炎、慢性肝炎、感冒。

5）《滇药志·三》：用于急慢性骨髓炎、黄疸型肝炎、多骨疽、跌打损伤、妇人血崩、风湿筋骨疼痛、骨髓炎、肺痨咳嗽咯血、消化不良所致腹痛腹胀、感冒、慢性肝炎。

6）《中国彝药》、《辞典》（寄生）：用于骨疮、血崩、肺痨咳嗽咯血、跌打损伤、风湿肿痛、消化不良所致腹痛腹胀。

7）《彝药志》、《彝药资源》（全株）：清热解毒、祛风利湿。用于黄疸型肝炎、跌打损伤、风湿筋骨疼痛、骨髓炎、消化不良之腹痛腹胀。

【用法用量】10～20g，水煎服；或泡酒服。外用：煎水洗；或鲜品捣敷。

【文献来源】*Brandisia hancei* Hook. f. 民药志·三：475. 2000. 彝药资源：84. 2021. 辞典：130. 2016. 彝药学：65. 2016. 滇药录：45. 1983. 滇药志·三：194. 2010. 中国彝药：286. 2004. 彝药志：188. 1983. ——*Brandisia laetevirens* Rehder. 辞典：130. 2016.

1205 黑草

【药材名】黑骨草。
【来源】列当科植物黑草 *Buchnera cruciata* Buch. Mutis ex. L. f. Hamilt.，以全草入药。
【采集加工】夏、秋季采收，洗净，鲜用或晒干。
【功能主治】《彝医药学》：治尿路感染、血尿。
【用法用量】20～30g，水煎服。
【文献来源】*Buchnera cruciata* Buch. -Ham. 彝医药学：649. 1993.

1206 滇列当

【药材名】滇列当。
【彝文音译】蒲荷如、薄荷肉。
【来源】列当科植物滇列当 *Orobanche yunnanensis* (G. Beck) Hand. -Mazz.，以全草入药。
【采集加工】夏、秋季采收，晒干。
【功能主治】
1）《滇省志》《滇药录》：强筋壮骨、补肾。
2）《志要》《辞典》《滇省志》《滇药录》：治小儿麻痹、肢体消瘦、阳痿、遗精。
【用法用量】6～15g，水煎服。
【文献来源】*Orobanche yunnanensis* (G. Beck) Hand. -Mazz. 滇药录：209. 1983. 辞典：570. 2016. 滇省志：860. 1995. 志要：429. 2005.

1207 俯垂马先蒿

【药材名】俯垂马先蒿。
【彝文音译】蚩尤色。
【来源】列当科植物俯垂马先蒿 *Pedicularis cernua* Bonati，以根入药。
【采集加工】全年可采，鲜用或晒干。
【功能主治】《辞典》：治体虚自汗、肾虚耳鸣、心悸、肺痨咳嗽、关节疼痛、目痛。
【用法用量】9～15g，水煎服。
【文献来源】*Pedicularis cernua* Bonati 辞典：596. 2016.

1208 聚花马先蒿

【药材名】耶哈哈尼。
【来源】列当科植物聚花马先蒿 *Pedicularis confertiflora* Prain，以全草入药。
【采集加工】秋季采集，鲜用或晒干。
【功能主治】《彝验方》：用于幼儿惊风。
【用法用量】10g，水煎服，1 日 1 剂，3 次分服。
【文献来源】*Pedicularis confertiflora* Prain 彝验方：272. 2007.

1209 扭盔马先蒿

【药材名】扭盔马先蒿、大卫马先蒿。
【彝文音译】卜苏。
【来源】列当科植物扭盔马先蒿 *Pedicularis davidii* Franch.，以全草入药。

【采集加工】夏、秋季采收，洗净，除去根须，晒干备用。
【功能主治】《志要》《辞典》《彝植物药》：用于咽喉痛、咳嗽、尿管刺痛、干疮、大疮、红肿。
【用法用量】适量，水煎服。外用：鲜品，捣烂敷。
【文献来源】*Pedicularis davidii* Franch. 彝植物药：101. 1990. 辞典：597. 2016. 志要：448. 2005.

1210 江南马先蒿

【药材名】追风箭、羊肚参、江南马先蒿、马先蒿。
【彝文音译】擦木诺、蚩尤色。
【来源】列当科植物江南马先蒿 *Pedicularis henryi* Maxim.，以全草、根入药。
【采集加工】秋季采集，洗净，晒干。
【功能主治】
1）《彝医药学》：治目痛。
2）《彝药本草》：治妇女盆腔炎、赤白带下、腰酸腿痛。
3）《中国彝药》、《辞典》（根）：治体虚自汗、肾虚耳鸣、心悸、肺痨咳嗽、目痛、关节疼痛。
4）《中国彝药》：补气养血、活络止痛、祛风利湿、明目。
【用法用量】15～30g，水煎服。
【文献来源】*Pedicularis henryi* Maxim. 彝医药学：643. 1993. 彝药本草：167. 2018. 辞典：597. 2016. 中国彝药：233. 2004.

1211 长茎马先蒿

【药材名】长茎马先蒿。
【彝文音译】蚩尤色。
【来源】列当科植物长茎马先蒿 *Pedicularis longicaulis* Franch. ex Maxim.，以根入药。
【采集加工】秋季挖根，洗净，晒干。
【功能主治】《辞典》：治体虚自汗、肾虚耳鸣、心悸、肺痨咳嗽、关节疼痛、目痛。
【用法用量】15～30g，水煎服。
【文献来源】*Pedicularis longicaulis* Franch. ex Maxim. 辞典：598. 2016.

1212 黑马先蒿

【药材名】黑马先蒿、鸡脚参。
【彝文音译】丫格伯、丫格药。
【来源】列当科植物黑马先蒿 *Pedicularis nigra* Vant. ex Bonati，以根入药。
【采集加工】秋末采收，切片，晒干备用。
【功能主治】
1）《滇药录》《滇省志》《峩彝药》：滋阴润肺、补气益血。用于肺结核、久病体虚、气血两亏、肾虚腰痛。
2）《志要》《辞典》：用于肺结核、久病体虚、肾虚腰痛。
【用法用量】15～30g，水煎服。
【文献来源】*Pedicularis nigra* Vant. ex Bonati 滇药录：222. 1983. 辞典：598. 2016. 志要：449. 2005. 滇省志：855. 1995. 峩彝药：32.

1213 华马先蒿

【药材名】马先蒿。

【彝文音译】蚩尤色。

【来源】列当科植物华马先蒿 *Pedicularis oederi* var. *sinensis* (Maxim.) Hurus.，以根入药。

【采集加工】春、秋季采收，除净泥土，晒干。

【功能主治】《辞典》：治体虚自汗、肾虚耳鸣、心悸、肺痨咳嗽、目痛、关节疼痛。

【用法用量】15～30g，水煎服。外用：适量，煎水洗；或研末调敷。

【文献来源】*Pedicularis oederi* var. *sinensis* (Maxim.) Hurus. 辞典：598. 2016.

1214 穗花马先蒿

【药材名】穗花马先蒿。

【彝文音译】蚩尤色。

【来源】列当科植物穗花马先蒿 *Pedicularis spicata* Pall.，以根入药。

【采集加工】夏、秋季采收，洗净，晒干备用。

【功能主治】《辞典》：治体虚自汗、肾虚耳鸣、心悸、肺痨咳嗽、关节疼痛、目痛。

【用法用量】6～9g，水煎服。

【文献来源】*Pedicularis spicata* Pall. 辞典：599. 2016.

1215 纤裂马先蒿

【药材名】纤裂马先蒿。

【来源】列当科植物纤裂马先蒿 *Pedicularis tenuisecta* Franch. ex Maxim.，以根入药。

【采集加工】秋季采收，洗净，晒干。

【功能主治】

1）《辞典》《志要》《滇药录》：治气虚体弱所致的咳嗽。

2）《滇药录》：清水补肺、平喘。

【用法用量】50～100g，配猪脚炖服。

【文献来源】*Pedicularis tenuisecta* Franch. ex Maxim. 志要：450. 2005. 滇药录：222. 1983. 辞典：599. 2016.

1216 细裂叶松蒿

【药材名】草柏枝。

【彝文音译】硕浪诗、涩不都。

【来源】列当科植物细裂叶松蒿 *Phtheirospermum tenuisectum* Bur. et Franch.，以全草入药。

【采集加工】夏、秋季采收，除去杂质，晒干。

【功能主治】

1）《滇省标·六》：润肺止咳、养心安神、通便。用于久咳咯血、心悸怔忡、咽痛、便秘。

2）《彝药本草》：安心、养神、止血。治心慌心悸、心律失常、失眠多梦、头目眩晕、高血压。

【用法用量】30～50g，煨红糖水服。

【文献来源】*Phtheirospermum tenuisectum* Bur. et Franch. 滇省标·六：71. 2010. 彝药本草：16. 2018.

1217 翅茎草

【药材名】翅茎草、山茶一把抓。
【彝文音译】苏朝玉。
【来源】列当科植物翅茎草 *Pterygiella nigrescens* Oliv.，以全草入药。
【采集加工】秋季采收，洗净，晒干备用。
【功能主治】
1）《滇省志》：消炎消肿。
2）《彝医药学》：治红斑疮。
【用法用量】适量，水煎服。
【文献来源】*Pterygiella nigrescens* Oliv. 滇省志：856. 1995. 彝医药学：657. 1993.

1218 地黄

【药材名】地黄。
【来源】列当科植物地黄 *Rehmannia glutinosa* (Gaert.) Libosch. ex Fisch. et Mey.，以根茎入药。
【采集加工】秋季采挖，除去芦头、须根及泥沙，鲜用；或缓缓烘焙至约八成干。
【功能主治】《彝医药学》：治口眼㖞斜、烧烫伤、吐血、肾亏早泄。
【用法用量】9～15g，水煎服，干品 12～30g。
【文献来源】*Rehmannia glutinosa* (Gaetn) Libosch. f. hueichingensis Hsiao 彝医药学：543. 1993.

1219 阴行草

【药材名】金钟茵陈、刘寄奴。
【彝文音译】涩青、喷充诗。
【来源】列当科植物阴行草 *Siphonostegia chinensis* Benth.，以全草入药。
【采集加工】夏、秋季采收，鲜用或切段晒干。
【功能主治】
1）《彝药本草》：清热利湿、凉血止血、祛瘀止痛。治黄疸型肝炎、慢性胆囊炎、高血压头痛。
2）《彝医药史》：消水肿、利小便。用于腿疮溃烂、食积、胃中湿热、痰黄、眼仁发黄、周身黄。
3）《中国彝药》：清热利湿、活血止痛、止血止咳。用于胆囊炎、水肿、小便不利、黄疸型肝炎、小儿发热、咳嗽、淋证、妇女产后瘀滞腹痛、月经不调、白带过多等病症。
【用法用量】15～20g，水煎服，鲜品可用至 30g；或研末服。外用：适量，研末调敷。
【文献来源】*Siphonostegia chinensis* Benth. 彝药本草：73. 2018. 彝医药史：163. 1990. 中国彝药：139. 2004.

苦苣苔科

1220 白花大苞苣苔

【药材名】石头菜。
【彝文音译】爷勒白。
【来源】苦苣苔科植物白花大苞苣苔 *Anna ophiorrhizoides* (Hemsl.) Burtt et Davidson，以全草入药。
【采集加工】四季可采，洗净，鲜用或晒干。
【功能主治】《彝药本草》：清热解毒、消肿止痛、健脾燥湿。用于甲状腺肿大、肾炎水肿。

【用法用量】50～100g，煮水豆腐吃。

【文献来源】*Lysionotus ophiorrhizoides* Hemsl. 彝药本草：120. 2018.

1221　珊瑚苣苔

【药材名】石胆草。

【来源】苦苣苔科植物珊瑚苣苔 *Corallodiscus lanuginosus* (Wall. ex DC.) B. L. Burtt，以全草入药。

【采集加工】夏、秋季采收，晒干。

【功能主治】《彝医药学》：用于闭经。

【用法用量】5～15g，水煎服；或泡酒服。外用：鲜品，捣烂敷。

【文献来源】*Corallodiscus flabellata* (Franch.) B. L. Burtt 彝医药学：603. 1993.

1222　云南长蒴苣苔

【药材名】石上莲、新香草、云南长蒴苣苔、南长蒴苣苔。

【彝文音译】米杏乃、思诺祁。

【来源】苦苣苔科植物云南长蒴苣苔 *Didymocarpus yunnanensis* (Franch.) W. W. Sm.，以全草入药。

【采集加工】夏、秋季采收，洗净切碎，晒干。鲜品随采随用。

【功能主治】

1）《中药材》：凉血散瘀，消肿止痛。用于劳伤腰痛、瘀血肿痛、刀枪伤、跌打损伤、骨折。

2）《滇药录》：治腹痛、风寒、风湿痛。

3）《彝药志》：凉血散瘀、消肿止痛。用于跌打损伤、瘀血肿痛、痨伤咳嗽。

4）《彝州本草》：用于跌打损伤、瘀血肿痛、痨伤咳嗽、刀枪伤、跌打损伤、骨折。

5）《滇省志》《中国彝药》《彝医药・下》：散瘀消肿、止血止痛。用于劳伤腰痛、瘀血肿痛、刀枪伤、跌打损伤、骨折。

6）《志要》《辞典》：治劳伤腰痛、瘀血肿痛、腰痛、风湿痛、风寒、刀枪伤、跌打损伤、骨折。

【用法用量】3～5g，加酒炖服，服药期间忌食豆类。外用：研末，用水、酒各半调匀；或用鲜品捣烂敷。

【文献来源】*Didymocarpus yunnanensis* (Franch.) W. W. Sm. 中药材. 12（8）：14-16. 1989. 滇药录：102. 1983. 彝药志：98. 1983. 彝州本草：204. 1998. 滇省志：862. 1995. 彝医药・下：489. 2007. 中国彝药：545. 2004. 辞典：283. 2016. 志要：223. 2005.

1223　斜柱苣苔

【药材名】石参、紫花苣苔、小苦参。

【彝文音译】罗色、咀妮。

【来源】苦苣苔科植物斜柱苣苔 *Loxostigma griffithii* (Wight) Clarke，以全株入药。

【采集加工】四季可采，鲜用或切碎，晒干备用。

【功能主治】

1）《中国彝药》《彝医药・下》：健脾除湿、活血止痛。

2）《辞典》《彝州本草》：治跌打损伤、消化不良、腹泻、流行性感冒。

3）《滇药志・四》《辞典》《彝州本草》《滇省志》《中国彝药》《彝医药・下》：用于胃溃疡、痢疾、肠炎、胃痛。

4）《彝药志》《滇药志・四》：清热解毒、消肿止痛、健脾除湿、活血散瘀。用于跌打损伤、消化不良、腹泻、细菌性痢疾、流行性感冒。

5）《彝州本草》：用于预防流感、流行性脑膜炎、支气管炎、咯血、哮喘、风湿疼痛、疟疾、贫血、跌打损伤、骨折。

6）《中国彝医》：健脾除湿、清热解毒、消肿止痛。用于跌打损伤、消化不良、腹泻痢疾、胃痛。

【用法用量】9～30g，水煎服。外用：适量，捣烂敷。

【文献来源】*Loxostigma griffithii* (Wight) Clarke 彝医药·下：539. 2007. 辞典：500. 2016. 滇药志·四：397. 2009. 彝药志：163. 1983. 滇省志：862. 1995. 中国彝药：602. 2004. 彝州本草：65. 1998. 中国彝医：55. 1994.

1224 川滇马铃苣苔

【药材名】川滇马铃苣苔。

【彝文音译】黑俄。

【来源】苦苣苔科植物川滇马铃苣苔 *Oreocharis henryana* Oliv.，以全草入药。

【采集加工】夏、秋季采收，晒干备用。

【功能主治】

1）《志要》《辞典》《彝药续集》：治食积不化、胆病、干疮瘙痒。

2）《彝药续集》：治食欲不振、胆囊炎、湿疹、疥疮、顽癣。

【用法用量】适量，水煎服。外用：适量，熬水洗；或鲜品捣烂敷；或研末，兑清油搽。

【文献来源】*Oreocharis henryana* Oliv. 辞典：569. 2016. 志要：429. 2005. 彝药续集：133. 1992.

1225 锈色蛛毛苣苔

【药材名】锈毛旋蒴苣苔、蛛毛苣苔。

【彝文音译】仙伯草。

【来源】苦苣苔科植物锈色蛛毛苣苔 *Paraboea rufescens* (Franch.) Burtt.，以全草入药。

【采集加工】夏、秋季采收，洗净，鲜用或晒干。

【功能主治】《志要》《辞典》《滇药录》：用于跌打损伤、骨折。

【用法用量】15～30g，水煎服；或入丸、散剂。外用：适量。

【文献来源】*Boea rufescens* Franch. 滇药录：42. 1983. ——*Paraboea rufescens* (Franch.) Burtt. 辞典：589. 2016. 志要：443. 2005.

紫 葳 科

1226 楸

【药材名】楸、楸木树。

【彝文音译】吾记锡。

【来源】紫葳科植物楸 *Catalpa bungei* C. A. Mey，以叶、树皮、果实入药。

【采集加工】树皮全年均可采剥，除去外皮，切碎鲜用或晒干。叶春、夏季采集，鲜用或晒干。果实于秋季采摘，晒干。

【功能主治】

1）《辞典》：叶：用于耳痛流脓、肿毒、附骨疽、气急咳嗽、腹满体肿。树皮：用于咽喉肿痛。树皮、果实：用于口疮、小儿壮热。

2）《中国彝药》：清热解毒、消肿止痛、活血利尿。用于耳痛流脓、咽喉肿痛。

【用法用量】5～15g，水煎服。

【文献来源】*Catalpa bungei* C. A. Mey 辞典：171. 2016. 中国彝药：64. 2004.

1227 两头毛

【药材名】两头毛、金鸡豇豆、炮掌桐。
【彝文音译】瓦布友、逼衣都、利拉维。
【来源】紫葳科植物两头毛 *Incarvillea arguta* (Royle) Royle，以全草、根、根茎入药。
【采集加工】夏、秋季采收，洗净，晒干。
【功能主治】

1）《彝植物药》：用于肝病、腹泻、牙痛、痈肿、骨折血肿、风湿劳伤。

2）《滇药志・一》：用于梅毒。

3）《彝药资源》、《志要》、《中草药》、《辞典》（全草）：治肝病（肝炎、肝大、肝痛等）、腹泻（细菌性痢疾、肠炎等）、牙痛、痈肿、骨折血肿、风湿劳伤。

4）《滇省标・四》：清热解毒、利湿通淋、舒筋活血。用于口糜、牙龈肿痛、咽喉肿痛、胃脘疼痛、胆石症、风湿痹痛、月经不调。

5）《彝医药・下》《中国彝药》：止血、止痢、活血散瘀、解毒。用于肠风下血、泻痢、刀伤出血、跌打损伤、烂头疮、梅毒。

6）《彝医药学》、《辞典》（全草）：用于梅毒、烂头疮。

7）《西南民族大学》：用于肝炎、腹泻、牙龈肿痛、胆结石、骨折血肿、风湿痹痛。

【用法用量】10～30g，水煎服，鲜品加倍。外用：鲜品适量，捣烂敷。

【文献来源】*Incarvillea arguta* (Royle) Royle 中草药. 17（6）：32-33. 1986. 彝植物药：103. 1990. 滇药志・一：160. 2008. 辞典：441. 2016. 志要：344. 2005. 滇省标・四：55. 2008. 中国彝药：651. 2004. 彝医药学：675. 1993. 彝药资源：95. 2021. 西南民族大学. 2022. 彝医药・下：580. 2007.

1228 红波罗花

【药材名】鸡肉参。
【来源】紫葳科植物红波罗花 *Incarvillea delavayi* Bur. et Franch.，以根入药。
【采集加工】秋季采收，洗净，鲜用，或晒干备用。
【功能主治】《彝医药学》：治肺虚咳嗽。
【用法用量】10～15g，水煎服，鲜品 30～60g。
【文献来源】*Incarvillea delavayi* Bur. et Franch. 彝医药学：508. 1993.

1229 黄波罗花

【药材名】黄波罗花。
【彝文音译】勒胡补、胡补。
【来源】紫葳科植物黄波罗花 *Incarvillea lutea* Bur. et Franch.，以根入药。
【采集加工】春、夏季采收，切段，晒干。
【功能主治】《辞典》《志要》《彝药续集》：治头昏、咳嗽、缺乳、身痛。
【用法用量】适量，水煎服。
【文献来源】*Incarvillea lutea* Bur. et Franch. 彝药续集：132. 1992. 志要：344. 2005. 辞典：442. 2016.

1230 木蝴蝶

【药材名】千张纸树皮、千张纸、木蝴蝶。

【彝文音译】颇开猛、资噶泰诺。

【来源】紫葳科植物木蝴蝶 *Oroxylum indicum* (L.) Benth. ex Kurz，以茎皮、种子入药。

【采集加工】适时采收各部位，鲜用或晒干。

【功能主治】

1)《彝验方》：用于阴囊瘙痒。

2)《中国彝药》《彝医药·下》《彝药学》：清热利咽、祛风散结、敛疮生肌、疏肝和胃。

3)《哀牢本草》、《滇药志·一》、《志要》(茎皮)、《辞典》(茎皮)：用于咽喉肿痛、肝气郁结、膀胱湿热、白浊湿淋、久婚不孕、痈疮痧疹、皮肤瘙痒。

4)《中国彝药》、《彝医药·下》、《辞典》(种子、茎皮)：治风疹、黄沙走疸、疮口不愈、产后虚弱。

5)《哀牢本草》《滇药志·一》：清热解毒、利湿消肿、疏肝理气。用于痈疮、痧疹。

6)《彝医药史》(种子)：定喘、消痰、破积、补虚、宽中、进食。用于皮肤风疹。

【用法用量】6～9g，水煎服；研末，1.5～3g。外用：适量，敷贴；或研末撒敷。

【文献来源】*Oroxylum indicum* (L.) Kurz 彝验方：215. 2007. 彝医药·下：520. 2007. 彝药学：133. 2016. 志要：430. 2005. 中国彝药：581. 2004. 辞典：570. 2016. 滇药志·一：68. 2008. 哀牢本草：29. 1991. 彝医药史：161. 1990.

胡 麻 科

1231 芝麻

【药材名】黑芝麻、芝麻。

【彝文音译】戈包纳、白没聂。

【来源】胡麻科植物芝麻 *Sesamum indicum* L.，以种子入药。

【采集加工】秋季果实呈黄黑色时采割全株，捆扎成小把，顶端向上竖立晒干，打下种子，除去杂质后再晒干。

【功能主治】

1)《彝医药学》：用于乳汁不通、咳嗽、感冒、麻疹。

2)《哀牢本草》：补肝肾、调经血、润肠通便、散热消肿、托里排脓、化腐生新、乌须黑发。用于精血亏损、头昏耳鸣、肠燥便秘、须发早白、病后脱发、风热头痛、痈疽肿痛、溃疡腐恶。

3)《中国彝药》《彝药学》：补养肝肾、润肺止咳、解毒、通乳。

4)《滇省志》《彝医药学》《哀牢本草》：用于月经不调。

5)《中国彝药》：用于肝肾亏虚眩晕、咳嗽、麻疹、婴儿火丹、乳汁不通。

【用法用量】10～20g，水煎服；或入丸、散剂服。外用：鲜品适量，捣敷；或榨油外搽。

【文献来源】*Sesamum indicum* L. 彝医药学：761. 1993. 哀牢本草：111. 1991. 彝药学：57. 2016. 滇省志：867. 1995. 中国彝药：248. 2004.

爵 床 科

1232 水蓑衣

【药材名】鸡肠子花。

【彝文音译】凯塞花。

【来源】爵床科植物水蓑衣 *Hygrophila salicifolia* (Vahl) Nees，以全草入药。

【采集加工】全年可采，鲜用，或洗净，晒干。
【功能主治】《彝药本草》：清热解毒、化瘀止痛。治慢性肝炎、慢性胆囊炎。
【用法用量】10～20g，碎为粗末，开水泡服，每天1剂。
【文献来源】*Hygrophila salicifolia* (Vahl) Nees 彝药本草：63. 2018.

1233　鸭嘴花

【药材名】野靛花根、鸭嘴花。
【彝文音译】努若和。
【来源】爵床科植物鸭嘴花 *Justicia adhatoda* L.，以全草、根入药。
【采集加工】全年可采，鲜用或晒干。
【功能主治】
1）《哀牢本草》（全草）：泻火清热、平肝潜阳、理气行血、强筋健骨、消肿止痛。用于高热不退、痰湿阻滞、肝阳上亢、心神不宁、肾虚水肿、白浊湿淋、经带淋漓、骨折刀伤、水火烫伤。
2）《滇省志》：活血散瘀、除湿止痛。用于肾炎、风湿性关节痛、跌打损伤、血崩、骨折。
3）《民药志·四》、《哀牢本草》（根）：清热祛风、发表解肌、活血调经、暖宫助孕。
4）《志要》、《民药志·四》、《哀牢本草》（根）：治口苦咽干、头痛肌紧、腹胀痞满、尿道灼痛、月经不调、久婚不孕。
【用法用量】10～15g，水煎服。外用：捣烂敷。
【文献来源】*Adhatoda vasica* Nees 哀牢本草：105. 1991. 滇省志：867. 1995. 民药志·四：519. 2007. 志要：17. 2005.

1234　地皮消

【药材名】地皮消草、地皮消。
【彝文音译】咪纪诗、哦罗诺。
【来源】爵床科植物地皮消 *Pararuellia delavayana* (Baill.) E. Hossain，以全草入药。
【采集加工】夏、秋季采收，除去杂质，晒干。
【功能主治】
1）《滇省标·六》：清热解毒、活血化瘀、消肿止痛、消食。用于乳蛾、咳嗽、痄腮、食积腹胀、小儿疳积、跌打损伤、瘀血肿痛、瘰疬疮毒。
2）《彝药本草》：消炎、拔毒、生肌、散瘀生新、杀虫。用于跌打损伤、内外伤瘀血作痛。
【用法用量】10～15g，水煎服。外用：适量。
【文献来源】*Pararuellia delavayana* (Baill.) E. Hossain 滇省标·六：47. 2010. ——*Ruellia drymophila* (Diels) Hand. -Mazz. 彝药本草：35. 2018.

1235　板蓝

【药材名】青黛。
【来源】爵床科植物板蓝 *Strobilanthes cusia* (Nees) Kuntze，以根入药。
【采集加工】秋季采收，除去泥沙，晒干。
【功能主治】《彝医药学》：治黄水疮、小儿疳积、小儿腹积痞块。
【用法用量】适量，水煎服。
【文献来源】*Baphicacanthus cusia* (Nees Brem) 彝医药学：746. 1993.

1236 环毛马蓝

【药材名】环毛紫云菜、环状马兰。

【彝文音译】我米诺。

【来源】爵床科植物环毛马蓝 *Strobilanthes cyclus* C. B. Clarke ex W. W. Sm.，以根入药。

【采集加工】全年均可采，洗净，鲜用或晒干。

【功能主治】《滇药录》《滇省志》《滇药志・四》：滋阴降火。用于阴虚火旺所致的各种疾病。

【用法用量】15～30g，水煎服。

【文献来源】*Strobilanthes cycla* C. B. Clarke ex W. W. Sm. 滇药志・四：241. 2009. ——*Strobilanthes cyclus* C. B. Clarke ex W. W. Sm. 滇省志：871. 1995. 滇药录：318. 1983.

1237 尖药花

【药材名】毛叶草。

【来源】爵床科植物尖药花 *Strobilanthes tomentosa* (Nees) J. R. I. Wood，以根、叶入药。

【采集加工】夏、秋季采收，洗净，切段，鲜用或晒干。

【功能主治】《元彝药》：用于中暑、小儿疳积。

【用法用量】15～25g，水煎服。

【文献来源】*Aechmanthera tomentosa* Ness 元彝药：22. 1994.

1238 糯米香

【药材名】糯米香叶。

【彝文音译】柴鸟弄金。

【来源】爵床科植物糯米香 *Strobilanthes tonkinensis* Lindau，以叶入药。

【采集加工】全年可采，晒干。

【功能主治】《滇省标・六》：益气生津、和胃消食、消疳止带。用于心烦口渴、口苦咽干、乏力、不思饮食、嗳气反胃、食积腹胀、小儿疳积、带下。

【用法用量】5～10g，水煎服。

【文献来源】*Semnostachya menglaensis* H. P. Tsui 滇省标・六：103. 2010.

1239 碗花草

【药材名】老鸦咀藤、老鸦嘴、碗花草。

【彝文音译】老鸦咀藤。

【来源】爵床科植物碗花草 *Thunbergia fragrans* Roxb.，以茎、叶入药。

【采集加工】全年均可采收，鲜用或晒干。

【功能主治】

1）《滇药志・四》《哀牢本草》：清热解毒、除湿利胆。

2）《彝验方》：用于痤疮。

3）《志要》《辞典》《滇药志・四》《哀牢本草》：茎：治肝胆湿热、皮肤黄染、湿热下注、痈疮溃疡。

【用法用量】10～20g，水煎服。

【文献来源】*Thunbergia fragrans* Roxb. 哀牢本草：60. 1991. 彝验方：181. 2007. 辞典：823. 2016. 志要：608. 2005. 滇药志・四：420. 2009.

透骨草科

1240 北美透骨草

【药材名】爪地龙、透骨草、毒蛆草、北美透骨草、接生草。

【彝文音译】紫栖（云南楚雄）、鸡租、诺突、止午、挖时西。

【来源】透骨草科植物北美透骨草 *Phryma leptostachya* L.，以全草、根入药。

【采集加工】秋后采集，洗净，切段，晒干备用。

【功能主治】

1）《彝州本草》：透疹。用于黄水疮、湿疹、跌打损伤、骨折、疹后瘙痒、疮疖长期不愈、痈疽肿毒、化脓后生蛆、全身生小疮、瘙痒难忍、夜不能眠。

2）《滇药录》：止痒。用于麻疹、湿疹后期瘙痒、驱虫（蛔虫、绦虫、钩虫）、疔疮。

3）《中国彝药》《彝医药・下》：排脓散结、清热解毒、除风利湿、驱虫。用于痈疽肿毒、化脓生蛆、湿疹、疮疖长期不愈、疔疮疥疮、脚气、足癣、蛔虫病、绦虫病、钩虫病。

4）《辞典》：用于难产、湿疹、黄水疮、跌打损伤、骨折、中毒、疔疮疥疮、脚气、足癣、蛔虫病、绦虫病、钩虫病。

5）《中国彝医》：清热利湿、活血消肿。用于难产、湿疹、黄水疮、跌打损伤、骨折。

6）《彝药续集》：用于干疮、疥疮、湿疹、黄水疮、漆疮、小儿肺部疾病、难产、产后腹痛。

7）《彝药志》：清热利湿、活血消肿、解毒杀虫。用于催产、黄水疮、湿疹、跌打损伤、骨折。

8）《西南大学》《亚太传统医药》：清热利湿、活血消肿、解毒杀虫。

9）《亚太传统医药》：用于疥疮。

【用法用量】10～25g，水煎服。外用：鲜品适量，煎水洗。

【文献来源】*Phryma leptostachya* L. 彝州本草：52. 1998. 滇药录：227. 1983. 彝医药・下：514. 2007. 辞典：610. 2016. 中国彝医：61. 1994. 中国彝药：574. 2004. 彝药续集：134. 1992. 彝药志：29. 1983. 西南大学. 2011. 亚太传统医药. 6（12）：163-164. 2010.

1241 透骨草

【药材名】爪地龙、透骨草亚种、透骨草、毒蛆草。

【彝文音译】一扫光、止午、神砂一把抓、小蛆药、紫栖、诺实、鸡粗。

【来源】透骨草科植物透骨草 *Phryma leptostachya* subsp. *asiatica* (Hara) Kitamura，以全草、根入药。

【采集加工】夏、秋季采收，洗净，切段，晒干备用。

【功能主治】

1）《安徽农学通报》：治黄水疮、湿疹、跌打损伤、骨折。

2）《志要》《辞典》：用于驱虫、疥疮。根、全草：治干疮、漆疮、黄水疮等溃烂，小儿肺部疾病，难产，产后腹痛。全草：治麻疹、湿疹后期瘙痒、驱虫、疔疮、皮肤瘙痒、透疹、湿疹、疮疖长期不愈、痈疽肿毒、化脓后生蛆。

3）《峩彝药》：用于驱虫、疔疮、疥疮。

【用法用量】适量，水煎服。外用：适量，捣烂敷。

【文献来源】*Phryma leptostachya* L. subsp. *asiatica* (Hara) Kitamura 安徽农学通报. 26(16)：45-49. 2020. 辞典：610. 2016. ——*Phryma leptostachya* L. var. *asiatica* Hara. 志要：456. 2005. 峩彝药：36.

马鞭草科

1242 滇常山

【药材名】臭牡丹叶、臭牡丹、滇常山。

【彝文音译】莫何、吸吃基、羞死。

【来源】马鞭草科植物滇常山 *Clerodendrum yunnanense* Hu ex Hand. -Mazz.，以全草、根、叶、果实入药。

【采集加工】夏、秋季采收，洗净，晒干。

【功能主治】

1）《彝医药学》：治风寒感冒、全身酸痛无力。

2）《哀牢本草》：全草：祛风、行气、利水；用于风湿水肿、漆树过敏、皮疹瘙痒、肛肠脱垂。叶：用于食积不化、骨髓发炎、小儿高热惊厥。根：消食导滞、消肿止痛；用于食积呃逆、疮疡肿痛。

3）《彝药本草》：祛风活血、消肿。治子宫脱坠、疝气偏坠、气虚头晕、心悸失眠。

4）《滇省标・二》：益气升阳、健脾化湿、祛风止痒。用于子宫脱垂、脱肛、疝气、遗尿、带下、脾虚肿满、皮肤瘙痒。

5）《辞典》：叶：治胃肠型感冒。全草：治风湿水肿、漆树过敏、皮疹瘙痒、肛肠脱垂、痔疮、脱肛、红崩、白带异常。

6）《滇药录》：祛风活血、消肿降压。用于痔疮、脱肛、红崩、白带异常。

【用法用量】30g，水煎服。外用：捣烂敷。

【文献来源】*Clerodendron yunnanense* Hu ex Hand. -Mazz. 彝医药学：681. 1993. 哀牢本草：92. 1991. 彝药本草：20. 2018. 滇省标・二：81. 2007. 辞典：213. 2016. 滇药录：76. 1983.

1243 马缨丹

【药材名】五色梅。

【来源】马鞭草科植物马缨丹 *Lantana camara* L.，以根入药。

【采集加工】全年可采，鲜用或晒干。

【功能主治】《彝药资源》：治顽固性皮肤瘙痒、感冒发热不退、咯血。

【用法用量】15～30g，水煎服，鲜品加倍。外用：适量，煎水含漱。

【文献来源】*Lantana camara* L. 彝药资源：115. 2021.

1244 马鞭草

【药材名】马鞭草。

【彝文音译】噜则诗、磨卖施、格波育吾、扎可薄、磨米尔、木巴日波。

【来源】马鞭草科植物马鞭草 *Verbena officinalis* L.，以全草、根、枝尖、花穗入药。

【采集加工】夏、秋季采收，除去泥土，晒干。

【功能主治】

1）《滇药志・二》《哀牢本草》：截疟止痢。用于热毒内陷、咽喉肿痛、湿热黄疸、胃脘疼痛、肾病水肿、月经不调、疟疾、痢疾、痈疡疔疖。根：用于胃肠出血。枝尖：用于水食膈滞、尿闭、赤痢、皮肤瘙痒。

2）《彝药学》《彝药志》《滇药志・二》《哀牢本草》《中国彝药》：清热解毒、利水消肿、活血通经。

3）《彝验方》：用于痢疾。

4）《彝验方》：用于口腔炎。

5）《滇药录》《中国彝药》《辞典》《志要》：治高热发斑、周身起黑斑块。

6）《辞典》《志要》：全草：治感冒发热、火牙痛、男性脓血尿、湿热黄疸、热毒内陷、咽喉肿痛、胃脘疼痛、肾病水肿、疟疾、痈疡疔疮、痢疾、淋证、经闭、痈肿疮毒、牙疳。全草、根：治火眼、高热发斑、周身起黑斑块、白喉、流行性感冒、血吸虫病、丝虫病，防治传染性肝炎。

7）《民药志·一》：用于月经不调、痛经、赤白痢疾、感冒发热、风火牙痛。

8）《彝药志》：用于外感发热、湿热黄疸、水肿、疟疾、白喉、淋证、经闭、癥瘕、痈肿疮毒、牙疳。

9）《彝药续集》、《辞典》（全草、根）、《志要》（全草、根）：治乳痈、月经不调、百日咳、肠绞痛、腹泻、肝痛、结膜炎、感冒发热、跌打损伤、疥疮、小儿口腔炎、痛经、赤白痢疾、风火牙痛。

10）《彝医药学》、《中国彝药》、《辞典》（全草）《志要》（全草）：用于婚后久不受孕、夫妻同房后男子尿闭、稻田皮炎、局部发痒、抓后溃烂、流黄水、乳糜尿（小便如米泔水）、赤白痢。

【用法用量】15～30g，水煎服，鲜品30～60g；或入丸、散剂。外用：鲜品适量，捣烂敷；或煎水洗。

【文献来源】*Verbena officinalis* L. 哀牢本草：37. 1991. 彝药学：15. 2016. 彝验方：60，117. 2007. 滇药录：350. 1983. 滇药志·二：46. 2009. 辞典：856. 2016. 民药志·一：84. 1984. 志要：634. 2005. 中国彝药：67. 2004. 彝药志：232. 1983. 彝药续集：121. 1992. 彝医药学：609. 1993.

唇形科

1245 藿香

【药材名】藿香。

【来源】唇形科植物藿香 *Agastache rugosa* (Fisch. et Mey.) O. Ktze.，以全草入药。

【采集加工】夏、秋季采收，晒干。

【功能主治】《彝医药学》：治上吐下泻、肚腹翻疼。

【用法用量】50g，水煎服。

【文献来源】*Agastache rugosa* (Fisch. et Mey.) O. Ktze. 彝医药学：594. 1993.

1246 九味一枝蒿

【药材名】九味一枝蒿。

【彝文音译】米苦卓杰。

【来源】唇形科植物九味一枝蒿 *Ajuga bracteosa* Wall. ex Benth.，以全草入药。

【采集加工】春、夏季采收，洗净，捆扎成束，鲜用或晒干。

【功能主治】

1）《滇省志》：清热解毒、止痛。用于各种炎症、小儿高热。

2）《志要》《滇药录》：治感冒、支气管炎、扁桃体炎、腮腺炎、细菌性痢疾、外伤出血。

【用法用量】9～15g，水煎服；或研粉撒敷。

【文献来源】*Ajuga bracteosa* Wall. ex Benth. 滇省志：882. 1995. 滇药录：11. 1983. 志要：23. 2005.

1247 金疮小草

【药材名】白毛夏枯草、金疮小草。
【彝文音译】屋波诺、阿陀太得喏齐、蛋波诺。
【来源】唇形科植物金疮小草 *Ajuga decumbens* Thunb.，以全草入药。
【采集加工】夏、秋季采收，洗净，鲜用或切段晒干。
【功能主治】
1）《彝州本草》《志要》：用于耳部感染、疯犬咬伤、肺痿、痢疾。
2）《彝药学》《中国彝药》《滇药志·四》：拔毒止痛、祛腐生肌、舒筋活血、止咳祛痰。
3）《彝验方》：用于疮痈。
4）《滇药录》《彝州本草》《志要》：治痈疮溃疡、外伤性肌骨受损、溃烂、疼痛。
5）《滇省志》：清热解毒、消肿止痛、凉血平肝。用于上呼吸道感染、扁桃体炎、咽喉炎、支气管炎、肺炎、肺脓肿、肠胃炎、肝炎、阑尾炎、乳腺炎、急性结膜炎、高血压、跌打损伤、外伤出血、痈疥疮疡、烧烫伤、毒蛇咬伤。
6）《志要》：用于咽喉肿痛、疮痈肿痛、吐血、衄血、赤痢、淋证、跌打损伤。
7）《中国彝药》《滇药志·四》：用于痈疡溃破、外伤性肌肉筋骨受损、溃烂疼痛、高血压。
8）《滇药志·四》《彝州本草》：用于吐血、衄血、赤痢、淋证、咽喉肿痛、疔疮、痈肿、慢性支气管炎、呼吸道各种炎症、胆道疾病继发感染、阑尾脓肿、痔疮、牙痛、肺痨、妇人气血痛、跌打损伤。
9）《彝药志》《滇药志·四》：止咳化痰、清热凉血、消肿解毒。用于吐血、赤痢、淋证、咽喉肿痛、疔疮、痈肿、跌打损伤。
【用法用量】干品 15～25g，鲜品 50～100g，水煎服；或绞汁服；或研末服。外用：捣敷；或绞汁含漱。
【文献来源】*Ajuga decumbens* Thunb. 彝州本草：75. 1998. 彝药学：66. 2016. 彝验方：190. 2007. 滇药录：11. 1983. 滇省志：882. 1995. 志要：23. 2005. 中国彝药：297. 2004. 滇药志·四：170. 2009. 彝药志：236. 1983.

1248 痢止蒿

【药材名】痢止蒿。
【彝文音译】格嘎西、鲁图年彩。
【来源】唇形科植物痢止蒿 *Ajuga forrestii* Diels，以全草入药。
【采集加工】夏季采收，洗净，晒干。
【功能主治】
1）《彝药本草》：清热解毒、散瘀止痛。用于开放性粉碎性骨折。
2）《滇省标·六》：清热解毒、利湿通淋、散瘀止痛、杀虫。用于肺热咳嗽、咽喉肿痛、牙痛、湿热痢疾、黄疸、热淋、水肿、乳痈、脱疽、痈疮疖肿、跌打损伤、蛔虫病。
【用法用量】9～15g，水煎服。外用：鲜品适量，捣烂敷。
【文献来源】*Ajuga forrestii* Diels 彝药本草：82. 2018. 滇省标·六：87. 2010.

1249 紫背金盘

【药材名】紫背金盘、白毛夏枯草、矮生紫背金盘。
【彝文音译】屋波诺。
【来源】唇形科植物紫背金盘 *Ajuga nipponensis* Makino，以全草入药。

【采集加工】春、夏季采收，洗净，鲜用或晒干。

【功能主治】

1)《滇省志》：祛腐生肌、解毒止痛。用于疮疡溃破。

2)《志要》《辞典》：用于疮疡溃破、外伤性肌肉筋骨受损、溃烂疼痛、痈疮肿毒、跌打损伤。

3)《安徽农学通报》：清热凉血。治气管炎、吐血、淋证、咽喉肿痛、痈肿。

【用法用量】适量，内服外洗。

【文献来源】*Ajuga nipponensis* Makino 滇省志：883. 1995. 辞典：30. 2016. 志要：24. 2005. 安徽农学通报. 26 (16)：45-49. 2020. ——*Ajuga nipponensis* Makino var. *pallescens* (Maxim.) C. Y. Wu et C. Chen 志要：24. 2005.

1250 散淤草

【药材名】散瘀草。

【来源】唇形科植物散淤草 *Ajuga pantantha* Hand. -Mazz.，以全株入药。

【采集加工】春、夏季采集，洗净，晒干。

【功能主治】《志要》《辞典》：用于慢性肝炎、尿路感染、口腔炎、疮疡肿毒、黄水疮。

【用法用量】0.5～1g，水煎服。外用：适量，捣烂敷。

【文献来源】*Ajuga pantantha* Hand. -Mazz. 辞典：30. 2016. 志要：24. 2005.

1251 广防风

【药材名】土藿香花、落马衣、广防风。

【彝文音译】赫止俄罗。

【来源】唇形科植物广防风 *Anisomeles indica* (L.) Kuntze，以全草、根、花蕾入药。

【采集加工】夏、秋季采收，洗净，鲜用或晒干。

【功能主治】

1)《彝验方》：用于泪囊炎。

2)《志要》(全草、根)、《彝药资源》(全草、根)、《彝药续集》：治感冒、风湿疼痛、毒蛇咬伤、腹泻、干疮。

【用法用量】适量，水煎服。

【文献来源】*Anisomeles indica* (L.) O. Ktze. 彝验方：110. 2007. ——*Epimeredi indica* (L.) Rothm. 彝药资源：112. 2021. 志要：252. 2005. 彝药续集：123. 1992.

1252 木紫珠

【药材名】小紫珠。

【彝文音译】搓该诺。

【来源】唇形科植物木紫珠 *Callicarpa arborea* Roxb.，以全草入药。

【采集加工】全年可采，洗净，晒干。

【功能主治】《彝药本草》：治外感发热、急慢性炎症、止血。

【用法用量】30～50g，水煎服。外用：适量。

【文献来源】*Callicarpa arborea* Roxb. 彝药本草：151. 2018.

1253 紫珠

【药材名】小紫珠。

【彝文音译】我侠。
【来源】唇形科植物紫珠 *Callicarpa bodinieri* Lévl.，以根、叶入药。
【采集加工】夏、秋季采收，晒干或烘干。
【功能主治】《中国彝药》《彝医药・下》：散瘀止血、祛风除湿、解毒消肿。用于外伤出血、尿血、风湿疼痛、小儿口疮、乳糜尿。
【用法用量】10～20g，水煎服；或泡酒服。外用：鲜品适量，捣烂敷；干品研末撒；或调敷。
【文献来源】*Callicarpa bodinieri* H. Lévl. 彝医药・下：579. 2007. 中国彝药：648. 2004.

1254 老鸦糊

【药材名】紫珠、小紫株、老鸦胡。
【彝文音译】施多诺起、我侠、耶莫苏布薄。
【来源】唇形科植物老鸦糊 *Callicarpa giraldii* Hesse ex Rehd.，以全株、根入药。
【采集加工】夏、秋季采收，鲜用或晒干。
【功能主治】
1）《哀牢本草》《滇药志・三》：用于跌打损伤、瘀血肿痛、小便短涩、砂石浊淋。
2）《哀牢本草》：清热解毒、活血化瘀、利水通淋。
3）《滇药志・三》（根）：止血。用于各种外出血。
4）《滇省志》：用于男性脓血尿。
5）《滇药录》：治各种内外出血。
【用法用量】10～20g，水煎服。外用：适量。
【文献来源】*Callicarpa giraldii* Hesse ex Rehd. 哀牢本草：110. 1991. 滇药志・三：56. 2010. 滇省志：873. 1995. 滇药录：51. 1983.

1255 大叶紫珠

【药材名】大叶紫珠草根、大叶紫珠。
【彝文音译】培养资主。
【来源】唇形科植物大叶紫珠 *Callicarpa macrophylla* Vahl，以根入药。
【采集加工】全年都可采根，切片，晒干。
【功能主治】
1）《哀牢本草》：散瘀、消肿、止血。用于衄血、咯血、吐血、便血、齿衄、外伤出血、跌仆肿痛、风湿痹痛、经血淋漓、经期腹痛。
2）《彝医药学》：治产后腹痛。
3）《滇药志・四》：用于产后腹痛、大出血休克。
【用法用量】10～20g，水煎服。外用：适量。
【文献来源】*Callicarpa macrophylla* Vahl 哀牢本草：23. 1991. 彝医药学：562. 1993. 滇药志・四：38. 2009.

1256 杜虹花

【药材名】紫珠。
【来源】唇形科植物杜虹花 *Callicarpa pedunculata* R. Br.，以叶入药。
【采集加工】秋季采收，晒干。
【功能主治】《彝医药学》：治乳糜尿。

【用法用量】适量，水煎服；或研粉吞服，每次1～2g。

【文献来源】*Callicarpa pedunculata* R. Br. 彝医药学：593. 1993.

1257 长毛紫珠

【药材名】细叶紫珠根。

【来源】唇形科植物长毛紫珠 *Callicarpa pilosissima* Maxim.，以叶、根入药。

【采集加工】秋末冬初采集，晒干。

【功能主治】《彝验方》：用于烧伤、鼻衄、月经不调、淋漓不止者。

【用法用量】20g，水煎服。

【文献来源】*Callicarpa pilosissima* Maxim. 彝验方：113，160，227. 2007.

1258 红紫珠

【药材名】红紫珠。

【彝文音译】鲁则骚。

【来源】唇形科植物红紫珠 *Callicarpa rubella* Lindl.，以全株入药。

【采集加工】夏、秋季采收，洗净，晒干。

【功能主治】《滇省标·二》：散瘀止血、凉血解毒、祛风除湿。用于衄血、咯血、吐血、便血、尿血、紫癜、崩漏、创伤出血、外感风热、疮疡肿毒。

【用法用量】10～30g，水煎服。外用：适量。

【文献来源】*Callicarpa rubella* Lindl. 滇省标·二：51. 2007.

1259 灰毛莸

【药材名】白巴子、灰毛莸、蝴蝶茴香。

【彝文音译】图达猛白巴子、木黑突、木里矣。

【来源】唇形科植物灰毛莸 *Caryopteris forrestii* Diels，以全株入药。

【采集加工】秋末采收，洗净，阴干备用。

【功能主治】

1）《滇省标·六》：行气活血、化瘀开窍、消食导滞。用于胸痹、心悸、暑湿眩晕、咳嗽痰多、饮食积滞。

2）《辞典》《峩彝药》：用于急慢性胃病、小儿疳积。

3）《峩彝药》：健脾消食、补中益气。

【用法用量】15～30g，水煎服。

【文献来源】*Caryopteris forrestii* Diels 滇省标·六：41. 2010. 辞典：166. 2016. 峩彝药：48.

1260 臭牡丹

【药材名】臭牡丹。

【彝文音译】萼必纳（广西隆林）、吸吃基。

【来源】唇形科植物臭牡丹 *Clerodendrum bungei* Steud.，以全株、根、枝、叶、花、果实入药。

【采集加工】适时采收各部位，鲜用或晒干。

【功能主治】

1）《彝州本草》《滇药志·一》《彝药志》《中国彝医》《辞典》：用于虚劳骨蒸、气肿、黄疸、脚弱、臌胀、腹痛、疝气、脱肛、痔疮、子宫脱垂、崩漏、白带异常、虚咳、头晕、荨麻疹、乳腺炎、肺脓肿、高血压、风湿痛、痈疽疮毒、毒蛇咬伤。

2)《彝医药史》：叶：用于心口疼、骨节疼痛、头痛、九子疡（颈淋巴结结核）。根：用于腿疮溃烂、食积、关节痛。根、叶：消肿下气、利小便、止气逆腹痛、消水肿。花：用于红崩。

3)《彝医药学》：用于头尾分不清的大疮、消化不良、关节疼痛。

4)《滇药录》：用于遗尿、水肿、咳喘、气上冲心、时肿时消。

5)《滇药志·一》：活血化瘀、消肿解毒、补肺肾两虚、补气升阳、健脾利湿、行气健脾、大补中气、祛风平肝。根、花、果实：用于脱肛、疝气、水肿、咳嗽。

6)《滇省志》：补气、升阳。用于脱肛、疝气、遗尿、水肿、咳喘、时肿时消。

7)《彝医药·下》《中国彝药》：顺气止痛、发表解毒、健胃、祛风湿、降血压。用于脱肛、疝气、遗尿、头痛、头晕、虚弱、失眠、关节疼痛、全身酸痛无力、风寒感冒。

8)《辞典》：全株：治疔疮；根、花、果实：治遗尿、水肿、咳喘、气上冲心、时肿时消、脱肛、疝气、遗尿。根、花、果实、叶：治脱肛、疝气、水肿、咳喘、遗尿、高血压、风湿痛、肺脓肿、乳腺炎、荨麻疹、头晕、子宫脱垂、崩漏、白带异常、腹痛、黄疸、虚劳骨蒸、气肿、脚弱、臌胀、痔疮、虚咳、痈疽疮毒、毒蛇咬伤。枝、叶：治痈疽、乳腺炎。

9)《民药志·二》：治脱肛、子宫脱垂。

10)《中国彝医》《彝药志》：行气健脾、祛风平肝、消肿解毒、补肺肾两虚。

11)《彝药志》：大补中气。

12)《彝药资源》：用于烫烧伤、蛇虫咬伤、无名肿毒、炎症、气虚头晕。

【用法用量】10～50g，水煎服；鲜品50～100g，或绞汁；或入丸剂。外用：适量，煎水熏洗；或捣敷；或研末调敷。

【文献来源】*Clerodendrum bungei* Steud. 彝州本草：164. 1998. 彝医药史：165. 1990. 彝医药学：477. 1993. 滇药录：72. 1983. 滇药志·一：276. 2008. 滇省志：874. 1995. 彝医药·下：345. 2007. 辞典：209. 2016. 民药志·二：424. 1990. 中国彝医：84. 1994. 中国彝药：373. 2004. 彝药志：212. 1983. 彝药资源：92. 2021.

1261 灰毛大青

【药材名】灰毛大青、蚂蚁菜。

【彝文音译】买黑熬。

【来源】唇形科植物灰毛大青 *Clerodendrum canescens* Wall. ex Walp.，以全株、叶入药。

【采集加工】夏、秋季采收，晒干备用。

【功能主治】

1)《辞典》：全株：治急性黄疸型肝炎、高热、小便发黄、痔疮出血、咽喉炎、慢性支气管炎、风湿头痛、尿路感染、感冒。叶：治扁桃体炎、咽喉炎、支气管炎、风湿疼痛、跌打损伤。

2)《中国彝药》：清肝利胆、除湿退黄。用于急性黄疸型肝炎、高热、小便发黄、痔疮出血、咽喉炎。

【用法用量】鲜品适量，水煎服；干品50～100g。外用：鲜品适量，捣烂敷。

【文献来源】*Clerodendrum canescens* Wall. 辞典：210. 2016. 中国彝药：110. 2004.

1262 大青

【药材名】斑鸠菜。

【彝文音译】朵毕娃。

【来源】唇形科植物大青 *Clerodendrum cyrtophyllum* Turcz.，以根、叶入药。

【采集加工】夏、秋季采收，洗净，鲜用或晒干。

【功能主治】《彝药本草》：清热利湿、凉血解毒。治慢性肝炎、胆囊炎、脾胃不能运化、食积腹胀、消化不良。

【用法用量】20～50g，水煎服。

【文献来源】*Clerodendrun cyrtophyllum* Turcz. 彝药本草：7. 2018.

1263　九连灯

【药材名】蚂蚁菜、九连灯。

【彝文音译】买黑熬。

【来源】唇形科植物九连灯 *Clerodendrum petasites* (Lour.) S. Moore，以叶入药。

【采集加工】夏、秋季采收，切碎，晒干备用。

【功能主治】

1）《彝州本草》《中国彝医》：用于急性黄疸型肝炎、扁桃体炎、咽喉炎、支气管炎、风湿疼痛、跌打损伤。

2）《中国彝医》：清热解毒、祛风除湿、清肝利胆、除湿退黄、接骨止痛、止咳截疟。

【用法用量】50～100g，水煎服，加白糖为引。外用：适量。

【文献来源】*Clerodendrum petasites* (Lour.) S. Moore 彝州本草：147. 1998. 中国彝医：70. 1994.

1264　三台花

【药材名】三台花。

【彝文音译】屋诺起。

【来源】唇形科植物三台花 *Clerodendrum serratum* var. *amplexifolium* Moldenke，以全株、花入药。

【采集加工】全年可采，洗净，鲜用或晒干。

【功能主治】

1）《彝药本草》：清热解毒、截疟、消炎、杀菌。治流感、流行性脑膜炎。

2）《彝医药学》：用于疮疖。

【用法用量】20～30g，水煎服。

【文献来源】*Clerodendrun serratum* (L.) Spr. var. *amplexifolium* Moldenke 彝药本草：107. 2018. 彝医药学：704. 1993.

1265　寸金草

【药材名】寸金草。

【彝文音译】极极罗。

【来源】唇形科植物寸金草 *Clinopodium megalanthum* (Diels) C. Y. Wu et Hsuan ex H. W. Li，以全草入药。

【采集加工】秋季采收，洗净，晒干。

【功能主治】《辞典》《彝植物药》：治大疮。

【用法用量】外用：鲜品适量，捣烂敷。

【文献来源】*Clinopodium megalanthum* (Diels) C. Y. Wu et Hsuan 彝植物药：88. 1990. 辞典：213. 2016.

1266　细花秀丽火把花

【药材名】细花火把花、细花。
【彝文音译】各落尾。
【来源】唇形科植物细花秀丽火把花 *Colquhounia elegans* var. *tenuiflora* (Hook. f.) Prain，以根入药。
【采集加工】全年可采。
【功能主治】
1）《滇省志》：活血散瘀、消肿止痢。
2）《辞典》《滇药志·三》《滇省志》：用于痢疾、跌打损伤、外伤出血。
【用法用量】3～9g，水煎服。外用：适量。
【文献来源】*Colquhounia elegans* Wall. var. *tenuiflora* (Hook. f.) Prain 滇省志：885. 1995. 滇药志·三：254. 2010. 辞典：220. 2016.

1267　藤状火把花

【药材名】藤状火把花。
【彝文音译】各落喂。
【来源】唇形科植物藤状火把花 *Colquhounia seguinii* Vant.，以叶、枝入药。
【采集加工】夏、秋季采收，晒干。
【功能主治】
1）《滇省志》：活血散瘀、消肿止痛。
2）《辞典》《滇药录》《滇省志》：治骨折。
【用法用量】外用：鲜品适量，捣烂敷。
【文献来源】*Colquhounia seguinii* Vant. 滇省志：885. 1995. 滇药录：78. 1983. 辞典：220. 2016.

1268　白毛火把花

【药材名】木锥根。
【彝文音译】姆图惰维。
【来源】唇形科植物白毛火把花 *Colquhounia vestita* Wall.，以根及根茎入药。
【采集加工】冬季采收，晒干。
【功能主治】《滇省标·四》：清热解毒、疏肝利胆、止咳化痰。用于胁腹疼痛、咳嗽多痰。
【用法用量】15～20g，水煎服。
【文献来源】*Colquhounia vestita* Wall. 滇省标·四：27. 2008.

1269　四方蒿

【药材名】鸡肝散、鸡肝散根、白香薷、四方蒿。
【彝文音译】闷第呆诺蛆、昂仕诗、阿巴齐。
【来源】唇形科植物四方蒿 *Elsholtzia blanda* Benth，以全草、根、花穗入药。
【采集加工】夏、秋季采收，鲜用或阴干。
【功能主治】
1）《彝医药学》《辞典》：治发热、稻田皮炎。
2）《滇药录》：治肾盂肾炎、咽喉炎、扁桃体炎、感冒、风火牙痛、龋齿痛、急性肠胃炎、创伤出血。

3)《辞典》(根):治创伤出血、足癣。

4)《中国彝药》:清热、利湿、解毒。用于发热、稻田皮炎、足癣。

5)《彝药本草》:清热、解表、消炎、明目。治慢性肝炎、慢性胃炎、小儿疳积。

6)《哀牢本草》:清热解表、利湿止痒。用于伤风感冒、风火牙痛、肠炎痢疾、尿路感染、小儿疳积、水火烫伤、湿疹脚癣、皮肤瘙痒。

7)《滇药志·五》:清热解毒、利湿止痒。用于风寒感冒、肠炎痢疾、尿路感染、小儿疳积、水火烫伤、湿疹脚癣、皮肤瘙痒、肾盂肾炎、咽喉炎、扁桃体炎、风火牙痛、龋齿痛、创伤出血。

8)《志要》《辞典》:根:用于风寒感冒、肠炎痢疾、尿路感染、小儿疳积、水火烫伤、湿疹脚癣、皮肤瘙痒。全草:用于肾盂肾炎、咽喉炎、扁桃体炎、感冒、风火牙痛、创伤出血。

【用法用量】10～20g,水煎服;或绞汁服。外用:适量,绞汁涂;或研末调敷。

【文献来源】*Elsholtzia blanda* Benth 彝医药学:629,567. 1993. 滇药录:113. 1983. 辞典:311. 2016. 中国彝药:146. 2004. 彝药本草:65. 2018. 哀牢本草:61. 1991. 滇药志·五:197. 2012. 志要:244. 2005.

1270　东紫苏

【药材名】凤尾茶根、东紫苏、小山茶。

【彝文音译】丰苇茶根。

【来源】唇形科植物东紫苏 *Elsholtzia bodinieri* Vant.,以根入药。

【采集加工】秋季采集,蒸取东紫苏油。

【功能主治】

1)《滇药志·四》《哀牢本草》:散寒解表、清热利湿、理气和胃。

2)《彝医药学》:治急性肠胃炎。

3)《辞典》《志要》《滇药志·四》《哀牢本草》:用于外感风寒、头痛身重、咽喉肿痛、风火牙痛、腹泻腹痛、尿闭、黄疸。

【用法用量】15～30g,水煎服。

【文献来源】*Elsholtzia bodinieri* Vant. 哀牢本草:43. 1991. 彝医药学:558. 1993. 志要:244. 2005. 辞典:312. 2016. 滇药志·四:83. 2009.

1271　香薷

【药材名】香薷、野坝蒿。

【彝文音译】写洳遁。

【来源】唇形科植物香薷 *Elsholtzia ciliata* (Thunb.) Hyland.,以全草、叶、根入药。

【采集加工】夏、秋季采收,阴干或晒干。

【功能主治】

1)《辞典》:叶、根:用于跌打损伤、瘀血肿痛、痈疮疔疖、小便不利。根:用于小儿高热不退、腹痛腹泻。

2)《志要》《民药志·四》《哀牢本草》:清热解毒、散瘀止痛。用于跌打损伤、瘀血肿痛、痈疮疔疖、小便不利。

3)《哀牢本草》(根):退热,止泻,止痛。用于小儿高热不退、腹痛、泄泻。

4)《彝医药学》:风寒感冒、中风、蛇虫咬伤、心情不舒,伤食、久病不愈、跌打损伤、瘀血内停、胃痛、消化不良、肚腹寒痛、蛔虫病。

【用法用量】15～20g，水煎服。外用：捣烂加白酒揉搓。

【文献来源】*Elsholtzia ciliata* (Thunb.) Hyland. 辞典：312. 2016. 民药志・四：487. 2007. 志要：244. 2005. ——*Elsholtzia patrini* (Lepech.) Garcke 哀牢本草：104. 1991. 彝医药学：652. 1993.

1272 吉龙草

【药材名】香薷、吉龙草。

【彝文音译】窝削诗、暹罗香草。

【来源】唇形科植物吉龙草 *Elsholtzia communis* (Coll. et Hemsl.) Diels，以叶入药。

【采集加工】多用鲜品，随用随采，或秋季采收，阴干。

【功能主治】

1）《彝药学》《中国彝药》：发表、清热、消食。

2）《中国彝药》《辞典》：用于风疹、痧气、腹痛腹胀。

【用法用量】15～20g，水煎服；或泡酒服，50g。

【文献来源】*Elsholtzia communis* (Coll. et. Hemsl.) Diels 彝药学：10. 2016. 中国彝药：53. 2004. 辞典：312. 2016.

1273 长毛野草香

【药材名】香薷。

【彝文音译】写洳逋。

【来源】唇形科植物长毛野草香 *Elsholtzia cyprianii* var. *longipilosa* (Handel-Mazzetti) C. Y. Wu & S. C. Huang，以叶、根入药。

【采集加工】夏、秋季采收，除去杂质，晒干。

【功能主治】《辞典》：叶、根：用于跌打损伤、瘀血肿痛、痈疮疔疖、小便不利。根：用于小儿高热不退、腹痛腹泻。

【用法用量】9～15g，水煎服。

【文献来源】*Elsholtzia cyprianii* (Pavol.) S. Chow et Hsu var. *longipilosa* (Hand. -Mazz.) C. Y. Wu et S. C. Huang 辞典：312. 2016.

1274 鸡骨柴

【药材名】鸡骨柴、山藿香。

【彝文音译】紫油苏、东窝萧云鱼香。

【来源】唇形科植物鸡骨柴 *Elsholtzia fruticosa* (D. Don) Rehd.，以根、叶、地上部分入药。

【采集加工】夏、秋季采收，晒干。

【功能主治】

1）《辞典》《滇药志・五》：根：用于风湿性关节痛。叶：用于足癣、白癜风、疥疮、鼻衄。

2）《滇省标・六》：解表除湿、温经通络。用于风寒感冒、头痛身重、风湿痹痛、脚气、疥疮、外伤出血。

【用法用量】10～20g，水煎服。外用：适量。

【文献来源】*Elsholtzia fruticosa* (D. Don) Rehd. 滇药志・五：199. 2012. 滇省标・六：27. 2010. 辞典：313. 2016.

1275　水香薷

【药材名】水香薷。

【彝文音译】哦草饼、饿曹丙。

【来源】唇形科植物水香薷 *Elsholtzia kachinensis* Prain，以全草入药。

【采集加工】夏季采收，洗净，鲜用或晒干。

【功能主治】《志要》《辞典》《滇省志》《滇药录》：用于脾虚食积、消化不良、腹泻。

【用法用量】15～31g，水煎服。

【文献来源】*Elsholtzia kachinensis* Prain 滇药录：114. 1983. 滇省志：887. 1995. 辞典：313. 2016. 志要：245. 2005.

1276　鼠尾香薷

【药材名】四楞蒿、土藿香、鼠尾香薷。

【来源】唇形科植物鼠尾香薷 *Elsholtzia myosurus* Dunn，以全草、枝叶入药。

【采集加工】夏、秋季或初冬采集，鲜用或晒干。

【功能主治】

1）《哀牢本草》：祛风除湿、散寒解毒。

2）《彝验方》：用于腋臭、阴蒂肿痛。

3）《彝医药学》：治霍乱。

4）《志要》《辞典》《哀牢本草》：用于风寒感冒、咳嗽气喘、风湿痹痛、手足拘挛、小儿疳积、久婚不孕、骨髓发炎。

【用法用量】5～15g，水煎服。外用：绞汁涂搽。

【文献来源】*Elsholtzia myosurus* Dunn 哀牢本草：50. 1991. 彝验方：194，249. 2007. 彝医药学：645. 1993. 辞典：313. 2016. 志要：245. 2005.

1277　大黄药

【药材名】大黄药。

【来源】唇形科植物大黄药 *Elsholtzia penduliflora* W. W. Sm.，以全草入药。

【采集加工】夏、秋季采收，洗净阴干或鲜用。

【功能主治】《彝医药学》：治肝炎。

【用法用量】9～15g，水煎服，大剂量 30～60g。

【文献来源】*Elsholtzia penduliflora* W. W. Smith 彝医药学：507. 1993.

1278　野拔子

【药材名】野坝子、野拔子、野坝蒿、坝子花、香芝麻棵根、狗尾草。

【彝文音译】阿能抛、尔吾、活榕诺、吐稀爬、吐噜该斯配、欺哩粗、哼侮。

【来源】唇形科植物野拔子 *Elsholtzia rugulosa* Hemsl.，以地上部分、根、叶入药。

【采集加工】枝叶茂盛时采收，阴干。

【功能主治】

1）《光谱实验室》：用于伤风感冒、肠胃炎、痢疾、出血、烂疮、蛇虫咬伤。

2）《彝医药学》：用于急性肠胃炎。

3）《哀牢本草》：清热解毒、消食导滞。

4）《彝药学》《中国彝药》《中医药导报》《中医药信息》：发表退热、和胃疏风、消食杀虫。

5）《彝植物药》《辞典》《志要》：用于蜂蜇伤、肿痛、寒病、外伤出血、腹痛、烫伤、除腋臭。

6）《滇药志·二》《辞典》《志要》《哀牢本草》：用于风热感冒、鼻衄咯血、食积不化、脘腹胀痛、赤白痢疾、蛇虫咬伤。

7）《辞典》：用于寒病、蛔虫病、蛇虫咬伤、肚腹寒痛、胃病、膈食、心情不舒、伤食。

8）《中国彝药》：用于风寒感冒、蛔虫病、蛇虫咬伤、肚腹寒痛、跌打损伤、瘀血内停、胃痛、膈食、心情不舒、蜂蜇伤、肿痛、腹痛、烫伤、腋臭、外伤出血、风寒感冒。

9）《大理资志》：用于暑湿感冒、腹泻肠炎。

10）《中医药导报》：用于感冒、发热、中暑、肠胃炎、食积、痢疾、蜂蜇伤、烫伤、外伤出血等。

11）《彝药资源》：清热解毒、消食化积、解表退热、化湿和中。用于感冒发热、头痛、呕吐泄泻、痢疾、烂疮、鼻衄、咯血、外伤出血、伤风感冒、消化不良、腹痛腹胀。

12）《滇省标·二》：疏风解表、和胃化浊。用于外感风寒夹湿、头身疼痛、食积不化、脘腹胀闷、腹痛下痢、蛇虫咬伤。

13）《西南大学学报（自然科学版）》：疏风解表、利湿、消食化积。

【用法用量】10～30g，水煎服，鲜品加倍。外用：鲜品适量，捣烂敷；或煎水洗。

【文献来源】*Elsholtzia rugulosa* Hemsl. 光谱实验室. 26（6）：1381-1385. 2009. 彝医药学：554. 1993. 哀牢本草：72. 1991. 彝药学：13. 2016. 彝植物药：89. 1990. 滇药志·二：330. 2009. 辞典：314. 2016. 志要：246. 2005. 中国彝药：46. 2004. 大理资志：110. 1991. 中医药导报. 27（8）：53-55+60. 2021. 彝药资源：79. 2021. 中医药信息. 31（4）：7-9. 2014. 滇省标·二：89. 2007. 西南大学学报（自然科学版）. 38（1）：143-146. 2016.

1279 海州香薷

【药材名】香薷。

【来源】唇形科植物海州香薷 *Elsholtzia splendens* Nakai ex F. Maekawa，以全草入药。

【采集加工】秋季割取全草，切段，晒干备用。

【功能主治】《彝医药学》：治风疹。

【用法用量】适量，水煎服。

【文献来源】*Elsholtzia splendens* Nakai 彝医药学：639. 1993.

1280 活血丹

【药材名】透骨消、活血丹。

【彝文音译】恩伍绝、施问轻。

【来源】唇形科植物活血丹 *Glechoma longituba* (Nakai) Kupr.，以全草入药。

【采集加工】春、夏季采收，鲜用或晒干。

【功能主治】

1）《中国彝药》《彝医药·下》：活血消肿、利湿通淋、清热解毒。用于跌打损伤、外伤出血、瘀滞疼痛、痛经、闭经、疮疡初起、急性肾炎、淋证。

2）《辞典》：用于瘀滞疼痛、疮疡初起、急性肾炎、淋证、闭经、跌打损伤、骨折、血瘀肿痛、黄疸型肝炎、风热感冒、痛经。

【用法用量】15～30g，水煎服；或泡酒服；或绞汁服。外用：鲜品适量，捣烂敷；或绞汁涂搽。

【文献来源】*Glechoma longituba* (Nakai) Kupr. 彝医药·下：480. 2007. 中国彝药：534. 2004. 辞典：386. 2016.

1281　山香

【药材名】山香花。
【来源】唇形科植物山香 *Hyptis suaveolens* (L.) Poit.，以全草、花入药。
【采集加工】秋季采收，鲜用或晒干。
【功能主治】《彝医药学》：治黄疸。
【用法用量】外用：鲜品适量，捣烂敷；或煎水洗。
【文献来源】*Hyptis suaveolens* (L.) Poit. 彝医药学：718. 1993.

1282　狭叶香茶菜

【药材名】狭叶香茶菜。
【彝文音译】武洛克二号。
【来源】唇形科植物狭叶香茶菜 *Isodon angustifolius* (Dunn) Kudo，以根入药。
【采集加工】夏、秋季采收，洗净，切片，晒干。
【功能主治】《辞典》：用于肾盂肾炎、膀胱结石、尿路感染、脱肛、子宫脱垂、消化不良。
【用法用量】6～15g，水煎服。
【文献来源】*Isodon angustifolius* (Dunn) Kudo 辞典：450. 2016.

1283　细锥香茶菜

【药材名】野苏麻。
【来源】唇形科植物细锥香茶菜 *Isodon coetsa* (Buch. -Ham. ex D. Don) Kudo，以全草入药。
【采集加工】秋后采收，洗净，晒干。
【功能主治】《彝医药学》：治蜜蜂蜇伤、中风、突然头痛、腹痛。
【用法用量】外用：适量。
【文献来源】*Isodon coetsa* (Buch. -Ham. ex D. Don) Kudo 彝医药学：592. 1993.

1284　紫毛香茶菜

【药材名】小毛叶子草、狭叶香茶菜。
【彝文音译】洛克二号。
【来源】唇形科植物紫毛香茶菜 *Isodon enanderianus* (Hand. -Mazz.) H. W. Li，以叶、根入药。
【采集加工】夏、秋季采收。
【功能主治】
1）《彝验方》：用于口腔炎。
2）《滇药录》：用于强心、消化不良。
【用法用量】2g，放入口内咀嚼，3～5 分钟后吐出；或水煎服。
【文献来源】*Rabdosia enanderiana* (Hand. -Mazz.) H. Hara 彝验方：117. 2007. 滇药录：266. 1983.

1285　线纹香茶菜

【药材名】线纹香茶菜。

【彝文音译】罗公塞、削弄傲、山熊胆、落功涩。

【来源】唇形科植物线纹香茶菜 *Isodon lophanthoides* (Buch. -Ham. ex D. Don) H. Hara，以全草入药。

【采集加工】全年可采，洗净，切段，晒干备用。

【功能主治】

1）《辞典》：用于食积、肠梗阻、肝胆湿热。眼黄、身黄、跌打损伤、蛇虫咬伤。

2）《滇药录》：软坚化积、食积、肠梗阻。

3）《滇省志》：清热利湿、凉血散瘀、解草乌毒。用于急性黄疸型肝炎、急性胆囊炎、肠炎、痢疾、跌打肿痛。

【用法用量】15～30g，水煎服。外用：适量。

【文献来源】*Isodon lophanthoides* (Buch. -Ham. ex D. Don) H. Hara 辞典：451. 2016. ——*Rabdosia lophanthoides* (Buch. -Ham. ex D. Don) Hara 滇药录：266. 1983. 滇省志：897. 1995. 辞典：451. 2016.

1286 细花线纹香茶菜

【药材名】溪黄草、狭基线纹香茶菜。

【彝文音译】削弄傲、落攻涩。

【来源】唇形科植物细花线纹香茶菜 *Isodon lophanthoides* var. *graciliflorus* (Benth.) H. Hara，以全草入药。

【采集加工】夏、秋季采收，晒干。

【功能主治】

1）《滇省标·四》：清热利湿、活血调经。用于急性黄疸、胁痛、赤白下痢、腹泻、崩漏带下、痛经。

2）《辞典》：用于肝痛、急性黄疸型肝炎、急性胆囊炎、肠炎、痢疾、跌打肿毒。

【用法用量】15～30g，水煎服。

【文献来源】*Isodon lophanthoides* var. *graciliflorus* (Benth.) H. Hara 滇省标·四：95. 2008. 辞典：451. 2016.

1287 碎米桠

【药材名】山香草。

【来源】唇形科植物碎米桠 *Isodon rubescens* (Hemsl.) H. Hara，以全草入药。

【采集加工】夏、秋季采收，晒干。

【功能主治】《彝医药学》：用于黄沙走疸。

【用法用量】30～60g，水煎服；或泡酒服。

【文献来源】*Isodon joubescens* (Hemsl.) C. Y. Wuet Hsuan 彝医药学：601. 1993.

1288 黄花香茶菜

【药材名】黄花香茶菜。

【彝文音译】丽排喝、利拍喝。

【来源】唇形科植物黄花香茶菜 *Isodon sculponeatus* (Vant.) Kudo，以全草入药。

【采集加工】夏、秋季采收，洗净，鲜用或晒干。

【功能主治】

1）《滇药录》《辞典》：治白口疮（口腔炎）、鼻膜炎。

2）《滇省志》：清热解表。用于感冒、痢疾、皮肤瘙痒、足癣、小儿疳积、口腔溃疡。

3）《中国药学杂志》：用于口腔溃疡、痢疾、皮肤瘙痒。

【用法用量】鲜品口含；或干品水煎服并口含。

【文献来源】*Isodon sculponeatus* (Vant.) Kudo 辞典：451. 2016. ——*Rabdosia sculponeata* (Vaniot) Hara 滇省志：897. 1995. 滇药录：266. 1983. 中国药学杂志.（1）：39-41. 1986.

1289　溪黄草

【药材名】溪黄草。

【彝文音译】削弄傲、山熊胆。

【来源】唇形科植物溪黄草 *Isodon serra* (Maxim.) Kudo，以全草入药。

【采集加工】夏、秋季采割全草，晒干或切段晒干。

【功能主治】

1）《辞典》：治肝胆湿热、眼黄、身黄、跌打损伤、蛇虫咬伤。

2）《中国彝药》：清热解毒、利湿、活血止痛。用于肝热走疸、眼黄、身黄、跌打损伤、蛇虫咬伤。

【用法用量】鲜品100～300g，水煎服；或干品20～30g。外用：鲜品适量，捣烂敷。

【文献来源】*Isodon serra* (Maxim.) Kudo 辞典：451-452. 2016. ——*Rabdosia serra* (Maxim.) Hara 中国彝药：289. 2004. 辞典：451-452. 2016.

1290　不育红

【药材名】不育红、九头狮子草。

【彝文音译】安茶梗、血们白莫、拍抓诺。

【来源】唇形科植物不育红 *Isodon yuennanensis* (Hand. -Mazz.) H. Hara，以全株、根及根茎入药。

【采集加工】全年可采，洗净，晒干。

【功能主治】

1）《辞典》（根）：治疝气、食积、肠梗阻。根茎、全株：治黄疸、疮痈、疥癞。

2）《滇药录》：用于疝气。

3）《彝药本草》：用于肺癌、肝癌、直肠癌、发热不退。全株：通十二经络、散疮痈、退黄疸；用于风热积毒、脏腑不和。

4）《滇省志》：消食导滞、调和脏腑。用于黄疸、痢疾、白带异常、积食、热毒积疮。

【用法用量】20～30g，水煎服。

【文献来源】*Isodon yuennanensis* (Hand. -Mazz.) H. Hara 辞典：452. 2016. ——*Rabdosia yuennanensis* (Hand. -Mazz.) Hara 辞典：452. 2016. 滇药录：267. 1983. 彝药本草：75. 2018. 滇省志：898. 1995.

1291　宝盖草

【药材名】莲台夏枯草、接骨草。

【彝文音译】恩赞诗、此努若。

【来源】唇形科植物宝盖草 *Lamium amplexicaule* L.，以全草入药。

【采集加工】夏季采收全草，洗净，鲜用或晒干。

【功能主治】

1）《哀牢本草》：治疟疾、清虚火。用于疟疾瘴疠、虚热不退。

2）《彝医药学》、《辞典》（全草）：治风疹、药物中毒、急性肠胃炎、九子疡（颈淋巴结结核）、皮肤大疱疹、刺戳伤感染、破伤风、疟疾。

3）《彝医药·下》《中国彝药》：解毒消肿、活血通络。用于药物中毒、急性肠胃炎、疟疾、九子疡（颈淋巴结结核）、皮肤大疱疹。

【用法用量】30～50g，水煎服。外用：鲜品适量，捣烂敷；或研末调敷。

【文献来源】*Lamium amplexicaule* L. 哀牢本草：91. 1991. 彝医药学：651. 1993. 彝医药·下：297. 2007. 辞典：470. 2016. 中国彝药：320. 2004.

1292 益母草

【药材名】益母草。

【彝文音译】仔和、莫尔补、万则、差乌色布。

【来源】唇形科植物益母草 *Leonurus japonicus* Houtt.，以全草入药。

【采集加工】春、夏季采收，晒干。

【功能主治】

1）《辞典》《彝药续集》：治月经不调、乳痈、跌打损伤、产后瘀血作痛、产后出血不净。

2）《辞典》：用于急性肾小球性肾炎、产褥期收缩子宫、中心性视网膜脉络膜炎、产后血瘀腹痛、浮肿、难产。

3）《彝医药学》：治风疹、难产、月经不调、产后诸症。

4）《彝药续集》：治痛经、闭经、经血过多、妇女腹痛。

5）《彝药学》《彝医药·下》《中国彝药》：活血调经、利水消肿、清热解毒。

6）《滇省志》《滇药志·一》：用于月经不调。

7）《彝药本草》：用于瘀血闭经、经行腹痛、肾炎水肿、调经活血、去瘀生新、利水消肿。

8）《彝医药·下》《中国彝药》：用于产后血凝腹痛、产后浮肿、月经不调、难产、疮疡肿毒。

【用法用量】15～30g，水煎服，鲜品加倍。外用：鲜品适量，捣烂敷；或煎水洗。

【文献来源】*Leonurus artemisia* (Lour.) S. Y. Hu 辞典：475. 2016. ——*Leonurus heterophyllus* Sweet. 辞典：475. 2016. 彝医药学：639. 1993. 彝药续集：128. 1992. 彝药学：87. 2016. ——*Leonurus japonicus* Thunb. 彝药学：87. 2016. 滇药志·一：284. 2008. 辞典：475. 2016. 彝药本草：186. 2018. 中国彝药：399. 2004. 彝医药·下：368. 2007. 滇省志：889. 1995.

1293 细叶益母草

【药材名】益母草、细叶益母草。

【彝文音译】万则、地母草。

【来源】唇形科植物细叶益母草 *Leonurus sibiricus* L.，以全草入药。

【采集加工】春、夏季采收，晒干。

【功能主治】

1）《彝医药·下》《彝药学》：活血调经、利水消肿、清热解毒。

2）《辞典》：治产后血凝腹痛、产后浮肿、月经不调、难产、跌打损伤、疮疡肿毒。

【用法用量】15～30g，水煎服；鲜品加倍。外用：鲜品适量，捣烂敷；或煎水洗。

【文献来源】*Leonurus sibiricus* L. 彝药学：87. 2016. 彝医药·下：368. 2007. 辞典：476. 2016.

1294　绣球防风

【药材名】绣球防风、绣球草。

【彝文音译】木色、灵继六、多启唯、多尼诗。

【来源】唇形科植物绣球防风 *Leucas ciliata* Benth.，以全草、花、果实、根入药。

【采集加工】夏、秋季采收，切碎阴干。鲜品随用随采。

【功能主治】

1）《彝药本草》：祛风解毒、疏肝理气。治头风疼痛、小儿肺炎、小儿发热、小儿疳积。

2）《滇药录》：根：治肝气郁结、风湿麻木疼痛、痢疾、小儿疳积、皮疹脱肛、疟疾。果实：治风寒感冒、小儿感冒。全草：治溃疡肿毒、皮疹、小儿疳积、攻眼、花眼青盲、白翳遮睛、梅毒、痈疽发背、无名肿毒、癣疖疥癞、骨折、感冒、难产、胃痛、痈疖、皮肤过敏。

3）《滇省标・六》：清热明目、祛风解毒、疏肝健脾。用于风热目赤肿痛、翳膜遮睛、月经不调、闭经、小儿疳积、疮疡疥癣、风疹。

4）《中国彝药》《彝医药・下》：疏肝活血、祛风明目、解毒疗疮。

5）《辞典》《中国彝药》《彝医药・下》：治风火上犯、目赤疼痛、视物昏花、痔疮、疮疡肿毒、风湿麻木疼痛、风寒感冒。

【用法用量】15～30g，水煎服，鲜品加倍。外用：煎水熏洗。

【文献来源】*Leucas ciliata* Benth. 彝药本草：153. 2018. 滇药录：172. 1983. 滇省标・六：73. 2010. 彝医药・下：303. 2007. 辞典：481. 2016. 中国彝药：328. 2004.

1295　米团花

【药材名】蜜糖花、蜂蜜花树。

【来源】唇形科植物米团花 *Leucosceptrum canum* Sm.，以树皮、叶入药。

【采集加工】全年均可采收，洗净，鲜用或晒干。

【功能主治】《彝医药学》《滇药志・三》：治大小便失禁。

【用法用量】30～60g，水煎服。

【文献来源】*Leucosceptrum canum* Sm. 滇药志・三：387. 2010. 彝医药学：654. 1993.

1296　地笋

【药材名】泽兰叶、泽兰、地笋。

【彝文音译】米普哩。

【来源】唇形科植物地笋 *Lycopus lucidus* Turcz.，以全草、叶、嫩尖入药。

【采集加工】夏、秋季采收，切段，鲜用或晒干。

【功能主治】

1）《彝医药学》：治咽痛、手脚扭伤、跌打损伤、小儿发热、从房上摔下后失语、瘀血内停。

2）《彝药学》《中国彝药》《彝医药・下》：活血消肿、化瘀止痛、解毒消痈、发表透疹。

3）《彝验方》：用于跌仆损伤。

4）《辞典》《中国彝药》《彝医药・下》：治跌打损伤、瘀血内停、手脚扭伤、昏厥、小儿发热、劳伤、鼻疮溃烂、麻疹。

【用法用量】10～15g，水煎服；或泡酒服。外用：鲜品适量，捣烂敷；或煎水熏洗。

【文献来源】*Lycopus lucidus* Turcz. 彝医药学：690. 1993. 彝药学：123，636. 1993. 彝医药・下：483. 2007. 中国彝药：537. 2004. 彝验方：154. 2007. 辞典：505. 2016.

1297 薄荷

【药材名】薄荷、野薄荷。

【彝文音译】梳帕、薄松俄、拔豪。

【来源】唇形科植物薄荷 *Mentha canadensis* L.，以全草、叶入药。

【采集加工】夏、秋季植株生长茂盛期采收，于通风处阴干。鲜品随时可采。

【功能主治】

1）《辞典》（叶、全草）：用于蜂蜇伤。

2）《滇药志・一》《彝医药学》：治蜂蜇伤、哮喘咳嗽不止、小儿出麻疹、霍乱、湿疥疮、麻疹、破伤风。

3）《彝药学》《中国彝药》：发表除风、清热解毒、止咳喘。

4）《彝验方》：用于口臭。

5）《中国彝药》、《辞典》（全草）：用于透疹解毒、小儿破伤风、咳嗽哮喘、蜂蜇伤。

【用法用量】10～30g，水煎服；或入散剂服，每次2～5g。外用：适量。

【文献来源】*Mentha canadensis* L. 辞典：530. 2016. ——*Mentha haplocalyx* Brip. 彝医药学：584. 1993. 辞典：530. 2016. 彝药学：7. 2016. 彝验方：119. 2007. 滇药志・一：391. 2008. 中国彝药：41. 2004. ——*Mentha haplocalyx* Briq. var. *piperascens* (Malinvaud) C. Y. Wu et H. W. Li 彝药学：7. 2016.

1298 姜味草

【药材名】姜味草。

【彝文音译】超若诗、超倍诗、地生姜。

【来源】唇形科植物姜味草 *Micromeria biflora* (Buch. -Ham. ex D. Don) Benth.，以全草入药。

【采集加工】夏、秋季采收，晒干，或切碎晒干。

【功能主治】

1）《滇省标・六》：散寒解表、理气和胃。用于风寒感冒、头痛鼻塞、腹胀胃痛、恶心呕吐、腹泻、疝痛。

2）《中国彝药》《辞典》：用于疝气腹痛、恶心呕吐、疝气痛。

3）《彝药学》《中国彝药》：散寒发表、健胃、化湿消积。

【用法用量】9～15g，水煎服；或研末服，1～2g。

【文献来源】*Micromeria biflora* (Buch. -Ham. ex D. Don) Benth. 滇省标・六：67. 2010. 中国彝药：193. 2004. 彝药学：46. 2016. 辞典：533. 2016.

1299 裂叶荆芥

【药材名】裂叶荆芥、荆芥穗、荆芥叶、荆芥。

【来源】唇形科植物裂叶荆芥 *Nepeta tenuifolia* Benth.，以全草、叶、花穗入药。

【采集加工】秋季采收，鲜用或晒干。

【功能主治】

1）《哀牢本草》《志要》《滇药志・四》：治酒糟鼻。

2）《彝医药学》：治出汗过多。

3）《彝医药史》（全草）：散风热、止头痛、明目、消肿、通肺气、解肺肝。用于鼻疮溃烂、咽喉肿痛、鼻窍闭塞、便血。

4）《彝医药学》《滇药志·四》：治产后中风、风火烂眼、感冒咳嗽、鼻腔溃烂、风湿性关节炎。

【用法用量】外用：鲜品适量，捣烂敷，1日3次。

【文献来源】*Nepeta tenuifolia* Benth. 志要：420. 2005. ——*Schizonepeta tenuifolia* Briq. 彝医药学：638，714. 1993. 哀牢本草：82. 1991. 彝医药史：165. 1990. 滇药志·四：395. 2009.

1300 罗勒

【药材名】千层塔。

【来源】唇形科植物罗勒 *Ocimum basilicum* L.，以果实入药。

【采集加工】秋季采摘。

【功能主治】《彝验方》：用于角膜云翳。

【用法用量】研磨成细粉，用鸡蛋清调匀，蒸至熟透，1日1剂，连续服食数剂。

【文献来源】*Ocimum basilicum* L. 彝验方：109. 2007.

1301 牛至

【药材名】牛至、小香薷、土香薷。

【彝文音译】香薷、发突。

【来源】唇形科植物牛至 *Origanum vulgare* L.，以全草入药。

【采集加工】夏、秋季采收，阴干，扎捆备用。

【功能主治】

1）《彝医药史》：用于风疹解表、除邪、中暑头痛、暑泻、肚肠疼痛、暑热疼痛、咳嗽。

2）《彝药本草》：疏风解表、清暑理气。治外感寒热、食积呕吐、腹痛腹胀。

3）《大理资志》：利尿。用于中暑、暑湿感冒、急性肠胃炎。

【用法用量】30～50g，水煎服。

【文献来源】*Origanum vulgare* L. 彝医药史：150. 1990. 彝药本草：149. 2018. 大理资志：110. 1991.

1302 鸡脚参

【药材名】山槟榔、茎叶鸡脚参、鸡脚参。

【彝文音译】地葫芦、诺刀背朵、鱼竹且、米铺鲁、山槟榔。

【来源】唇形科植物鸡脚参 *Orthosiphon wulfenioides* (Diels) Hand. -Mazz.，以根入药。

【采集加工】夏、秋季采收，洗净，鲜用或切片，晒干。

【功能主治】

1）《滇药录》：解毒消食、健脾化虫、开胃进食。

2）《滇省标·二》：健脾化积、祛风除湿。用于虫积食积、纳呆食少、风湿疼痛。

3）《滇省志》《辞典》《滇药志·四》《志要》：用于小儿腹痛、腹胀、消化不良。

4）《中国彝药》《彝医药·下》《滇药志·四》：用于厌食。

5）《辞典》《中国彝药》《彝医药·下》《滇药志·四》：治风湿病、跌打损伤、小儿黄瘦、肺虚久咳。

6）《志要》《辞典》：治肾炎、膀胱炎、尿路结石、风湿痛。

7）《滇药志·四》《志要》《辞典》：用于脉管炎、食积、蛔虫病、骨折。

8）《中国彝药》《彝医药·下》《滇药志·四》：祛风除湿、健脾化积、清肺润燥、接骨生肌。

9）《滇药录》《辞典》《志要》：治乌头碱中毒、虫疾、腹痛、食积胃痛、脾虚食少。

【用法用量】6～9g，水煎服。外用：鲜品适量，捣烂敷。

【文献来源】*Orthosiphon wulfenioides* (Diels) Hand. -Mazz. 滇省标・二：17. 2007. 滇药录：210. 1983. 滇省志：893. 1995. 彝医药・下：451. 2007. 辞典：571. 2016. 志要：430. 2005. 中国彝药：497. 2004. 滇药志・四：239. 2009.

1303　茎叶鸡脚参

【药材名】茎叶鸡脚参。

【彝文音译】糯刀杯夺。

【来源】唇形科植物茎叶鸡脚参 *Orthosiphon wulfenioides* var. *foliosus* Stib.，以根入药。

【采集加工】夏、秋季采收，洗净，鲜用或晒干。

【功能主治】

1）《志要》：治食积、脉管炎、肾炎、膀胱炎、尿路结石、风湿痛。

2）《滇省志》《辞典》《滇药志・三》《志要》：用于胃痛、虫积腹痛，解草乌中毒。

【用法用量】9～30g，水煎服。外用：鲜品适量，捣烂敷，或研末调敷。

【文献来源】*Orthosiphon wulfenioides* (Diels) Hand - Mazz. var. *foliosus* Stib. 志要：430. 2005. 滇省志：894. 1995. 滇药志・三：221. 2010. ——*Orthosiphon wulfenioides* var. *foliosus* Stib. 辞典：571. 2016.

1304　紫苏

【药材名】白苏子、紫苏。

【彝文音译】吐纤猛。

【来源】唇形科植物紫苏 *Perilla frutescens* (L.) Britt.，以全株、果实入药。

【采集加工】秋季采收，除去杂质，晒干。

【功能主治】

1）《中国彝药》：发表化痰、润肠通便。用于流感。

2）《滇药志・三》：用于霍乱。

3）《辞典》、《滇药志・三》、《中国彝药》（果实）：治感冒咳嗽、发汗。

【用法用量】15～30g，水煎服。

【文献来源】*Perilla frutescens* (L.) Britt. 中国彝药：60. 2004. 滇药志・三：364. 2010. 辞典：601. 2016.

1305　茴茴苏

【药材名】紫苏、苏叶。

【来源】唇形科植物茴茴苏 *Perilla frutescens* var. *crispa* (Thunb.) Hand. -Mazz，以带叶嫩枝入药。

【采集加工】夏、秋季采收，置通风处阴干。

【功能主治】《彝医药学》：用于发汗、感冒咳嗽、霍乱。

【用法用量】5～10g，水煎服。

【文献来源】*Perilla frutescens* (L.) Britt. var. *crispa* (Thunb.) Hand. -Mazz 彝医药学：693，723. 1993.

1306　广藿香

【药材名】广藿香。
【来源】唇形科植物广藿香 *Pogostemon cablin* (Blanco) Benth.，以全草入药。
【采集加工】夏、秋季采收，日晒夜闷，反复至干。
【功能主治】《彝医药学》：治上吐下泻、肚腹翻腾。
【用法用量】50g，水煎服。
【文献来源】*Pogostemon cablin* (Blanco) Benth. 彝医药学：594. 1993.

1307　刺蕊草

【药材名】刺蕊草。
【彝文音译】牙杆泵。
【来源】唇形科植物刺蕊草 *Pogostemon glaber* Benth.，以全草、叶入药。
【采集加工】夏、秋季采收，鲜用或晒干。
【功能主治】
1）《滇药录》：清热解毒、凉血止血。
2）《志要》《辞典》《滇药录》：全草：治肺结核、咯血、吐血、急性肠胃炎、腮腺炎。叶：治伤风感冒、流行性感冒、肾性水肿。
【用法用量】30～60g，水煎服。
【文献来源】*Pogostemon glaber* Benth. 滇药录：239. 1983. 辞典：637. 2016. 志要：474. 2005.

1308　圆叶豆腐柴

【药材名】圆叶豆腐柴。
【彝文音译】依妈共动而。
【来源】唇形科植物圆叶豆腐柴 *Premna tenii* Pei，以根入药。
【采集加工】全年可采，鲜用或晒干。
【功能主治】
1）《滇药录》：舒筋活络。
2）《志要》《辞典》《滇药录》：治跌打损伤。
【用法用量】9～15g，水煎服。外用：捣烂敷；或研末调敷；或煎水洗。
【文献来源】*Premna tenii* Pei 滇药录：256. 1983. 辞典：664. 2016. 志要：493. 2005.

1309　夏枯草

【药材名】夏枯草。
【彝文音译】补洛色、根汶涛。
【来源】唇形科植物夏枯草 *Prunella vulgaris* L.，以全草、花穗、果穗入药。
【采集加工】夏、秋季采收，除去杂质，鲜用或晒干。
【功能主治】
1）《滇药志・五》：用于肝区痛、淋巴结肿大、感冒。
2）《哀牢本草》：清热泻火、消肿散结。用于湿重伤寒、脾胃不和、头晕眩晕、目赤肿痛、瘰疬瘿瘤、痈疮疔疖（扁桃体炎、甲状腺肿大、淋巴结结核、乳腺炎、乳腺癌、前列腺增生、内外痔）。

3）《彝药学》《滇药志·五》《中国彝药》：清肝明目、消肿散结、解毒止痛。

4）《彝医药学》《滇药志·五》：治稻田皮炎、淋巴结结核、眼翳。

5）《中国彝药》、《辞典》（全草）：治淋巴结结核、淋巴结肿大、稻田皮炎。

6）《志要》《彝植物药》《辞典》：全草：治伤风、头痛、外伤出血、烧烫伤、九子疡（颈淋巴结结核）、瘰疬、肝痛、火眼、腹泻、疯犬咬伤。果穗：用于湿重伤寒、脾胃不和、头痛眩晕、目赤肿痛、瘰疬、瘿瘤、痈疮疔疖。

7）《中国彝药》：用于肝区痛、眼翳、伤风。

【用法用量】15～30g，水煎服；或干品适量泡开水当茶饮。外用：鲜品适量，捣烂敷。

【文献来源】*Prunella vulgaris* L. 哀牢本草：91. 1991. 彝药学：26. 2016. 彝植物药：91. 1990. 彝医药学：597. 1993. 滇药志·五：276. 2012. 辞典：667. 2016. 志要：495. 2005. 中国彝药：108. 2004.

1310　迷迭香

【药材名】迷迭香。

【彝文音译】明定消迷迭香。

【来源】唇形科植物迷迭香 *Rosmarinus officinalis* L.，以地上部分入药。

【采集加工】夏、秋季采收，晒干。

【功能主治】

1）《彝药本草》：用于头痛、健胃、安神、发汗。

2）《滇省标·四》：祛风解表、健脾和胃、理气止痛。用于外感头痛、头风痛、饮食积滞、脘腹胀痛。

【用法用量】4.5～9g，水煎服。

【文献来源】*Rosmarinus officinalis* L. 彝药本草：90. 2018. 滇省标·四：67. 2008.

1311　丹参

【药材名】紫丹参、丹参。

【彝文音译】呆乃色。

【来源】唇形科植物丹参 *Salvia miltiorrhiza* Bge.，以根入药。

【采集加工】秋季采挖，洗净，晒干入药。

【功能主治】

1）《彝医药·下》《彝药学》：养心安神、活血祛瘀、止咳平喘。

2）《彝医药学》：治月经不调、哮喘。

【用法用量】10～20g，水煎服；研粉服2～5g，或泡酒服。

【文献来源】*Salvia miltiorrhiza* Bge. 彝药学：84. 2016. 彝医药学：516. 1993. 彝医药·下：353. 2007.

1312　荔枝草

【药材名】荔枝草、假荆芥。

【来源】唇形科植物荔枝草 *Salvia plebeia* R. Br.，以地上部分入药。

【采集加工】夏、秋季采收，除将泥土，扎成小把，鲜用或晒干。

【功能主治】

1）《彝药资源》：清热解毒、杀虫消食、利水消肿。用于胰腺炎、稻田皮炎、水火烫伤、蛔虫病、腹痛。

2）《彝验方》：用于足癣。
【用法用量】10～15g，水煎服。
【文献来源】*Salvia plebeia* R. Br. 彝药资源：125. 2021. 彝验方：163. 2007.

1313　甘西鼠尾草

【药材名】甘西鼠尾。
【彝文音译】资姻。
【来源】唇形科植物甘西鼠尾草 *Salvia przewalskii* Maxim.，以根入药。
【采集加工】秋季采挖根部，洗净，晒干。
【功能主治】《滇药志·一》：润肺止咳。
【用法用量】5～15g，炖猪心肺服。
【文献来源】*Salvia przewalskii* Maxim. 滇药志·一：107. 2008.

1314　褐毛甘西鼠尾草

【药材名】丹参、褐毛甘西鼠尾。
【彝文音译】刺菟妮、兹英、鲁婆。
【来源】唇形科植物褐毛甘西鼠尾草 *Salvia przewalskii* var. *mandarinorum* (Diels) Stib.，以根入药。
【采集加工】春、秋季采挖根，除去泥沙，晒干。
【功能主治】
1）《中国民族民间医药杂志》：祛瘀止痛、活血通经、清心除烦。
2）《滇省志》：活血散瘀、调经止血。用于月经不调、血崩带下、恶疮肿毒。
3）《滇药录》：润肺止咳。
【用法用量】5～15g，炖猪心肺服。
【文献来源】*Salvia przewalskii* Maxim. var. *mandarinorum* (Diels) Stib. 中国民族民间医药杂志.（1）：61. 2005. 滇省志：900. 1995. 滇药录：284. 1983.

1315　云南鼠尾草

【药材名】云南鼠尾、紫丹参、滇丹参。
【彝文音译】能豪松若鲁、呆乃色、夺匹斋、赫扑火。
【来源】唇形科植物云南鼠尾草 *Salvia yunnanensis* C. H. Wright，以全草、叶、根入药。
【采集加工】秋季采收，除去杂质，洗去泥沙，晒干。
【功能主治】
1）《滇省志》：调经。
2）《中药材》：活血化瘀、安神。用于冠心病、高血压、动脉粥样硬化等心脑血管疾病、肝纤维化、消化性溃疡、记忆缺失、艾滋病。
3）《哀牢本草》《滇药志·一》：去瘀生新、活血调经。用于癥瘕积聚、血瘀肿痛、闭经、腹痛、痈疮肿毒。
4）《彝药本草》：调经、活血、散瘀、镇静止痛。用于外感热性传染病、疮疡肿毒、瘀血肿痛。
5）《彝药学》《中国彝药》《彝医药·下》：养心安神、活血祛瘀、止咳平喘。
6）《滇药志·一》：用于血崩、癥瘕痞块、闭经、乳痈、产后高热。
7）《中国彝药》《彝医药·下》：用于心慌失眠、月经不调、哮喘、血崩。
8）《彝药续集》：用于月经不调、外伤出血、鼻衄、跌打损伤、腹中肿块、头昏眼花、神衰阳虚。

【用法用量】10～20g，水煎服；或研细粉，2～5g；或泡酒服。

【文献来源】*Salvia yunnanensis* C. H. Wright 滇省志：900. 1995. 中药材. 43（6）：1422-1426. 2020. 哀牢本草：110. 1991. 彝药本草：199. 2018. 彝药学：84. 2016. 滇药志·一：368. 2008. 彝医药·下：353. 2007. 中国彝药：382. 2004. 彝药续集：124. 1992.

1316 滇黄芩

【药材名】滇黄芩、黄芩。

【彝文音译】他求也叠申、赊卡齐、补业阿史。

【来源】唇形科植物滇黄芩 *Scutellaria amoena* C. H. Wright，以根入药。

【采集加工】秋、冬季采收，晒干或烘干。

【功能主治】

1）《滇省志》《滇药志·五》：用于胃脘疼痛。

2）《哀牢本草》《滇药志·五》：清热解毒、消食化滞。用于水膈食积、湿热下注、目赤肿痛、白浊热淋。

3）《滇药志·五》：用于宫颈糜烂、便秘。

4）《中国彝药》：清热泻火、燥湿解毒、止血、止咳。用于大便秘结、赤白痢疾、胃痛、女子崩漏、热病发热、咳嗽、痢疾、吐血。

5）《彝药续集》：用于泻痢、腮腺炎、肺病咳嗽、肝痛、结膜炎。

【用法用量】5～15g，水煎服；或研粉服 1～2g。外用：研粉调敷。

【文献来源】*Scutellaria amoena* C. H. Wright 滇省志：900. 1995. 哀牢本草：99. 1991. 滇药志·五：367. 2012. 中国彝药：78. 2004. 彝药续集：126. 1992.

1317 黄芩

【药材名】黄芩。

【来源】唇形科植物黄芩 *Scutellaria baicalensis* Georgi，以根入药。

【采集加工】春、秋季采收，晒干或烘干。

【功能主治】《彝医药学》：治疟疾、寒热往来、周身不适、赤白痢疾、口眼㖞斜、便秘、胃脘痛、不欲食。

【用法用量】适量，水煎服。

【文献来源】*Scutellaria baicalensis* Georgi Labiatae 彝医药学：497. 1993.

1318 异色黄芩

【药材名】褪色黄芩。

【彝文音译】诺巴梯介朵。

【来源】唇形科植物异色黄芩 *Scutellaria discolor* Wall. ex Benth.，以全株入药。

【采集加工】全年可采，鲜用或晒干。

【功能主治】《滇省志》：用于疝气。

【用法用量】适量，水煎服。

【文献来源】*Scutellaria discolor* Wall. ex Benth. 滇省志：901. 1995.

1319　黄荆

【药材名】黄荆条根、黄金条根、黄荆。

【来源】唇形科植物黄荆 *Vitex negundo* L.，以根入药。

【采集加工】夏季采收，晒干。生用或鲜用。

【功能主治】

1）《哀牢本草》：祛风除湿、解表截疟、理气止痛。

2）《彝医药学》：用于风邪染疾、急性风湿。

3）《志要》《辞典》《滇药志・二》《哀牢本草》：用于风湿痹痛、肌肉酸痛、外感风寒、鼻塞身重、疟疾发痧、胃脘冷痛。

【用法用量】5～10g，水煎服。

【文献来源】*Vitex negundo* L. 哀牢本草：100. 1991. 彝医药学：561. 1993. 滇药志・二：318. 2009. 辞典：867. 2016. 志要：642. 2005.

1320　单叶蔓荆

【药材名】蔓荆子、单叶蔓荆。

【彝文音译】矣猜猛。

【来源】唇形科植物单叶蔓荆 *Vitex rotundifolia* L. f.，以果实、叶入药。

【采集加工】秋季果实成熟时采摘后，置室内堆放 3～4 天，摊开晒干，除去枝梗杂质。叶随采随用。

【功能主治】

1）《彝医药学》：治产后风湿。

2）《中国彝药》《彝医药・下》《彝药学》：祛风除湿、活血、清利头目。

3）《中国彝药》、《彝医药・下》、《辞典》（果实、叶）：用于产后风湿、跌打损伤、肿痛、视物昏花。

【用法用量】10～15g，水煎服；或泡酒服；或入散剂。外用：捣烂敷；或煎水泡洗。

【文献来源】*Vitex rotundifolia* L. 彝医药学：731. 1993. ——*Vitex trifolia* L. var. *simplicifolia* Cham. 彝药学：111. 2016. 彝医药・下：446. 2007. 中国彝药：490. 2004. 辞典：868. 2016.

1321　蔓荆

【药材名】蔓荆、蔓荆子。

【彝文音译】矣猜猛、杰申叠。

【来源】唇形科植物蔓荆 *Vitex trifolia* L.，以果实、叶入药。

【采集加工】秋季果实成熟时采摘后，置室内堆放 3～4 天，摊开晒干，除去枝梗杂质。鲜叶随采随用。

【功能主治】

1）《辞典》（果实、叶）：治产后风湿、跌打损伤、瘀血肿痛、视物昏花。

2）《彝药学》《彝医药・下》：祛风除湿、活血、清利头目。

3）《滇药志・一》：用于产后风湿。

4）《彝医药・下》：用于跌打损伤、肿痛。

【用法用量】10～15g，水煎服；或泡酒服；或入散剂。外用：捣烂敷；或煎水泡洗。

【文献来源】*Vitex bicolor* Willd. 辞典：868. 2016. ——*Vitex trifolia* L. 彝药学：111. 2016. 滇药

志·一：382. 2008. 辞典：868. 2016. 彝医药·下：446. 2007.

水 鳖 科

1322 水筛

【药材名】水草。
【来源】水鳖科植物水筛 *Blyxa japonica* (Miq.) Maxim.，以全草入药。
【采集加工】夏、秋季采收，鲜用。
【功能主治】《彝医药学》：治外伤出血、急性尿路感染、蜂蜜中毒。
【用法用量】适量，水煎服。外用：捣碎蒸熟外敷。
【文献来源】*Blyxa japonica* (Miq.) Maxim. 彝医药学：660. 1993.

泽 泻 科

1323 东方泽泻

【药材名】泽泻。
【来源】泽泻科植物东方泽泻 *Alisma orientale* (Samuel.) Juz.，以根入药。
【采集加工】冬季叶开始枯萎时采收，洗净，干燥，除去须根及粗皮。
【功能主治】《彝医药学》：用于产后泄泻痢疾、肾虚早泄。
【用法用量】9～12g，水煎服。
【文献来源】*Alisma orientale* (Sam.) Juzep Alismata ceae 彝医药学：496. 1993.

1324 欧洲慈姑

【药材名】慈姑叶、慈姑、茨菇。
【彝文音译】阿聂莫额且片。
【来源】泽泻科植物欧洲慈姑 *Sagittaria sagittifolia* L.，以叶、根茎入药。
【采集加工】夏、秋季采收，鲜用或晒干。
【功能主治】
1）《彝医药学》《中国彝医》：用于蜂蜇伤、蛇虫咬伤。
2）《哀牢本草》：清热解毒、消食导滞、行血通淋。用于高热昏迷、痰中带血、食膈呃逆、胎盘滞留、产后血瘀、白浊湿淋。
【用法用量】15～25g，水煎服。外用：适量，捣烂敷。
【文献来源】*Alismataceae sagittaria* Linn. var 彝医药学：691. 1993. ——*Sagittaria sagittifolia* L. 中国彝医：44. 1994. 哀牢本草：88. 1991.

眼 子 菜 科

1325 眼子菜

【药材名】牙齿草、眼子菜、秧板凳。
【来源】眼子菜科植物眼子菜 *Potamogeton distinctus* A. Benn.，以全草、根茎入药。
【采集加工】秋收后耕作农田时采收，洗净，晒干备用。

【功能主治】

1）《滇药志·一》、《哀牢本草》：消食化积、温中降逆。用于食积不化、水膈呃逆。

2）《志要》《辞典》（全草）：治急性结膜炎、黄疸、水肿、白带异常、小儿疳积、蛔虫病、食积不化、水膈呃逆；外用于痈疖肿毒。

3）《大理资志》：用于大肠湿热、痢疾、大肠下血、痔疮、黄疸型肝炎、肾性水肿、腹水、目赤肿痛。

4）《彝医药学》：治牛皮癣、难产。

【用法用量】10～15g，水煎服。

【文献来源】*Potamogeton distinctus* A. Benn. 哀牢本草：40. 1991. 滇药志·一：76. 2008. 辞典：658. 2016. 志要：488. 2005. 大理资志：131. 1991. 彝医药学：578. 1993. ——*Potamogeton franchetii* A. Benn. et Baag. 彝医药学：672. 1993.

1326 竹叶眼子菜

【药材名】竹叶眼子菜。

【来源】眼子菜科植物竹叶眼子菜 *Potamogeton nodosus* Poir.，以全草入药。

【采集加工】夏、秋季采收，洗净，鲜用或晒干。

【功能主治】《志要》《辞典》：治急性结膜炎、黄疸、水肿、白带异常、小儿疳积、蛔虫病。外用于痈疖肿毒。

【用法用量】15～30g，水煎服。外用：适量，捣烂敷。

【文献来源】*Potamogeton malaianus* Miq. 辞典：658. 2016. 志要：488. 2005.

1327 穿叶眼子菜

【药材名】穿叶眼子菜。

【来源】眼子菜科植物穿叶眼子菜 *Potamogeton perfoliatus* L.，以全草入药。

【采集加工】夏、秋季采收，洗净，鲜用或晒干。

【功能主治】《志要》《辞典》：治湿疹、皮肤瘙痒。

【用法用量】鲜品 60g，煎水洗。

【文献来源】*Potamogeton perfoliatus* L. 辞典：658. 2016. 志要：488. 2005.

1328 篦齿眼子菜

【药材名】篦齿眼子菜、龙须眼子菜。

【来源】眼子菜科植物篦齿眼子菜 *Stuckenia pectinata* (L.) Börner，以全草入药。

【采集加工】夏、秋季采收，洗净，晒干。

【功能主治】《志要》《辞典》：治肺炎、疮疖。

【用法用量】3～6g，水煎服。外用：煎汁熬膏外敷。

【文献来源】*Potamogeton pectinatus* L. 辞典：658. 2016. 志要：488. 2005.

鸭跖草科

1329 蛛丝毛蓝耳草

【药材名】珍珠露水草、露水草根。

【彝文音译】尼托诺、智图诗景。

【来源】鸭跖草科植物蛛丝毛蓝耳草 *Cyanotis arachnoidea* C. B. Clarke，以全草、根入药。

【采集加工】夏、秋季采收，洗净，晒干。

【功能主治】

1）《彝药本草》：用于带下病。

2）《彝验方》《彝药本草》：用于糖尿病。

3）《滇省标・六》：用于消渴、风湿肿痛、手足麻木、腰痛水肿。

4）《彝药本草》《滇省标・六》：祛风除湿、通经活络。

【用法用量】研末，兑水服。

【文献来源】*Cyanotis arachnoidea* C. B. Clarke 彝药本草：191. 2018. 彝验方：76. 2007. 滇省标・六：105. 2010.

1330　红毛竹叶子

【药材名】猪肚子叶。

【来源】鸭跖草科植物红毛竹叶子 *Streptolirion volubile* subsp. *khasianum* (C. B. Clarke) Hong，以叶入药。

【采集加工】夏、秋季采收。

【功能主治】《彝验方》：用于痔疮、臁疮腿。

【用法用量】外用：捣烂敷。

【文献来源】*Streptolirion volubile* Edgew. var. *khasiana* C. B. Clarke 彝验方：152，170. 2007.

芭　蕉　科

1331　芭蕉

【药材名】芭蕉花、芭蕉。

【彝文音译】聂则、斯阿诺、聂得鱼。

【来源】芭蕉科植物芭蕉 *Musa basjoo* Sieb. et Zucc.，以果实、茎汁、花蕾、花穗、树脂、寄生入药。

【采集加工】夏、秋季采收，多为鲜用。

【功能主治】

1）《彝医药学》：用于恶心呕吐。

2）《滇省志》：清热解毒、祛风解痉。用于草乌毒、风疹、癫痫；外用于中耳炎。

3）《辞典》《志要》：花蕾：治子宫脱垂。花穗：治小便短赤、尿闭水肿。

4）《哀牢本草》：软坚托里、平肝调经。用于胸腹痞满、胃脘疼痛、头晕目眩、心悸怔忡、子宫脱垂、月经不调。树脂：清热利湿、行水消肿；用于小便短赤、尿闭、水肿。果实：通血脉、填精髓、止咳润肺、清热利湿；用于肺痈痰阻、身热烦渴、湿热黄疸、大便燥结、筋骨疼痛、神倦体乏。

5）《滇药录》：清热解毒、收敛。用于子宫脱垂。

6）《滇药志・三》：用于肺痈痰阻、子宫脱垂、恶心呕吐、身热烦渴、湿热黄疸、大便燥结、筋骨疼痛、病毒性肝炎、肺病、男性尿路感染、癃闭、神倦体乏。

【用法用量】15～30g，水煎服。

【文献来源】*Musa basjoo* Sieb. et Zucc. 彝医药学：710. 1993. 滇省志：909. 1995. 志要：414. 2005. 哀牢本草：61. 1991. ——*Musa basjoo* Siebold & Zucc. ex Iinuma 滇药录：202. 1983. 滇

药志·三：190. 2010. 辞典：545. 2016.

1332　地涌金莲

【药材名】地莲花。

【来源】芭蕉科植物地涌金莲 *Musella lasiocarpa* (Franch.) C. Y. Wu ex H. W. Li，以花入药。

【采集加工】夏季采花，晒干。

【功能主治】《彝医药学》：用于跌打损伤、骨折、麻疹、胃痛。

【用法用量】10～15g，水煎服。外用：捣烂敷。

【文献来源】*Ensete lasiocarpum* (Franch) E. E. Cheesman　彝医药学：709. 1993.

姜　科

1333　海南山姜

【药材名】草豆蔻。

【来源】姜科植物海南山姜 *Alpinia hainanensis* K. Schumann，以种子入药。

【采集加工】夏、秋季采收，晒至九成干，或用水略烫，晒至半干，取出种子团，晒干。

【功能主治】《彝医药学》《滇药志·三》：用于产后水泻不止、稻田皮炎、乳腺炎。

【用法用量】3～6g，水煎服。

【文献来源】*Alpinia katsumadai* Hayata　滇药志·三：269. 2010. 彝医药学：757. 1993.

1334　艳山姜

【药材名】艳山姜。

【来源】姜科植物艳山姜 *Alpinia zerumbet* (Pers.) B. L. Burtt & R. M. Sm.，以根茎、果实入药。

【采集加工】根茎全年可采根茎，鲜用或切片，晒干；果实将熟时采收，烘干。

【功能主治】《彝药资源》：散寒、止咳平喘、活血化瘀、顺气止痛。用于老年咳嗽、跌打损伤、心口痛。

【用法用量】适量，水煎服。外用：鲜品适量，捣烂敷。

【文献来源】*Alpinia zerumbet* (Pers.) Burtt. et Smith　彝药资源：111. 2021.

1335　草果

【药材名】草果。

【彝文音译】得黑、诗猛。

【来源】姜科植物草果 *Amomum tsaoko* Crevost et Lemarie，以果实入药。

【采集加工】夏、秋季采收，晒干或烘干。

【功能主治】

1）《滇药志·四》：散寒止痛、解毒、健胃、顺气、截疟、燥湿温中、消食散结、利水通淋。用于寒湿内结、脘腹胀痛、呕吐泻痢、水肿肤痒、小儿疳积、蛇虫咬伤、形体羸弱、不思饮食、心口痛、膈食。

2）《辞典》（果实）：治头晕头痛、心口痛（胃脘痛）、醉酒伤胃、下身生疮、骨节咬痛、不思饮食、耳朵附近出现疤结、体弱身黄、体虚、杨梅疮、风湿痹痛、瘰疬诸症、寒湿内结、脘腹胀痛、呕吐泻痢、水肿肤痒、小儿疳积、蛇虫咬伤、膈食、不孕症、药物中毒、脾胃虚弱、血痢、头晕心慌、发热。

3）《彝植物药》：治头晕、体弱身黄、醉酒、不思饮食。

4）《中国彝药》：顺气截疟。用于心口痛、骨节咬痛、头痛、腹痛、不孕症、下身生疮、药物中毒、醉酒、不思饮食、体弱、脾胃虚弱、血痢、头晕心慌、发热。

5）《哀牢本草》：燥湿温中、健脾理气、消食散结、利水通淋。用于寒湿内结、脘腹胀痛、呕吐泻痢、水肿肤痒、小儿疳积、蛇虫咬伤。

6）《彝医药学》：用于疟疾热多寒少、疟疾、心口疼、骨折、不孕症、头晕心慌、发热、便秘、腹泻、药物中毒、感冒咳嗽、蛇虫咬伤、血痢、小儿疳积、脾胃虚弱、风湿抽搐、九子疡（颈淋巴结结核）、吐血、肾炎水肿、体虚羸瘦、梅毒、腹痛、疮疖。

7）《彝药学》《中国彝药》：散寒止痛、解毒、健胃。

8）《志要》：用于头晕头痛、身弱体虚、醉酒伤胃、杨梅疮、心口痛、风湿痹痛、瘰疬诸症、寒湿内结、脘腹胀痛、呕吐泻痢、水肿肤痒、小儿疳积、蛇虫咬伤、心口痛、膈食。

【用法用量】10～20g，水煎服；或入丸、散剂。

【文献来源】*Amomum tsaoko* Crevost et Lemaire 滇药志·四：292. 2009. 辞典：46. 2016. 彝植物药：175. 1990. 中国彝药：180. 2004. 哀牢本草：83. 1991. 彝医药学：755. 1993. 彝药学：38. 2016. 志要：35. 2005.

1336 砂仁

【药材名】砂仁、阳春砂仁。

【来源】姜科植物砂仁 *Amomum villosum* Lour.，以果实、种子入药。

【采集加工】夏、秋季采收，晒干或低温干燥。

【功能主治】《彝医药学》：用于气臌、小儿腹积痞块、胃溃疡、呕吐。

【用法用量】3～6g，水煎服。

【文献来源】*Amomum villosum* Lour. 彝医药学：757. 1993.

1337 缩砂密

【药材名】砂仁。

【来源】姜科植物缩砂密 *Amomum villosum* var. *xanthioides* (Wall. ex Bak.) T. L. Wu & S. J. Chen，以果实、种子入药。

【采集加工】夏、秋季采收，晒干或低温干燥。

【功能主治】《彝医药学》：用于气臌、小儿腹积痞块、胃溃疡、呕吐。

【用法用量】3～6g，水煎服。

【文献来源】*Amomum xanthioides* Wall. 彝医药学：757. 1993.

1338 心叶凹唇姜

【药材名】小叶野姜。

【来源】姜科植物心叶凹唇姜 *Boesenbergia longiflora* (Wall.) Kuntze，以根茎入药。

【采集加工】夏、秋季采收，挖起根茎，洗净，晒干。鲜用者随用随采。

【功能主治】《元彝药》：用于风湿痹痛、疮疡肿毒。

【用法用量】10g，水煎服。

【文献来源】*Boesenbergia fallax* Loes. 元彝药：16. 1994.

1339 莪术

【药材名】郁金、野黄姜、莪术。

【彝文音译】yupjibbutcy。

【来源】姜科植物莪术 *Curcuma aeruginosa* Roxb.，以根茎入药。

【采集加工】秋季把根茎挖出，刮净须毛，置锅内煮透，捞出暴晒，再加入臼臼中捣过，即得光滑坚实的莪术。

【功能主治】

1）《民药志·四》：治胁痛。

2）《元彝药》：用于脾胃虚寒疼痛、月经不调、跌打损伤。

3）《彝医药学》：用于小儿腹积痞块、面黄、消瘦、食欲不振。

【用法用量】适量，水煎服。外用：适量，捣烂后酒调加温，包敷患处。

【文献来源】*Curcuma aeruginosa* Roxb. 民药志·四：389. 2007. 元彝药：50. 1994. ——*Curcuma zedoaria* (Berg) Roscoe 彝医药学：494. 1993.

1340 郁金

【药材名】温郁金、郁金。

【彝文音译】郁几逋此。

【来源】姜科植物郁金 *Curcuma aromatica* Salisb.，以根茎入药。

【采集加工】冬季采收，除去泥沙及细根，蒸或煮至透心，晒干。

【功能主治】《民药志·四》《辞典》：治胁痛。

【用法用量】3～10g，水煎服；或入丸、散剂。

【文献来源】*Curcuma wenyujin* Y. H. Chen et C. Ling 辞典：252. 2016. 民药志·四：389. 2007.

1341 广西莪术

【药材名】郁金。

【彝文音译】郁几逋此。

【来源】姜科植物广西莪术 *Curcuma kwangsiensis* S. G. Lee et C. F. Liang，以根茎入药。

【采集加工】冬季采收，洗净，蒸或煮至透心，晒干或低温干燥。

【功能主治】《民药志·四》：治胁痛。

【用法用量】3～10g，水煎服；或入丸、散剂。

【文献来源】*Curcuma chuanyujin* C. K. Hsieh et H. Zhang 民药志·四：389. 2007. ——*Curcuma kwangsiensis* S. G. Lee et C. F. Liang 民药志·四：389. 2007.

1342 姜黄

【药材名】姜黄、郁金。

【彝文音译】查申莫、解火逋此。

【来源】姜科植物姜黄 *Curcuma longa* L.，以根茎入药。

【采集加工】秋冬挖采，洗净，煮熟透心为度，晒干，去外皮再晒干即可入药。

【功能主治】

1）《彝医药学》：治哮喘、月经不调、不孕症、烫伤、化脓性扁桃体炎、高热。

2）《民药志·四》：治胁痛、急性黄疸、肝炎、产后腹痛、痛经、闭经、跌打损伤。

3）《哀牢本草》《滇药志·一》《民药志·四》：破血行气、平喘止咳。

4）《辞典》《哀牢本草》《滇药志·一》：治胸胁刺痛、久咳久喘、月经不调。

【用法用量】5～10g，水煎服。

【文献来源】*Curcuma domestica* Valeton 彝医药学：502. 1993. ——*Curcuma longa* L. 民药志·四：389，441. 2007. 滇药志·一：261. 2008. 辞典：250. 2016. 哀牢本草：84. 1991.

1343 绿豆蔻

【药材名】白豆蔻。

【来源】姜科植物绿豆蔻 *Elettaria cardamomum* (L.) Maton，以果实入药。

【采集加工】当果实成熟时，晒干或烤干。

【功能主治】《彝医药学》：治胃痛。

【用法用量】3～6g，水煎服；或入丸、散剂。

【文献来源】*Amomum cardamomum* L 彝医药学：750. 1993. ——*Elettaria cardamomum* 彝医药学：750. 1993.

1344 草果药

【药材名】野姜、野草果、草果药。

【彝文音译】告超、木齐匹、木齐。

【来源】姜科植物草果药 *Hedychium spicatum* Sm.，以全草、根茎入药。

【采集加工】秋季采收，洗净，除去须根，鲜用或晒干。

【功能主治】

1）《中国彝药》：用于风湿疼痛、心口痛。

2）《志要》《辞典》：根茎：治伤食不化、风湿性膝关节痛、胃寒冷痛、跌打损伤、胎盘不下。

3）《滇药志·二》、《中国彝药》（全草）：止咳平喘、活血化瘀、顺气止痛、散寒。

4）《哀牢本草》《滇药志·二》：理气止痛、散瘀消肿。用于胃寒疼痛、食滞气胀、气寒疝痛、疮疡肿痛。

5）《彝药续集》：用于伤食、因风湿而致膝盖疼痛、胃痛、跌打损伤、胎盘不下、催生、堕胎。

6）《中国彝药》《辞典》：用于胃寒腹痛、膈食、老年咳嗽、跌打损伤。

7）《志要》《辞典》《哀牢本草》《滇药志·二》：用于胃寒疼痛、食滞气胀、气寒疝痛、疮疡肿痛。

【用法用量】20～30g，水煎服；或炖肉吃；研粉服，2g。外用：鲜品适量，捣烂敷。

【文献来源】*Hedychium spicatum* Buch. -Ham. ex Smith 中国彝药：186. 2004. 志要：314. 2005. 滇药志·二：245. 2009. 辞典：407. 2016. 哀牢本草：103. 1991. 彝药续集：191. 1992.

1345 早花象牙参

【药材名】姜岩参。

【来源】姜科植物早花象牙参 *Roscoea cautleoides* Gagnep.，以全草入药。

【采集加工】秋季采收，洗净，晒干。

【功能主治】《元彝药》：用于肝胆湿热、黄疸（肝炎、肝硬化）、妇女血亏体羸、跌打损伤。

【用法用量】15g，水煎服，红糖为引。

【文献来源】*Roscoea sinopurpurea* Stapf 元彝药：44. 1994.

1346 蘘荷

【药材名】蘘荷。

【彝文音译】阳荷、野姜。

【来源】姜科植物蘘荷 *Zingiber mioga* (Thunb.) Rosc.，以全株入药。

【采集加工】四季可采，洗净，鲜用或晒干。

【功能主治】《志要》《彝植物药》《辞典》：用于咳喘、跌打损伤、心口痛（胃脘痛）。

【用法用量】6～15g，水煎服；或研末；或鲜品绞汁。外用：适量，捣烂敷；或绞汁含漱或点眼。

【文献来源】*Zingiber mioga* (Thunb.) Rosc. 辞典：883. 2016. 彝植物药：177. 1990. 志要：652. 2005.

1347　姜

【药材名】姜、生姜。

【彝文音译】超、查皮、拢底土、姜棵脚土、齐匹。

【来源】姜科植物姜 *Zingiber officinale* Rosc.，以根茎入药。

【采集加工】秋冬茎叶枯黄时采收。挖起根茎，去掉茎叶、须根，洗净，晒干。鲜用者随用随采。

【功能主治】

1）《彝医药学》：用于偏坠、泄泻、哮喘、咳嗽、痰多、产后肿胀、扭伤脱臼、月经不调、醉酒、伤风病、风寒疼痛、恶寒发热、全身肌肉关节酸痛、大便秘结、小儿风邪染疾、消化不良、便绿屎。

2）《哀牢本草》：散寒燥湿、温脾暖中、理气止呕。用于外感风寒、痰湿咳喘、食积气滞、恶心呕吐、胃寒冷痛、手足厥冷、痰饮咳嗽、脾虚泄泻。

3）《滇药志·二》《中国彝药》《彝药学》：散寒解表、解毒敛疮、降逆止呕、化痰止咳。

4）《彝植物药》：用于腹泻、咳喘、老人咳嗽、胆南星或半夏中毒、久咳不止。

5）《滇省志》：活血调经。用于月经不调（逾期）。

6）《志要》、《辞典》（根茎）：治月经不调，冷寒腹痛，风寒外感，杨梅疮，咳喘，天南星或半夏中毒，风湿痛，腰腿痛，胃及十二指肠溃疡，疟疾，急性细菌性痢疾，蛔虫性肠梗阻，急性阑尾炎，白癜风，鹅掌风，甲癣，乌头、闹羊花、木落、百部等中毒腹泻，老人咳，久咳不止，痰饮咳嗽。

7）《中国彝药》：用于冷寒腹痛、风寒外感、杨梅疮、腹泻、咳喘、久咳不止。

【用法用量】5～50g，水煎服；或绞汁服，5～10g。

【文献来源】*Zingiber officinale* Rosc. 彝医药学：523. 1993. 哀牢本草：52. 1991. 彝药学：41. 2016. 彝植物药：178. 1990. 滇药志·二：262. 2009. 滇省志：916. 1995. 辞典：883. 2016. 中国彝药：188. 2004. 志要：652. 2005.

1348　红冠姜

【药材名】野姜。

【来源】姜科植物红冠姜 *Zingiber roseum* (Roxb.) Rosc.，以根茎入药。

【采集加工】秋冬茎叶枯黄时采收，洗净，晒干。鲜用者随用随采。

【功能主治】《元彝药》：用于虚寒所致的腹痛、腹泻。

【用法用量】6～15g，水煎服。外用：适量，捣烂敷；或绞汁含漱；或点眼。

【文献来源】*Zingiber roseum* (Roxb.) Rosc. 元彝药：48. 1994.

1349 阳荷

【药材名】野姜、阳荷。
【彝文音译】查皮和、多倒。
【来源】姜科植物阳荷 *Zingiber striolatum* Diels，以根茎入药。
【采集加工】春、秋季采收，鲜用或晒干。
【功能主治】
1）《滇药志·四》《哀牢本草》：温里醒脾、活血调经。用于胃寒食滞、月经不调、经行腹痛、虚寒不孕。
2）《滇省志》：活血调经。用于月经不调（提前）。
3）《辞典》：治风湿病、跌打损伤、月经不调。
4）《志要》：用于风湿、跌打损伤。
【用法用量】10～15g，水煎服。
【文献来源】*Zingiber striolatum* Diels 哀牢本草：103. 1991. 滇省志：916. 1995. 滇药志·四：378. 2009. 辞典：884. 2016. 志要：653. 2005.

1350 红球姜

【药材名】红球姜。
【彝文音译】粗怕撒（广西隆林）。
【来源】姜科植物红球姜 *Zingiber zerumbet* (L.) Roscose ex Sm.，以根茎入药。
【采集加工】秋季采收，去杂质和须根，切片，晒干备用。
【功能主治】《志要》《辞典》：治黄疸型肝炎、心气痛、肺结核，预防跌打内伤瘀血结块。
【用法用量】9～15g，水煎服。
【文献来源】*Zingiber zerumbet* (L.) Smith 志要：653. 2005. 辞典：884. 2016.

百 合 科

1351 韭

【药材名】韭菜根、小韭菜、韭菜籽、韭菜、韭。
【彝文音译】慈阿白、醋达、窃莫、窝莫。
【来源】百合科植物韭 *Allium tuberosum* Rottler ex Spreng.，以全草、根、叶、花、果实、种子入药。
【采集加工】适时采集各部位，鲜用或晒干。
【功能主治】
1）《滇药志·二》：活血、顺气、散寒、补肾平喘。根：温中行气、散瘀。种子：补肝肾、暖腰膝、壮阳固精。叶：温中行气、散瘀、解毒。
2）《彝州本草》《滇药志·二》：根：用于胸痹、食积腹胀、赤白带下、吐血、衄血、癣疮、跌打损伤。叶：用于胸痹、噎膈、反胃、吐血、衄血、尿血、痢疾、消渴、痔漏、脱肛、跌打损伤、虫蝎蜇伤。种子：用于阳痿梦遗、小便频数、遗尿、腰膝酸软冷痛、泻痢、带下、淋浊。
3）《彝医药·下》《中国彝药》：活血、顺气、散寒、补肾平喘。用于跌打损伤、刀伤、胃痛、眼疾、哮喘。
4）《志要》《彝药续集》：用于瘌痢头、瘙痒、漆疮、胃痛、牙疼、遗精、遗尿、吐血、便血。

5）《哀牢本草》：温中行气、止泻止痢。用于腹泻、赤痢、脱肛、痔瘘、消渴、眼疾、胸痹、食积腹胀、赤白带下、吐衄血、癣疮、跌打损伤。

6）《彝医药学》：用于胃功能失调。

7）《滇省志》：外用于眼疾。

8）《中国彝医》《彝药志》：全草：用于自汗盗汗、噎膈反胃、跌打损伤、瘀血肿痛、外伤出血。种子：用于阳痿、遗精、遗尿频繁、白带过多。

【用法用量】10～20g，水煎服；或入丸、散剂。外用：鲜品，捣烂敷。

【文献来源】*Allium tuberosum* Rottler ex Spreng. 滇药志·二：248. 2009. 彝医药·下：385. 2007. 志要：29. 2005. 中国彝药：418. 2004. 哀牢本草：90. 1991. 彝医药学：725. 1993. 滇省志：945. 1995. 中国彝医：53. 1994. 彝州本草：153. 1998. 彝药续集：182. 1992. 彝药志：45. 1983.

1352 多星韭

【药材名】多星韭。

【来源】百合科植物多星韭 *Allium wallichii* Kunth，以全草入药。

【采集加工】夏、秋季采收，洗净，鲜用。

【功能主治】《中药材》：活血散瘀、祛风止痒。

【用法用量】9～15g，水煎服。外用：适量，捣烂敷。

【文献来源】*Allium wallichii* Kunth 中药材. 38（8）：1618-1621. 2015.

1353 芦荟

【药材名】芦荟、中国芦荟。

【来源】百合科植物芦荟 *Aloe vera* (L.) Burm. f.，以汁液入药。

【采集加工】夏、秋季采收，洗净，晒干。

【功能主治】

1）《志要》《辞典》《哀牢本草》：用于水火烫伤。

2）《志要》：用于胃痉挛。

3）《哀牢本草》：清热散结、活血止痛。

【用法用量】适量，水煎服。外用：绞汁涂敷。

【文献来源】*Aloe vera* (L.) N. L. Burman 辞典：41. 2016. 志要：31. 2005. ——*Aloe vera* L. var. *chinensis* (Haw) Berger 辞典：41. 2016. 哀牢本草：65. 1991. 志要：31. 2005.

1354 老鸦瓣

【药材名】光慈姑。

【来源】百合科植物老鸦瓣 *Amana edulis* (Miq.) Honda，以鳞茎入药。

【采集加工】春、秋、冬季均可采收，洗净，鲜用或晒干。

【功能主治】《彝医药学》：治化脓性扁桃体炎、腰脊扭伤、小儿风邪染疾、豹子咬伤。

【用法用量】适量，水煎服。外用：10g，捣烂敷。

【文献来源】*Tulipa edulis* Baker 彝医药学：539. 1993.

1355 知母

【药材名】知母。

【来源】百合科植物知母 *Anemarrhena asphodeloides* Bge.，以根入药。

【采集加工】春、秋季采收，除去茎苗及须根，趁鲜削去外皮，晒干备用。
【功能主治】《彝医药学》：治痄腮、腮部红肿热痛。
【用法用量】6～12g，水煎服；或入丸、散剂。
【文献来源】*Anemarrhena asphodeloides* Bge. 彝医药学：491. 1993.

1356　天门冬

【药材名】天冬、天门冬。
【彝文音译】倪铃丝冬、多仔婆。
【来源】百合科植物天门冬 *Asparagus cochinchinensis* (Lour.) Merr.，以块根入药。
【采集加工】秋、冬季采挖，洗净，置沸水中煮或蒸至透心，趁热除去外皮，晒干。
【功能主治】
1）《彝医药学》：治不孕症、胃脘疼痛、睾丸炎、经常腹痛。
2）《志要》《辞典》《滇药志・一》《哀牢本草》：用于脾虚胃寒、胃脘隐痛、气滞痞满、腹胀腹痛。
3）《彝医药史》：用于经常腹痛、咳嗽、咯血、疝气、气痛、睾丸肿大。
4）《滇药志・一》《哀牢本草》：养阴健脾、温中止痛。
【用法用量】6～12g，水煎服。
【文献来源】*Asparagus cochinchinensis* (Lour.) Merr. 彝医药学：522. 1993. 辞典：91. 2016. 彝医药史：153. 1990. 哀牢本草：37. 1991. 滇药志・一：43. 2008. 志要：73. 2005. ——*Asparagus lucidus* Lindl 彝医药学：522. 1993.

1357　羊齿天门冬

【药材名】羊齿天冬、羊齿天门冬、小百部、月牙蒿。
【彝文音译】夺娃、小本娃、迟塔租、莫补、本娃、赊罗姐、奶差女把诺。
【来源】百合科植物羊齿天门冬 *Asparagus filicinus* D. Don，以全草、茎、块根、枝尖入药。
【采集加工】春、秋季采收，洗净，煮沸约 30 分钟，捞出，晒干。
【功能主治】
1）《民药志・四》、《辞典》（全草、枝尖）：用于跌打损伤、风火虫牙、痈疮、蛇虫咬伤。
2）《志要》、《滇药志・四》、《民药志・四》（根）、《中药材》、《滇药录》：用于慢性支气管炎、肺炎。
3）《中国彝药》《彝医药・下》《滇药志・四》：润肺止咳、杀痨虫、止痛。用于风寒咳嗽、百日咳、痨咳、妇女干瘦。
4）《志要》、《辞典》（块根）：用于心悸不安、劳累、百日咳、咳嗽、胸痛、无名肿毒、肺痨、腹痛、跌打损伤、气管炎、肺炎。
5）《彝医药学》《中国彝药》《彝医药・下》《滇药志・四》：用于四肢及肋间疼痛。
6）《彝药本草》：养阴润肺、止咳祛痰。治肺气肿、肺水肿、胸闷喘咳、肾炎水肿。
7）《彝药续集》：用于心悸不安、劳累过度、百日咳、肋骨痛、无名肿毒、肺结核、肺炎、经常腹痛（长期性）、跌打损伤、风湿筋骨痛、腰痛、慢性支气管炎。
8）《中药材》：止咳润肺。
【用法用量】6～15g，水煎服。外用：适量，煎水洗；或研末调敷。
【文献来源】*Asparagus filicinus* Buch. -Ham. ex D. Don 辞典：92. 2016. 滇药录：31. 1983. 彝医药・下：402. 2007. 民药志・四：62. 2007. 志要：73. 2005. 中国彝药：438. 2004. 滇药志・四：210.

2009. 彝医药学：573. 1993. 彝药本草：166. 2018. 彝药续集：179. 1992. ——*Asparagus pseudofilinus* var. *megaphy* Wang et Tang 中药材. 12（8）：14-16. 1989.

1358 短梗天门冬

【药材名】短梗天门冬、山百部。

【彝文音译】莫补、称本娃、本娃、赊罗姐、醋期诗。

【来源】百合科植物短梗天门冬 *Asparagus lycopodineus* (Baker) Wang et Tang，以块根入药。

【采集加工】秋季采收，沸水烫过，趁热除去外皮，晒干。

【功能主治】

1）《辞典》《志要》：用于心悸不安、劳累、百日咳、咳嗽、胸痛、无名肿毒、肺痨、腹痛、跌打损伤、风湿性疾病。

2）《彝药续集》：用于心悸不安、劳累过度、百日咳、肋骨痛、无名肿毒、肺结核、肺炎、经常腹痛（长期性）、跌打损伤、风湿筋骨痛、腰痛、慢性支气管炎。

3）《滇省标・二》：养阴生津、润肺止咳。用于燥热咳嗽、咽喉不利、肺痨骨蒸。

【用法用量】9～15g，水煎服。

【文献来源】*Asparagus lycopodineus* (Baker) F. T. Wang et Tang 志要：74. 2005. 辞典：92. 2016. 彝药续集：179. 1992. 滇省标・二：15. 2007.

1359 密齿天门冬

【药材名】密齿天门冬、天门冬。

【彝文音译】莫补。

【来源】百合科植物密齿天门冬 *Asparagus meioclados* Lévl.，以块根入药。

【采集加工】秋季采收，洗净，鲜用或晒干。

【功能主治】

1）《志要》《辞典》：治心悸不安，劳累，百日咳，咳嗽，胸痛，无名肿毒，肺痨，腹痛，跌打损伤，风湿性疾病。

2）《彝医药史》：用于腹痛、咳嗽、咯血、疝气、胀痛、睾丸肿大。

3）《彝药续集》：用于心悸不安、劳累过度、百日咳、肋骨痛、无名肿毒、肺结核、肺炎、经常腹痛（长期性）、跌打损伤、风湿筋骨痛、腰痛、慢性支气管炎。

【用法用量】适量，水煎服。

【文献来源】*Asparagus meioclados* H. Lév. 辞典：92. 2016. 彝医药史：153. 1990. 志要：74. 2005. 彝药续集：178. 1992.

1360 细枝天门冬

【药材名】儿多母苦。

【来源】百合科植物细枝天门冬 *Asparagus trichoclados* (Wang et Tang) Wang et S. C. Chen，以块根入药。

【采集加工】秋、冬季采集，鲜用或晒干。

【功能主治】《彝验方》：用于贫血。

【用法用量】碾磨成细粉，用猪肝蒸至熟透，服食，1 日 1 剂，2 次分服。

【文献来源】*Asparagus trichoclados* (F. T. Wang & Tang) F. T. Wang & S. C. Chen 彝验方：86. 2007.

1361 蜘蛛抱蛋

【药材名】蛇退草、蜘蛛抱蛋、蜈蚣草。
【彝文音译】米赊兴、赊罗姐。
【来源】百合科植物蜘蛛抱蛋 *Aspidistra elatior* Bl.，以全草入药。
【采集加工】全年可采，洗净，鲜用或晒干。
【功能主治】
1）《中国彝药》《彝医药·下》：祛风除湿、活血止痛、清肺止咳、利尿通淋。用于小儿惊风、高热喘咳、妇人闭经腹痛。
2）《辞典》（全草）：用于风湿性关节痛、腰痛、腹疼腹泻、咳嗽痰多。
3）《志要》《辞典》《中国彝药》《彝医药·下》：用于风湿性关节炎、骨折、跌打损伤。
4）《中国彝医》：祛风除湿、拔毒消肿。用于风湿性关节痛、腰痛。
5）《彝药志》：用于风寒腰痛、跌打损伤。
6）《中国彝医》《彝药志》：行气活血、退热止痛、润肺止咳、用于腹痛腹泻、咳嗽痰多。
【用法用量】10～20g，水煎服；或泡酒服，30～50g。外用：鲜品捣烂敷；或干粉调敷。
【文献来源】*Aspidistra elatior* Bl. 彝医药·下：456. 2007. 中国彝药：503. 2004. 辞典：93. 2016. 志要：74. 2005. 中国彝医：53. 1994. 彝药志：149. 1983.

1362 九龙盘

【药材名】酒醉死草。
【彝文音译】雨白诺起。
【来源】百合科植物九龙盘 *Aspidistra lurida* Ker-Gawl.，以全草入药。
【采集加工】全年可采，洗净，晒干。
【功能主治】《彝药本草》：祛风解毒、祛瘀止痛。用于慢性酒精中毒、醉酒昏迷。
【用法用量】30～50g，捣烂煮沸 15 分钟后服用，不可久煎。
【文献来源】*Aspidistra lurida* Ker-Gawl. 彝药本草：77. 2018.

1363 卵叶蜘蛛抱蛋

【药材名】卵叶蜘蛛抱蛋。
【彝文音译】赊罗姐。
【来源】百合科植物卵叶蜘蛛抱蛋 *Aspidistra typica* Baill.，以根茎入药。
【采集加工】全年可采，除去须根及叶，洗净，鲜用或切片，晒干。
【功能主治】
1）《志要》《辞典》《滇药录》：用于跌打损伤、风湿筋骨痛、腰痛。
2）《滇省志》：活血散瘀、清热解毒、接骨止痛。用于痢疾、跌打损伤、疟疾、风湿痹痛、肾虚腰腿痛、蛇虫咬伤。
【用法用量】15～25g，泡酒或水煎服。外用：捣烂敷。
【文献来源】*Aspidistra typica* Baill. 滇药录：32. 1983. 滇省志：918. 1995. 辞典：93. 2016. 志要：75. 2005.

1364 大百合

【药材名】心叶大百合、大百合。

【彝文音译】噜武。

【来源】百合科植物大百合 *Cardiocrinum giganteum* (Wall.) Makino，以鳞茎入药。

【采集加工】秋冬取鳞茎，晒干，与沙土混合埋置储藏。

【功能主治】《辞典》《滇药志・一》：健胃消食。用于胃痛、消化不良。

【用法用量】6～15g，水煎服。外用：适量，捣烂绞汁，滴鼻、耳；或捣敷。

【文献来源】*Cardiocrinum giganteum* (Wall.) Makino 滇药志・一：95. 2008. 辞典：162. 2016.

1365 云南大百合

【药材名】大百合。

【彝文音译】噜武。

【来源】百合科植物云南大百合 *Cardiocrinum giganteum* var. *yunnanense* (Leichtlin ex Elwes) Stearn，以鳞茎入药。

【采集加工】秋冬取鳞茎，晒干，与沙土混合埋置储藏。

【功能主治】《辞典》：用于胃痛，消化不良。

【用法用量】6～15g，水煎服。

【文献来源】*Cardiocrinum giganteum* (Wall.) Makino var. *yunnanense* (Leichelin ex Elwes) Stearn 辞典：162. 2016.

1366 朱蕉

【药材名】红槟榔、朱蕉。

【来源】百合科植物朱蕉 *Cordyline fruticosa* (L.) A. Chev.，以果实入药。

【采集加工】随时可采，鲜用或晒干。

【功能主治】《滇药志・五》《彝医药学》：用于药物中毒。

【用法用量】适量，泡酒服。

【文献来源】*Cordyline fruticosa* (L.) A. Chev. 彝医药学：775. 1993. 滇药志・五：138. 2012.

1367 万寿竹

【药材名】万寿竹、竹叶参。

【彝文音译】辰善畝、差衣、抗奢莫、摸帕色、杜文罗社吃、舍闻落吃。

【来源】百合科植物万寿竹 *Disporum cantoniense* (Lour.) Merr.，以全草、根茎入药。

【采集加工】夏、秋季采收，洗净，鲜用或切段晒干。

【功能主治】

1）《彝州本草》：用于高热不退、虚劳骨蒸潮热、肺结核、风湿麻痹、痛经、月经过多、骨折、跌打损伤、枪伤、疮疖、蜂窝织炎。

2）《彝药本草》：接骨止血、消炎止痛、祛风除湿。用于风湿瘫痪、四肢痿软、虚咳、小儿行迟。

3）《滇药录》：用于跌打损伤、风寒关节痛、痛经、月经过多、肺结核、肺结核咳嗽、咯血。

4）《滇省标・二》：益气养阴、润肺止咳、养血活络。用于肺燥咳嗽、阴虚潮热、盗汗、痛经、产后体虚、风湿疼痛。

5）《彝州本草》《志要》《辞典》：治小儿高热不退、手脚麻痹、弹头或弹片入肉、跌打损伤、风湿性关节痛、月经过多、肺结核、咳嗽、咯血、产后体虚、肺痨咳嗽、痛经、风湿腰腿痛。

6）《中国彝药》：补虚劳、祛痰止咳、祛风湿、舒筋活血。用于产后体虚、体虚发热、肺痨咳嗽、跌打损伤、骨折复位、痛经、风湿腰腿痛。

7）《滇药志・四》：补虚劳、清热解毒、祛痰止咳、祛风湿、舒筋活血、除湿消肿、接骨止血。用于小儿高热不退、手脚麻痹、体虚发热、肺痨咳嗽、跌打损伤、风湿痹痛、痛经、月经过多、乳蛾、百日咳、咽痛、肺痛、产后体虚、神经衰弱、脚癣、疥疮、骨折、水肿、贫血、心慌气短、坐骨神经痛。

8）《安徽农学通报》：治高热不退，风湿麻痹，痛经。

【用法用量】12～15g，水煎服。

【文献来源】*Disporum cantoniense* (Lour.) Merr. 彝州本草：18. 1998. 彝药本草：136. 2018. 滇药录：105. 1983. 滇省标・二：5. 2007. 辞典：290. 2016. 志要：229. 2005. 中国彝药：224. 2004. 滇药志・四：66. 2009. 安徽农学通报. 26（16）：45-49. 2020.

1368 小鹭鸶草

【药材名】天生华草。

【来源】百合科植物小鹭鸶草 *Diuranthera minor* (C. H. Wright) Hemsl.，以根茎入药。

【采集加工】夏、秋季采收，洗净，鲜用或晒干。

【功能主治】《彝医药学》：治不孕症。

【用法用量】9～15g，水煎服。

【文献来源】*Diuranthera minor* (C. H. Wright) Hemsl. 彝医药学：658. 1993.

1369 暗紫贝母

【药材名】川贝母。

【来源】百合科植物暗紫贝母 *Fritillaria unibracteata* Hsiao et K. C. Hsia，以鳞茎入药。

【采集加工】夏、秋季苗未枯萎时采收，带泥暴晒或微火烘，随时用竹、木器翻动，至表皮现粉白色时筛去泥土，装入麻袋，轻轻撞去覆土及老皮，再晒干。

【功能主治】《彝医药学》：用于乳结核、乳汁缺乏、湿疥疮、体质虚弱、哮喘、咳嗽、痰多。

【用法用量】3～10g，舂粉拌蜂蜜吃。

【文献来源】*Fritillaria unibracteata* Hsiao et K. C. Hsia 彝医药学：499. 1993.

1370 黄花菜

【药材名】萱草。

【彝文音译】xuory。

【来源】百合科植物黄花菜 *Hemerocallis citrina* Baroni，以根入药。

【采集加工】夏、秋季采收，晒干。

【功能主治】《民药志・四》：滋阴清热、润肺止咳。治阴虚咳嗽。

【用法用量】5～30g，水煎服。

【文献来源】*Hemerocallis citrina* Baroni 民药志・四：664. 2007.

1371 萱草

【药材名】萱草。

【彝文音译】赊沃傲、差莫斋、光阴史性。

【来源】百合科植物萱草 *Hemerocallis fulva* (L.) L.，以块根、叶、花入药。

【采集加工】夏、秋季采收，洗净，晒干。鲜品随用随采。

【功能主治】

1）《辞典》（块根）、《中国彝药》：治贫血、头晕耳鸣、水肿、产后乳汁不足、阴虚咳嗽、痔疮出血。

2）《中国彝药》：补血润肺、清热凉血、消肿。

3）《彝药本草》：用于妇女干瘦病、闭经、缺乳、不孕症、跌打损伤、尿血、镇静、利尿、消肿。

【用法用量】15～30g，水煎服；或炖肉吃，50～100g。外用：鲜品适量，捣烂敷。

【文献来源】*Hemerocallis fulva* (L.) L. 辞典：411-412. 2016. 中国彝药：246. 2004. 彝药本草：156. 2018.

1372 折叶萱草

【药材名】折叶萱草根、折叶萱草。

【彝文音译】光阴史性、奢额傲金针菜、雪日、赊沃傲。

【来源】百合科植物折叶萱草 *Hemerocallis plicata* Stapf，以根、根茎入药。

【采集加工】夏、秋季采收，洗净，切片、晒干备用。

【功能主治】

1）《彝州本草》：用于乳汁不足、胃痛、胃溃疡、乳腺炎、痈肿疔毒、跌打损伤、异物刺入皮肤、腰痛、耳鸣、衄血、吐血、黄疸、淋证、大便后下血、小儿疳积。

2）《滇药志·一》：养血补虚、清热滋阴、润肺止咳、利水消肿、凉血止血。

3）《滇省标·四》：清热凉血、散结消肿、养阴生津。用于肺痨咳嗽、咯血、衄血、便血、尿血、痔疮出血、瘰疬、乳痈、产后乳汁不足、月经不调。

4）《志要》《辞典》：根、根茎：治阴虚咳嗽。根：治月经量少、贫血、胎动不安、乳房结块红肿疼痛、痈疮、水肿、小便不利、血证、胃疼、头晕、烦躁难眠、盗汗。

5）《彝药志》：养血补虚、清热、利水消肿、凉血止血。用于经少贫血、胎动不安、乳结红肿硬痛、痈疮、水肿、小便不利、血证、阴虚咳嗽。

6）《彝州本草》《滇药志·一》：用于阴虚咳嗽、月经量少、贫血、胎动不安、乳结红肿硬痛、痈疮、水肿、小便不利、血证、胃痛、头晕。

【用法用量】15～30g，水煎服；或绞汁服。外用：捣烂敷。

【文献来源】*Hemerocallis plicata* Stapf 彝州本草：210. 1998. 滇药志·一：399. 2008. 滇省标·四：101. 2008. 辞典：412. 2016. 志要：321. 2005. 彝药志：1. 1983.

1373 紫萼

【药材名】紫萼、紫玉簪。

【彝文音译】拜恩果母、败斯果亩。

【来源】百合科植物紫萼 *Hosta ventricosa* (Salisb.) Stearn，以全草、根茎、叶入药。

【采集加工】适时采收各部位，鲜用或晒干。

【功能主治】

1）《辞典》《志要》：根茎：用于月经不调。全草：治胃痛、跌打损伤、鱼骨卡喉；外用于蛇虫咬伤、痈疽肿痛、牙痛、胃痛、瘰疬。叶：外用于顽固性溃疡，内服治白带异常、崩漏。

2）《滇药志·五》《滇药录》：用于月经不调。

【用法用量】15～30g，水煎服，加红糖为引。外用：适量。

【文献来源】*Hosta ventricosa* (Salisb.) Stearn 志要：329. 2005. 辞典：423. 2016. 滇药录：152.

1983. 滇药志・五：346. 2012.

1374 山慈姑

【药材名】丽江山慈姑。

【彝文音译】纹白博恩雪。

【来源】百合科植物山慈姑 *Iphigenia indica* Kunth，以鳞茎入药。

【采集加工】夏、秋季采收，除去须根及杂质，洗净，晒干。

【功能主治】《滇省标・二》：清热解毒、消肿散结。用于痛风、手足关节红肿疼痛、疮疡肿毒、瘰疬结核、蛇虫咬伤。

【用法用量】0.5～2g，水煎服。外用：适量。

【文献来源】*Iphigenia indica* Kunth 滇省标・二：57. 2007.

1375 野百合

【药材名】野百合。

【彝文音译】呢么苗。

【来源】百合科植物野百合 *Lilium brownii* F. E. Brown ex Miellez，以鳞茎、花入药。

【采集加工】夏、秋季采收。

【功能主治】《滇药志・一》：养阴润肺、宁心安神。用于烦躁惊悸、失眠多梦、形体羸弱、精神恍惚、肺虚咳嗽、痰中带血。花：用于虚弱。

【用法用量】5～15g，水煎服。

【文献来源】*Lilium brownii* F. E. Brown ex Miellez 滇药志・一：308. 2008.

1376 百合

【药材名】野百合花、野百合、山百合。

【彝文音译】越布格。

【来源】百合科植物百合 *Lilium brownii* var. *viridulum* Baker，以鳞茎入药。

【采集加工】秋季采收，洗净，剥取鳞叶，置沸水中略烫，晒干。

【功能主治】

1）《彝医药学》：用于虚弱。

2）《哀牢本草》：养阴润肺、宁心安神。用于烦躁惊悸、失眠多梦、形体羸弱、精神恍惚、肺虚咳嗽、痰中带血。

3）《彝药本草》：用于心慌心悸、咳嗽痰多、皮肤瘙痒、疮疡肿毒、润肺止咳、清热安神。

【用法用量】5～15g，水煎服。

【文献来源】*Lilium brownii* F. E. Brown var. *colchesteri* (Wallace) Wils 彝医药学：716. 1993. 哀牢本草：101. 1991. 彝药本草：110. 2018.

1377 山麦冬

【药材名】山麦冬、地米参、土麦冬。

【彝文音译】米清色。

【来源】百合科植物山麦冬 *Liriope spicata* (Thunb.) Lour.，以块根入药。

【采集加工】春、夏季采收，洗净，晒干。

【功能主治】

1）《辞典》《滇药志・二》《中国彝药》：治虚劳发热、难产、肾炎、水肿。

2）《滇药志・二》《中国彝药》：养肺生津、催生、利水消肿。

【用法用量】10～15g，水煎服。

【文献来源】*Liriope spicata* var. *prolifera* Y. T. Ma 辞典：491. 2016. ——*Liriope spicata* (Thunb.) Lour. 中国彝药：205. 2004. 滇药志・二：16. 2009. 辞典：491. 2016.

1378　沿阶草

【药材名】雀麦冬、沿阶草。

【彝文音译】阿波刻杰。

【来源】百合科植物沿阶草 *Ophiopogon bodinieri* Lévl.，以块根入药。

【采集加工】夏季采收，洗净，反复暴晒、堆置，至七八成干，除去须根，晒干。

【功能主治】

1）《滇药志・五》《哀牢本草》：养阴清热、解肌发表。

2）《志要》《辞典》《滇药志・五》《哀牢本草》：治寒热往来、全身酸痛、胸胁胀满、烦热身重。

【用法用量】10～15g，水煎服。

【文献来源】*Ophiopogon bodinieri* Lévl. 哀牢本草：101. 1991. 滇药志·五：319. 2012. 辞典：566. 2016. 志要：427. 2005.

1379　间型沿阶草

【药材名】紫花沿阶草、石蚌跌打、间型沿阶草。

【彝文音译】阿波刻杰。

【来源】百合科植物间型沿阶草 *Ophiopogon intermedius* D. Don，以全草、块根入药。

【采集加工】夏、秋季采收，切片，晒干备用。

【功能主治】

1）《彝医药学》《滇省志》《中国彝医》：接骨生肌。用于骨折。

2）《哀牢本草》：活血化瘀、清热除烦、生津开胃、润肺止咳。

3）《哀牢本草》、《辞典》、《志要》（块根）：治骨折、心烦、口渴、肺热、咳嗽、肺结核咯血、肺热燥咳、虚劳咯血、热病伤阴、心烦意乱、口干咽燥、津枯便秘、瘀血肿痛。

4）《辞典》（块根）：治外伤接骨。

5）《中国彝医》：消肿散瘀。用于跌打损伤。

【用法用量】5～10g，水煎服。外用：捣烂敷。

【文献来源】*Ophiopogon intermedius* D. Don 滇省志：923. 1995. 哀牢本草：46. 1991. 辞典：566. 2016. 志要：427. 2005. 中国彝医：71. 1994. 彝医药学：660. 1993.

1380　麦冬

【药材名】麦冬。

【来源】百合科植物麦冬 *Ophiopogon japonicus* (L. f.) Ker-Gawl.，以块根入药。

【采集加工】清明后采收，挖出块根后，洗净，晒干。

【功能主治】

1）《彝医药学》：用于难产、肾炎、水肿。

2）《辞典》《哀牢本草》《志要》：用于肺燥干咳、口渴心烦、胃脘冷痛、大便秘结。

3）《哀牢本草》：养阴生津、润肺止咳。

【用法用量】5～15g，水煎服。

【文献来源】*Ophiopogon japonicus* (Thunb.) Ker-Gawl. 彝医药学：521. 1993. 志要：427. 2005. 辞典：567. 2016. 哀牢本草：64. 1991.

1381 七叶一枝花

【药材名】七叶一枝花、重楼。

【彝文音译】扭拍勒、麻波。

【来源】百合科植物七叶一枝花 *Paris polyphylla* Sm.，以根茎入药。

【采集加工】夏、秋季采收，洗净，晒干或烘干后，撞去粗皮、须根。

【功能主治】

1）《滇药志・三》《彝医药・下》《彝药学》：清热解毒、消肿散结、止血止痛。

2）《大理资志》：清热解毒、散痈生肌、平喘止咳、止血。用于支气管炎、淋巴结结核、胃痛、跌打损伤、骨折。

3）《辞典》：治关节肿胀。

4）《彝医药・下》《彝药学》：止咳定惊。用于外伤出血、肿痛。

5）《辞典》《彝医药・下》《彝药学》：用于干疮、毒疮、大疮、蛇虫咬伤、疟疾、喉痛、心口痛、惊痫、咳嗽。

【用法用量】3～10g，水煎服；研末，1～3g。外用：适量，磨汁涂布；或研末调敷；或鲜品捣敷。

【文献来源】*Paris polyphylla* Sm. 滇药志・三：4. 2010. 大理资志：138. 1991. 辞典：591. 2016. 彝药学：130. 2016. ——*Paris polyphylla* Sm. var. *polyphylla* 彝医药・下：503. 2007.

1382 华重楼

【药材名】重楼、七叶一枝花、华重楼。

【彝文音译】华种罗、扭拍勒。

【来源】百合科植物华重楼 *Paris polyphylla* var. *chinensis* (Franch.) Hara，以根茎入药。

【采集加工】秋季采收，洗净，切片，晒干。

【功能主治】

1）《彝验方》：用于宫颈糜烂。

2）《彝药学》《滇药志・四》《中国彝药》《彝医药・下》：消肿散结、清热解毒、止血止痛、止咳定惊。

3）《彝药资源》：清热解毒、消肿止痛、凉肝定惊。用于咽喉肿痛、毒蛇咬伤、跌打伤痛、惊风抽搐。

4）《辞典》《滇药志・四》《中国彝药》《彝医药・下》：治干疮、毒疮、大疮、关节肿胀、蛇虫咬伤、外伤、疟疾、喉痛、心口痛（胃脘痛）、惊痫、咳嗽。

【用法用量】3～10g，水煎服；研末，每次1～3g。外用：适量，磨汁涂布；或研末调敷；或鲜品捣敷。

【文献来源】*Paris chinensis* Fr. 彝验方：243. 2007. ——*Paris polyphylla* Sm. var. *chinensis* (Franch.) Hara 彝医药・下：503. 2007. 中国彝药：561. 2004. 彝药学：130. 2016. 彝药资源：67. 2021. 滇药志・四：189. 2009. 辞典：591. 2016.

1383　狭叶重楼

【药材名】狭叶重楼。

【彝文音译】麻补。

【来源】百合科植物狭叶重楼 *Paris polyphylla* var. *stenophylla* Franch.，以根茎入药。

【采集加工】夏、秋季采收，晒干或烘干后，撞去粗皮、须根。

【功能主治】

1)《彝植物药》：用于干疮、毒疮、大疮、“列呷扑鲁”（癣神经性皮炎）、“波罗拉”（腮腺炎）、蛇虫咬伤、外伤、肿痛、流血、疟疾、喉痛、“补依莫”（癌症）、心口痛。

2)《世界科学技术-中医药现代化》：用于皮肤疔疮癣痈、外伤瘀肿流血。

3)《志要》《辞典》：治疮、癣、痈、肿等各种皮肤病，毒蛇咬伤，腮腺炎，疟疾，咽喉炎，风湿性关节炎，类风湿关节炎，外伤瘀肿出血，胃病。

4)《辞典》：治妇科癌症。

5)《中国民族民间医药》《时珍国医国药》：攻坚化积、消肿散瘀、活血定痛。

【用法用量】3～10g，研末，温开水送服。

【文献来源】*Paris polyphylla* Sm. var. *stenophyllla* Franch. 彝植物药：168. 1990. 世界科学技术-中医药现代化. 16（1）：177-180. 2014. 志要：444. 2005. 辞典：592. 2016. ——*Paris polyphylla* Smith var. *stenophylla* flatifolia (Wang et Tang) H. Li 时珍国医国药. 22（2）：343-345. 2011. 中国民族民间医药. 19（7）：17-18. 2010.

1384　滇重楼

【药材名】重楼、云南重楼。

【彝文音译】扭拍勒、麻补。

【来源】百合科植物滇重楼 *Paris polyphylla* var. *yunnanensis* (Franch.) Hand. -Mzt.，以根茎入药。

【采集加工】夏、秋季采收，洗净，晒干或烘干。

【功能主治】

1)《彝医药·下》：用于干疮、毒疮、大疮、蛇虫咬伤、外伤、肿痛、喉痛、咳嗽、心口痛、出血、疟疾、惊痫。

2)《辞典》《志要》：治疮、癣、痈、肿等各种皮肤病，毒蛇咬伤，腮腺炎，疟疾，咽喉炎，风湿性关节炎，类风湿关节炎，外伤瘀肿出血，胃病。

3)《彝医药·下》《彝药学》：消肿散结、清热解毒、止血止痛、止咳定惊。

4)《哀牢本草》：清热解毒、散瘀消肿。用于热毒内陷、惊悸抽搐、跌打损伤、四肢骨折、蛇虫咬伤、疮疡肿毒。

【用法用量】3～10g，水煎服；研末，每次1～3g。外用：适量，磨汁涂布；或研末调敷；或鲜品捣敷。

【文献来源】*Paris polyphylla* Sm. var. *yunnanensis* (Franch.) Hand. -Mazz. 彝医药·下：503. 2007. 志要：445. 2005. 彝药学：130. 2016. 辞典：592. 2016. ——*Paris yunnanensis* Franch. 哀牢本草：89. 1991.

1385　滇黄精

【药材名】黄精。

【彝文音译】弱罗氏。

【来源】百合科植物滇黄精 *Polygonatum kingianum* Coll. et Hemsl.，以根茎入药。

【采集加工】春、秋季采收，除去须根，洗净，置沸水中略烫或蒸至透心，晒干。

【功能主治】《彝药本草》：润肺生津、健脾胃。用于慢性支气管炎、肺结核、慢性肝炎。

【用法用量】10～15g，研末，蜂蜜调服。

【文献来源】*Polygonatum kingianum* Coll. et Hemsl. 彝药本草：60. 2018.

1386 玉竹

【药材名】大玉竹、玉竹、小玉竹。

【彝文音译】佑摸窝、玉主玛、痴补。

【来源】百合科植物玉竹 *Polygonatum odoratum* (Mill.) Druce，以全草、根茎入药。

【采集加工】夏、秋季采收，抖去泥沙，晒到发软时，边揉搓边晒，反复数次，至柔软光滑，无硬心，色黄白时，晒干。

【功能主治】

1）《彝药学》《滇药志·四》《中国彝药》：润肺止咳、养胃生津、活血舒筋、除湿止痛。

2）《辞典》（根茎）、《滇药志·四》、《中国彝药》：治阴虚发热、肺痨咳嗽、腰膝酸痛、跌打损伤、风湿性关节痛、老年尿频。

3）《彝药本草》：养阴清热、生津止渴。用于气血虚弱、头晕心悸、肺痨咳嗽、妇科慢性炎症。

【用法用量】6～12g，水煎服；或熬膏；或泡酒服；或入丸、散剂。外用：鲜品适量，捣烂敷；或熬膏涂。

【文献来源】*Polygonatum odoratum* (Mill.) Druce 彝药学：55. 2016. 辞典：643. 2016. 中国彝药：222. 2004. 滇药志·四：146. 2009. ——*Polygonatum officinale* All. 彝药本草：150. 2018.

1387 点花黄精

【药材名】玉竹。

【来源】百合科植物点花黄精 *Polygonatum punctatum* Royle ex Kunth，以根茎入药。

【采集加工】春、秋季采收，除去须根，洗净，置沸水中略烫或蒸至透心，晒干。

【功能主治】《哀牢本草》：祛风除湿、止泻止痢。用于腹泻痢疾、肚胀腹满、腰腿疼痛、关节肿痛。

【用法用量】10～15g，水煎服。

【文献来源】*Polygonatum punctatum* Royle ex Kunth 哀牢本草：52. 1991.

1388 黄精

【药材名】黄精。

【来源】百合科植物黄精 *Polygonatum sibiricum* Delar. ex Redoute，以根茎入药。

【采集加工】夏、秋季挖起根茎，去掉茎秆，洗净泥沙，蒸到透心后，晒或烘干。

【功能主治】《彝医药学》：治遗精。

【用法用量】10～15g，水煎服，鲜品 30～60g；或入丸、散剂，熬膏。

【文献来源】*Polygonatum sibiricum* Redoute 彝医药学：494. 1993.

1389 吉祥草

【药材名】吉祥草、玉带草。

【彝文音译】洛思片、日白低、九菜漆、母色和、麻鲁诗。

【来源】百合科植物吉祥草 *Reineckea carnea* (Andr.) Kunth，以全草、根茎入药。

【采集加工】四季可采，洗净，鲜用或晒干。

【功能主治】

1）《滇药录》《滇药志・一》：止咳化痰、滋阴润肺、舒筋活络。用于支气管炎、百日咳、跌打损伤。

2）《彝州本草》：用于腰腿痛、跌打损伤、骨折、神经衰弱、肺结核、咳嗽、慢性支气管炎、哮喘、胃痛、肾性水肿、产后浮肿、乳汁不下、脱肛、便血、头昏、头晕、刀枪伤、疯犬咬伤、风湿性瘫痪、关节炎。

3）《彝药本草》：通经活络、祛风除湿、消炎利水。用于体虚受寒、筋骨损伤、气血虚弱。

4）《中国彝药》《彝药学》《彝医药・下》：清肺止咳、凉血止血、清热解毒、除湿止痛。用于咳嗽、咯血、吐血、目翳、疳积、黄疸、膀胱炎、肾炎、胃痛。

5）《滇省志》：祛风除湿、舒筋接骨、止痛退热。用于风湿性关节炎、筋骨疼痛。

6）《滇药志・一》《彝州本草》：用于咳嗽、哮喘、骨折、肿痛、月经不调。

7）《辞典》（全草）：治风湿性关节炎、肺痨咯血、哮喘、骨折、血崩、阴痛、热淋、血淋、跌打损伤、肿痛、膀胱炎、胃痛、月经不调、喘咳、支气管炎、百日咳、咯血、吐血、目翳、疳积、黄疸、肾炎。

8）《安徽农学通报》《滇药志・一》《彝州本草》：治风湿性关节炎，肺结核。

【用法用量】6～12g，水煎服，鲜品 30～60g。外用：鲜品适量，捣烂敷。

【文献来源】*Reineckea carnea* (Andr.) Kunth 滇药录：269. 1983. 彝州本草：72. 1998. 彝药本草：188. 2018. 彝药学：96. 2016. 滇省志：925. 1995. 中国彝药：452. 2004. 滇药志・一：103. 2008. 彝医药・下：413. 2007. 辞典：694. 2016. 安徽农学通报. 26（16）：45-49. 2020.

1390　开口箭

【药材名】开口箭、心不甘、心不干、开心箭。

【彝文音译】勒补输、自直多、尼马芬、潮稿。

【来源】百合科植物开口箭 *Rohdea chinensis* (Baker) N. Tanaka，以根茎入药。

【采集加工】全年均可采收，除去叶及须根，洗净，鲜用或晒干。

【功能主治】

1）《辞典》：用于久咳不愈、痰带血丝、跌打损伤、胃病、咽喉肿痛、风湿疼痛、骨折、外伤出血、月经不调、蛇虫咬伤、乳痈、水肿、咳嗽带血、慢性支气管炎、胃痛、热病无汗、胃脘冷痛、反酸呃逆、肠鸣腹胀、五更泄泻。

2）《彝药本草》：清热解毒、除湿散瘀。治肠胃溃疡、消化道肿瘤、气管炎、咳嗽。

3）《彝药学》《滇药志・二》《彝医药・下》《中国彝药》：止咳化痰、活血止痛、清热解毒、祛风除湿。

4）《滇药录》：清热降火、解毒。

5）《滇省志》：温中散寒、清热解毒。用于胃痛、胃溃疡、胆绞痛、牙痛、感冒、支气管炎、咳嗽。外用于跌打、无名肿毒、毒蛇咬伤。

6）《滇省标・二》：活血止痛、软坚散结、止咳化痰。用于胃脘疼痛、肠胃溃疡、感冒咳嗽、癥瘕积聚、风湿性关节疼痛、外伤肿痛。

7）《彝医药・下》《中国彝药》：用于咳嗽、痰中带血丝、慢性支气管炎、胃痛、热病无汗。

8）《彝药续集》《志要》：治胃病、咽喉肿痛、风湿疼痛、骨折、外伤出血、月经不调、跌打损伤、蛇虫咬伤、乳痈、水肿、肺痨。

9）《滇药志・二》《滇药录》《志要》《辞典》：用于赤白痢疾、偏热型腹痛、热泻。

【用法用量】1.5～3g，水煎服；研末，0.6～0.9g。外用：适量，捣烂敷。

【文献来源】*Campylandra chinensis* (Baker) M. N. Tamura 辞典：151. 2016. ——*Tupistra chinensis* Baker 辞典：151. 2016. 彝药本草：152. 2018. 彝药学：98. 2016. 滇药录：339. 1983. 滇药志・二：81. 2009. 滇省志：926. 1995. 滇省标・二：27. 2007. 中国彝药：459. 2004. 彝医药・下：417. 2007. 志要：622dian. 2005. 彝药续集：172. 1992.

1391 叉柱岩菖蒲

【药材名】叉柱岩菖蒲、小扁草、云南岩菖蒲、扁竹参。

【彝文音译】洛克一号、公鸡尾、若鼻麻热诺起、诗达佐、瓦补阿曲、阿呐衣。

【来源】百合科植物叉柱岩菖蒲 *Tofieldia divergens* Bur. et Franch.，以全草、根茎入药。

【采集加工】夏、秋季采收，洗净，晒干。

【功能主治】

1）《滇药录》：用于克山病、消化不良。

2）《中药材》：养阴生津，清热利湿。治小儿肺炎。

3）《彝药续集》：用于饱食所致胃肠绞痛、风疹、筋骨痛、腿肚子痛、伤食气滞。

4）《滇省志》《彝药志》：滋阴补虚、利尿。用于头晕、耳鸣、月经不调、胃痛水肿、小儿腹泻、小儿营养不良。

5）《中国彝药》《彝医药・下》：利湿消肿、健脾和胃、活血止痛。用于浮肿、小便不利、食积腹胀、小儿腹泻、小儿肺炎、头晕、耳鸣。

6）《滇省标・六》：养阴清热、健脾利湿。用于头昏耳鸣、水肿、小便不利、食积、腹泻、热病伤阴、鼻咽干燥。

7）《辞典》《志要》：全草：治食积腹胀、小儿肺炎、跌打损伤、胃肠胀痛、风疹、筋骨痛、足肌痉挛、浮肿、小便不利、头晕耳鸣、小儿腹泻。根茎：治克山病、消化不良。

8）《辞典》（全草）：治水肿、头晕、耳鸣、小儿营养不良、月经不调、胃痛、肺炎、食积、小儿腹泻。

9）《彝药本草》：滋补、消积。用于盗汗潮热、阴虚劳热。

【用法用量】10～20g，水煎服；或研粉服，3～5g。

【文献来源】*Tofieldia divergens* Bur. et Franch. 滇药录：333. 1983. 中药材. 12（8）：14-16. 1989. 彝药续集：174. 1992. 滇省志：926. 1995. 彝医药・下：564. 2007. 中国彝药：629. 2004. 滇省标・六：21. 2010. 辞典：828. 2016. 志要：612. 2005. ——*Tofieldia yunnanensis* Franch. 辞典：828. 2016. 彝药本草：142. 2018. 彝药志：204. 1983.

1392 延龄草

【药材名】延龄草。

【彝文音译】麻补。

【来源】百合科植物延龄草 *Trillium tschonoskii* Maxim.，以根茎入药。

【采集加工】夏、秋季采收，除去叶及须根，洗净，鲜用或晒干。

【功能主治】

1）《辞典》：治头痛头昏、刀伤出血、局部溃烂、痨伤、骨折。

2）《志要》：治疮、癣、痈、肿等各种皮肤病，毒蛇咬伤，腮腺炎，疟疾，咽喉炎，风湿性关节炎，类风湿关节炎，外伤瘀肿出血，胃病。

【用法用量】6～9g，水煎服；研末 3g。外用：适量，研末调敷；或鲜品捣敷。
【文献来源】*Trillium tschonoskii* Maxim. 辞典：836. 2016. 志要：619. 2005.

1393　蒙自藜芦

【药材名】藜芦、蒙自黎芦、藜芦根。
【彝文音译】哩吉、阿尼拌卡西、啊堵罗。
【来源】百合科植物蒙自藜芦 *Veratrum mengtzeanum* Loes.，以鳞茎、须根、根及根茎入药。
【采集加工】秋季采收，洗净，晒干备用。
【功能主治】
1）《大理资志》：用于牲畜跌打损伤、瘀血不化、骨折。
2）《志要》《辞典》：根及根茎：治腹痛水泻、呕吐反酸、牲畜跌打损伤、瘀血不化、骨折。
3）《哀牢本草》：解毒收敛、止泻止呕。用于腹痛水泻、呕吐反酸。
【用法用量】适量，水煎服。外用：捣烂敷。
【文献来源】*Veratrum mengtzeanum* Loes. f. 大理资志：140. 1991. 辞典：855. 2016. 志要：633. 2005. 哀牢本草：117. 1991.

1394　藜芦

【药材名】藜芦。
【彝文音译】遮。
【来源】百合科植物藜芦 *Veratrum nigrum* L.，以全草、根及根茎入药。
【采集加工】春、夏季采收，除去地上部分，洗净，晒干。
【功能主治】《辞典》：治癫痫、跌打损伤、风湿病、骨折、头癣、疮肿、脓疱疮。
【用法用量】0.3～0.6g，入丸、散剂。外用：适量，研末，油或水调涂。
【文献来源】*Veratrum nigrum* L. 辞典：855. 2016.

1395　狭叶藜芦

【药材名】狭叶藜芦。
【彝文音译】山葱头、人头发、遮。
【来源】百合科植物狭叶藜芦 *Veratrum stenophyllum* Diels，以全草、根及根茎入药。
【采集加工】秋、冬季采收，洗净，鲜用或晒干。
【功能主治】
1）《辞典》《彝药续集》：治癫痫、跌打损伤、风湿病、骨折、疮肿、脓疱疮。
2）《彝药续集》：治神经症、头疮。
【用法用量】适量，水煎服，同时泡酒外搽。
【文献来源】*Veratrum stenophyllum* Diels 辞典：856. 2016. 彝药续集：170. 1992.

1396　大理藜芦

【药材名】大理黎芦、藜芦。
【彝文音译】四豆七、尾们、四喜七、哩吉、阿尼卡西、阿堵罗。
【来源】百合科植物大理藜芦 *Veratrum taliense* Loes.，以全草、根及根茎、须根入药。
【采集加工】秋季采收，洗净，晒干备用。
【功能主治】

1）《滇药录》《志要》：消炎、止痛、活血化瘀。用于接骨止血、跌打损伤、外伤出血。

2）《辞典》（全草）：用于跌打损伤、外伤出血、风湿腰腿痛、疮疡肿痛、肺炎、慢性阑尾炎、疝气、肠胃炎、膀胱炎、尿道炎、尿血。

3）《大理资志》：用于牲畜跌打损伤、瘀血不化、骨折。

【用法用量】15g，泡白酒一斤，每次服 5 ml。外用：捣烂敷。

【文献来源】*Veratrum taliense* Loes. f. 滇药录：350. 1983. 辞典：856. 2016. 志要：633. 2005. 大理资志：140. 1991.

1397 丫蕊花

【药材名】丫蕊花。

【彝文音译】维高干。

【来源】百合科植物丫蕊花 *Ypsilandra thibetica* Franch.，以全草入药。

【采集加工】春末、夏初采收，洗净，除去杂物，晒干。

【功能主治】《滇省标・六》：清热解毒、利湿消肿、止血。用于瘰疬、小便不利、水肿、崩漏、外伤出血。

【用法用量】6～10g，水煎服。外用：适量。

【文献来源】*Ypsilandra thibetica* Franch. 滇省标・六：5. 2010.

雨久花科

1398 凤眼莲

【药材名】凤眼兰、凤眼莲。

【彝文音译】肺补拿起。

【来源】雨久花科植物凤眼莲 *Eichhornia crassipes* (Mart.) Solms，以全草入药。

【采集加工】春、夏季采集，洗净，鲜用或晒干。

【功能主治】《滇药志・一》《彝医药学》：用于血痢、便下脓血、里急后重。

【用法用量】30g，水煎服。

【文献来源】*Eichhornia crassipes* (Mart.) Solms 彝医药学：612. 1993. 滇药志・一：91. 2008.

菝葜科

1399 菝葜

【药材名】菝葜。

【彝文音译】拔枪。

【来源】菝葜科植物菝葜 *Smilax china* L.，以根茎入药。

【采集加工】秋末至次年春采收，除去须根，洗净，晒干；或趁鲜切片，晒干。

【功能主治】《滇药志・五》：用于虚弱、肾炎水肿。

【用法用量】10～15g，水煎服，滴酒为引。外用：50g，捣烂擦洗。

【文献来源】*Smilax china* L. 滇药志・五：303. 2012.

1400 马甲菝葜

【药材名】金刚藤。

【彝文音译】洪赊牛。
【来源】菝葜科植物马甲菝葜 *Smilax lanceifolia* Roxb.，以根茎入药。
【采集加工】全年采收，洗净，切片，晒干；或放开水中煮数分钟后，切片，晒干。
【功能主治】《彝医药·下》《中国彝药》：活血止血、清热除湿、解毒、消肿。用于崩漏、尿血、风湿肿痛、疮疡、跌打损伤、腰腿疼痛。
【用法用量】20～30g，水煎服；泡酒服，50～100g。
【文献来源】*Smilax lanceifolia* Roxb. var. *opaca* A. DC. 中国彝药：649. 2004. 彝医药·下：580. 2007.

1401 马钱叶菝葜

【药材名】白萆薢根。
【来源】菝葜科植物马钱叶菝葜 *Smilax lunglingensis* Wang et Tang，以根茎入药。
【采集加工】夏季采收，洗净，切片，晒干备用。
【功能主治】《彝医药学》：治虚弱、肾炎水肿。
【用法用量】10～15g，水煎服，滴酒为引。
【文献来源】*Smilax siderophylla* Hand. -Mazz. 彝医药学：553. 1993.

1402 无刺菝葜

【药材名】红萆薢。
【彝文音译】童朵耐能若、土涩。
【来源】菝葜科植物无刺菝葜 *Smilax mairei* Lévl.，以根茎入药。
【采集加工】全年采收，洗净，切片，晒干备用。
【功能主治】
1）《安徽农学通报》《彝州本草》《滇药志·五》：治风湿性关节炎、尿路感染。
2）《彝州本草》：用于腰腿痛、痈疮肿毒、梅毒、月经不调。
3）《滇药志·五》：祛风除湿、通淋利水、解毒消肿、调经、利筋骨、消炎。用于胃脘疼痛。
4）《彝药本草》：祛风除湿、通淋、利水、消炎、解毒。用于跌打瘀血肿痛、肝脾大、尿道结石。
5）《彝州本草》《滇药志·五》：用于肾炎水肿、慢性胃炎、月经不调、跌打损伤、疮疖。
【用法用量】15～25g，水煎服；或泡酒服。
【文献来源】*Smilax mairei* Lévl. 安徽农学通报. 26（16）：45-49. 2020. 彝州本草：86. 1998. 滇药志·五：160. 2012. 彝药本草：53. 2018.

天南星科

1403 菖蒲

【药材名】水菖蒲、菖蒲、藏菖蒲。
【彝文音译】木吉、黑布诺、矣普诗。
【来源】天南星科植物菖蒲 *Acorus calamus* L.，以根茎入药。
【采集加工】全年均可采收，但以秋季采挖者良。挖取根茎后，洗净泥沙，去须根，晒干。
【功能主治】
1）《彝医药学》：治水激病。

2）《彝植物药》：用于腹胀、腹痛、虫蛇咬伤、外伤出血、牙痛、水肿、跌打损伤、耳痛。

3）《滇药录》《民药志 • 三》《辞典》《志要》《滇药志 • 一》：用于腹冷痛、食膈。

4）《滇药志 • 一》：活血理气、开窍豁痰、散风祛湿。用于跌打损伤、气滞血凝、风寒湿痹、气闭耳聋、痰厥失语、胸胁烦闷、久咳久喘、腹胀气痛、耳痛。

5）《中国彝药》《彝医药 • 下》：顺气止痛、健胃除湿、活血消肿、杀虫止痒。

6）《辞典》：治腹胀、腹痛、虫蛇咬伤、关节疼痛；外用治耳痛、跌打损伤。

7）《志要》《辞典》：用于慢性支气管炎、化脓性角膜炎、细菌性痢疾、肠炎。

8）《中国彝药》《彝医药 • 下》《辞典》：用于小儿腹胀、胃腹痛、牙痛、关节疼痛、跌打损伤、外伤出血、水肿、睾丸肿痛。

【用法用量】水煎服，3～6g；或入丸、散剂。外用：适量，煎水洗；或研末调敷。

【文献来源】*Acorus calamus* L. 彝医药学：544. 1993. 彝植物药：160. 1990. 滇药录：4. 1983. 滇药志 • 一：99. 2008. 彝医药·下：338. 2007. 辞典：14. 2016. 民药志 • 三：122. 2000. 志要：12. 2005. 中国彝药：365. 2004.

1404　金钱蒲

【药材名】石菖蒲、菖蒲、金钱蒲。

【彝文音译】施查蒲、木吉、骨首（云南昭通）。

【来源】天南星科植物金钱蒲 *Acorus gramineus* Soland.，以全株、根茎入药。

【采集加工】早春或冬末采收，洗净，晒干。

【功能主治】

1）《彝医药学》：用于腹痛、风湿性关节炎、哮喘、咳嗽痰多、心口疼、四肢疼痛、关节疼痛。

2）《中国彝医》：芳香化湿、健脾、开窍。

3）《志要》：全株：治心口痛、膈食、风湿性关节炎。根茎：治跌打损伤、气滞血凝、风寒湿痹、气闭耳聋、痰厥失语、胸胁烦闷、久咳久喘、腹胀气痛、慢性支气管炎、化脓性角膜炎、细菌性痢疾、肠炎。

4）《哀牢本草》：理气活血、开窍豁痰、散风祛湿。

5）《辞典》（根茎）：治慢性支气管炎、化脓性角膜炎、细菌性痢疾、肠炎。

6）《哀牢本草》、《滇药志 • 一》、《辞典》（根茎）：用于跌打损伤、气滞血凝、风寒湿痹、气闭耳聋、痰厥失语、胸胁烦闷、久咳久喘、腹胀气痛、心口痛（胃脘痛）、膈食、风湿性关节炎。

7）《志要》《滇省志》《滇药录》：用于腹痛、腹泻、化脓性炎症、类风湿关节炎。

8）《中国彝医》、《辞典》（根茎）：用于胸脘闷痛、不思饮食、痰湿蒙蔽、神志昏迷、癫狂、痴呆、耳鸣、耳聋、健忘。

【用法用量】10～20g，水煎服。

【文献来源】*Acorus gramineus* Soland. 彝医药学：512. 1993. 中国彝医：69. 1994. 志要：13-14. 2005. 哀牢本草：46. 1991. 滇药志 • 一：111. 2008. 辞典：16. 2016. ——*Acorus tatarinowii* Schott 滇药录：5. 1983. 滇省志：934. 1995.

1405　尖尾芋

【药材名】大麻芋、老虎芋。

【来源】天南星科植物尖尾芋 *Alocasia cucullata* (Lour.) Schott，以块茎、花入药。

【采集加工】全年可采，洗净，晒干；鲜品随用随采。

【功能主治】

1)《彝医药学》：治蜂蜇伤、豹子咬伤。

2)《滇药志・二》：用于麻风斑点。

【用法用量】适量，捣烂敷。

【文献来源】*Alocasia cucullata* (Lour.) Schoot 彝医药学：572. 1993. 滇药志・二：125. 2009.

1406　魔芋

【药材名】魔芋花、魔芋。

【彝文音译】嗳爸。

【来源】天南星科植物魔芋 *Amorphophallus konjac* K. Koch，以块茎、花入药。

【采集加工】秋末采收，洗净，鲜用或阴干。

【功能主治】

1)《志要》、《辞典》(块茎)：治跌打损伤、瘀血肿痛、风寒性关节痛、痰嗽积滞、疟疾、闭经、痈肿、疔毒、烫烧伤、痰湿积滞、久咳久喘。

2)《彝医药学》：用于老人发热。

3)《滇药志・一》《滇省志》：用于痰嗽积滞、疟疾、闭经、痈肿、疔疮、丹毒、水火烫伤。

4)《滇省志》：化痰散结、消肿散瘀。用于跌打损伤、烧烫伤。

5)《滇药志・一》《哀牢本草》：散瘀消肿、化痰散积。用于跌打损伤、瘀血肿痛、痰湿积滞、久咳久喘。

6)《彝医药学》：用于消化不良、手脚长疣、大痈未溃。

【用法用量】10～15g，水煎服。外用：适量。

【文献来源】*Amorphophallus konjac* K. Koch 彝医药学：710. 1993. ——*Amorphophallus rivieri* Durieu 志要：36. 2005. 滇药志・一：409. 2008. 滇省志：935. 1995. 哀牢本草：120. 1991. 彝医药学：503. 1993. 辞典：47. 2016.

1407　一把伞南星

【药材名】天南星、一把伞南星。

【彝文音译】拉蛇渣、布什都扎。

【来源】天南星科植物一把伞南星 *Arisaema erubescens* (Wall.) Schott，以块茎入药。

【采集加工】秋季茎叶枯黄后采收，刮净外皮晒干。

【功能主治】

1)《哀牢本草》：燥湿化痰、消肿散结、息风定惊、清热利湿、祛风止痒。用于湿热黄疸、皮肤过敏、奇痒难忍等。

2)《彝医药学》：用于阴疽、乳腺癌、小儿破伤风。

3)《志要》《辞典》：治风湿疼痛、毒蛇咬伤、心口痛（胃脏痛）、猪瘟初起。

4)《大理资志》《志要》《辞典》：用于胃痛、跌打损伤、蛇虫咬伤、疯犬咬伤。

5)《哀牢本草》《志要》《辞典》：用于中风痰壅、口眼㖞斜、半身不遂、癫痫惊风、风痰眩晕、喉痹痈肿、跌打损伤、蛇虫咬伤、产后血崩。

【用法用量】2～4g，水煎服。外用：捣烂敷；或研末撒敷。

【文献来源】*Arisaema consanguineum* Schott 哀牢本草：38. 1991. 彝医药学：470. 1993. 辞典：76. 2016. ——*Arisaema erubescens* (Wall.) Schott 志要：59. 2005. 辞典：76. 2016. 大理资志：134. 1991.

1408　高原南星

【药材名】山半夏、高原南星。

【彝文音译】告毕。

【来源】天南星科植物高原南星 *Arisaema intermedium* Bl.，以块茎入药。

【采集加工】夏、秋季采挖，洗净，晒干。

【功能主治】

1）《中国彝药》《彝医药・下》：攻毒散结、祛风活血、消肿生肌。

2）《辞典》《中国彝药》《彝医药・下》：治阴疽、乳腺癌、顽癣、痈疽化脓不出头、风疹、癫痫、耳鸣、刀枪伤、骨折。

【用法用量】5～10g，水煎服。外用：鲜品适量，捣烂敷；干品研粉，香油或蛋清调敷。

【文献来源】*Arisaema intermedium* Bl. 彝医药・下：303. 2007. 辞典：77. 2016. 中国彝药：329. 2004.

1409　岩生南星

【药材名】岩生南星。

【彝文音译】布什都扎。

【来源】天南星科植物岩生南星 *Arisaema saxatile* Buchet，以块茎入药。

【采集加工】秋、冬季采收，除去残茎，须根及外皮晒干，或晒至半干时，用硫黄熏一次，则色白，易干，亦有用明矾水浸泡，待色白后去皮晒干，此法外皮易于脱落。

【功能主治】

1）《彝植物药》：用于驱虫、蚊虫叮咬、食积不化、心口痛、毒蛇咬伤、猪瘟初起。

2）《志要》《辞典》：治骨折损伤、风湿疼痛、毒蛇咬伤、心口痛（胃麻痛）、猪瘟初起。

【用法用量】2.8～4.5g，水煎服；或入丸、散剂。外用：研末撒或调敷。

【文献来源】*Arisaema saxatile* Buchet 彝植物药：162. 1990. 辞典：77. 2016. 志要：60. 2005.

1410　山珠南星

【药材名】半夏、山珠半夏、山珠南星。

【彝文音译】字、哟拇卡李、得勒弱、约木卡立、约五阿乃、yomukali。

【来源】天南星科植物山珠南星 *Arisaema yunnanense* Buchet，以块茎入药。

【采集加工】夏、秋、冬季采收，洗净刮皮晒干。

【功能主治】

1）《滇药志・一》《哀牢本草》：健脾和胃、滋肾养肝。

2）《滇药志・一》《哀牢本草》《志要》《辞典》：用于肾虚耳鸣、脾胃不和、胸膈胀满、咳喘呕吐、中风痰厥、血虚风痒。

3）《大理资志》：解毒消炎，用于风湿痈痛、骨折。

4）《志要》《辞典》《彝药续集》《民药志・四》：用于跌打损伤、外伤出血、蛇虫咬伤、肿毒、痔疮、咳痰。

5）《民药志・四》：活血散瘀、消肿止痛、止血、拔毒、祛风、收敛、止咳化痰。用于咳嗽痰喘。

【用法用量】5～15g，水煎服。外用：适量。

【文献来源】*Arisaema yunnanense* Buchet 哀牢本草：53. 1991. 滇药志・一：25. 2008. 辞典：

77. 2016. 志要：60. 2005. 大理资志：135. 1991. 彝药续集：166. 1992. 民药志·四：44. 2007.

1411　芋

【药材名】毛芋头叶、水芋。
【彝文音译】兰玛。
【来源】天南星科植物芋 *Colocasia esculenta* (L.) Schott，以叶脉入药。
【采集加工】夏、秋季取叶脉鲜用。
【功能主治】
1）《彝医药学》：用于醉酒不省人事。
2）《滇药志·五》：用于蕈中毒、醒酒。
【用法用量】15g，开水冲饮。
【文献来源】*Colocasia esculenta* (L.) Schott 彝医药学：695. 1993. 滇药志·五：90. 2012.

1412　大野芋

【药材名】大野芋。
【彝文音译】脉络。
【来源】天南星科植物大野芋 *Colocasia gigantea* (Bl.) Hook. f.，以块茎入药。
【采集加工】秋季采收，洗净切碎鲜用。
【功能主治】《辞典》：治小儿高热不退、神志不清、抽搐痉挛。
【用法用量】外用：捣敷或磨汁涂。
【文献来源】*Colocasia gigantea* (Bl.) Hook. f. 辞典：220. 2016.

1413　芋属

【药材名】黑麻芋头叶脉。
【来源】天南星科植物芋属 *Colocasia* spp.，以叶脉入药。
【采集加工】春、夏季采集，鲜用或晒干。
【功能主治】《哀牢本草》：解热镇惊。用于小儿高热不退、神志不清、抽搐痉挛。
【用法用量】5～10g，泡水饮服。
【文献来源】*Colocasia* spp. 哀牢本草：112. 1991.

1414　麒麟叶

【药材名】过山龙、麒麟叶。
【来源】天南星科植物麒麟叶 *Epipremnum pinnatum* (L.) Engl.，以茎枝入药。
【采集加工】夏、秋季采割，切段晒干。
【功能主治】
1）《哀牢本草》：活血散瘀、清热解毒。
2）《志要》《辞典》《哀牢本草》：用于骨折、刀伤、跌打损伤、腰背强直、四肢酸痛、乳痈疔肿、阴囊肿痛、鼻衄、目赤肿痛。
【用法用量】10～15g，水煎服；或炖肉吃。外用：捣烂敷。
【文献来源】*Epipremnum pinnatum* (L.) Engl. 哀牢本草：54. 1991. 辞典：321. 2016. 志要：252. 2005.

1415 浮萍

【药材名】浮萍。

【彝文音译】衣维。

【来源】天南星科植物浮萍 *Lemna minor* L.，以全草入药。

【采集加工】四季可采，洗净，鲜用或晒干。

【功能主治】

1)《彝州本草》《辞典》《安徽农学通报》：治皮肤瘙痒、风热瘾疹、水肿、疮癣、烧烫伤。

2)《彝州本草》：用于身上虚痒、小便不通、膀胱胀痛、鼻衄、胬肉攀睛、汗斑癜风。

3)《彝州本草》《辞典》：治斑疹不透、时行热病、癃闭、丹毒、疥癞。

【用法用量】10～20g，水煎服；或煅灰存性入散剂。外用：煅灰存性调敷；或煎水洗。

【文献来源】*Lemna minor* L. 安徽农学通报. 26（16）：45-49. 2020. 彝州本草：156. 1998. 辞典：474. 2016.

1416 滴水珠

【药材名】滴水珠、石半夏、岩芋。

【彝文音译】被嘎、放比告。

【来源】天南星科植物滴水珠 *Pinellia cordata* N. E. Br.，以块茎入药。

【采集加工】夏、秋季采挖，鲜用或切片，晒干备用。

【功能主治】

1)《彝州本草》：用于刀枪伤、毒蛇咬伤、胃痛、腰痛、乳痈、跌打损伤、肿毒。用于颈淋巴结结核、乳腺炎、深部脓肿、挫伤，抗过敏。

2)《中国彝药》《彝医药·下》：活血止痛、消肿、解毒。用于跌打损伤、红肿疼痛。

3)《中国彝医》《辞典》《志要》：治刀枪伤、骨折。

4)《中国彝医》《彝药志》：解毒、散结、止痛消肿。

5)《辞典》《中国彝医》《彝药志》：用于毒蛇咬伤、胃痛、腰痛；外用于痈疮肿毒、跌打损伤。

6)《中国彝药》《彝医药·下》《辞典》：治骨折、刀枪伤、疼痛出血、疔疮。

7)《彝医药学》：治疗疮。

【用法用量】2.5～5g，水煎服。外用：捣烂敷。

【文献来源】*Pinellia cordata* N. E. Br. 彝州本草：134. 1998. 彝医药·下：488. 2007. 志要：462. 2005. 中国彝医：45. 1994. 中国彝药：544. 2004. 彝药志：112. 1983. 辞典：620. 2016. 彝医药学：479. 1993.

1417 半夏

【药材名】半夏。

【彝文音译】然没和。

【来源】天南星科植物半夏 *Pinellia ternata* (Thunb.) Breit.，以块茎入药。

【采集加工】当年或第二年叶茎枯干时采挖，剥去外皮，洗净，晒干。

【功能主治】《滇药志·四》《彝医药学》：用于阴疽、乳腺癌、顽癣、癫痫、枪伤、痈疽化脓不出头、风疹、耳鸣。

【用法用量】3～9g，水煎服；或入丸、散剂。外用：适量，研末，水调敷；或用酒、醋调敷。

【文献来源】*Pinellia ternata* (Thunb.) Breit. 彝医药学：532. 1993. 滇药志·四：179. 2009.

1418　爬树龙

【药材名】青竹标、爬树龙。

【彝文音译】锡达鲁。

【来源】天南星科植物爬树龙 *Rhaphidophora decursiva* (Roxb.) Schott，以全草、根、茎入药。

【采集加工】全年可采，洗净，鲜用或晒干。

【功能主治】

1)《滇省标·六》：润肺止咳、散瘀止痛。用于肺燥咳嗽、百日咳、咽痛、风湿痹痛、手足麻木、跌打损伤、骨折。

2)《中国彝药》《彝医药·下》：活血舒筋、顺气止痛、祛风除湿。用于疝气痛。

3)《中国彝药》、《彝医药·下》、《辞典》(根、茎)：治支气管炎、腹痛、骨折、风湿麻木。

【用法用量】15～20g，水煎服，或泡酒服。外用：鲜品适量，捣烂敷。

【文献来源】*Rhaphidophora decursiva* (Roxb.) Schott　滇省标·六：65. 2010. 彝医药·下：473. 2007. 辞典：696. 2016. 中国彝药：524. 2004.

1419　毛过山龙

【药材名】毛过山龙。

【彝文音译】龙咀、大百步还阳。

【来源】天南星科植物毛过山龙 *Rhaphidophora hookeri* Schott，以藤茎入药。

【采集加工】全年可采，洗净，鲜用或晒干。

【功能主治】《辞典》：治骨折。

【用法用量】3～9g，入丸、散剂。外用：适量，捣烂敷。

【文献来源】*Rhaphidophora hookeri* Schott　辞典：696. 2016.

1420　大叶南苏

【药材名】青竹标。

【来源】天南星科植物大叶南苏 *Rhaphidophora peepla* (Roxb.) Schott，以茎入药。

【采集加工】夏、秋季采收，切段，鲜用或晒干。

【功能主治】《哀牢本草》：活血化瘀、续接筋骨。用于四肢骨折、瘀血肿痛。

【用法用量】适量，捣烂敷。

【文献来源】*Rhaphidophora peepla* (Roxb.) Schott　哀牢本草：70. 1991.

1421　高原犁头尖

【药材名】高山犁头尖。

【来源】天南星科植物高原犁头尖 *Sauromatum diversifolium* (Wall. ex Schott) Cusimano & Hett.，以块根入药。

【采集加工】夏季采收，洗净，鲜用或晒干。

【功能主治】《滇药录》：散瘀止痛、消肿。用于跌打损伤、腹痛、骨折。

【用法用量】1～2g，研末，兑开水服；或泡酒服，若中毒，可用生姜解。

【文献来源】*Typhonium alpinum* C. Y. Wu ex H. Li，Y. Shiao & S. L. Tseng　滇药录：340. 1983.

1422 紫萍

【药材名】大浮萍。

【来源】天南星科植物紫萍 *Spirodela polyrhiza* (L.) Schleid.，以全草入药。

【采集加工】夏、秋季采收，洗净，除去杂质，晒干。

【功能主治】《哀牢本草》：透疹、祛风、行水、清热、解毒。用于疹发不透、风疹瘙痒、水肿癃闭、水火烫伤、疥癣疮毒、子宫脱垂。

【用法用量】5～10g，水煎服。外用：绞汁搽；或干品研末调敷；或撒敷。

【文献来源】*Spirodela polyrhiza* Schleid. 哀牢本草：25. 1991.

1423 犁头尖

【药材名】百步还阳。

【彝文音译】嘿脚布。

【来源】天南星科植物犁头尖 *Typhonium blumei* Nicolson & Sivadasan Blumea，以块茎入药。

【采集加工】夏季采集，洗净，鲜用或晒干。

【功能主治】《彝药本草》：用于跌打瘀血、关节扭伤、麻醉镇痛。

【用法用量】2～3g，研末，泡酒外搽。

【文献来源】*Typhonium divaricatum* (L.) Decne. 彝药本草：5. 2018.

香 蒲 科

1424 黑三棱

【药材名】三棱子草、鹿子草。

【彝文音译】格多诺起、蚩什把。

【来源】香蒲科植物黑三棱 *Sparganium stoloniferum* (Graebn.) Buch. -Ham. ex Juz.，以全草入药。

【采集加工】全年可采，鲜用或晒干。

【功能主治】

1）《彝药志》：祛风通络。

2）《中国彝药》《彝医药・下》：活血祛风、强筋健骨、顺气通络、消积止痛。

3）《中国彝药》《彝医药・下》《彝药志》：用于风湿瘫痪、小儿高热后下肢瘫痪。

4）《中国彝医》：散寒除湿、温经通络、祛风。用于风湿性关节疼痛、关节肿胀、四肢麻木。

【用法用量】干品 5～10g，水煎服，鲜品 30～50g；或入丸、散剂。

【文献来源】*Sparganium stoloniferum* (Graebn.) Buch. -Ham. ex Juz. 彝药志：242. 1983. 彝医药・下：350. 2007. 中国彝药：378. 2004. 中国彝医：80. 1994.

1425 水烛

【药材名】水蜡烛花、蒲黄。

【来源】香蒲科植物水烛 *Typha angustifolia* L.，以花粉入药。

【采集加工】夏、秋季采花穗晒干，碾碎除杂质得纯花粉备用。

【功能主治】《彝医药学》：用于外伤出血。

【用法用量】适量，外敷。

【文献来源】*Typha angustifolia* L. 彝医药学：721，768. 1993.

石蒜科

1426　葱

【药材名】葱白、葱。

【彝文音译】冲白。

【来源】石蒜科植物葱 *Allium fistulosum* L.，以茎入药。

【采集加工】四季可采，洗净鲜用。

【功能主治】

1）《哀牢本草》：清热解毒、除湿利胆、消肿止血。

2）《滇药志·三》：用于癃闭、乳房肿痛、外感风寒、周身痛、黄疸型肝炎、疔疮、腹部生疮疖、乳腺炎、鼻衄、膀胱炎、风邪染疾、不省人事。

3）《志要》《辞典》《哀牢本草》《滇药志·三》：用于肝胆湿热、全身黄染、风寒头重、气寒腹痛、疮疡肿毒、骨折瘀血、鼻衄、梅毒、淋证。

【用法用量】10～15g，水煎服。

【文献来源】*Allium fistulosum* L. 哀牢本草：109. 1991. 滇药志·三：355. 2010. 辞典：36. 2016. 志要：27. 2005.

1427　宽叶韭

【药材名】宽叶韭、木里韭。

【彝文音译】罗窝莫。

【来源】石蒜科植物宽叶韭 *Allium hookeri* Thwaites，以全草入药。

【采集加工】夏、秋季采收，洗净，切段晒干。

【功能主治】《志要》《辞典》：用于蛔虫病、腹痛、百日咳、感冒、跌打损伤、刀枪伤、痔疮、尿闭。

【用法用量】9～15g，水煎服。外用：适量。

【文献来源】*Allium hookeri* Thwaites 辞典：36. 2016. 志要：28. 2005.

1428　薤白

【药材名】山韭菜。

【来源】石蒜科植物薤白 *Allium macrostemon* Bge.，以叶入药。

【采集加工】夏、秋季采收，洗净，鲜用。

【功能主治】《彝验方》：用于阴囊湿疹、湿疹动期、肌肤猩红者。

【用法用量】外用：适量，搓揉绞汁。

【文献来源】*Allium macrostemon* Bge. 彝验方：213. 2007.

1429　蒜

【药材名】大蒜、蒜。

【彝文音译】呷丝、栽、松莫。

【来源】石蒜科植物蒜 *Allium sativum* L.，以全草、须根、鳞茎入药。

【采集加工】在蒜薹采收后20～30天即可采挖鳞茎。采收后，除去残茎及泥土，置通风处晾至外皮干燥。

【功能主治】

1）《哀牢本草》：导滞暖脾、化积消食、解毒止痢。用于饮食积滞、脘腹冷痛、水肿胀满、泄泻痢疾、痈疽疔疮、癞痢癣疥。

2）《中国彝药》《彝植物药》：治咳喘、生疮、腹泻、冻疮，预防疟疾，预防牛羊瘟毒。

3）《滇省志》：用于胃肠型感冒。

4）《志要》：避时疫、解瘟毒、止泻痢、止咳喘。用于脑炎、咳喘、疮肿、腹泻、肺病、冻疮，预防流行性脑脊髓膜炎、流感、疟疾、牛羊瘟毒等。

5）《中国彝药》：解毒、杀虫止泻、温肺散寒。

6）《滇药志・四》：解毒、杀虫止泻、温肺散寒、化积消食。用于痰湿阻滞、胸胁胀满、皮肤过敏、奇痒难受。

【用法用量】10～15g，水煎服。外用：捣烂敷。

【文献来源】*Allium sativum* L. 哀牢本草：26. 1991. 彝植物药：166，167. 1990. 滇省志：942. 1995. 志要：28. 2005. 中国彝药：274. 2004. 滇药志・四：58. 2009.

1430 石蒜

【药材名】石蒜、老鸦蒜。

【彝文音译】阿精栽。

【来源】石蒜科植物石蒜 *Lycoris radiata* (L'Her.) Herb.，以鳞茎入药。

【采集加工】秋季采收，洗净，切片，晒干。

【功能主治】

1）《辞典》：治阳盛阴虚、夜间病情加剧、食物或药物中毒、肺痨、消瘦、咳嗽、疮疖、烧烫伤。

2）《滇省标・六》：祛痰催吐、解毒消肿、活血散结、杀虫。用于食物中毒、咽喉肿痛、痰涎壅塞、痰咳、瘰疬、痈疽肿毒。

3）《中国彝药》《滇药志・四》：解毒散结、祛痰催吐。治痨止嗽、利水消肿。用于食物或农药中毒、疮疖、烧烫伤。

4）《中国彝药》《滇药志・四》《彝医药学》：用于肺痨、消瘦、咳嗽、中毒、阴盛阳虚。

【用法用量】1.5～3g，水煎服；或绞汁。外用：鲜品适量，捣烂敷；或绞汁涂搽；或煎水熏洗。

【文献来源】*Lycoris radiata* (L'Her.) Herb. 辞典：505. 2016. 滇省标・六：53. 2010. 中国彝药：290. 2004. 彝医药学：474. 1993. 滇药志・四：159. 2009.

鸢 尾 科

1431 射干

【药材名】射干、黄射干。

【彝文音译】椰舍士、木赫什儿、扁竹根、摸达景。

【来源】鸢尾科植物射干 *Belamcanda chinensis* (L.) Redouté，以根茎、茎入药。

【采集加工】春、秋季采收，洗净，晒干。

【功能主治】

1）《中国彝医》：用于降火解毒、散血消痰、肺热咳嗽、行气化滞、止痛清热。

2）《彝药本草》：清热解毒、止咳定喘。用于慢性肝炎、胆囊炎、咽喉炎、疮疡肿毒。

3）《志要》、《中国彝医》、《彝植物药》、《辞典》（根茎）：用于胃病、肺热咳痰（相当于肺炎）。

4）《中国彝药》：清热解毒、顺气化滞、祛痰利咽、清肺热、止咳化痰、止痛。用于胃痛、肺热咳嗽、行气化滞。

5）《中国彝药》、《辞典》（根茎）：用于咽喉痛、痄腮。

【用法用量】10～20g，水煎服。外用：适量，研粉吹喉或调敷。

【文献来源】*Belamcanda chinensis* (L.) DC. 中国彝医：56. 1994. 彝药本草：113. 2018. 彝植物药：171. 1990. 志要：88. 2005. 中国彝药：279. 2004. 辞典：109. 2016.

1432　雄黄兰

【药材名】扭子七。

【来源】鸢尾科植物雄黄兰 *Crocosmia* × *crocosmiiflora* (Lem.) N. E. Br.，以球茎入药。

【采集加工】地上部分枯萎后，或早春萌芽前挖取球茎，洗净，鲜用或晒干。

【功能主治】《彝医药学》：治跌打内外伤。

【用法用量】适量，泡酒服。

【文献来源】*Tritonia* × *crocosmiiflora* Lemoine 彝医药学：579. 1993.

1433　尼泊尔鸢尾

【药材名】尼泊尔鸢尾。

【彝文音译】果波俄。

【来源】鸢尾科植物尼泊尔鸢尾 *Iris decora* Wall.，以全草入药。

【采集加工】夏、秋季采收，晒干。

【功能主治】

1）《彝药续集》《志要》《辞典》：治小儿伤食、小儿消瘦、腰痛、咯血、尾椎骨痛。

2）《彝药续集》：用于消化不良、咳而有血。

【用法用量】适量，水煎服；或泡酒服。

【文献来源】*Iris decora* Wall. 辞典：447. 2016. 志要：348. 2005. 彝药续集：188. 1992. ——*Iris nepalensis* D. Don 辞典：447. 2016.

1434　蝴蝶花

【药材名】蝴蝶花。

【彝文音译】补鲁唯、火赫。

【来源】鸢尾科植物蝴蝶花 *Iris japonica* Thunb.，以根茎入药。

【采集加工】夏、秋季采收，除去杂质，洗净鲜用或晒干。

【功能主治】

1）《彝医药·下》《中国彝药》：清热解毒、消食顺气、活血止痛。用于肝病。

2）《辞典》：治喉蛾（急性扁桃体炎）、肺痨咯血、跌打损伤。

3）《彝植物药》《中国彝医》《辞典》《彝医药·下》《中国彝药》《志要》：治腹中包块、咽喉肿痛、蛇虫咬伤、伤食。

4）《中国彝医》：软坚化结、行气活血、破瘀通络、消食化积。

【用法用量】10～15g，水煎服；或泡酒服。外用：鲜品适量，捣烂敷。

【文献来源】*Iris japonica* Thunb. 彝医药·下：396. 2007. 辞典：448. 2016. 志要：349. 2005. 中国彝医：69. 1994. 中国彝药：431. 2004. 彝植物药：172. 1990.

1435　鸢尾

【药材名】鸢尾、鸢尾根皮。
【彝文音译】坡茄、歹汪唯。
【来源】鸢尾科植物鸢尾 *Iris tectorum* Maxim.，以全草、根茎、叶入药。
【采集加工】夏、秋季采收，洗净切碎鲜用。
【功能主治】
1）《志要》、《辞典》（根茎或叶）、《彝植物药》：治肝痛、风湿痛、外伤出血、草药中毒、尿痛。
2）《彝验方》：用于脚气。
3）《滇药志・二》《中国彝药》《彝医药・下》：祛风除湿、止痛止痒、清热解毒。
4）《辞典》（全草）、《中国彝药》、《彝医药・下》：用于风湿、小儿疳积、皮肤瘙痒。
【用法用量】6～15g，水煎服；或绞汁；或研末。外用：鲜品适量，捣烂敷；或煎水洗。
【文献来源】*Iris tectorum* Maxim. 彝植物药：173. 1990. 彝验方：163. 2007. 滇药志・二：210. 2009. 彝医药・下：449. 2007. 辞典：449. 2016. 志要：350. 2005. 中国彝药：494. 2004.

1436　黄花鸢尾

【药材名】黄花鸢尾。
【彝文音译】赫什。
【来源】鸢尾科植物黄花鸢尾 *Iris wilsonii* C. H. Wright，以根茎入药。
【采集加工】夏、秋季采收，除去茎叶及须根，洗净切段晒干。
【功能主治】
1）《志要》《辞典》：治上腹部气痛、腹胀痛、咽喉肿痛、毒蛇咬伤。
2）《彝药续集》：治胃痛、心痛、毒蛇咬伤、咽喉肿痛、腹胀、气滞。
【用法用量】适量，水煎服；或研末，兑水吃。外用：捣烂敷。
【文献来源】*Iris wilsonii* C. H. Wright 辞典：450. 2016. 志要：350. 2005. 彝药续集：187. 1992.

百　部　科

1437　百部

【药材名】百部。
【来源】百部科植物百部 *Stemona japonica* (Bl.) Miq，以块根入药。
【采集加工】春、秋季采收，除去须根，洗净，置沸水中略烫或蒸至无白心，取出，晒干。
【功能主治】《彝医药学》：治绣球风、感冒咳嗽、鼻塞流涕、恶寒发热。
【用法用量】3～10g，水煎服。外用：适量，煎水洗；或研末撒敷；或泡酒涂搽。
【文献来源】*Stemona japonica* (Bl.) Miq 彝医药学：493. 1993.

薯　蓣　科

1438　黄独

【药材名】黄药子、蓑衣包、黄独。
【彝文音译】赊齐猛。
【来源】薯蓣科植物黄独 *Dioscorea bulbifera* L.，以根茎入药。

【采集加工】夏、秋季采收，洗净，切片，晒干。

【功能主治】

1）《彝验方》：用于扁桃体炎。

2）《彝医药学》：用于腹泻带血、癫痫。

3）《辞典》《中国彝药》：治诸疮、疮毒肿痛、吐血、衄血、瘿气、腹泻带血。

4）《中国彝药》：解毒、凉血、清热、消瘿。

【用法用量】10～20g，水煎服。外用：适量，磨醋汁外搽；或鲜品捣敷。

【文献来源】*Dioscorea bulbifera* L. 彝验方：124. 2007. 彝医药学：468，568. 1993. 辞典：284. 2016. 中国彝药：316. 2004.

1439 叉蕊薯蓣

【药材名】九子不离母。

【彝文音译】野宫呆。

【来源】薯蓣科植物叉蕊薯蓣 *Dioscorea collettii* Hook. f.，以根茎入药。

【采集加工】春、秋季采挖，除去须根，洗净，切片，晒干。

【功能主治】《滇省志》：祛风除湿、止痒、止痛。用于风湿性关节炎、过敏性皮炎、坐骨神经痛、跌打损伤。

【用法用量】50g，泡白酒 500 ml，1 周后服用，每次 10～15 ml，每日服 2 次。外用：适量，捣烂敷。

【文献来源】*Dioscorea collettii* Hook. f. 滇省志：4. 1995.

1440 粉背薯蓣

【药材名】萆薢、粉背薯蓣。

【来源】薯蓣科植物粉背薯蓣 *Dioscorea collettii* var. *hypoglauca* (Palibin) C. T. Ting et al.，以根茎入药。

【采集加工】春、秋季采挖，除去须根，洗净，切片，晒干。

【功能主治】《哀牢本草》《辞典》：用于气血两虚、形体羸弱。

【用法用量】10～15g，加适量白酒，水煎服。

【文献来源】*Dioscorea hypoglauca* Palibin 哀牢本草：97. 1991. 辞典：286. 2016.

1441 黏山药

【药材名】粘山药。

【来源】薯蓣科植物黏山药 *Dioscorea hemsleyi* Prain et Burkill，以根茎入药。

【采集加工】秋、冬季采收，洗净，晒干。

【功能主治】《元彝药》：用于皮肤皲裂、疔疮痈肿、跌打损伤。

【用法用量】外用：鲜品适量，捣烂敷。

【文献来源】*Dioscorea hemsleyi* Prain et Burkill 元彝药：74. 1994.

1442 白薯莨

【药材名】地遍。

【来源】薯蓣科植物白薯莨 *Dioscorea hispida* Dennst.，以根茎入药。

【采集加工】全年可采，洗净，切片，晒干。

【功能主治】《彝验方》：用于手掌脱皮、手掌面伴发红肿。

【用法用量】外用：煎水洗。

【文献来源】*Dioscorea hispida* Dennst. 彝验方：195. 2007.

1443 黄山药

【药材名】黄山药、黄姜草。

【来源】薯蓣科植物黄山药 *Dioscorea panthaica* Prain et Burkill，以根茎、叶入药。

【采集加工】秋、冬季采集，鲜用或晒干。

【功能主治】

1）《彝验方》：用于臁疮腿。

2）《彝医药学》：治白皮癣（白癣）。

3）《辞典》、《志要》、《哀牢本草》（根茎）：治下肢溃疡、窦道瘘管。

【用法用量】适量，榨取汁液。外用：涂布创面，1 日 2 次。

【文献来源】*Dioscorea panthaica* Prain et Burkill 彝验方：152. 2007. 彝医药学：650. 1993. 辞典：286. 2016. 哀牢本草：98. 1991. 志要：225. 2005.

1444 薯蓣

【药材名】泥山药花、山药、山药花、薯蓣。

【来源】薯蓣科植物薯蓣 *Dioscorea polystachya* Turczaninow，以根茎、花入药。

【采集加工】夏、秋季采收，晒干。

【功能主治】

1）《彝医药学》：用于肾亏早泄、臌胀、小儿寒泻、产后腹胀、产后泄泻痢疾、烂头疮、关节痛、胃脘部疼痛、手脚骨折、便秘、腹泻、不孕症、骨髓炎。

2）《哀牢本草》：清热解毒、去腐生新。用于骨髓炎。

3）《志要》《辞典》：治骨髓炎。

【用法用量】适量，水煎服。外用：适量，捣烂敷。

【文献来源】*Dioscorea opposita* Thunb. 彝医药学：524，718. 1993. 哀牢本草：28. 1991. 辞典：286. 2016. 志要：225. 2005.

棕 榈 科

1445 槟榔

【药材名】槟榔、槟榔花。

【彝文音译】仁频、宾门。

【来源】棕榈科植物槟榔 *Areca catechu* L.，以果实、种子入药。

【采集加工】春末至秋初采收，用水煮后，晒干。

【功能主治】

1）《彝医药学》：用于赤白痢疾、消化不良、绣球风、胃寒、小儿腹胀、腹痛、小儿高热抽搐、腹胀腹泻、急性肝炎、小儿风邪染疾。

2）《滇药志 · 一》《哀牢本草》《志要》《辞典》：消食化滞、行气宽中、止泻止痢。用于食积不化、胃脘胀痛、泄泻赤痢、直肠下血、肠虫积聚。

3）《彝验方》：用于口臭。

【用法用量】3～5g，水煎服。

【文献来源】*Areca catechu* L. 彝医药学：762. 1993. 哀牢本草：114. 1991. 彝验方：119. 2007. 滇药志·一：378. 2008. 辞典：73. 2016. 志要：57. 2005.

1446 双籽棕

【药材名】双籽棕。

【彝文音译】祖不嘎。

【来源】棕榈科植物双籽棕 *Arenga caudata* (Lour.) H. E. Moore，以根入药。

【采集加工】全年可采，洗净，鲜用或晒干。

【功能主治】《志要》《滇药录》：用于止咳、止血、跌打损伤、劳伤。

【用法用量】60g，水煎服。外用：适量。

【文献来源】*Didymosperma caudatum* (Lour.) Wendl. et Drude. 滇药录：102. 1983. 志要：223. 2005.

1447 大喙省藤

【药材名】大喙省藤、大喙省藤果。

【来源】棕榈科植物大喙省藤 *Calamus macrorrhynchus* Burret，以块根、果实入药。

【采集加工】适时采集各部位，鲜用或晒干。

【功能主治】

1）《彝验方》：用于胃炎、阴唇脓肿。

2）《元彝药》：用于胃溃疡、疮疡肿毒。

【用法用量】10g，水煎服。

【文献来源】*Calamus macrorrhynchus* Burret 彝验方：40，251. 2007. 元彝药：8. 1994.

1448 麒麟血竭

【药材名】血竭花。

【来源】棕榈科植物麒麟血竭 *Daemonorops draco* (Willd.) Bl.，以树脂入药。

【采集加工】采取果实，置蒸笼内蒸煮，使树脂渗出；或取果实捣烂，置布袋内，榨取树脂，然后煎熬成糖浆状，冷却凝固成块状。亦有将树干砍破或钻以若干小孔，使树脂自然渗出，凝固而成。

【功能主治】《彝医药学》：用于骨结核、跌打损伤。

【用法用量】1～1.5g，研末服；或入丸剂。外用：适量，研末调敷；或入膏药敷。

【文献来源】*Daemororops draco* Blume 彝医药学：713. 1993.

1449 棕榈

【药材名】棕榈、棕榈花、棕榈子、棕树、棕树根、棕树子、瓦氏棕榈。

【彝文音译】基滋、矢车、杰则、意扯、腮猛。

【来源】棕榈科植物棕榈 *Trachycarpus fortunei* (Hook.) H. Wendl.，以全株、根、茎、叶鞘纤维、花、果实、心材、皮、根皮、树脂入药。

【采集加工】除果实秋季采收外，其余全年可收，洗净，晒干备用。

【功能主治】

1）《大理资志》：用于血瘀、肝热咳嗽、尿道炎、膀胱炎、跌打损伤。

2）《彝医药学》：用于烧烫伤。

3）《滇省志》：用于不孕症。

4）《彝植物药》：用于产后胎盘不下、产后死血不净、心慌、全身风丹、便血吐血、外伤出血、痛经。

5）《滇药志・三》：用于不孕症、月经不止、腹痛、中风、烧伤、男性尿路感染所致癃闭、腰背扭伤。

6）《辞典》：根：治心慌、多育、产后胎盘不下、产后死血不净。果实：治头痛、胃脘痛、骨节内咬痛、耳朵附近出现疤结、吐血、便血、胃痛、颈部结包、不孕、心慌。皮：治全身风丹。

7）《志要》《辞典》：果实、心材、皮、根：用于瘰疬、多育、难产、心疾、风丹、便血、吐血、外伤出血、痛经。根、茎：主治血瘀、肝热咳嗽、尿道炎、膀胱炎、尿血、跌打损伤。叶鞘纤维：治鼻衄、胃肠出血。茎心：治肺肾气虚咳嗽、子宫脱垂、崩漏。叶、果实：治高血压、衄血、胃肠出血。花：治跌打损伤、腰背扭伤、肠风泄痢、瘰疬崩漏。

8）《彝医药学》：用于不孕症、月经不止、中风、腹痛、胃痛、关节痛、头痛、颈部结包。

9）《哀牢本草》：活血化瘀、祛风止痛。用于跌打损伤、腰背扭伤、肠风泻痢、瘰疬崩漏。根：用于妇女久婚不孕。树脂：利水消肿。

10）《彝医药史》：果实：用于心口疼、骨节疼、头痛、颈淋巴结结核。根、果实：用于血崩不止、男子五淋便浊、大肠下血、筋骨疼痛、半身不遂。

11）《彝医药・下》《中国彝药》：止血、养胃、补肾。用于吐血、便血、胃痛、头痛、颈部结包、不孕症、心慌。

【用法用量】10～20g，水煎服；或炖肉吃，20～30g。外用：适量。

【文献来源】*Trachycarpus fortunei* (Hook.) H. Wendl. 大理资志：132. 1991. 彝医药学：475，705，724. 1993. 滇省志：954. 1995. 彝植物药：158. 1990. 滇药志・三：350. 2010. 辞典：831. 2016. 志要：615. 2005. ——*Trachycarpus wagnerianus* Becc. 哀牢本草：109. 1991. 彝医药史：160. 1990. 彝医药・下：569. 2007. 中国彝药：636. 2004.

1450 龙棕

【药材名】龙棕。

【彝文音译】鲁腮。

【来源】棕榈科植物龙棕 *Trachycarpus nanus* Becc.，以根及根茎入药。

【采集加工】全年可采，除去皮部，洗净，切片，晒干。

【功能主治】

1）《中国彝药》《彝医药・下》：凉血止血、收涩固脱。

2）《辞典》《中国彝药》《彝医药・下》：治月经过多、崩漏、子宫下垂、肺结核咯血。

【用法用量】30～60g，水煎服。

【文献来源】*Trachycarpus nanus* Becc. 彝医药・下：573. 2007. 辞典：832. 2016. 中国彝药：641. 2004.

仙 茅 科

1451 仙茅

【药材名】白仙茅、仙茅。

【彝文音译】一马丝豆的、一马称豆的。

【来源】仙茅科植物仙茅 *Curculigo orchioides* Gaertn.，以根茎入药。

【采集加工】秋季采收，洗净，晒干备用。

【功能主治】

1）《中药材》：益肾壮阳，镇静补虚。

2）《辞典》《滇药录》《滇药志·三》：用于脾肾阳虚、遗精阳痿、中气不足。

3）《滇药志·三》：用于慢性肾炎、风湿性关节炎、痈疮肿毒。

4）《滇省志》：补肾壮阳、祛风散寒。用于肾虚、阳痿、遗精、遗尿、腰膝酸痛、胃腹冷痛、更年期高血压、跌打损伤。

5）《滇省志》《辞典》：治慢性肾炎、风湿性关节炎、痈疮肿毒。

【用法用量】3～9g，水煎服。

【文献来源】*Curculigo orchioides* Gaertn. 中药材. 12（8）：14-16. 1989. 滇药录：89. 1983. 滇药志·三：122. 2010. 滇省志：955. 1995. 辞典：249. 2016.

1452　小金梅草

【药材名】小金梅草、黄花地丁。

【彝文音译】阿的母嘎、啊的嘎质、啊的晦嘎。

【来源】仙茅科植物小金梅草 *Hypoxis aurea* Lour.，以全草、根茎入药。

【采集加工】秋季采收，切碎，晒干备用。

【功能主治】

1）《滇药志·五》、《滇药录》、《志要》（根茎）、《辞典》（根茎）：用于各种水肿、小儿腹泻、毒蛇咬伤、肺炎。

2）《滇药志·五》：温肾、壮阳、补气。用于肝炎、高热喘咳、肾虚腰痛、疝气痛、下半身水肿。

3）《滇省志》：用于高热喘咳、腰痛、下半身水肿。

4）《志要》《辞典》：全草：用于高热喘咳、腰痛、下半身水肿、小儿腹泻、肺炎、肾虚腰痛、阳痿遗精、疝气痛。

5）《滇药志·五》《滇药录》《中国彝医》：清热解毒、利水通淋。

6）《中国彝医》《彝药志》：温肾、壮阳、补气。用于肾虚腰痛、疝气痛、小儿腹泻、肺炎。

【用法用量】15～25g，水煎服。

【文献来源】*Hypoxis aurea* Lour. 滇药录：156. 1983. 滇药志·五：37. 2012. 滇省志：955. 1995. 辞典：434. 2016. 志要：339. 2005. 中国彝医：66. 1994. 彝药志：139. 1983.

兰　　科

1453　小白及

【药材名】小白及、小白芨、台湾白芨。

【彝文音译】耶若资然若、阿图罗波、聂苏诺期、日补麻麻、阿图西西、阿巴黑儿、宾约、字优、阿巴黑儿。

【来源】兰科植物小白及 *Bletilla formosana* (Hayata) Schltr.，以块茎入药。

【采集加工】夏、秋季采挖，除去须根，洗净，置沸水中煮或蒸至无白心，晒至半干，除去外皮，晒干。

【功能主治】

1）《辞典》《志要》：用于骨折、冻伤、烧烫伤、跌打损伤、出血，治肺、胆、胃疾病，咳嗽，小儿尿床，肺痨咯血。

2）《滇药志·五》《哀牢本草》：清热、养阴、化痰、生新。用于肺痨咯血、跌打损伤。

3）《滇省志》《滇药志·五》：用于骨折。

4）《彝植物药》《辞典》：用于手脚冻伤裂口、咳嗽、“此莫拉”（肺病）、“吉拉”（胆部炎症）、“海拉”（胃病）、小儿尿床、烫烧伤、外伤、跌打损伤。

【用法用量】10～15g，水煎服。外用：适量。

【文献来源】*Bletilla formosana* (Hayata) Schltr. 辞典：119. 2016. 哀牢本草：30. 1991. 滇省志：957. 1995. 滇药志·五：30. 2012. 志要：97. 2005. ——*Bletilla yunnanensis* schltr. 彝植物药：180. 1990. 辞典：119. 2016.

1454　白及

【药材名】白芨、大白芨、白及、小白及。

【彝文音译】耶若资然若、边优、并猛、他尼莫白里、聂苏诺期、阿图罗波。

【来源】兰科植物白及 *Bletilla striata* (Thunb. ex Murray) Rchb. f.，以块茎入药。

【采集加工】夏、秋季采挖，除去须根，洗净，置沸水中煮或蒸至无白心，晒至半干，除去外皮，晒干。

【功能主治】

1）《彝医药学》：用于阴疽、乳腺癌、枪伤、骨折、肺虚咳嗽、黄水疮、肺肝疼痛、肺炎。

2）《中国彝医》：收敛止血、消肿、排脓生肌。用于咳嗽、小儿尿床、外伤出血。

3）《哀牢本草》：润肺止血、消肿生肌。用于肺痨咯血、金疮出血、烧烫伤、手脚皲裂。

4）《滇药志·一》：用于手脚骨折、肺虚咳嗽、阴疽、乳腺癌。

5）《中国彝药》《彝医药·下》：收敛止血、清火解毒、润肺止咳。用于手脚皲裂、烧烫伤、外伤、跌打出血、胆部炎症、小儿尿床、胃炎、胃溃疡、肺炎、肺结核。

6）《滇省志》：外用于手脚骨折。

7）《志要》《辞典》：用于肺痨咯血、金创出血、烧烫伤、手脚皲裂、手脚骨折、肺结核、百日咳、支气管扩张、硅肺、胃及十二指肠溃疡急性穿孔、结核性瘘管、外科创伤、肛裂。

8）《辞典》：治手脚骨折、冻伤、胆囊炎、咳嗽、小儿尿床、胃炎、胃溃疡、烧烫伤、跌打损伤、肺炎、肺结核。

【用法用量】15～30g，水煎服；或研粉服，2～3g。外用：鲜品适量，捣烂敷；或干品研粉撒敷。

【文献来源】*Bletilla striata* (Thunb.) Rchb. f. 彝医药学：482. 1993. 中国彝医：52. 1994. 哀牢本草：24. 1991. 滇药志·一：113. 2008. 彝医药·下：405. 2007. 中国彝药：442. 2004. 滇省志：957. 1995. 志要：97. 2005. 辞典：119. 2016.

1455　短齿石豆兰

【药材名】小绿芨、小绿石豆兰。

【彝文音译】扎劳鲁什若。

【来源】兰科植物短齿石豆兰 *Bulbophyllum griffithii* (Lindl.) Rchb.，以全草、假鳞茎入药。

【采集加工】全年可采，洗净，多鲜用。

【功能主治】

1）《彝医药学》：治骨折。

2）《滇省志》：润肺止咳、通经活络、清热解毒。用于急性扁桃体炎、眼炎、肺炎、咳嗽、乳腺炎、骨折、扭伤、疮疖、脓肿。

3）《哀牢本草》：润肺止咳、生肌止痛。用于咽喉肿痛、肺痈咯血、四肢骨折、疮疡肿毒。

【用法用量】10～20g，水煎服。

【文献来源】*Bulbophyllum calodictyon* Schlecht 彝医药学：517. 1993. 滇省志：957. 1995. 哀牢本草：34. 1991.

1456 一挂鱼

【药材名】果上叶。

【来源】兰科植物一挂鱼 *Bulbophyllum inconspicuum* Maxim.，以全草入药。

【采集加工】全年可采，鲜用或晒干。

【功能主治】《彝医药学》：用于蜈蚣咬伤、稻田皮炎。

【用法用量】外用：鲜品 50g，捣烂敷。

【文献来源】*Bulbophyllum inconspicuum* Maxim. 彝医药学：693. 1993.

1457 密花石豆兰

【药材名】极香石豆兰、密花石豆兰、果上叶。

【彝文音译】王野娃叶。

【来源】兰科植物密花石豆兰 *Bulbophyllum odoratissimum* Lindl.，以全草、假鳞茎入药。

【采集加工】全年可采，洗净，鲜用或蒸后晒干。

【功能主治】

1）《滇药录》：用于跌打损伤、劳伤、扭伤、闪挫引起的肿痛、骨折。

2）《滇省志》：润肺化痰、舒筋活络、消炎。用于肺结核咯血、慢性支气管炎、慢性咽喉炎、风湿痹痛、骨折、跌打挫伤、刀伤。

3）《哀牢本草》：用于蜈蚣咬伤。

【用法用量】适量，水煎服。外用：捣烂敷。

【文献来源】*Bulbophyllum odoratissimum* (Smith) Lindl. 滇药录：48. 1983. 滇省志：957. 1995. 哀牢本草：80. 1991.

1458 伏生石豆兰

【药材名】伏生石豆兰、小绿芨。

【彝文音译】小陆肌。

【来源】兰科植物伏生石豆兰 *Bulbophyllum reptans* Lindl.，以全草、假鳞茎入药。

【采集加工】全年可采，除去杂质，鲜用。

【功能主治】

1）《滇药录》：用于骨折、咳嗽。

2）《滇省志》（全草）：滋阴润肺、化痰止咳、续接筋骨。用于支气管炎、咳嗽、肺结核咯血、慢性咽喉炎、胃炎、食欲不振。

3）《中药材》、《滇省志》（假鳞茎）：用于骨折、扭伤、咳嗽。

【用法用量】30g，水煎服。外用：鲜品适量，捣烂敷。

【文献来源】*Bulbophyllum reptans* (Lindl.) Lindl. 滇药录：49. 1983. 滇省志：957. 1995. 中药材. 12（8）：14-16. 1989.

1459 虾脊兰

【药材名】九子不离母。

【彝文音译】鸟斯诺。

【来源】兰科植物虾脊兰 *Calanthe discolor* Lindl.，以全草入药。

【采集加工】夏、秋季采收，洗净，鲜用或晒干。

【功能主治】《彝药本草》：散结、解毒、活血、舒筋。用于肠肿瘤、肠结核、（九子疡）颈淋巴结结核。

【用法用量】30～50g，水煎服。

【文献来源】*Calanthe discolor* Lindl. 彝药本草：76. 2018.

1460 眼斑贝母兰

【药材名】果上叶。

【彝文音译】布飞齐。

【来源】兰科植物眼斑贝母兰 *Coelogyne corymbosa* Lindl.，以全草入药。

【采集加工】全年可采，洗净，鲜用或晒干。

【功能主治】《彝药本草》：续接筋骨、清热止咳。用于伤筋断骨、肺痨咳嗽、牙龈肿疼、口舌生疮、老人阴虚便秘。

【用法用量】30～60g，水煎服。

【文献来源】*Coelogyne corymbosa* Lindl. 彝药本草：48. 2018.

1461 钩状石斛

【药材名】钩状石斛。

【来源】兰科植物钩状石斛 *Dendrobium aduncum* Wall. ex Lindl.，以全草入药。

【采集加工】全年可采，晒干备用，或蒸熟晒干备用。

【功能主治】

1）《彝医药学》：治骨折。

2）《哀牢本草》：清热利湿、消肿止痛。

3）《哀牢本草》《志要》《辞典》：治四肢骨折、瘀血肿痛。

【用法用量】外用：适量，捣烂敷。

【文献来源】*Dendrobium aduncum* Wall. ex Lindl. 彝医药学：671. 1993. 哀牢本草：87. 1991. 辞典：274. 2016. 志要：216. 2005.

1462 密花石斛

【药材名】黄草。

【来源】兰科植物密花石斛 *Dendrobium densiflorum* Lindl. ex Wall.，以全草入药。

【采集加工】全年可采，除去杂质，晒干。

【功能主治】《彝医药学》：用于记忆力减退、健忘、小儿发热。

【用法用量】20g，水煎服。

【文献来源】*Dendrobium densiflorum* Lindl. ex Wall. 彝医药学：650. 1993.

1463　细叶石斛

【药材名】细叶石斛。

【来源】兰科植物细叶石斛 *Dendrobium hancockii* Rolfe，以茎入药。

【采集加工】全年可采。鲜用者除去须根及杂质保存。干用者，去根洗净，搓去药膜状外鞘，晒干或烘干。

【功能主治】《彝验方》：用于声音嘶哑。

【用法用量】适量，水煎服。

【文献来源】*Dendrobium hancockii* Rolfe 彝验方：127. 2007.

1464　细茎石斛

【药材名】细茎石斛、石斛。

【来源】兰科植物细茎石斛 *Dendrobium moniliforme* (L.) Sw.，以全草、茎入药。

【采集加工】全年可采，鲜用者除去根和泥沙；干用者采收后，除去杂质，用开水略烫或烘软，再边搓边烘晒，至叶鞘搓净，晒干。

【功能主治】

1）《滇药志・三》：用于大出血休克。

2）《彝医药学》：用于昏厥。

【用法用量】20g，水煎服。

【文献来源】*Dendrobium moniliforme* (L.) Sw. 滇药志・三：255. 2010. ——*Dendrobium wilsonii* Rolfe. 彝医药学：549. 1993.

1465　石斛

【药材名】石斛、黄草、金钗石斛。

【彝文音译】诺莫筛。

【来源】兰科植物石斛 *Dendrobium nobile* Lindl.，以全草入药。

【采集加工】全年可采，鲜用者除去根及泥沙；干用者采收后，除去杂质，用开水略烫或烘软，再边搓边烘晒，至叶鞘搓净，晒干。

【功能主治】

1）《辞典》《哀牢本草》《滇药志・一》《志要》：治阴伤目暗、肺痨虚热、肝胆湿热、全身黄染、梦遗滑精、腰膝酸软。

2）《哀牢本草》：生津止渴，益胃消食。用于口干烦渴，食少纳差。

3）《彝药本草》：滋阴养胃、生津止咳。用于神衰体虚、慢性肝炎、胆囊炎。

4）《哀牢本草》《滇药志・一》：养阴清热、消暑利胆。

【用法用量】5～15g，水煎服。

【文献来源】*Dendrobium nobile* Lindl. 志要：217. 2005. 哀牢本草：99. 1991. 彝药本草：118. 2018. 滇药志・一：221. 2008. 辞典：275. 2016.

1466　铁皮石斛

【药材名】铁皮石斛。

【来源】兰科植物铁皮石斛 *Dendrobium officinale* Kimura et Migo，以茎入药。

【采集加工】全年可采，鲜用者除去根及泥沙；干用者采收后，除去杂质，用开水略烫或烘软，再边搓边烘晒，至叶鞘搓净，晒干。

【功能主治】《彝验方》：用于幼儿夜哭。

【用法用量】5g，水煎服，1 日 1 剂，2 次分服。

【文献来源】*Dendrobium officinale* Kimura et Migo 彝验方：284. 2007.

1467 黑毛石斛

【药材名】黑毛石斛。

【彝文音译】聂珠毛尼拜。

【来源】兰科植物黑毛石斛 *Dendrobium williamsonii* Day et Rchb. f.，以全草入药。

【采集加工】全年可采，鲜用者除去根及泥沙；干用者采收后，除去杂质，用开水略烫或烘软，再边搓边烘晒，至叶鞘搓净，晒干。

【功能主治】

1）《彝医药学》：治骨折。

2）《滇药志·五》《哀牢本草》《辞典》《志要》：用于四肢骨折、瘀血肿胀。

【用法用量】外用：适量，捣烂敷。

【文献来源】*Dendrobium williamsonii* Day et Rchb. f. 哀牢本草：111. 1991. 滇药志·五：350. 2012. 彝医药学：649. 1993. 志要：217. 2005. 辞典：275. 2016.

1468 天麻

【药材名】天麻。

【来源】兰科植物天麻 *Gastrodia elata* Bl.，以根、块茎入药。

【采集加工】立冬后至次年清明前采收，立即洗净，蒸透，敞开低温干燥。

【功能主治】《彝医药学》《滇药志·四》：用于小儿破伤风、惊厥、抽搐、破伤风危急期、产后诸症、头昏眼花、心悸、久病体虚不愈。

【用法用量】9～30g，水煎服；或炖肉吃。

【文献来源】*Gastrodia elata* Bl. 滇药志·四：116. 2009. 彝医药学：497. 1993.

1469 莲座叶斑叶兰

【药材名】双肾参。

【彝文音译】舌诺。

【来源】兰科植物莲座叶斑叶兰 *Goodyera brachystegia* Hand. -Mazz.，以根、果实入药。

【采集加工】秋、冬季采收，洗净蒸热，鲜用或晒干。

【功能主治】《彝药本草》：舒筋活血、补中益气、补腰肾。用于肾虚腰痛、小儿遗尿、白崩。

【用法用量】30～50g，水煎服，小儿酌减。

【文献来源】*Goodyera brachystegia* Hand. -Mazz. 彝药本草：124. 2018.

1470 厚瓣玉凤花

【药材名】厚瓣玉凤花、对对参。

【彝文音译】低哩色。

【来源】兰科植物厚瓣玉凤花 *Habenaria delavayi* Finet，以块茎入药。

【采集加工】秋季采收，去净茎叶及须根，洗净，鲜用或蒸后晒干。

【功能主治】

1）《辞典》《中国彝药》：治头晕眼花、虚肿、久咳不止、肾虚腰痛、眼翳。

2）《中国彝药》：补肾强腰、补肺止咳、滋肝除翳、理气止痛。

【用法用量】15～30g，水煎服；或加量炖肉服。

【文献来源】*Habenaria delavayi* Finet 辞典：403. 2016. 中国彝药：232. 2004.

1471　鹅毛玉凤花

【药材名】白草根、鹅毛玉凤花、鹅毛玉凤兰。

【来源】兰科植物鹅毛玉凤花 *Habenaria dentata* (Sw.) Schltr，以根入药。

【采集加工】秋、冬季采收，洗净蒸热，鲜用或晒干。

【功能主治】《哀牢本草》《志要》《辞典》：清热毒、利小便、驱蛔虫。用于湿热下注、尿道灼痛、小便短赤、尿频尿急、睾丸肿痛、水臌。

【用法用量】10～15g，水煎服。

【文献来源】*Habenaria dentata* (Sw.) Schltr 哀牢本草：48. 1991. 辞典：403. 2016. 志要：311. 2005.

1472　扇唇舌喙兰

【药材名】一块瓦。

【彝文音译】差莫土土。

【来源】兰科植物扇唇舌喙兰 *Hemipilia flabellata* Bur. et Franch.，以全草入药。

【采集加工】夏、秋季采收，洗净，鲜用或晒干。

【功能主治】《彝药本草》：用于妇女劳伤虚损、妇科慢性炎症、诸虚百损、五劳七伤、腰腿疼痛。

【用法用量】20～30g，水煎服。

【文献来源】*Hemipilia flabellata* Bur. et Franch. 彝药本草：182. 2018.

1473　大根槽舌兰

【药材名】大根槽舌兰、石吊兰、九爪龙、吊兰。

【彝文音译】卡鲁脚、根达噜。

【来源】兰科植物大根槽舌兰 *Holcoglossum amesianum* (Rchb. F.) Christenson，以全草入药。

【采集加工】春、夏季采收，鲜用或晒干。

【功能主治】

1）《辞典》《彝药志》《中国彝医》：治扁桃体炎、咽喉炎、膀胱尿道炎、疟疾、风湿痛、劳伤腰痛、手脚酸麻疼痛。

2）《滇药录》：清热解毒。用于风寒感冒。

3）《彝药志》：治子宫脱垂。

4）《彝药志》《中国彝医》：祛风除湿、清热消炎、活血散瘀。

5）《哀牢本草》《志要》《辞典》：用于跌打损伤、劳伤、骨折肿痛、风湿痹痛、月经不调。

6）《中国彝药》：补养肾气、祛风除湿、活血解毒。用于子宫脱垂、劳伤腰痛、手脚酸麻疼痛、蜂蜜中毒。

7）《哀牢本草》：活血化瘀、祛风除湿。

【用法用量】干品 9～15g，水煎服，鲜品 30～50g。外用：适量，捣烂敷。

【文献来源】*Holcoglossum amesianum* (Rchb. F.) Christenson 辞典：421. 2016. ——*Vanda amesiana* Rchb. f. 滇药录：349. 1983. 彝药志：194. 1983. 志要：632. 2005. 中国彝医：78. 1994. 中国彝药：244. 2004. 哀牢本草：59. 1991.

1474 血叶兰

【药材名】真金草叶。
【来源】兰科植物血叶兰 *Ludisia discolor* (Ker-Gawl.) A. Rich.，以全草、叶入药。
【采集加工】夏、秋季采收，切段，鲜用或晒干。
【功能主治】《彝医药学》：用于不明原因的消瘦、神经衰弱、肺结核咯血。
【用法用量】15g，水煎服；或绞汁服。
【文献来源】*Ludisia discolor* (Ker-Gawl.) A. Rich. 彝医药学：690. 1993.

1475 指叶拟毛兰

【药材名】石葱、指叶毛兰、紫叶毛兰、岩葱。
【彝文音译】罗自更、罗多。
【来源】兰科植物指叶拟毛兰 *Mycaranthes pannea* (Lindley) S. C. Chen & J. J. Wood，以全草入药。
【采集加工】全年可采，切碎，晒干备用，多为鲜用。
【功能主治】
1）《彝药志》《中药材》：活血散瘀，解毒消肿。
2）《彝药志》：祛风、散寒、止咳。
3）《彝州本草》：用于跌打损伤、骨折、腰椎骨挫伤、复位后疼痛、痈疮疖肿、烫烧伤、药物中毒。
4）《中国彝药》《彝医药·下》：活血止痛、散寒止咳、解毒。用于接骨、四肢骨折、跌打损伤、慢性支气管炎咳嗽。
5）《辞典》：用于慢性支气管炎咳嗽。
6）《彝药志》《中药材》《辞典》《志要》：治跌打损伤、骨折、痈疮疖肿，解乌头毒、磷化锌中毒。
【用法用量】10～15g，水煎服，少量白酒为引。外用：适量，包敷。
【文献来源】*Eria pannea* Linal. 中药材. 12（8）：14-16. 1989. 彝州本草：140. 1998. 彝医药·下：493. 2007. 辞典：326. 2016. 志要：254. 2005. 中国彝药：548. 2004. 彝药志：147. 1983.

1476 毛唇芋兰

【药材名】半边伞。
【彝文音译】饿格盐。
【来源】兰科植物毛唇芋兰 *Nervilia fordii* (Hance) Schltr.，以全草入药。
【采集加工】全年可采，鲜用或晒干。
【功能主治】《彝药本草》：散瘀消肿、镇静止痛。用于肿瘤、淋巴结结核、颈淋巴结炎。
【用法用量】20～30g，水煎服。
【文献来源】*Nervilia fordii* (Hance) Schltr. 彝药本草：9. 2018.

1477 棒叶鸢尾兰

【药材名】岩葱、石葱。
【彝文音译】罗莫戈嘟刀。

【来源】兰科植物棒叶鸢尾兰 *Oberonia cavaleriei* Finet，以全草入药。

【采集加工】夏、秋季采收，除去杂质，洗净，鲜用或晒干。

【功能主治】

1）《志要》《辞典》：治骨折瘀肿、风湿痹痛、骨折、外伤出血。

2）《彝医药学》：用于四肢骨折。

3）《彝药本草》：消炎、利尿。用于解蕈中毒、农药中毒、草乌中毒。

4）《哀牢本草》：止血接骨、消肿止痛。用于骨折瘀肿、风湿痹痛。

【用法用量】10～15g，水煎服。外用：捣烂敷。

【文献来源】*Oberonia myosurus* (Forst. F.) Lindl. 辞典：560. 2016. 彝医药学：638. 1993. 彝药本草：117. 2018. 志要：423. 2005. 哀牢本草：79. 1991.

1478　龙头兰

【药材名】白花参。

【来源】兰科植物龙头兰 *Pecteilis susannae* (L.) Rafin.，以全株入药。

【采集加工】秋、冬季采集，鲜用或晒干。

【功能主治】《彝验方》：用于睾丸炎。

【用法用量】洗净切碎，加鸡蛋清蒸至熟透，服食，1 日 1 剂，顿服。

【文献来源】*Pecteilis susannae* (L.) Rafin. 彝验方：207. 2007.

1479　节茎石仙桃

【药材名】关节石仙桃、石枵腿、节茎石仙桃、石莲。

【彝文音译】古都裂耳、飞都鲁列耳、沃波期。

【来源】兰科植物节茎石仙桃 *Pholidota articulata* Lindl.，以全草入药。

【采集加工】全年可采，开水浸泡片刻后，切片，晒干。

【功能主治】

1）《滇药志・三》：用于膈食不化、肺热咳嗽。

2）《彝州本草》：用于眩晕头痛、吐血、子宫脱垂、白带多、小腹疼痛、咳嗽、遗精、跌打损伤、骨折、骨髓炎。

3）《滇药录》：滋阴润肺、益气补血。用于子宫脱垂、月经不调、肺热咳嗽。

4）《志要》《滇药志・三》《中国彝药》：治月经不调、子宫脱垂、肺虚咳嗽。

5）《辞典》：治子宫脱垂、月经不调、视物昏花、目翳、风湿性关节痛、骨折、跌打劳伤、心神不安、失眠、肺脓肿、痈疖肿痛、肺虚咳嗽、膈食不化。

6）《中国彝医》：安神解郁、舒筋活络。用于止痛、风湿性关节痛、骨折、跌打损伤、劳伤、心神不安、失眠、肺脓肿、痈疖肿痛。

7）《中国彝药》：补养肺肾、消食化积、活血顺气。用于膈食不化。

8）《彝药志》：用于遗精、白带异常、骨髓炎、月经不调、子宫脱垂。

9）《安徽农学通报》《彝药志》：用于眩晕头痛、咳嗽、吐血。

10）《中国彝医》《彝药志》：养阴、清肺、利湿、消瘀。

【用法用量】30～50g，水煎服。外用：适量，捣烂敷。

【文献来源】*Pholidota articulata* Lindl. 志要：455. 2005. 彝州本草：77. 1998. 滇药录：226. 1983. 滇药志・三：108. 2010. 辞典：609. 2016. 中国彝医：48. 1994. 中国彝药：245. 2004. 彝药志：134. 1983. 安徽农学通报. 26（16）：45-49. 2020.

1480　石仙桃

【药材名】石仙桃、石上仙桃、果上叶。

【彝文音译】野娃叶、罗迟猛、戈洒亦。

【来源】兰科植物石仙桃 *Pholidota chinensis* Lindl.，以全草、假鳞茎入药。

【采集加工】夏、秋季采收，常洗净鲜用，或用开水烫过后晒干备用。

【功能主治】

1）《安徽农学通报》：治感冒、咳嗽、咽喉肿痛、支气管炎等。

2）《滇药录》：拔毒消肿。用于疮疖红肿疼痛、烧烫伤。

3）《滇省标·四》：清热生津、润肺止咳、续接筋骨。用于肺燥咳嗽、咽喉肿痛、虚火牙痛、跌打损伤、骨折。

4）《中国彝药》《彝医药·下》：活血止痛、消肿散结、润肺止咳。用于骨折、脱位、扭伤、蜈蚣咬伤、咽喉肿痛、肺痨咳嗽、咯血。

5）《辞典》：全草、假鳞茎：治疮痈、红肿疼痛、跌打损伤、烧烫伤、骨折脱位、扭伤、蜈蚣咬伤、咽喉肿痛。全草：治骨折、关节脱位、骨髓炎、眩晕头痛、咳嗽、吐血、遗精、白带异常。

6）《民药志·四》：接骨、拔毒消肿。用于疮痈、红肿疼痛、跌打损伤、烧烫伤。

7）《志要》：全草、假鳞茎：治疮疖红肿疼痛、烧烫伤。全草：治骨折、关节脱位。

8）《中国彝医》：清热消肿、润肺止咳。治眩晕头痛、咳嗽、吐血、遗精、白带。

9）《彝州本草》：用于肺炎、肺结核、哮喘、胃炎、肝炎、牙痛、梦遗、眩晕、白带异常、风湿性关节痛、关节脱位、骨折、消化不良、疳积、吐血、痢疾、热淋、慢性骨髓炎。

10）《彝药资源》《彝州本草》：养阴润肺、清热解毒、利湿、消瘀。用于肺热咳嗽、咯血、吐血、眩晕、头痛、梦遗、咽喉肿痛、风湿疼痛、湿热浮肿、痢疾、白带异常、疳积、瘰疬、跌打损伤。

【用法用量】20～30g，水煎服，鲜品加倍。外用：鲜品适量，捣烂敷。

【文献来源】*Pholidota chinensis* Lindl. 彝州本草：73. 1998. 滇药录：226. 1983. 滇省标·四：45. 2008. 彝医药·下：475. 2007. 辞典：609. 2016. 民药志·四：167. 2007. 志要：455. 2005. 中国彝医：47. 1994. 中国彝药：528. 2004. 安徽农学通报. 26（16）：45-49. 2020. 彝药资源：81. 2021.

1481　云南石仙桃

【药材名】果上叶、石草果、云南石桃仙。

【彝文音译】鲁得黑、lurdehxe、鲁得平、戈洒亦、砸劳鲁氏若。

【来源】兰科植物云南石仙桃 *Pholidota yunnanensis* Rolfe，以全草、假鳞茎入药。

【采集加工】全年可采，鲜用或开水烫后晒干备用。

【功能主治】

1）《滇省志》：祛风除湿、清肺止痛、接骨。用于头痛、牙痛、气管炎、风湿性关节炎；外用于骨折。

2）《哀牢本草》《民药志·四》：活血化瘀、散风镇痛、清热除湿、润肺止咳。

3）《哀牢本草》《民药志·四》《辞典》：治跌打损伤、筋断骨折、风湿麻木、关节肿痛、肺热咳嗽、痰壅咯血。

【用法用量】0.3～0.6g，研末，开水冲服。外用：捣烂后微加热，包敷患处。

【文献来源】*Pholidota yunnanensis* Rolfe 滇省志：968. 1995. 民药志·四：324. 2007. 哀牢本草：46. 1991. 辞典：609. 2016.

1482　云南独蒜兰

【药材名】黑妈七、山慈姑、滇独蒜兰、云南独蒜兰。

【彝文音译】资糯区。

【来源】兰科植物云南独蒜兰 *Pleione yunnanensis* (Rolfe) Rolfe，以假鳞茎入药。

【采集加工】夏、秋季采收，除去地上部分及泥沙，分开大小置沸水锅中蒸煮至透心，晒干。

【功能主治】

1)《彝州本草》：用于瘰疬、消化道出血、痈肿溃疡、硅肺、气管炎、化脓性骨髓炎、百日咳、热性哮喘、疮痈红肿、跌打损伤。

2)《彝州本草》《滇药志・一》：用于咯血、盗汗、咳嗽、潮热、颧红、消瘦。

3)《彝药志》《中国彝医》：用于咳嗽、潮热、盗汗消瘦（肺结核）、痈疽疔疮、咽喉肿痛、瘰疬、蛇虫咬伤、疯犬咬伤。

4)《辞典》：用于消瘦、肺结核、痈疽疔疮、瘰疬、咽喉肿痛、蛇虫咬伤、疯犬咬伤。

5)《辞典》《滇省志》《志要》：治咯血、盗汗、咳嗽、潮热、颧红。

6)《彝药志》《滇药志・一》《中国彝医》：化痰止咳、消肿散结、解毒。

【用法用量】15g，水煎服；或研细粉，吞服。外用：捣烂敷；或撒敷。

【文献来源】*Pleione yunnanensis* (Rolfe) Rolfe　彝州本草：201. 1998. 滇药志・一：27. 2008. 滇省志：968. 1995. 中国彝医：59. 1994. 彝药志：62. 1983. 辞典：634. 2016. 志要：472. 2005.

1483　绶草

【药材名】盘龙参。

【彝文音译】万卓色、万省色、哦咪。

【来源】兰科植物绶草 *Spiranthes sinensis* (Pers.) Ames，以全草、根入药。

【采集加工】夏、秋季采收。洗净，切碎，晒干。

【功能主治】

1)《滇省标・六》：益气养阴、润肺补肾。用于阴虚久咳、咽喉干痛、阴虚体弱、肾虚腰痛、耳鸣、头晕、失眠。

2)《中国彝药》：补肾益精、润肺止咳。用于肾虚腰背疼痛、遗精、肺痨咳嗽。

3)《彝药本草》：滋阴补肾、补中益气、凉血解毒。用于头昏头晕、小儿疳积。

【用法用量】10～20g，水煎服；或炖肉吃，30～50g。

【文献来源】*Spiranthes sinensis* (Pers.) Ames　滇省标・六：81. 2010. 中国彝药：251. 2004. 彝药本草：99. 2018.

1484　笋兰

【药材名】岩笋、笋兰。

【来源】兰科植物笋兰 *Thunia alba* (Lindl.) Rchb. F.，以全草入药。

【采集加工】全年可采，鲜用或开水烫后晒干。

【功能主治】

1)《哀牢本草》：活血祛瘀、止咳平喘。

2)《哀牢本草》《志要》《辞典》：治跌打劳伤、四肢骨折、肺热咳喘、胃肠痈。

【用法用量】5～15g，水煎服。外用：捣烂敷。

【文献来源】*Thunia alba* (Lindl.) Rchb. F. 辞典：824. 2016. 志要：608. 2005. ——*Thunia marshalliana* Reichb. F. 辞典：824. 2016. 哀牢本草：79. 1991.

灯 心 草 科

1485　疏花灯心草

【药材名】灯心草。

【彝文音译】

【来源】灯心草科植物疏花灯心草 *Juncus decipiens* (Buchenau) Nakai，以全草、茎髓入药。

【采集加工】秋季采收，晒干。

【功能主治】《彝医药学》：用于烧烫伤、软性下疳、发斑、有小疹点、荨麻疹、梅毒、尿急尿痛、小便带血。

【用法用量】1～3g，水煎服。外用：适量。

【文献来源】*Juncus effusus* L. var. *decipiens* Buchen 彝医药学：627. 1993.

1486　灯心草

【药材名】灯心草、秧草、灯芯草。

【彝文音译】冻且诗、蒲日、薄日、登兴诗。

【来源】灯心草科植物灯心草 *Juncus effusus* L.，以全草、根、茎髓入药。

【采集加工】秋季采收，晒干。

【功能主治】

1）《彝植物药》：用于跌打损伤、腹有死血、牙痛。

2）《彝药学》《中国彝药》《彝医药・下》：利水通淋、清心降火、活血止痛。

3）《彝医药学》：用于风寒感冒、小儿水逼风寒、子宫脱垂、枪弹伤。

4）《辞典》（茎髓、全草）、《中国彝药》、《彝医药・下》：用于尿急、尿痛、小便带血、肿病（指水肿）、心烦、头昏、夏日中暑、感冒发热、牙痛、发斑、荨麻疹、梅毒、烧烫伤、软性下疳、打伤、腹有死血。

5）《辞典》：根、全草：治打伤、腹中死血、感冒发热、牙痛、水肿、尿路炎症。茎髓：治心烦、头昏、夏日中暑、热病。

6）《中国彝医》：泄热通淋、消肿退热、安神。用于感冒发热、牙痛、水肿、泌尿系统炎症。

7）《滇药志・四》：用于烧烫伤、软性下疳、发斑、荨麻疹、梅毒、尿急尿痛、小便带血。

【用法用量】1～3g，水煎服，鲜品 15～30g；或入丸、散剂。外用：适量，煅灰存性，研末撒敷；或用鲜品，捣烂敷。

【文献来源】*Juncus effusus* L. 彝药学：150. 2016. 彝植物药：164. 1990. 彝医药学：670. 1993. 彝医药・下：562. 2007. 辞典：457. 2016. 中国彝医：61. 1994. 中国彝药：628. 2004. 滇药志・四：201. 2009. ——*Juncus effusus* L. var. *decipiens* Buchen. 辞典：457. 2016.

1487　片髓灯心草

【药材名】野席草、片髓灯心草。

【来源】灯心草科植物片髓灯心草 *Juncus inflexus* L.，以全草入药。

【采集加工】夏、秋季采收，鲜用或晒干。

【功能主治】《辞典》《哀牢本草》：用于水食不化、腹胀气臌。

【用法用量】10～15g，水煎服。

【文献来源】*Juncus glaucus* Ehrh. 哀牢本草：104. 1991. ——*Juncus glaucus* Ehrh. ex Sibth. 辞典：457-458. 2016. ——*Juncus inflexus* L. 辞典：457-458. 2016.

1488　野灯心草

【药材名】秧草、秧草根、野灯心草。

【彝文音译】铺且景、铺且。

【来源】灯心草科植物野灯心草 *Juncus setchuensis* Buchen. ex Diels，以全草、根茎入药。

【采集加工】全年均可采集，洗净切段，鲜用或晒干。

【功能主治】

1）《中国彝药》《彝医药・下》：利水通淋、清火、益气、安神。用于中暑、牙痛、口疮、小儿水逼风寒、风寒感冒、子宫脱垂。

2）《大理资志》：用于小便炽热淋漓、肾炎水肿、胃热齿痛、寒热不解。

3）《滇省标・四》：清热解表、凉血止血、利水通淋、清心除烦。用于风热感冒、崩漏带下、小便淋涩、心烦失眠。

4）《辞典》（全草）：治小便赤涩、失眠梦遗、神恍心烦、肾虚水肿、消渴烦热、阴痒肿痛、中暑、风寒感冒、热淋、子宫脱垂。

【用法用量】20～50g，水煎服，鲜品加倍。

【文献来源】*Juncus setchuensis* Buchen. 彝医药・下：553. 2007. 大理资志：136. 1991. 中国彝药：616. 2004. 滇省标・四：71. 2008. 辞典：458. 2016.

1489　假灯心草

【药材名】秧秧草、秧草。

【来源】灯心草科植物假灯心草 *Juncus setchuensis* var. *effusoides* Buch.，以全草、根茎入药。

【采集加工】全年均可采集，洗净，切段，鲜用或晒干。

【功能主治】

1）《哀牢本草》：全草：利尿通淋、泄热安神、固筋托里；用于小便赤涩、砂石热淋、失眠梦遗、神恍心烦、肾虚水肿、消渴烦热、阴痒肿痛、子宫脱垂。根茎：活血化瘀、利疸止血；用于目赤齿痛、跌仆瘀肿、胸胁撑胀、吐血衄血、月经过多、产后腹痛、产程无力、久婚不孕。

2）《彝医药史》（根茎）：用于打伤、腹有死血、大肠下血、红崩、白带异常、利小便、消血肿。

【用法用量】10～30g，水煎服。

【文献来源】*Juncus setchuensis* Buchen. var. *effusoides* Buchen. 哀牢本草：95. 1991. 彝医药史：155. 1990.

莎　草　科

1490　浆果薹草

【药材名】山稗子、红稗、野红稗、浆果苔草。

【彝文音译】乃威告、拉乃威。

【来源】莎草科植物浆果薹草 *Carex baccans* Nees，以全草、根入药。

【采集加工】夏、秋季采收，切段阴干。

【功能主治】

1）《滇省标・四》：解表透疹、活血调经。用于小儿麻疹不透、月经不调、痛经、崩漏带下。

2）《中国彝药》《辞典》：用于小儿麻疹不透、水痘初起、口腔溃疡、崩漏、产后大出血。

3）《彝药学》《中国彝药》：透疹止咳、补中利尿、收敛止血。

【用法用量】10～20g，水煎服。

【文献来源】*Carex baccans* Nees 滇省标·四：53. 2008. 中国彝药：55. 2004. 彝药学：14. 2016. 辞典：162. 2016.

1491 霹雳薹草

【药材名】野山稗。

【来源】莎草科植物霹雳薹草 *Carex perakensis* C. B. Clanke，以全草、种子入药。

【采集加工】夏、秋季采收，洗净，晒干。

【功能主治】《元彝药》：用于痛经、月经不调、经血不止、风热感冒。

【用法用量】5～10g，水煎服。

【文献来源】*Carex perakensis* C. B. Clanke 元彝药：52. 1994.

1492 砖子苗

【药材名】砖子苗。

【彝文音译】阿巴高。

【来源】莎草科植物砖子苗 *Cyperus cyperoides* (L.) Kuntze，以全草入药。

【采集加工】夏、秋季采收，洗净，切段晒干。

【功能主治】《滇药录》《滇省志》《辞典》：用于毒蛇咬伤、疔疮。

【用法用量】3～6g，水煎服。

【文献来源】*Mariscus sumatrensis* (Retz.) T. Koyama 滇省志：973. 1995. ——*Mariscus umbellatus* Vahl 滇药录：188. 1983. 辞典：521. 2016.

1493 香附子

【药材名】香附、莎草、香附子。

【来源】莎草科植物香附子 *Cyperus rotundus* L.，以根茎、块茎入药。

【采集加工】秋季采收，燎去毛须，置沸水中略煮或蒸透后晒干，或燎后直接晒干。

【功能主治】

1）《滇药志·一》《哀牢本草》：行气解郁、舒筋通络。

2）《彝医药学》：用于下肢关节疼痛、小儿风痰上涌、咳嗽痰鸣。

3）《滇药志·一》、《哀牢本草》、《辞典》、《志要》（根茎）：治乳房胀痛、气滞经闭、寒疝腹痛、关节肿痛。

【用法用量】5～10g，水煎服。

【文献来源】*Cyperus rotundus* L. 哀牢本草：84. 1991. 彝医药学：485. 1993. 滇药志·一：252. 2008. 辞典：262. 2016. 志要：207. 2005.

1494 荸荠

【药材名】荸荠。

【来源】莎草科植物荸荠 *Eleocharis dulcis* (N. L. Burman) Trin. ex Henschel，以球茎入药。

【采集加工】10～12 月挖取球茎，洗净，风干或鲜用。

【功能主治】《彝医药学》：用于误吞金子危及生命者。

【用法用量】60～120g，水煎服。
【文献来源】*Eleocharis dulcis* (Burm. f) Trin. ex Henschel 彝医药学：506. 1993.

1495　水毛花

【药材名】蒲草。
【来源】莎草科植物水毛花 *Schoenoplectiella mucronata* (L.) J. Jung & H. K. Choi，以根入药。
【采集加工】夏、秋季采收，洗净切段晒干。
【功能主治】《彝医药学》：用于关节痛。
【用法用量】9～30g，水煎服。
【文献来源】*Scirpus triangulatus* Roxb 彝医药学：579. 1993.

1496　百球藨草

【药材名】三角草、百球藨草。
【彝文音译】蛇卡得。
【来源】莎草科植物百球藨草 *Scirpus rosthornii* Diels，以全草入药。
【采集加工】秋季采集，切碎，晒干备用。
【功能主治】
1）《中国彝医》：用于四肢肿胀、瘀肿和无名肿毒。
2）《彝药志》《中国彝医》：清热解毒、凉血、利水、消食理气。用于蛇虫咬伤。
3）《滇药录》：消炎解毒。用于蛇虫咬伤。
【用法用量】15～30g，水煎服。外用：煎水洗。
【文献来源】*Scirpus rosthornii* Diels 中国彝医：47. 1994. 彝药志：125. 1983. 滇药录：295. 1983.

禾　本　科

1497　荩草

【药材名】小绵羊耳朵草。
【来源】禾本科植物荩草 *Arthraxon hispidus* (Thunb) Makino，以全草入药。
【采集加工】夏、秋季采收，晒干。
【功能主治】《彝医药学》：用于食物中毒。
【用法用量】60g，水煎服。
【文献来源】*Arthraxon hispidus* (Thunb.) Makino 彝医药学：664. 1993.

1498　芦竹

【药材名】野芦苇、芦竹。
【彝文音译】噜主。
【来源】禾本科植物芦竹 *Arundo donax* L.，以全草入药。
【采集加工】四季可采，洗净，晒干。
【功能主治】《志要》《辞典》《滇药志・五》《哀牢本草》：用于肺痨骨蒸、阴虚火旺。
【用法用量】15～30g，水煎服。
【文献来源】*Arundo donax* L. 哀牢本草：102. 1991. 滇药志・五：176. 2012. 辞典：88. 2016. 志要：71. 2005.

1499 野燕麦

【药材名】野燕麦、燕麦。

【彝文音译】厦诗、祝阿拉。

【来源】禾本科植物野燕麦 *Avena fatua* L.，以全草、种子入药。

【采集加工】夏、秋季采收，洗净，晒干。

【功能主治】

1）《滇药志·五》《中国彝药》：补虚损、收敛固肺、止血止汗、祛风湿。

2）《志要》《辞典》：用于草乌中毒、农药中毒、风湿腰痛、中暑、肺结核、身体虚弱、红崩。

3）《志要》：解毒、祛风湿、缓痛、解暑、益肺、补虚、止血。

4）《滇药志·五》、《中国彝药》、《辞典》（全草）：治身体虚弱、肺痨体瘦、咯血、出汗多、风湿痛、崩漏、腰扭伤、草乌中毒。

【用法用量】适量，水煎服；或研细粉服。

【文献来源】*Avena fatua* L. 滇药志·五：323. 2012. 辞典：101. 2016. 志要：82. 2005. 中国彝药：240. 2004.

1500 燕麦

【药材名】燕麦。

【彝文音译】祝阿拉。

【来源】禾本科植物燕麦 *Avena sativa* L.，以全草、种子入药。

【采集加工】全草于未结实前采割，去净杂质，晒干。

【功能主治】

1）《辞典》《志要》：用于乌头中毒、农药中毒、风湿腰痛、中暑、肺结核、身体虚弱、红崩。

2）《彝植物药》：用于乌头中毒、农药中毒、风湿痛、“叉拉”（中暑）、身体虚弱、“此莫拉”（肺病）、妇女下身出血。

3）《志要》：解毒、祛风湿、缓痛、解暑、益肺、补虚、止血。

【用法用量】适量，水煎服；或研细粉服。

【文献来源】*Avena sativa* L. 辞典：101. 2016. 彝植物药：153. 1990. 志要：82. 2005.

1501 薏苡

【药材名】薏薏米、薏苡、野苡仁。

【彝文音译】迷黑蛆诺赋、么很高薄。

【来源】禾本科植物薏苡 *Coix lacrymajobi* L.，以根、种仁入药。

【采集加工】根全年可采，种仁成熟后采集，鲜用或晒干。

【功能主治】

1）《彝医药学》：用于尿路感染、耳鸣、脾胃虚寒、臌胀、小儿腹积痞块。

2）《滇药志·一》、《哀牢本草》（种仁）：用于头昏耳鸣、肺痈疮痈、脾虚泄泻、遗尿滑精、小便短赤、疣斑脚气。

3）《哀牢本草》：种仁：健脾益肾、提神补气。根：健脾燥湿、益血补气；用于黄疸水肿、脾虚气弱、子宫脱垂、经闭带浊。

4）《滇药志·一》、《滇药录》（根）：治肾盂肾炎、膀胱炎、尿道炎、胆囊炎。

【用法用量】10～30g，稀熬服食。

【文献来源】*Coix lacrymajobi* L. 彝医药学：763. 1993. 滇药志·一：388. 2008. 哀牢本草：101. 1991. 滇药录：77. 1983.

1502　薏米

【药材名】薏苡仁根、薏苡、苡仁根。

【彝文音译】迷黑蛆诺赋。

【来源】禾本科植物薏米 *Coix lacrymajobi* var. *mayuen* (Rom. Caill.) Stapf，以根、种仁入药。

【采集加工】种仁秋末成熟时，割下植株，脱粒晒干；根秋季采收，晒干。

【功能主治】

1)《彝医药学》：用于脾虚贫血、子宫脱垂、乳腺炎、赤痢。

2)《哀牢本草》、《辞典》（根）：用于黄疸水肿、湿淋疝气、脱肛便血、子宫脱垂、经闭带浊、虫积腹痛。

3)《哀牢本草》（根）：清热利湿、升阳举陷。

4)《辞典》：根：治肾炎、膀胱炎、尿道炎、胆囊炎。种仁：治头昏耳鸣、肺痈疮痈、脾虚泄泻、除湿利尿、遗尿滑精、小便短赤、疣斑、脚气。

【用法用量】10～20g，水煎服。

【文献来源】*Coix lacrymajobi* var. *mayuen* (Roman.) Stapf 彝医药学：545. 1993. 辞典：218. 2016. 哀牢本草：68. 1991.

1503　柠檬草

【药材名】香茅草。

【彝文音译】寒抬。

【来源】禾本科植物柠檬草 *Cymbopogon citratus* (DC.) Stapf，以全草入药。

【采集加工】全年可采，晒干，鲜品随用随采。

【功能主治】

1)《彝医药学》《滇药志·一》：用于急性肠胃炎。

2)《彝医药学》：用于肝炎、药物中毒。

【用法用量】20g，水煎服。

【文献来源】*Cymbopogon citratus* (D. C.) Stapf 彝医药学：604. 1993. 滇药志·一：254. 2008.

1504　芸香草

【药材名】香草、芸香草。

【彝文音译】削诗、阿果背田。

【来源】禾本科植物芸香草 *Cymbopogon distans* (Nees) Wats.，以全草、根、花入药。

【采集加工】夏末采收，晒干或晾干。

【功能主治】

1)《彝医药·下》《中国彝药》：用于风湿、跌打损伤。

2)《彝药学》《彝医药·下》《中国彝药》：祛风除湿、散寒解毒、顺气健胃、止咳。

3)《志要》《辞典》《滇药录》：治风寒感冒、风热感冒。

4)《哀牢本草》《志要》《辞典》：治肺热咳喘、湿热黄疸、恶心呕吐、白浊湿淋。

5)《彝医药·下》《中国彝药》《辞典》：治风湿性关节炎、脐风、风寒、咳喘、药物中毒、肝炎、急性肠胃炎。

6）《哀牢本草》：清热化湿、止咳平喘、利胆退黄、止泻止呕。根：祛风除湿、清热利湿、健胃止痛、助孕；用于风湿麻木、筋骨疼痛、伤风感冒、急慢性支气管炎、哮喘、食欲差、胃痛、淋证、不孕症。花：扁桃体炎、咽喉炎。

7）《彝医药学》：用于脐风。

【用法用量】9～25g，水煎服，大剂量30～60g；或泡酒服。外用：鲜品适量，捣烂敷；或煎水熏洗。

【文献来源】*Cymbopogon distans* (Nees ex Steud.) W. Wats. 中国彝药：495. 2004. 彝药学：112. 2016. 滇药录：92. 1983. 彝医药·下：450. 2007. 志要：203. 2005. 辞典：257. 2016. 哀牢本草：63. 1991. 彝医药学：628. 1993.

1505　狗牙根

【药材名】铁线草、狗牙根。

【彝文音译】么莫乍拉拜、怒省诗。

【来源】禾本科植物狗牙根 *Cynodon dactylon* (L.) Pers.，以全草、根入药。

【采集加工】夏、秋季采割全草，洗净，切碎鲜用或晒干。根全年可采。

【功能主治】

1）《滇药志·四》、《哀牢本草》（全草）：消宿食、醒醉酒。用于食积腹胀、酒类中毒。根：胃脘冷痛、食少纳差。

2）《彝州本草》、《志要》、《辞典》（全草）：用于风湿痿痹、拘挛、半身不遂、劳伤吐血、跌打损伤、刀伤、上呼吸道感染。

3）《彝州本草》《滇药志·四》：用于半身不遂、糖尿病、吐泻、蛔虫病、牙痛、风湿痹痛、手足麻木。

4）《彝医药学》：用于子宫脱垂、醉酒不省人事、脾虚贫血、下肢关节疼、跌打损伤。

5）《滇省志》：用于脾虚贫血。

6）《中国彝药》《滇药志·四》：活血止血、祛风活络、解毒。

7）《中国彝药》、《志要》、《辞典》（全草）：用于月经不调、跌打损伤、脾虚贫血、子宫脱垂。

8）《滇药志·四》：解热、止血、生肌、利尿、消肿。用于劳伤吐血、疯犬咬伤、跌打损伤、疮痈、臁疮久不收口、脾大、上呼吸道感染、肝炎、痢疾、尿路感染、鼻衄、咯血、呕血、便血、脚气水肿、荨麻疹、产后中风、外伤出血、小腿溃疡。

9）《彝医药史》：根：治热结大肠、猝然昏死。全草：止血收口、接骨生肌；用于筋骨疼、半身不遂、手足痉挛。

10）《志要》、《辞典》（全草）：治食积胀满、酒类中毒、醉酒。

【用法用量】10～30g，水煎服；或泡酒服。外用：鲜品适量，捣烂敷。

【文献来源】*Cynodon dactylon* (L.) Pers. 哀牢本草：94. 1991. 彝州本草：170. 1998. 彝医药学：605. 1993. 滇省志：976. 1995. 中国彝药：406. 2004. 滇药志·四：335. 2009. 彝医药史：151. 1990. 辞典：260. 2016. 志要：206. 2005.

1506　狗牙根（原变种）

【药材名】铁线草。

【彝文音译】怒省诗。

【来源】禾本科植物狗牙根（原变种）*Cynodon dactylon* var. *dactylon*，以全草入药。

【采集加工】夏、秋季采割，洗净，切碎鲜用或晒干。

【功能主治】《彝医药·下》：活血止血、祛风活络、解毒。用于月经不调、子宫脱垂、脾虚贫血、跌打损伤、醉酒不省人事。

【用法用量】10～30g，水煎服；或泡酒服。外用：鲜品适量，捣烂敷。

【文献来源】*Cynodon dactylon* (L.) Pers var. *dactylon* 彝医药·下：374. 2007.

1507 虎克龙竹

【药材名】竹皮。

【来源】禾本科植物虎克龙竹 *Dendrocalamus hookeri* Munro，以笋尖、竹皮入药。

【采集加工】竹皮全年可采，取新鲜茎，除去外皮，将稍带绿色的中间层刮成丝条；笋尖于发笋时采集。

【功能主治】

1）《哀牢本草》：清热解毒、利水渗湿。用于阴虚烦热、尿闭水肿。笋尖：养阴补气、清解热邪；用于小儿肺痨、阴虚夜啼。

2）《志要》：治阴虚发热、尿闭水肿。

【用法用量】10～15g，水煎服。

【文献来源】*Dendrocalamus hookeri* Munro 哀牢本草：55. 1991. 志要：217. 2005.

1508 巴氏龙竹

【药材名】巴氏龙竹。

【来源】禾本科植物巴氏龙竹 *Dendrocalamus parishii* Munro，以竹皮入药。

【采集加工】全年可采，取新鲜茎，除去外皮，将稍带绿色的中间层刮成丝条。

【功能主治】《辞典》：治阴虚发热、尿闭水肿。

【用法用量】10～15g，水煎服。

【文献来源】*Dendrocalamus parishii* Munro 辞典：275. 2016.

1509 鲫鱼草

【药材名】乱头发草。

【来源】禾本科植物鲫鱼草 *Eragrostis tenella* (L.) Beauv. ex Roem. et Schult.，以全草入药。

【采集加工】夏季采收，晒干。

【功能主治】《彝医药学》：用于小儿惊厥。

【用法用量】适量，水煎服。

【文献来源】*Eragrostis tenella* (L.) Beauv. ex Schult. 彝医药学：670. 1993.

1510 华西箭竹

【药材名】华西箭竹、箭竹。

【彝文音译】码齐。

【来源】禾本科植物华西箭竹 *Fargesia nitida* (Mitford) Keng f. ex Yi，以叶、笋尖入药。

【采集加工】竹叶随时采，鲜品入药；笋尖于发笋时采集。

【功能主治】

1）《辞典》：用于尿道淋漓、催产下胎。

2）《志要》：利尿通淋、清热止咳、催产下胎、透疹解表、活血化瘀。

3）《彝植物药》《志要》《辞典》：用于尿血、热咳、难产、草乌中毒、麻疹、刀枪伤。

【用法用量】适量，水煎服。

【文献来源】*Fargesia nitida* (Mitford) Keng f. ex Yi 辞典：348. 2016. 志要：270. 2005. ——*Sinarundinaria nitida* (Mitford) Nakai 辞典：348. 2016. 彝植物药：157. 1990.

1511 大麦

【药材名】大麦。

【来源】禾本科植物大麦 *Hordeum vulgare* L.，以果实入药。

【采集加工】夏季采收，晒干。

【功能主治】《滇药志・三》：用于伤食腹泻。

【用法用量】炒焦，开水泡服。

【文献来源】*Hordeum vulgare* L. 滇药志・三：30. 2010.

1512 白茅

【药材名】尖刀草根。

【来源】禾本科植物白茅 *Imperata cylindrica* (L.) Beauv.，以根茎入药。

【采集加工】春、秋季采收，鲜用或晒干。

【功能主治】《彝医药学》：用于产后出血不止、膀胱炎、休克。

【用法用量】30g，水煎服。

【文献来源】*Imperata cylindrica* (L.) Beauv. 彝医药学：556. 1993.

1513 大白茅

【药材名】白茅、尖刀草叶、大白茅。

【彝文音译】尼日、诗拔蚩基。

【来源】禾本科植物大白茅 *Imperata cylindrica* var. *major* (Nees) C. E. Hubbard，以根茎、叶入药。

【采集加工】根茎春、秋季采收，洗净，鲜用或扎把晒干。叶随用随采。

【功能主治】

1）《志要》《辞典》《彝植物药》《彝医药・下》《中国彝药》：治不能入睡、尿血、鼻衄、久咳、热咳。

2）《彝医药史》（根茎）：用于刀伤出血、瘀血、血闭、吐血、衄血、血淋、利小便、崩漏下血。

3）《彝药学》《彝医药・下》《中国彝药》：凉血止血、清火生津、止咳平喘、杀虫消肿。

4）《彝医药・下》、《中国彝药》（根茎）、《彝医药学》（根茎）：用于刀伤出血不止、睾丸肿痛、哮喘、蛔虫病。

5）《志要》《辞典》：治刀斧伤流血、内外出血。

6）《哀牢本草》：祛瘀生新、止血止痛、消食化滞、除烦止渴；用于跌打损伤、刀斧创伤、水膈食积、身热烦渴。根茎：养阴清热、利尿通淋；用于肺痨黄疸、产后血崩、肾病水肿。

7）《辞典》：用于急性肾炎、急性肝炎、烦躁、睾丸肿痛、哮喘、蛔虫病。

8）《彝医药学》（根茎、叶）：治枪伤。

【用法用量】10～30g，水煎服，鲜品 30～60g；或绞汁服。外用：鲜品适量，绞汁敷。

【文献来源】*Imperata cylindrica* (L.) Beauv. var *major* (Nees) C. E. Hubb. 彝植物药：155. 1990. 彝医药史：158. 1990. 彝药学：155. 2016. 中国彝药：646. 2004. 志要：343. 2005. 彝医药・下：577. 2007. 哀牢本草：59. 1991. 辞典：440-441. 2016. 彝医药学：475，694. 1993. ——*Imperata koenigii* (Retz.) Beauv. 辞典：440-441. 2016.

1514　淡竹叶

【药材名】篾心、淡竹叶。

【彝文音译】美枯显、豪毛突。

【来源】禾本科植物淡竹叶 *Lophatherum gracile* Brongn.，以根、心材、心叶入药。

【采集加工】适时采集各部位，鲜用或晒干。

【功能主治】

1）《哀牢本草》《滇药志・二》：清热解毒、利尿通淋。

2）《辞典》《哀牢本草》《滇药志・二》：治热病口渴、烦躁不安、齿龈肿痛、小便赤涩、白浊湿淋。

【用法用量】10～15g，水煎服。

【文献来源】*Lophatherum gracile* Brongn. 哀牢本草：118. 1991. 滇药志・二：348. 2009. 辞典：499. 2016.

1515　稻

【药材名】谷花、糯谷草、糯米、稻。

【彝文音译】千挠够箩、求那聂。

【来源】禾本科植物稻 *Oryza sativa* L.，以全草、根、花、种子入药。

【采集加工】夏、秋季采收，鲜用或晒干。

【功能主治】

1）《彝医药学》：花：治麻疹。根、全草：治湿疹、蛔虫病。

2）《哀牢本草》：舒筋活络、透疹除风、退虚热、止盗汗、益胃生津。用于疮痈肿毒、湿疣皮疹、皮下出血、四肢骨折，祛除肠道寄生虫。

3）《滇药志・二》《哀牢本草》：健脾温肾、补中益气。

4）《滇药志・二》《哀牢本草》《志要》《辞典》：治脾不统血、血液妄行、肾虚耳鸣、便溏尿多、赤痢、元阳虚损。

【用法用量】20g，水煎服。

【文献来源】*Oryza sativa* L. 彝医药学：644，715. 1993. 哀牢本草：120. 1991. 滇药志・二：409. 2009. 辞典：571. 2016. 志要：430. 2005.

1516　芦苇

【药材名】芦苇芽、芦根、芦苇根。

【彝文音译】巴日、捞歹耐、蠹改、土勒母自、巴依日俄土（四川凉山）。

【来源】禾本科植物芦苇 *Phragmites australis* (Cav.) Trin. ex Steud.，以根茎、花入药。

【采集加工】初春采集，鲜用或晒干。

【功能主治】

1）《中国彝药》：用于肺痹、胎动不安、水激病。

2）《滇药志・二》《中国彝药》：用于清洗肠胃、痨病、肝炎。

3）《彝医药学》《中国彝药》《滇药志・二》：用于腹痛、月经淋漓不尽、醉酒不省人事、乳痈未溃。

4）《滇药志・四》《哀牢本草》：导滞散结、益肾安胎。用于食积腹痛、胎动不安、胎盘滞留、痈疡疮疽。

5）《滇药志·四》《中国彝药》《彝药学》：清热生津、除烦止呕。用于解酒毒。

6）《辞典》《志要》：治饮食积滞、腹痛、月经不调、乳痈、肺热咳嗽、刀伤出血、胃热呕吐、烦渴、尿黄、脑炎。

7）《彝药续集》：用于经常腹痛、月经不调、红崩、白带异常、乳腺炎、醉酒、刀伤出血、呕吐、小便发黄。

【用法用量】15～30g，水煎服，鲜品 60～120g；或绞汁服。外用：适量，煎水洗。

【文献来源】*Phragmites australis* (Cav.) Trin. ex Steud. 中国彝药：86. 2004. 滇药志·二：173. 2009. ——*Phragmites communis* Trin. 彝医药学：540. 1993. 哀牢本草：65. 1991. 彝药学：20. 2016. 辞典：610. 2016. 志要：455. 2005. 滇药志·四：225. 2009. 彝药续集：164. 1992.

1517 毛环竹

【药材名】金竹叶。

【来源】禾本科植物毛环竹 *Phyllostachys meyeri* McClure，以根、叶入药。

【采集加工】全年可采，以鲜品入药。

【功能主治】《哀牢本草》：清热除湿、祛风止痒。用于寒热往来、头晕目眩、暑热烦渴、风疹瘙痒、消食导滞、除热止汗、哮喘。

【用法用量】3～5g，水煎服。

【文献来源】*Phyllostachys meyeri* McClure 哀牢本草：69. 1991.

1518 紫竹

【药材名】竹叶、紫竹、墨竹根。

【彝文音译】哦聂。

【来源】禾本科植物紫竹 *Phyllostachys nigra* (Lodd.) Munro，以根、叶入药。

【采集加工】全年可采，以鲜品入药。

【功能主治】

1）《滇药志·二》《彝医药学》：治尿路感染、惊风、发热、哮喘、咳嗽。

2）《滇省志》：用于哑瘴。

3）《哀牢本草》：滋阴益肾、化积破瘀。用于精血亏损、肾虚耳鸣、经闭阴冷、癥瘕积聚。

【用法用量】15～30g，水煎服。

【文献来源】*Phyllostachys nigra* (Lodd.) Munro 彝医药学：686. 1993. 滇省志：981. 1995. 哀牢本草：116. 1991. 滇药志·二：371. 2009.

1519 毛金竹

【药材名】淡竹根、金竹。

【来源】禾本科植物毛金竹 *Phyllostachys nigra* var. *henonis* (Mitford) Stapf ex Rendle，以根、叶、竹茹入药。

【采集加工】根、叶全年可采，多用鲜品；竹茹：取鲜茎，除去外皮，将稍带绿色的中间层刮成丝条。

【功能主治】

1）《哀牢本草》：除烦热、化积痰、通乳汁。用于烦热不安、神思恍惚、痰湿阻滞、泌乳不畅。

2）《彝医药史》：叶：泻火、降肺气、止咳、宽中消热；用于冷寒身痛。根：用于腿疮溃烂、食积。根、叶：用于关节痛。

【用法用量】20～30g，水煎服。

【文献来源】*Phyllostachys nigra* (Lodd.) Munro var. *henonis* (Mitf.) Stapf ex Rendle 哀牢本草：107. 1991. 彝医药史：159. 1990.

1520 紫竹（原变种）

【药材名】淡竹。

【彝文音译】毫毛突。

【来源】禾本科植物紫竹（原变种）*Phyllostachys nigra* var. *nigra* (C. B. Clarke) Ridley，以根入药。

【采集加工】全年可采，洗净，晒干。

【功能主治】《滇省志》：用于哑瘴。

【用法用量】15～30g，水煎服。

【文献来源】*Phyllostachys nigra* (Lodd.) Munro var. *stauntoni* (Munro) Keng f. 滇省志：981. 1995.

1521 金竹

【药材名】细金竹。

【来源】禾本科植物金竹 *Phyllostachys sulphurea* (Carr.) A. et C. Riv.，以叶入药。

【采集加工】全年可采，以鲜品入药。

【功能主治】《哀牢本草》：用于痨咳喉哑、骨髓炎。

【用法用量】10～20g，水煎服。

【文献来源】*Phyllostachys sulphurea* (Carr.) A. et C. Riv. 哀牢本草：79. 1991.

1522 竹蔗

【药材名】甘蔗。

【来源】禾本科植物竹蔗 *Saccharum sinense* Roxb.，以茎入药。

【采集加工】秋、冬季采收，鲜用。

【功能主治】《彝医药学》：治脓疱疮。

【用法用量】30～90g，榨汁饮。外用：适量，捣烂敷。

【文献来源】*Saccharum sinense* Roxb. 彝医药学：603. 1993.

1523 箭叶大油芒

【药材名】箭叶大油芒、慈姑草、催生草、燕尾草。

【彝文音译】阿的利诗、笨鹅诗、施尔奔。

【来源】禾本科植物箭叶大油芒 *Spodiopogon sagittifolius* Rendle，以全草入药。

【采集加工】全年可采，洗净，鲜用或切碎晒干。

【功能主治】

1）《滇省志》《中国彝药》《彝医药・下》：用于产后腹痛。

2）《中国彝药》《彝医药・下》：活血调经、发表、清热。用于月经不调、感冒、喉痛。

3）《中国彝医》《彝药志》：清热解表、活血调经、催产。治感冒、喉痛、胸闷、气胀、阳痿、月经过多、小儿高热、蛇虫咬伤。

4）《滇药录》：祛风除湿、止痛退热。用于风湿痹痛、风湿性关节炎、风寒感冒。

【用法用量】10～20g，水煎服，鲜品20～50g。

【文献来源】*Spodiopogon sagittifolius* Rendle 滇省志：983. 1995. 彝医药・下：381. 2007. 中国

彝医：64. 1994. 中国彝药：413. 2004. 彝药志：49. 1983. 滇药录：312. 1983.

1524 小麦

【药材名】浮小麦、小麦。
【彝文音译】松色。
【来源】禾本科植物小麦 *Triticum aestivum* L.，以果实入药。
【采集加工】夏至前后采收，去壳，洗净，晒干。
【功能主治】
1）《滇药志·三》：用于毒蛇咬伤、伤食腹泻、癫狂。
2）《滇省志》《滇药志·三》：用于便秘。
【用法用量】适量，泡饮。
【文献来源】*Triticum aestivum* L. 滇药志·三：303. 2010. 滇省志：984. 1995.

1525 玉蜀黍

【药材名】红包谷籽、玉蜀黍、玉米须。
【彝文音译】息嘎拿起。
【来源】禾本科植物玉蜀黍 *Zea mays* L.，以全株、根、叶、花柱、种子入药。
【采集加工】适时采集各部位，鲜用或晒干。
【功能主治】
1）《哀牢本草》：和中开胃、止痢止泻。用于水土不服、腹泻痢疾。
2）《志要》、《辞典》、《滇药志·二》（全株）：治风湿痹痛、关节肿胀、肉食积滞、脾胃不和、骨疮痈疡、皮疹瘙痒。
3）《彝药资源》：用于急性胆囊炎、胆道感染、胆结石、黄疸型肝炎。
【用法用量】30～50g，稠熬服食。
【文献来源】*Zea mays* L. 哀牢本草：57. 1991. 滇药志·二：85. 2009. 辞典：882. 2016. 志要：652. 2005. 彝药资源：106. 2021.

1526 菰

【药材名】茭瓜。
【来源】禾本科植物菰 *Zizania latifolia* (Griseb.) Stapf，以茎入药。
【采集加工】夏、秋季采收，晒干。
【功能主治】《哀牢本草》：解蛇毒。
【用法用量】适量，捣烂敷。
【文献来源】*Zizania caduciflora* (Turcz.) Hand. -Mazz. 哀牢本草：88. 1991.

动物药

田螺科

1527　中国圆田螺

【药材名】田螺、螺蛳、螺蛳肉、中国圆田螺。
【彝文音译】补阿一（四川凉山）、阿苦（云南双柏）。
【来源】田螺科动物中国圆田螺 *Cipangopaludina chinensis* (Gray)，以肉入药。
【采集加工】捕捉后，砸烂螺壳，取鲜肉入药；或以开水烫死，挑出壳中的肉，清水洗净用。
【功能主治】
1）《哀牢本草》：清热解毒、祛风除湿、消肿止痒。
2）《彝医药学》：用于梅毒、白内障。
3）《彝动物药》：清热解毒、凉血化斑、透疹发散。
4）《彝动物药》《彝医动物药》：用于梅毒、斑疹、疔毒疮肿。
5）《辞典》《哀牢本草》：用于风湿痹痛、骨髓脓肿、肝胆湿热、鼻衄、痔瘘肛裂、皮肤瘙痒。
【用法用量】适量，水煎服；或泡酒服。外用：捣烂敷。
【文献来源】*Cipangopaludina chinensis* (Gray) 哀牢本草：126. 1991. 彝医药学：433. 1993. 彝医动物药：80. 1986. 彝动物药：108. 1986. 辞典：196. 2016.

1528　螺蛳

【药材名】螺蛳肉。
【来源】田螺科动物螺蛳 *Margarya melanoides* Nevill，以肉入药。
【采集加工】捕捉后，砸烂螺壳，取鲜肉入药。
【功能主治】《彝医动物药》：清热解毒、凉血化斑、透疹发散。用于梅毒、斑疹、疔毒疮肿。
【用法用量】适量，煎煮服食。
【文献来源】*Margarya melanoides* Nevill 彝医动物药：80. 1986.

蜗牛科

1529　蜗牛

【药材名】蜗牛。
【来源】蜗牛科动物蜗牛 *Eulota peliomphala* Pfr.，以全体入药。
【采集加工】春、秋季捕捉，洗净，晒干。

【功能主治】《哀牢本草》：清热解毒、除湿消肿。用于骨髓炎、痔瘘肿痛、梅毒、淋证。
【用法用量】适量，泡酒服。外用：捣烂敷。
【文献来源】*Eulota peliomphala* Pfr. 哀牢本草：142. 1991.

巴蜗牛科

1530　同型巴蜗牛

【药材名】蜗牛。
【来源】巴蜗牛科动物同型巴蜗牛 *Eulota similaris* (Ferussae)，以全体入药。
【采集加工】春、秋季捕捉，洗净，晒干。
【功能主治】《彝医药学》：用于鼻衄、秃疮。
【用法用量】适量，水煎服。外用：煎水洗。
【文献来源】*Eulota similaris* F. 彝医药学：442. 1993.

牡蛎科

1531　长牡蛎

【药材名】长牡蛎。
【来源】牡蛎科动物长牡蛎 *Crassostrea gigas* Thunb.，以贝壳入药。
【采集加工】全年均可捕捞，去肉，洗净，晒干。
【功能主治】《辞典》：治产后水泻不止、淋巴结结核。
【用法用量】9～15g，水煎服。
【文献来源】*Crassostrea gigas* (Thunberg) 辞典：236. 2016.

乌贼科

1532　金乌贼

【药材名】海螵蛸。
【来源】乌贼科动物金乌贼 *Sepia esculenta* Hoyle，以骨状内壳入药。
【采集加工】捕得后，剥下骨状内壳，洗净，晒干。
【功能主治】《彝医药学》：用于淋巴结结核、脚气。
【用法用量】5～9g，水煎服。外用：适量，研末调敷。
【文献来源】*Sepia esculenta* Hoyle 彝医药学：387. 1993.

1533　曼氏无针乌贼

【药材名】海螵蛸、乌贼。
【来源】乌贼科动物曼氏无针乌贼 *Sepiella maindroni* de Rochebrune，以全体、骨状内壳入药。
【采集加工】捕得后，洗净，晒干。
【功能主治】《彝医药学》：用于久病体虚。
【用法用量】5～9g，水煎服。外用：适量，研末调敷。
【文献来源】*Sepiella maindroni* de Rochebrune 彝医药学：387，424. 1993.

钜　蚓　科

1534　参环毛蚓

【药材名】蚯蚓。

【来源】钜蚓科动物参环毛蚓 *Pheretima aspergillum* E. Perrier，以全体入药。

【采集加工】春、秋季捕捉，洗去黏液，及时剖开腹部，洗去内脏及泥沙，晒干或低温干燥。

【功能主治】《哀牢本草》：截疟、解毒。用于疟疾、腹部疖肿。

【用法用量】5～10g，水煎服。外用：捣烂敷。

【文献来源】*Pheretima aspergillum* E. Perrier 哀牢本草：137. 1991.

1535　湖北环毛蚓

【药材名】湖北环毛蚓、环毛蚯蚓、曲蟮。

【彝文音译】补底扎则（四川凉山）、补堵（云南双柏）。

【来源】钜蚓科动物湖北环毛蚓 *Pheretima hupeiensis* (Michaelsea)，以全体入药。

【采集加工】夏季捕捉，直接以鲜品入药；或以盐水闷死，或以沸水烫死，剖腹，去泥，洗净，伸直，贴于木板上晒干。可用黄酒浸润一夜泡软后，搓去泥沙，取洁净者用。

【功能主治】

1）《彝动物药》《志要》《辞典》：治九子疡（颈淋巴结结核）、全身肌肉发热、疼痛、头晕眼花、疟疾。

2）《彝医动物药》《志要》《辞典》：用于尿痛、贫血、瘦弱、哮喘、烧烫伤、甲状腺肿大、小儿高热神昏。

3）《彝动物药》：用于尿痛、尿闭、贫血、哮喘、烧烫伤、甲状腺肿大、小儿高热神昏。

【用法用量】洗净，以白糖浸渍之，化水后，服其汁。

【文献来源】*Amynthas hupeiensis* (Michaelsen) 辞典：50. 2016. 志要：454. 2005. 彝医动物药：122. 1986. 彝动物药：162. 1986.

园　蛛　科

1536　大腹园蛛

【药材名】蜘蛛网、蜘蛛、大腹园蛛。

【彝文音译】布里莫（四川凉山）、贝来（云南双柏）。

【来源】园蛛科动物大腹园蛛 *Aranea ventricosa* (L. Koch)，以全体、蛛丝入药。

【采集加工】夏、秋季捕捉，鲜用或晒干；或入沸水中烫死，烘干或晒干入药。蛛丝随采随用。

【功能主治】

1）《彝医药学》：蛛丝：用于外伤出血。全体：用于小儿惊风。

2）《彝医动物药》《彝动物药》《辞典》《志要》：用于淋巴结结核。

【用法用量】适量，煨水内服。外用：蛛网适量，外敷。

【文献来源】*Aranea ventricosa* (L. Koch) 彝医药学：415，435. 1993. 彝医动物药：119. 1986. 志要：52. 2005. 辞典：66. 2016. 彝动物药：158. 1986.

1537 横纹金蛛

【药材名】横纹金蛛、花蜘蛛。
【彝文音译】阿乌嘎。
【来源】园蛛科动物横纹金蛛 *Argiope bruennichii* Scopoli，以全体、蛛丝入药。
【采集加工】多随捕随用或捕后烤干备用。蛛丝随采随用。
【功能主治】
1）《辞典》《中国彝药》《彝医药・下》：用于小儿惊风、小儿黄瘦、解毒消肿、痔疮肿痛、睾丸痛、痔疮、外伤出血。
2）《中国彝药》《彝医药・下》：清热解毒、活血消肿、健脾消疳。
【用法用量】0.5～lg，水煎服；或入散剂。外用：适量，研粉撒敷；或醋调敷。
【文献来源】*Argiope bruennichi* Scopoli 辞典：74. 2016. 中国彝药：347. 2004. 彝医药・下：321. 2007.

潮 虫 科

1538 鼠妇

【药材名】多脚虫。
【来源】潮虫科动物鼠妇 *Porcellio scaber* Latreille，以全体入药。
【采集加工】春、夏、秋季捕捉，用铁锅炒干，或开水烫死，晒干或焙干。
【功能主治】《哀牢本草》：破血、利水、解毒、止痛。用于癥瘕癌瘤、睾丸肿痛、小便不利、经闭腹痛。
【用法用量】3～5g，泡酒服；或焙干研细粉，2g，白酒送服。外用：酒浸液涂搽。
【文献来源】*Porcellio scaber* Latreille 哀牢本草：127. 1991.

长 臂 虾 科

1539 日本沼虾

【药材名】虾、河虾。
【彝文音译】赫兹（四川凉山）。
【来源】长臂虾科动物日本沼虾 *Macrobrachium nipponense* De Haan，以全体入药。
【采集加工】捕捞后鲜用或晒干入药。
【功能主治】
1）《彝医药学》：用于风湿病。
2）《彝动物药》：用于急性支气管炎、中暑、低血糖、贫血。
3）《哀牢本草》：补肾壮阳、强身通乳。用于房事不举、乳汁不畅、体虚易乏、哮喘痰鸣。
4）《彝动物药》《彝医动物药》：治哮喘、疟疾、眩晕。
【用法用量】适量，水煎服。
【文献来源】*Macrobrachium nipponense* De Haan 彝医药学：422. 1993. 彝动物药：100. 1986. 哀牢本草：131. 1991. 彝医动物药：76. 1986.

1540 秀丽长臂虾

【药材名】虾。

【彝文音译】赫兹（四川凉山）。
【来源】长臂虾科动物秀丽长臂虾 *Palaemon modestus* (Heller)，以全体入药。
【采集加工】捕捞后，鲜用或晒干。
【功能主治】
1)《彝动物药》《彝医动物药》：用于哮喘、疟疾、眩晕。
2)《彝动物药》：用于急性支气管炎、中暑、低血糖、贫血。
【用法用量】适量，水煎服。
【文献来源】*Palaemon* (*Exopalaemon*) *modestus* Heller 彝医动物药：76. 1986. 彝动物药：100. 1986.

溪　蟹　科

1541　云南近溪蟹指名亚种

【药材名】云南近溪蟹。
【彝文音译】阿甲拉。
【来源】溪蟹科动物云南近溪蟹指名亚种 *Potamiscus yunnanense* Kemp，以全体入药。
【采集加工】秋季捕捉，鲜用或晒干。
【功能主治】《辞典》：治风湿痼疾、肺痨、外伤。
【用法用量】适量，水煎服。
【文献来源】*Potamiscus yunnanense* Kemp 辞典：658. 2016.

1542　锯齿溪蟹

【药材名】螃蟹。
【来源】溪蟹科动物锯齿溪蟹 *Potamon denticulatum* (H. Milne-Edwards)，以全体入药。
【采集加工】秋季捕捉，鲜用。
【功能主治】《哀牢本草》：用于驱除肠道寄生虫。
【用法用量】1～2 只，水煎服。
【文献来源】*Potamon denticulatum* (H. Milne- Edwards) 哀牢本草：142. 1991.

1543　云南溪蟹

【药材名】螃蟹。
【来源】溪蟹科动物云南溪蟹 *Potamon yunnanensis* Kemp，以全体入药。
【采集加工】秋季捕捉，晒干。
【功能主治】《彝医药学》：用于蛔虫病。
【用法用量】磨细，兑开水吃。
【文献来源】*Potamon yunnanense* Kemp 彝医药学：420. 1993.

蜈　蚣　科

1544　多棘蜈蚣

【药材名】蜈蚣。
【彝文音译】赊兴。
【来源】蜈蚣科动物多棘蜈蚣 *Scolopendra subspinipes multidens* (Newport)，以全体入药。

【采集加工】夏季捕捉，捕捉后用两端削尖的竹片扎入头尾部，绷直晒干；或先用沸水烫死，然后再用竹片绷直晒干。

【功能主治】

1）《中国彝药》《彝医药・下》：用于蛇虫咬伤、睾丸肿大、窦道瘘管、秃疮、疮痈初起、红肿疼痛、无名肿毒、生疮、溃烂久不愈牛皮癣、脓包疮、杨梅疮、小儿久咳。

2）《彝药学》《中国彝药》《彝医药・下》：解毒、消肿、祛风、止咳。

【用法用量】0.5～1g，水煎服；或研粉服；或泡酒服，2～5g。外用：适量，研粉撒敷；或菜油浸泡涂搽。

【文献来源】*Scolopendra subspinipes multidens* (Newport) 中国彝药：341. 2004. 彝药学：72. 2016. 彝医药・下：316. 2007.

1545 少棘巨蜈蚣

【药材名】蜈蚣、蜈蚣油。

【彝文音译】赊兴。

【来源】蜈蚣科动物少棘巨蜈蚣 *Scolopendra subspinipes mutilans* L. Koch，以全体入药。

【采集加工】夏季捕捉，捕捉后用两端削尖的竹片扎入头尾部，绷直晒干；或先用沸水烫死，然后再用竹片绷直晒干。

【功能主治】

1）《中国彝药》：用于蛇虫咬伤、睾丸肿大、窦道瘘管、秃疮、疮痈初起、红肿疼痛、无名肿毒、生疮溃烂久不愈、牛皮癣、脓疱疮、杨梅疮、小儿久咳。

2）《哀牢本草》：解蛇毒、疗疮疡。用于毒蛇咬伤、疔疮恶痛、慢性溃疡、窦道瘘管。

3）《彝药学》《中国彝药》：解毒、消肿、祛风、止咳。

4）《彝医药学》：促使脓疮尽快结痂。

【用法用量】0.5～1g，研粉服；或水煎服；或泡酒服，2～5g。外用：适量，研粉撒敷；或用菜油浸泡涂搽。

【文献来源】*Scolopendra subspinipes mutilans* L. Koch 中国彝药：341. 2004. 哀牢本草：140. 1991. 彝药学：72. 2016. 彝医药学：364. 1993.

圆马陆科

1546 约安巨马陆

【药材名】千脚虫。

【来源】圆马陆科动物约安巨马陆 *Prospirobolus joannsi* Brolemann，以全体入药。

【采集加工】全年可捕捉，焙干或晒干。

【功能主治】《哀牢本草》：用于臁疮腿。

【用法用量】外用：适量，捣烂敷。

【文献来源】*Prospirobolus joannsi* Brolemann 哀牢本草：124. 1991.

蜓　　科

1547 蜻蜓

【药材名】蜻蜓。

【来源】蜓科动物蜻蜓 *Aeschna melanictera* Selys，以去翅后全体入药。
【采集加工】夏、秋季捕捉，用沸水烫死，晒干或烘干。
【功能主治】
1)《彝医药学》：用于骨髓炎。
2)《哀牢本草》：益肾壮阳、拔毒生肌。用于肾虚梦遗、房事不举、骨髓脓肿、无名肿毒。
【用法用量】适量，晒干，研细末，开水送服。外用：捣烂敷。
【文献来源】*Aeschna melanictera* Selys 彝医药学：431. 1993. 哀牢本草：140. 1991.

蜚 蠊 科

1548 东方蜚蠊

【药材名】灶马虫、蟑螂、灶妈妈虫。
【彝文音译】篾勒。
【来源】蜚蠊科动物东方蜚蠊 *Blatta orientalis* L.，以全体入药。
【采集加工】夜间在厨房、墙角、坑上、仓库等处捕捉，鲜用，或用沸水烫死，晒干或烘干备用。
【功能主治】
1)《志要》《彝动物药》《彝医动物药》：用于草乌中毒。
2)《彝医药学》《中国彝药》《彝医药・下》：用于蜂蜇伤、草乌中毒。
3)《中国彝药》《彝医药・下》：解毒、敛疮、化积、破瘀。用于疮疡久不愈。
【用法用量】2～3 只，水煎服；或研末服；或泡酒服。外用：鲜品适量，捣烂敷。
【文献来源】*Blatta orientalis* L. 彝医动物药：100. 1986. 彝动物药：132. 1986. 彝医药学：428. 1993. 彝医药・下：324. 2007. 志要：97. 2005. 中国彝药：350. 2004.

1549 美洲大蠊

【药材名】美洲大蠊。
【彝文音译】
【来源】蜚蠊科动物美洲大蠊 *Periplaneta americana* L.，以全体入药。
【采集加工】全年可采，多鲜用或焙干。
【功能主治】《辞典》：治草乌中毒、蜂蜇伤、疮疡久不愈。
【用法用量】5～15g，开水送服；或调酒服。外用：适量，包敷患处。
【文献来源】*Periplaneta americana* L. 辞典：602. 2016.

1550 澳洲大蠊

【药材名】灶妈妈虫。
【来源】蜚蠊科动物澳洲大蠊 *Periplaneta australasiae* L.，以全体入药。
【采集加工】夜间在厨房、墙角、坑边、仓库等处捕捉，用沸水烫死，晒干或烘干。
【功能主治】《哀牢本草》：用于睾丸肿痛，解草乌毒。
【用法用量】适量，水煎服。
【文献来源】*Periplaneta australasiae* L. 哀牢本草：128. 1991.

鳖蠊科

1551 地鳖

【药材名】苏土元、土鳖虫。
【来源】鳖蠊科动物地鳖 *Eupolyphaga sinensis* Walker，以雌虫体入药。
【采集加工】捕捉后，置沸水中烫死，晒干或烘干。
【功能主治】《彝医药学》：用于骨折、风湿痹痛。
【用法用量】3～9g，水煎服，孕妇忌用。
【文献来源】*Eupolyphaga sinensis* Walker 彝医药学：427，435. 1993.

1552 冀地鳖

【药材名】苏土元。
【来源】鳖蠊科动物冀地鳖 *Polyphaga plancyi* Bol.，以全体入药。
【采集加工】捕捉后，置沸水中烫死，晒干或烘干。
【功能主治】《彝医药学》：用于骨折、风湿痹痛。
【用法用量】3～9g，水煎服，孕妇忌用。
【文献来源】*Polyphaga plancyi* Bol. 彝医药学：435. 1993.

螳螂科

1553 中华大螳螂

【药材名】螳螂、螳螂蛋、桑螵蛸。
【来源】螳螂科动物中华大螳螂 *Paratenodera sinensis* Saussure，以全体、卵入药。
【采集加工】夏、秋季捕捉，处死晒干。卵于深秋至次春采收，除去杂质，蒸至虫卵死后，晒干。
【功能主治】
1）《哀牢本草》：用于体虚畏寒、无名肿毒。
2）《彝医药学》（卵）：用于睾丸肿大、休克。
【用法用量】20g，水煎服。
【文献来源】*Paratenodera sinensis* Saussure 哀牢本草：143. 1991. 彝医药学：372，443. 1993.

1554 小刀螳螂

【药材名】螳螂蛋。
【来源】螳螂科动物小刀螳螂 *Statilia maculata* Thunb.，以卵入药。
【采集加工】深秋至次春捕捉，除去杂质，蒸至虫卵死后，晒干。
【功能主治】《彝医药学》：用于睾丸肿大。
【用法用量】1g，泡饮。外用：绞汁涂搽。
【文献来源】*Statilia maculata* Thunb. 彝医药学：372. 1993.

1555 金平树白蚁

【药材名】黄蚂蚁、金平树白蚁。

【来源】木白蚁科动物金平树白蚁 *Glyptotermes chinpingensis* Tsai et Chen，以全体入药。
【采集加工】夏季捕捉，捕后用沸水烫死，晒干。
【功能主治】
1）《哀牢本草》：祛风除湿、生精壮阳。
2）《志要》《哀牢本草》《辞典》：用于风湿性疼痛、关节肿痛、阳痿早泄、体虚易乏。
【用法用量】5～10g，水煎服。
【文献来源】*Glyptotermes chinpingensis* Tsai et Chen 哀牢本草：136. 1991. 辞典：391. 2016. 志要：303. 2005.

鼻白蚁科

1556 家白蚁

【药材名】白蚂蚁、台湾乳白蚁。
【来源】鼻白蚁科动物家白蚁 *Coptotermes formosanus* Shiraki，以全体入药。
【采集加工】夏季捕捉，用沸水烫死，晒干。
【功能主治】《辞典》《哀牢本草》：壮阳补髓、益智宁神、除火毒、疗奇痒。用于阳痿遗精、失眠健忘、火毒缠身、奇痒难忍。
【用法用量】焙干，研细末，适量，开水送服。外用：舂捣成泥，用温开水调匀，搽抹患处。
【文献来源】*Coptotermes formosanus* Shiraki 哀牢本草：126. 1991. 辞典：224. 2016.

蟋 蟀 科

1557 蟋蟀

【药材名】蟋蟀。
【来源】蟋蟀科动物蟋蟀 *Scapsipedus aspersus* Walker，以雄性全体入药。
【采集加工】夏、秋季捕捉，捕得后，用沸水烫死，晒干或焙干。
【功能主治】《哀牢本草》：强筋健骨、益髓补精。用于阳痿、遗尿、阴冷、难产。
【用法用量】适量，研细末，开水送服。
【文献来源】*Scapsipedus aspersus* Walker 哀牢本草：142. 1991.

蝼 蛄 科

1558 非洲蝼蛄

【药材名】土狗、蝼蛄、土小狗、非洲蝼蛄。
【彝文音译】哈特吉乍（云南双柏）、嘎格母。
【来源】蝼蛄科动物非洲蝼蛄 *Gryllotalpa africana* Palisot et Beauvois，以全体入药。
【采集加工】夏季捕捉，鲜用或烫死，晒干或烘干用。
【功能主治】
1）《哀牢本草》：利水消肿、补气益血。
2）《彝医动物药》：用于梅毒、尿闭、淋巴结结核、胎衣不下、尿道结石、臌胀。
3）《辞典》《志要》《彝动物药》：用于下身生疮、胎衣不下、尿痛。

4）《辞典》《志要》《哀牢本草》：用于水肿、尿闭、难产、阳痿。

5）《辞典》：用于梅毒、疮疡、瘰疬。

6）《彝动物药》：用于水肿、无尿、瘰疬、小便困难。

【用法用量】1～5g，开水送服；或开水浸泡后频饮；或焙干研末服。

【文献来源】*Gryllotalpa africana* Palisot de Beauvis 哀牢本草：123. 1991. 彝医动物药：120. 1986. 辞典：396. 2016. 彝动物药：160. 1986. 志要：307. 2005.

蝉　　科

1559　蚱蝉

【药材名】蝉蜕、黑蚱。

【来源】蝉科动物蚱蝉 *Cryptotympana atrata* (Fabricius)，以蝉蜕入药。

【采集加工】夏、秋季收集，除去泥沙，晒干。

【功能主治】

1）《辞典》《哀牢本草》：散热宣肺、止痒止血。用于目赤翳障、肺热咳嗽、鼻血不止、风疹瘙痒。

2）《彝医药学》：用于高热昏迷。

【用法用量】2～5g，水煎服。

【文献来源】*Cryptotympana atrata* Fabricius 哀牢本草：140. 1991. 彝医药学：434. 1993. ——*Cryptotympana pustulata* Hassk. f. dissecta (Yabe) Hara 辞典：245. 2016.

蚧　　科

1560　白蜡蚧

【药材名】白蜡虫、虫蜡。

【彝文音译】补叔（四川凉山）。

【来源】蚧科动物白蜡蚧 *Ericerus pela* (Chavannes)，以虫蜡入药。

【采集加工】秋季采集，清晨用刀割下包有蜡质的树枝或蜡树上的白霜，加部分陈蜡熬化，过滤，冷却，晾干。

【功能主治】《辞典》《彝动物药》《志要》：用于小儿久咳不止。

【用法用量】3～6g，入丸、散剂。外用：适量，融化调膏。

【文献来源】*Ericerus pela* (Chavannes) 志要：254. 2005. 辞典：326. 2016. 彝动物药：406. 1986.

蝽　　科

1561　九香虫

【药材名】臭壳虫、九香虫。

【来源】蝽科动物九香虫 *Aspongopus chinensis* Dallas，以全体入药。

【采集加工】春冬捕捉，置适宜容器内，用酒少许将其闷死或置沸水中烫死，晒干。

【功能主治】

1）《志要》《辞典》《哀牢本草》：用于昏迷不醒。

2）《彝医动物药》：用于小儿高热、角弓反张、病危之象。

【用法用量】适量，开水泡服。

【文献来源】*Aspongopus chinensis* Dallas 哀牢本草：133. 1991. 辞典：94. 2016. 志要：75. 2005. 彝医动物药：101. 1986.

龙虱科

1562　三星龙虱

【药材名】水母鸡。

【来源】龙虱科动物三星龙虱 *Cybister tripunctatus orientalis* Gschew.，以全体入药。

【采集加工】全年可捕，捕得后，用沸水烫死，晒干。

【功能主治】《彝医药学》：用于窦道瘘管。

【用法用量】外用：捣烂敷。

【文献来源】*Cybister tripunctatus orientalis* Gschew. 彝医药学：444. 1993.

隐翅虫科

1563　多毛隐翅虫

【药材名】花腰虫、毛隐翅虫。

【彝文音译】以布阿节（四川凉山）。

【来源】隐翅虫科动物多毛隐翅虫 *Paederus densipennis* Bernh.，以全体入药。

【采集加工】夏、秋季捕捉，捕后处死，鲜用或晒干。

【功能主治】《志要》《彝医动物药》《彝动物药》：用于淋巴结结核、牙痛。

【用法用量】适量，水煎服。外用：晒干，研末调敷。

【文献来源】*Paederus densipennis* Bernh. 彝医动物药：128. 1986. 彝动物药：170. 1986. 志要：438. 2005.

1564　青翅蚁形隐翅虫

【药材名】梭毒隐翅虫。

【来源】隐翅虫科动物青翅蚁形隐翅虫 *Paederus fuscipes* Curtis，以全体入药。

【采集加工】夏、秋季捕捉，捕后处死，鲜用或晒干。

【功能主治】《辞典》：治颈部淋巴结结核并发牙痛。

【用法用量】外用：适量，捣烂敷；或绞汁、浸酒涂搽。

【文献来源】*Paederus fuscipes* Curtis 辞典：582. 2016.

萤科

1565　萤火虫

【药材名】萤火虫。

【来源】萤科动物萤火虫 *Luciola vitticollis* Kies，以全体入药。

【采集加工】夏、秋季捕捉，捕后用沸水烫死，晒干。

【功能主治】《哀牢本草》：解蛇毒、补气血。用于毒蛇咬伤、产后血虚。
【用法用量】5～10g，泡酒；或水煎服。
【文献来源】*Luciola vitticollis* Kies 哀牢本草：138. 1991.

芫 菁 科

1566 眼斑芫菁

【药材名】斑蝥、黄黑小斑蝥。
【彝文音译】四川凉山：布俄里、补迟。
【来源】芫青科动物眼斑芫菁 *Mylabris cichorii* Linnaeus，以全体入药。
【采集加工】夏季捕捉，以沸水烫死；或于瓦罐内加少许的烧酒闷死；或蒸死，烘干或晒干。亦有以鲜活之品入药者。
【功能主治】
1）《彝动物药》《彝医动物药》：用于恶疮、疯犬咬伤、牛皮癣。
2）《彝医药学》：用于手脚长疣、疯犬咬伤。
3）《志要》《辞典》《彝州本草》：治瘰疬、疯犬咬伤、颈淋巴结结核、恶疮、顽癣、口眼㖞斜。
4）《彝州本草》：治鸡眼、毒恶疮、无名肿毒、闭经及干血劳、剧烈头痛、喉蛾。
【用法用量】0.2g；或入丸、散剂。外用：研末调敷贴，发泡；或酒、醋浸涂。
【文献来源】*Mylabris cichorii* L. 彝医动物药：130. 1986. 彝动物药：173. 1986. 彝医药学：438. 1993. 辞典：547. 2016. 志要：415. 2005. 彝州本草：222. 1998.

1567 大斑芫菁

【药材名】斑蝥、南方大斑蝥。
【彝文音译】布俄里（四川凉山）。
【来源】芫菁科动物大斑芫菁 *Mylabris phalerata* Pall，以全体入药。
【采集加工】夏季捕捉，以沸水烫死；或于瓦罐内加少许的烧酒闷死；或蒸死，烘干或晒干。亦有以鲜活之品入药者。
【功能主治】
1）《彝医药学》：治手脚长疣、疯犬咬伤。
2）《彝医动物药》《彝动物药》：治恶疮、疯犬咬伤、头发脱落、牛皮癣。
3）《辞典》：治恶疮、毒疣、顽癣、脱发。
【用法用量】0.1g，水煎服。外用：捣烂外搽。
【文献来源】*Mylabris phalerata* Pall 彝医药学：438. 1993. 彝医动物药：130. 1986. 彝动物药：173. 1986. 辞典：548. 2016.

粉 蠹 科

1568 褐粉蠹

【药材名】竹虫、竹中虫、竹蠹虫。
【彝文音译】撒补、布里玛（四川凉山）。
【来源】粉蠹科动物褐粉蠹 *Lyctus brunneus* (Stephens)，以全体、幼虫入药。

【采集加工】老竹或竹器的竹竿上，有蛀孔而落粉屑者，其内多有竹蠹虫，劈开，取出。

【功能主治】

1）《彝医动物药》：用于中耳炎、毒虫入耳心。

2）《彝动物药》：治鼻疳、耳内痛。

3）《辞典》《彝医药学》《彝医动物药》：治鼻腔溃烂。

4）《中国彝药》《彝医药·下》：排脓散结、解毒、祛湿。用于鼻腔溃烂、鼻腔内生疮溃烂渗液、耳内痛。

5）《辞典》：治耳心内疼、耳鼻溃烂、水火烫伤、湿毒臁疮。

【用法用量】外用：适量，捣烂敷；或研末撒敷。

【文献来源】*Lyctus brunneus* Steph. 彝医动物药：104. 1986. 彝动物药：136. 1986. 彝医药学：439. 1993. 彝医药·下：523. 2007. 辞典：505. 2016. 中国彝药：584. 2004.

金龟子科

1569 蜣螂虫

【药材名】神农洁蜣螂、猪屎克螂、推屎爬、蜣螂。

【来源】金龟子科动物蜣螂虫 *Catharsius molossus* L.，以全体入药。

【采集加工】捉后以鲜活者入药；或置竹筒、瓦罐之中，烧酒醉死；或开水烫死。晒干，烘干用。

【功能主治】

1）《辞典》《哀牢本草》：用于肺痨虚热、癥瘕癫狂、腹胀便结、梅毒、淋证、疮疡肿毒、痔瘘肿痛。

2）《哀牢本草》：散虚热、除痨蒸、破瘀积、攻五毒。

3）《彝医动物药》：用于难产、胎盘不下、痔疮、小儿疳积，通产后瘀血。

4）《彝医药学》：用于骨髓炎、痈疽、肿毒、疮疡。

【用法用量】0.1～0.25g，研细末，开水送服。外用：捣烂敷。

【文献来源】*Catharsius molossus* L. 辞典：171. 2016. 哀牢本草：134. 1991. 彝医动物药：106. 1986. 彝医药学：430. 1993.

1570 紫蜣螂

【药材名】推屎爬。

【来源】金龟子科动物紫蜣螂 *Geotrupes laevistriatus* Motschulsky，以全体入药。

【采集加工】捉后以鲜活者入药；或置竹筒、瓦罐之中，烧酒醉死；或开水烫死。晒干，烘干用。

【功能主治】《彝医动物药》：用于拔弹、难产、胎盘不下、痔疮、小儿疳积，通产后瘀血。

【用法用量】0.1～0.25g，研细末，开水送服。外用：捣烂敷。

【文献来源】*Geotrupes laevistriatus* Motsch. 彝医动物药：106. 1986.

犀金龟科

1571 双叉犀金龟

【药材名】推屎爬。

【来源】犀金龟科动物双叉犀金龟 *Allomyrina dichotoma* (L.) ，以全体入药。
【采集加工】捉后以鲜活者入药；或置竹筒、瓦罐之中，烧酒醉死；或开水烫死，晒干。
【功能主治】《彝医动物药》：用于枪弹伤、痔疮、小儿疳积、难产、胎盘不下，通产后瘀血。
【用法用量】0.1～0.25g，研细末，开水送服。外用：捣烂敷。
【文献来源】*Allomyrina dichotoma* (L.) 彝医动物药：106. 1986.

拟步甲科

1572　云南琵琶甲

【药材名】臭屁虫。
【彝文音译】寒斋。
【来源】拟步甲科动物云南琵琶甲 *Blaps japanensis yunnanesis* Mars.，以全体入药。
【采集加工】全年可捕，多用活体，随捕随用。
【功能主治】《彝医药・下》：解毒开窍、消食理气、祛风定痛、活血通络。用于高热抽搐、小儿虫积腹胀、腹痛、疳积、外感风寒、全身疼痛、膈食、腹胀痛、疮疖红肿热痛、癫痫、风邪染疾、胃寒、跌打损伤。
【用法用量】3～5 只，水煎服；或泡酒；或放入子母火中烧熟研粉服。外用：泡酒搽；或捣烂敷。
【文献来源】*Blaps japanensis yunnanesis* Mars. 彝医药・下：323. 2007.

1573　日本琵琶甲

【药材名】臭屁虫、日本琵琶甲虫。
【彝文音译】寒斋。
【来源】拟步甲科动物日本琵琶甲 *Blaps japonensis* Mars，以全体入药。
【采集加工】全年均可捕捉，多用活体，随捕随用。
【功能主治】
1）《彝医药・下》：解毒开窍、消食理气、祛风定痛、活血通络。用于小儿虫积腹胀、腹痛、疳积、癫痫、风邪染疾、胃寒。
2）《中草药》：消炎、消包块、解毒。
【用法用量】3～5 只，水煎服；或泡酒；或放入子母火中烧熟研粉服。外用：泡酒搽；或捣烂敷。
【文献来源】*Blaps japonensis* Marseul. 彝医药・下：323. 2007. 中草药. 44（3）：269-271. 2013.

1574　喙尾琵琶甲

【药材名】喙尾琵琶甲、琵琶甲。
【彝文音译】寒斋。
【来源】拟步甲科动物喙尾琵琶甲 *Blaps rynchopetera* Fairmaire，以全体入药。
【采集加工】全年均可捕捉，放入酒中醉死，取出烘干研粉备用，或捕捉活虫捣碎备用。
【功能主治】
1）《辞典》：用于高热抽搐、小儿虫积腹胀腹痛、疳积、外感风寒、全身疼痛、膈食腹胀痛、疮疖红肿热痛、癫痫、风邪染疾、不省人事、胃寒、跌打损伤、小儿麻痹、咳嗽、止痛。
2）《中国民族民间医药》《时珍国医国药》《中药材》《辞典》：用于发热、胃炎、疔疮、肿瘤。

3）《中药材》：清热解毒、软坚散结、消肿止痛、息风定惊。

【用法用量】6g，研粉服；或开水泡服。外用：适量，泡酒搽。

【文献来源】*Blaps rynchopetera* Fairmaire 辞典：118. 2016. 时珍国医国药. 20（12）：3113-3114. 2009. 中国民族民间医药. 18（5）：31-33. 2009. 中药材. 43（12）：2924-2927. 2020.

蝙蝠蛾科

1575　虫草蝠蛾

【药材名】虫草蝙蝠蚁、虫草蝙蛾。

【来源】蝙蝠蛾科动物虫草蝠蛾 *Hepialus armoricanus* Oberthür，以全体入药。

【采集加工】夏至前后，当积雪尚未融化时入山采集，在虫体潮湿未干时，除去外层的泥土及膜皮，晒干。

【功能主治】《志要》《辞典》：用于体弱无力、虚瘦、血瘀腹痛、咳嗽睡不好、怕冷、面黄、手脚关节疼痛。

【用法用量】3～9g，水煎服。

【文献来源】*Hepialus armoricanus* (Oberthür) 辞典：414. 2016. 志要：322. 2005.

粉蝶科

1576　白粉蝶

【药材名】蝴蝶。

【来源】粉蝶科动物白粉蝶 *Pieris rapae* L.，以全体入药。

【采集加工】夏季捕捉，随捕随用，亦可捕后用线穿起置通风处晾干。

【功能主治】《哀牢本草》：消食化积、消肿止痛。用于食积不化、小儿疳积、五脏湿热、痈疡肿毒。

【用法用量】外用：研细末，撒敷。

【文献来源】*Pieris rapae* (Linnaeus) 哀牢本草：141. 1991.

丽蝇科

1577　华依蝇

【药材名】花蝇、华依蝇。

【来源】丽蝇科动物华依蝇 *Idiella mandarina* (Wd.)，以全体入药。

【采集加工】夏季捕捉，洗净，鲜用或晒干。

【功能主治】《辞典》《志要》《哀牢本草》：用于水寒湿痹。

【用法用量】外用：适量，捣烂敷肚脐。

【文献来源】*Idiella mandarina* (Wd.) 哀牢本草：129. 1991. 志要：340. 2005. 辞典：436. 2016.

1578　巴浦绿蝇

【药材名】绿头蝇。

【来源】丽蝇科动物巴浦绿蝇 *Lucilia papuensis* (Macquart)，以去翅后全体入药。

【采集加工】夏季捕捉，洗净，鲜用或晒干。
【功能主治】《哀牢本草》：用于蜈蚣咬伤。
【用法用量】适量，捣烂敷伤口。
【文献来源】*Lucilia papuensis* Macpuuart 哀牢本草：138. 1991.

蝇　科

1579　大头金蝇

【药材名】五谷虫。
【来源】蝇科动物大头金蝇 *Chrysomyia megacephala* (Fab.) ，以幼虫入药。
【采集加工】夏、秋季捕捉，洗净，鲜用或晒干。
【功能主治】《彝医药学》：用于小儿疳积、疳痞、脾虚、腹胀、疯犬咬伤。
【用法用量】3～5g，水煎服。外用：研末搽敷。
【文献来源】*Chrysomyia mcgacephala* 彝医药学：434. 1993.

1580　厩螫蝇

【药材名】狗蝇。
【来源】蝇科动物厩螫蝇 *Stomoxys calcitrans* L.，以全体入药。
【采集加工】夏、秋季捕捉，洗净，鲜用或晒干。
【功能主治】《哀牢本草》：用于鼻衄。
【用法用量】适量，开水泡饮。
【文献来源】*Stomoxys calcitrans* L. 哀牢本草：129. 1991.

蚁　科

1581　丝光褐林蚁

【药材名】蚂蚁蛋、山蚂蚁、蚂蚁窝、丝光褐林蚁。
【彝文音译】白尤起、必松、布吾（四川凉山）、补胡（云南双柏）、布莫（云南禄劝）。
【来源】蚁科动物丝光褐林蚁 *Formica fusca* L.，以全体、卵、巢入药。
【采集加工】连巢取蚂蚁连卵，新鲜入药；或烫死，去泥入药。
【功能主治】
1）《彝医药学》（卵）：治体虚惊厥。
2）《彝医动物药》、《辞典》（全体、卵、巢）：用于上腹疼痛、风湿性关节炎、淋巴结肿大、体虚。
3）《志要》、《彝动物药》、《辞典》（全体、卵、巢）：治骨节内咬疼、头痛、耳朵附近出现疤结、体虚。
4）《中国彝药》、《彝医药・下》（巢）：清热解毒、止血止痛、生肌收口。
5）《辞典》、《中国彝药》、《彝医药・下》（巢）：用于带状疱疹、丹毒、乳腺炎、食积、瘦弱。
6）《辞典》：全体：用于风湿性关节炎、淋巴结肿大、上腹痛。全体、卵、巢：用于胃脘痛、上腹疼痛。
【用法用量】30～50g，水煎服。外用：适量，捣烂敷。
【文献来源】*Formica fusca* L. 彝医药学：374. 1993. 彝医动物药：111，147. 1986. 彝医药・下：

327. 2007. 辞典：359. 2016. 中国彝药：353. 2004. 志要：280. 2005. 彝动物药：147. 1986.

1582 双齿多刺蚁

【药材名】黑棘蚁。
【彝文音译】白尤起。
【来源】蚁科动物双齿多刺蚁 *Polyrhachis dives* Sm.，以巢入药。
【采集加工】除净巢表面的杂物，再将蚁巢铲起，除净泥土，晒干备用。
【功能主治】《辞典》：用于带状疱疹、丹毒、乳腺炎、食积、瘦弱。
【用法用量】适量，水煎服。外用：适量，捣烂敷。
【文献来源】*Polyrhachis dives* Fr. Smith 辞典：654. 2016.

1583 鼎突多刺蚁

【药材名】蚂蚁窝。
【彝文音译】白尤起。
【来源】蚁科动物鼎突多刺蚁 *Polyrhachis vicina* Roger.，以巢入药。
【采集加工】除净巢表面的杂物，再将蚁巢铲起，除净泥土，晒干备用。
【功能主治】《彝医药・下》：清热解毒、止血止痛、生肌收口。用于带状疱疹。
【用法用量】30～50g，水煎服。外用：适量，捣烂敷。
【文献来源】*Polyrhachis vicina* Roger. 彝医药・下：327. 2007.

胡 蜂 科

1584 梨长足黄蜂

【药材名】蜂蜡、大土蜂巢、马蜂。
【彝文音译】四川凉山：杰皮、杰波、杰克、马吉此罗、吉都拉巴；云南双柏：多芨、多拉莫、多开莫；都乞（贵州毕节）；多折何（云南禄劝）。
【来源】胡蜂科动物梨长足黄蜂 *Polistes hebraeus* Fabr.，以全体、蜂蜡、巢入药。
【采集加工】全体夏、秋季捕捉。蜂蜡、巢全年可采。
【功能主治】
1）《彝动物药》：蜂蜡：用于突然呕吐、蛇虫咬伤、肠胃不好、消瘦。巢：治久病体虚、不思饮食、毒虫叮咬、牙疼、蛀牙痛、乳汁不下、皮肤疮癣、湿痛。全体：治风湿、全身疼痛、麻木。
2）《彝医动物药》（全体）：用于风湿性偏瘫、半身不遂。
【用法用量】适量，泡酒服；兑开水服。
【文献来源】*Polistes hebraeus* Fabr. 彝动物药：151，408，410. 1986. 彝医动物药：114. 1986.

1585 黄星长脚黄蜂

【药材名】黄星长脚胡蜂、蜂巢、土蜂巢。
【彝文音译】多喷。
【来源】胡蜂科动物黄星长脚黄蜂 *Polistes mandarinus* Sauss.，以巢入药。
【采集加工】秋、冬季采收，采后晒干，倒出死蜂，除去杂质，剪成块状，生用或炒、煅用。
【功能主治】
1）《辞典》《中国彝药》《彝医药・下》：用于风疹、湿疹、皮肤疮癣、小儿惊厥、风火牙痛、不思饮食、打嗝呕吐、毒虫叮咬、乳汁不下、久病体虚。

2）《中国彝药》《彝医药·下》《彝药学》：祛风止痒、活血止痛、顺气消肿、补养脏器。

【用法用量】10～20g，水煎服。外用：适量，煎水泡洗。

【文献来源】*Polistes mandarinus* Sauss. 辞典：638. 2016. 彝药学：134. 2016. 中国彝药：582. 2004. 彝医药·下：521. 2007.

1586 大胡蜂

【药材名】大胡蜂、斑胡蜂。

【来源】胡蜂科动物大胡蜂 *Vespa magnifica* (Sonan)，以全体、巢入药。

【采集加工】全年可捕捉，多新鲜入药。

【功能主治】《辞典》《志要》：全体：用于风湿病、全身疼痛、麻木。蜂巢：用于呃逆食少、毒虫叮咬、牙疼、乳汁不下、久病体虚。

【用法用量】3～5g，水煎服。外用：适量，研末油调敷；或煎水漱；或洗患处。

【文献来源】*Vespa magnifica* Smith 辞典：861. 2016. 志要：638. 2005.

1587 斑胡蜂

【药材名】马蜂、大黑蜂尿、大黑蜂、马蜂盘、土蜂、中国大虎头蜂。

【彝文音译】四川凉山：马吉此罗、吉都拉巴；云南双柏：多拉莫、多开莫；云南禄劝：多折何。

【来源】胡蜂科动物斑胡蜂 *Vespa mandarinia* Sm.，以全体、巢、尿入药。

【采集加工】夏、秋季捕捉，新鲜入药。

【功能主治】

1）《彝医动物药》：用于风湿性偏瘫、半身不遂。

2）《彝动物药》：用于风湿、全身疼痛、麻木。

3）《彝医药学》：尿：治风湿性关节炎、梅毒。巢：治血痢、膀胱炎、小儿惊厥。全体：治久病体弱。

4）《辞典》《志要》：治螯毒汁。

【用法用量】30g，水煎服。

【文献来源】*Vespa mandarinia* Sm. 彝医动物药：114. 1986. 彝动物药：151. 1986. 彝医药学：408，436，442，443. 1993. 辞典：861. 2016. 志要：638. 2005.

木 蜂 科

1588 竹蜂

【药材名】竹蜂、大黑蜂。

【来源】木蜂科动物竹蜂 *Xylocopa dissmilis* Lepel.，以全体、尿、巢入药。

【采集加工】夏、秋季捕捉，新鲜入药。

【功能主治】

1）《辞典》《志要》《哀牢本草》：用于久治不愈的化脓性炎症。

2）《哀牢本草》：消肿止痛、去腐生新。用于梅毒、疮疡、关节红肿疼痛。尿：攻毒、杀虫、祛风湿。巢：消炎消肿、止泻止痢；用于四肢骨折、泄泻痢疾。

【用法用量】全体开水泡服；巢 30g 泡水服；尿 2 ml 入酒；或水饮服；或涂搽患处。

【文献来源】*Xylocopa dissmilis* (Lep.) 辞典：876. 2016. 志要：648. 2005. 哀牢本草：121. 1991.

蜜　蜂　科

1589　中华蜜蜂

【药材名】蜂蜜、家蜂、蜂刺、蜜蜂、中华蜜蜂、蜂蜡。

【彝文音译】四川凉山：杰威、杰叔、斯吉、杰依；云南双柏：多勺、多依；云南禄劝：吉莫；多鲁左。

【来源】蜜蜂科动物中华蜜蜂 *Apis cerana* Fabr.，以全体、蜂蜜、尾刺、毒液、蜂蜡入药。

【采集加工】适时采集各部位，鲜用或晒干。

【功能主治】

1）《中国彝药》《彝医药·下》：润肺止咳、补脾养胃、通便解毒。用于咳嗽、感冒、有脓血、结硬核。

2）《中国彝药》、《彝医药·下》、《辞典》（蜂蜜）：治胸痛、哮喘、醉酒、草乌中毒、癫痫、间日疟、骨折、巴骨疮、脚生疮、蛔虫病、血痢、烧烫伤。

3）《哀牢本草》：用于昏迷不醒。蜂蜜：用于腹泻赤痢、乌头碱中毒。

4）《彝医动物药》（尾刺、毒液）：用于牙周炎、牙龈炎等引起的肿痛、颈部淋巴结肿大。

5）《彝动物药》《辞典》《志要》：尾刺、毒液：用于牙痛、伴有颈部疡子（牙周炎、牙龈炎）。蜂蜡：治突然呕吐、蛇虫咬伤、肠胃不好、消瘦。蜂蜜：消食健胃；治生在下身的疮、鼻疳、癫痫、疟疾、草乌中毒、醉酒、咳嗽、咯血、胸痛、肺燥久咳、小儿腹泻、肝病、肝痛、胃病、饭后腹痛、胃痛、瘀血、吃不下饭、肠燥便结、心烦火重、头晕头痛、体弱无力、催生、眼红眼烂、鼻炎、荨麻疹、发痒。

6）《彝动物药》、《辞典》、《彝医动物药》、《志要》（全体）：用于牙痛、同时伴有疡子、小儿吐奶。

7）《辞典》（蜂蜜）：治胃寒、金子中毒。

8）《辞典》《志要》：蜂蜡：治胃弱、消瘦、呕逆、毒蛇咬伤。蜂蜜：止血、止痛、敛疮生肌、明目、止痒、截疟；用于肺、胃、肝、心部诸疾，眼鼻疮疡，各种咳嗽。

9）《志要》（蜂蜜）：疏肝养肝、滋补强壮。

【用法用量】20～30g，水煎服；或入丸剂。外用：适量，涂搽。

【文献来源】*Apis cerana* Fabricius　彝医药·下：419. 2007. 中国彝药：460. 2004. 哀牢本草：133. 1991. 彝医动物药：115，117. 1986. 彝动物药：153，155，408，413. 1986. 辞典：62. 2016. 志要：48. 2005.

1590　意大利蜂

【药材名】意大利蜂、蜂蜜。

【彝文音译】多衣。

【来源】蜜蜂科动物意大利蜂 *Apis mellifera* L.，以蜂蜜入药。

【采集加工】春、夏季采收，取蜜时将蜂巢割下，置布袋中将蜜滤出；或将蜂巢置离心机中，把蜜摇出过滤。

【功能主治】

1）《辞典》：用于咳嗽、胸痛、久咳不愈、哮喘、胃寒疼痛、解酒、金子中毒、草乌中毒、癫痫、间日疟、骨折、蛇骨疮、大疮、蛔虫病、血痢、烧烫伤。

2）《彝医药·下》：润肺止咳、补脾养胃、通便解毒。用于蛇骨疮、脚生大疮、有脓血、结硬核、烧烫伤。

【用法用量】20～30g，水煎服；或入丸剂。外用：适量，涂搽。

【文献来源】*Apis mellifera* Linnaeus. 辞典：63. 2016. 彝医药 • 下：419. 2007.

鲤　　科

1591　银白鱼

【药材名】鱼骨、鲫鱼、鱼肉、鱼胆。

【来源】鲤科动物银白鱼 *Anabarilius alburnops* (Regan)，以肉、骨骼、胆囊入药。

【采集加工】捕得鲜鱼后，取骨取胆，鲜用或阴干入药；或去鳞甲内脏，以肉入药。

【功能主治】

1）《彝医药学》：治黄疸、刺戳破引起的感染、乳痈未破溃者。骨骼：有小儿头孢作用。

2）《彝医动物药》：肉：用于麻疹、头晕、头痛、生疮、疮无头、杨梅疮、斑疹、女人乳头生疮、乳房化脓尚未出头。胆囊：用于各种咳嗽、胆道蛔虫病、胆囊炎、蚂蟥入鼻。

【用法用量】适量，烧吃。外用：适量，捣烂或烧灰敷患处。

【文献来源】*Anabarilius alburnops* 彝医药学：390，421. 1993. ——*Anabarilius alburnops* (Regan) 彝医动物药：64，136. 1986.

1592　鳈浪白鱼

【药材名】鳈浪白鱼、鱼肉、鱼胆。

【来源】鲤科动物鳈浪白鱼 *Anabarilius grahami* (Regan)，以肉、胆囊入药。

【采集加工】捕得鲜鱼后，剖腹取胆，鲜用或阴干入药；或去鳞甲内脏，以肉入药。

【功能主治】

1）《辞典》（胆囊）：治咳嗽、胃脘痛、蚂蟥入鼻、腹中有虫疼痛。

2）《彝医动物药》、《辞典》（肉）：治麻疹、头晕、头痛、生疮、疮无头、杨梅疮、斑疹、女人乳头生疮、乳房化脓尚未出头。

3）《彝医动物药》（胆囊）：用于各种咳嗽、胆道蛔虫病、胆囊炎、蚂蟥入鼻。

【用法用量】适量，烧吃。外用：适量，捣烂或烧灰敷患处。

【文献来源】*Anabarilius grahami* (Regan) 辞典：50. 2016. 彝医动物药：64，136. 1986.

1593　多鳞白鱼

【药材名】鱼肉、鱼胆。

【来源】鲤科动物多鳞白鱼 *Anabarilius polylepis* (Regan)，以肉、胆囊入药。

【采集加工】捕得鲜鱼后，剖腹取胆，鲜用或阴干入药；或去鳞甲内脏，以肉入药。

【功能主治】《彝医动物药》：治麻疹、头晕、头痛、生疮、疮无头、杨梅疮、斑疹、女人乳头生疮、乳房化脓尚未出头、各种咳嗽、胆道蛔虫病、胆囊炎、蚂蟥入鼻。

【用法用量】适量，烧吃。外用：适量，捣烂或烧灰敷患处。

【文献来源】*Anabarilius polylepis* (Regan) 彝医动物药：64，136. 1986.

1594　星云白鱼

【药材名】小白鱼、鱼肉。

【来源】鲤科动物星云白鱼 *Anabarilius andersoni* (Regan)，以肉、胆囊入药。

【采集加工】捕得鲜鱼后，剖腹取胆，鲜用或阴干入药；或去鳞甲内脏，以肉入药。

【功能主治】

1）《辞典》（胆囊）：治咳嗽、胃脘痛、蚂蟥入鼻、腹中有虫疼痛。

2）《彝医动物药》、《辞典》（肉）：用于麻疹、头晕头痛、生疮、疮无头、杨梅疮、斑疹、女人乳头生疮、乳房化脓尚未出头。

【用法用量】适量，烧吃。外用：适量，捣烂或烧灰敷患处。

【文献来源】*Anabarilius andersoni* (Regan) 辞典：50. 2016. 彝医动物药：64. 1986.

1595 鲫

【药材名】鱼骨、鲫鱼、河鱼、鱼肉、鱼胆、鲫。

【彝文音译】四川凉山：黑节、火什；云南禄劝：鲁节、勒尔火；云南双柏：罗节、戈胡；贵州毕节：厄节、古胡。

【来源】鲤科动物鲫 *Carassius auratus* L.，以全体、骨骼、肉、胆囊入药。

【采集加工】捕得鲜鱼后，取骨取胆，鲜用或阴干入药；不去内脏，以全体捣烂入药；或去鳞甲内脏，以肉入药。

【功能主治】

1）《彝医药学》：治黄疸、刺戳破引起的感染、乳痈未破溃。

2）《彝医动物药》《彝动物药》《辞典》：肉：用于麻疹、头痛、头晕、生疮、疮无头、杨梅疮、斑疹、女人乳头生疮、乳房化脓尚未出头。全体：用于各种咳嗽、蚂蟥入鼻。

3）《彝动物药》《辞典》：肉：用于腹泻。全体、胆囊：咳嗽、心口痛、蚂蟥入鼻、腹中有虫作痛。

4）《彝医动物药》（全体）：用于胆道蛔虫病、胆囊炎。

5）《哀牢本草》、《辞典》（全体）：用于肝胆湿热、胁痛黄疸、疮疡肿毒、鼻腔出血。

6）《哀牢本草》：健脾除湿、托里排脓。

【用法用量】适量，煎煮服食。外用：适量捣烂或烧灰敷患处。

【文献来源】*Carassius auratus* (L.) 彝医药学：390，421. 1993. 哀牢本草：131. 1991. 彝医动物药：64，136. 1986. 彝动物药：86，180. 1986. 辞典：161. 2016.

1596 鲤

【药材名】红尾巴鱼。

【来源】鲤科动物鲤 *Cyprinus carpio* L.，以全体入药。

【采集加工】捕得鲜鱼后，不去内脏，以全体捣烂入药。

【功能主治】《彝医药学》：治水痹伤寒、稻田皮炎、肝炎。

【用法用量】适量，煎煮服食。外用：舂捣包敷肚脐。

【文献来源】*Cyprinus carpio* L. 彝医药学：421. 1993.

1597 青鱼

【药材名】青鱼胆。

【来源】鲤科动物青鱼 *Mylopharyngodon piceus* Richardson，以胆囊入药。

【采集加工】全年可捕，捕得后剖腹取胆，洗净，鲜用。

【功能主治】《彝医药学》：用于腹痛缠绵、反复发作。

【用法用量】适量，煎服。

【文献来源】*Mylopharyngodon piceus* 彝医药学：354. 1993.

鳅　　科

1598　泥鳅

【药材名】泥鳅。

【彝文音译】赫哈那威齐、阿志、果嗤、念乌、多罗补（四川凉山）。

【来源】鳅科动物泥鳅 *Misgurnus anguillicaudatus* Cantor，以全体、肉入药。

【采集加工】捕捉后，以活鲜个体入药；或以盐水浸渍后，全体入药。去内脏以肉入药。

【功能主治】

1）《彝医药学》《辞典》：治斑疹。

2）《彝医动物药》《彝动物药》：用于饮酒过多、水肿、脱肛、肝痛。

3）《彝医动物药》：用于热淋。

4）《彝动物药》：治尿红、马瘦。

5）《辞典》：治肝炎胁痛、水肿、脱肛、虚损、脾胃弱。

6）《中国彝药》：补养肾气、解毒透疹、顺气利水。用于斑疹、水肿、肝炎胁痛。

【用法用量】适量，煎煮服食；或配药炖服，20～200g。外用：适量，焙干研粉，调敷。

【文献来源】*Misgurnus anguillicaudatus* Cantor 彝医药学：425. 1993. 彝医动物药：92. 1986. 彝动物药：121. 1986. 辞典：537. 2016. 中国彝药：259. 2004.

1599　大鳞泥鳅

【药材名】大鳞泥鳅。

【彝文音译】念乌。

【来源】鳅科动物大鳞泥鳅 *Misgurnus mizolepis* Günther，以全体入药。

【采集加工】捕捉得泥鳅后，以活鲜个体入药。或以盐水浸渍后，全体入药。

【功能主治】《辞典》：用于斑疹、肝炎胁痛、水肿、脱肛、虚损、脾胃弱。

【用法用量】适量，煎煮服食。

【文献来源】*Misgurnus mizolepis* (Günther) 辞典：537. 2016.

1600　黑龙江泥鳅

【药材名】泥鳅、滇泥鳅。

【彝文音译】赫多罗补、哈那威齐、阿志、果嗤。

【来源】鳅科动物黑龙江泥鳅 *Misgurnus mohoity* Dybowski，以全体、肉、滑涎入药。

【采集加工】捕捉得泥鳅后，以活鲜个体入药；或以盐水浸渍后，全体入药；去内脏以肉入药；或取滑涎入药。

【功能主治】

1）《彝医动物药》：用于饮酒过多、水肿、脱肛、肝痛、热淋。

2）《彝动物药》：用于尿红、马瘦。

3）《辞典》：用于虚损、水肿、脾胃虚弱。

【用法用量】适量，煎煮服食；或取渍出之黏液，兑冷开水服。

【文献来源】*Misgurnus mohoity yunnan* Nichols 彝医动物药：92. 1986. 彝动物药：121. 1986. 辞典：537. 2016.

1601 大鳞副泥鳅

【药材名】大鳞副泥鳅。
【彝文音译】念乌。
【来源】鳅科动物大鳞副泥鳅 *Paramisgurnus dabryanus* Sauvage，以全体入药。
【采集加工】捕捉得泥鳅后，以活鲜个体入药；或以盐水浸渍后，全体入药。
【功能主治】《辞典》：用于斑疹、肝炎胁痛、脱肛。
【用法用量】适量，煎煮服食。
【文献来源】*Paramisgurnus dabryanus* Sauvage 辞典：590. 2016.

合鳃鱼科

1602 黄鳝

【药材名】鳝鱼、黄鳝血、黄鳝。
【彝文音译】四川凉山：赫乌斯、赫乌布什斯；云南双柏：阿紧斯、黑乌布什；果介苏（云南禄劝）；库介；阿紧。
【来源】合鳃鱼科动物黄鳝 *Monopterus albus* Zuiew，以全体、血、肉入药。
【采集加工】春夏捕捉，以全体入药；或去内脏、骨骼后以肉入药；或断尾，取血入药。
【功能主治】
1）《彝医药学》：治脾虚胃寒、肺炎发热。
2）《哀牢本草》：益气补血、壮骨强筋。用于风寒湿痹、胃寒疼痛、肢体酸软、精疲神乏、饮食不振、形体羸弱。
3）《彝动物药》：血：治久痢、疮毒、脉管炎。肉、全体：用于腹泻日久、肝痛、咳嗽、酒病。
4）《辞典》：全体：治痨伤、风湿寒痹、下痢脓血。肉：治腹泻日久、肝痛、久咳。血：治痢疾、面神经麻痹。
5）《彝医动物药》：用于饮酒过度、肝痛、肺结核、慢性痢疾。
【用法用量】适量，煎煮服食。
【文献来源】*Monopterus albus* (Zuiew) 彝医药学：422. 1993. 哀牢本草：136. 1991. 彝动物药：124，337. 1986. 辞典：539. 2016. 彝医动物药：94. 1986.

乌 鳢 科

1603 乌鱼

【药材名】乌鱼骨。
【来源】乌鳢科动物乌鱼 *Ophicephalus argus* Cantor，以骨入药。
【采集加工】常年均可捕捞，捕后，除去内脏及肉，洗净，鲜用或晒干。
【功能主治】《彝医药学》：治骨髓炎。
【用法用量】适量，研末，水煎服。
【文献来源】*Ophicephalus argus* Cantor 彝医药学：389. 1993.

鼬 科

1604 猪獾

【药材名】土猪油、猪獾。

【彝文音译】四川凉山：巴威比、云南双柏：瓦波白祖、云南禄劝：瓦特着。

【来源】鼬科动物猪獾 *Arctonyx collaris* F. Cuvier，以脂肪入药。

【采集加工】冬季捕捉，捉后杀死剥去皮，取皮下脂肪及肠网膜上脂肪，新鲜入药；或熬炼后去渣，置容器内保存，入药。

【功能主治】《志要》《辞典》《彝动物药》：治杨梅疮。

【用法用量】适量，泡酒服。外用：涂敷。

【文献来源】*Arctonyx collaris* F. Cuvier 彝动物药：297. 1986. 辞典：68. 2016. 志要：53. 2005.

1605 水獭

【药材名】水獭、水獭骨、水獭肉、水獭肺、水獭心、水獭肝。

【彝文音译】四川凉山：叔乌都、叔此莫、叔赫、叔斯、叔什；云南禄劝：衣什乌、衣什祖、衣什里莫、衣什沙、衣什火；贵州毕节：衣什河、衣什齐、衣什胡；以申。

【来源】鼬科动物水獭 *Lutra lutra* L.，以肉、肝、心、肺、骨骼入药。

【采集加工】捕杀后，取肉鲜用。其余部位鲜用或风干。

【功能主治】

1）《辞典》：肉、肝、心、肺：治肺痨咯血、骨蒸劳热、胃脘痛、外伤出血、疮疡溃烂、风湿痹痛。肉：治肺部疾病、吐血、肺病吐血所致的虚弱、骨蒸劳热。骨：治风湿疼痛、肺水肿。肝：安蛔，治肝、肺、胃三部疾病、刀枪伤、伤疤作痛、瘀血积滞、虚劳、盗汗、久咳、气喘、夜盲、痔疮下血。

2）《彝动物药》：骨骼：治风湿性关节炎。肺：治咳嗽、有血、身发热。心：治胆道蛔虫病、心绞痛、胃气痛。肝：治刀伤出血、血瘀作痛、肝病、肠胃有病、虫咬叮毒、手脚疮伤，伤疤痛、咳喘有血。肉：用于肺部疾病，吐血。

3）《彝医动物药》：滋补益气、清虚热。用于肺病吐血所致虚弱。

【用法用量】适量，煮吃；或以刀削刮粉末服。

【文献来源】*Lutra lurta* L. 辞典：501. 2016. 彝动物药：16，284，343，345，359. 1986. 彝医动物药：12. 1986.

1606 紫貂

【药材名】貂鼠肉。

【来源】鼬科动物紫貂 *Martes zibellina* L.，以皮肉入药。

【采集加工】捕捉后，取皮肉，烘干入药。

【功能主治】《彝医药学》：用于刀伤出血不止。

【用法用量】外用：研末，撒敷。

【文献来源】*Martes zibellina* L. 彝医药学：337. 1993.

1607 狗獾

【药材名】獾肉、白脸油、狗獾。

【彝文音译】波余猜。

【来源】鼬科动物狗獾 *Meles meles* L.，以肉、脂肪油入药。

【采集加工】冬季捕捉，宰杀后，取肉入药；或剥皮，剖腹，取其皮下脂肪及肠网膜上的脂肪，炼油。

【功能主治】

1)《彝医药学》：用于肚腹剧痛、梅毒。

2)《彝医药·下》《中国彝药》：清热解毒、消肿止痛、补养中气。

3)《中国彝药》、《彝医药·下》、《辞典》(油)：治梅毒、水火烫伤。

【用法用量】5～15g，水煎服。外用：适量，涂搽。

【文献来源】*Meles meles* L. 彝医药学：335，363. 1993. 彝医药·下：322. 2007. 辞典：528. 2016. 中国彝药：348. 2004.

1608 黄鼬

【药材名】黄鼠狼肝、黄鼠狼矢、黄鼠狼胆、黄鼠狼肉、黄鼠狼嘴、黄鼠狼、黄鼬。

【彝文音译】四川凉山：布吉里米列、布吉里斯；云南禄劝：哈罗火、哈罗乞、哈罗沙；云南双柏：黑罗节、赫罗勒比；寒弃；黑罗补申莫。

【来源】鼬科动物黄鼬 *Mustela sibirica* Pallas，以肝、粪便、胆汁、肉、嘴、胆囊入药。

【采集加工】捕杀后，取相应部位入药，鲜用或于火上烤焦、瓦片焙焦，研粉入药。亦有腌制其肉入药者。

【功能主治】

1)《彝动物药》：肝：治大腿生疮、溃烂。粪便：治食冷水冷饮后恶心呕吐。肉：治食猪肉膈食。胆囊、嘴：治食猪肉膈食、大腿生疮、水痘。

2)《哀牢本草》：解蛇毒、除腐肉；用于毒蛇咬伤、慢性溃疡。嘴：用于肝胆湿热、肉食积滞。

3)《彝医动物药》：肉：用于膈食不化。嘴：用于食滞宿膈、疮疡溃烂、水痘。

4)《彝医药·下》《中国彝药》：解毒、疏肝和胃、软坚散结。用于蛇虫咬伤、急性发作的腹胀、腹痛、腹泻、呕吐、喝冷水食冷饭后呕吐、肝病眼目发黄、胁痛、发热、身体消瘦、老年发热恶寒。

5)《辞典》(肉、嘴、胆囊、肝)：治血小板减少性紫癜，食滞宿膈，疮疡溃烂，水痘，臁疮湿疹，黄水疮，蛇虫咬伤，急性发作的腹胀、腹痛、腹泻、呕吐，肝病眼目发黄，发热，身体消瘦，老年发热恶寒。

【用法用量】适量，兑酒服；或焙干，研末冲开水饮。

【文献来源】*Mustela sibirica* Pallas 彝动物药：24，26，232，362，438. 1986. 哀牢本草：136. 1991. 彝医动物药：20，21. 1986. 彝医药·下：325. 2007. 辞典：547. 2016. 中国彝药：351. 2004.

小 鲵 科

1609 角鞘山溪鲵

【药材名】杉木鱼、杉木鱼胆、山溪鲵、娃娃蛇。

【彝文音译】四川凉山：酥火、苏黑节、约黑节。

【来源】小鲵科动物角鞘山溪鲵 *Batrachuperus pinchonii* (David)，以全体、胆囊入药。

【采集加工】夏、秋季捕捉，捕得后用酒醉死，洗净，晒干或以微火烘干即成。剖腹取胆，阴干。

【功能主治】

1）《彝医动物药》（全体）：用于胃痛、慢性胃炎、胃溃疡、肝气痛、疝气痛、胃肠气痛、风湿性关节痛。

2）《志要》、《辞典》、《彝医动物药》（胆囊）：用于上腹、心、胆、胃脘痛。

3）《志要》《辞典》：用于胃脘痛、上腹痛、腹痛、下腹气痛、风湿疼痛。

4）《中国彝药》《彝医药·下》：顺气止痛、祛风除湿、活血。用于疝气痛、腹痛、肝气痛、全身疼痛、久病体虚。

5）《彝动物药》（全体）：治上腹痛、腹痛。胆囊：治心口病、心口痛。

6）《中国彝药》、《彝医药·下》、《彝动物药》（全体）：用于食欲不振、风湿性关节痛、下腹气痛、风湿疼痛。

【用法用量】90～150g，水煎服；或研末 2～3g。

【文献来源】*Batrachuperus pinchonii* (David) 彝医动物药：61，135. 1986. 志要：85. 2005. 中国彝药：375. 2004. 彝医药·下：347. 2007. 彝动物药：82，178. 1986. 辞典：105. 2016.

蟾 蜍 科

1610 中华大蟾蜍

【药材名】蛤蟆、蟾蜍。

【彝文音译】峨巴罗格（四川凉山）、阿波里节（云南双柏）。

【来源】蟾蜍科动物中华大蟾蜍 *Bufo gargarizans* Cantor，以全体、肉入药。

【采集加工】夏、秋季捕捉。捕后剖腹去内脏，以肉入药；或以清水刷净，以细麻绳穿嘴吊挂晾干入药；或趁新鲜不去内脏以全体入药。

【功能主治】

1）《彝医动物药》：用于淋巴结结核、疔疮、麻风、皮肤湿疹、哮喘、无名肿块。

2）《彝动物药》：治九子疡（颈淋巴结结核）、背上生大疮、麻风癞病、无名肿块生于腹部、哮喘、疮毒溃烂。

3）《彝医药学》：治血痢、牛皮癣。

【用法用量】适量，烧熟，研末，开水服。外用：剖腹，以剖面贴敷。

【文献来源】*Bufo gargarizans* Cantor 彝医动物药：68. 1986. 彝动物药：105. 1986. 彝医药学：420. 1993.

1611 黑眶蟾蜍

【药材名】癞蛤蟆、蛤蟆。

【来源】蟾蜍科动物黑眶蟾蜍 *Bufo melanostictus* Schneider，以全体、肉入药。

【采集加工】夏、秋季捕捉，捕后剖腹去内脏，以肉入药；或以清水刷净，以细麻绳穿嘴吊挂晾干入药。或趁新鲜不去内脏以全体入药。

【功能主治】

1）《哀牢本草》：止泻、止痢。用于泄泻、赤痢、皮癣。

2）《彝医动物药》：用于淋巴结结核、疔疮、麻风、皮肤湿疹、哮喘、无名肿块。

【用法用量】适量，水煎服。

【文献来源】*Bufo melanostictus* Schneider 哀牢本草：143. 1991. 彝医动物药：68. 1986.

雨　蛙　科

1612　无斑雨蛙

【药材名】小青蛙、青蛙胆、无斑雨蛙。

【彝文音译】补里胡、俄巴节鲁、峨巴阿吾（四川凉山）、阿波朗（云南双柏）、阿补（贵州毕节）。

【来源】雨蛙科动物无斑雨蛙 *Hyla arborea immaculata* Boettger，以全体、胆囊、肉入药。

【采集加工】夏、秋季捕捉，洗净，剖腹去内脏，以肉入药；或用完整的全体或胆囊新鲜入药；或在石板、瓦片上焙黄，研粉用。

【功能主治】

1）《彝医动物药》（全体）：用于心脏衰弱、解烟毒、祛风湿、止痛。

2）《彝动物药》、《彝医动物药》、《志要》（全体）：治心口疼、大烟中毒、酸痛紧疼。胆囊：治骨节酸痛紧痛。

3）《彝医动物药》（胆囊）：用于感冒引起的骨节肌肉酸痛。

4）《辞典》：治心口痛、大烟中毒。肉：治风湿性关节炎引起的骨节、肌肉酸痛。

【用法用量】适量，煮吃；或泡酒服。

【文献来源】*Hyla arborea immaculata* Boettager 彝医动物药：70，134. 1986. 彝动物药：90，177. 1986. 志要：335. 2005. 辞典：429. 2016.

1613　中国雨蛙

【药材名】小青蛙、青蛙胆、中国雨蛙。

【彝文音译】补里胡、俄巴节鲁、峨巴阿吾（四川凉山）、阿波朗（云南双柏）、阿补（贵州毕节）。

【来源】雨蛙科动物中国雨蛙 *Hyla chinensis* Guenther，以全体、胆囊、肉入药。

【采集加工】夏、秋季捕捉，洗净，剖腹去内脏，以肉入药；或用完整的全体或胆囊新鲜入药，或在石板、瓦片上焙黄，研粉用。

【功能主治】

1）《彝医动物药》、《志要》、《彝动物药》（全体）：用于心口疼、大烟中毒、酸疼。

2）《彝医动物药》、《彝动物药》（胆囊）：用于骨节酸痛。

3）《彝医药学》：治稻田皮炎、胎盘不下。

4）《辞典》：用于大烟中毒、风湿性关节炎引起的骨节、肌肉酸痛。

【用法用量】适量，煮吃；或泡酒服。外用：捣烂敷。

【文献来源】*Hyla chinensis* Guenther 彝医动物药：70，134. 1986. 彝动物药：90，177. 1986. 彝医药学：419. 1993. 辞典：429. 2016. 志要：335. 2005.

蛙　　科

1614　黑斑侧褶蛙

【药材名】黑斑侧褶蛙。

【彝文音译】果路松（蝌蚪）、石蹦窝波（成蛙）。

【来源】蛙科动物黑斑侧褶蛙 *Pelophylax nigromaculatus* Hallowell，以全体、肉、胆囊、幼

体入药。

【采集加工】全年均可捕捉，鲜用或炙干。

【功能主治】《辞典》：全体：治久病体虚、产后体弱、小儿瘦病。幼体：治喉疮。胆囊：治感冒、风湿性全身酸痛。肉：治劳热、虚损、疳积、水肿、疮疡。

【用法用量】1～3只，煎汤或煎煮服食；或入丸、散剂。外用：适量，捣烂敷或调敷。

【文献来源】*Pelophylax nigromaculatus* Hallowell 辞典：600. 2016.

1615　泽蛙

【药材名】蝌蚪。

【彝文音译】峨巴耶耳（四川凉山）、吾（贵州毕节）、子鲁（云南双柏）。

【来源】蛙科动物泽蛙 *Rana limnocharis* Boie，以全体入药。

【采集加工】春季捕捞，洗净，以新鲜全体入药；或烫死、晒干、烘干后入药。

【功能主治】《彝医动物药》《彝动物药》：治扁桃体肿大、扁桃体发炎、咽喉部糜烂。

【用法用量】适量，水煎服。

【文献来源】*Rana limnocharis* Boie 彝医动物药：78. 1986. 彝动物药：103. 1986.

1616　黑斑蛙

【药材名】蝌蚪、青蛙、石蹦、石蚌。

【彝文音译】云南双柏：阿波、子鲁；四川凉山：峨巴耶耳；贵州毕节：吾；阿皮。

【来源】蛙科动物黑斑蛙 *Rana nigromaculata* Hallowell，以幼体、全体、肉入药。

【采集加工】春季捕捉，除去杂质后，洗净，以全体入药；或去内脏去皮入药，鲜用；或烫死、晒干、烘干后入药。

【功能主治】

1）《彝医药学》：治喉痈。

2）《哀牢本草》：清热解毒、利水消肿；用于肝胆湿热、水臌浮肿、疮疡肿毒、过敏瘙痒、胎盘滞留不下。幼体：用于咽喉肿痛、扁桃体炎。

3）《彝医动物药》《彝动物药》：肉：治久病体虚、产后体弱等。全体：用于扁桃体肿大、扁桃体发炎、咽喉部糜烂。

【用法用量】适量，水煎服。

【文献来源】*Rana nigromaculata* Hallowell 彝医药学：423，424. 1993. 哀牢本草：130. 1991. 彝医动物药：72，78. 1986. 彝动物药：93，103. 1986.

1617　金线蛙

【药材名】石蹦、蝌蚪。

【彝文音译】阿皮、云南双柏：阿波、子鲁；四川凉山：峨巴耶耳、贵州毕节：吾。

【来源】蛙科动物金线蛙 *Rana plancyi* Lataste，以肉、全体入药。

【采集加工】春季捕捉，除去杂质后，洗净，以全体入药；或去内脏去皮入药，鲜用；或烫死、晒干、烘干后入药。

【功能主治】《彝医动物药》《彝动物药》：肉：治久病体虚、产后体弱。全体：治扁桃体肿大、扁桃体发炎、咽喉部糜烂。

【用法用量】适量，水煎服。

【文献来源】*Rana plancyi* Lataste 彝医动物药：72，78. 1986. 彝动物药：93，103. 1986.

1618 中国林蛙

【药材名】中国林蛙、田鸡。

【彝文音译】峨巴乞尼（四川凉山）。

【来源】蛙科动物中国林蛙 *Rana temporaria chensinensis* David，以肉入药。

【采集加工】白露前后捕捉，捕后剥皮，去内脏、头尾，以鲜肉入药；或捕得后立即剖腹剥皮，去内脏，阴干或晒干入药。

【功能主治】

1）《辞典》：治跌打损伤、久病体虚、头昏。

2）《彝医动物药》：用于滋补、贫血、体虚。

3）《彝动物药》：用于外伤、劳伤、久病体弱、头昏。

【用法用量】适量，水煎服。

【文献来源】*Rana temporaria chensinensis* David 辞典：689. 2016. 彝医动物药：74. 1986. 彝动物药：95. 1986.

龟 科

1619 乌龟

【药材名】龟板、乌龟胆、乌龟。

【来源】龟科动物乌龟 *Chinemys reevesii* (Gray)，以甲壳、胆汁、胆囊入药。

【采集加工】全年可捕，捕捉后杀死，剖腹取胆；取背、腹板，刮净筋肉，晒干备用。

【功能主治】

1）《彝医药学》：治骨髓炎。

2）《哀牢本草》：养阴益血、止血止痢；用于骨蒸劳热、鼻衄咯血、泄泻血痢、直肠下血。甲壳：消肿止痛；用于痈疽疔疮。

3）《彝医药学》：治饮冷过度致腹胀肠鸣、水泻。

4）《辞典》《哀牢本草》：治水膈食积。

【用法用量】适量，水煎服；或开水烊化后内服。

【文献来源】*Chinemys reevesii* (Gray) 彝医药学：388. 1993. 哀牢本草：125. 1991. 彝医药学：352. 1993. 辞典：184. 2016.

鳖 科

1620 鳖

【药材名】鳖甲、团鱼肉、鳖血、鳖、团鱼。

【彝文音译】纹窝。

【来源】鳖科动物鳖 *Pelodiscus sinensis* Wiegmann，以背甲、肉入药。

【采集加工】在春、夏、秋季捕鳖，用刀割下头，割取背甲，去净残肉，晒干；或将鳖体置于沸水中煮 1～2 小时，剥下背甲，去净肉，洗净，晒干；或肉趁鲜入药。

【功能主治】

1）《彝医药学》、《中国彝药》、《辞典》（背甲、肉）：治麻疹。

2）《彝医动物药》、《志要》、《中国彝药》、《辞典》（背甲、肉）：用于久病体虚。

3）《彝动物药》：用于慢性消耗疾病所致的身体衰弱、妇女产后气血两虚。

4）《彝医动物药》、《志要》、《辞典》（肉）：用于妇女肝病。

5）《中国彝药》：补肾清热、软坚散结、透疹。

6）《中国彝药》、《辞典》（背甲、肉）：用于闭经、痞块、小儿腹积痞块。

【用法用量】10～30g，水煎服；熬膏；或入丸、散剂。外用：适量，烧灰存性，研末撒敷或调敷。

【文献来源】*Amyda sinensis* Wiegmann 彝医药学：359，425. 1993. 彝医动物药：82，111. 1986. 辞典：837. 2016. 志要：38. 2005. 中国彝药：257. 2004. 彝动物药：111. 1986.

1621 山瑞鳖

【药材名】山瑞鳖。

【彝文音译】纹窝。

【来源】鳖科动物山瑞鳖 *Trionyx steindachneri* Siebenrock，以背甲、肉入药。

【采集加工】捕捉后，用刀割下头，割取背甲，去净残肉，晒干；或将鳖体置于沸水中煮 1～2 小时，烫至背甲上的皮能剥落时取出，剥下背甲，去净肉，洗净，晒干；或肉趁鲜入药。

【功能主治】《辞典》：用于久病体虚、闭经、痞块、小儿腹积痞块、麻疹。

【用法用量】适量，水煎服。

【文献来源】*Trionyx steindachneri* Siebenrock 辞典：837. 2016.

鬣 蜥 科

1622 草绿龙蜥

【药材名】四脚蛇、草绿龙蜥。

【彝文音译】补罗威塞（四川凉山）、费戈（云南双柏）。

【来源】鬣蜥科动物草绿龙蜥 *Japalura flaviceps* (Barbour et Dunn)，以全体、肉入药。

【采集加工】夏、秋季捕捉，摔死或开水烫死，晒干或烘干备用。

【功能主治】

1）《彝医动物药》：用于心腹之痛、久病体虚、小儿疳积、妇女瘰疬烂疡。

2）《彝医药学》：治血痢。

3）《辞典》：治胃脘痛、小儿疳积、疮毒、妇科疾病、久病体虚。

4）《彝动物药》：用于上腹部胆、心、胃等部位的病痛，小儿疳积，疮毒，乳腺炎，乳腺癌，子宫脱垂，慢性消耗性疾病。

【用法用量】适量，焙黄，研末冲开水吃。

【文献来源】*Japalura flaviceps* (Barbour et Dunn) 彝医动物药：83. 1986. 彝医药学：418. 1993. 辞典：454. 2016. 彝动物药：112. 1986.

壁 虎 科

1623 大壁虎

【药材名】蛤蚧、大壁虎。

【来源】壁虎科动物大壁虎 *Gekko gecko* L.，以全体入药。

【采集加工】夏、秋季捕捉，摔死或开水烫死，晒干或烘干备用。

【功能主治】

1）《彝医药学》：治小儿疳积、九子疡（颈淋巴结结核）。

2）《哀牢本草》：补肺益肾、助阳益精、补气益血。

3）《志要》《辞典》《哀牢本草》：治虚喘气促、阳痿遗精、小儿疳积、形体羸弱。

【用法用量】适量，焙黄，研末，泡酒服。

【文献来源】*Gekko gecko* L. 彝医药学：418. 1993. 哀牢本草：139. 1991. 志要：287. 2005. 辞典：372. 2016.

1624　无蹼壁虎

【药材名】壁虎蛋。

【来源】壁虎科动物无蹼壁虎 *Gekko swinhoana* Gunther，以卵入药。

【采集加工】全年可捕，取卵入药。

【功能主治】《彝医药学》：治睾丸肿大。

【用法用量】数枚，烧食。

【文献来源】*Gekko swinhoana* Gunther 彝医药学：373. 1993.

石龙子科

1625　蓝尾石龙子

【药材名】蓝尾石龙子。

【彝文音译】阎毛嗤。

【来源】石龙子科动物蓝尾石龙子 *Eumeces elegans* Boulenger，以全体入药。

【采集加工】夏、秋季捕捉，处死，除内脏，置通风处干燥。

【功能主治】

1）《辞典》：用于胃脘痛、小儿疳积、疮毒。

2）《志要》《辞典》：治虚劳、淋巴结结核、小儿疳积、妇女瘰疬。

【用法用量】研末，兑水服；或调鸡蛋蒸服。外用：捣烂浸桐油外搽。

【文献来源】*Eumeces elegans* Boulenger 辞典：333. 2016. 志要：259. 2005.

1626　铜楔蜥

【药材名】四脚蛇。

【来源】石龙子科动物铜楔蜥 *Sphenomorphus indicus* Gray，以去内脏后全体、肉入药。

【采集加工】捕得后去内脏，以肉或干燥全体入药。

【功能主治】

1）《彝医药学》：治血痢。

2）《彝动物药》：用于上腹部胆、心、胃等部位的病痛，小儿疳积，疮毒，乳腺炎，乳腺癌，子宫脱垂，慢性消耗性疾病。

3）《哀牢本草》：用于直肠下血。

4）《彝医动物药》：用于心腹之痛、久病体虚、小儿疳积、妇女瘰疬溃疡。

【用法用量】剖净，焙黄，研细末，适量开水冲服。

【文献来源】*Sphenomorphus indicus* Gray 彝医药学：418. 1993. 彝动物药：112. 1986. 哀牢本草：125. 1991. 彝医动物药：83. 1986.

蛇 蜥 科

1627 脆蛇蜥

【药材名】脆蛇、脆蛇蜥。

【彝文音译】秦赊。

【来源】蛇蜥科动物脆蛇蜥 *Ophisaurus harti* Boulenger，以全体入药。

【采集加工】春、秋季捕捉，捕后放入瓦缸中，用酒醉死；或放在锅内用微火烘死，以头为中心，盘成圆盘形，用竹签固定，烘干。

【功能主治】

1）《哀牢本草》：疏肝利胆、止痢止泻。用于肝胆湿热、胁肋胀痛、久泻久痢、风热肠痈。

2）《彝医药学》：治血痢、肝炎、刀伤、产后腰痛。

3）《辞典》《彝医药·下》《中国彝药》：用于跌打损伤、血痢不止、产后腰痛、刀伤、肝病。

4）《彝医药·下》《中国彝药》：活血接骨、解毒消肿、祛风止痛、疏肝止泻。用于骨折。

【用法用量】1～2 条，泡酒服；研末服，1g。外用：适量，泡酒外搽；或捣烂敷。

【文献来源】*Ophisaurus harti* Boulenger 哀牢本草：134. 1991. 彝医药学：415. 1993. 彝医药·下：497. 2007. 辞典：567. 2016. 中国彝药：554. 2004.

蟒 科

1628 蟒蛇

【药材名】灵蛇、蟒蛇、灵蛇胆、蟒蛇肉、蟒胆、蟒骨。

【彝文音译】四川凉山：巴哈节、拔哈什、拔哈乌都；云南双柏：塞勒莫节、塞勒节、塞勒莫胡；贵州毕节：勒节、勒胡、勒乌；拉里节。

【来源】蟒科动物蟒蛇 *Python molurus bivittatus* (Schlegel)，以全体、骨骼、肉、胆囊入药。

【采集加工】捕杀后，取相应部位，鲜用或阴干或焙干用。

【功能主治】

1）《彝医药学》：全体：治各种疮毒。肉：治风湿腰痛、四肢麻木、全身浮肿。

2）《辞典》：骨：治麻风、杨梅毒、腹疮。胆囊：治疟疾。

3）《哀牢本草》：解蛇毒。用于毒蛇咬伤。

4）《彝医动物药》、《辞典》（骨）：用于麻风、疟疾。

5）《彝动物药》：肉：治麻风癞疮。胆囊：用于发冷发灰。骨骼：治麻风、体虚、腹中生疮、杨梅疮。

【用法用量】研末吃；或泡酒服。外用：捣烂敷。

【文献来源】*Python molurus bivittatus* (Schlegel) 彝医药学：416，419. 1993. 辞典：686. 2016. 哀牢本草：128. 1991. 彝动物药：115，186，259. 1986. 彝医动物药：86. 1986.

游 蛇 科

1629 黑眉锦蛇

【药材名】黑眉锦蛇。

【彝文音译】蜕皮。

【来源】游蛇科动物黑眉锦蛇 *Elaphe taeniura* Cope，以蛇蜕入药。
【采集加工】春末夏初或冬初收集，晒干。
【功能主治】《辞典》《志要》：用于产程不顺、孕期腹痛。
【用法用量】3～6g，水煎服。
【文献来源】*Elaphe taeniura* Cope 辞典：308. 2016. 志要：241. 2005.

1630　乌梢蛇

【药材名】黑蛇骨、乌梢蛇骨、乌梢蛇、蛇蜕皮、大黑蛇、蛇胆。
【彝文音译】四川凉山：申纳、赊纳莫、布什、布什节、布什乌都、布什古尔；云南双柏：塞勒、塞节、塞勒乌；云南禄劝：勺、勺乌、勺节；贵州毕节：什、什乌、什戈、什节。
【来源】游蛇科动物乌梢蛇 *Zaocys dhumnades* (Cantor)，以骨骼、去内脏全体、肉、胆囊、蛇蜕入药。
【采集加工】捕杀后，取相应部位，鲜用或阴干或焙干用。
【功能主治】
1）《辞典》（全体）：治风湿痹痛、肌肤不仁、疥癣、风疹、骨结核、关节结核、破伤风、小儿痹证。
2）《辞典》、《志要》、《彝动物药》（骨骼）：用于出风疹块、水痘。
3）《辞典》《志要》：骨骼：治风湿痹痛、关节肿胀、肉食积滞、脾胃不和、骨疮痈疡、皮疹瘙痒。蛇蜕：治风湿麻木、耳疮流脓、风毒肿溃。
4）《辞典》、《志要》、《彝医动物药》（肉、全体）：治麻风、湿疹、口疮、麻疹、小儿瘫痪、风湿性关节炎。
5）《彝医药·下》、《中国彝药》（全体）：祛风湿、通经络、散寒止痛、解毒止痒。用于风湿肿痛、风疹瘙痒、湿疹瘙痒、荨麻疹、水痘、脾胃虚寒之胃脘隐痛、喜温喜按、体虚惊厥、梅毒、骨髓炎、稻田皮炎、形体消瘦、无力。
6）《彝医动物药》：肉、全体：用于水痘。胆囊：用于淋巴结结核、鸦片中毒、风湿疼痛、疮疡、麻风、眼红肿。
7）《彝动物药》：肉、全体：用于湿疹、麻风、各种剧痛、水痘、风湿性关节疼痛、小儿麻痹、鹅口疮。胆囊：用于眼睛红肿、疼痛、风湿疼痛、九子疡（颈淋巴结结核）、大烟中毒、无名肿毒、尾椎骨痛、癞疮身痒、伤痛。蛇蜕：用于手脚麻木、耳心流脓、疼痛、风湿所致手脚麻木、中耳炎、风毒疹块、火丹、带状疱疹、疮溃流脓。
8）《彝医药学》：骨骼：用于风疹瘙痒、稻田皮炎、湿疹瘙痒、形体消瘦、无力、梅毒。除去内脏的全体：祛风湿、通经络、散寒止痛、解毒止痒；用于水痘。
9）《哀牢本草》（骨骼）：祛风除湿、清热解毒、消食化积。
【用法用量】10～15g，水煎服；或泡酒服；或焙干研末入丸、散剂。
【文献来源】*Zaocys dhumnades* (Cantor) 彝医药学：390，417. 1993. 哀牢本草：136. 1991. 彝动物药：87，183，257，434. 1986. 彝医动物药：87，137. 1986. 彝医药·下：435. 2007. 中国彝药：478. 2004. 辞典：881. 2016. 志要：651. 2005.

蝰　科

1631　蝮蛇

【药材名】毒蛇肉、蛇胆。

【彝文音译】四川凉山：布什节、布介克里；云南双柏：塞节、塞胡；云南禄劝：勺节、布勺火；贵州毕节：什节、多什胡；布什都尼酥；什里节；勺里胡；布什舍。

【来源】蝰科动物蝮蛇 *Agkistrodon halys* (Pallas)，以肉、胆囊入药。

【采集加工】捕杀，去内脏，剥去皮，鲜用，或晒干；取胆囊风干阴干入药。

【功能主治】

1）《彝医动物药》：肉：用于腹内之胃、胆、疝、蛔等痛症，颈部淋巴结结核。胆囊：用于鸦片中毒、风湿疼痛、疮疡、麻风、眼睛红肿。

2）《彝动物药》：肉：用于腹内或伤口等引起的剧痛，颈部肿瘤。胆囊：用于眼睛红肿疼痛、风湿疼痛、九子疡（颈淋巴结结核）、大烟中毒、无名肿毒、尾椎骨痛、癞疮身痒、伤痛。

【用法用量】适量，水煎服；或泡酒服。

【文献来源】*Agkistrodon halys* (Pallas) 彝医动物药：90，137. 1986. 彝动物药：97，183. 1986.

1632　竹叶青

【药材名】青竹蛇。

【来源】蝰科动物竹叶青 *Trimeresurus steinegeri* Schmidt，以全体入药。

【采集加工】捕捉后放于酒中浸泡。

【功能主治】《彝医药学》：治疮疖。

【用法用量】泡酒服。

【文献来源】*Trimeresurus steinegeri* Schmidt 彝医药学：417. 1993.

鼍　科

1633　扬子鳄

【药材名】鳄鱼肉、鳄鱼胆、扬子鳄、鼍。

【彝文音译】四川凉山：厄火什、厄黑节；云南禄劝：不舍火、入舍节；觉舍胡；舍节。

【来源】鼍科动物扬子鳄 *Alligator sinensis* (Fauvel)，以肉、胆囊入药。

【采集加工】捕杀后，取肉、胆囊入药。

【功能主治】

1）《辞典》、《志要》、《彝动物药》、《彝医动物药》（肉、胆囊）：用于晕船。

2）《彝医动物药》（胆囊）：用于晕水。

【用法用量】适量，煮吃。

【文献来源】*Alligator sinensis* (Fauvel) 彝动物药：89，179. 1986. 彝医动物药：66，135. 1986. 辞典：35. 2016. 志要：27. 2005.

鸭　科

1634　鸳鸯

【药材名】鸳鸯肉、鸳鸯、鸳鸯胆。

【彝文音译】伯里节、海子叶米什（四川凉山）、摆吾胡（云南双柏）、伯里胡（云南禄劝）。

【来源】鸭科动物鸳鸯 *Aix galericulata* L.，以肉、胆囊入药。

【采集加工】捕杀后，去毛取肉，或剖腹取胆，鲜用或阴干用。

【功能主治】

1）《辞典》、《志要》、《彝医动物药》（肉）：用于骨折损伤疼痛。

2）《彝动物药》、《辞典》、《志要》（胆囊）：用于跌打损伤。

3）《彝动物药》（肉）：治跌伤所致骨折。

【用法用量】适量，水煎服。

【文献来源】*Aix galericulata* L. 彝医动物药：42. 1986. 辞典：29. 2016. 志要：23. 2005. 彝动物药：54，204. 1986.

1635　鸭

【药材名】鸭蛋、鸭胆。

【彝文音译】四川凉山：叶乞、耶节；云南双柏：吾胡、吾节、衣尔罗节；云南禄劝：俄欧、耶节；贵州毕节：巴节。

【来源】鸭科动物鸭 *Anas domestica* L.，以胆囊、蛋入药。

【采集加工】捕杀后，取胆鲜用或干用。蛋鲜用；或煮熟用。

【功能主治】《彝动物药》：蛋：用于头昏、风火重、年老头昏。胆囊：治百日咳。

【用法用量】适量，煮吃；或兑糖水服。

【文献来源】*Anas domestica* L. 彝动物药：191，382. 1986.

1636　绿头鸭

【药材名】鸭胆、绿头鸭、野鸭、鸭。

【彝文音译】四川凉山：耶节；云南双柏：吾节、衣尔罗节；贵州毕节：巴节、衣耶节。

【来源】鸭科动物绿头鸭 *Anas platyrhynchos* L.，以胆囊入药。

【采集加工】捕杀后，取胆鲜用或干用。

【功能主治】《彝动物药》《辞典》《志要》：治百日咳。

【用法用量】兑糖水吃。

【文献来源】*Anas platyrhynchos* L. 彝动物药：191. 1986. 辞典：52. 2016. 志要：40. 2005.

1637　白额雁

【药材名】雁骨。

【来源】鸭科动物白额雁 *Anser albifrons* (Scopoli)，以骨骼入药。

【采集加工】捕杀后，剔肉取骨。

【功能主治】《彝医药学》：治癞疮。

【用法用量】适量，熬汤服。外用：煎水洗。

【文献来源】*Anser albifrons* 彝医药学：386. 1993.

鹰　科

1638　西藏苍鹰

【药材名】苍鹰。

【来源】鹰科动物西藏苍鹰 *Accipiter gentilis khamensis*，以肉、胆囊入药。

【采集加工】捕杀后，去毛取肉，或剖腹取胆入药。

【功能主治】《辞典》：肉：治筋骨痿软、行走乏力。胆囊：治体虚乏力。

【用法用量】适量，水煎服。

【文献来源】*Accipiter gentilis khamensis* (Bianchi) 辞典：6. 2016.

1639 苍鹰

【药材名】鹞鹰肉、鹞鹰胆、鹞鹰脑、鸢肉、苍鹰、鸢胆。

【彝文音译】四川凉山：巴衣什、巴衣节；云南双柏：特莫胡、特米吉胡、特莫节、特米吉节；云南禄劝：达火、瓦布达火、达节、瓦布达节；贵州毕节：布胡、布节；勒兹什。

【来源】鹰科动物苍鹰 *Accipiter gentilis schvedowi* (Menzbier)，以脑、肉、胆囊入药。

【采集加工】捕杀后，取脑髓，去毛取肉，或剖腹取胆，鲜用或阴干。

【功能主治】

1）《彝医药学》：肉：治血痢、眼花目眩、女子缩阴症。胆囊、肉：用于行动迟缓不利。脑：治恶心、癫痫。

2）《彝医动物药》、《彝动物药》、《辞典》、《志要》（肉）：用于筋骨痿软、行走乏力。

3）《辞典》、《志要》（胆囊）：治体虚乏力。

4）《彝动物药》（胆囊）：用于筋骨不壮、行走无力。

【用法用量】适量，水煎服。

【文献来源】*Accipiter genlilis schvedowi* 彝医药学：342，354，381. 1993. ——*Accipiter gentilis* L. 彝医动物药：52. 1986. 辞典：6. 2016. 志要：5. 2005. 彝动物药：67，199. 1986.

1640 秃鹫

【药材名】秃鹫、岩鹰肉、岩鹰胆、岩鹰眼。

【彝文音译】四川凉山：觉什、觉罗列子、觉节；贵州毕节：达胡、达节；达里胡、叠莫。

【来源】鹰科动物秃鹫 *Aegypius monachus* L.，以肉、胆囊、眼入药。

【采集加工】秋冬捕杀后，去毛、内脏，取肉入药；剖腹取胆鲜用胆汁或阴干用；剐取眼球，新鲜入药。

【功能主治】

1）《辞典》：肉：治反胃呕吐、甲状腺肿大、神经症。胆囊：治眼疾。

2）《彝医动物药》：用于眼疾、目眩、晕花、视物不清。

3）《彝动物药》（胆囊）、《辞典》、《志要》（肉）：治眼昏花、目眩。

4）《彝动物药》、《辞典》（眼）：治眼睛起雾、视物模糊。

【用法用量】适量，煮吃。外用：用胆或眼睛中的液体点眼。

【文献来源】*Aegypius monachus* (Linnaeus) 辞典：23. 2016. 彝医动物药：54. 1986. 志要：19. 2005. 彝动物药：200，340. 1986.

1641 胡兀鹫

【药材名】胡兀鹫、岩鹰肉、岩鹰胆。

【彝文音译】四川凉山：觉什、觉罗什、觉节、觉罗节；贵州毕节：达胡、达节；叠莫；达里胡。

【来源】鹰科动物胡兀鹫 *Gypaetus barbatus* L.，以肉、胆囊、眼、粪便入药。

【采集加工】捕杀后，取相应部位，鲜用或阴干或焙干用。

【功能主治】

1）《辞典》：肉：治眼疾、目眩昏花、眼生翳膜、反胃呕吐、甲状腺肿大、神经症。胆囊：治目眩、昏花，翳障。眼：治眼生翳障、视物不清。粪便：治肠胃肿瘤、慢性胃炎、消化不良。

2）《志要》《彝医动物药》：治眼疾、目眩昏花、视物不清。

3）《彝动物药》、《辞典》（肉）：用于眼睛昏花、目眩。

【用法用量】适量，煮吃。外用：用胆或眼睛中的液体点眼。

【文献来源】*Gypaetus barbatus* L. 辞典：401. 2016. 志要：310. 2005. 彝医动物药：54. 1986. 彝动物药：69. 1986.

1642　鸢

【药材名】鸢肉、鸢胆。

【彝文音译】四川凉山：巴衣什、巴衣节；云南双柏：特莫胡、特米吉胡、特莫节、特米吉节；云南禄劝：达火、瓦布达火、达节、瓦布达节；贵州毕节：布胡、布节。

【来源】鹰科动物鸢 *Milvus korschun* (Gmelin)，以肉、胆囊入药。

【采集加工】捕捉后，去羽毛内脏，以肉入药；剖腹取胆鲜用或阴干用。

【功能主治】

1）《彝医动物药》：用于筋骨痿软、行走乏力。

2）《彝动物药》：肉：治筋骨痿软、腿脚不利。胆囊：用于筋骨不壮、行走无力。

【用法用量】适量，煮吃。

【文献来源】*Milvus korchun* (Gray) 彝医动物药：52. 1986. 彝动物药：67，199. 1986.

雉　　科

1643　白腹锦鸡

【药材名】箐鸡肉。

【来源】雉科动物白腹锦鸡 *Chrysolophus amherstiae* (Leadbeater)，以肉入药。

【采集加工】捕捉后，去羽毛内脏，以肉入药。

【功能主治】《彝医动物药》：疏风透疹、舒筋活血、解毒、补虚。用于腹痛，预防麻疹。

【用法用量】适量，煮吃。

【文献来源】*Chrysolophus amherstiae* (Leadbeater) 彝医动物药：57. 1986.

1644　红腹锦鸡

【药材名】箐鸡肉、箐鸡胆、野鸡油。

【彝文音译】四川凉山：哈什、哈节；云南禄劝：嘎加拉火、嘎加拉节；云南双柏：祝布莫胡、祝布莫节；贵州毕节：觉胡、觉节；加比胡。

【来源】雉科动物红腹锦鸡 *Chrysolophus pictus* L.，以肉、胆囊、脂肪入药。

【采集加工】捕杀后，去羽毛内脏，取肉；剖腹取胆鲜用或阴干用；剔取皮下脂肪和肠系膜脂肪，生用或熬炼后用药。

【功能主治】

1）《彝医动物药》：疏风透疹、舒筋活血、解毒、补虚、预防麻疹。用于腹痛。

2）《彝动物药》：肉：治腹痛、伤口痛、“瓦厄”（麻疹）、跌打损伤。胆囊：治消瘦羸弱。脂肪：治筋骨疼痛、腹痛、伤疤痛、咳嗽。

【用法用量】适量，煮吃。外用：脂肪适量，涂搽患处。

【文献来源】*Chrysolophus pictus* L. 彝医动物药：57. 1986. 彝动物药：76，193，312. 1986.

1645 鹌鹑

【药材名】鹌鹑尿、鹌鹑。

【彝文音译】四川凉山：沙瓦阿波丝、阿好中。

【来源】雉科动物鹌鹑 *Coturnix coturnix* L.，以尿、蛋入药。

【采集加工】捕捉后，饲喂，取尿、蛋入药。

【功能主治】

1）《彝动物药》、《辞典》（尿）：用于疟疾。

2）《辞典》（蛋）：治肾虚尿频。

【用法用量】兑水饮。

【文献来源】*Coturnix coturnix* Linnaeus. 彝动物药：442. 1986. 辞典：236. 2016.

1646 鹧鸪

【药材名】鹧鸪屎、鹧鸪肉、鹧鸪胆、鹧鸪。

【彝文音译】库火胡（云南双柏）、库黑节、库节。

【来源】雉科动物鹧鸪 *Francolinus pintadeanus* (Scopoli)，以粪便、肉、胆囊入药。

【采集加工】捕捉后，去羽毛，去内脏，以肉入药；剖腹取胆入药。

【功能主治】

1）《彝医药学》：治蜈蚣咬伤。

2）《志要》、《彝动物药》、《彝医动物药》（肉）：用于郁结，即忧思烦闷。

3）《彝动物药》（胆囊）：治忧郁思虑。

4）《志要》（胆囊）：治忧思内恐、肝郁不散。

5）《辞典》：肉：用于肝郁不散。胆囊：用于忧思内滞。

【用法用量】肉、胆煮吃。外用：粪便 2g，包伤口。

【文献来源】*Francolinus pintadeanus* (Scopoli) 彝医药学：408. 1993. 彝医动物药：49. 1986. 彝动物药：63，205. 1986. 志要：281. 2005. 辞典：361. 2016.

1647 家鸡

【药材名】鸡肉、鸡胆、鸡骨、鸡血、鸡冠血、鸡油、鸡肾、鸡肝、鸡内金、鸡岔肠、鸡屎、家鸡、鸡蛋、鸡肠、鸡肶、鸡毛、鸡矢。

【彝文音译】四川凉山：瓦什、叶什、瓦节、叶节、瓦祖斯、瓦乌、叶乌、瓦海补古、瓦俄、瓦列、瓦吾都、叶吾都、瓦乞；贵州毕节：叔胡、叔节、叔乌、耶、耶基、耶伕、叔都、叔除；云南双柏：叶火、叶补节、叶节、叶乌、叶斯、叶胡、叶白；云南禄劝：呷火、俄补节、耶补节、吾补节、呷乌、呷苏、呷黑、呷欧、呷祖、呷乞。

【来源】雉科动物家鸡 *Gallus gallus domesticus* Brisson，以全体、骨、胆囊、肉、肝、油、血、肠、鸡肶、肾、蛋、羽毛、砂囊内膜、粪便入药。

【采集加工】捕杀后，取相应部位，鲜用或阴干或焙干用。

【功能主治】

1）《彝动物药》：肉、全体：用于阳虚、生育过多欲止。骨骼：用于烧烫伤，牛、马背上磨烂，生疮，肿溃。

2）《彝动物药》、《中国彝药》（胆囊）：用于小儿久咳不止、大人或小孩久咳、暴发火眼、喑哑。

3)《彝医药学》：肉：用于劳累过度、体虚消瘦、漆疮。血：用于烧烫伤。鸡冠血：用于鼻腔溃烂、蜈蚣咬伤。油：用于四肢麻木疼痛、刺戳进肉。肾：用于不孕。肝：用于毛虫咬伤。肠：用于肉积、气郁伤食、胃痛、呕血。骨：用于梅毒流脓。粪便：用于癞痢头、伤寒病。

4)《辞典》、《彝医药学》、《中国彝药》(胆囊)：用于暴发火眼、目赤肿痛、蜈蚣咬伤。

5)《哀牢本草》：肝：养肝健肾、续接筋骨。鸡胆汁：用于咽喉发炎、声音嘶哑。公鸡胆汁：用于暴发火眼、红肿疼痛。血：用于烧烫伤。公鸡鸡冠血：用于酒糟鼻。油：用于乳痈。

6)《彝医动物药》(肉、全体)：用于骨折、刀枪伤、疮疡、疟疾、咳嗽。

7)《辞典》：全体：用于体乏困倦、外伤、骨折、目赤喉闭、疮疡、痢疾、食积不化、诸虚劳损。肉：用于生育过多欲止、产后虚弱、疟疾。骨：用于牛、马背上磨烂。鸡胗：用于胃病、腹胀、食滞、小儿厌食。蛋：用于痢疾、虚损、目疾、烧烫伤、心悸、头昏眼花。胆囊：用于久咳失音、目赤喉闭、小儿久咳不止。

8)《中国彝药》：胆囊：清热解毒、祛痰止咳、明目。蛋：补气安神、解毒消肿、活血通脉、驱虫；用于体虚消瘦、烫伤久不愈者。

9)《彝动物药》：血：用于鼻疳、膈食。肠：用于营养不良、慢性疾病如胃炎、溃疡所致的消瘦、贫血、体虚。砂囊内膜：用于饮食积滞、腹胀不化、慢性溃疡、胃炎、泛酸打呃、干呕、小儿疳积、大人小孩胃痛。肾：用于风疹。蛋：用于老人咳嗽、头痛、吐血、小儿久咳不止、目痛、产后血少、头晕、产后血瘀、经闭、肝痛、饭后腹痛、食积、腹泻、受冷腹泻、小儿腹泻、烧烫伤、疮久不愈、溃烂、小儿有风、腹胀、心口疼、骨节内疼、耳朵附近出现疤结、月经不调、下身不净、蛇虫咬伤、耳边疮、久病身弱、体虚。羽毛：用于耳边生疮、蕈中毒、疮疡溃烂。粪便：用于癞痢头、大疮、恶疮。

10)《中国彝药》《辞典》：蛋：用于劳累过度、相思病、惊风、周身疼痛、黄水疮、急性肝炎、睾丸肿痛、月经淋漓不尽、难产、蛔虫病。胆囊：用于声音嘶哑、毛虫蜇伤、咳嗽多日不愈。

11)《彝动物药》(肉、全体)、《辞典》、《志要》(肉)：治骨折、刀枪伤、漆疮、咳嗽日久、胸痛、消瘦、肠胃有病、疟疾。

12)《辞典》《志要》：肉：治体虚。胆囊：治老幼久咳、暴发火眼、喉闭失音；鸡骨：治烧烫伤、生疮、肿溃。油：治烫烧伤、漆疮、目痛、风湿痛。血：治疮疡溃烂、膈食不化。肠：治消瘦。鸡胗：治胃痛、腹胀、食滞、小儿疳积、大人反胃呕吐。肾：治风疹。蛋：治肺、肝、胃、肾疾病，妇女产胎，疮肿，烫伤，泻痢，虚劳，目疾。毛：治菌毒、疮疡。

13)《哀牢本草》、《辞典》、《志要》(肝)：治肝虚目暗、肾虚腰疼、小儿羸弱、四肢骨折。

【用法用量】适量，炖吃；或煨服；或烤黄研末兑酒服。

【文献来源】*Gallus gallus domesticus* Brisson 彝动物药：50，188，243，323，346，353，365，384，428，439. 1986. 彝医药学：340，353，360，362，365，376，379，380，386，408. 1993. 哀牢本草：127. 1991. 彝医动物药：39. 1986. 辞典：365. 2016. 中国彝药：100，263. 2004. 志要：284. 2005.

1648 白鹇

【药材名】白鹇尾。

【来源】雉科动物白鹇 *Lophura nycthemera* L.，以尾羽入药。

【采集加工】捕捉后，取尾巴的羽毛，烘干入药。

【功能主治】《哀牢本草》：温中散寒、消食化积。用于胃脘冷痛、呃逆反酸、食少纳差、小儿疳积。

【用法用量】微火焙黄，研细末，开水冲服。

【文献来源】*Lophura nycthemera* (Linnaeus) 哀牢本草：126. 1991.

1649 环颈雉

【药材名】环颈雉、野鸡肉、野鸡胆、野鸡、野鸡油。

【彝文音译】四川凉山：叔什、叔节、叔此、哈此；云南禄劝：嘎叔补火、嘎叔补节、嘎叔补着、嘎加拉着；云南双柏：勺胡、勺节、勺祖；贵州毕节：叔补胡、叔补节、祝布莫祖。

【来源】雉科动物环颈雉 *Phasianus colchicus* L.，以肉、胆囊、脂肪入药。

【采集加工】捕杀后，去羽毛内脏取肉；剖腹取胆；剔取皮下脂肪和肠系膜脂肪，生用或熬炼后用药。

【功能主治】

1）《辞典》《志要》：肉：用于腹痛、跌打损伤。脂肪：用于寒咳、腹冷痛、筋骨伤疤疼痛。

2）《彝医动物药》：舒筋活血、预防麻疹。治腹痛、麻疹。

3）《彝动物药》：肉：治腹部的肝、疝痛、腹泻引起之疼痛。肉、胆囊、脂肪：治筋骨疼痛、腹痛、伤疤痛、咳嗽。

4）《彝动物药》《辞典》《志要》：胆囊：用于跌打损伤。肉：用于“瓦厄”病、伤口疼痛。

【用法用量】适量，煮吃。外用：胆、油涂搽患处。

【文献来源】*Phasianus colchicus* L. 辞典：606. 2016. ——*Phasianus colchicus strauchi* Przevalski 彝医动物药：59. 1986. 彝动物药：79，194，312. 1986. 志要：453. 2005.

1650 雉鹑

【药材名】雉鹑。

【来源】雉科动物雉鹑 *Tetraophasis obscurus* J. Verreaux，以油入药。

【采集加工】捕杀后，剔取皮下脂肪和肠系膜脂肪，生用或熬炼后用药。

【功能主治】《辞典》：治烧烫伤、筋痹、伤疤疼痛。

【用法用量】外用：涂搽患处。

【文献来源】*Tetraophasis obscurus* J. Verreaux 辞典：815. 2016.

秧 鸡 科

1651 秧鸡

【药材名】秧鸡蛋。

【来源】秧鸡科动物秧鸡 *Rallus aquaticus* L.，以蛋入药。

【采集加工】收集后，以蛋清，蛋黄，新鲜入药。

【功能主治】《彝医药学》：治赤痢。

【用法用量】蒸吃。

【文献来源】*Rallus aquaticus* Blyth 彝医药学：372. 1993.

鸠 鸽 科

1652 家鸽

【药材名】鸽子血、鸽蛋、原鸽。

【来源】鸠鸽科动物家鸽 *Columba livia domestica* L.，以血、蛋入药。

【采集加工】捕捉后，饲喂，取蛋；捕杀后收集血液。

【功能主治】

1）《哀牢本草》《辞典》：用于鼻衄。

2）《彝医药学》：治头晕目眩、心悸怔忡。

【用法用量】适量，开水送服。

【文献来源】*Columba livia domestica* 哀牢本草：137. 1991. 彝医药学：371. 1993. ——*Columba livia* Gmelin 辞典：220. 2016.

1653 岩鸽

【药材名】鸽蛋。

【来源】鸠鸽科动物岩鸽 *Columba rupestris* (Pallas)，以蛋入药。

【采集加工】收集后，以蛋清、蛋黄新鲜入药。

【功能主治】《彝医药学》：治头晕目眩、心悸怔忡。

【用法用量】适量，煮吃。

【文献来源】*Columba rupestris* (Pallas) 彝医药学：371. 1993.

1654 火斑鸠

【药材名】斑鸠血。

【彝文音译】朵避斯。

【来源】鸠鸽科动物火斑鸠 *Oenopopelia tranquebarica* (Hermann)，以血入药。

【采集加工】捕得斑鸠后，割断其颈动脉，接血于容器中，鲜用，或阴干后入药。

【功能主治】《彝医药・下》《中国彝药》：清热解毒、活血化斑。用于高热、鼻衄、风疹、皮肤紫斑、斑疹、水痘。

【用法用量】10～50g，饮服。外用：取鲜血涂搽。

【文献来源】*Oenopopelia tranquebarica* (Hermann) 彝医药・下：386. 2007. 中国彝药：419. 2004.

1655 珠颈斑鸠

【药材名】斑鸠血。

【彝文音译】朵避斯。

【来源】鸠鸽科动物珠颈斑鸠 *Streptopelia chinensis* (Scopoli)，以血入药。

【采集加工】捕得斑鸠后，割断其颈动脉，接血于容器中，鲜用，或阴干后入药。

【功能主治】《彝医药・下》：清热解毒，活血化斑。用于高热、鼻衄、风疹、皮肤紫斑、水痘。

【用法用量】10～50g，饮服。外用：取鲜血涂搽。

【文献来源】*Streptopelia chinensis* (Scopoli) 彝医药・下：386. 2007.

1656 山斑鸠

【药材名】斑鸠血、斑鸠肉、斑鸠脑汁、斑鸠毛。

【彝文音译】四川凉山：它尔俄洛、台尔斯；云南双柏：多吉斯、戈朗斯。

【来源】鸠鸽科动物山斑鸠 *Streptopelia orientalis* Latham，以血、肉、脑髓、羽毛入药。

【采集加工】捕得斑鸠后，割颈取血；去羽毛内脏取肉；破头取脑髓；拔羽毛入药。

【功能主治】

1）《彝医药・下》：清热解毒，活血化斑。用于高热、鼻衄、风疹、皮肤紫斑、水痘。

2）《彝动物药》：血：治斑疹病、水痘。脑髓：治耳边生疮。羽毛：治烧烫伤、疟疾、水痘。

3）《彝医药学》：肉：治水痘。血：治鼻衄、风疹。

4）《彝医动物药》：用于截疟、透疹、水痘。

【用法用量】10～50g，水煎服。外用：取鲜血涂搽。

【文献来源】*Streptopelia orientalis* (Latham) 彝医药・下：386. 2007. ——*Streptopelia orientalis orientalis* (Latham) 彝动物药：58，339，436，320. 1986. 彝医药学：342，360. 1993. 彝医动物药：45. 1986.

杜 鹃 科

1657 小杜鹃

【药材名】杜鹃肉。

【来源】杜鹃科动物小杜鹃 *Cuculus poliocephalus* Latham，以肉入药。

【采集加工】捕捉后去羽毛内脏，以鲜肉入药。

【功能主治】《彝医药学》：用于无名肿毒。

【用法用量】100g，煮吃。

【文献来源】*Cuculus poliocephalus* Latham 彝医药学：341. 1993.

鸱 鸮 科

1658 红角鸮

【药材名】猫头鹰肝。

【来源】鸱鸮科动物红角鸮 *Otus sunia* Hodgson，以肝入药。

【采集加工】捕捉后剖腹取肝入药。

【功能主治】

1）《彝医药学》：治颈淋巴结结核。

2）《哀牢本草》：健脾、止泻、止痛。用于腹痛泄泻、恶心反酸、头风闷痛、风湿痹痛。

【用法用量】5～10g，焙黄，研细末，开水送服。

【文献来源】*Otus sunia stictonotus* (Sharpe) 彝医药学：376. 1993. 哀牢本草：137. 1991.

燕 科

1659 褐背金丝燕

【药材名】岩燕肉。

【彝文音译】日什布鲁什（四川凉山）、吉卡里胡（云南双柏）、果胡（贵州毕节）、惹畏胡、瓦都什什。

【来源】燕科动物褐背金丝燕 *Collocalia inopina* Thayer et Bangs，以肉入药。

【采集加工】捕捉后去羽毛内脏，以肉入药。

【功能主治】《彝医动物药》《彝动物药》：用于腿脚不灵、筋骨不利。

【用法用量】适量，煮吃。

【文献来源】*Collocalia inopina* Thayer et Bangs 彝医动物药：50. 1986. 彝动物药：65. 1986.

1660　金腰燕

【药材名】金腰燕、燕窝泥、岩燕窝、岩燕肉、岩燕胆。

【彝文音译】四川凉山：瓦都惹斯觉、日什布鲁什；贵州毕节：果胡、果乞；云南双柏：吉卡里节；惹畏胡；瓦都什什；惹畏节。

【来源】燕科动物金腰燕 *Hirundo daurica* L.，以肉、胆囊、巢入药。

【采集加工】捕杀后，去羽毛内脏取肉；剖腹取胆入药；在岩壁或岩洞中采得其唾液凝结所成之巢后，阴干或晒干，除去羽毛泥沙，以全巢入药。

【功能主治】

1）《志要》《辞典》：治关节不利。

2）《彝动物药》：治全身冷寒疼痛、小儿急惊风、高热、热毒疮肿初起、颈部肿痛、喉痛、心口痛、心虚、心悸、心慌、体虚乏力、小儿遗尿。

3）《彝动物药》《彝医动物药》：用于腿脚不灵、筋骨不利。

【用法用量】适量，煮吃，或煨开水饮。

【文献来源】*Hirundo daurica* L. 志要：327. 2005. 辞典：420. 2016. 彝动物药：65，196，398，400. 1986. 彝医动物药：50. 1986.

1661　灰沙燕

【药材名】岩燕肉、岩燕胆。

【彝文音译】日什布鲁节（四川凉山）、吉卡里节（云南双柏）、果节（贵州毕节）、果胡、惹畏胡。

【来源】燕科动物灰沙燕 *Riparia riparia* (Linnaeus)，以肉、胆囊入药。

【采集加工】捕捉后，去羽毛内脏取肉；剖腹取胆鲜用或阴干用。

【功能主治】《彝医动物药》《彝动物药》：用于腿脚不灵、筋骨不利。

【用法用量】适量，水煎服。

【文献来源】*Riparia riparia* (Linnaeus) 彝医动物药：50. 1986. 彝动物药：65，196. 1986.

鸦　　科

1662　大嘴乌鸦

【药材名】大嘴乌鸦、小乌鸦、乌鸦肉、乌鸦胆、乌鸦骨、乌鸦爪。

【彝文音译】阿间。

【来源】鸦科动物大嘴乌鸦 *Corvus macrorhynchus* Wagler，以肉、胆囊、肝、头入药。

【采集加工】捕杀后，取相应部位入药。

【功能主治】

1）《哀牢本草》：健脾养阴、祛风定痫。

2）《辞典》：胆囊：治腹痛、胃脘痛、肝区疼痛。头：治热病谵语、咳喘痰浓。

3）《哀牢本草》、《辞典》（肉）：治头风眩晕、惊痫癫狂、虚劳咳嗽、骨蒸潮热、不思饮食、形体羸弱。

4）《彝医药学》：肉：治急性肠胃炎之呕吐、腹泻。胆囊：急性肠胃炎之腹痛、腹泻、呕吐。骨：治蜈蚣咬伤。爪：治风湿腰痛、四肢痛。

【用法用量】适量，煮吃；或泡酒服。

【文献来源】*Corvus macrorhynchus* Wagler 辞典：228. 2016. 哀牢本草：122. 1991. 彝医药学：343，354，387，395. 1993.

1663 喜鹊

【药材名】喜鹊、喜鹊肉。

【彝文音译】阿渣什（四川凉山）、摆渣胡（云南双柏）、阿渣火（云南禄劝）。

【来源】鸦科动物喜鹊 *Pica pica* L.，以全体、肉入药。

【采集加工】捕杀后，不去羽毛内脏，全体捣烂入药；或去羽毛内脏取肉入药。

【功能主治】

1）《辞典》《志要》《彝医动物药》：用于刀枪伤、骨折。

2）《彝动物药》：用于刀斧伤或枪伤所致之肿痛、伤口不愈、骨折引起的创伤。

【用法用量】外用：捣烂后包敷伤口。

【文献来源】*Pica pica* L. 志要：459. 2005. 辞典：617. 2016. ——*Pica pica sericea* Gould 彝医动物药：46. 1986. 彝动物药：60. 1986.

1664 红嘴山鸦

【药材名】红嘴山鸦、红嘴鸦鹊肉。

【彝文音译】斯尔什（四川凉山）、阿兹火（云南禄劝）。

【来源】鸦科动物红嘴山鸦 *Pyrrhocorax pyrrhocorax* L.，以肉入药。

【采集加工】捕杀后，去羽毛内脏，以鲜肉入药，或干用。

【功能主治】

1）《辞典》：治肺部疾病、哮喘、肺肋部疼痛并经常哮喘。

2）《彝医动物药》：止痛、平喘、清肺。用于肺部等呼吸系统疾病。

3）《彝动物药》：治气管炎、支气管炎、肺炎、肺脓肿等疾病，伴有胸部反复疼痛。

【用法用量】适量，炖吃；或晒干研末，加水煮汁饮服。

【文献来源】*Pyrrhocorax pyrrhocoax* (Linnaeus) 辞典：683. 2016. ——*Pyrrhocorax pyrrhocorax himalayanus* (Could) 彝医动物药：44. 1986. 彝动物药：56. 1986.

文 鸟 科

1665 麻雀

【药材名】山麻雀肉、麻雀肝、白丁香。

【彝文音译】克惹什（四川凉山）、若莫约（云南双柏）、呷若火（云南禄劝）、诸胡（贵州毕节）。

【来源】文鸟科动物麻雀 *Passer montanus* L.，以全体、肉、肝入药。

【采集加工】捕捉后，以全体入药；去羽毛内脏取肉；剖腹取肝入药。

【功能主治】

1）《彝医动物药》：壮阳补肾、止咳益肺。用于小儿疳积、疮疡。

2）《彝动物药》：治大腿生疮溃烂、脓疱疮、湿疹、小儿疳积、小儿百日咳、肾虚阳痿。

3）《哀牢本草》：用于生癞子。

4）《彝医药学》：用于痈疽溃破。

【用法用量】适量，泡酒服；或蒸熟服食。外用：捣烂敷。

【文献来源】*Passer montanus* L. 彝动物药：61. 1986. 彝医动物药：48. 1986. ——*Passer montanus saturatus* Stejneger 哀牢本草：135. 1991. 彝医药学：765. 1993.

1666　山麻雀

【药材名】山麻雀、山麻雀肉、麻雀屎。

【彝文音译】昂钟、阿中、克惹什（四川凉山）、若莫约（云南双柏）、呷若火（云南禄劝）、诸胡（贵州毕节）。

【来源】文鸟科动物山麻雀 *Passer rutilans* Temminck，以全体、肉、粪便入药。

【采集加工】四季均可捕捉，捕杀后，以全体入药；去羽毛及内脏，取肉鲜用或焙干。

【功能主治】

1）《彝动物药》、《辞典》、《志要》（肉）：治大腿生疮溃烂、小儿疳积、肾虚阳痿、小儿百日咳。

2）《中国彝药》：补养肝肾、收涩止咳、杀虫止痒、消肿散结。用于肾虚阳痿、小儿疳积、小儿百日咳、疥疮、痈疽、大腿生疮化脓。

3）《辞典》（全体、肉）：治气虚咳嗽、小儿疳积、溃疮肿疡。

4）《彝医动物药》：壮阳补肾、止咳益肺。用于小儿疳积、疮疡。

5）《彝动物药》：治脓疱疮、湿疹。

6）《彝医药学》：肉：治大腿生疮化脓。粪便：治痈疽不出。

【用法用量】适量，炖吃或蒸吃；或熬膏服；或煅灰存性入丸、散剂。外用：捣烂敷。

【文献来源】*Passer rutilans* (Temminck) 志要：446. 2005. 中国彝药：262. 2004. 辞典：594. 2016. ——*Passer rutilans intensior* Rothschild 彝医动物药：48. 1986. 彝动物药：61. 1986. 彝医药学：344，410. 1993.

1667　金翅雀

【药材名】金翅雀。

【来源】雀科动物金翅〔雀〕*Carduelis sinica* L.，以羽毛入药。

【采集加工】捕捉后，取羽毛入药。

【功能主治】《辞典》：用于独骨疮（骨髓炎）。

【用法用量】外用：煅灰存性，研末包敷。

【文献来源】*Carduelis sinica* Linnaeus 辞典：162. 2016.

1668　灰头鹀

【药材名】小绿雀肉、灰头鹀。

【彝文音译】海子阿乌什（四川凉山）、达黑里胡（云南双柏）、米里师勒胡、乃鲁底拉胡。

【来源】雀科动物灰头鹀 *Emberiza spodocephala* Pallas，以肉入药。

【采集加工】捕捉后，去羽毛内脏，取肉鲜用。

【功能主治】

1）《彝医药学》：治烧烫伤、骨髓炎、虚弱消瘦。

2）《彝医动物药》《辞典》《志要》：用于心痛、风湿痛、肿毒、骨疮、瘴气。

3）《彝动物药》：治心口疼、骨节内疼、头痛、耳朵附近出现疤结、独骨疮、山岚瘴气、水土不服。

【用法用量】适量，炖服。外用：适量，捣烂敷；或煅灰存性，研末包敷。

【文献来源】*Emberiza spodocephala* Pallas 彝医动物药：55. 1986. 彝动物药：72. 1986. 彝医药

学：345. 1993. 辞典：316. 2016. 志要：247. 2005.

猬　　科

1669　刺猬

【药材名】刺猬刺、刺猬肠、刺猬皮、刺猬、豪猪刺、豪猪肚、豪猪矢。

【彝文音译】四川凉山：补都、补海、补罗乞；云南禄劝：补赫、补木、补乞；贵州毕节：补都；云南双柏：蒲莫、蒲里；布莫。

【来源】猬科动物刺猬 *Erinaceus europaeus* L.，以肠、肚、皮、毛、胃、粪便、皮刺入药。

【采集加工】捕杀后，取相应部位入药，鲜用或干用。

【功能主治】

1）《哀牢本草》：清热解毒、凉血止血。

2）《彝医药学》：肠：治产后虚弱。刺：治痈疽。皮：治发热。

3）《辞典》：刺：用于未溃毒疮、遗尿遗精、痔疮出血、蛇虫咬伤、烧烫伤。肚：用于膈食不化。皮、毛、皮刺、胃：用于反胃吐酸、腹痛疝气、遗精脱肛、肠风痔漏、膈食不化。皮、毛、皮刺：用于小儿惊风、疮肿未溃、遗精遗尿、痔疮出血。

4）《志要》、《哀牢本草》、《辞典》（皮刺）：用于咽喉肿痛、痔瘘出血。

5）《彝动物药》：胃：用于饮食积滞、肠胃胀满、消化不良。粪便：用于腹胀、腹痛、疮肿。皮刺：用于独骨疮未溃、小孩遗尿、遗精、痔疮出血。

【用法用量】30g，水煎服。外用：烧成灰捻撒。

【文献来源】*Erinaceus europaeus* L. 哀牢本草：130. 1991. 彝医药学：380，400，401. 1993. 辞典：327. 2016. 彝动物药：269，352，441. 1986. 志要：255. 2005.

1670　达乌尔刺猬

【药材名】刺猬肠、刺猬刺、刺猬皮。

【来源】猬科动物达乌尔刺猬 *Hemiechinus dauuricus* Sundevall，以刺、肠、皮入药。

【采集加工】捕杀后，取相应部位入药，鲜用或干用。

【功能主治】《彝医药学》：肠：治产后虚弱。刺：治痈疽。皮：治发热。

【用法用量】30g，水煎服。

【文献来源】*Hemiechinus dauuricus* Sundevall 彝医药学：380，400，401. 1993.

鼹　　科

1671　麝鼹

【药材名】地拱猪、麝鼠香。

【彝文音译】赫得布（四川凉山）。

【来源】鼹科动物麝鼹 *Scaptochirus moschatus* Milne-Edwards，以全体、肉、雄性的香囊分泌物、皮入药。

【采集加工】捕杀后，取相应部位入药，鲜用或干用。

【功能主治】

1）《彝医动物药》（肉、全体）：用于淋巴结结核、黄水疮。

2）《哀牢本草》：滋阴清热、芳香开窍。用于肺痨虚热、高热惊厥。

3）《彝医药学》：治便秘。

4）《彝动物药》：治瘰疬、黄水疮。

【用法用量】适量，开水吞服；或煮吃。

【文献来源】*Scaptochirus moschatus* Milne-Edwards 彝医动物药：32. 1986. 哀牢本草：143. 1991. 彝医药学：413. 1993. 彝动物药：41. 1986.

蝙蝠科

1672 须鼠耳蝠

【药材名】蝙蝠油、蝙蝠肉、蝙蝠胆。

【彝文音译】四川凉山：海那尔什、海里什；云南双柏：得瓦胡；哈罗胡；哈罗节。

【来源】蝙蝠科动物须鼠耳蝠 *Myotis mystacinus* Kuhl，以脂肪、肉、全体、胆囊入药。

【采集加工】捕捉后，去皮毛、内脏，洗净后以肉入药，或不去内脏，以全体捣烂入药；剖腹取胆鲜用或阴干用；剔取其皮下脂肪及肠系膜脂肪，生用或熬炼后用药。

【功能主治】

1）《彝动物药》：脂肪：治皮肤戳伤。肉、全体：用于九子疡（颈淋巴结结核）、眼中长胬肉、夜盲、牙痛、腿脚不利、下身生疮。胆囊：用于腿脚不利。

2）《彝医动物药》：明目去翳，用于瘰疬、风湿、梅毒。

【用法用量】适量，煮吃。外用：油涂搽患处。

【文献来源】*Myotis mystacinus* Kuhl 彝动物药：48，197，301. 1986. 彝医动物药：37. 1986.

1673 普通伏翼

【药材名】玉蝙蝠。

【来源】蝙蝠科动物普通伏翼 *Pipistrellus abramus* Temminck，以全体入药。

【采集加工】捕捉后，以全体入药。

【功能主治】《哀牢本草》：消肿、止痒、除湿。用于湿热肤燥、风疹瘙痒。

【用法用量】3～5g，焙黄，研细末，兑白酒服。

【文献来源】*Pipistrellus abramus* Temminck 哀牢本草：125. 1991.

1674 蝙蝠

【药材名】蝙蝠、蝙蝠肉、蝙蝠胆、蝙蝠油。

【彝文音译】四川凉山：海那尔什、海那尔节、海那此；云南双柏：得瓦胡、得瓦节；云南禄劝：哈罗着。

【来源】蝙蝠科动物蝙蝠 *Vespertilio superans* Thomas，以全体、肉、胆囊、脂肪入药。

【采集加工】捕捉后，去皮毛内脏，洗净后以肉入药，或不去内脏，以全体捣烂入药；剖腹取胆鲜用或阴干用；剔取其皮下脂肪及肠系膜脂肪，生用或熬炼后用药。

【功能主治】

1）《哀牢本草》：健脾理气、滋阴润肺。

2）《彝医动物药》、《辞典》、《志要》（肉）：用于瘰疬、梅毒，明目去翳。

3）《彝动物药》：全体、肉：治九子疡（颈淋巴结结核）、眼中长胬肉、夜盲、牙痛、腿脚不灵、下身生疮。胆囊：治腿脚不利。

4）《彝医药学》（肉）：用于内邪染疾、皮肤起风团块瘙痒、疼痛、因吃盐多而哮喘咳嗽、腿脚活动不灵活。

5)《辞典》(肉、胆囊、脂肪):治瘰疬、风湿病、目疾、梅毒。

6)《彝动物药》、《彝医药学》(油):用于皮肤戳伤。

7)《哀牢本草》、《辞典》、《志要》(全体):治腹痛泄泻、恶心呕吐、久咳久喘、痧疹不透。

【用法用量】适量,煎煮服食。

【文献来源】*Vespertilio superans* Thomas 哀牢本草:142. 1991. 彝医动物药:37. 1986. 彝动物药:48,197,301. 1986. 辞典:861. 2016. 志要:638. 2005. 彝医药学:343,364. 1993.

猴　　科

1675　猕猴

【药材名】猴肉、猴脑、猴掌、旱猴屎、猴脑骨、猴骨、猴血。

【彝文音译】四川凉山:阿略什、安略俄乌都;贵州毕节:诺胡、鲁都乌;云南双柏:阿鲁胡;云南禄劝:阿诺火;阿略鲁乌。

【来源】猴科动物猕猴 *Macaca mulatta* Zimmermann,以肉、掌、骨骼、血、脑、粪便入药。

【采集加工】捕杀后,取相应部位入药,鲜用或干用。

【功能主治】

1)《彝医药学》:脑:治癫痫。掌:治难产。粪便:治喝生水、食冷饭后呕吐。

2)《彝医动物药》:用于便血、风湿瘫痪。

3)《彝动物药》:肉:治血痢、痔疮、胃肠出血、风湿所致全身关节屈伸不便、筋骨僵硬。脑骨:治久咳不止、肺病、胸痛、小儿惊风。骨骼:治风湿疼痛、关节肿胀、肺部疾病、手脚麻木、发冷发热。

4)《哀牢本草》:止泻、止痢、止血。用于赤痢腹泻、直肠下血。

【用法用量】适量,开水冲服。

【文献来源】*Macaca mulatta* Zimmermann 彝医药学:335,381,395,409. 1993. 彝医动物药:18. 1986. 彝动物药:20,251,252. 1986. 哀牢本草:139. 1991.

1676　短尾猴

【药材名】猴肉、藏酋候。

【彝文音译】阿略什(四川凉山)、诺胡(贵州毕节)、阿鲁胡(云南双柏)、阿诺火(云南禄劝)、略里火、阿努则。

【来源】猴科动物短尾猴 *Macaca thibetana* Milne-Edwards,以肉、胆囊、骨、血入药。

【采集加工】捕杀后,取相应部位入药,鲜用干用均可。

【功能主治】

1)《彝动物药》:治血痢、痔疮、胃肠出血、风湿所致全身关节屈伸不便、筋骨僵硬。

2)《辞典》:治便血、风湿瘫痪、心腹痛、肺结核、百日咳、胃溃疡、肠溃疡、闭经、痛经。肉:治便血、风湿瘫痪、血痢、痔疮、肠胃道出血、筋骨僵硬。胆囊:治心腹痛、风湿劳伤。骨:治肺病、疟疾、风湿病。血:治胃肠溃疡、经闭血瘀、小腹疼痛。

【用法用量】适量,水煎服。

【文献来源】*Lyssodes speciosus thibetana* (Milne-Edwards) 彝动物药:20. 1986. 辞典:511. 2016. ——*Macaca thibetana* Milne-Edwards 辞典:511. 2016.

穿山甲科

1677　穿山甲

【药材名】穿山甲、穿山甲胆、穿山甲血、穿山甲骨、穿山甲片、穿山甲壳。

【彝文音译】波土罗觉（四川凉山）、塔克莫（云南双柏）、塔其根勒母、态此、涛古求腮。

【来源】穿山甲科动物穿山甲 *Manis pentadactyla* L.，以鳞片、鳞甲、胆囊、甲壳、骨、血入药。

【采集加工】捕杀后，取相应部位入药，鲜用或干用。

【功能主治】

1）《彝动物药》：用于热结大肠、大便不通、生疮、疮发不断、斑疹、乳房生疮未出头、产后下身不净、有死血、跌打损伤、附骨疽、乳汁不下、急惊风。

2）《彝医药学》：用于腹内生疮、乳痈未溃、风疹、鼻衄、诸疮。胆囊：用于蜂蜇伤、赤痢、产妇产褥期腹痛。骨：用于咽喉溃疡。

3）《哀牢本草》：健脾理气、托里排脓。用于肉食积滞、胃脘冷痛、腹胀泻痢、鼻衄肤痒、乳痈难产、疮疡肿毒。血：用于久咳久喘、直肠下血。

4）《辞典》：鳞片：治热毒疮肿、惊风、便秘、闭经、乳闭、乳痈、杨梅疮、斑疹、痈疽疮肿、风寒湿痹、外伤出血。鳞片、血：治月经不调、慢性支气管炎、哮喘、肺心病。鳞甲：治梅毒、独骨疮、斑疹、热结不通、惊风抽搐。

5）《彝州本草》：用于痈疽疮肿，风寒湿痹，月经闭经，乳汁不通，月经不调，慢性支气管炎，慢性支气管哮喘，肺心病，鼻衄，瘰疬溃烂，痢疾里急后重，妇人阴疮硬如卵状，外伤出血，外用止血。

【用法用量】5～15g，水煎服；或入散剂。外用：研末撒敷；或调敷。

【文献来源】*Manis pentadactyla* L. 彝动物药：264. 1986. 彝医药学：352，359，386，396. 1993. 哀牢本草：133. 1991. 辞典：520. 2016. 彝州本草：219. 1998.

兔　科

1678　高原兔

【药材名】兔子骨、兔毛。

【来源】兔科动物高原兔 *Lepus oiostolus* Hodgson，以骨骼、毛入药。

【采集加工】捕杀后，剔肉取骨，取毛入药。

【功能主治】《彝医药学》：治外伤、枪伤出血不止。

【用法用量】外用：煅灰存性，研末撒敷。

【文献来源】*Lepus oiostolus* Hodgson 彝医药学：382，399. 1993.

松　鼠　科

1679　喜马拉雅旱獭

【药材名】喜马拉雅旱獭、雪猪油。

【彝文音译】俄祖、范鱼、俄祖比（四川凉山）。
【来源】松鼠科动物喜马拉雅旱獭 *Marmota himalayana* (Hodgson)，以香囊分泌物、脂肪入药。
【采集加工】捕杀后，取相应部位入药，鲜用或干用。
【功能主治】
1)《辞典》(香囊分泌物)：治腹痛、疝气、关节痛、痛经、痈肿。
2)《彝动物药》、《辞典》(脂肪)：治风湿疼痛。
【用法用量】适量，水煎服。外用：脂肪擦涂患处。
【文献来源】*Marmota himalayana* (Hodgson) 辞典：521. 2016. 彝动物药：293. 1986.

1680 灰头小鼯鼠

【药材名】飞貂胆。
【来源】松鼠科动物灰头小鼯鼠 *Petaurista elegans* Müller，以胆汁入药。
【采集加工】捕杀后，取胆汁入药。
【功能主治】《哀牢本草》：消食、化积。用于食积不化、膈食呃逆、气胀腹臌、胸胁闷满。
【用法用量】1～3g，开水烊化后服。
【文献来源】*Petaurista elegans* Müller 哀牢本草：124. 1991.

1681 棕鼯鼠

【药材名】飞貂鼠肉、飞貂鼠胆、飞貂鼠骨、飞貂鼠毛、飞貂、棕鼯鼠、大飞貂毛、飞虎肉。
【彝文音译】列拉什吉（四川凉山）、海得莫（云南双柏）、阿阻欧、黑胡莫。
【来源】松鼠科动物棕鼯鼠 *Petaurista petaurista* (Pallas)，以全体、肉、胆囊、毛、粪便入药。
【采集加工】捕杀后，取相应部位入药，鲜用或干用。
【功能主治】
1)《彝医药学》：肉：治伤食之脘腹膜胀不适、嗳腐吞酸、毛虫蜇伤、刀斧砍伤出血不止、胎死腹中、闭经。胆囊：治食积不化之嗳腐吞酸、腹胀痛、腹泻。毛：治枪伤、外伤。
2)《志要》《辞典》：治刀伤、出血不止。
3)《彝医动物药》：用于出血不止。
4)《彝动物药》：用于止血、伤口血液难以凝结成痂。
5)《哀牢本草》：用于刀伤，烧伤。粪便：止泻，止呕，调经；用于恶心呕吐，泄泻赤痢，闭经，痛经。
【用法用量】5g，煅灰存性，泡水饮。外用：研细粉，撒敷。
【文献来源】*Petaurista petaurista* (Pallas) 彝医药学：338，340，352，399. 1993. 志要：452. 2005. 彝医动物药：34. 1986. 彝动物药：44. 1986. 辞典：604. 2016. 哀牢本草：121. 1991.

1682 黄尔斑鼯鼠

【药材名】飞貂。
【彝文音译】列拉什吉（四川凉山）、海得莫（云南双柏）、阿阻欧。
【来源】松鼠科动物黄尔斑鼯鼠 *Petaurista xanthotis* (Milne-Edwards)，以全体、肉入药。
【采集加工】捕杀后，取相应部位，鲜用或阴干或焙干用。
【功能主治】
1)《彝医动物药》：用于血流不止。
2)《彝动物药》：用于锐器所伤的动脉、静脉流血，量多且猛，不易止住，因血小板不足而致凝血时间延长，伤口血液难以凝结成痂。

【用法用量】外用：研细粉，撒敷。

【文献来源】*Petaurista xanthotis* (Milne-Edwards) 彝医动物药：34. 1986. 彝动物药：44. 1986.

1683 侧纹岩松鼠

【药材名】松鼠。

【来源】松鼠科动物侧纹岩松鼠 *Sciurotamias forresti* (Thomas)，以全体入药。

【采集加工】捕杀后，以全体入药。

【功能主治】《哀牢本草》：清热解毒、消肿止痛。用于咽喉肿痛、喉舌癌肿。

【用法用量】40～50g，焙黄研末，兑开水冲服。

【文献来源】*Sciurotamias forresti* (Thomas) 哀牢本草：132. 1991.

1684 松鼠

【药材名】松鼠肉。

【来源】松鼠科动物松鼠 *Sciurus vulgaris* L.，以肉入药。

【采集加工】捕杀后，剥皮去内脏，取肉入药。

【功能主治】《彝医药学》：治咽炎之咽干疼痛不适。

【用法用量】50g，焙黄研末，兑开水冲服。

【文献来源】*Sciurus vulgaris* L. 彝医药学：337. 1993.

1685 复齿鼯鼠

【药材名】五灵脂。

【来源】松鼠科动物复齿鼯鼠 *Trogopterus xanthipes* Milne-Edwards，以粪便入药。

【采集加工】全年可收采。

【功能主治】《彝医药学》：用于月经不调、不孕症、急性肠胃炎。

【用法用量】15～20g，水煎服。

【文献来源】*Trogopterus xanthipes* 彝医药学：404. 1993.

豪 猪 科

1686 豪猪

【药材名】豪猪、豪猪肚、箭猪、豪猪刺。

【彝文音译】捕争。

【来源】豪猪科动物豪猪 *Hystrix hodgsoni* Gray，以全体、胃囊、毛刺入药。

【采集加工】捕捉后，以全体入药；或剖腹取胃；或用水烫，拔取皮上棘刺入药。

【功能主治】

1）《彝药资源》《彝医药・下》《中国彝药》：解毒散结、顺气止痛、止痒。

2）《哀牢本草》：温中健脾、消食化积。

3）《志要》《辞典》《哀牢本草》：用于胃寒疼痛、食积不化。

4）《辞典》《彝医药・下》《中国彝药》：用于痈疽、乳痈、乳汁阻塞、胃痛、皮肤过敏、瘙痒。

【用法用量】适量，水煎服；或焙黄研末服。外用：锻灰存性，研粉撒敷；或吹喉。

【文献来源】*Hystrix hodgsoni* Gray 彝药资源：88. 2021. 哀牢本草：139. 1991. 志要：339. 2005.

彝医药・下：318. 2007. 辞典：435. 2016. 中国彝药：343. 2004.

竹 鼠 科

1687 中华竹鼠

【药材名】竹鼬牙、竹鼬皮毛、竹鼠肉、竹鼠油、竹鼠骨、中华竹鼠、竹鼠。

【彝文音译】四川凉山：马赫日、玛黑耶列、马赫此、黑皮莫、摸寒。

【来源】竹鼠科动物中华竹鼠 *Rhizomys sinensis* Gray，以皮、毛、脂肪、肉、骨骼、牙入药。

【采集加工】捕杀后，取相应部位入药，鲜用或干用。

【功能主治】

1）《彝医药学》、《辞典》（脂肪）、《彝动物药》（牙）：治竹木戳伤、竹木刺入肉。

2）《彝动物药》《辞典》：皮、毛：治烧烫伤。脂肪：治竹木戳伤、烧烫伤、筋痹。

3）《彝医药学》：肉：治睾丸肿大。脂肪：治咽痛；骨：治麻疹。

4）《辞典》：肉、脂肪、骨、牙：治阴虚体弱、小儿破伤风、透发痧疹、外伤骨折。肉：治阴虚体弱、便秘、睾丸肿大。脂肪：治烧烫伤、骨折。牙：治小儿破伤风。

5）《中国彝药》：清热解毒、补肺益气、通便、透疹。用于便秘、睾丸肿大、烧烫伤、骨折、竹木刺伤、麻疹不透。

【用法用量】适量，煎煮服食；或焙干入散剂服。外用：外搽。

【文献来源】*Rhizomys sinensis* Gray 彝动物药：268，433，295. 1986. 彝医药学：339，363，387. 1993. 辞典：700. 2016. 中国彝药：169. 2004.

1688 大竹鼠

【药材名】竹鼠肉。

【来源】竹鼠科动物大竹鼠 *Rhizomys sumatrensis* (Raffles)，以肉入药。

【采集加工】宰杀后，剥皮取肉入药。

【功能主治】《哀牢本草》：清热解毒、消肿止痛。用于咽干喉痛、睾丸肿痛、水火烫伤、无名肿毒。

【用法用量】适量，煎煮服食。外用：涂搽患部。

【文献来源】*Rhizomys sumatrensis* (Raffles) 哀牢本草：126. 1991.

鼠 科

1689 黄胸鼠

【药材名】黄胸鼠、鼠油、鼠肉。

【彝文音译】海什（四川凉山）、哈胡（贵州毕节）、米堵胡（云南双柏）、哈火（云南禄劝）。

【来源】鼠科动物黄胸鼠 *Rattus flavipectus* (Milne-Edwards)，以肉、脂肪入药。

【采集加工】捕杀后，去皮毛内脏取肉；剔取其皮下脂肪及肠系膜脂肪，生用或熬炼后入药。

【功能主治】

1）《彝医动物药》（肉）、《辞典》（肉、脂肪）：治风疹瘙痒。

2）《彝动物药》：治出风疹块。

【用法用量】适量，煨吃。

【文献来源】*Rattus flavipectus* (Milne-Edwards) 辞典：692. 2016. 彝动物药：46，314. 1986. 彝

医动物药：36. 1986.

1690　大家鼠

【药材名】老鼠毛、鼠肉、老鼠油、褐家鼠。

【彝文音译】海什（四川凉山）、哈胡（贵州毕节）、米堵胡（云南双柏）、哈火（云南禄劝）。

【来源】鼠科动物大家鼠 *Rattus norvegicus* (Berkenhout)，以肉、脂肪、毛入药。

【采集加工】捕杀后，取相应部位入药。

【功能主治】

1）《哀牢本草》：毛：用于杨梅疮。肉：用于淋巴结炎。

2）《彝医药学》：肉：治皮肤瘙痒、淋巴结结核、梅毒。油：治风疹。毛：治梅毒。

3）《彝医动物药》、《辞典》（肉、脂肪）：治风疹瘙痒。

4）《彝动物药》《彝医药学》：治起风疹块。

【用法用量】外用：1g，煅灰存性，外搽。

【文献来源】*Rattus norvegicus* (Berkenhout) 哀牢本草：127. 1991. 彝医药学：339，363. 1993. 辞典：692. 2016. 彝医动物药：36. 1986. 彝动物药：46. 1986.

犬　科

1691　狗

【药材名】狗骨、狗肾鞭、狗肉、狗胆、狗油、花狗鞭、家犬。

【彝文音译】四川凉山：克吾都、克斯、克列呷、克什、克节、克此；云南双柏：节乌、节斯、节胡、吉节、节祖、欺；云南禄劝：节苏、节直、节火、节着；贵州毕节：齐胡、齐节。

【来源】犬科动物狗 *Canis familiaris* L.，以骨骼、血、肉、胆囊、脂肪、鞭入药。

【采集加工】宰杀后，取各部位，鲜用或风干、晾干、阴干。

【功能主治】

1）《彝动物药》：骨：治“俄达”（水肿）、风湿痛、脑袋肿大。鞭：用于误服毒药、阳痿、腰痛、妇女虚弱、身冷。脂肪：治哮喘。

2）《彝动物药》《辞典》：血：治癫痫、神经症、误中毒箭。肉：治冷病、虚寒之症、长期腹痛腹泻、慢性肠胃炎。胆囊：治肝炎、肝大、肝硬化。

3）《彝医动物药》：用于冷病、长期腹痛腹泻。

4）《哀牢本草》：鞭：补命门、暖冲任、益精髓、壮元阳。胆囊：止血消肿、镇静安神。用于目赤肿痛、咯血衄血、烧烫伤、易恐易惊。

5）《彝医药学》：胆囊：治烧烫伤。骨：治风湿病。

6）《辞典》：骨：用于水肿、皮下肿物、脑部水肿、风湿疼痛。脂肪：用于哮喘。鞭：用于阳痿肾虚、腰痛、女子畏冷身弱，解诸毒。

7）《哀牢本草》、《辞典》（鞭）：用于肾气虚损、元阳不足、阳痿早泄、形寒体冷、女子乳房发育不良、妇人性欲冷淡。

【用法用量】10～15g，水煎服；或切片焙干，研细末，每次 5g，红糖甜白酒鸡蛋汤送服。

【文献来源】*Canis familiaris* L. 彝动物药：27，233，247，311，329，368. 1986. 彝医动物药：22. 1986. 哀牢本草：129. 1991. 彝医药学：353，385. 1993. ——*Canis lupus familiaris* Linnaeus 辞典：153. 2016.

1692 狼

【药材名】狼肉、狼胆、狼。

【彝文音译】四川凉山：拉莫什、拉莫节；贵州毕节：鲁胡、鲁节；云南双柏：拉补胡、拉补节；云南禄劝：畏勒戳火、畏勒戳节。

【来源】犬科动物狼 *Canis lupus* L.，以全体、肉、胆囊入药。

【采集加工】捕杀后，取肉，鲜用或晾干；剖腹取胆，鲜用或阴干。

【功能主治】

1）《彝医药学》：肉：治急性肠胃炎之呕吐恶心、腹泻。胆囊：治急性肠胃炎之腹胀、胀痛、呕吐、腹泻。

2）《辞典》（全体）、《彝动物药》（肉）：治风湿、瘫痪、“里则卡直病”（生殖器相关之疾病）。

3）《辞典》（胆囊）：治“里则卡直病”生殖器相关之疾病、阴虚火旺。

【用法用量】适量，煮吃；或泡酒服。

【文献来源】*Canis lupus* L. 彝医药学：336，350. 1993. 彝动物药：17，219. 1986. 辞典：154. 2016.

1693 豺

【药材名】狼胆、豺。

【来源】犬科动物豺 *Cuon alpinus* Pallas，以胆汁入药。

【采集加工】捕杀后，剖腹取胆汁入药。

【功能主治】

1）《哀牢本草》：清利湿热、止泻止呕。

2）《辞典》《哀牢本草》：治泻痢腹痛、恶心反酸。

【用法用量】2～3g，水煎服，白酒为引。

【文献来源】*Cuon alpinus* Pallas 哀牢本草：134. 1991. 辞典：248. 2016.

1694 南狐

【药材名】狐狸肉、狐狸胆。

【彝文音译】四川凉山：阿觉什、阿觉节；贵州毕节：堵胡、都节；云南双柏：阿堵节、阿堵胡。

【来源】犬科动物南狐 *Vulpes vulpes hoole* Swinhoe，以肉、胆囊入药。

【采集加工】早春狐狸交尾的季节，捕杀，取肉，剖腹割取胆囊，吊挂阴干入药。

【功能主治】

1）《彝医动物药》：用于乏力、虚弱。

2）《彝动物药》：肉：治体质虚衰、心慌心累、体力不支、劳累。胆囊：经常腹痛（消化不良所致胃肠道疾病）、乏力。

【用法用量】适量，煮吃；或兑酒服。

【文献来源】*Vulpes vulpes hoole* Swinhoe 彝医动物药：10. 1986. 彝动物药：14，207. 1986.

1695 赤狐

【药材名】狐胆、狐狸胆、赤狐、狐狸。

【彝文音译】额都。

【来源】犬科动物赤狐 *Vulpes vulpes* Linnaeus，以胆囊、胆汁、肉、嘴、骨入药。

【采集加工】早春狐狸交尾的季节，捕杀，取肉，剖腹割取胆囊，吊挂阴干入药。

【功能主治】

1）《哀牢本草》：胆汁：泻肝利胆、清热止泻。嘴：用于耳鸣。骨、肉：用于膈食、腹泻、痢疾。

2）《辞典》（胆囊）：用于虚劳、健忘、惊痫、水气黄肿、疥疮、心胃气痛。

3）《志要》、《辞典》（肉）：用于乏力、虚弱、经常腹痛。

4）《哀牢本草》、《志要》、《辞典》（胆汁）：用于肝胆湿热、全身黄染、肺痨虚热、泄泻赤痢。

【用法用量】1.5～3g，水煎服。

【文献来源】*Vulpes vulpes* Linnaeus 哀牢本草：132. 1991. 辞典：870. 2016. 志要：645. 2005.

熊 科

1696 大熊猫

【药材名】大熊猫、熊猫肉。

【来源】熊科动物大熊猫 *Ailuropoda melanoleuca* David，以肉入药。

【采集加工】取熊猫肉，新鲜入药，或晒干、风干用。

【功能主治】

1）《彝医动物药》：用于痢疾。

2）《志要》、《辞典》（肉）：用于久治不愈的夏季腹泻。

【用法用量】适量，水煎服。

【文献来源】*Ailuropoda melanoleuca* David 志要：22. 2005. 彝医动物药：15. 1986. 辞典：27. 2016.

1697 黑熊

【药材名】黑熊、熊掌、熊胆、熊油、熊肾鞭、熊肉、熊胎、熊肾、熊骨、熊皮。

【彝文音译】四川凉山：峨峨补、俄此、俄罗此、俄别列呷、峨什、峨罗什、俄节、俄罗节、俄塞；贵州毕节：演毛基、古胡、古节；云南双柏：耶巴祖、耶巴胡、耶巴节；云南禄劝：节古撮、杰古直、杰古补；寅冒；阿布鸡。

【来源】熊科动物黑熊 *Selenarctos thibetanus* G. Cuvier，以肉、胆囊、油、掌、皮、肾、胎、鞭、脂肪、阴茎、睾丸、胎儿、胎盘、胆汁入药。

【采集加工】猎捕熊后，宰杀，取相应部位。鲜用，或风干或熏干或腌制用。

【功能主治】

1）《辞典》：肉：治肠胃不好、腹痛、腹泻。掌：治虚弱、胃脘痛、羊脾脏疼痛、尾椎骨疼痛、风湿疼痛、关节肿胀、刀枪伤出血不止、牙疼、大人及小孩腹泻、咳嗽、眼睛红肿疼痛、腰腹痛、烧烫伤。油：治腹肿块、肝胃之积郁滞胀、竹木微伤、女人乳痛、马瘦弱、马目疾。鞭：治冷寒身痛，肾虚阳痿。胎：治肠胃积滞、妇女胎前产后带下诸疾。胆囊：治热毒、肠风、水痘、风湿性关节疼痛、胆囊炎、胆道蛔虫病、胃痛、心肌炎、咳嗽、肺结核、眼疾、肠痈、痈疽疮疡、臁疮腿、丹毒、无名高热、肝病、脱肛、独骨疮、肠内生疮。肉、胆囊、油、鞭、掌、胎：治脚气、风痹、筋脉挛急、虚损羸瘦、头癣、白秃、脾胃虚弱、风寒、湿痹、妇女诸疾、热黄、暑泻、小儿惊痫、目翳、喉痹、疔痔恶疮。

2）《彝动物药》：掌：用于身体虚弱无力、胃部疼痛、脾脏疼痛。胆囊：用于独骨疮、肠内生疮、水痘、眼疾、尾椎骨疼痛、风湿疼痛、关节肿胀、刀枪伤出血不止、牙疼、大人或小孩腹泻、咳嗽、心口痛、眼睛红肿疼痛、腰腹痛、烧烫伤。脂肪：用于腹内肿块、肝病、肝痛、女人乳痛、胃部疼痛、吃不下饭、戳伤、内体有病、气闷、马瘦弱无力、马目痛。阴茎、睾丸：用于身冷寒疼痛、阳痿。胎儿、胎盘：用于清洗肠胃、下身不净。

3）《彝医药·下》、《中国彝药》（胆囊）：清热解毒、明目、止痛定惊。

4）《彝医药·下》、《中国彝药》、《彝医药学》（胆囊）：用于肠痈、痈疽疮疡、水痘、骨髓炎、臁疮腿、脱肛、丹毒、肝炎。

5）《彝动物药》、《彝医动物药》（肉）：用于腹泻、痢疾、腹胀、腹痛等胃肠道疾病。

6）《哀牢本草》：胆汁：清热解毒、疏肝明目。胎：除湿利疸；用于肝区胀痛、皮肤黄染。肾：用于胰腺炎。油：用于脱肛、下肢顽固性溃疡。

7）《辞典》、《哀牢本草》（胆汁）：用于目赤云翳、咽喉肿痛、肝胆湿热、直肠脱垂、皮肤瘀斑、风热瘙痒、下肢溃疡、骨髓痈疡。

8）《彝医药学》：皮、肾：用于胰腺炎。皮：用于蜂毒。

【用法用量】适量，煎煮服食；或水溶服；或泡酒服；或入丸、散剂。外用：研末调敷；或点眼。

【文献来源】*Selenarctos thibetanus* G. Cuvier 辞典：848. 2016. 彝动物药：2，6，224，316，369，374. 1986. 彝医药·下：319. 2007. 哀牢本草：141. 1991. 中国彝药：345. 2004. 彝医动物药：2. 1986. 彝医药学：348，365，382，401. 1993. ——*Ursus thibetanus* G. Cuvier 辞典：848. 2016.

1698 棕熊

【药材名】熊胆、熊血、熊油、熊肾鞭、熊胎、棕熊。

【彝文音译】演毛基。

【来源】熊科动物棕熊 *Ursus arctos* L.，以血、油、胆囊、胆汁、肾鞭、胎入药。

【采集加工】捕杀后，取相应部位入药。熊胆取出后，将胆囊口扎紧，剥去囊外油脂，用木片夹扁，置通风处阴干。家养熊定期取胆汁，干燥成粉。

【功能主治】

1）《彝医药学》：胆囊：治肝炎。血：治赤痢。油：用于小儿缺奶。鞭：治感冒。胎：用于清洗肠胃、月经淋漓不尽、黄沙走疸、急性肝炎。

2）《辞典》：用于无名高热、眼病、肝病。

3）《辞典》《彝医药学》：用于肠痈、痈疽疮疡、水痘、臁疮、丹毒、脱肛。

【用法用量】10g，开水泡饮；或泡酒服。

【文献来源】*Ursus arctos* L. 彝医药学：348，354，361，365，366. 1993. 辞典：847. 2016.

1699 藏马熊

【药材名】熊油、熊肉、熊胆。

【彝文音译】四川凉山：峨什、峨罗什、杰古胡、俄节；云南双柏：耶巴胡、俄罗节、耶巴节；贵州毕节：古胡。

【来源】熊科动物藏马熊 *Ursus pruinosus* Blyth，以脂肪、肉、胆囊入药。

【采集加工】捕杀后，剖腹取胆。取肉入药，鲜用，或风干、熏干、腌制用。剥取皮下脂肪及肠系膜脂肪，生用或熬炼后入药。取油，以秋末冬初猎得者为佳。

【功能主治】

1）《彝医动物药》：用于腹泻、痢疾、腹胀、腹痛。

2）《彝动物药》：脂肪：治腹内肿块、“斯拉”（肝炎）、女人乳痛、胃部疼痛、吃不下饭、戳伤、内体有病、气闷、马瘦弱无力、马目痛。肉：治肠胃不好、腹痛、腹泻。胆囊：治独骨疮、肠内生疮、水痘、眼疾、尾椎骨疼痛、风湿疼痛、关节肿胀、刀枪伤出血不止、跌打损伤、牙疼、大人或小孩腹泻、咳嗽、心口痛、眼睛红肿疼痛、腰腹痛、烧烫伤。

【用法用量】适量，水煎服。外用：涂搽或点眼。

【文献来源】*Ursus pruinosus* Blyth 彝动物药：2，224，316. 1986. 彝医动物药：2. 1986.

浣　熊　科

1700　小熊猫

【药材名】熊猫肉。

【来源】浣熊科动物小熊猫 *Ailurus fulgens* F. Cuvier，以肉入药。

【采集加工】捕杀后取肉，鲜用或晒干。

【功能主治】《彝医动物药》：用于痢疾。

【用法用量】适量，水煎服。

【文献来源】*Ailurus fulgens* 彝医动物药：15. 1986.

灵　猫　科

1701　大灵猫

【药材名】灵猫香、大灵猫、灵猫肝、灵猫肾鞭、灵猫肉、灵猫胆。

【彝文音译】四川凉山：都斯、都什、都节；云南禄劝：着罗多沙、弱罗堵节、戳罗都火、着罗都直；削谋。

【来源】灵猫科动物大灵猫 *Viverra zibetha* L.，以香腺囊中的分泌物、胆囊、肝、肉、肾鞭、内肾、阴茎、睾丸入药。

【采集加工】捕杀后，取肉、香、肝入药。或摘取内肾及外生殖器，鲜用，或烘干。或剖腹，割取胆囊，鲜用胆汁，或阴干入药。

【功能主治】

1）《彝医药·下》《中国彝药》：顺气止痛、活血安神、祛风止痒、截疟。用于心腹疼痛、疝痛、肺炎、咽喉炎、高热惊厥、无名肿毒、小儿惊风、婴儿受风、干疙瘌。

2）《辞典》《志要》：胆囊：治心、胃、肝部疾病，颈部淋巴结肿大，慢性消耗性疾病。肝：治干瘦。

3）《辞典》（肾鞭）、《志要》、《彝动物药》（香腺囊分泌物）：用于蛇虫咬伤、婴儿受风、疖疮。

4）《辞典》（肾鞭）、《志要》、《彝动物药》（香腺囊分泌物）、《志要》（肾鞭）：用于冷寒腹痛、山岚瘴气、疫疠。

5）《彝动物药》：肝：治脾胃虚弱、消化无力、营养不良、腹有隐痛的慢性胃肠道疾病、慢性肠胃炎症、溃疡所致的体瘦面黄、精神委顿。鞭：避病祛邪，用于冷寒腹痛、祛风、祛寒。肉、胆囊：治干瘦病。

6）《辞典》《志要》《彝动物药》：肉、胆囊：治心口疼、骨节内咬疼、头痛、耳朵附近出现疤结。肉：治经常腹痛、大腿生疮、溃烂。

7）《辞典》、《志要》、《彝医动物药》（肉）：止痛、消肿、补益。用于腹疾、疮疡、消瘦、瘰疬。

【用法用量】适量，水煎服。

【文献来源】*Viverra zibetha* L. 彝医药·下：337. 2007. 中国彝药：363. 2004. 辞典：869. 2016. 志要：644. 2005. 彝动物药：74，361，366，418. 1986. 彝医动物药：16. 1986.

1702　小灵猫

【药材名】灵猫香、灵猫肉、灵猫胆、小灵猫。

【彝文音译】四川凉山：都什、都节；云南禄劝：戳罗都火、弱罗堵节；削谋。

【来源】灵猫科动物小灵猫 *Viverricula indica* Desmarest，以肉、胆囊、香腺囊中的分泌物入药。

【采集加工】捕杀后，取肉、香入药。或剖腹，割取胆囊，鲜用胆汁，或阴干入药。

【功能主治】

1）《彝医药·下》：顺气止痛、活血安神、祛风止痒、截疟。用于高热惊厥、无名肿毒、婴儿受风。

2）《彝医动物药》：止痛、消肿、补益。用于腹疾、疮疡、消瘦、瘰疬等。

3）《彝动物药》：肉：治经常腹痛、大腿生疮、溃烂。肉、胆囊：治干瘦病、心口疼、骨节内咬疼、头痛、耳朵附近出现疤结。

4）《辞典》《彝医药·下》：治心腹卒痛、疝痛、肺炎、咽喉炎、干疙瘷。

5）《辞典》：治小儿惊风。

【用法用量】适量，水煎服；或兑酒服。

【文献来源】*Viverricula indica* Desmarest 彝医药·下：337. 2007. 彝动物药：74，206. 1986. 辞典：870. 2016. 彝医动物药：16. 1986.

猫　科

1703　豹猫

【药材名】野猫尾巴、狸肉、狸胆、狸骨、野猫爪、狸嘴皮、狸粪便、豹猫。

【彝文音译】伍笛麦呆。

【来源】猫科动物豹猫 *Felis bengalensis* Kerr，以全体、尾巴、肉、胆囊、爪、皮、骨、尾巴、粪便入药。

【采集加工】四季均可猎捕，宰杀后，取相应部位入药。

【功能主治】

1）《哀牢本草》（尾巴）：用于指（趾）端脓肿、泄泻腹痛、恶心反酸、胃纳不佳。

2）《彝医药学》：肉、全体：用于食积不化之脘腹胀闷不适、嗳腐吞酸、饮食不下、痢疾之里急后重、便下黏液脓血、食老母猪肉后发病。胆囊：用于黄疸型肝炎、肝炎。骨：用于食积。爪：用于急性肠胃炎。皮：用于疟疾。粪便：用于膈食。

3）《彝医药学》、《辞典》（尾巴）：用于蛇头疔。

4）《辞典》：骨：用于指（趾）端脓肿。尾巴：用于风湿痹痛。

5）《志要》：治指端脓肿、手咬恶指。

【用法用量】适量，兑水服；或泡酒服；或焙黄研末冲服。外用：适量，捣烂敷。

【文献来源】*Felis bengalensis* Kerr 哀牢本草：135. 1991. 彝医药学：333，351，384，396，398，402，411. 1993. 辞典：348. 2016. 志要：270. 2005.

1704　猫

【药材名】猫血、猫屎、家猫。

【彝文音译】阿列斯（四川凉山）、阿木术（云南禄劝）、阿来斯（云南双柏）。

【来源】猫科动物猫 *Felis ocreata domestica* Brisson，以血、粪便入药。

【采集加工】杀猫取血鲜用，将血风干、晒干入药，以黑猫血为上。粪便全年可采。

【功能主治】

1）《辞典》、《志要》、《彝动物药》（血）：用于癫狂、误中毒箭。

2）《彝医药学》（粪便）：用于顽固性呕吐。

【用法用量】血适量，泡酒服；粪便 3g，炒黄研末，兑开水服。

【文献来源】*Felis ocreata domestica* Birsson 彝动物药：335. 1986. 彝医药学：407. 1993. 辞典：348. 2016. 志要：270. 2005.

1705　云豹

【药材名】豹骨、豹皮、豹油。

【彝文音译】四川凉山：斯耶、斯此；贵州毕节：塞胡；云南禄劝：止着、子祖；云南双柏：衣莫祖。

【来源】猫科动物云豹 *Neofelis nebulosa* (Griffith)，以骨骼、皮、脂肪入药。

【采集加工】捕杀后，取相应部位入药，鲜用或干用。

【功能主治】《彝动物药》：骨骼：用于疯犬咬伤、跌打损伤、筋骨疼痛、手脚关节疼痛。皮：用于关节痛、全身皮肉酸痛。脂肪：用于腰伤、烧烫伤、戳伤。

【用法用量】冲粉，撒敷；或泡酒服。外用：脂肪涂搽患处。

【文献来源】*Neofelis nebulosa* (Griffith) 彝动物药：255，302，426. 1986.

1706　豹

【药材名】豹骨、豹、豹油。

【彝文音译】四川凉山：斯乌都，斯此；云南双柏：衣莫乌、衣莫祖；云南禄劝：止乌、止着；贵州毕节：舍乌；依莫。

【来源】猫科动物豹 *Panthera pardus* L.，以骨骼、皮、脂肪入药。

【采集加工】捕杀后，割取皮下脂肪和肠系膜脂肪，生用或熬炼后入药；取皮、骨骼风干或鲜用。

【功能主治】

1）《彝医药学》、《辞典》、《志要》、《彝动物药》（骨）：用于疯犬咬伤。

2）《辞典》《志要》：骨骼：用于跌打损伤、腿脚关节疼痛。皮：治风湿疼痛。

3）《辞典》：脂肪、骨骼、皮：治风寒湿痹、四肢麻木、烧烫伤、竹木戳伤、跌打损伤。脂肪：治烧烫伤、竹木戳伤、风湿劳伤疼痛。

4）《彝动物药》：骨骼：用于跌伤打伤、筋骨疼痛、手脚关节疼痛。脂肪：用于腰伤、烧烫伤、戳伤。

【用法用量】舂粉，撒敷于伤口上；或泡酒服。

【文献来源】*Panthera pardus* L. 彝医药学：385. 1993. 辞典：586. 2016. 志要：441. 2005. 彝动物药：255，302. 1986.

1707 虎

【药材名】虎肉、虎胆、虎骨、华南虎、虎胶、虎。

【彝文音译】四川凉山：拉什、拉节、拉吾都；贵州毕节：鲁胡、鲁节、鲁乌、罗莫；云南双柏：罗胡、罗节、罗乌；云南禄劝：罗火、罗节、罗乌。

【来源】猫科动物虎 *Panthera tigris* L.，以肉、胆囊、骨、虎胶、矢中肉、矢中骨入药。

【采集加工】捕杀后，取相应部位，鲜用或干用。

【功能主治】

1）《彝医动物药》、《彝动物药》、《彝医药学》（肉）：用于恶痢下血。

2）《彝动物药》、《志要》、《辞典》（胆囊）：用于恶痢。

3）《彝动物药》（骨）：用于跌伤、打伤、浑身疼痛。

4）《志要》《辞典》：矢中肉：治长期生疮。骨：治跌打损伤、风湿拘挛、疼痛不止；矢中骨：治长期生疮。

5）《辞典》（肉、骨）：治脾胃虚弱、恶心呕吐、疟疾、跌打损伤、风湿病、拘挛、疼痛不止。

6）《彝医药学》：肉：用于急性肠胃炎之呕吐恶心、腹泻。骨：用于肉积腹泻。虎胶：用于痧子表透以后。

7）《哀牢本草》（肉）：用于水寒食膈、腹痛泄泻。

【用法用量】适量，煎煮服食；或泡酒服。

【文献来源】*Panthera tigris amoyensis* Hilzheimer 彝医动物药：8. 1986. 彝动物药：11，222，249. 1986. 辞典：587. 2016. ——*Panthera tigris* L. 彝医药学：337，383，398. 1993. 哀牢本草：132. 1991. 辞典：587. 2016. 志要：442. 2005.

象　　科

1708 亚洲象

【药材名】象牙、象皮。

【来源】象科动物亚洲象 *Elephas maximus* L.，以牙、皮入药。

【采集加工】剥取象皮后，去掉筋膜油脂，洗净，割成长块晒干；象牙多为加工雕刻象牙时刮下的碎屑。

【功能主治】《彝医药学》：牙：用于骨折。皮：用于骨折手术后、跌打损伤。

【用法用量】研末撒敷。

【文献来源】*Elephas maximus* L. 彝医药学：393，401. 1993.

马　　科

1709 驴

【药材名】驴肉、驴鞭、驴。

【彝文音译】龙母。

【来源】马科动物驴 *Equus asinus* L.，以肉、胃结石、鞭入药。

【采集加工】宰杀后，取肉、胃结石、鞭入药，鲜用或风干。

【功能主治】

1）《彝医药学》（肉）：用于形体消瘦、乏力、发热。

2）《志要》、《哀牢本草》、《辞典》（鞭）：用于肾阳不足、阳痿早泄、性欲减退、宫冷不孕。

3）《哀牢本草》（鞭）：补肾、益精、壮阳、提神。用于体虚羸弱、眩晕耳鸣、精神疲倦、心神不宁。

4）《辞典》（胃结石）：用于痰热内蕴、癫狂谵语、小儿惊风、太阳穴痛、风湿疼痛、高血压、脑血栓。

【用法用量】10～15g，水煎服；或焙干研粉，白酒送服。

【文献来源】*Equus asinus* L. 彝医药学：333. 1993. 哀牢本草：127. 1991. 辞典：323. 2016. 志要：253. 2005.

1710　骡

【药材名】骡、骡宝。

【彝文音译】古鲁海玛（四川凉山）。

【来源】马科动物骡 *Equus asinus* L. x *Equus caballus orientalis* Noack，以胃结石入药。

【采集加工】宰杀后，找到结石，取出洗净晾干或风干，入药。

【功能主治】《辞典》《彝动物药》《志要》：用于太阳穴痛、风湿疼痛。

【用法用量】适量，泡酒服。外用：涂擦。

【文献来源】*Equus asinus* L. x *Equus caballus orientalis* Noack 辞典：323. 2016. 彝动物药：402. 1986. 志要：253. 2005.

1711　家马

【药材名】马血、马胎、马肉、马胆、马骨髓、马蹄壳、马。

【彝文音译】四川凉山：木斯、木塞、木举举、木比古；云南禄劝：戈术、戈补、木补、木举举；云南双柏：摩斯、莫吉；贵州毕节：木苦。

【来源】马科动物家马 *Equus caballus* L.，以血、胎、胎盘、肉、胆囊、骨髓、蹄角化部分入药。

【采集加工】宰杀后，取相应部位，鲜用或风干晒干；取骨髓，新鲜入药。

【功能主治】

1）《彝动物药》《志要》《辞典》：血：用于癫狂、误中毒箭。蹄角化部分：用于鼻衄、血尿、妇女下部出血。骨髓：用于烧烫伤。

2）《志要》、《辞典》（胎）：用于风湿痹痛、妇女经血异常。

3）《志要》、《辞典》、《哀牢本草》（肉）：用于水膈湿积、肝胆湿热、胁肋胀痛、全身黄染。

4）《彝动物药》（胎）：用于风湿性关节疼痛、腹痛、腰痛、肩痛、乏力、心累、妇女下身不净。

5）《彝医药学》：胎：用于月经淋漓不尽、难产。肉：用于食积不化、脘腹胀痛、嗳腐吞酸、急性肝炎之肝区疼痛、皮肤眼目发黄。胆囊：用于急性黄疸。

6）《哀牢本草》（胎盘）：用于产程无力。

【用法用量】适量，煎煮服食。

【文献来源】*Equus caballus* L. 彝动物药：275，276，333，377. 1986. 彝医药学：332，348，367. 1993. 哀牢本草：122. 1991. ——*Equus caballus oriemtalis* Noack 志要：253. 2005. 辞典：324. 2016.

犀　科

1712　印度犀

【药材名】犀牛骨、犀牛角、犀牛蹄、犀角、印度犀。

【彝文音译】塞胡（四川凉山）

【来源】犀科动物印度犀 *Rhinoceros unicornis* L.，以骨、带壳蹄肉、角入药。

【采集加工】捕杀后，取相应部位入药。

【功能主治】

1）《彝医药学》：骨、带壳蹄肉：用于肺炎。角：用于大失血休克、肺炎。

2）《彝动物药》、《辞典》（角）：用于刀伤、枪伤。

3）《辞典》（角）：治热病神昏谵语、斑疹、吐血。

【用法用量】适量，开水送服。外用：研粉撒敷。

【文献来源】*Rhinoceros unicornis* Linnaeus　彝医药学：383，392，394. 1993. 彝动物药：287. 1986. 辞典：700. 2016.

猪　科

1713　猪

【药材名】猪肉、猪脚、猪心肺、猪肠、猪肚、猪肝、猪肾鞭、猪胞衣、猪胆、猪骨、猪油、干巴、猪血、蒙心猪油、猪肾、猪心、猪肺、猪胃、猪脑、猪嗓管、猪毛、猪砂。

【彝文音译】四川凉山：吾希卡、吾海此莫、吾乌、吾海、吾斯、吾俄不、吾巴衣、吾什、吾节、瓦吾都、俄此；云南双柏：畏吉、畏里莫、畏乌、畏里、畏火、畏节、畏祖；贵州毕节：瓦苦、瓦乌、瓦都、瓦齐、瓦胡、瓦节；云南禄劝：俄补、瓦列莫祖、瓦乌、瓦俄、瓦沙、瓦直、瓦吉补、瓦火、瓦节、瓦着。

【来源】猪科动物猪 *Sus scrofa domestica* Brisson，以肉、足去蹄甲部分、心、肺、大肠、小肠、胃、肝、阴茎、睾丸、胎盘、胚胎、胆囊、骨、胆汁、脂肪、肾、脑、嗓管、毛、结石入药。

【采集加工】宰杀后，取相应部位，鲜用、焙干、风干、晒干。

【功能主治】

1）《彝医动物药》（肉）：用于腹胀食滞、闭经瘀血、体虚眩晕。

2）《彝动物药》：足去蹄甲部分：用于饮食不化、腹胀。心、肺：用于食积、哮喘、妇女绝育。大肠、小肠：用于咳嗽。胃：用于体衰面黄、干瘦、胃病、出血。肝：用于眼睛病痛、肝病。阴茎、睾丸：用于疮肿、烧伤。胎盘、胚胎：用于癫狂惊厥。肉：用于腹胀、饮食不化、产后死血不净、刀枪伤、闭经、患急性病突然昏倒、食肉膈食。胆囊：用于久咳不止、疮肿、烧伤、经常腹痛、心口疼、骨节内咬痛、头痛、耳朵附近出现疤结、鼻疳、喑哑、生疮。骨：用于蛔虫病、腹泻、有血、饮食不化、小儿腹泻、久痢不止、腹胀、腹痛、食肉即泻。脂肪：用于老人咳嗽、咯血、胸痛、牙痛、瘌痢壳、九子疡（颈淋巴结结核）、干疮、咳嗽、全身风湿疼痛、小孩口腔溃疡、蛇虫咬伤、烧烫伤、杨梅疮。

3）《哀牢本草》：瘦肉：消食、补血、健胃、养阴。用于脾弱不运、消化不良、热病伤阴、消渴羸弱、痞积水肿、燥咳便秘。胆汁：清热解毒、除湿利胆。用于咽喉肿痛、哮喘咳嗽、肝胆湿热、骨髓脓肿。

4）《彝医药学》：胆囊：用于黄疸型肝炎、鼻腔溃烂、痈疽化脓流血不止、疮痒日久不愈。油：用于难产。阴茎、睾丸、肾：用于臁疮腿。心：用于心悸头昏。肝：用于头昏眼花、视物不清。肺：用于颈淋巴结结核；脑：用于头晕眼花、心悸。骨：用于肉积腹泻。嗓管：用于醉酒不省人事。足去蹄甲部分：用于小儿软骨病。毛：用于突中风寒、全身疼痛、不明原因的急性腹痛。结石：用于不孕症。

5）《彝动物药》（大肠、小肠）、《彝医药学》（脂肪、胆囊）：治草乌中毒。

6）《中国彝药》（胃）：补虚损、健脾胃、止痛、止血。用于体虚羸瘦、脾胃虚寒、时常胃痛、头痛、手痛、小便红色或乳汁色、便秘、便后下血、胃病出血。

【用法用量】适量，炖吃。

【文献来源】*Sus scrofa domestica* Brisson　彝医动物药：30. 1986. 彝动物药：38，235，245，285，308，341，347，351，356，371，381. 1986. 哀牢本草：124，134. 1991. 彝医药学：331，347，355，362，364，365，374，376，378，381，383，393，395，400，405. 1993. 中国彝药：260. 2004.

1714　野猪

【药材名】野猪、野猪香、野猪胎、野猪肉、野猪胆、野猪骨油。

【彝文音译】四川凉山：俄里什、俄里节、俄里乌、都此；贵州毕节：瓦里胡、瓦里节；云南双柏：畏里胡、畏里节；云南禄劝：瓦里火、瓦里节、瓦里乌着；万拈；维能莫。

【来源】猪科动物野猪 *Sus scrofa* L.，以血、肉、雄性阴囊分泌物、胆囊、骨骼、胎、脂肪入药。

【采集加工】捕杀后，取相应部位入药，鲜用或干用。

【功能主治】

1）《辞典》：血：治赤痢。肉、胆囊：治哮喘。雄性阴囊分泌物：治风湿病、风邪染疾、月经淋漓不断、睾丸肿痛、痈疽疔疮、水肿、高热惊风、身体虚弱、产后诸疾、茎中刺痛。肉、胆囊、骨、脂肪：治虚弱羸瘦、哮喘、疔疮恶肿。脂肪：治独骨疮。

2）《哀牢本草》：雄性阴囊分泌物：清热解毒、托里排脓。用于痈疽疔疮。胎：补气益血、强筋壮骨；用于病后、产后康复、体虚气弱、心慌气喘。

3）《彝医药学》（胎）：用于产后虚弱。

4）《彝医动物药》（肉）：用于喘病、哮病。

5）《彝动物药》：肉、胆囊：用于气管炎、支气管炎、呼吸不畅、哮喘并作。骨髓：用于骨头生疮。

6）《中国彝药》：胆囊：清热镇惊、解毒生肌。血、肉：补五脏、润肌肤、祛风解毒；用于赤痢、风湿病、风邪染疾、月经淋漓不断、喘病、哮病、睾丸肿痛。

【用法用量】适量，水煎服。外用：涂敷患处。

【文献来源】*Sus scrofa chirodontus* Heude　辞典：801. 2016. ——*Sus scrofa* L.　辞典：801. 2016. 哀牢本草：135. 1991. 彝医药学：368. 1993. 彝医动物药：1. 1986. 彝动物药：1，221，310. 1986. 中国彝药：161. 2004.

鹿　科

1715　白唇鹿

【药材名】鹿胆、白唇鹿、鹿茸、鹿角、鹿心血。

【彝文音译】四川凉山：扯节、扯海斯；云南双柏：吉莫节、吉尼莫斯；贵州毕节：扯节。

【来源】鹿科动物白唇鹿 *Cervus albirostris* Przewalski，以胆囊、鹿茸、角、心血、尚未骨化的幼角入药。

【采集加工】夏季捕杀，取各部位入药。鲜用或风干、阴干入药。

【功能主治】

1)《辞典》《彝动物药》：胆囊：用于尾椎骨痛。尚未骨化的幼角：用于体虚无力、久病后身体虚弱。角：用于刀枪伤出血不止。

2)《辞典》(鹿茸)：用于耳鸣、眼花、遗精、阳痿、无力、腰膝酸软。鹿心血：用于心疾。

3)《彝动物药》(心血)：用于心悸心虚、心病初起。

【用法用量】兑甜酒、蜂蜜吃。外用：鹿角研粉，撒敷。

【文献来源】*Cervus albirostris* Przewalski 彝动物药：217，290，291，321. 1986. 辞典：178. 2016.

1716 马鹿

【药材名】马鹿护心血、鹿茸、马鹿。

【彝文音译】漆起呆。

【来源】鹿科动物马鹿 *Cervus elaphus* L.，以心血、鞭、胎、尾、尚未骨化的幼角入药。

【采集加工】夏季捕杀，取各部位入药。鲜用或风干、阴干入药。

【功能主治】

1)《哀牢本草》：心血：补虚、益气、和血、养心。鞭：扶正壮阳、补肾益气、强身健体、延年益寿；用于元气亏损、性欲减退、阳痿早泄、宫寒不孕、神疲倦怠、未老先衰。胎：催产。尾根：暖腰膝、益精髓、壮元阳；用于腰膝酸软、肾虚体寒、阳痿阴冷、精枯不孕。

2)《辞典》(幼角)：用于血虚头晕、久病体弱、年老体弱。

3)《哀牢本草》、《辞典》(心血)：用于心慌气喘、惊悸失眠、肺痨咯血、崩漏带浊。

4)《彝药学》(尚未骨化的幼角)：补肾、强筋骨、益精、托疮毒。

【用法用量】1～3g，研粉吞服；或适量泡酒服；或入丸、散剂。

【文献来源】*Cervus elaphus* Linnaeus 哀牢本草：122. 1991. 彝药学：58. 2016. 辞典：178. 2016.

1717 白臀鹿

【药材名】鹿胆、鹿茸、鹿角、鹿心血、马鹿心血。

【彝文音译】扯节(四川凉山、贵州毕节)、吉莫节(云南双柏)。

【来源】鹿科动物白臀鹿 *Cervus macneilli* Lydekker，以胆囊、尚未骨化的幼角、角、心血入药。

【采集加工】捕杀后，取相应部位入药，鲜用或干用。

【功能主治】

1)《彝动物药》：胆囊：用于尾椎骨痛(风湿性关节痛或坐骨神经痛)；尚未骨化的幼角：用于体虚无力。角：用于刀枪伤出血不止。心血：用于心悸心虚、心病初起。

2)《彝医药学》：心血：用于心脏病。角：用于年老体虚。

3)《彝医药学》、《彝动物药》(尚未骨化的幼角)：用于久病体虚。

【用法用量】100g，煨服；或刮末吞服；或泡酒服。

【文献来源】*Cervus macneilli* Lydekker 彝动物药：217，290，291，321. 1986. 彝医药学：357，391. 1993.

1718　梅花鹿

【药材名】马鹿护心血、鹿茸、梅花鹿。

【彝文音译】漆起呆。

【来源】鹿科动物梅花鹿 *Cervus nippon* Temminck，以心血、鞭、胎、尾、尚未骨化的幼角入药。

【采集加工】夏季捕杀，取各部位入药。鲜用或风干、阴干入药。

【功能主治】

1）《哀牢本草》：心血：补虚、益气、和血、养心；用于心慌气喘、惊悸失眠、肺痨咯血、崩漏带浊。鞭：扶正壮阳、补肾益气、强身健体、延年益寿；用于元气亏损、性欲减退、阳痿早泄、宫寒不孕、神疲倦怠、未老先衰。胎：催产。尾：暖腰膝、益精髓、壮元阳；用于腰膝酸软、肾虚体寒、阳痿阴冷、精枯不孕。

2）《彝药学》、《中国彝药》（尚未骨化的幼角）：补肾、强筋骨、益精、托疮毒。

3）《辞典》、《中国彝药》（尚未骨化的幼角）：用于血虚头晕、久病体弱、年老体弱。

【用法用量】适量，煨服；或刮末吞服；或舂粉兑酒吃。外用：鹿角研粉，撒于伤口。

【文献来源】*Cervus nippon* Temminck　哀牢本草：122. 1991. 彝药学：58. 2016. 辞典：179. 2016. 中国彝药：255. 2004.

1719　獐

【药材名】獐胎、獐子胎、獐胆、獐、獐子。

【彝文音译】四川凉山：勒补塞、勒补节、勒节；云南禄劝：罗补、罗节；云南双柏：罗节；贵州毕节：鲁节。

【来源】鹿科动物獐 *Hydropotes inermis* Swinhoe，以胎、胆囊入药。

【采集加工】捕杀后，剖腹取胆，鲜用或阴干用。取獐胎鲜用或焙干。

【功能主治】

1）《彝动物药》（胎）：用于产后有死血、产后虚弱、腹痛。

2）《哀牢本草》（胎）：益精髓、美容颜。用于面失华光、容颜憔悴、鼻衄、产程无力。

3）《彝动物药》、《辞典》、《志要》（胆囊）：用于咽喉疼痛、腰部伤痛、大腿生疮溃烂。

4）《辞典》《志要》：胆囊：治臁疮、湿疹、喉疾、腰疾。胎：治产后血瘀、血少、腹痛、闭经、产后无力。

【用法用量】适量，开水冲服。

【文献来源】*Hydropotes inermis* Swinhoe　彝动物药：215，379. 1986. 哀牢本草：140. 1991. 辞典：429. 2016. 志要：335. 2005.

1720　林麝

【药材名】麝香、林麝。

【彝文音译】啰兴。

【来源】鹿科动物林麝 *Moschus berezovskii* Flerov，以香囊分泌物入药。

【采集加工】夏季捕捉，将成年雄麝腺囊连皮割下，用线扎紧囊口，剪毛，阴干，称为“毛壳香”或“毛香”。将阴干后的“毛香”剥壳取出部分“净香仁”，塞于雄麝獠牙中，蜡封保存。

【功能主治】

1）《哀牢本草》：开窍通经、活血消肿。用于咽喉肿痛、高热昏迷、睾丸肿痛、经闭癥瘕、难产死胎、跌仆肿痛。

2）《辞典》：治毒疮、癞子、翻花疮、疯犬咬伤、昏厥烦乱、跌打损伤、昏迷气闭、无名高热、小便不通。

3）《彝医药·下》：解毒消肿、活血止痛、开窍醒神。

4）《辞典》《彝医药·下》：用于毒蛇咬伤、肿痛神昏、牙痛、催生。

【用法用量】0.03～0.1g，单独吞服或制丸、散剂服。外用：适量，用酒或水调搽。

【文献来源】*Moschus berezovskii* Flerov 哀牢本草：143. 1991. 辞典：542. 2016. 彝医药·下：313. 2007.

1721 马麝

【药材名】麝香。

【来源】鹿科动物马麝 *Moschus moschiferus* L.，以香囊分泌物入药。

【采集加工】秋末冬初为佳。以活套、陷阱等法捕获麝后，割取香囊，迅速干燥。

【功能主治】《哀牢本草》：开窍通经、活血消肿。用于咽喉肿痛、高热昏迷、睾丸肿痛、经闭癥瘕、难产死胎、跌仆肿痛。

【用法用量】0.03～0.1g，单独吞服或制丸、散剂服。外用：适量，用酒或水调搽。

【文献来源】*Moschus moschiferus* L. 哀牢本草：143. 1991.

1722 原麝

【药材名】麝香、麝獐骨。

【彝文音译】四川凉山：勒舍、勒不勒舍、勒火；云南双柏：罗火、啰兴；云南禄劝：罗火。

【来源】鹿科动物原麝 *Moschus sifanicus* Przewalski，以香囊分泌物、骨入药。

【采集加工】捕获后，取骨入药；或将腺囊连皮割下，用线扎紧囊门，剪毛，阴干，称为“毛壳香”或“毛香”。剥壳取出部分“净香仁”，塞于雄麝狼牙中，蜡封保存。

【功能主治】

1）《彝动物药》（分泌物）：用于各种毒气、喉咙肿痛、声哑、恶疮大疮、红肿、毒蛇咬伤、无名肿毒、疥癣、脓疮、九子疡（颈淋巴结结核）、有脓、堕胎、伤风头痛、伤寒、痢疾、眼痛、癫痫、牛或马或羊患传染病。

2）《彝医药学》：骨：用于高热昏迷。分泌物：用于避孕。

3）《中国彝药》、《彝医药·下》（分泌物）：解毒消肿、活血止痛、开窍醒神。用于毒蛇咬伤、肿痛神昏、毒疮、癞子、翻花疮、疯犬咬伤、昏厥烦乱、跌打损伤、牙痛、催生。

4）《中国彝药》（分泌物）：用于昏迷气闭、无名高热、小便不通。

5）《哀牢本草》（分泌物）：开窍通经、活血消肿。用于咽喉肿痛、高热昏迷、睾丸肿痛、经闭癥瘕、难产死胎、跌仆肿痛。

【用法用量】0.03～0.1g，单独吞服；或入丸、散剂。外用：适量，用酒或水调搽。

【文献来源】*Moschus sifanicus* Buchner 彝动物药：390. 1986. 彝医药学：384，411. 1993. 彝医药·下：313. 2007. 哀牢本草：143. 1991. 中国彝药：339. 2004.

1723 小麂

【药材名】麂角、麂血、麂胎、麂子胎、麂肉、麂胆、麂骨、麂子血、麂蹄、麂子皮、小麂、鹿角。

【彝文音译】四川凉山：齐斯、契什、契塞、契节、齐吾都；云南禄劝：赫苏、之补、兹火、兹节、止乌；云南双柏：兹里斯、兹里胡、兹里节、兹里乌；贵州毕节：赤胡、赤节、赤乌、痴起恩。

【来源】鹿科动物小麂 *Muntiacus reevesi* Ogilby，以皮、肉、角、血、活胎、胚胎、流产的胎儿、刚出生之胎儿及胎盘、胆囊、骨入药。

【采集加工】捕杀后，取相应部位，新鲜入药或焙干用。

【功能主治】

1）《中国彝药》、《彝医药·下》（角）：祛风湿、强筋壮骨、排脓生肌、解疮毒。用于风湿麻木、疼痛、中风偏瘫、痈疽。

2）《辞典》：角：治风湿痹证、风湿麻木、中风瘫痪、疮毒、痈疽。肉、骨、血、胎：治麻木、腹泻、乳疮乳痈、难产、疮疡、菌毒。骨：治腹泻。血：治乳疮、乳痈、腹泻、痢疾。胎：治难产、产后失血、经血不调、血瘀腹痛、鼻疮溃烂、疮疡、菌毒。

3）《志要》（角）：用于风湿痹症。

4）《彝州本草》（角）：祛除病毒、排脓生肌。用于风湿痹症、风湿瘫痪、卧床不起、足背红肿、发热疼痛。

5）《彝动物药》：血：用于乳腺炎、腹泻。活胎、流产的胎儿、刚出生之胎儿及胎盘：用于妇女产后病痛、鼻疳、长期生疮、菌子后中毒、难产。胆囊：可预防麻风。

6）《哀牢本草》：胚胎：补脾益肾、宁心安神。用于脾胃不和、肾阳不足、阴虚火旺、烦躁易怒、心慌气短、心神不宁、白痢缠绵、直肠下血。角、血：止泻、止痢、止血；用于泄泻赤痢、直肠下血。骨：用于鼻衄。肉：用于闭经。

7）《辞典》、《彝医动物药》、《彝动物药》、《彝医药学》（肉）：用于麻风病。

8）《彝医药学》《彝医动物药》《彝动物药》：骨：用于腹泻。血：用于心悸怔忡。胚胎：用于鼻腔溃烂、毒蕈中毒、疮口难愈、赤痢、脾胃虚寒、难产。蹄、皮、肉：用于毒蕈中毒。

【用法用量】适量，水煎服；或焙黄研末冲服；或酒送服。外用：胎适量，研粉外擦。

【文献来源】*Muntiacus reevesi* Ogilby 彝医药·下：459. 2007. 彝动物药：8，213，242，32，6375. 1986. 哀牢本草：139. 1991. 彝州本草：224. 1998. 彝医动物药：6. 1986. 彝医药学：336，357，367，384，394，400. 1993. 辞典：544. 2016. 志要：413. 2005. 中国彝药：508. 2004.

1724 水鹿

【药材名】水鹿、鹿茸、鹿角、鹿胆。

【彝文音译】四川凉山：泽胡俄鲁、泽胡、扯节；云南双柏：吉莫则、吉莫节；贵州毕节：古齐、扯节。

【来源】鹿科动物水鹿 *Rusa unicolor* (Kerr)，以胆囊、鹿茸、角、心血入药。

【采集加工】捕杀后，取相应部位入药，鲜用或干用。

【功能主治】

1）《辞典》：鹿茸：用于耳鸣、眼花、遗精、阳痿、无力、腰膝酸软。心血：用于心疾。

2）《辞典》《彝动物药》：鹿茸：用于体虚无力、久病体虚。角：用于刀枪伤出血不止。胆囊：用于尾椎骨痛（风湿性关节痛或坐骨神经痛）。

【用法用量】冲粉，兑甜酒、蜂蜜吃。外用：鹿角研粉，撒于伤口。

【文献来源】*Cervus unicolor* Kerr 辞典：180. 2016. ——*Rusa unicolor* Posargues 彝动物药：217，290，291. 1986.

牛 科

1725 牦牛

【药材名】牛胆、牛黄。

【彝文音译】四川凉山：勒节、勒舍、布列节、罗里节；云南禄劝：诺节；贵州毕节：鲁节。

【来源】牛科动物牦牛 *Bos grunniens* L.，以胆囊、胆结石入药。

【采集加工】捕杀后，剖腹取胆，鲜用或阴干用；或从胆囊及胆管中取出结石入药。

【功能主治】《彝动物药》：胆囊：用于坠崖跌伤、腰部伤痛。胆结石：用于“拉什”（伤寒）、“姑拉”（传染病）、发热发冷、头昏。

【用法用量】适量，兑水服。外用：包敷。

【文献来源】*Bos grunniens* L. 彝动物药：238，421. 1986.

1726 牛

【药材名】牛肝、牛肉、牛胆、牛胃、牛黄、牛屎、牛、牛骨髓、黄牛蹄、牛肚、干巴。

【彝文音译】四川凉山：罗里什、勒什、伊里什、勒节、布列节、罗里节、勒举举、勒海、罗里海、伊里海、罗里比兹、勒斯；贵州毕节：鲁胡、鲁节、鲁苦、鲁都、鲁乞；云南双柏：列波胡、列波吉、罗里；云南禄劝：诺火、诺节、罗俄、罗沙。

【来源】牛科动物牛 *Bos taurus domesticus* Gmelin，以肉、肝、胆囊、胆结石、骨髓、蹄肉、胃、粪便入药。

【采集加工】宰杀后，取相应部位入药，鲜用或风干，熏干。

【功能主治】

1）《哀牢本草》：肝：用于肝胆湿热、皮肤黄染、下肢溃疡、背部痈肿。瘦肉：消食、补血、健胃、养阴；用于脾弱不运、消化不良、热病伤阴、消渴羸弱、痞积水肿、燥咳便秘。

2）《辞典》、《民药志·四》、《彝动物药》（胆囊）：用于坠崖跌伤、腰部伤痛。

3）《彝医动物药》、《彝动物药》（肉）：用于冷寒疼痛、虚瘦乏力、跌打损伤。

4）《彝医药学》：肉：用于风疹。胆囊：用于肝炎、下痢便脓血。胃：用于经常胃痛。胆结石：用于休克。粪便、胆囊：用于黄疸型肝炎。

5）《辞典》（肉）：用于脾弱不运、消化不良、热病伤阴、消渴羸弱、痞积水肿、燥咳便秘。

6）《辞典》《民药志·四》：肉：用于瘦病、寒冷疼痛、跌打损伤。胆结石：用于伤寒病、传染病、急性肺炎。

7）《彝动物药》：蹄肉：用于心悸、心慌、心痛、心虚无力、风湿心脏病。胃：用于胃部疼痛。

8）《辞典》《民药志·四》《彝动物药》：骨髓：用于小儿头癣。肝：用于皮疹、湿疹、脓包疮、黄水疮等。

【用法用量】适量，水煎服或外敷。

【文献来源】*Bos taurus domesticus* Gmelin 哀牢本草：124. 1991. 彝医动物药：24. 1986. 彝动物药：29，238，273，281，349，357. 1986 彝医药学：345，348，377，403，408. 1993. 辞典：126. 2016. 民药志·四：78. 2007. ——*Bos taurus* Linnaeus 辞典：126. 2016.

1727 水牛

【药材名】黄牛蹄、牛肝、牛肉、牛胆、牛胃、牛屎。

【彝文音译】四川凉山：罗里什（黄牛肉）、勒什、伊里什（水牛肉）、勒节、布列节、罗里节；贵州毕节：鲁胡、鲁节；云南双柏：列波胡（黄牛肉）；云南禄劝：诺火、诺节。

【来源】牛科动物水牛 *Bubalus bubalis* L.，以蹄肉、肝、肉、胆囊、胃、粪便入药。

【采集加工】宰杀后，取相应部位入药，鲜用或风干熏干用。

【功能主治】

1）《彝动物药》：蹄肉：用于心悸、心慌、心痛、心虚无力、风湿性心脏病。肉：用于寒冷性疾病、虚寒怕冷、消耗性疾病、营养不良、疼痛、跌打损伤。胆囊：用于坠崖跌伤、腰部伤痛。

2）《哀牢本草》（肝）：用于肝胆湿热、皮肤黄染、下肢溃疡、背部痈肿。

3）《彝医动物药》（肉）：用于冷寒疼痛、虚瘦乏力、跌打损伤。

4）《彝医药学》（肉）用于风疹。胆囊：用于肝炎、下痢便脓血。胃：用于经常胃痛。胆囊、粪便：用于黄疸型肝炎。

【用法用量】适量，水煎服或外敷。

【文献来源】*Bubalus bubalis* L. 彝动物药：29，238，281. 1986. 哀牢本草：124. 1991. 彝医动物药：24. 1986. 彝医药学：345，348，377，408. 1993.

1728　山羊

【药材名】羊胆、羊血、羊肉、羊油、羊肝、羊胃、羊角、羊蹄、山羊鞭、山羊、羊胎、山羊肉。

【彝文音译】阿尔什（四川凉山）、阿节胡（云南双柏）、兹火（云南禄劝）。

【来源】牛科动物山羊 *Capra hircus* L.，以肉、皮、脂肪、胆囊、鞭、活胎、流产出的胎儿及胎盘、血、肝、胃、角、蹄入药。

【采集加工】宰杀后或捕杀后，取相应部位入药，鲜用或晒干、焙干。

【功能主治】

1）《彝医药学》：胆囊：治黄疸型肝炎。血：用于毒蕈中毒、跌打损伤、瘀血内停。脂肪：用于手足冻裂。肝：治头目眼花、视物不清。胃：用于经常胃脘痛、蛇虫咬伤。角：用于妇女产褥期病。蹄：用于痈疽。

2）《哀牢本草》：角：清热解毒、托里排脓、镇静解惊、催产；用于惊悸怔忡、乳痈、阴疽、产程无力。胆汁：用于烧烫伤、痈疡疮疖、目赤肿痛、夜盲云翳、咽喉肿痛、肺痨咯血、黄疸便秘、热毒疮疡。血：止血、止痢、衄血、吐血、赤痢、红崩、腹泻。脂肪、肉、骨：用于食用野生菌类引起的中毒。

3）《哀牢本草》、《辞典》（鞭）：用于肾虚腰痛、体虚胃寒、阳痿早泄、宫寒阴冷。

4）《彝动物药》：脂肪：治牙痛、腹泻、脚冻裂。活胎、流产的胎儿及胎盘：用于疟疾、感冒。肉：用于蕈中毒、出风疹块。肝：用于肝区痛、肝大、肝炎、肝硬化。

5）《辞典》、《彝医药学》、《彝医动物药》、《彝动物药》（肉）：用于疟疾。

【用法用量】适量，煎煮服食。

【文献来源】*Capra hircus* L. 彝医药学：331，346，355，361，375，378，393，395. 1993. 哀牢本草：123. 1991. 辞典：156. 2016. 彝动物药：34，304，325，355，380. 1986. 彝医动物药：27. 1986.

1729　鬣羚

【药材名】鬣羚、野牛骨、野牛皮。

【彝文音译】四川凉山：海乌都、黑耶；云南双柏：列呷乌；贵州毕节：胡乌、胡胡；火布莫。

【来源】牛科动物鬣羚 *Capricornis sumatraensis* Bechstein，以骨骼、皮、血入药。

【采集加工】捕杀后，取血鲜用或风干。取骨风干，剥取皮，绷晒后用，或切成小块后用。

【功能主治】

1）《辞典》：骨：用于风湿疼痛、手脚痉挛、跌打损伤、瘀血肿痛。皮：用于风湿疼痛。骨、血：用于风湿麻木、腰腿酸痛。

2）《彝动物药》：骨：用于手脚痉挛、筋痹、瘀血肿痛。皮：用于手脚酸痛、全身皮肉痛、瘀血作痛、手脚筋痹。

【用法用量】适量，煮吃。外用：皮缠痛处或用作床垫。

【文献来源】*Capricornis sumatraensis* Bechstein 辞典：157. 2016. 彝动物药：260，427. 1986.

1730 斑羚

【药材名】羊油、岩羊血、岩羊心、羊胎、岩羊肉、岩羊胆、岩羊胎、岩羊千层肚、岩羊角、岩羊蹄壳、斑羚。

【彝文音译】四川凉山：瓦此斯、瓦此海、瓦此什、瓦此节；云南禄劝：发兹苏、发兹里莫、邪莫里莫、发兹火、发兹节；云南双柏：邪莫斯、邪莫节、邪莫胡。

【来源】牛科动物斑羚 *Naemorhedus goral* Hardwicke，以脂肪、血、心、活胎、流产的胎儿及胎盘、胆囊、肉、蹄壳入药。

【采集加工】捕杀后，取相应部位，鲜用或晒干、焙干入药。

【功能主治】

1）《彝动物药》：脂肪：用于牙痛、腹泻、脚冻裂。血：用于腹内有死血、腹泻。心：用于百日咳。活胎、流产出的胎儿及胎盘：用于疟疾、感冒。肉：用于跌打损伤。胆囊：用于心口痛、骨节内咬疼、头痛、耳朵附近出现疤结、大腿生疮、溃烂、经常腹痛、坠崖跌伤。

2）《辞典》、《彝医动物药》（肉）：用于跌打损伤。

3）《彝医药学》：胎：用于脾虚胃寒。蹄壳：用于腹痛。

4）《辞典》（肉、胆囊、血、蹄壳）：强健筋骨、抗疲劳、益气；用于跌打损伤、心腹疼痛、疔疮湿疹、颈耳肿物、腹内血瘀、痢疾泄泻、胃肠积滞、腹痛。

【用法用量】200g，炖服。

【文献来源】*Naemorhedus goral* Hardwicke 彝动物药：36，208，304，331，344，380. 1986. 彝医动物药：28. 1986. 彝医药学：355，368，377，392，399. 1993. 辞典：551. 2016.

1731 绵羊

【药材名】毛羊肉、毛羊胆、羊油、羊胎、羊血、绵羊胆、羊肝、毛羊蹄、毛羊角、绵羊、绵羊蹄。

【彝文音译】四川凉山：约节、约什、约此、阿尔此、瓦此此、约塞、阿尔塞、瓦此塞、阿尔斯、约斯、约比兹、约俄胡；贵州毕节：火节、火胡、吆伯、火齐；云南双柏：哈莫节、哈莫胡、哈莫祖、阿吉祖、邪莫祖、哈莫斯、阿吉斯；云南禄劝：赫节、赫胡、赫着、兹着、发兹此、黑补、之补、赫苏、兹苏、黑沙、兹沙、浩补、浩觉。

【来源】牛科动物绵羊 *Ovis aries* L.，以肉、胆囊、胆汁、脂肪、活胎、流产出的胎儿、胎盘、血、蹄、肝、带壳蹄肉、角、耳朵入药。

【采集加工】宰杀后或捕杀后，取相应部位入药，鲜用或晒干、焙干。

【功能主治】

1）《彝动物药》：活胎、流产出的胎儿、胎盘：用于疟疾、感冒。肝：用于肝区痛、肝大、肝炎、肝硬化。

2）《彝医动物药》（肉）：用于腹部虚寒疼痛之症。

3）《哀牢本草》：胆汁：清热、除湿、解毒；用于肝胆湿热、皮肤黄染、肾气不足、体虚耳鸣、烧烫伤、毒蛇咬伤。角、蹄壳：用于食积不化、腹胀气臌、小儿疳积。耳朵：用于久治不愈的窦道瘘管、脓漏溃疡。皮：用于四肢骨折。脂肪：润燥、化毒；用于肌肤枯槁、水火烫伤、痔瘘肛裂、外阴肿痛。

4）《彝医药·下》、《中国彝药》（蹄）：解毒、消食、补养。

5）《辞典》、《志要》（肝）：用于肝病。

6）《辞典》：治疟疾。

7）《辞典》、《彝医药·下》、《中国彝药》（蹄）：治食物中毒、痈疽、乳痈、膈食。

8）《彝动物药》《辞典》《志要》：肉：治消耗性疾病、寒冷性疾病、疼痛。胆囊：用于剧痛、消耗性疾病、寒冷性疾病。蹄、角：用于膈食。油：治牙痛、腹泻、手脚冻伤。血：解菌子毒，退风疹奇痒。

【用法用量】15～30g，煨服；焙黄研粉服，2～3g。

【文献来源】*Ovis aries* L. 彝动物药：32，211，277，279，304，325，355，380. 1986. 哀牢本草：137. 1991. 彝医动物药：25. 1986. 彝医药·下：328. 2007. 辞典：574. 2016. 志要：432. 2005. 中国彝药：354. 2004.

1732 藏原羚

【药材名】山羚羊血。

【来源】牛科动物藏原羚 *Procapra picticaudata* Hodgson，以血入药。

【采集加工】宰羊时取血，将鲜血置于平底器皿内晒干，切成小块。

【功能主治】《哀牢本草》：清热、解毒、止泻。用于肝胆湿热、腹胀便溏、疮疡肿毒。

【用法用量】3～5g，开水烊化后内服。

【文献来源】*Procapra picticaudata* Hodgson 哀牢本草：123. 1991.

1733 岩羊

【药材名】岩羊、岩羊角、岩羊蹄壳、岩羊肉、岩羊胆、岩羊血、岩羊千层肚。

【彝文音译】四川凉山：瓦此俄胡、瓦此比古、瓦此节、瓦此什；云南双柏：邪莫吉、邪莫节、邪莫胡；云南禄劝：发兹觉、发兹节、发兹火、放迟基。

【来源】牛科动物岩羊 *Pseudois nayaur* (Hodgson)，以胃、角、蹄壳、胆囊、胆汁、血、肉、胎入药。

【采集加工】宰杀后，取相应部位，鲜用或腌制。

【功能主治】

1）《志要》（胆囊）：用于心口痛、风湿痛、淋巴结肿大。

2）《哀牢本草》：角：清热解毒、镇惊息风、消食化积、脱敏止痒。用于高热惊厥、胸胁胀满、食积不化、五脏湿热、皮肤刺痛、生漆过敏。胆囊：用于腹痛腹泻、恶心反酸、体虚气喘。胃：用于体虚羸弱、腹痛泄泻。胎：用于脾胃虚弱、食欲不振、气血两亏、小儿疳积。血：用于心功能不全所致的喘咳、单纯性腹泻。蹄：用于水膈食积、胃及十二指肠溃疡。

3）《彝动物药》：角、蹄壳：用于膈食。蹄壳：用于经常腹痛。胆囊：用于心口痛、骨节内咬疼、头痛、耳朵附近出现疤结、大腿生疮溃烂、经常腹痛、坠崖跌伤。肉：用于坠崖跌伤。

4）《彝医药学》：血：用于心脏病。胃：用于体弱羸瘦、发热、经常胃脘痛、蛇虫咬伤。角：用于胰腺炎、风湿抽搐、痈疽化脓不出头。蹄壳：用于腹痛。

5）《辞典》、《彝医动物药》（肉）：用于跌打损伤。

6）《辞典》：胆囊、胆汁：治枪伤出血不止。胆囊：用于胃脘痛、风湿痛、淋巴结肿大。血：生饮用于人被打伤、跌伤、腹有死血。晒干兑酒服用于消化不良、细菌性痢疾。

7）《中国彝药》（胆囊、胆汁）：清热解毒、止痛、益虚瘦、疗羸弱。用于伤后生命垂危。

8）《辞典》、《中国彝药》（胆囊、胆汁）：用于大腿生疮化脓、胃痛、头痛、骨节痛、颈部结块、腹痛缠绵不愈、虚弱乏力。

【用法用量】适量，水煎服；或兑酒服。外用：适量，用酒溶化，外搽。

【文献来源】*Pseudois nayaur* (Hodgson) 志要：496. 2005. 哀牢本草：130. 1991. 彝动物药：36，208，280，283. 1986. 彝医动物药：28. 1986. 彝医药学：355，377，392，399. 1993. 辞典：672. 2016. 中国彝药：141. 2004.

矿物药

1734　铜

【药材名】铜。
【来源】为化学元素铜〔Cu〕的单质形式，各种地质作用中还原条件下的产物。
【采集加工】由含铜硫化物经变化还原而成。
【功能主治】《辞典》：治骨折手术后，血瘀疼痛。
【用法用量】3～9g，多入丸、散剂服，若入煎剂宜先煎。外用：适量。
【文献来源】*Cuprum* 辞典：249. 2016.

1735　孔雀石

【药材名】孔雀石。
【彝文音译】铜青。
【来源】为碳酸盐类矿物，主要成分为〔Cu_2（OH）$_2CO_3$〕。
【采集加工】全年可采，采挖后，除去杂石。
【功能主治】《辞典》：治风水疔疮眼、臁疮、割耳疮、骨髓炎。
【用法用量】适量，入丸、散剂服。
【文献来源】*Malachitum* 辞典：516. 2016.

1736　滑石

【药材名】滑石。
【来源】为硅酸盐类矿物滑石族滑石，主含含水硅酸镁〔$Mg_3(Si_4O_{10})(OH)_2$〕。
【采集加工】全年可采，采挖后，除去杂石及泥沙。
【功能主治】《辞典》：治便秘、疯犬咬伤。
【用法用量】10～20g，水煎服。外用：适量。
【文献来源】*Talcum* 辞典：808. 2016.

1737　石膏

【药材名】石膏。
【彝文音译】罗斋。
【来源】为硫酸盐类矿物硬石膏族石膏 *Gypsum fibrosum*，主含含水硫酸钙〔$CaSO_4·2H_2O$〕。
【采集加工】去净杂石，洗净，打碎成小块。
【功能主治】
1）《彝州本草》：生肌敛疮。用于热病壮热不退、心烦神昏、口渴咽干、肺热喘急、中暑自汗、胃火头痛、牙痛、热毒壅盛、发斑发疹、口舌生疮、痈疽疮疡、溃不收口、烧烫伤。

2）《辞典》：治烧烫伤、咳嗽、痄腮。

【用法用量】5～30g，水煎服，大剂量可用60～200g；或入丸、散剂。外用：煅研撒；或调敷。

【文献来源】*Cypsum* 彝州本草：229. 1998. ——*Gypsum fibrosum* 辞典：401. 2016.

1738 食盐

【药材名】食盐。

【来源】为海水或盐井、盐池、盐泉中的盐水经煎、晒而成的结晶体，主含氯化钠〔NaCl〕。

【采集加工】盐水经晒、煎后形成的晶体。

【功能主治】《辞典》：治膀胱炎、烧烫伤、毒蛇咬伤、外伤出血不止、醉酒伤风寒战、外感风寒、周身疼痛、红丝眼、黑眼珠生白膜、遗精。

【用法用量】适量，泡酒服，每日3次。外用：5～50g，包敷、外搽或熏蒸。

【文献来源】*Natrii chloridum* 辞典：552. 2016.

1739 寒水石

【药材名】寒水石。

【彝文音译】噜嗯。

【来源】硫酸盐类矿物红石膏 *Gypsum rubrum*，主含含水硫酸钙〔$CaSO_4 \cdot 2H_2O$〕。

【采集加工】采挖后，除去杂石。

【功能主治】《辞典》：治产后水泻不止、跌打损伤、脊骨结核、久病体虚。

【用法用量】15～25g，水煎服；或入丸、散剂。外用：研末掺或调敷。

【文献来源】*Gypsum rubrum* 辞典：402. 2016.

1740 芒硝

【药材名】芒硝。

【彝文音译】姆腮志。

【来源】为硫酸盐类矿物芒硝族芒硝 *Natrii sulfas*，经加工精制而成的结晶体。主含含水硫酸钠〔$Na_2SO_4 \cdot 10H_2O$〕。

【采集加工】全年均可提炼。取天然产芒硝加水溶解，放置，使杂质沉淀，过滤，滤液加热浓缩，放冷后即析出结晶，取出晾干，如结晶不纯，可重复处理，至得洁净的芒硝结晶即可。

【功能主治】

1）《彝药学》《中国彝药》《彝医药・下》：泻下通便、软坚、清热消肿。

2）《中国彝药》《彝医药・下》《辞典》：用于内外疮、痞胀、胃脘疼痛、疽疮、风火眼、红赤疼痛。

【用法用量】10～20g，水煎服。外用：适量。

【文献来源】*Mirabilite* 彝药学：146. 2016. 中国彝药：611. 2004. 彝医药・下：547. 2007. ——*Natrii sulfas* 辞典：553. 2016.

1741 朱砂

【药材名】朱砂。

【来源】为硫化物类矿物辰砂族辰砂 *Cinnabaris*，主含硫化汞〔HgS〕。

【采集加工】采挖后，选取纯净者，用磁铁吸净含铁的杂质，再用水淘去杂石和泥沙。

【功能主治】《辞典》：用于霍乱、破伤风、跌打损伤、骨折、臁疮、肠热燥渴、膀胱炎、发热。
【用法用量】0.3～1g，水煎服。
【文献来源】*Cinnabaris* 辞典：191. 2016.

1742　雄黄

【药材名】雄黄。
【彝文音译】昂金罗。
【来源】为硫化物类矿物雄黄族雄黄 *Realgar*，主含二硫化二砷〔As_2S_2〕。
【采集加工】雄黄在矿中质软如泥，遇空气即变坚硬，一般用竹刀剔取其熟透部分，除去杂质泥土。
【功能主治】
1）《彝医药·下》《中国彝药》《辞典》：解毒、祛风、杀虫。用于毒蛇咬伤、红斑狼疮、药物中毒、疯犬咬伤、疔疮。
2）《辞典》：治红肿疮疡、秃疮、霍乱。
【用法用量】本品有毒，内服宜慎用，不可多服久服。0.2～0.3g，研末服。外用：研粉撒敷；或调敷。
【文献来源】*Realgar* 彝医药·下：328. 2007. 辞典：693. 2016. 中国彝药：355. 2004.

1743　伏龙肝

【药材名】伏龙肝。
【来源】为柴草熏烧的灶底中心的土块。
【采集加工】全年可采，在拆修柴锅灶时，将灶心烧结成的月牙形土块凿下，除去四周焦黑部分及杂质，取中心红黄色者入药。用煤火烧者不可供药用。
【功能主治】《辞典》：治腹疖、咽痛、腹泻、大出血休克、痈疽。
【用法用量】15～30g，布包煎汤，澄清代水用，60～120g；或入散剂。外用：适量研末调敷。
【文献来源】*Terra Frava Usta* 辞典：814. 2016.

1744　铅

【药材名】铅。
【来源】硫化物类方铅矿族方铅矿冶炼制成的金属铅〔Pb〕。
【采集加工】全年可采。
【功能主治】《辞典》：治割耳疮。
【用法用量】15～20g，水煎服；或煅透研末入丸、散剂。外用：煅末调敷。
【文献来源】*Plumbum* 辞典：636. 2016.

1745　黄丹

【药材名】黄丹。
【来源】为纯铅加工而成的四氧化三铅〔Pb_3O_4〕。
【采集加工】用铅、硫黄、硝石等合炼而成。
【功能主治】《辞典》：治疽疮、秃疮、溃疡。
【用法用量】适量，入丸、散剂。外用：研末撒、调敷；或熬膏。
【文献来源】*Minium* 辞典：536. 2016.

1746 金

【药材名】金。
【彝文音译】姆讷。
【来源】为化学元素金（Au）的单质形式，是一种软的、金黄色的、抗腐蚀的贵金属。
【采集加工】全年可采，采挖后，除去杂质。
【功能主治】《辞典》：用于黄疸型肝炎、痨病、黄沙走疸、风疹、肝炎。
【用法用量】入丸为衣，入汤剂水煮用。
【文献来源】*Aurum* 辞典：101. 2016.

1747 白矾

【药材名】白矾。
【来源】为硫酸盐类矿物明矾石经加工提炼制成，主含含水硫酸铝钾〔$KAl(SO_4)_2 \cdot 12H_2O$〕。
【采集加工】拣净杂质，用时捣碎。
【功能主治】《辞典》：用于疮疡红肿、淋证、霍乱、内外痔疮、顽癣、割耳疮、疽疮、脚气、中耳炎、耳聋、耳内流脓、风水疔疮眼。
【用法用量】0.6～1.5g，水煎服。外用：适量，研粉撒敷；或化水洗。
【文献来源】*Alumen* 辞典：44. 2016.

1748 百草霜

【药材名】百草霜。
【来源】为杂草经燃烧后附于锅底或烟囱中所存的烟沫。
【采集加工】全年可采，将灶头或烟囱内的黑灰，轻轻刮下，用细筛筛去杂质。
【功能主治】《辞典》：用于肝炎、黄水疮、感冒、痈疽。
【用法用量】3～9g，水煎服；或入丸、散剂，1～3g。外用：适量，研末撒；或调敷。
【文献来源】*Fuligo Plantae* 辞典：363. 2016.

1749 龙骨

【药材名】龙骨。
【彝文音译】噜恩、磷灰石。
【来源】为古代哺乳科动物如三趾马、犀类、鹿类、牛类、象类等的骨骼化石。
【采集加工】采挖出后除去表面附着泥土等杂质，生用或煅用。五花龙骨质酥脆，出土后，露置空气中极易破碎，常用毛边纸粘贴。
【功能主治】
1）《彝药学》《中国彝药》《彝医药・下》：镇心安神、平肝潜阳、收敛固涩。
2）《中国彝药》《彝医药・下》《辞典》：用于产后水泻不止、跌打损伤、脊骨结核、久病体虚。
【用法用量】10～15g，水煎服；或入丸、散剂。外用：适量，研末撒；或调敷。
【文献来源】*Apatite* 彝药学：142. 2016. 中国彝药：606. 2004. 彝医药・下：542. 2007. ——*Calcite* 中国彝药：606. 2004. 彝药学：142. 2016. 彝医药・下：542. 2007. ——*Os draconis* 辞典：572. 2016.

参 考 文 献

安忠碧，邹培，2014.《明代彝医书》治疗骨伤用药特点浅析［J］. 中国民族民间医药，23（18）：6，8.

柏晓清，朴香兰，李林森，等，2011. 彝药桃树寄生的研究进展［J］. 时珍国医国药，22（1）：207-208.

本刊通讯员，2011. 4 项传统医药项目入选第三批国家级非物质文化遗产名录［J］. 中国中医药信息杂志，18（8）：59.

蔡金明，杨群，2007. 利用 FTIR 研究彝药大红袍药物活性与光谱的关系［J］. 光谱实验室，24（5）：863-867.

曹永莲，2007. 关于加快彝医药发展的思考［J］. 亚太传统医药，3（8）：9-10.

常璩，1987. 华阳国志校补图注［M］. 任乃强校注. 上海：上海古籍出版社.

陈藏器，2004.《本草拾遗》辑释［M］. 尚志钧释. 合肥：安徽科学技术出版社.

陈春梅，2012. 彝药透骨草的化学成分研究［D］. 重庆：西南大学.

陈抒云，袁航，曹树萍，等，2014. 对彝族动物药发展的认识［J］. 中医杂志，55（16）：1360-1364.

陈珍，黄福荣，马春霓，2018. 彝药罗桌尖的化学成分研究［C］//第八届云南省科协学术年会论文集——专题五：医药与健康. 楚雄彝族自治州：231-233.

大理州文联，2002. 大理古佚书钞［M］. 昆明：云南人民出版社.

董艳珍，郝应芬，王思芦，等，2020. 2 种彝药对 CCl_4 诱导小鼠肝脏损伤的影响［J］. 江苏农业科学，48（7）：214-216.

段家毅，2001. 彝药杂玛使民间验方例举［J］. 中国民族民间医药，（6）：362-363.

段家毅，2005. 彝药刺菟妮验方集萃［J］. 中国民族民间医药杂志，14（1）：61.

额其小里，沈继秀，罗江，等，2023. 彝药菊三七的质量标准及不同产地药材的质量评价［J］. 中国药房，34（3）：309-314，320.

顾涛，陈春梅，邓君，2010. 彝药透骨草的研究进展［J］. 亚太传统医药，6（12）：163-164.

关祥祖，1993. 彝族医药学［M］. 昆明：云南民族出版社.

管小军，厉君，黄娜娜，等，2020. 彝药紫丹参的质量评价［J］. 中药材，43（6）：1422-1426.

郭菊玲，杨勇帮，蒋春艳，2016. HPLC 法测定彝药火把花根中雷公藤甲素的含量［J］. 云南中医中药杂志，37（11）：71-74.

郭乔仪，赵坚能，普怀亭，2018. 濒危彝药红大戟主要病害诊断及防治技术［J］. 农村实用技术，（11）：29-30.

郝庆秀，康利平，朱寿东，等，2018. UPLC 测定彝药满山香中芦丁含量［J］. 中国现代中药，20（6）：702-704.

贺廷超，李耕冬，1986. 彝医动物药［M］. 成都：四川民族出版社.

金尚会，2005. 中国彝族文化的民族学研究［D］. 北京：中央民族大学.
金振辉，赵静峰，刘富，等，2005. 彝药小齿钻地风的化学成分研究［C］//中国化学会第四届有机化学学术会议论文集（下册）. 昆明：372.
兰茂 ，2004. 滇南本草［M］. 于乃义，于兰馥整理. 昆明：云南科学技术出版社.
李耕冬，1986. 彝族药研究进展［J］. 中国药学杂志，21（1）：39-41.
李耕冬，1986. 彝药“瓦布友”的研究［J］. 中草药，17（6）：32-33.
李耕冬，贺廷超，1990. 彝族医药史［M］. 成都：四川民族出版社.
李耕冬，贺廷超，1992. 彝医植物药. 续集［M］. 成都：四川民族出版社.
李璞，2013. 彝药“黄药” 化学成分及其抑制肺癌 A549 细胞增殖作用研究［D］. 北京：中央民族大学.
李巧月，王葳，仇贤庆，等，2019. 彝药斯赤列地上部分挥发油研究［J］. 中南药学，17（10）：1655-1658.
李燕芳，吕露阳，李莹，等，2019. 彝药蜜酒同制大黄炮制前后 17 种成分含量比较［J］. 中草药，50（9）：2074-2080.
梁俊玉，严铸云，陈新，等，2008. 彝药“都拉”抗心律失常药理作用的研究［J］. 时珍国医国药，19（9）：2108-2109.
林璨，张维维，2012. 彝医动物药与《本草纲目》中动物药的比较研究［J］. 时珍国医国药，23（5）：1317-1318.
刘传鸿，2015. 《酉阳杂俎》校证：兼字词考释［M］. 北京：北京大学出版社.
刘盼盼，许云章，王静霞，等，2015. UPLC 法同时测定彝药多星韭中四种核苷类成分的含量［J］. 中药材，38（8）：1618-1621.
鹿燕，2004. 中国彝族医药文献现状及分析［D］. 北京：中央民族大学.
罗国义，1984. 宇宙人文论［M］. 北京：民族出版社.
罗建蓉，车逸豪，苏锦松，等，2020. 彝药琵琶甲石油醚部位化学成分研究［J］. 中药材，43（12）：2924-2927.
罗伦才，吴伯英，李列平，等，2014. 彝药水指甲药材的质量标准研究［J］. 中国药房，25（23）：2152-2154.
罗茜，2012. 火焰原子吸收光谱法测定彝药足壳中的微量元素［J］. 光谱实验室，29（3）：1820-1822.
罗茜，黄晓路，闵诗蕴，等，2020. 彝药翻白草的研究进展［J］. 广州化工，48（21）：29-31.
罗茜，黄燕，朱静平，等，2012. 彝药翻白草中微量元素含量的测定［J］. 安徽农业科学，40（18）：9678-9679.
罗艳秋，徐士奎，2016. 彝族医药古籍文献总目提要［M］. 昆明：云南科学技术出版社.
马伟光，1990. 彝族医药述要［J］. 云南中医学院学报，13（3）：1-8.
蒲锐，万定荣，2017. 我国彝药资源种类调研及应用开发概况［J］. 亚太传统医药，13（23）：18-21.

朴香兰，柏晓清，邓长芹，等，2011. 桑寄生科植物及彝药桃树寄生［J］. 中央民族大学学报（自然科学版），20（3）：54-57.
朴香兰，邓长芹，陈虎彪，等，2012. 快速分析彝药桃树寄生抗氧化成分［J］. 食品科学，33（1）：16-19.
朴香兰，田燕泽，吴倩，等，2010. 彝药桃树寄生清除 DPPH 自由基作用［J］. 中央民族大学学报（自然科学版），19（1）：73-76.
奇玲，罗达尚，2000. 中国少数民族传统医药大系［M］. 呼和浩特：内蒙古科学技术出版社.
钱韵旭，李晓蕾，2011. 从地理环境的视野探究彝族传统医药［J］. 中国民族医药杂志，17（2）：4-6.
钱韵旭，杨波，李莉，2010. 彝医理论体系中蕴涵的哲学思想［J］. 医学与哲学（人文社会医学版），31（9）：70-71.
秦云，张蒙，张杨芹，等，2010. 彝药马蹄香（根）中微量元素的测定［J］. 微量元素与健康研究，27（6）：20-21.
邱璐，杨海艳，胡明建，等，2008. 彝药青羊参离体培养庆大霉素抗性筛选［J］. 江苏农业科学，36（6）：81-82.
饶文举，2006. 彝族八卦、五行及其配属关系阐析［J］. 云南中医学院学报，29（S1）：76-78，81.
饶文举，杨本雷，2006. 清浊二气及其气路学说是彝医基础理论的核心［J］. 云南中医学院学报，29（S1）：73-75.
沈放，杨黎江，路斌，等，2007. 彝药海枫藤镇痛功效的鉴定［J］. 昆明师范高等专科学校学报，29（4）：69-70，74.
沈联德，戴跃进，1990. 彝药布高兹尔化学成分的分离和结构鉴定（Ⅱ）［J］. 华西药学杂志，5（1）：8-11.
沈联德，房秀华，1989. 彝药布高兹尔化学成分的分离和结构鉴定（Ⅰ）［J］. 华西药学杂志，4（3）：129-133.
宋砚农，马逾英，王学明，1987. 彝药“黄秦艽”的生药鉴定［J］. 中草药，18（7）：35-36，43.
苏仕林，周楠，2020. 楚雄州彝族药用植物的民族植物学研究［J］. 安徽农学通报，26（16）：45-49.
苏颂，1988. 图经本草［M］. 胡乃长，王致谱注. 福州：福建科学技术出版社.
陶弘景，1986. 名医别录［M］. 尚志钧校. 北京：人民卫生出版社.
陶明，罗茜，黄燕，2012. 彝药翻白草和牛口刺的红外及热分析鉴别［J］. 安徽农业科学，40（21）：10878-10879.
陶永元，舒康云，董丽琼，等，2012. ICP-AES 测定彝药鸡矢藤中的微量元素［J］. 广东微量元素科学，19（12）：9-12.
陶永元，舒康云，王振吉，等，2014. ICP-AES 法测定彝药威灵仙中微量元素含量［J］. 广东微量元素科学，21（2）：12-16.

滕中秋，郝庆秀，金艳，等，2018. 基于HS-SPME-GC-MS的不同产地彝药满山香挥发性成分比较研究［J］. 中国中药杂志，43（15）：3216-3222.

田金凤，尚远宏，王江平，等，2016. 微波消解-ICP-AES法测定彝药野巴子中元素质量比［J］. 西南大学学报（自然科学版），38（1）：143-146.

童妍，罗伦才，季小平，等，2015. 彝药包其络赛的研究进展［J］. 中国民族民间医药，24（6）：3-4.

童妍，罗伦才，季小平，等，2015. 彝药包其络赛对不同大鼠关节炎症模型的作用研究［J］. 中华中医药学刊，33（8）：1840-1842.

童妍，罗伦才，季小平，等，2016. 彝药劳伤药抗炎镇痛作用的实验研究［J］. 中国民族民间医药，25（6）：1-3.

万春平，包照日格图，却翎，等，2007. 红花的研究进展［J］. 时珍国医国药，18（11）：2854-2855.

汪宗俊，施大文，1989. 云南楚雄州23种彝族药资源［J］. 中药材，12（8）：12-14.

王敏，2001. 现代彝族医药文献研究综述［C］//云南省楚雄州彝族医药研究所. 彝族古文献与传统医药开发国际学术研讨会. 云南楚雄.

王敏，朱琚元，1998. 楚雄彝州本草［M］. 昆明：云南人民出版社.

王仕举，1994. 西南彝志选［M］. 贵阳：贵州民族出版社.

王晓娟，侯安国，王芳菲，2011. 彝药明目茶中槲皮素含量测定方法研究［J］. 云南中医中药杂志，32（9）：66-67.

王优，2022. 彝药两头毛对四氯化碳肝损伤的保护作用及初步机制研究［D］. 成都：西南民族大学.

王玥，2019. 彝药蜜酒同制大黄的炮制工艺及质量标准研究［D］. 成都：西南民族大学.

王正坤，周明康，1991. 哀牢本草［M］. 太原：山西科学技术出版社.

文美琼，李璐，李国树，等，2009. 彝药野坝子花中总黄酮含量的测定［J］. 光谱实验室，26（6）：1381-1385.

文美琼，李璐，王从银，等，2013. 两种彝药总黄酮提取及对活性氧自由基的清除作用［J］. 时珍国医国药，24（3）：545-547.

文美琼，李璐，杨申明，等，2010. 彝药野坝子花总黄酮的提取及对活性氧自由基的清除作用［J］. 时珍国医国药，21（6）：1444-1445.

吴海妹，陈子方，沈凡艺，等，2020. 云南省傣医、彝医“毒邪致病” 理论与自然地理环境相关性探析［J］. 亚太传统医药，16（11）：35-38.

吴征镒，孙航，周浙昆，等，2011. 中国种子植物区系地理［M］. 北京：科学出版社.

向彩朋，王莹，王倩，等，2017. 彝药鬼吹箫的化学成分研究［J］. 天然产物研究与开发，29（1）：58-62.

向红，向荣，左经会，等，2018. 六盘水彝族药用蕨类植物种类调查研究［J］. 中国民族医药杂志，24（8）：29-34.

徐士奎，罗艳秋，2016. 彝医药古籍文献明清时期多见的成因分析［J］. 云南中医中药杂志，37（8）：81-83.

许慎，1981. 说文解字注［M］. 段玉裁注. 上海：上海古籍出版社.

许云章，孙美，王静霞，等，2014. 彝药大花卫矛化学成分的初步研究［J］. 江苏农业科学，42（7）：309-311.

薛咏梅，谢晓燕，王葳，等，2013. 彝药血满草中熊果酸的含量测定［J］. 中国中药杂志，38（11）：1844-1845.

晏永明，董小萍，李艳，等，2013. 彝药日本琵琶甲虫的化学成分及其细胞毒活性［J］. 中草药，44（3）：269-271.

杨本雷，饶文举，2004. 中国彝族医学基础理论［M］. 昆明：云南民族出版社.

杨本雷，王敏，杨芳，等，2010. 彝医张之道主要医疗经验与特色疗法研究［J］. 云南中医中药杂志，31（9）：11-13.

杨本雷，郑进，云南省彝医院，等，2007. 云南彝医药 上 云南彝医［M］. 昆明：云南科学技术出版社.

杨黎江，沈放，杨菊，2009. 彝药海枫藤体外抗生育功效研究［J］. 昆明学院学报，31（3）：62-64.

杨亚熹，曹建民，郭向群，2021. HPLC 法测定彝药左纳猛中熊果酸的含量［J］. 农村经济与科技，32（19）：324-325.

尹鸿翔，文飞燕，张浩，2014. 彝药“麻补”止血活性物质基础及机理研究［J］. 世界科学技术-中医药现代化，16（1）：177-180.

尹鸿翔，张浩，2010. 彝药“麻补”的资源调查及生药学研究［J］. 中国民族民间医药，19（7）：17-18.

尹鸿翔，张浩，2011. 彝药“麻补”抗 SKOV-3 细胞物质基础及机理研究［J］. 时珍国医国药，22（2）：343-345.

余惠祥，2003. 浅谈彝医对动物药的认识及应用特点［J］. 中国民族医药杂志，9（3）：16-17.

余惠祥，2006. 彝医古籍《医病好药书》及其特点［J］. 云南中医学院学报，29（S1）：41-42，45.

云南省楚雄彝族自治州卫生局药检所，1983. 彝药志［M］. 成都：四川民族出版社.

翟书华，2011. 彝药海枫藤的生药学鉴定［J］. 时珍国医国药，22（7）：1707-1708.

翟书华，郭丽红，侯思名，2010. 彝药海枫藤的生物学特性及资源价值研究［J］. 昆明学院学报，32（3）：51-52，57.

翟书华，张光飞，王德斌，等，2009. 彝药海枫藤的叶绿素荧光特性初探［J］. 安徽农业科学，37（6）：2359-2361.

张彬若，刘录，李晓红，等，2020. 彝药地蜈蚣中化学成分的分离及含量测定［J］. 中药材，6（4）：915-919.

张纯芳，刘伟志，裴玲燕，等，2016. 彝药“翻白草”的化学成分及药理作用研究概述［J］. 中央民族大学学报（自然科学版），25（4）：60-63.
张吉仲，刘圆，尹巧芝，2013. 中国民族医药学概论［M］. 成都：四川科学技术出版社.
张兰胜，夏从龙，杨永寿，等，2009. 彝药喙尾琵琶甲的研究进展［J］. 时珍国医国药，20（12）：3113-3114.
张兰胜，夏从龙，杨永寿，等，2009. 彝药喙尾琵琶甲的药材质量标准研究［J］. 中国民族民间医药，18（5）：31-33.
张之道，许嘉鹏，孙文洁，2018. 彝药本草-下卷［M］. 昆明：云南科学技术出版社.
张志锋，2015. 彝药小霸王的生药学研究［J］. 西南民族大学学报（自然科学版），41（1）：45-49.
张志锋，黄艳菲，尚远宏，2021. 彝药资源学［M］. 北京：民族出版社.
中央民族大学民族药课题组，2013. 民族药［M］. 北京：中国经济出版社.
周林宗，蒋金和，张慧萍，等，2009. 彝药小儿腹痛草中氨基酸和无机元素分析［J］. 云南化工，36（2）：52-53.
周林宗，王波，韦薇，等，2008. 电子耦合等离子体发射光谱测定彝药草乌中的微量元素［J］. 时珍国医国药，19（9）：2141-2142.
周林宗，袁慧君，韦薇，等，2015. 彝药小儿腹痛草中微量元素测定及红外光谱的研究分析［J］. 微量元素与健康研究，32（3）：37-38.
周杨晶，陈国强，2021. 彝药野坝子的化学成分、药理作用及综合应用研究进展［J］. 中医药导报，27（8）：53-55，60.
周杨晶，罗伦才，2014. 彝药野坝子的α-葡萄糖苷酶抑制作用研究［J］. 中医药信息，31（4）：7-9.